Verhaltenstherapie in der Medizin

I. Hand und H.-U. Wittchen (Hrsg.)

Mit 84 Abbildungen und 38 Tabellen

Springer-Verlag Berlin Heidelberg New York
London Paris Tokyo Hong Kong

Prof. Dr. med. Iver Hand
Univ.-Klinik Eppendorf
Psychiatrische und Nervenklinik
Martinistr. 52
2000 Hamburg 20

Prof. Dr. phil. Hans-Ulrich Wittchen
Max-Planck-Institut für Psychiatrie
Kraepelinstr. 10
8000 München 40
und
Klinische Psychologie, Universität Mannheim
6800 Mannheim, Schloß

ISBN 3-540-51093-1 Springer-Verlag Berlin Heidelberg New York
ISBN 0-387-51093-1 Springer-Verlag New York Berlin Heidelberg

CIP-Kurztitelaufnahme der Deutschen Bibliothek

Verhaltenstherapie in der Medizin / I. Hand u. H.-U. Wittchen (Hrsg.). Berlin ; Heidelberg ; New York ; London ; Paris ; Tokyo ; Hongkong : Springer, 1989
ISBN 3-540-51093-1 (Berlin . . .) brosch.
ISBN 0-387-51093-1 (New York . . .) brosch.
NE: Hand, Iver [Hrsg.]

Gesamtherstellung: K. Triltsch GmbH, Würzburg
2119/3335-543210

Inhaltsverzeichnis

Einführung VII

I. Grundlagen

1. Basiskonzepte in der Verhaltenstherapie: Veränderungen während der letzten 30 Jahre
F. H. Kanfer 1

II. Verhaltenstherapie in der Psychiatrie

2. Verhaltenstherapie und kognitive Therapie in der Psychiatrie
I. Hand 17

3. Verhaltenstherapie bei schweren Phobien und Panik – psychologische und medizinische Aspekte
I. Hand 42

4. Verhaltenstherapie und Antidepressiva bei der Behandlung von Depressionen
F. T. Zimmer 62

5. Verhaltenstherapeutisches Self-Management-Training und Neuroleptika bei Schizophrenie
T. A. Eckman, R. P. Liberman 82

6. Verhaltenstherapeutisch orientierte Familientherapie bei Schizophrenie
I. Falloon 97

7. Verhaltenstherapie durch Krankenpflegepersonal bei psychiatrischen Erkrankungen
B. McDonald 106

III. Verhaltenstherapie in der Somatomedizin

8. Verhaltenstherapeutische Strategien bei akuten und chronischen Schmerzen – Grundlagen, Prinzipien und Anwendungsfelder
H.-U. Wittchen, F. Köhler, S. Schaller 121

9. Mehrstufige Biofeedbacktherapie bei gemischten Kopfschmerzsyndromen
R. Hölzl 143

10. Biofeedback in der ärztlichen Praxis
G. Schüssler, M. Linden 174

11. Bedeutung der Verhaltensanalyse der Blutdruckvariabilität für die Therapiecompliance bei essentiellen Hypertonikern
D. Kallinke 182

12. Verhaltenstherapeutische Gruppentherapie bei Hypertoniepatienten
M. Bähr, B. Walter, R. Vaut, I. Thull-Huschens, H. Schächinger, H. Rüddel . . 187

13. Vagovasale Ohnmacht bei der Blut-Verletzungs-Katastrophen-(BVK-)Phobie und ihre verhaltenstherapeutische Behandlung
I. Hand, G. Schröder 196

14. Tinnitus
G. Goebel 207

15. Verhaltensmedizinische Aspekte funktioneller Verdauungsstörungen
R. Hölzl, C. Kröger 229

16. Verhaltenstherapie bei atopischem Ekzem
D. Schwarz, C. M. Höring 245

17. Verhaltenstherapeutische Behandlungsansätze bei dystonen Syndromen
P. Kosarz, D. Schwarz 254

18. Bedarf und Möglichkeiten der Anwendung psychologischer Interventionen bei Dialyse- und Nierentransplantationspatienten
M. Broda, U. Koch, F. A. Muthny 262

19. Neuropsychologische Therapieansätze bei postgenikulär bedingten Gesichtsfeldausfällen
J. Zihl, N. Mai 275

20. Kognitiv-behaviorale Risikofaktoren für den Verlauf von Karzinomerkrankungen
S. M. Levy 284

21. Verhaltenstherapie durch Krankenpflegepersonal bei körperlichen Erkrankungen
H. J. Obermeier 301

IV. Verhaltenstherapie bei Verhaltensexzessen und Abhängigkeiten

22. Pathologisches Spielen
R. Klepsch, I. Hand, Z. Wlazlo, E. Kaunisto, B. Friedrich 313

23. Verhaltenstherapeutische Maßnahmen bei Eßstörungen
T. Paul, C. Jacobi 327

24. Stationäre Verhaltenstherapie von Alkoholabhängigkeit
R. Schneider 348

25. Ergebnisse stationärer Verhaltenstherapie Alkoholabhängiger, 4 Jahre nach Entlassung
U. Jung, G. Bühringer 358

26. Entwicklung von Drogenmißbrauch und Drogenhilfe (Therapien) in der Bundesrepublik Deutschland
B. G. Thamm 376

27. Warum und wie werden Drogenabhängige rückfällig?
H. C. Vollmer, R. Ferstl 385

Einführung

I. Hand, H.-U. Wittchen

Im deutschen Sprachraum fehlt bisher eine zusammenfassende, praxisnahe Darstellung der raschen und oft nur noch schwer überschaubaren Entwicklung der Verhaltenstherapie in verschiedenen Bereichen der Krankenversorgung.

Die Einführung der Verhaltenstherapie in die allgemeine Gesundheitsversorgung und vor allem – seit Herbst 1987 – in die Kassenärztliche Versorgung, mit der dadurch erforderlich gewordenen Intensivierung der Aus- und Weiterbildung von Therapeuten, macht diese Lücke ebenso deutlich wie der breite Indikationskatalog der seit 1987 gültigen neuen Psychotherapierichtlinien der Krankenkassenverbände.

Die Grundkonzeption zu dem hier vorgelegten ersten Übersichtsbuch zur „Verhaltenstherapie in der Medizin“ entstand bereits 1986, anläßlich einer von der Verhaltenstherapie-Ambulanz der Universitätsklinik Hamburg organisierten Tagung mit gleichem Thema. An dieser Tagung nahmen in- und ausländische Experten vor allem aus solchen Kliniken, Instituten und Arbeitsgruppen teil, die seit vielen Jahren in der Weiterentwicklung der verhaltenstherapeutischen Praxis engagiert sind.

Angesichts der Heterogenität der Anwendungsfelder der Verhaltenstherapie in der Medizin und angesichts der immer komplexer werdenden Theorienbildung haben wir folgendes Gliederungs- und Darstellungskonzept gewählt:

Einleitend wird ein Überblick über die Entwicklung von Basiskonzepten und Theorien in der Verhaltenstherapie (Kap. 1. und 2.) gegeben. Diesem folgt die Darstellung der konkreten Anwendungsbereiche, die eher konventionell aufgegliedert sind in: Psychiatrische Erkrankungen, Somatische Erkrankungen und „Abhängigkeits“erkrankungen. Im Spannungsfeld zwischen internationaler Forschungsterminologie („Störungen“ statt Krankheiten) und gesundheitspolitischer Sprachregelung in unserem Lande wird in diesem praxisbezogenen Buch überwiegend der Krankheitsbegriff beibehalten. Die Leistungspflicht der Krankenkassen besteht auf sprachlich-formaler Ebene nur bei „Erkrankungen im Sinne der Reichsversicherungsordnung, RVO“. Die Autoren teilen mit der Beibehaltung dieser Begriffe aber keineswegs die restriktiven Implikationen der RVO-Regelung z. B. im Hinblick auf „präventive Therapie“.

Die Beschreibung der Vorgehensweisen bei spezifischen, umschriebenen Symptom- und Syndrombereichen (innerhalb der 3 Hauptgruppen von Erkrankungen) beinhaltet häufig die Kombination einer generellen Be-Handlungsstrategie mit symptom-unspezifischen Basisinterventionen (z. B. Behebung genereller sozialer Defizite) und symptom-/syndromspezifischen (abbauenden) Verfahren oder Techniken. Nur in Ausnahmefällen führt die Diagnose eines Symptoms oder Syndroms heute noch zur direkten Anwendung symptomzentrierter Techniken. Wiederholt werden auch die Gefahren herausgestellt, die sich bei der Anwendung hochwirksamer Techniken außerhalb des erst durch die übergeordnete Behandlungsstrategie gegebenen Indikationsrahmens ergeben können.

Die einzelnen Beiträge stellen einerseits in langjähriger Therapieforschung immer weiter systematisierte und in ihrer Effizienz belegte, andererseits aber auch innovative, in erster Praxisanwendung getestete Interventionsmodelle vor. Erstere finden sich überwiegend in dem Abschnitt zu dem „klassischen" Indikationsbereich der Verhaltenstherapie, den psychiatrischen Erkrankungen.

Die meisten Beiträge beginnen mit einer Literaturübersicht und sind dann bei der Beschreibung konkreter Vorgehensweisen stark durch die persönliche Arbeitsweise sowie eigene Forschungsergebnisse und Erfahrungen der Autoren geprägt.

Im folgenden werden die Schwerpunkte der einzelnen Beiträge in den 3 Abschnitten orientierend zusammengefaßt:

In Abschnitt 1. (Verhaltenstherapie in der Psychiatrie) werden die „klassischen", überwiegend gut abgesicherten Indikationsbereiche der Verhaltenstherapie bei psychiatrischen Erkrankungen – von Angsterkrankungen bis zu chronisch verlaufenden Psychosen – dargestellt.

In zwei einleitenden, störungsübergreifenden Beiträgen (Kap. 1., Kap. 2.) werden zunächst die tiefgehenden Veränderungen der Verhaltenstherapie von einer symptomzentrierten Technik-/Verfahrens-Orientierung hin zu einer übergeordneten *Be-Handlungsstrategie* dargestellt, wobei die Bedeutung der *kognitiven Therapie* kritisch gewichtet wird (Kap. 2.).

Am Beispiel der Behandlung von *Phobien und Panik* (Kap. 3.) wird die Weiterentwicklung ursprünglich aus der Pavlov'schen Konditionierung und aus Grundelementen der operanten Konditionierung abgeleiteter Verfahren verdeutlicht. Deren vergleichende Bewertung mit den Ergebnissen der in den letzten Jahren wieder verstärkten Forschungsaktivitäten zu medizinischen, biologisch-phamakologischen und psychologischen Störungsmodellen ergibt, daß sie, insbesondere als symptomzentrierte „Exposition-in-vivo", als „Therapie der Wahl" im Effizienzvergleich nach wie vor weitaus die größte Bedeutung haben.

Die Verhaltenstherapie von *Depressionen* (Kap 4.) ist in den letzten Jahren der Hauptanwendungsbereich „Kognitiver Therapie" bzw. „Kognitiver Verhaltenstherapie" geworden, die ihrerseits heute aber schon wieder durch klassisch-behaviorale Ansätze modifiziert wurde. Für die Depressionsbehandlung läßt sich aus der Forschung eher eine Gleichwertigkeit als eine Überlegenheit der Effekte von Kognitiver Verhaltenstherapie im Vergleich zur Pharmako-Therapie folgern.

Bei *schizophrenen Erkrankungen* wird die Verlagerung der Therapieschwerpunkte von den früher im Vordergrund stehenden Verfahren der operanten De-Konditionierung von Symptomverhaltensweisen hin zu individuumbezogenen Veränderungen von Risikoverhalten und Verhaltensdefiziten (Kap. 5.) und die Ausweitung der Therapiestrategien um strukturierte Familieninterventionen (Kap. 6.) betont. Die intermittierende oder auch langfristig begleitende Pharmako-Therapie wird als unverzichtbare Basis zur Erlangung einer Verhaltenstherapie-Fähigkeit des Patienten postuliert.

Schließlich wird am Beispiel eines 15jährigen Regierungsprogrammes in England (Kap. 7.) eindrucksvoll belegt, daß die Durchführung von Verhaltenstherapie in den meisten dieser Störungsbereiche – im Rahmen klinischer Settings und institutsgebundener Ambulanzen ebenso wie in Kooperation in der ärztlichen Praxis – auch durch entsprechend ausgebildetes *Krankenpflegepersonal* erfolgen kann.

In Abschnitt 2. wird die Anwendung der *Verhaltenstherapie bei somato-medizinischen* – funktionellen, wie auch organischen – Erkrankungen, die in einzelnen Indikationsbereichen noch relatives „Neuland" darstellt, zusammengefaßt; der Begriff „Verhaltensmedizin" wurde in diesem Kontext bewußt vermieden, da er mitunter zu sehr mit dem Risiko behaftet ist, erste Ansätze verfrüht als Lösungen anzubieten. Inzwischen gibt es jedoch auch hier hinsichtlich ihrer Effizienz abgesicherte bzw. experimentell hervorragend fundierte neue Ansätze. Die Heterogenität dieses Feldes machte es aber schwierig, diesen Abschnitt zu strukturieren, zumal die Ansätze in den verschiedenen Beiträgen oft so ineinander übergreifen, daß die Ableitung von Gliederungsprinzipien bezüglich Theorie, Therapieform und Symptom- oder Krankheitsbild in diesem Band nur äußerst begrenzt möglich war.

Die an den Anfang gestellte Arbeit zur Behandlung von *chronischem Schmerz* (Kap. 8.) zeigt exemplarisch für alle nachfolgenden Beiträge in diesem Abschnitt, wie die Verhaltenstherapie als Handlungsstrategie eine Integration biologisch-somatischer, behavioraler und sozialer Faktoren bei ätiologischen wie auch therapeutischen Überlegungen ermöglicht. Das daraus abgeleitete, übergeordnete Behandlungskonzept bietet breite Interventionsmöglichkeiten auf unterschiedlichen Ebenen – z. B. neben dem Training von Schmerzbewältigung auch die Bewältigung von Abhängigkeitsproblemen im Umgang mit Medikamenten und den Aufbau von präventiven Handlungsmustern.

Es folgen 2 Beiträge zu den Grundlagen und Anwendungsmöglichkeiten des *Bio-Feedback*. Am Beispiel einer der größten Problemgruppen in der ambulanten Krankenversorgung, den *chronischen Kopfschmerzsyndromen* (Kap. 9.), wird exemplarisch und praxisnah für einen dargestellten Indikationsbereich das konkrete Vorgehen beschrieben, das mit breiterer Indikation bereits verstärkten Eingang in die *ärztliche Praxis* gefunden hat (Kap. 10.).

Untersuchungen zu behavioralen Risikofaktoren („Lebensführung") bei der Manifestation der *Hypertonie* (Kap. 11.) sowie ein Ansatz zu deren Reduktion (Kap. 12.) folgen im nächsten Block, zusammen mit einem Beitrag zur hochspezifischen Symptom-Therapie des Gegenpols – extremer Hypotonie bei der *Blut-, Spritzen- und Katastrophenphobie* (Kap. 13.). Auch diese Beiträge zeigen wieder die Flexibilität, die sich aus der verhaltenstherapeutischen Strategie hinsichtlich der begründeten Auswahl der jeweiligen Interventionsebene ergibt.

Neuentwickelte, noch modellhafte Behandlungsansätze bei *chronischem Tinnitus* (Kap. 14.), *funktionellen Verdauungsstörungen* (Kap. 15.), *atopischem Ekzem* (Kap. 16.) und *dystonen Syndromen* (Kap. 17.) befassen sich alle mit Erkrankungen, bei denen die relative Bedeutung der biologischen und der psycho-behavioralen Variablen am Krankheitsgeschehen noch weitgehend unklar sind, bei denen sich aber ebenfalls bereits klar umschriebene Interventionen im psycho-behavioralen Bereich als *einer* Interventionsebene wirksam erwiesen haben.

Die Beiträge über psychologische Interventionen bei *Dialyse- und Nierentransplantationspatienten* (Kap. 18.) und über neuropsychologische Therapieansätze bei *postgenikulär bedingten Gesichtsfeldausfällen* (Kap. 19.) stellen experimentell gut untermauerte Forschungs- bzw. Versorgungsansätze dar, die die Weiterentwicklung der Verhaltenstherapie im Bereich der Rehabilitation bei organischen Erkrankungen stimulieren dürften.

Eine Sonderstellung im zweiten Abschnitt hat der Beitrag über kognitiv-behaviorale Risikofaktoren für den Verlauf von Karzinomerkrankungen am Beispiel des *Melanoms* (Kap. 20.). Er wurde angeregt durch die gegenwärtig international besonders intensiv betriebene psychoimmunologische Forschung, stellt aber vorerst ein spekulativ-hypothetisches Modell über die Bedeutung kognitiv-behavioraler Faktoren für das Immungeschehen dar, ohne bereits überzeugende empirische Belege vorlegen zu können. Dieser Beitrag wurde aber deshalb aufgenommen, da die Verhaltenstherapie zunehmend zu einer Beteiligung an der psychoimmunologischen Forschung herausgefordert ist und die laufende Diskussion auch für den Kliniker anregend sein könnte.

Im abschließenden Beitrag dieses Abschnittes (Kap. 21.) wird die verstärkte Einbeziehung des speziell geschulten *Krankenpflegepersonals* in verhaltenstherapeutische Behandlungspläne auch im Bereich der Somatomedizin dargestellt.

Im Abschnitt 3. (Verhaltenstherapie bei Verhaltensexzessen und Abhängigkeiten) werden schließlich neue, inzwischen experimentell und über Langzeit-Katamnesen gut abgesicherte, verhaltenstherapeutische Strategien für den Bereich von Verhaltensexzessen und Abhängigkeiten dargestellt.

Die ersten beiden Beiträge zu *pathologischem Spielen* (Kap. 22.) und *Eßstörungen* (Kap. 23.) gehen dezidiert nicht von einem „Suchtmodell" aus, das in der neueren wissenschaftlichen Literatur, zumindest im Bereich der nicht-stoffgebundenen Abhängigkeiten, zunehmend als inadäquat erachtet wird; auch sie zeigen wieder die relativ störungsunspezifische Einsetzbarkeit der strategie-orientierten Verhaltenstherapie.

Die therapeutische Relevanz des „klassischen" Suchtbegriffes wird in den dann folgenden Beiträgen selbst im Bereich der stoffgebundenen Abhängigkeiten relativiert. Nach der eingehenden Beschreibung eines stationär-verhaltenstherapeutischen Behandlungskonzeptes bei *Alkoholabhängigkeit* (Kap. 24.) belegt der dann folgende Beitrag über deren Langzeiteffekte (auf Symptom- wie psychosozialer Ebene) die Möglichkeit von „professsionellen" Behandlungsansätzen (Kap. 25.) bei stoffgebundenen Abhängigkeiten.

Ein historischer Abriß der *Entwicklung der Drogenpolitik* in der Bundesrepublik (Kap. 26.) leitet dann zu dem abschließenden Beitrag einer Verhaltensanalyse der *Rückfallbedingungen von „entzogenen" Drogenabhängigen* (Kap. 27.) über. Die Ergebnisse dieser Untersuchungen zeigen, daß präzise Verhaltensanalysen auch in diesem Bereich zur Entmystifizierung des klassischen Suchtbegriffes führen und konkrete, individuumspezifische Vorgehensweisen auch bei dieser schwersten Form der „Abhängigkeit" eröffnen.

Die sich hier inzwischen abzeichnende „(R)Evolution" der Behandlungsmöglichkeiten wird durch zwei gerade abgeschlossene Langzeitkatamnesen zur stationären wie zur ausschließlich ambulanten Verhaltenstherapie Alkoholabhängiger (Bühringer et al.), die in diesen Band leider nicht mehr aufgenommen werden konnten, untermauert.

Insgesamt 4 Beiträge (Kap. 2., 9., 13., 24.) sind Nachdrucke von Arbeiten, die uns als grundlegend bedeutsam für die Entwicklung der klinischen Verhaltenstherapie bzw. einzelner Verfahren erscheinen, aber in Publikationen erschienen sind, die Verhaltenstherapeuten kaum zur Kenntnis kommen oder schwer zugänglich sind.

Trotz dieser breiten Streuung der Themenbereiche enthält der vorgelegte Band keineswegs einen vollständigen Überblick über den gegenwärtigen Stand der Verhaltenstherapie in der Medizin, zumal deren Anwendung im Bereich der Somatomedizin und der Suchterkrankungen in den letzten Jahren erheblich beschleunigt und im Indikationsbereich ausgeweitet wurde. Durch die breite Auswahl der behandelten Erkrankungsformen stellt dieser Band jedoch eine recht repräsentative, exemplarische Zusammenfassung standardisierter wie innovativer Behandlungs- und Forschungsmodelle der Anwendung der Verhaltenstherapie in der Medizin dar; für deren Anwendung bei weiteren Krankheitsformen dürften die in diesen Beiträgen dargestellten Grundprinzipien auf längere Sicht voraussichtlich der „rote Faden" bleiben.

Wir würden uns freuen, wenn dieser Band im deutschen Sprachraum für Kliniker und klinische Forschung (Ärzte, Psychologen, Krankenpflegepersonal, Sozialarbeiter und weitere in der Krankenversorgung tätige Berufsgruppen) eine Anregung darstellen könnte, die kontinuierliche Weiterentwicklung der Verhaltenstherapie in der Medizin durch eigene Beiträge für zukünftige Publikationen dieser Art in konzentrierter Form für Weiterbildung und Forschung transparent zu machen. Für entsprechende Anregungen und Vorschläge sind wir allen Kolleginnen und Kollegen jederzeit dankbar.

Autorenverzeichnis

Bähr, Maria, Dr. med.
Medizinische Universitätsklinik Bonn (Psychosomatik und Vegetatives Nervensystem),
Sigmund-Freud-Straße 25, 5300 Bonn 1

Broda, Michael, Dipl.-Psych.
Klinik Berus,
Orannastraße 55, 6636 Überherrn-Berus

Bühringer, Gerhard, Dr. phil., Dipl.-Psych.
Max-Planck-Institut für Psychiatrie, Projektgruppe Rauschmittelabhängigkeit,
Kraepelinstraße 2 und 10, 8000 München 40

Eckmann, Thad A., Dr. med.
Brentwood/VA Medical Center,
11301 Wilshire Blvd., Los Angeles CA, USA

Falloon, Ian, Professor of Psychiatry, Dr. med.
Buckingham Hospital,
High Street, Buckingham MK 18 INU, GB

Ferstl, Roman, Prof. Dr. phil., Dipl.-Psych.
Institut für Psychologie an der Universität Kiel,
Olshausenstraße 40, Neue Universität, Haus N 30, 2300 Kiel

Friedrich, Brigitte, Krankenschwester
Verhaltenstherapie-Ambulanz, Psychiatrische und Nervenklinik des Universitätskrankenhauses Hamburg-Eppendorf,
Martinistraße 52, 2000 Hamburg 20

Goebel, Gerhard, Dr. med.
Oberarzt an der Medizinisch-Psychosomatischen Klinik Roseneck (Ärztl. Direktor: Priv.-Doz. Dr. med. M. M. Fichter, Dipl.-Psych.),
Am Roseneck 6, 8210 Prien am Chiemsee

Hand, Iver, Prof. Dr. med.
Verhaltenstherapie-Ambulanz, Psychiatrische und Nervenklinik des Universitätskrankenhauses Hamburg-Eppendorf,
Martinistraße 52, 2000 Hamburg 20

Hölzl, Rupert, Dr. phil., Dipl.-Psych.
Max-Planck-Institut für Psychiatrie, Psychologische Abteilung,
Kraepelinstraße 2, 8000 München 40

Hörig, Christa-Maria, Dr. med.
Psychosomatische Klinik Windach,
8911 Windach, Ammersee

Jacobi, Corinna, Dr. rer. biol. hum.
Psychopathologische Forschungsstelle, Universität Göttingen, Universitätsklinik,
Von-Siebold-Straße 5, 3400 Göttingen

Jung, Uwe, Dipl.-Psych.
Institut für Therapieforschung,
Parzivalstraße 25, 8000 München 40

Kallinke, Dieter, Dr. med., Dipl.-Psych.
Stiftung Rehabilitation,
6900 Heidelberg

Kanfer, Frederick, H., Prof. Dr. phil.
Psychology Department, University of Illinois,
603 East Daniel, Champaign/IL

Kaunisto, Eila, Krankenschwester
41940 Vesanka, Finnland

Klepsch, Rüdiger, Dipl.-Psych.
Verhaltenstherapie-Ambulanz,
Psychiatrische und Nervenklinik des
Universitätskrankenhauses Hamburg-Eppendorf,
Martinistraße 52, 2000 Hamburg 20

Koch, Uwe, Prof. Dr. phil., Dr. med.
Abteilung für Rehabilitationspsychologie,
Psychologisches Institut der Universität
Freiburg,
Belfortstraße 16, 7800 Freiburg

Köhler, Friedhelm, Dipl.-Psych.
Universität Mannheim, Klinische
Psychologie,
Schloß, 6800 Mannheim 1

Kosarz, Peter, Dr. phil., Dipl.-Psych.
Psychosomatische Fachklinik Bad
Dürkheim,
Kurbrunnenstraße 12, 6702 Bad Dürkheim

Kröger, Christoph, Dr. rer. soz., Dipl.-Psych.
Institut für Therapieforschung,
Parzivalstraße 25, 8000 München 40

Levy, Sandra M., Associate Professor of
Psychiatry and Medicine, Dr. phil.
Western Psychiatric Institut and Clinic,
University of Pittsburgh,
3811 O'Hara Street, Pittsburgh/PA, USA
15213

Liberman, Robert P., Prof. Dr. med.
Brentwood/VA Medical Center,
11301 Wilshire Blvd., Los Angeles/CA,
USA

Linden, Michael, Priv.-Doz., Dr. med.,
Dipl.-Psych.
Psychiatrische Klinik der FU Berlin,
Eschenallee 3, 1000 Berlin 19

Mai, Norbert, Dr. phil., Dipl.-Psych.
Max-Planck-Institut für Psychiatrie,
Kraepelinstraße 2, 8000 München 40

McDonald, Bob, Dipl.-Psych.,
Fachkrankenpfleger
Maudsley Hospital, Institute of Psychiatry,
DeCrespigny Park, London S.E.5, GB

Muthny, Fritz A., Dr. med., Dr. phil.
Abteilung für Rehabilitationspsychologie,
Psychologisches Institut der Universität
Freiburg,
Belfortstraße 16, 7800 Freiburg

Obermeier, Heidi J.,
Fachkrankenschwester
St. Louis University, School of Medicine,
Div. of Behavioral Medicine,
1221 S. Grand Blvd., St. Louis/MO 63104,
USA

Paul, Thomas, Dr. rer. nat., Dipl.-Psych.
Ernährungspsychologische
Forschungsstelle, Universität Göttingen,
Von-Siebold-Straße 5, 3400 Göttingen

Rüddell, Heinz, Priv.-Doz., Dr. med.,
Dipl.-Psych.
Medizinische Universitätsklinik Bonn
(Psychosomatik und Vegetatives Nervensystem),
Sigmund-Freud-Straße 25, 5300 Bonn 1

Schächinger, Hartmut
Medizinische Universitätsklinik Bonn
(Psychosomatik und Vegetatives Nervensystem),
Sigmund-Freud-Straße 25, 5300 Bonn 1

Schaller, Silvia, Dipl.-Psych.
Klinisch-Psychologische Beratungsstelle
Universität Mannheim,
Schloß, 6800 Mannheim 1

Schneider, Ralf, Dipl.-Psych.
Fachklinik Furth im Wald,
Eichertweg 37, 8492 Furth im Wald

Schröder, Günther, Dr. phil., Dipl.-Psych.
Psychosomatische Abteilung der
Kinderklinik der Universitätsklinik
Hamburg-Eppendorf,
Martinistraße 52, 2000 Hamburg 20

Schüssler, Gerhard, Dr. med.
Abteilung für Psychosomatik und
Psychotherapie der Universität Göttingen,
Von-Siebold-Straße 5, 3400 Göttingen

Schwarz, Dieter, Dr. med.
Psychosomatische Klinik Windach,
8911 Windach, Ammersee

Thamm, Berndt Georg, Dipl.-Soz. Päd., Fachjournalist
Kalckreuthstraße 17, 1000 Berlin 30

Thull-Huschens, Ingrid, Dipl.-Psych.
Medizinische Universitätsklinik Bonn (Psychosomatik und Vegetatives Nervensystem),
Sigmund-Freud-Straße 25, 5300 Bonn 1

Vaut, Roland, Dipl.-Psych.
Medizinische Universitätsklinik Bonn (Psychosomatik und Vegetatives Nervensystem),
Sigmund-Freud-Straße 25, 5300 Bonn 1

Vollmer, Heinz C., Dipl.-Psych.
Institut für Therapieforschung,
Parzivalstraße 25, 8000 München 40

Walter, Burkhard, Dr. med., Dipl.-Psych.
Medizinische Universitätsklinik Bonn (Psychosomatik und Vegetatives Nervensystem),
Sigmund-Freud-Straße 25, 5300 Bonn 1

Wittchen, Hans-Ulrich, Prof. Dr. phil., Dipl.-Psych.
Max-Planck-Institut für Psychiatrie,
Kraepelinstraße 10, 8000 München 40,
und Universität Mannheim, Klinische Psychologie,
Schloß, 6800 Mannheim

Wlazlo, Zygmunt, Dipl.-Psych.
Verhaltenstherapie-Ambulanz, Psychiatrische und Nervenklinik des Universitätskrankenhauses Hamburg-Eppendorf,
Martinistraße 52, 2000 Hamburg 20

Zihl, Josef, Priv.-Doz., Dr. med., Dr. phil.
Max-Planck-Institut für Psychiatrie,
Kraepelinstraße 2 und 10, 8000 München 40

Zimmer, Friederike T., Dr. phil., Dipl.-Psych.
Nervenklinik der Universität Tübingen,
Osianderstraße 22, 7400 Tübingen 1

I. Grundlagen

1. Basiskonzepte in der Verhaltenstherapie: Veränderungen während der letzten 30 Jahre*

F. H. Kanfer

1. Einleitung . . . 1
1.1. Ausgangslage . . . 1
1.2. Überblick . . . 2
2. Wechsel von einem statischen, linearen Modell zu einem umfassenden Regelkreismodell . 3
3. Expansion vom Lernmodell zum allgemeinen psychologischen Prozeßmodell . . . 5
4. Kognitive „Wende" . . . 6
5. Affektive „Wende" . . . 7
5.1. Affekt und Motivation . . . 7
5.2. Perspektive des Klienten . . . 8
6. Verhaltenstherapie und Medizin . . . 9
6.1. Chronische Krankheiten . . . 9
6.2. Psychologische Faktoren bei jeder Behandlung 11
7. Zusammenfassung . . . 12
Literatur . . . 13

1. Einleitung

1.1 Ausgangslage

Impulse zu entscheidenden wissenschaftlichen Weiterentwicklungen werden zum einen durch Fortschritte in Theorie und Forschung (intern) und zum anderen durch soziale, kulturelle und gesellschaftliche Bedingungen (extern) gegeben. Der gesellschaftliche Kontext beeinflußt die Fragestellungen der Forschung, aus ihm erwachsen im Zusammenhang mit der Entwicklung anderer Zweige der Wissenschaft und Technologie neue Herausforderungen. Der folgende Beitrag hat zum Ziel, die wichtigsten Entwicklungen zusammenzufassen, die sich aus den neuen Perspektiven und Forschungsansätzen in der Verhaltenstherapie der letzten 30 Jahre ergeben. Solch ein Rückblick ist insofern wichtig, da viele populäre Auffassungen immer noch auf den früheren Modellen des klassischen Behaviorismus beruhen. Es sollen – ausgehend von der Situation in den USA und der Programmatik dieses Buches – im folgenden besonders die Veränderungen betont werden, die im Mittelpunkt der aktuellen Entwicklungen eines expandierenden, umfassenderen Systems der Gesundheitsversorgung stehen.

Zwei Einflußgrößen sind besonders hervorzuheben:
1) Veränderungen innerhalb der Bevölkerung und ihrer behandlungsbedürftigen Probleme. Dadurch sieht sich die westliche Medizin im Vergleich zur Nachkriegszeit einer Verlagerung der Bedürfnisse gegenübergestellt, denn im Zusammenhang mit medizinischen und technologischen Fortschritten wird die medizinische Forschung immer weniger bei der Behandlung akuter Infektionskrankheiten benötigt. Ihr neuer Schwerpunkt liegt eher bei der Linderung und Prävention chronischer Krankheiten, degenerativer Erkrankungen, Krankheiten in Verbindung mit Streß und bei der Förde-

* Aus dem Englischen übersetzt von Dipl.-Psych. Sabine Gruschwitz, Universität Mannheim.

rung eines gesünderen Lebensstils. Diese veränderten Anforderungen haben zu einem tiefgreifenden Wandel in der westlichen Medizin geführt, der durchaus vergleichbar mit der Einführung des Elektronenmikroskops (Erforschung von Mikroorganismen) und den Entdeckungen im psychopharmakologischen Bereich ist. Im Zusammenhang damit datieren einige Autoren einschneidende Veränderungen in der Funktion des Arztes auf die 30er Jahre, denn die Entdeckung der Antibiotika versetzte Ärzte zum ersten Mal in die Lage, systematisch in Krankheitsprozesse einzugreifen.

Diese wissenschaftliche Basis ist heute noch breiter geworden und weitet sich vom therapeutischen in den präventiven Bereich aus. Damit die Umsetzung der gewonnen Erkenntnisse gelingt, muß aber die interdisziplinäre Zusammenarbeit auf den Gebieten der medizinischen Biochemie und Biologie erweitert werden und auch die „jüngeren" Wissenschaften wie Informatik, Elektrotechnik, Psychologie und Soziologie mit einschließen. Nur dann ist es möglich, den Herausforderungen der neuen Schwerpunktsetzung in der Krankenversorgung adäquat zu begegnen. In diesem Zusammenhang sehe ich auch die Verhaltenstherapie als einen wichtigen Partner der Medizin im wissenschaftlichen wie auch praktischen Bereich.

2) Die Forschungsexpansion in der klinischen Psychologie. Neue psychologische Modelle, Theorien und Forschungsansätze im humanwissenschaftlichen Bereich haben eine rasche Expansion psychologischer Erkenntnisse und der Anzahl von Forschern und Praktikern mit sich gebracht. Dabei haben sich die klassischen Fachgrenzen der Psychologie erweitert.

In den letzten 30 Jahren gab es zumindest fünf wichtige Veränderungen in den theoretischen Schwerpunkten der Verhaltenstherapie, die jeweils Einfluß auf unterschiedliche Forschungsbereiche und Behandlungsansätze hatten. Ähnlich wie bei vergleichbaren Tagungen über Verhaltensmodifikation in den frühen 60er Jahren, besteht derzeit Übereinstimmung, daß eine erfolgreiche Behandlung psychischer Störungen einen pragmatischen problemorientierten Ansatz voraussetzt. Dieser Ansatz soll so weit wie möglich auf Forschungsdaten der Psychologie und anderer Wissenschaften basieren und sich auf eine Erkenntnistheorie beziehen, die auf nachprüfbaren Daten beruht und weniger auf Intuition oder Glauben. Zu Beginn der Verhaltenstherapie lag der Schwerpunkt der Behandlung einzelner Syndrome auf einer direkten Kontrolle der Umgebung. Dabei bezog sie sich hinsichtlich Ätiologie und Behandlung ausschließlich auf das Konditionierungsmodell. Heute dagegen existieren viele Variationen der Verhaltenstherapie, und verschiedene Therapeuten legen in unterschiedlichem Maße ein stärkeres Gewicht auf physiologische, kognitive oder Umweltvariablen. Der direktive Therapiestil im frühen operanten Konditionierungsmodell wurde durch eine stärkere Einbeziehung des Patienten in den Therapieprozeß verändert, und das ausschließliche Festhalten an objektivierbaren Erklärungen wurde ersetzt durch die Anerkennung experimentell weniger stark abgesicherter Konstrukte und die vorsichtige Akzeptanz subjektiver Erfahrungen als Daten.

Ich habe versucht, einige der konzeptionellen Veränderungen in den letzten 30 Jahren aufzulisten, und werde im folgenden die Auswirkungen dieser Veränderungen auf Diagnostik und Therapie diskutieren. Der folgende Überblick faßt die 5 wichtigsten theoretischen Änderungen und einige ihrer praktischen Konsequenzen zusammen.

1.2. Überblick

30 Jahre Verhaltenstherapie. Was hat sich verändert?

Theoretisch:
1) von einem linearen Modell zu einem umfassenderen Systemansatz,
2) vom einfachen Modell des Lernens zu umfassenderen psychologischen Konzepten,
3) die kognitive Wende,
4) die affektive Wende,
5) von breiten unikausalen Theorien zu multifaktoriellen Minitheorien.

Einige praktische Konsequenzen:
1) aktivere Teilnahme des Patienten,
2) Integration kognitiver, physiologischer und subjektiv-verbaler Ebenen,
3) veränderte Konzepte über Behandlungsbeginn und Behandlungsende,
4) kognitiv geprägte Therapiemethoden und Strategien,
5) Betonung der Therapiemotivation und der Beziehung zum Therapeuten,
6) Problemlöse- und Entscheidungsfindungsansatz bei der Diagnose und in der Therapie (anstelle reiner Symptombeseitigung),
7) verhaltensmedizinische Perspektive:
   (a) die Rolle der Psychologie, nicht nur bei allen Krankheiten, sondern auch im Gesundheitssystem,
   (b) der gemeinsame Einfluß psychosozialer und physiologischer Faktoren auf die Gesundheit,
   (c) akute versus chronische Krankheiten,
8) fachübergreifende Forschung und Behandlungsansätze.

2. Wechsel von einem statischen, linearen Modell zu einem umfassenden Regelkreismodell

Die erste wichtige Veränderung in der Verhaltenstherapie war die Einführung allgemeiner Regelkreismodelle. Die Abb. 1 und 2 geben einen groben Überblick über die Entwicklung früher Konditionierungsmodelle von Watson und Pawlow, die in ihrer Einfachheit durchaus elegant und ansprechend waren, bis hin zu dem heutigen Regelkreismodell, das nun der Komplexität des menschlichen Verhaltens besser gerecht wird.

– Das *klassische Modell* hat seinen Ursprung in der Physiologie des Nervensystems. Seine frühen Vertreter, wie Pawlow, Bechterew, Watson, Sherrington, Weiss und Lashley hofften, das gesamte menschliche Verhalten auf der Grundlage eines 3-Einheiten-Modells, mit dem Reflexbogen als neuronaler Einheit, erklären zu können. Die Abfolge Reiz-Reaktion galt als die Basis menschlichen Handelns. Abbildung 1 beschreibt die Struktur des statischen linearen Modells nach Thorndike, Hull, Guthrie und Skinner, das keine Feedbackkomponenten enthält.

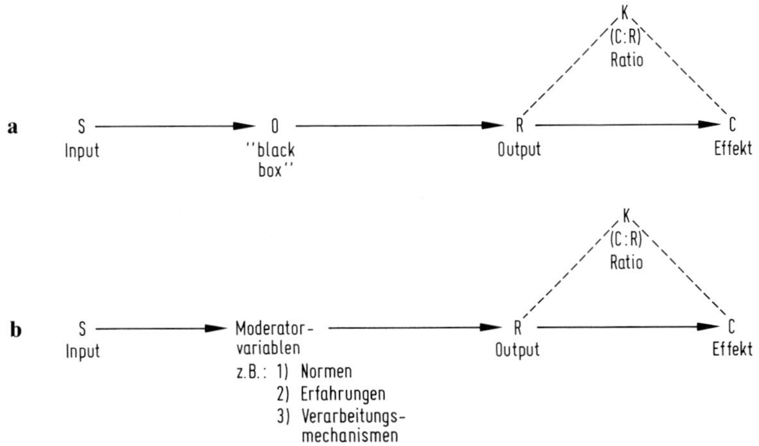

Abb. 1 a, b. Gebräuchliche behaviorale Modelle I (1965–1986): **a** klassisch: R = f (S, C), linear, keine Feedbackkomponenten, statisch; **b** lineare Selbstregulation: frühe kognitiv-behaviorale Form, vermittelnd, keine Feedbackkomponenten, Berücksichtigung von Moderatorvariablen, statisch

Die Umwelt beeinflußt die Handlung an zwei Schlüsselpunkten; zum einen als Input, zum anderen in Form möglicher Konsequenzen, die auf die Reaktion folgen. Auf dieses Modell lassen sich die operanten Methoden in der Verhaltenstherapie zurückführen. Für hospitalisierte Patienten, Kinder und Jugendliche oder schwerbehinderte Erwachsene, die also in hohem Maß von ihrer Umwelt abhängig sind, ist operantes Kontingenzmanagement nach wie vor eine erfolgreiche Methode zur Änderung bzw. Stabilisierung vieler Verhaltensweisen.

– Im *linearen Selbstregulationsmodell* wird die Fähigkeit des Individuums, auf die Reiz-Reaktions-Verbindungen Einfluß zu nehmen, stärker anerkannt und sogar in den Mittelpunkt gestellt. Vertreter der sozialen Lerntheorie, die dieser Gruppe zuzuordnen sind, wie Rotter, Kanfer, Mischel und Bandura, beziehen über vermittelnde Variablen, wie kognitive Prozesse und Dispositionen, die Person explizit in das Modell ein. Obgleich dieses Modell immer noch linear ist, stellt es doch einen Fortschritt gegenüber dem klassischen Ansatz dar. So wird beispielsweise berücksichtigt, daß die Einstellung einer Person zu ihrer Krankheit und emotionalen Vulnerabilität eine Moderatorrolle bei Reiz-Reaktions-Verbindungen spielt (s. Abb. 1b).

– *Das nichtlineare, offene Schleifenmodell* ist der erste Schritt auf dem Weg zu einem umfassenden Regelkreismodell. Der wichtigste Unterschied besteht in der Rolle von zwei Feedbackschleifen und einer „Feedforward“-Schleife (Vorauswahl). Wie aus Abb. 2 ersichtlich wird, ist die Ereignissequenz rekursiv, iterativ und selbst korrigierend.

Das Modell ist insofern dynamisch, daß kontinuierliche zeitliche Veränderungen aufgrund externer oder interner Rückmeldung die Reaktion des Systems beeinflussen. Die drei Schleifen sind:

1) Das Feedback von der Reaktion löst einen Prozeß der Wahrnehmung, des Vergleichs und der Bewertung aus, d. h. die Person beurteilt ihre Handlung.
2) Die externen Konsequenzen der Handlung werden registriert und mit dem erwarteten Ergebnis verglichen. Beide Schleifen (1 und 2) beeinflussen die Parameter der Selbstregulation und können daher die Normen, Erwartungen und Handlungen in Zukunft bei einer ähnlichen Situation verändern.
3) Die entsprechenden Vorerfahrungen der Person führen zu selektiver Auf-

a

b

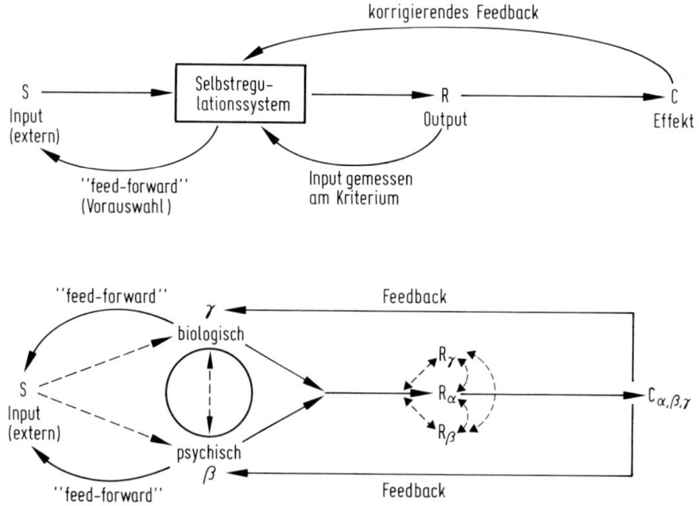

Abb. 2 a, b. Gebräuchliche behaviorale Modelle II (1965–1986): **a** nichtlinear, Feedback und „feedforward“ (Vorauswahl): Systemmodell, 1 Ebene, rekursiv, iterativ, selbstkorrigierend, dynamisch; **b** umfassendes Regelkreismodell: integrierende Ebenen: Umwelt (α), intrapersonal (β), biologisch (γ); rekursiv innerhalb und zwischen den Ebenen, dynamisch merksamkeit, beeinflussen die Informationssuche (Vorurteile) und Reizkategorisierung und bilden zusammen ein Netzwerk von Erwartungen. Alle diese Komponenten liegen auf der psychologischen Ebene und sind in einem integrierten Selbstregulationssystem zusammengefaßt (s. hierzu Kanfer u. Karoly 1972).

– Das *umfassende Regelkreismodell* („general systems model") ähnelt im wesentlichen dem oben beschriebenen nicht-linearen offenen Schleifenmodell. Es fließt hier jedoch die Erkenntnis ein, daß das menschliche Verhalten nur durch ein Zusammenwirken von biologischen –, psychischen – und Umweltfaktoren zu erklären ist. Das 3-Ebenen-System ist rekursiv und iterativ, sowohl innerhalb als auch zwischen den Ebenen. Interaktionen beschränken sich nicht auf Ereignisse innerhalb einer Ebene, sondern jede Veränderung wirkt sich sowohl auf die Beziehung zur Umwelt als auch auf den psychischen und biologischen Zustand aus. Die α-Ebene bezeichnet alle von außen kommenden Einflüsse. Alle Ereignisse und Prozesse in der Person werden mit β-Ebene bezeichnet. Gemeint sind damit alle nichtbiologischen, internen psychischen Prozesse, die auf Lernen und persönliche und soziokulturelle Erfahrungen zurückzuführen sind. Die γ-Ebene kennzeichnet den biologischen Bereich, d. h. die genetischen und aktuellen Prozesse und Reaktionen, die ihren Ursprung in physiologischen Strukturen und Funktionen haben. Es ist dabei wichtig zu berücksichtigen, daß die Trennung in verschiedene Ebenen eine künstliche ist, obwohl ihr heuristischer Wert für die Forschung und Modellbildung evident ist.

3. Expansion vom Lernmodell zum allgemeinen psychologischen Prozeßmodell

Die zweite Veränderung führt von der ausschließlichen Verwendung des Lernmodells als Erklärungsgrundlage von Verhalten hin zu einer umfassenderen Sichtweise, in der Daten und Konzepte aus der gesamten Psychologie mit einbezogen werden. Ein Beispiel hierfür ist die Forschung zur Depression. Folgt man Fersters Theorie der Depression, die sich v. a. auf reaktive Depressionen bezieht, so ist die Verhaltensstörung ausschließlich auf den Verlust wichtiger Verstärker im Leben der Personen zurückzuführen. Reduzierte Aktivität und stimmungsbezogene Symptome werden als das Resultat dieses Verlustes angesehen und entsprechen dem Verhalten, das Labortiere zeigen, wenn man ihnen wichtige Verstärker entzieht. Im Gegensatz dazu betonen die neueren Theorien zur Depression soziale Beziehungen, die subjektive Wahrnehmung des Patienten von seinem Mißerfolg oder Verlust und ein Muster an negativen Erwartungen als die ausschlaggebenden psychologischen Variablen. Es wurde immer deutlicher, daß das Konditionierungsparadigma zwar ein nützliches Modell zum Verständnis einiger Merkmale von Verhaltensstörungen ist, daß es aber zur Aufklärung der Ätiologie und zur Behandlung allein nicht ausreicht. Hinzu kommt die Annahme, daß auch biologische Mechanismen eine Moderatorfunktion zwischen Stressoren und depressiven Reaktionen ausüben.

Neuere Studien zu Therapieergebnissen deuten auf den wichtigen Einfluß sozialer Strukturen und Interaktionen hin. In unserem eigenen Labor wurden kürzlich drei Gruppen selbstunsicherer weiblicher Klienten hinsichtlich einer Gruppenbehandlung verglichen (Schefft u. Kanfer 1987). Zwei Gruppen wurden mit einem Standardprogramm zur Selbstsicherheit von Lange u. Jakobowski (1976) behandelt, wobei für eine dieser Gruppen ein sog. Self-management-Kontext geschaffen wurde, d. h. eine Atmosphäre, in der die Verantwortung des Klienten für eine Veränderung und die Kontrolle über die Einzelheiten der Behandlung betont wurden. In der dritten Gruppe, der Kontrollgruppe, verwendete man einen nondirektiven Ansatz. Alle

Gruppen zeigten Verbesserungen; große Unterschiede in Richtung Überlegenheit der Self-management-Gruppe manifestieren sich jedoch in der Stabilität der Erfolge nach Behandlungsabschluß, im Ausmaß der Veränderung, in der Drop-out-Rate und bezüglich der Zufriedenheit mit dem Programm. Diese Ergebnisse unterstreichen, daß lineare Modellannahmen hilfreich sind, aber nicht ausreichen, um eine effektive Therapie zu gewährleisten.

Eine Replikation dieser Studie (Lehr, in Vorbereitung) verdeutlicht den Trend, physiologische Variablen als Maß der Veränderung einzubeziehen und die Verhaltenstherapie auch auf Patienten mit körperlichen Störungen auszudehnen. Ein Programm zur Streßreduktion wurde mit zwei Gruppen von Herzinfarktpatienten durchgeführt, entweder als Self-management-Ansatz oder als kognitiv-behavioraler Ansatz. In jeder Gruppe befanden sich 15 Männer mit einem Durchschnittsalter von 60 Jahren. Bei beiden Gruppen waren positive Effekte zu erkennen, und zwar hinsichtlich des Ruhe-EKG, der Medikationsmenge, der Blutdrucknormalisierung, der Belastbarkeit auf dem Laufband und der vom Patienten berichteten Symptomatik. Wiederum zeigte die Self-management-Gruppe auch in dieser Untersuchung bessere Ergebnisse.

Fassen wir zusammen: In starkem Gegensatz zu der frühen Sichtweise der Verhaltenstherapie, nach der Ätiologie und Therapie aller Verhaltensstörungen ausschließlich Ausdruck von Konditionierungs- und Extinktionsprozessen sind, findet sich in der neueren Literatur eine stärkere Beachtung der Variablen Attribution, Selbstwirksamkeit und individueller Zufriedenheit, und zwar sowohl bei der Entstehung der Störung wie auch bei ihrer Behandlung. Dies hat zur Folge:

- die Einbeziehung der Person und individueller Variablen,
- die stärkere Beachtung biologischer und kognitiver (internaler) Moderatorvariablen,
- die Einbeziehung der sozialen Ebene mit stärkerer Betonung des Behandlungskontextes, z. B. der Therapeut-Patient-Beziehung,
- Integration der drei Ebenen und Betonung der Dynamik im Verhalten und seinem zeitlichen Verlauf.

4. Kognitive „Wende"

Im Zuge des starken Interesses an der Untersuchung kognitiver Prozesse verbesserte sich auch die Forschungsbasis für Vorgänge der Informationsverarbeitung. Daraus ergaben sich in Diagnostik und Therapie umsetzbare neue Theorien und Ansätze zum Gedächtnis, zur Wahrnehmung und zum Wiedererkennen. Beispiele hierfür sind die Unterscheidung zwischen automatischen und kontrollierten Informationsverarbeitungsprozessen im Hinblick auf ein verbessertes Symptomverständnis, die Unterscheidung zwischen semantischem und episodischem Gedächtnis, die Verwendung der Schematheorie und von Problemlöse- und Entscheidungsmodellen.

Das Problemlöseparadigma impliziert auch eine veränderte Sichtweise der Diagnose – nämlich als die Suche nach Diskrepanzen zwischen Ist- und Sollzuständen und somit als Mittel zur Entwicklung von Therapiestrategien.

Kritische Aufmerksamkeit hat in den letzten Jahren in diesem Zusammenhang auch die Untersuchung der Wechselwirkungen zwischen Hirnprozessen und Verhalten gefunden. Dies spiegelt sich in einem interdisziplinären Forschungsfeld, das durch eine Mischung aus „neurosciences" und „cognitive sciences" bei der Erforschung von informationsverarbeitenden Prozessen gekennzeichnet ist.

Die Einbeziehung kognitiver Elemente, insbesondere der kombinierten Lernmethoden in die Verhaltenstherapie, wird besonders deutlich bei den Methoden zur Verhaltensänderung, die den Wissenserwerb als ihr Schlüsselelement betrachten. Genannt seien hier die kognitive Umstrukturierung, die Streßmanagementprogramme und das Streßinokulationstraining. Probleme bereitet nach wie vor die Aufklärung der Art der Beziehung zwischen kognitiven Strukturen und inhaltlichen Prozessen. Vor allem die Schnittstellen physiologisch-organischer Strukturen und Vorgängen mit Lernvorgängen, die Störungen in Informationsprozessen bedingen können, müssen noch genauer erforscht werden. Bei schizophrenen Psychosen und einigen depressiven Erkrankungen stellt sich so beispielsweise die Frage nach den Zusammenhängen zwischen der sozial und kognitiv geprägten Symptomatik und den biologischen Dysfunktionen, die bei diesen Krankheitsbildern aufgefunden werden. Darüber hinaus ist ungeklärt, ob der Inhalt oder die Struktur von Kognitionen gestört ist.

5. Affektive „Wende“

Die Kontroverse über Emotionen liegt in deren Natur begründet. Sind beispielsweise Emotionen kognitive oder affektive Phänomene? Das wiedererwachte Interesse an der Erforschung von Affekten schließt auch die Analyse von Stimmung, Emotion und Motivation mit ein. Es wird heute allgemein anerkannt, daß bei der Triade von Wissen, Können und Wollen letzteres nicht vergessen werden darf. Alle drei beeinflussen sowohl die Entwicklung von Störungen als auch den Heilungsprozeß. Es ist zu beobachten, daß Studien über die Bestandteile von Emotionen – seien sie kognitiver, physiologischer oder behavioraler Art – immer häufiger zum Thema von Dissertationen werden. Dies ist ein Trend, der vergleichbar ist mit dem Forschungsinteresse an Streß und Coping und der damit das wachsende Interesse an der Interaktion der drei Systemebenen widerspiegelt.

Ohman et al. (1985), die sich in ihrem Modell der Emotionen an Lazarus anlehnen, unterscheiden verschiedene Stufen: Die unmittelbar auf einen Reiz folgende affektive Reaktion ruft zunächst einen ersten Bewertungsprozeß hervor, der sich auf den Stimulus bezieht; darauf folgt ein zweiter Bewertungsvorgang, bei dem die Person ihre Bewältigungsmöglichkeiten abschätzt. Dieses Reaktionsmuster läßt sich auf drei, niedrig miteinander korrelierenden Ebenen zeigen (Verhalten, physiologisch-organische Ebene, subjektiv-verbale Ebene).

Nach der Meinung vieler Autoren sind es genetische und andere physiologische Faktoren, die das Individuum prädisponieren, in verschiedenen psychologischen Bereichen unterschiedlich zu reagieren. Seligman (1975) ist der Auffassung, daß u. a. Angstreaktionen beim Menschen biologisch angelegt („preparedness“) sind und in unterschiedlicher Weise erlernt werden. Für Zajonc (1980) liegt der Ursprung emotionalen Verhaltens im limbischen System und entwickelt sich vor dem Erwerb des Sprachverhaltens. Auf der Grundlage der Evolutionstheorie wurde daher von vielen Autoren das „Primat des Affekts“ postuliert. Gleichzeitig wurde auch die alte Kontroverse stimuliert über das, was zuerst kommt: „Angst haben“ oder „weglaufen“: Für die Verhaltenstherapie ist das Thema insofern von speziellem Interesse, da verschiedene kognitiv-behaviorale Modelle und Behandlungsverfahren auf der Annahme basieren, kognitive Ereignisse können sowohl Handlungen wie Emotionen kontrollieren.

5.1. Affekt und Motivation

Es wurden auch neue Methoden entwickelt, um die Motivation in der Therapie zu verbessern, und in diesem Zusammenhang erscheint es mir sehr wichtig, zwischen Motivationsstimulierung bzw. -erhöhung und einer Motivationsumleitung („rechanneling“) zu unterscheiden. Mit Ausnahme schwerer schizophrener und affektiver Erkrankungen besteht nämlich in den meisten Fällen die therapeutische Aufgabe darin, der Handlung eine neue Zielrichtung zu geben, und nicht darin, die Energie zu erhöhen. Ist dies nötig, wird in der Regel eine medikamentöse Therapie eingeleitet.

Zur Verdeutlichung einige Beispiele: In einigen Studien werden verstärkt physiologische Daten zur Quantifizierung von Interventionseffekten auf der emotionalen Ebene verwandt. Andere Studien beschäftigen sich direkt mit der Beziehung kognitiver und affektiver Komponenten. In unserem Labor untersuchten wir unter Verwendung der von Velten entwickelten „Stimmungsinduktionsmethode" die Auswirkungen des kognitiven Inhalts auf die Stimmung und Selbstbewertung. In einem faktoriellen Design wurden 1) die Stimmungskomponente (neutral vs. depressiv) und 2) die Referenzperson (selbst oder andere) der stimmungsinduzierten Aussagen variiert. Nach dem Modell der Depression von Kanfer u. Hagerman (1981) war der stärkste Effekt zu erwarten, wenn der negative Inhalt selbstbezogen ist, und ein mittlerer Effekt, wenn der negative Inhalt andere betrifft. Diese Hypothesen wurden bestätigt. Die größten Auswirkungen zeigten sich bei Langzeitmessungen in Form einer geringeren Selbstachtung und Lebenszufriedenheit sowie negativen Stimmungsveränderung. Schwarz u. Clore (1983) sowie andere Autoren berichten über ähnliche Befunde im Zusammenhang mit dem Einfluß der Stimmung auf die Einschätzung der Lebenszufriedenheit und hinsichtlich der Beziehung zwischen der gegenwärtigen Stimmung und der Erinnerung an vergangene angenehme oder unangenehme Erlebnisse. In unserem Labor fand Wolf (1986), daß die Induktion von Stimmungen eine Veränderung von Handlungszielen und Leistungserwartungen zur Folge hat. Die Schlußfolgerungen, die sich aus solchen Ergebnissen im Hinblick auf das Interviewvorgehen und andere therapeutische Strategien ergeben, müssen noch ausgearbeitet werden. Sie scheinen aber recht vielversprechend zu sein.

Der Rolle der Motivation im Therapieprozeß wurde erst in jüngerer Zeit wieder mehr Aufmerksamkeit gewidmet. Es setzte sich die Erkenntnis durch, daß die Motivation und das Bemühen des Patienten in der Therapie eine Verantwortung von Therapeut und Patient gleichermaßen ist. Ein Mangel an Motivation kann nicht mehr ausschließlich dem Patienten angelastet werden. Motivation ist keine Voraussetzung für die Therapie, sondern ein erstes Ziel in der Therapie. Analysiert man die Faktoren, die die Klienten dazu bewegen, Anstrengungen und Mühe in die Therapie zu investieren, so stößt man auf eine Mischung kognitiver, behavioraler und affektiver Elemente. Ich habe für Therapeuten in der Ausbildung fünf kritische Fragen formuliert, die der Klient mit unserer Hilfe beantworten muß, bevor wir von ihm Bereitschaft zur Mitarbeit, Motivation und eine Verpflichtung erwarten können. Die in der folgenden Übersicht dargestellten Fragen betonen die Notwendigkeit, erst einmal günstige Bedingungen, wie etwa Motivation, für den Veränderungsprozeß zu schaffen.

5.2. Perspektive des Klienten

1) Wie wird es sein, wenn ich mich ändere?
2) Inwieweit wird es mir besser gehen, wenn ich mich ändere?
3) Kann ich mich ändern?
4) Was muß ich dafür aufbringen?
5) Kann ich diesem Therapeuten (und dieser Situation) vertrauen, daß er mir hilft, dorthin zu gelangen?

Es erscheint mir nun wichtig, auf das stark expandierende Forschungsfeld Verhaltenstherapie und Medizin einzugehen, das sich intensiv mit den Beziehungen zwischen psychologischen und biologischen Faktoren beschäftigt: Derartige Wechselbeziehungen vermitteln zwischen Kognitionen und Handlungen und mildern den Einfluß von Stressoren. Sie beeinflussen weiterhin in einer interaktiven und rekursiven Weise sowohl die Manifestation verschiedener Symptome als auch das Patientenverhalten. Die folgenden Beiträge in diesem Buch werden diese Wechselwirkungen detailliert abhandeln.

Der derzeitige Forschungsstand deutet an, daß die affektive Wende – ähnlich wie die kognitive Wende für den kognitiven Bereich – unser Verständnis für psychische Phänomene erhöht. Allerdings werden dabei wiederum alle Hoffnungen auf ein einfaches Konstrukt enttäuscht. Emotionen und Kognitionen sind nicht grundsätzlich als isolierte oder klar abgrenzbare Prozesse zu betrachten, sondern können nur für eine experimentelle Untersuchung aus dem Gesamtsystem herausgelöst werden, sie mischen sich dann aber gleich wieder mit den anderen Komponenten menschlicher Erfahrungen. Jeder Versuch, das System zu zerteilen, führt zu einer irreführenden Annahme scheinbar autonom-psychologischer Prozesse.

6. Verhaltenstherapie und Medizin

6.1. Chronische Krankheiten

Die wichtigste Veränderung im Beitrag der Psychologie zur Medizin liegt in der Erkenntnis, daß psychologisches Wissen in vielen Phasen der medizinischen Betreuung bei der Behandlung aller Patienten eingesetzt werden kann, und nicht nur bei psychiatrischen Fällen und bei einer kleinen Gruppen psychosomatischer Patienten.

Ich möchte hier nur 2 Aspekte ansprechen. Wie am Anfang schon betont wurde, stellt die Zunahme chronischer Erkrankungen eine große Herausforderung für die Medizin dar, und ich werde kurz die Beiträge der Verhaltenstherapie zu diesem Bereich diskutieren. Der 2. Aspekt betrifft die Bedeutung der Interaktionen zwischen Arzt und Patient. Es läßt sich feststellen, daß die Compliance des Patienten und sein Verständis der Krankheit oder sein „health-belief-model" den Behandlungsverlauf signifikant beeinflussen.

Ein Systemansatz unterstützt die Differenzierung zwischen akuter und chronischer Krankheit, da sie sich in der zeitlichen Dauer und in verschiedenen anderen Aspekten unterscheiden. Die Auswahl des Behandlungsansatzes hängt daher von dem Ausmaß ab, in dem Veränderungen und Anpassungen nötig sind. Ferner von der Bedeutung der Kreisprozesse Krankheit – Umwelt – Patient – Einstellung – Krankheit und vom Einfluß sozialer und psychischer Rollenerwartungen auf die Genesung und die Art des Lebensstils (s. Tabelle 1).

Viele Krankheiten beginnen akut und chronifizieren dann allmählich. So können beispielsweise Unfallverletzungen eine andauernde Schädigung des Skelettsystems oder anderer Körperorgane zur Folge haben, initial stellen sie jedoch Krisen dar, die eine sofortige intensive Intervention notwendig machen. Herzanfälle und einige

Tabelle 1. Gliederungsversuch relevanter Variablen der akuten und chronischen Krankheitsmodelle

Dimension	Verlaufsform	
	Akut	Chronisch
Beginn	plötzlich	schleichend
Dauer	kurz, begrenzt	lang, unbegrenzt
Behandlungsziel	Wiederherstellung der Gesundheit, Heilung	Förderung der Restfähigkeiten
Behandlungsergebnis	sofort, klar	verzögert, unklar
Verantwortung für das Ergebnis	Gesundheitssystem	Person und System
Behandlungsmodell	a) Patient ist passiv b) Arzt verwaltet	Patient ist aktiv, Arzt, Patient und System kooperieren
Krankheitsmodell des Patienten	einzelne Ursachen, spezifisches Syndrom	viele Ursachen, Symptome wechseln
Einfluß auf das Selbstbild des Patienten	minimal	weitreichend
Einfluß auf die sozialen Rollen des Patienten	vorübergehend oder gar nicht	Rollenbeeinträchtigung

operable Krebsarten sind ebenfalls Beispiele für Krankheiten, die langsam und fast unbemerkt in chronische Störungen übergehen können. Probleme entstehen hierbei, wenn Patient und Umgebung eine Sichtweise beibehalten, die einer akuten Erkrankung, aber nicht einem chronischen Verlauf angemessen ist.

Störungen infolge genetischer, struktureller oder funktioneller Defekte passen grundsätzlich in das Modell der chronischen Erkrankung, in dem kaum Platz für Zweifel über die lange Dauer und die bleibenden Auswirkungen bleibt. Allergien, Hypertonie, Epilepsie, Asthma, Diabetes und gastrointestinale Störungen, wie Magengeschwüre und Reizkolon, sind andere Beispiele für chronische Erkrankungen.

Die ersten Beiträge von Verhaltenstherapeuten zu diesem Gebiet bezogen sich auf das chronische Schmerzsyndrom. Die weite Verbreitung von Kliniken zur Behandlung chronischer Schmerzen in den USA spiegelt das Bemühen wider, einen umfassenden psychobiologischen Ansatz bei der Behandlung chronischer körperlicher Krankheiten zu finden. Zahlreiche Studien über Asthma, Diabetes und Bluthochdruck haben zu effektiven Behandlungsprogrammen geführt, in deren Verlauf Techniken der Verhaltensmodifikation mit medizinischer Versorgung kombiniert werden. Eine kurze Zusammenfassung der Faktoren (s. Tabelle 2), die die Heilung beeinflussen, soll die Ansicht verdeutlichen, daß nur durch ein integriertes Behandlungsmodell ein effektives System der Krankenversorgung gewährleistet ist.

Besonders die Unsicherheit über den Verlauf der Erkrankung, wie z. B. bei Krebs oder Herzerkrankungen, steht der Ausbildung einer möglichst optimalen Einstellung des Patienten zu seiner chronischen Krankheit entgegen. Die meisten Patienten sind nicht ohne weiteres bereit, das – was wir in den USA als „doctor shopping“ bezeichnen – aufzugeben, das sie mit der Hoffnung betreiben, doch noch effektivere Hilfe für ihre Behinderung oder Störung zu finden. Auf der anderen Seite entsprechen die Ärzte auch häufig den Wünschen des Patienten nach Verdachtsoperationen, nach mehr diagnostischen Maßnahmen und zusätzlichen Behandlungsversuchen. Tatsache ist, daß iatrogene Auswirkungen, sowohl medizinischer wie psychologischer Art, zu häufig den Zustand des Patienten verschlechtern. Beispiele solch iatrogener Effekte sind die Auswirkungen chirurgischer Eingriffe, wie etwa bei chronischen Rückenschmerzen oder die Nebenwirkungen von Langzeitverschreibung abhängig

Tabelle 2. Faktoren, die die Genesung beeinflussen

Extern + Intern + Biologisch = (p) Chronizität
$\alpha + \beta + \gamma$ = (p) Heilwirkung
Bei akuter Krankheit, hohe Beteiligung von γ und α, bei chronischer Krankheit, hohe Beteiligung von β und α.

Extern	Intern	Biologisch
Gesundheitssystem	Selbstwahrnehmung	Fortdauer der Schädigung
Soziale Normen (Rollenerwartungen)	Wahl des Lebensstils	Abnahme der Symptome
Streßfaktoren der Umgebung	Schmerzkontrolle	Progressive Verschlechterung
Soziale Unterstützung (Familie, Versicherung, Technik)	Ziele und Pläne	Medikation und technische Unterstützung
Bedrohung (z. B. Umweltverschmutzung) oder Einschränkungen (z. B. Architektur) der maximalen Funktion	Emotionale Erregung	Individuelle Unterschiede bezüglich regenerativer Funktionen
	Teilnahme an der Behandlung	

machender Medikamente. Dazu gehört auch das ungerechtfertigte Vermitteln von Hoffnungen durch weitere diagnostische Maßnahmen und Therapien und das daraus resultierende schädliche Wechselspiel von Hoffnung und Enttäuschung beim Patienten.

6.2. Psychologische Faktoren bei jeder Behandlung

Außer bei Notfallpatienten oder solchen mit Erkrankungen bzw. Störungen, die klar erkennbare und definierbare Symptome aufweisen, gehen in der Regel der aktuellen Behandlungsphase verschiedene wichtige Stufen voraus. In Übereinstimmung mit einem allgemeinen Systemmodell betrachten wir diese Phasen als wichtige Determinanten des weiteren Behandlungsverlaufs. Eine Analyse dieser Stufen wird in der folgenden Tabelle 3 dargestellt. Die Entscheidungspunkte gelten ebenso für medizinische wie für psychiatrische Patienten oder solche, die zur Beratung kommen. In jeder Phase wirken gleichzeitig viele verschiedene Faktoren und beeinflussen den weiteren Verlauf der Behandlung; es wird hier v. a. die Rolle des Patienten während des Behandlungsprozesses aufgezeigt.

Viele der Variablen wurden ausführlich untersucht, sie können im Rahmen dieses Artikels aber nicht im Detail diskutiert werden. Ich möchte nur einige Hauptpunkte ansprechen.

Bevor der Patient zur Behandlung kommt, hat er bereits auf der Grundlage individueller und sozialer Faktoren ein health-belief-model gebildet, das bestimmt, ob und wann er Hilfe sucht. Die Normen für physische und geistige Gesundheit und persönliche Vulnerabilität werden schon in der frühen Kindheit geformt. Es bilden sich Einstellungen zu den Ursachen von Krankheiten, zu Körperfunktionen und Anatomie und zu den Fähigkeiten der Person, Krankheit zu kontrollieren. Die Forschung (z. B. Gochman 1985) deutet auf die relative Stabilität dieser Einstellungen bis ins Erwachsenenalter hin. Unterschiede in der sozioökonomischen Klasse und frühere Erfahrungen mit Ärzten beeinflussen ebenfalls die Wahrscheinlichkeit, mit der eine Person medizinische Hilfe sucht.

Kommt der Patient nun zur Behandlung, so ist für den Verbleib in der Therapie entscheidend, inwieweit das Verhalten des Klinikers die Erwartungen des Patienten trifft, wie groß seine Fähigkeit ist, Vertrauen zu gewinnen, klar zu kommunizieren, den

Tabelle 3. Entscheidungspunkte in klinischen Interventionen

	Einige Gründe für den Abbruch:
1) Person bemerkt Problem;	
2) überprüft das Problem und seine Bewältigungsmöglichkeiten;	als trivial bewertet, nicht sich selbst zuzuschreiben oder nicht lösbar durch Handlung;
3) entscheidet sich, Hilfe zu suchen;	kein Vertrauer oder keine Ressourcen;
4) sucht Hilfe;	Bedingungen für die Behandlung sind ungünstig;
5) wird diagnostiziert oder beraten;	siehe 2. oder 4.;
6) entscheidet sich, die Behandlung anzunehmen;	Erwartungen werden nicht erfüllt;
7) spricht auf die Behandlung an;	Überlegung, daß Problem beendet;
8) vollzieht nötige Änderungen;	Änderung externer Ereignisse oder 7.;
9) beendet die Behandlung;	Verbesserung zu diesem Zeitpunkt ausreichend;
10) behält verändertes Verhaltensmuster.	Streßreduktion oder Aufkommen neuer Krisen.

Bedürfnissen des Patienten gegenüber sensibel zu sein und eine Behandlung vorzuschlagen, die diesen Bedürfnissen und den Fähigkeiten des Patienten entspricht. In gleicher Weise gilt dies für den Therapieverlauf. Die kontinuierliche Aufrechterhaltung eines Therapieprogramms, wie z. B. Medikamenteneinnahme, das Befolgen von Einschränkungen in der täglichen Routine oder einer Diät, hängen sowohl vom Verhalten des Klinikers wie des Patienten ab. Die Verhaltenstherapie bietet hier motivationale Techniken, Interviewmethoden und Self-management-Programme an, welche die Behandlungseffektivität erhöhen können. Ärzte erkennen immer häufiger, daß im Umgang mit Patienten eher ein psychologisches als ein logisches oder rationales Modell gefordert ist.

7. Zusammenfassung

Die alten Modelle der Verhaltenstherapie waren von ansprechender Einfachheit: Bestimme das Zielverhalten und verwende Konditionierung, um es zu verändern. Wenn ich die praktischen Veränderungen dieser Modelle in wenigen Worten zusammenfassen müßte, würde ich es wie folgt tun:

Die meisten Programme haben nicht nur Symptombefreiung zum Ziel. Sie bereiten den Patienten auch darauf vor, die das Symptom aufrechterhaltenden Merkmale in seiner Umgebung zu reduzieren, und sie vermitteln ihm allgemeine Fähigkeiten zur Bewältigung der Auslöser und Konsequenzen seiner Probleme. Die gebräuchlichsten Behandlungsprogramme für Patienten mit psychischen, psychosomatischen und chronischen körperlichen Problemen legen den Schwerpunkt auf

- Fähigkeiten der Selbstregulation einschließlich Selbstbeobachtung, Zielbestimmung, Selbstbewertung und Selbstverstärkung,
- Fähigkeiten zum Problemlösen und zur Entscheidungsfindung,
- Entspannungsmethoden als zusätzliche Angstreduktionstechniken,
- Erkennen und Bewältigung individueller Streßfaktoren,
- Bemühen um eine zuversichtliche Einstellung und einen gesundheitsfördernden Lebensstil (z. B. richtige Ernährung, Bewegung).

Diese Programme sind keine Wundermittel, die Krankheiten heilen oder alle Symptome beseitigen können. Es setzt sich jedoch immer mehr ein Modell vom komplexen menschlichen Organismus durch, dessen gesamtes Wohlbefinden von einem Zusammenwirken der Umgebungsfaktoren, der biologischen Struktur und psychischen Prozessen abhängt. Veränderungen in einem Bereich können zu einer Veränderung der gesamten Person beitragen. Die angesprochenen Fähigkeiten, die das Repertoire des Patienten erweitern, können zusammen mit einer krankheits- oder symptomspezifischen Therapie die Behandlungseffektivität erhöhen.

Die folgenden Beiträge in diesem Buch werden eine Vielzahl von Settings beschreiben, in denen Prinzipien der Verhaltenstherapie bei verschiedenen Patienten mit psychischen wie somatischen Störungen zur Anwendung kommen. Die Beiträge aus der Forschung erweitern zum einen unser Wissen über die Behandlungsmöglichkeiten, zum anderen gewährleisten sie auch die wissenschaftliche Fundierung dieser Methoden.

Meine Ausführungen sollten die aktuelle Rolle der Verhaltenstherapie umreißen. Ich habe aufgezeigt, wie sich die Basiskonzepte in der Verhaltenstherapie während der letzten 30 Jahre verändert haben: von einem einfachen linearen Konditionierungsmodell hin zu einem komplexen Drei-Ebenen-Systemansatz. Beibehalten wurde die Verwendung wissenschaftlicher Methoden beim Testen von Hypothesen und unser Festhalten an verifizierbarer Beobachtung als Quelle von Informationen im Gegensatz zur Intuition oder phänomenologischen Erfahrung.

Ich habe kurz den Fortschritt angesprochen, der in der Erweiterung des ursprünglichen Lernmodells durch kognitive und motivationale Aspekte liegt, und bin auf das derzeitige Interesse an Emotionen eingegangen. Es wurde der Versuch unternommen, die vielen Überschneidungen und Interaktionen der biologischen und psychologischen Ebenen sowohl bei der Entwicklung als auch bei der Behandlung von Störungen zu skizzieren.

Ich bin zuversichtlich, daß die fortgeführte Integration von Verhaltenstherapie und Medizin und eine kontinuierliche interprofessionelle Zusammenarbeit dazu beitragen werden, daß in absehbarer Zeit die therapeutische Praxis mit all ihren Komponenten auf einer verbesserten wissenschaftlichen Erkenntnisbasis beruhen wird.

Literatur

Beck AT (1976) Cognitive therapy and the emotional disorders. International Universities Press, New York

Gochman DS (1985) Family determinants of children's concepts of health and illness. In: Turk DC, Kerns RD (eds) Health, illness and families. Wiley & Sons, New York

Kanfer FH, Hagerman S (1981) The role of self-regulation. In: Rehm LP (ed) Behavior therapy for depression: Present status and future directions. Academic Press, New York

Kanfer FH, Karoly P (1972) Self-control: A behavioristic excursion into the lion's den. Behav Ther 3:398–416

Lange AJ, Jakobowski P (1976) Responsible assertive behavior. Research, Champaign/IL

Ohman A, Dimberg V, Oest LG (1985) Animal and social phobias: Biological constraints on learned fear responses. In: Reiss S, Bootzin RR (eds) Theoretical issue in behavior therapy. Academic Press, New York

Schefft BK, Kanfer FH (1987) The utility of a process model in therapy: A comperative study of treatment effects. Behav Ther 18:113–134

Schwarz N, Clore GL (1983) Mood, misattribution, and judgements of well-being: Informative and directive functions of affective states. J Pers Soc Psychol 45:513–523

Seligman MEP (1975) Helplessness: On depression, development and death. Freeman, San Francisco

Wolf LE (1986, unpublished work) Mood congruent recall: effects of a mood induction and a success or failure experience. Master's thesis, University of Illinois, Urbana-Champaign

Zajonc R (1980) Feeling and thinking. Am Psychol 35:151–175

II. Verhaltenstherapie in der Psychiatrie

2. Verhaltenstherapie und kognitive Therapie in der Psychiatrie*

I. Hand

1. Einleitung . . . 17
1.1. Historische Entwicklung . . . 18
1.2. Kognitive Therapie und kognitive Verhaltenstherapie – die „kognitive Wende" der Verhaltenstherapie? . . . 19
1.3. Symptomfunktionen in der Verhaltenstherapie . . . 21
2. Strategie der Verhaltenstherapie . . . 22
2.1. Analysen in der Verhaltenstherapie . . . 24
2.1.1. Problemanalysen . . . 24
2.1.2. Motivationsanalyse und Beziehungsanalyse . . . 28
2.2. Therapieplanung: Zielsetzung und Indikation spezifischer Verfahren . . . 28
2.3. Therapiedurchführung und Stabilisierung von Veränderungen . . . 30
3. Verfahren der Verhaltenstherapie . . . 31
3.1. In-vivo-Exposition . . . 31
3.2. „Token economy" . . . 32
3.3. „Selbstverfahren" . . . 32
4. Diagnosebezogene Indikationsbereiche . . . 33
4.1. Verhaltenstherapie bei Phobien . . . 33
4.2. Verhaltenstherapie bei sozialen Ängsten und Defiziten . . . 34
4.3. Verhaltenstherapie bei Zwängen . . . 34
4.4. Verhaltenstherapie bei sexuellen Funktionsstörungen . . . 35
4.5. Verhaltenstherapie bei Depressionen . . . 35
4.6. Verhaltenstherapie bei systemischen Störungen . . . 36
4.7. Verhaltenstherapie als Selbsthilfe . . . 37
5. Zukünftige Entwicklungen . . . 38
Literatur . . . 38

1. Einleitung

In der 1972 erschienenen Ausgabe der *Psychiatrie der Gegenwart* charakterisierte Gelder die Verhaltenstherapie (VT) als „symptomgerichtet". Die einzelnen Abschnitte waren dementsprechend nach den damals am weitesten verbreiteten spezifischen Symptomtechniken – systematische Desensibilisierung, Aversionsverfahren und aus operanten Lerntheorien abgeleitete Verfahren – aufgegliedert. Heute haben die ersten beiden Verfahren in der klinischen VT kaum noch eine Bedeutung. VT ist auch nicht mehr durch ihre mittlerweile außerordentlich vielfältigen *Verfahren,* sondern durch ihre *Strategie* charakterisiert. Die Darstellung dieser Strategie soll daher Hauptanliegen dieses Beitrags sein. Die Beschreibung der Verfahren (s. Abschn. 3) wird auf wenige Beispiele beschränkt. Die diagnosebezogenen Indikationsstellungen (s. Abschn. 4), die heute nur mehr zusammen mit der strategieabge-

* Originalbeitrag erschienen in: Kisker KP, Lauter H, Meyer J-E, Müller C, Strömgren E (1986) Psychiatrie der Gegenwart, Bd 1: Neurosen, psychosomatische Erkrankungen, Psychotherapie. Springer, Berlin Heidelberg New York Tokyo, S 277–306.

leiteten erfolgen sollten, werden in einem Überblick zusammengefaßt.

Geblieben ist in der VT das Bemühen um eine experimentelle Grundhaltung als entscheidendes Gegengewicht gegen die sich immer wieder abzeichnenden Ideologisierungs- und Stereotypisierungstendenzen. Fortgesetzt – auch als Kontroverse zwischen Theoretikern und „Atheoretikern" – werden ferner die Versuche, das empirisch-experimentell gewonnene und über die verhaltenstherapeutische Strategie systematisierte Erfahrungswissen mit theoretischen Modellen aus Lern-, Sozial- und allgemeiner Psychologie sowie aus der Biologie in Übereinstimmung zu bringen.

In der Einführung (Abschn. 1) wird – um die Entwicklung zur Strategie der VT zu verdeutlichen – erst ein kurzer, historischer Überblick gegeben (1.1; ausführliche Darstellung in Schorr 1984); es folgt der Versuch, den Stellenwert kognitiver Therapien (KT) und kognitiver Verhaltenstherapie (KVT) in der Entwicklung zur heutigen VT abzuklären (1.2.); abschließend wird das durch die Strategie tiefgehend veränderte Verständnis der Funktionen von Symptomen beschrieben (1.3.).

1.1. Historische Entwicklung

In der Entwicklung der Verhaltenstherapie lassen sich 3 schwerpunktmäßige Richtungen herauskristallisieren:

1) Der symptomorientierte, unimodale Ansatz („alte Einfachheit"): Dieser stand vielfach unter dem Credo „das Symptom ist die Neurose" (s. in Hand u. Zaworka 1982). Hierzu gehören etwa phobiespezifische Verfahren, sofern diese diagnosenbezogen „automatisch" zur Anwendung kamen, oder auch operante Techniken, die z. B. gezielt Symptome einer Psychose abbauen sollten, ohne in ein Konzept für die Behandlung der Psychose eingebettet zu sein.

In diesem Ansatz wurden Motivationsproblemen und der Therapeut-Patient-Beziehung keine erkennbare Aufmerksamkeit gewidmet.

2) Der patientenorientierte, multimodale Ansatz: Dieser entstand aus der zunehmenden Arbeit mit psychisch und organisch schwerer gestörten Patienten. Dabei wurden zunehmend komplexere und zeitaufwendigere diagnostische und therapeutische Ansätze („Therapiepakete") entwikkelt (Hersen 1981). Sowohl Motivationsproblemen wie der Therapeut-Patienten-Beziehung wurde erkennbare Aufmerksamkeit gewidment (Lazarus 1978). Die Evaluation der anteiligen Effekte der einzelnen Komponenten solcher „Breitspektrum"-Verfahren wurde allerdings zu einem bisher ungelösten Problem (Kazdin 1981).

3) Der patientenorientierte, strategiebezogene Ansatz (Ausgangspunkt für die „neue Einfachheit"): Eine strategiebezogene Indikationsstellung für Verhaltensmodifikation und Verhaltenstherapie geht zumindest bis auf Kanfer u. Saslov (1969) zurück. Sie schlugen die permanente Verknüpfung von Diagnostik, Analysen und laufender Therapie vor – mit einer Strategie, die Therapeuten und Patienten helfen soll, aus der Komplexität von Gestörtheit schwerpunktmäßige, umschriebene Interventionsebenen herauszuarbeiten. Analyse und Modifikation von Motivation hat zentrale Bedeutung in diesem Ansatz (s. a. Kanfer u. Grimm 1977, 1980).

Zu dieser VT-*internen* Evolution kam als *externer* Impuls die kognitive Revolution in der amerikanischen klinischen Psychologie (Franks 1984) – auf dem Wege über kognitive Therapie und kognitive Verhaltenstherapie – hinzu (Abschn. 1.2).

Seit Ende der 70er Jahre ist die VT in eine Identitätskrise (Franks 1984) geraten. Diese entstand sowohl durch die zunehmende Heterogenität der theoretischen Orientierungen (Mahoney 1983) – einschließlich einer „atheoretischen" Richtung – wie auch durch das wachsende Mißverhältnis zwischen *nur publizierten* und *auch evaluierten* neuen Therapieansätzen.

Trotz all dieser Probleme hat die VT in der Krankenversorgung – im ambulanten Bereich sowie in psychotherapeutischen, psychosomatischen und psychiatrischen Kliniken – eine erhebliche inhaltliche Weiterentwicklung, Ausbreitung und Stabilisierung erreicht.

Zum Abschluß des historischen Überblicks noch eine Empfehlung: Die Begriffe Verhaltens*therapie* und Verhaltens*modifikation* bzw. *Patient* und *Klient* werden bisher meist synonym benutzt. Inhaltlich ist es jedoch sinnvoller, den Begriff Verhaltensmodifikation (bei Klienten) immer dann durch Verhaltenstherapie (bei Patienten) zu ersetzen, wenn sie bei Personen mit psychischen und (oder) organischen Erkrankungen zur Anwendung kommt. Mit dieser begrifflichen Trennung – die auch den mißverständlichen Begriff „klinische VT" entbehrlich macht – wird der Tatsache Rechnung getragen, daß die Strategie der Verhaltensmodifikation sowie die Art und Anwendung ihrer Methoden in der Verhaltenstherapie durch die Psycho- und Organpathologie so einschneidende Veränderungen erfährt (Einzelheiten s. Abschn. 2–4), daß Verhaltenstherapeuten unbedingt die entsprechende zusätzliche Weiterbildung brauchen oder in einem multiprofessionellen Team arbeiten müssen, um schwerwiegende Fehlanwendungen vermeiden zu können. Diese Trennung hat eine Reihe von Psychologen unter den Verhaltenstherapeuten lange Zeit nicht akzeptieren mögen (s. die Dispute um das „medizinische Modell"); seit Verhaltenstherapie jedoch zunehmend mit Patienten erfolgt, hat sich auch hier ein nachhaltiger Einstellungswandel vollzogen (Hersen 1981; Jost 1982).

1.2. Kognitive Therapie und kognitive Verhaltenstherapie – die „kognitive Wende" der Verhaltenstherapie?

Kognitive Verhaltenstherapie (KVT) gilt heute vielfach – gerade bei Vertretern anderer Therapierichtungen – als die „moderne", akzeptablere Form der VT. Ist diese Sichtweise inhaltlich begründbar – oder geht es in der Diskussion eher um theoretisch-philosophische Grundpositionen als um praktisch-therapeutische Vorgehensweisen?

Die in den letzten Jahren publizierten kognitiven Ansätze in der VT (Überblicke in: Hoffmann 1979; Mahoney 1977; Meichenbaum 1979; Kendall u. Hollon 1979; Kendall 1983) können unterteilt werden in:

1) ursprünglich außerhalb der VT entwickelte, heute in diese einbezogene kognitive Verfahren – vor allem die kognitive Therapie (KT) nach Beck (Beck et al. 1981) und die rational-emotive Therapie (RET) von Ellis (1978, 1983).;

2) kognitive Verhaltenstherapien, die von Verhaltenstherapeuten als integrierter Bestandteil der Verhaltenstherapie entwickelt wurden, wie die „Selbstinstruktion" nach Meichenbaum (1979). Auch „Problemlösetherapien" und Verfahren zur Einübung von „coping skills", wie die „verdeckte Sensitisierung" nach Cautela, werden dieser Gruppe zugerechnet (Mahoney u. Arnkoff 1978).

Diese kognitiven Modelle beruhen auf der Annahme, daß Kognitionen (Einstellungen und Attributionen) den gleichen Grundgesetzen folgen wie beobachtbares Verhalten und entscheidende Elemente des Gesamtverhaltens darstellen.

Sie stellen damit, in bezug auf die Operationalisierungen von Verhalten, einen unimodalen Gegenpol („inneres Verhalten") zu Skinners ausschließlicher Berücksichtigung beobachtbaren Verhaltens („äußeres Verhalten") dar. Sie beinhalten keine VT Strategie.

Allen 3 Verfahren ist gemeinsam, daß sie eine direkte „kognitive Umstrukturierung" durch kognitive Interventionen erreichen wollen. Der hypothetische Prozeß „kognitiver Mediation" hat in diesen Modellen keine Bedeutung. Von vielen Autoren (Mahoney 1983; Turk u. Speers 1983) wird die entscheidendere Bedeutung für die kognitive Wende der VT daher auch 2 Modellansätzen beigemessen, die gar nicht aus der kognitiven Psychologie abgeleitet sind, aber kognitiver Mediation einen zentralen Stellenwert zuerkennen und zugleich multimodal (mit Berücksichtigung biologischer und Umweltfaktoren) sowie strategiebezogen sind: Banduras aus der sozialen Lerntheorie (Bandura 1979) abgeleitetes Konzept der „self-efficacy" (1978; „Selbstwirksamkeit" – gemeint ist am ehesten Selbstvertrauen) und Kanfers Konzept der „Selbstkontrolle" (Kanfer u. Karoly 1972). In diesen beiden Modellen hat das Konzept des „Selbst" zentrale theoretische, philosophische und therapeutische Bedeutung. Es wurde – obwohl direkter Verhaltensbeobachtung nicht zugänglich – in den 70er Jahren zu einem „eigenständigen Verhaltenskonstrukt" (Mahoney u. Arnkoff 1978; s. Abschn. 3.3). Stärker als im kognitiven Ansatz wird in den „Selbst"modellen der philosophisch-theoretische Gegenpol zum „environmental determinism" – der Skinners Theorie unterstellt wird – gesehen, eher mit einem Menschenbild des *pro*aktiven als des *re*aktiven Individuums mit „freiem Willen" (Merbaum u. Rosenbaum 1984; eingehende Diskussion der philosophischen Aspekte in der VT in Erwin 1978).

Weder Bandura noch Kanfer verstehen sich als kognitive Verhaltenstherapeuten. In beiden Modellen sehen einige Autoren denn auch eher das vereinigende theoretische Band zwischen den behavioralen und kognitiven Ansätzen (Merbaum u. Rosenbaum 1984; Franks 1984; Thorpe et al., in Franks 1984).

Unter dem Aspekt der therapeutischen Relevanz dieser Modelle ist nach dem gegenwärtigen Literaturstand festzustellen: Die Modelle von Bandura und Kanfer stellen verhaltenstherapeutische Konzepte dar – mit allerdings noch weitgehend fehlender therapeutischer Umsetzung (Abschn. 3.3). Die kognitiven Verfahren sind z. T. bereits praxisrelevant (Abschn. 4), per se jedoch keine Verhaltenstherapie; erst ihre Einbettung in die verhaltenstherapeutische Strategie macht sie zu kognitiven Verfahren der Verhaltenstherapie. Alle diese Therapieverfahren oder -pakete beinhalten in erheblichem Maße auch verhaltensorientierte Interventionen.

Bisher gibt es noch keine Untersuchungen an Patienten-„Populationen", die die postulierte entscheidende oder auch nur besondere Bedeutung kognitiver Interventionen für den Gesamteffekt dieser Therapie-„Pakete" belegt hätten (s. Abschn. 3.3 u. 4). Nachdrücklich wird (Bandura 1978; Turk u. Speers 1983; Goldfried u. Robins 1983) auf die besondere oder sogar entscheidende Bedeutung von Verhaltensübungen zur Erreichung „kognitiven Umstrukturierens" verwiesen. In der amerikanischen kognitiven Psychologie ist zudem – während sich die klinische Psychologie kognitiv umorientierte – eine „theoretische Revolution" eingetreten: das „alte", sensorische Kognitionsmodell wurde, in Anlehnung an Wundt, durch die „neue", „motorische Theorie" der Kognitionen ersetzt, die – paradoxerweise – eine behaviorale ist (Mahoney 1983).

In den letzten Jahren hat also – von der Fachöffentlichkeit noch weitgehend unbemerkt – sowohl bei den klinischen kognitiven Therapeuten wie in der theoretischen kognitiven Psychologie bereits die „behaviorale Wende" eingesetzt. Wir können also auch in der kommenden Dekade weiter schlicht von Verhaltenstherapie reden – die um direkt-kognitive Verfahren bereichert wurde.

Für klinische Verhaltenstherapeuten ist die Kontroverse zwischen den „behavioralen" und „kognitiven" Theoretikern schwer nachvollziehbar. In der multimodalen Therapie werden seit langem alle 4 grundlegenden Verhaltensvariablen – motorisches, emotionales, kognitives und physiologisches Verhalten – berücksichtigt (s. Lazarus 1978). Die Interaktion dieser Variablen läßt sich, ohne jeglichen theoretischen Anspruch, für therapeutische Zwecke vereinfacht darstellen (Abb. 1).

Der Einstieg in eine Veränderung aller 4 Verhaltensbereiche – im folgenden am Beispiel Phobie dargestellt – kann, je nach

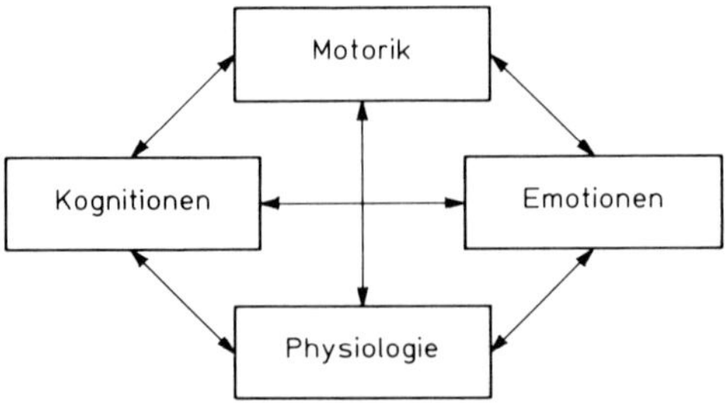

Abb. 1. „Verhalten" in der Verhaltenstherapie

individueller Ausgangssituation, in jedem dieser Bereiche erfolgen:

1) Erste Intervention beim motorischen Verhalten:

Bei der Behandlung der Phobie mit der „Exposition in vivo" (Reizüberflutung) wird der Patient dazu motiviert, sich gemiedenen angstauslösenden Situationen zu stellen (Veränderung motorischen Verhaltens). Dabei kann es zu einer „korrektiven emotionalen Erfahrung" kommen, indem der Patient entgegen seinen Erwartungen feststellt, daß Angst entweder kaum auftritt oder rasch wieder abklingt. Dieses Erlebnis mag zu einer „kognitiven Umstrukturierung" führen, indem die Situation neu bewertet und nunmehr für beherrschbar gehalten wird („self-efficacy", nach Bandura, s. Abschn. 3.3). Dies führt zu weiterem Abbau von Meidungsverhalten im Alltag und zur Stabilisierung der Gesamtveränderung.

2) Erste Intervention bei den Kognitionen:

Dies geschieht etwa bei der „paradoxen Intention" (Frankl), bei der vor Aufsuchen der phobischen Situation jene kognitiven, emotionalen und physiologischen Reaktionen intendiert werden, die vorher vermieden oder unterdrückt wurden. Das Konstrukt über den Umgang mit sich selbst und die Zielsetzung (Intention) werden also verändert, bevor motorisches Verhalten und Emotionen sich ändern.

3) Erste Intervention beim physiologischen Verhalten:

In einer Therapie mit sozial-phobischen Patienten wurde gefunden, daß jene Untergruppe, die in den phobischen Auslösesituationen v.a. ihre physiologischen Reaktionen als unangenehm erlebt, durch vorgeschaltetes Biofeedbacktraining dieser Funktionen sehr viel besser als eine Vergleichsgruppe ohne dieses Training von der Standardtherapie profitierte (Oest et al. 1981).

4) Erste Intervention beim „emotionalen Verhalten":

Bei einer Phobie mit tiefer zusätzlicher Depression können vorübergehend Antidepressiva erforderlich werden; erst über die Reduktion der Depression mag ausreichende Handlungsfähigkeit und Flexibilität des Denkens für eine aktive Therapieteilnahme erreicht werden.

1.3. Symptomfunktionen in der Verhaltenstherapie

Mit der neuen Strategie der Verhaltenstherapie hat sich eine veränderte Bewertung der möglichen, unterschiedlichen und dem Patienten nicht unbedingt bewußten Funktionen von Symptombildungen ergeben. Deren eingehende Analyse beeinflußt nachhaltig Therapieplanung und Durchführung:

1) Intraindividuelle Funktionen:

- Die Symptomatik stellt eine direkt zu behebende Behinderung dar.
- Die Symptomatik ist Ausdruck einer verhaltenstherapeutisch primär nicht behandelbaren psychiatrischen oder somatischen Krankheit: endogene Depression, Diabetes mellitus:

Hier kann Verhaltenstherapie aber zur Reduktion von Risikofaktoren für Krankheitsrückfälle bzw. zum Aufbau von „coping skills" (Bewältigungskompetenz) dienen.

- Die Symptomatik ist ein Kompensationsversuch für eine höhergradige Störung: Kontrollzwänge bei hirnorganischem Abbau oder bei Depression.

Die Zwänge dienen dann primär der Reduktion von Fehlern bei Alltagshandlungen, die durch beeinträchtige Merkfähigkeit entstehen und zum Teil wahrgenommen werden. Eskaliert dies Kompensationsverhalten, so wird es zur zusätzlichen Behinderung.

- Die Symptomatik tritt als Signal für gravierende Fehler in der Lebensführung auf:

Funktionelle Organbeschwerden können immer dann auftreten, wenn schwerwiegende persönliche oder berufliche Entscheidungssituationen ungeklärt bleiben oder mit einer Reaktion beantwortet werden, die zwar rational begründet ist, aber emotional abgelehnt wird. Wird eine solche Funktion herausgearbeitet, so wird z. B. ein Symptom„rückfall" nach Therapieende nicht mehr primär als „Versagen" und Hilflosigkeit im Umgang mit der Krankheit erlebt, sondern als ein positiv zu bewertendes „Warnsignal des Organismus an sich selbst", das erst einmal Handlungsbereitschaft induziert (Anwendung der erlernten Selbstanalyse und Selbsthilfeschritte).

2) Interaktionelle Funktionen:

- Die Symptomatik dient als Machtinstrument oder Ausdruck hilflosen Protestes in interaktionellen Konfliktsituationen:

Der Bauernsohn, der bei primären sozialen Defiziten in einem Machtkampf mit dem Vater um die Führung des Hofes erst eine zunehmende

Zwangssymptomatik entwickelt und schließlich, nach längeren psychiatrischen Hospitalisierungen das Rollenverhalten eines Minderbegabten – mit drohender Dauerhospitalisierung – übernimmt.

- Die Symptomatik stellt einen Appell an das engere soziale Umfeld dar, Entscheidungen zu treffen, für die bei eigener Ambivalenz die Risikobereitschaft oder der Mut zur Verantwortung fehlen:

Der Casinospieler, der als leitender Angestellter so lange offen erkennbar täglich größere Beträge aus der Firmenkasse für sich persönlich abbucht, bis er die fristlose Kündigung erhält. Seit Jahren hatte er davon geträumt, aus der abgelehnten Berufstätigkeit herauszukommen, die Familie zu verlassen und den eigenen Wünschen entsprechend zu leben. Die bewußte Realisierung dieses Zieles scheiterte wiederholt an Skrupeln der Familie gegenüber. Bei Therapiebeginn waren alle mit dem Symptomverhalten nicht-bewußt intendierten Funktionen (s. 2.1.1b) bereits erreicht: der Arbeitgeber hatte ihm gekündigt, die Familie ihn verlassen. Das Spielverhalten hatte er längst eigenständig eingestellt.

- Die Symptomatik dient als Alibi in der Familie oder gegenüber der Umwelt:

Funktionelle somatische Beschwerden, selbst zugefügte körperliche Schädigungen oder Selbstbeschädigungen über provozierte Operationen – ohne Posthocindikation – können gegenüber der familiären oder der erweiterten sozialen Umwelt eine wichtige Alibifunktion zur Verdeckung schwerer psychischer Störungen im Individuum oder in der Familie haben.

- Eine Reihe von symptomatischen Verhaltensweisen – wie Zwänge oder Süchte – stellen Eskalationen von Normalverhalten (Verhaltensexzesse) dar:

Sie gehören im „Normbereich“ zum gesellschaftlichen Alltag und werden hier geradezu gefordert. Aus ihrer Funktion für die Gesellschaft erfolgt z. T. die diagnostische Dichotomisierung in krank und gesund.

- Eine Sonderform interaktioneller Funktionalität kann sich in der Patient-Therapeuten-Beziehung ergeben:

Wiederaufleben von Symptomatik im Therapieverlauf kann im Sinn eines „Thermometers“ Interaktionsfehler des Therapeuten anzeigen.

- Schließlich sollte bei keiner Therapieplanung vergessen werden, daß der Symptomatik vom Therapeuten eine therapeutisch irrelevante oder irreführende Funktionalität zugeordnet werden kann:

Bei vielen Agoraphobikern sind vor Therapiebeginn deutliche Eheprobleme eruierbar: Werden sie kausal-attribuiert, kann dies zur falschen Intervention führen; s. 4.1.

Im folgenden soll nun versucht werden zu beschreiben, was Verhaltenstherapeuten heute (zu) können (meinen). Können verstehen wir als therapeutische (Be)handlungsfähigkeit, die als vermittelbare Strategie auf systematisierten Erfahrungen aus Versuch und Irrtum beruht.

2. Strategie der Verhaltenstherapie

Die Strategie der Verhaltenstherapie ist eingebettet in eine kontinuierliche Analyse und Modifikation der Motivation eines Patienten, seines sozialen Umfeldes und des Therapeuten sowie der Beziehung zwischen Patient und Therapeut. Die Strategie kann in 5 charakteristische Phasen aufgeteilt werden (s. Abb. 2):

Das Modell stellt ein offenes System dar, in dem Therapie als zeitlich eindeutig limitierter Erlebnisbereich in der Lebensführung verstanden wird, durch den in vorübergehender Abhängigkeit vom Expertenwissen und -verhalten des Therapeuten erheblich höhere Eigenständigkeit in der nachfolgenden Lebensführung resultieren sollte. Gerade bei schwerer gestörten Personen kann die Systematik der Veränderungsschritte überhaupt nur fassen, wenn Beziehungsaufbau und die Motivationsabklärung gelungen sind und reflektierte Rahmenbedingungen bleiben.

In der klinischen Praxis dient dies Ablaufmuster der Systematisierung der Informationsgewinnung und der therapeutischen Zielfindung; deren konkrete Erhebung variiert jedoch von Patient zu Patient und wird stark von der Patient-Therapeut-Interaktion beeinflußt.

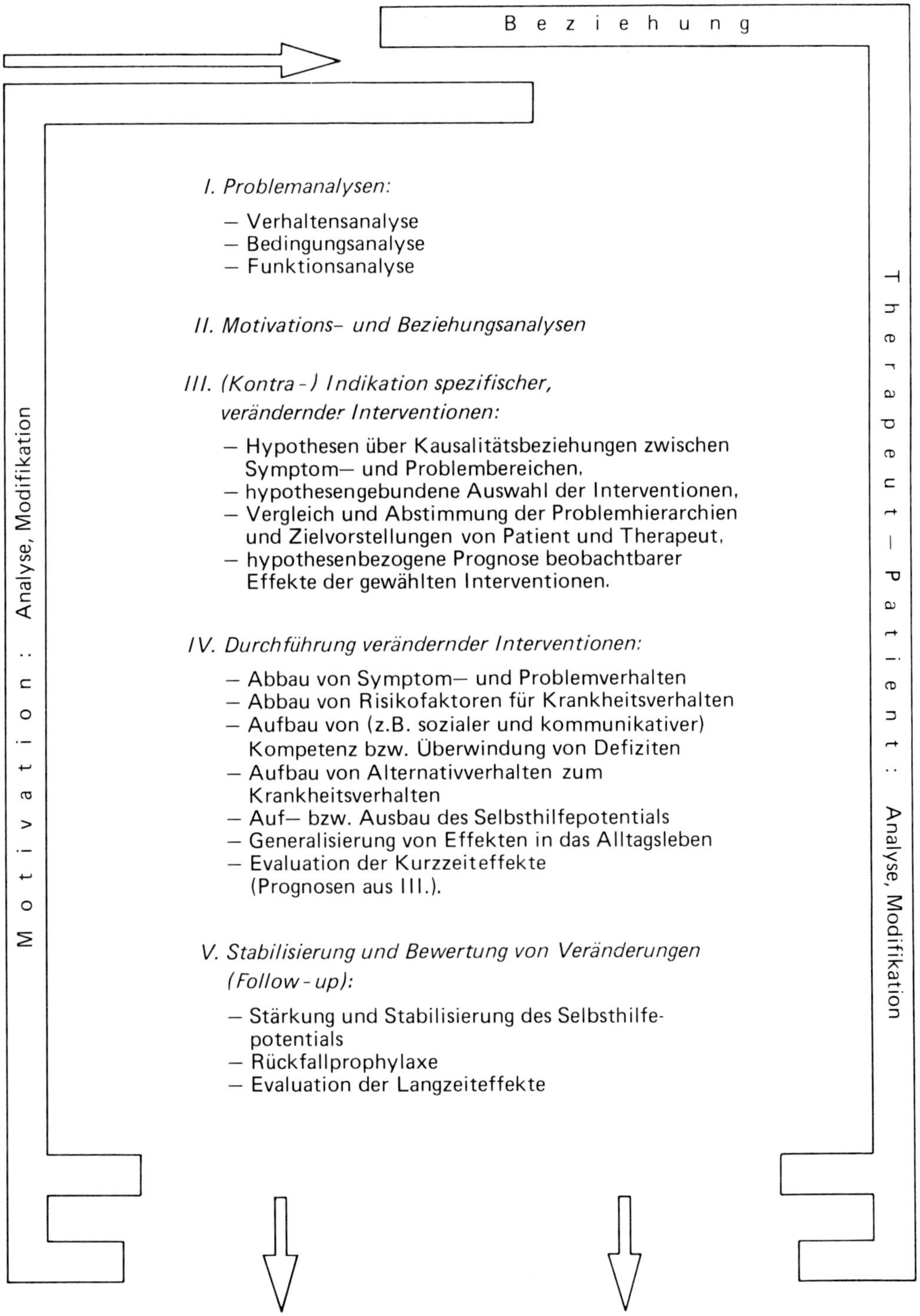

Abb. 2. Strategie der Verhaltenstherapie: ein 5-Phasen-Modell

Im folgenden werden die 3 Problemanalysen (Verhaltensanalyse, Bedingungs- und Funktionsanalyse) ausführlicher beschrieben. Die Analysen der Motivation und der Patient-Therapeut-Beziehung werden zusammengefaßt und lediglich im Hinblick auf VT-spezifische Aspekte erläutert. Die nachfolgende Darstellung folgt daher nur zum Teil der Gliederung der 5 Bereiche in Abb. 2.

2.1. Analysen in der Verhaltenstherapie

Die Analysen beginnen, zumal sie inhaltlich kaum trennbar sind, in der Regel alle bereits in dem oder den Erstkontakt(en). Diese sollten daher bei Bedarf jeweils bis zu 2 Stunden ausgedehnt werden können. Ihre formale Gestaltung sei der inhaltlichen Darstellung vorangestellt:

1) Die *rezeptiv-informative* Phase ist dadurch charakterisiert, daß der Therapeut den Patienten motiviert, sich und seine Probleme möglichst unbeeinflußt durch richtungsgebende Fragen darzustellen.

2) Die *direktiv-explorative* Phase folgt, sobald der Therapeut Hypothesen gebildet hat, die er nun durch Strukturierung des Gesprächs und gezielte Themenvorgabe abzuklären versucht.

3) Die *norm- und zielorientierte, kooperative* Phase besteht dann aus einer gemeinsamen Entscheidung für oder gegen eine weitere therapeutische Arbeit sowie der konkreten Festlegung der ersten Therapieschritte und der kurz- und mittelfristigen Zielsetzung der Therapie.

Die nachfolgende Unterteilung der Problemanalysen in Verhaltensanalyse, Bedingungsanalyse und Funktionsanalyse ist – obwohl inhaltlich die Regel – formal bisher nicht üblich. Ursprünglich wurde für den Gesamtbereich der Begriff Verhaltensanalyse benutzt; „funktionale Verhaltensanalyse" und „Bedingungsanalyse" kamen später, ohne klare begriffliche Abgrenzungen, hinzu (ausführliche Darstellungen in Schulte 1974; Sachse 1979; Mash u. Terdal 1980).

2.1.1. Problemanalysen

Verhaltensanalyse

Unter Verhaltensanalyse verstehen wir die ausschließliche Darstellung der Phänomenologie des Symptom-, Problem- oder Krankheitsverhaltens in den 4 Kategorien: Motorik, Kognitionen, Emotionen und Physiologie (s. Abschn. 1.2, Abb. 1). Dabei wird unterschieden zwischen: Verhaltensexzessen (eskaliertes „Normverhalten"), Verhaltensdefiziten und qualitativ neuem, spezifischem Symptom- oder Krankheitsverhalten.

Eine Sonderform der Verhaltensanalyse stellt die *Mikroanalyse des Symptomverhaltens* dar, die in der „klassischen", symptomgerichteten Verhaltenstherapie zentralen Stellenwert hatte. Im Rahmen der heutigen VT-Strategie tritt sie erst dann in den Mittelpunkt, wenn sich eine Indikation zur gezielten Symptomtherapie ergeben hat.

Abbildung 3 stellt den Weg von der *Makro*diagnostik zur *Mikro*diagnostik eines Symptomverhaltens am Beispiel der Agoraphobie dar:

Nachdem auf der *1. Ebene der Makroanalyse* – der Psycho- und Organpathologie – abgesichert wurde, daß die primär vorgetragene agoraphobische Symptomatik den neurotischen Störungen zuzuordnen ist, wird die Diagnostik auf der *2. Makroebene* mit verhaltenstherapeutischer Strategie fortgesetzt. Dabei mögen zusätzlich zur Hauptbeschwerde „Agoraphobie" Depressionen, Zwänge und Probleme in der Partnerschaft deutlich werden. Ergibt sich dennoch eine klare Indikation für eine symptomspezifische Intervention, so ist das Verfahren der Wahl die Exposition-in-vivo (Reizüberflutung). Vor dessen Detailplanung erfolgt die Mikrodiagnostik des Symptomverhaltens.

Auf der *1. Mikroebene* „Agoraphobie" ergibt sich häufig eine von 3 typischen Meidung bewirkenden Erwartungsängsten:

1) diffuse Angstzustände ohne spezifische Kognitionen; 2) unangenehme Schwindelgefühle ohne spezifische Kognitionen; 3) „Umfallen" mit oder ohne Ohnmacht.

Analysieren wir letztere „Ohnmacht-, Umfallphobie" auf der *2. Mikroebene*

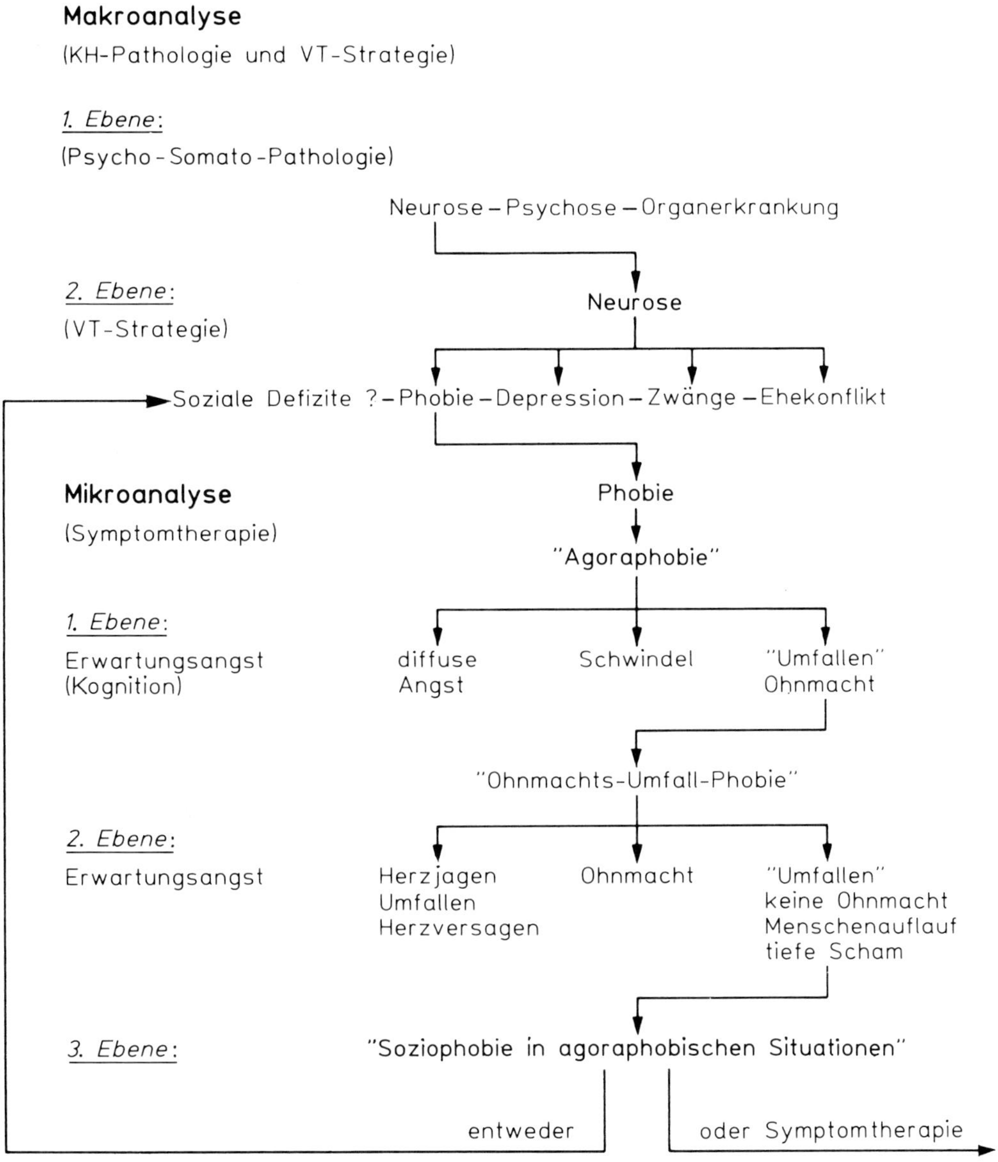

Abb. 3. Makro- und Mikroanalyse von Symptomverhalten (Beispiel Agoraphobie)

genauer, so kann wieder eine von 3 häufig vorkommenden Erwartungsängsten vorliegen:

1) Herzjagen, „Umfallen“, möglicherweise mit Ohnmacht und Tod durch Herzstillstand; 2) Ohnmacht, ohne spezifische Kognitionen, wobei typischerweise noch nie eine Ohnmacht erlebt wurde; 3) „Umfallen“ ohne Ohnmacht, aber Provokation eines Menschenauflaufs mit Alarmierung des Rettungsdienstes und dann tiefer Scham über das eigene „verrückte“ Verhalten.

Analysieren wir wieder die letzte Untergruppe genauer: die das agoraphobische Syndrom hier entscheidend prägende sozialphobische Komponente war in den vorangegangenen Selbstdarstellungen des Patienten überhaupt nicht deutlich geworden. Es ist daher auf der 2. Makroebene zu überprüfen, ob diese Komponente nur in „agoraphobietypischen“ Situationen oder auch in anderen Lebensbereichen – und dort unter Umständen fehlkompensiert (z. B. über die Zwänge) – zu finden ist, was zu völlig neuen Interventionsschwerpunkten führen würde. Ist dies nicht der Fall, so hat die *Mikrodiagnostik auf der 3. Ebene* entscheidenden Einfluß auf die Ausgestaltung der Exposition in vivo:

Die Standardübungen bei Agoraphobie werden hier nun spezifisch für die sozialphobische Komponente modifiziert (Hand et al. 1974). Bei den auf der 1. und 2. Mikroebene beschriebenen Agoraphobikern ohne spezifische kognitive Komponente würde statt dessen in der Exposition in vivo erst einmal die Diagnostik auf der 3. Ebene fortgesetzt werden („explorative Exposition“, s. 3.1).

Zur Verhaltensanalyse zählt auch die *Analyse von Verhaltensaktiva* (Alternativverhalten) sowie bereits entwickelter Selbsthilfemöglichkeiten in den geklagten Beschwerdebereichen. Diese Analyse sollte gleichwertig zur Problemanalyse gesehen und dem Patienten gegenüber entsprechend betont werden, da von vornherein neben verständnisvollem Eingehen auf Beschwerden gezielte Förderung des Selbsthilfepotentials beabsichtigt ist. Dabei werden früher verfügbares und gegenwärtig vorhandenes Alternativverhalten (zum Krankheitsverhalten) in Ausmaß und Qualität rekonstruiert sowie zukünftiges Alternativverhalten im Sinne konkreter Pläne für den Fall, daß die Therapie erfolgreich verläuft, zu eruieren versucht. Diesem Bereich kommt eine hohe prognostische Bedeutung zu.

Bedingungsanalyse und Funktionsanalyse
Diese beiden Analysen werden gemeinsam dargestellt, da sie direkt ineinander übergreifen.

Unter Funktionsanalyse wird in der Psychologie die „Suche nach Zusammenhängen, Hintergründen und Bedeutungen von Handlungen, Prozessen, Teilen eines Funktionsgefüges und Ereignisses“ (Dorsch 1982) verstanden. Als Funktion wird eine „... vor allem auf die Erreichung eines bestimmten Zweckes gerichtete Tätigkeit“ bezeichnet, wobei keine Aussage darüber erfolgt, ob die Zweckgerichtetheit dieser Tätigkeit nur bewußt oder auch nichtbewußt erfolgen kann.

Die funktionale Verhaltensanalyse, „Kernstück der Diagnostik in der Verhaltenstherapie“ (Schulte 1974), will jene Variablen und ihre Verknüpfungen miteinander ermitteln, die für die Entstehung, das Aufrechterhalten und die Veränderung von Verhalten und Erleben eines Individuums bedeutsam sind. Im folgenden soll zur klareren Operationalisierung eine Aufteilung von *Bedingungen für* (unidirektionale Kausalität) und *Funktionen von* (zirkuläre Kausalität) Symptom- oder Krankheitsverhalten – bei gleichzeitiger Berücksichtigung der Zeitfaktoren Vergangenheit, Gegenwart und Zukunft – vorgenommen werden (Abb. 4). Das dargestellte Modell wird als eine Grundlage strukturierter, vermittelbarer, replizierbarer und überprüfbarer (Be)handlungsstrategie angesehen. Hypothetische Annahmen über Kausalitätsbeziehungen beobachtbarer und abgeleiteter bzw. vermuteter Variablen und deren Veränderungen über die Zeit führen zur Ableitung von Interventionen und zur Prognose ihrer Effekte. Die „Verifizierung“ dieser Hypothesen – im Sinne der klinischen Brauchbarkeit eines solchen Modells, nicht seiner Richtigkeit als Theorie – erfolgt über den Eintritt der prognostizierten Effekte im zeitlichen Zusammenhang mit den Interventionen.

Bedingungen stellen also jene Variablen dar, die als Auslöser, Voraussetzungen oder Ursachen ein Krankheitsverhalten generieren oder perpetuieren, ihrerseits durch dieses Verhalten aber nicht wesentlich beeinflußt werden. *Funktionen* sind die Auswirkungen und die mittelbaren (über die Umwelt) und unmittelbaren Rückwirkungen des (Krankheits)Verhaltens auf sich selbst oder seinen Träger im Sinne eines Regelkreises (zirkuläre Kausalität). Für den Therapeuten sind diese Variablen beobachtbar oder hypothetisch ableitbar. Dem Patienten sind sie bewußt oder nichtbewußt. Sie sind aufteilbar in Individuum- und Umfeldvariablen. Zur ersteren zählen kognitive ebenso wie Organismusvariablen, zur letzteren sowohl die physikalische wie die soziale Umwelt. Bedingungsvariablen beziehen sich auf Vergangenheit und

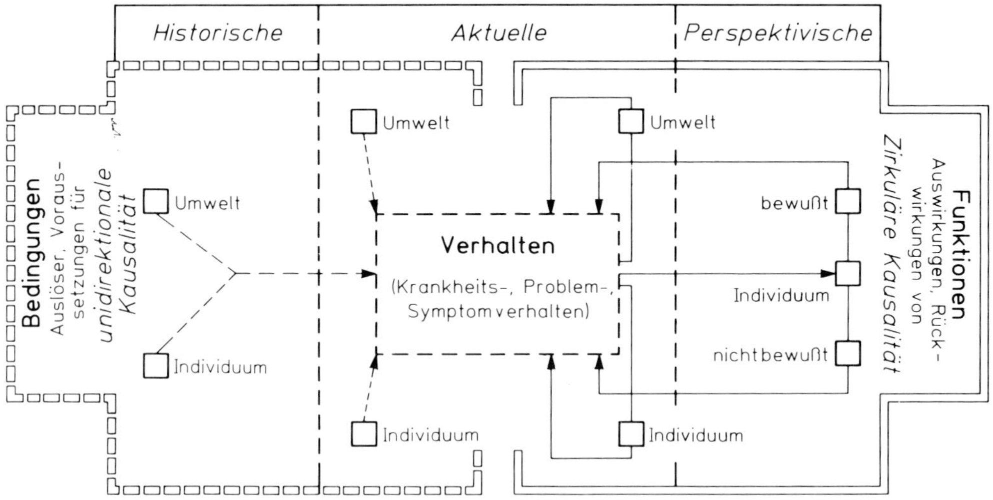

Abb. 4. Verhalten: Bedingungen und Funktionen – ein pragmatisch-therapeutisches „Kausalitätsmodell"

Gegenwart, Funktionsvariablen auf Gegenwart und Zukunft.

Die perspektivischen (zukunftsgerichteten) Funktionsvariablen, die ausschließlich individuumspezifisch sind, können – wie die aktuellen und historischen – in für den Patienten bewußte (Bandura 1978) und nichtbewußte (Rosenbaum u. Meerbaum 1984; Turk u. Speers 1983) unterteilt werden. Zu ihnen gehören auch das „Appell"- oder „Signal"verhalten, dessen Bedeutung in der Therapie herauszuarbeiten ist (Beispiele in Abschn. 1.3). Die Annahme oder Unterstellung nicht*bewußter* oder nicht*gewußter* Intentionen beinhaltet nicht die Übernahme analytischer Konstrukte unbewußter Handlungsmotivation, sondern ist lediglich pragmatisches Mittel zum therapeutischen Zweck einer spekulativ-kreativen Funktionsanalyse (s. auch Arkowitz u. Messer 1984): Ein Problemverhalten kann auf diesem Wege für Therapeut und Patient „verständlich" und vielleicht verzichtbar werden, wenn etwa die nunmehr bewußte Intention mit sozial akzeptableren Strategien realisiert wird. Die Konfrontation mit der nicht-gewußten Intention kann aber auch ein symptomatisches Verhaltensstereotyp abrupt unterbrechen. Dies sollte allerdings nur dann geschehen, wenn die entsprechende Hypothese schlüssig in die Bedingungs- und Funktionsanalyse eingebettet ist und die Konfrontation zum interaktionell und emotional „richtigen" Zeitpunkt erfolgt; anderenfalls wird daraus ein ethisch nicht vertretbares therapeutisches Risikospiel.

Die klassische Aufteilung in auslösende und aufrechterhaltende *Bedingungen* wird in diesem Modell ersetzt durch die Aufteilung in *auslösende* (historisch verursachende und u. U. bis heute aufrechterhaltende sowie aktuell verursachende) *Bedingungen* und *aufrechterhaltende Funktionen.* Aufrechterhaltende Variablen sind in dieser Terminologie also sowohl aktuelle Bedingungen wie aktuelle und perspektivische Funktionen.

Auslösung und Aufrechterhaltung einer Störung können durch mehrere Bedingungs- und Funktionsvariablen gleichzeitig erfolgen, deren Kombination über die Zeit aber keineswegs stabil sein muß; die gleiche Einflußvariable kann zudem entweder Bedingung oder Funktion sein.

Die dargestellte Systematik der Analysen kann sicher die Angst hervorrufen, „daß der diagnostisch total verortete, prognostisch gläserne, behandlungstechnisch durchindizierte Patient und sein Therapeut in ein interaktionelles Subsystem gebannt werden, das beiden nach zeitlich gestaffelten Checkpoints und Erfolgslisten vorgibt, was jeweils zu tun oder zu lassen sei" (Kisker 1985). Verhaltenstherapeuten können Kisker nur zustimmen, daß „die Handhabung der Gefahr ... weitgehend von der therapeutisch-edukativen Kultur, vom Geist der Personen und Institutionen, welche Einsatz und Erlernen der Techniken verantworten" abhängt.

2.1.2. Motivationsanalyse und Beziehungsanalyse

Eine Systematik der Motivationsanalyse und Modifikation in der VT besteht bisher nur ansatzweise (z. B. Kanfer u. Grimm 1980; Hand 1981 b, zit. n. Hand 1984; praxisbezogene Hinweise u. a. in Wachtel 1982; Foa u. Emmelkamp 1983). Die Analyse der Motivation zur Veränderung sollte systemisch orientiert sein: Beim Patienten sowie dessen unmittelbarem sozialen Umfeld und beim Therapeuten ist zu klären, wieweit die verbalisierte Motivation der wirklichen entspricht.

Der *Therapeut* kann den Patienten durch folgende, eigene und nicht reflektierte Motivationsprobleme negativ beeinflussen: 1. Ableitung der Motivation eines Patienten aus dessen vermeintlicher „Eignung" für eine bestimmte Therapieform – mit dem Anspruch, der Patient müsse sich der Therapie anpassen; 2. Ablehnung des Patienten aufgrund eigener persönlicher, schichtspezifischer oder politischer Normensysteme; 3. Ablehnung des Patienten aufgrund emotional-kognitiver Prägung des Therapeuten nach dem ersten „Sekundeneindruck" (s. Turk u. Speers 1983); 4. unreflektierte Erfolgs- und Tempoorientierung des Therapeuten sowie die Tendenz, eigene Probleme (z. B. soziale Defizite) durch deren Behandlung bei anderen zu überspielen (Emmons u. Alberti in Foa u. Emmelkamp 1983). Beim Patienten und Angehörigen besteht die entscheidende Aufgabe ebenfalls darin, nicht verbalisierte Motivationen zu erkennen. Verbalisierte Eigenmotivation kann internalisierte Fremdmotivation widerspiegeln – und verbalisierte Fremdmotivation („mein Arzt/Partner hat mich geschickt") kann tatsächliche Eigenmotivation überdecken. Auch bei Angaben der Patienten über die Motivation zur Mitarbeit ihres sozialen Umfeldes – und umgekehrt – muß die Möglichkeit einer „verdeckten" entgegengesetzten Motivation überprüft werden:

Eine Patientin erscheint mit ihrem Verlobten und beide beschreiben, wie störend die Erythrophobie der Patientin sich auf das gemeinsame Leben auswirkt. Schon im Erstkontakt ergibt sich, daß die Symptomatik eine entscheidende Funktion hat: Nur über ihre „Krankheit" gelingt es der Patientin, die vom Verlobten erzwungenen Wochenendbesuche bei dessen Familie zu reduzieren. Sie entwickelt im Erstgespräch den Mut, nein zu einer Symptomtherapie unter diesen Voraussetzungen zu sagen.

Zur Therapeut-Patienten-Beziehung sind zwei deutschsprachige Publikationen erschienen, die auch die Entwicklung im angloamerikanischen Raum wiedergeben (Seiderer-Hartig 1980; Zimmer 1983; praxisbezogene Beiträge in Wachtel 1982; Foa u. Emmelkamp 1983; Alexander et al. in Craig u. McMahon 1983).

Ein wesentliches Merkmal der Therapeut-Patient-Beziehung in der Verhaltenstherapie besteht in dem oft mehrfach im Verlauf einer Therapie erforderlichen Rollenwechsel des Therapeuten, der eine stabile Vertrauensbeziehung voraussetzt: So sind bei einem Patienten mit Agoraphobie in den Analysen, bei den In-vivo-Expositionsübungen und in der Ablösungsphase sowohl hinsichtlich Nähe und Distanz, wie hinsichtlich direkter Anleitung und zurückhaltender Motivation wiederholte einschneidende Rollenwechsel erforderlich.

Dieser Bereich stellt in der Ausbildung ein schwieriges und intensiv zu supervidierendes Lernfeld dar. Von der Supervision dieses Rollenverhaltens führt ein direkter Weg zur *verhaltenstherapiespezifischen Selbsterfahrung,* die heute in allen klinischen Arbeitsgruppen, mit unterschiedlichen Vorgehensweisen, geleistet wird.

2.2. Therapieplanung: Zielsetzung und Indikation spezifischer Verfahren

Die Therapieplanung beginnt mit der Festlegung möglichst klarer Zielsetzungen: solchen, die der Patient (und sein soziales Umfeld) in seiner Lebensführung grundsätzlich erreichen möchte, und jenen, bei denen eine Therapie realistisch Hilfe bieten kann. Dabei sollten frühzeitig unrealistische Erwartungshaltungen abgebaut und das Prinzip konkreten Handelns in begrenzten, überschaubaren Schritten in die Therapie verankert werden.

Sind mögliche therapeutische Interventionsebenen gemeinsam herausgearbeitet, so können Patient und Therapeut jeweils unterschiedliche „Hierarchien" hinsichtlich der Therapiebedürftigkeit der unterschiedlichen Problembereiche entwickelt haben:

Beispiel 1: Agoraphobie

Patient:	*Therapeut:*
Phobie	Eheprobleme
soziale Gehemmtheit	soziale Gehemmtheit
Eheprobleme	Phobie
Depression	Depression

Der Patient sieht die Phobie als die entscheidende Behinderung in der Lebensführung an und möchte nur die behandelt haben. Der Therapeut sieht in der Eheproblematik die auslösende und aufrechterhaltende Bedingung und interpretiert den Wunsch des Patienten als Vermeidung der eigentlichen Ursache seiner Beschwerden. Der Therapeut wird nun zuerst überprüfen, ob das Prinzip der Hilfestellung auf der Ebene des Patienten ("join the client where he is", Kanfer) angewendet werden kann: hat der Patient „recht", dann wird die Phobie rasch und stabil abgebaut, und der Therapeut hat einmal mehr die Erfahrung gemacht, daß Therapien anders verlaufen können, als die Hypothesenbildung vermuten ließ; hat der Therapeut „recht", dann erlebt der Patient, daß seine Einstiegsebene der Therapie falsch war und kann jetzt – insbesondere wenn inzwischen die Vertrauensbeziehung gefestigt ist – möglicherweise die des Therapeuten akzeptieren. Dies „joining" ist jedoch nicht immer indiziert.

Beispiel 2: Zwänge

Patient:	*Therapeut:*
Zwangssymptomatik	Depression
	soziale Defizite u. Isolation
	Zwangssymptomatik

Hier würde eine direkte Symptomreduktion mit hoher Wahrscheinlichkeit das Kompensationsverhalten (ganztägige Beschäftigung mit Zwangsritualen als Ablenkung von sozialer Isolation und Depression) reduzieren und ein „Verhaltensvakuum" erzeugen; Depression und „existentielles Vakuum" (Frankl 1975) würden damit der Selbstwahrnehmung zugänglich und möglicherweise zu einem Suizidversuch führen.

Im ersten Beispiel ergeben sich keine Probleme für die grundsätzlich immer angestrebte *Transparentmachung* („informed consent) der Planungen des Therapeuten gegenüber dem Patienten. Bei einer Ausgangssituation wie im Beispiel 2 ist diese jedoch oft nicht möglich. Es kann nämlich im Interesse des Patienten etwa eine gezielt verlangsamte Symptomtherapie versucht werden, in die die Behebung von Defiziten und der Abbau anderer wesentlicher Problembereiche „unmerklich" mit eingebaut werden (entsprechende Einzelfallstudie s. Hand et al. 1977, zit. nach Hand 1984); mit deren Abbau entfällt zugleich der Bedarf nach ihrer kompensatorischen Funktion. Ethische Bedenken sind bei solchem Vorgehen in jedem Einzelfall sorgfältig abzuwägen.

Bei ungleicher „Problemhierarchie" ist das „joining" die Regel, solange keine Kontraindikation vorliegt. Damit wird auch die experimentelle Grundhaltung, die den Verhaltenstherapeuten charakterisieren sollte, ausgedrückt: Eine Hypothese kann noch so plausibel erscheinen – es muß die innere Bereitschaft zu einer wirklichen Überprüfung im Experiment (hier: der Therapie) vorhanden bleiben. Dem Patienten wird damit die kooperative Einstellung des Therapeuten direkt erfahrbar.

Nur mit diesem Vorgehen konnte etwa die Behandlung der Agoraphobie – im Widerspruch zu bestehenden Theorien – außerordentlich verbessert und verkürzt werden (s. Abschn. 3.1 u. 4.1).

Innerhalb der strukturierten Strategie gilt also Kanfers 2. Hauptregel: „Think flexible".

Die oben genannten Beispiele zeigen jeweils additive „Problemhierarchien". Deren hierarchische Anordnung kann aber auch dahingehend modifiziert werden, daß entweder ein Problembereich die 3 anderen bedingt oder das Zusammentreffen von 3 Problembereichen zur Ausbildung des vierten führt. Schließlich können die Problembereiche auch kreisförmig und ständig miteinander interagierend, sowie vertikal oder horizontal, mit jeweils nur ein- oder zweiseitiger Beeinflussung der Variablen untereinander, dargestellt werden.

Für viele solcher Problemkonstellationen gibt es keine therapierelevanten oder gar empirisch belegten Theorien, so daß therapeutische Konsequenzen nur einzelfallbezogen bestimmbar sind. Dabei besteht die Gefahr, daß vorsichtshalber multimodale „Therapiepakete“ zur Anwendung kommen, obwohl sie weder empirie- noch strategiebegründbar sind.

2.3. Therapiedurchführung und Stabilisierung von Veränderungen

Symptom- oder syndromorientierte Kurztherapien sind ein wesentliches Element der Verhaltenstherapie geblieben (s. Abschn. 3 u. 4). Der *Abbau von Krankheitssymptomatik* wird aber oft auch indirekt – über die *Behebung von Defiziten,* mit *gezieltem Aufbau von Kompetenzen* und Verhaltensaktiva sowie – z. T. über den *Abbau von Risikofaktoren* für Krankheitsrückfälle – als „Therapie am Symptom vorbei“ zu erreichen versucht. Zum Aufbau von Alternativverhalten rechneten ursprünglich eher Maßnahmen, die zu verbesserter sozialer Funktionsfähigkeit führen sollten. In den letzten Jahren werden diese durch Maßnahmen ergänzt, die dem Auf- oder Ausbau individueller „Genußfähigkeit“ (Lutz 1983) dienen sollen.

Die damit ausgedrückte Relativierung der Bedeutung der sozialen Funktionsfähigkeit setzte in der VT allerdings schon zu Anfang der 70er Jahre ein, als Verhaltenstherapeuten zu realisieren begannen, daß die Normgebundenheit und -befangenheit von Patient und Therapeut gegenüber der Gesellschaft im Therapieprozeß und für die Zieldefinition unbedingt zu reflektieren sind (Peterson, in Foa u. Emmelkamp 1983; Kazdin 1984; Schorr 1984). Von Kritikern der VT (z. B. Metzger 1984) ist gerade dieser Wandel völlig übersehen worden.

Der *Auf- und Ausbau des Selbsthilfepotentials* ist eine weitere Hauptzielsetzung der VT, zumal bei schweren Störungen ein verbesserter Umgang mit denselben eher zu erreichen ist als eine Heilung.

Die Selbsthilfeorientierung beginnt bereits bei den Analysen: Der Patient sollte – gerade auch im Hinblick auf eine Rückfallprophylaxe – die Selbstanalyse der auslösenden und aufrechterhaltenden Bedingungen sowie der aufrechterhaltenden Funktionen von z. B. Symptomverhalten erlernen (s. 1.3).

„Hilfe zur Selbsthilfe“ wird auf 2 unterschiedlichen Wegen zu vermitteln versucht: zum einen mit Verfahren, die direkt Selbstanalyse und Selbsthilfepotential vermitteln sollen (Watson u. Tharp 1975; Abschn. 3); zum anderen – heute noch die Regel – mit anfangs intensiver Therapeutenanleitung und sukzessiver Übernahme der einzelnen Interventionen durch den Patienten selbst (systematisches Modell zur Anwendung in Gruppen: Hand u. Tichatzki 1979). Welcher dieser Wege eher zum Ziel führt, ist bisher empirisch nicht geklärt. Bei schwereren Störungen wird zunehmend eine Kombination von reduzierter Therapeutenanleitung bei gleichzeitigem Einsatz eines problemspezifischen Selbsthilfemanuals versucht (Glasgow u. Rosen, in Franks 1984).

Die *Kombination von Interventionen* kann parallel oder sukzessive erfolgen. Sie kann einfallspezifisch abgeleitet werden oder über standardisierte „Therapiepakete“ erfolgen.

Die *Generalisierung von Therapieeffekten* aus dem therapeutischen in das reale Lebensmilieu gelingt am besten, wenn schon die therapeutischen Interventionen weitgehend im natürlichen sozialen Milieu (s. Tharp u. Wetzel 1969; O'Donnel, in Franks 1984) – wie bei In-vivo-Exposition oder Familientherapie in der Wohnung – erfolgen.

Sind Therapien im natürlichen sozialen Milieu nicht möglich, so werden in der Regel „Hausaufgaben“ (Shelton u. Ackermann 1978; Shelton u. Levy 1981) eingesetzt. Dabei können Probleme in der Umsetzung der entsprechenden Vereinbarungen auftreten, deren Lösung mitunter zu sehr in methodischen Variationen zur Complianceerhöhung und zu wenig in der Analyse und Veränderung grundsätzlicher Motivationsprobleme gesucht wird (z. B. Shelton u. Levy 1981).

Die Stabilisierung unmittelbarer Therapieeffekte bedarf bei „chronischen“ Störungen, wie den Suchten (Marlatt u. Gordon 1985), spezifischer, *zusätzlicher Maßnahmen im Follow-up* (Goldstein u. Kanfer 1979).

Die *Dauer einer Therapie* ist durch die – wie immer begründete – Erwartungshaltung des Therapeuten entscheidend mitbestimmt. VT ist im Prinzip, d. h. von den empirisch belegten oder aus der Strategie präzise abgeleiteten Interventionen her, nach wie vor überwiegend Kurztherapie (Abschn. 4).

Abschließend sei erwähnt, daß die bisherigen – in manchen Störungsbereichen, wie Phobien, außerordentlich sorgfältigen – Evaluationsstudien (Baumann 1986; Rachman u. Wilson 1980; Reinecker 1983) keinen Hinweis für „Symptomverschiebungen" ergeben haben. Der Mythos um die Symptomverschiebung hat am deutlichsten gezeigt, wie theorienabgeleitete „Wahrheiten" therapeutisches Handeln eher behindern als fördern.

3. Verfahren der Verhaltenstherapie

Die Anzahl der VT-Verfahren (Goldstein u. Foa 1980) ist mittlerweile kaum noch überschaubar, ihre Zuordnung zur VT teilweise umstritten.

Drei unterschiedliche Kategorisierungsversuche seien kurz aufgeführt:

1) Unter die Standardmethoden – im Hinblick auf ihre therapeutische Relevanz – subsummieren Fliegel et al. (1981): Rollenspiel, operante Methoden (Auf- und Abbau von Verhalten, Tokenprogramme, soziale Verstärkung), Selbststeuerung, Training sozialer Kompetenz, Entspannungsmethoden, systematische Desensibilisierung, Selbstverbalisationstraining, Reizkonfrontation und Problemlösetraining.

2) Unter eher theoretisch-systematischen Aspekten ist häufig eine – sachlich falsche – Kategorisierung nach (lern-)theoretischer Ableitbarkeit unternommen worden: Methoden, die a) eher der klassischen Konditionierung nach Pawlow, b) der operanten Konditionierung nach Skinner und c) Methoden, die den Kognitiven und den Theorien sozialen Lernens (insbesondere alle Verfahren, die mit „Selbst" beginnen) zugeordnet werden.

3) Schließlich sei noch eine Kategorisierung für die Verhaltenstherapie in der Psychosomatik erwähnt (Schwarz 1985): stimulusbezogene Methoden, reaktionsbezogene Methoden, Biofeedback, kognitive Verfahren und Selbstkontrolltechniken.

Alle 3 Arten der Kategorisierung sind unzulänglich, da die Verfahren aus sehr heterogenen Quellen kommen. Im folgenden seien beispielhaft nur 3 Methoden aus je einem der Theoriebereiche nach Abb. 2 etwas näher dargestellt.

3.1. In-vivo-Exposition

Die In-vivo-Exposition (Reizüberflutung) stellt heute bei klinisch-relevanten Phobien das Therapieverfahren der Wahl dar, mit hoher empirisch-experimenteller Absicherung seiner Kurz- und Langzeitwirksamkeit (Bartling et al. 1980; Überblick in Thorpe u. Burns 1983). Sie hat die systematische Desensibilisierung weitgehend ersetzt (Marks 1975; Marshall u. Gauthier, in Foa u. Emmelkamp 1983; Thorpe et al., in Franks 1984). Weitere Anwendungsbereiche sind Zwänge (Rachmann u. Hodgson 1980) und, via Exposition in sensu gelegentlich, protrahierte posttraumatische Depressionen (Ramsey 1979). Das Risiko für den Patienten ist minimal, wie eine kürzlich durchgeführte internationale Umfrage, die etwa 3 500 Therapien erfaßte, ergeben hat (Shipley u. Boudewyns 1980).

Üblicherweise wird das Verfahren „nur" zur direkten Symptomreduktion eingesetzt. Es beinhaltet jedoch wesentlich mehr Möglichkeiten (Hand 1981, zit. nach Hand 1984):

> Erweiterung der Selbstexploration und Problemanalyse im Zustand hoher emotionaler Erregung (Nähe zum Katharsisprinzip): Eine klaustrophobische Patientin erlebt Panik und Lähmungserscheinungen an den Extremitäten, als ihre U-Bahn im Tunnel warten muß. Nach einiger Zeit erinnert sie ein schwerwiegendes Verschüttungserlebnis mit nachfolgender psychogener Lähmung. Ihr „organisches

Gedächtnis" hatte also im emotionalen arousal vor dem kognitiven reagiert. Die Patientin wird daraufhin – „auf der Couch" – in ein Hypnoid versetzt und durchlebt in geleiteter Phantasie minutiös und wiederholt das Verschüttungserlebnis, bis alle Symptomreaktionen abgeklungen sind – die U-Bahn-Phobie verschwindet in einer nachfolgenden Übungssitzung. Über Exposition in sensu wurde also die historische, „eigentliche" Ursache gelöscht – die ihrerseits erst durch die Exposition in vivo aufgedeckt worden war.

Erweiterung der systemischen Analyse: Eine zwangskranke Patientin übt das Berühren des „aufgrund" einer Keim-Phobie gemiedenen Telefonhörers – und entdeckt dabei schwere Aggressionen gegen ihre Tochter, zu der sie vorher eine Idealbeziehung angegeben hatte. Nach dieser „korrektiven emotional-kognitiven Erfahrung" war die „Telefonhörer-Phobie" behoben, die Problem-Exposition wurde in einer Familientherapie fortgesetzt.

Exposition kann nicht nur als „Reiz"-, sondern auch als „Reaktions"-Überflutung wirken: der Gewitter-Phobiker mit Schwindelanfällen als phobischer Haupt-Reaktion auf den Reiz „Gewitter" kann für eine Reizüberflutung nicht mit dem Therapeuten auf das nächste Gewitter warten; die erfolgreiche „Reaktionsüberflutung" mit einem anders induzierten Schwindelgefühl und das Erlernen von Bewältigungsstrategien baut jedoch das Gesamtsymptom „Gewitterphobie" ebenso ab.

Diese scheinbar so einfache Methode beinhaltet also 1) Information und Übungen zur Bewältigung des Symptomverhaltens; 2) intensivierte Selbstanalyse; 3) erlebnisaktivierende Funktionen („experiencing", „focusing"); 4) intensive, neue interaktionelle Erfahrung im Therapeuten- oder Gruppenkontakt; 5) Ermutigung und Motivation für weitere, eigenständige Veränderungen in der Lebensführung.

3.2. „Token economy"

„Token economy" (abgeleitet aus operanter Lerntheorie) gehörte, wie die systematische Desensibilisierung (begründet mit der klassischen Konditionierung), zu den frühen Verfahren der Verhaltenstherapie, von denen man sich eine rasche Verbesserung der psychiatrischen Versorgung erhofft hatte. „Token"-Programme spielen heute jedoch (wie systematische Desensibilisierung) in psychiatrischen Kliniken kaum noch eine Rolle: Sowohl ethisch-rechtliche Bedenken (Schorr 1984) wie – mit Ausnahme der Studie von Paul u. Lentz (1977) – eher enttäuschende Langzeitergebnisse (Kazdin, in Foa u. Emmelkamp 1983) waren dafür die Ursache. Unabhängig von der Entwicklung der „Token"-Programme sind operante Prinzipien jedoch in den meisten VT-Verfahren enthalten – und operante Verfahren werden in den USA über die Verhaltensmodifikation in nahezu allen gesellschaftlichen Bereichen umfangreich eingesetzt (Kazdin 1984). Die Modifikation der Gesellschaft nach den Prinzipien operanter Konditionierung statt der Therapie von Personen, die an den bestehenden gesellschaftlichen Regeln krank geworden sind, war und ist das erklärte Idealziel prominenter Vertreter der operanten Konditionierung (s. in Schorr 1984). Es gibt in den meisten Kulturen jedoch mehr Widerstände gegen eine solche, rational begründete Gesellschaftsveränderung, als gegen religiös oder ideologisch orientierte. Schließlich ist auch zu erwägen, ob nicht angesichts aller Auswüchse von Logik und Ideologie ein gesundes Maß an Chaos die beste Art von Ordnung ergibt.

3.3. „Selbstverfahren"

Selbstverfahren (s. Abschn. 1.2) gehen zurück auf den klassischen Ansatz von Watson u. Tharp (1975) zur „Selbstkontrolle", der sich an Patienten wie Therapeuten wandte und schon die Selbstanalyse beinhaltete. Die heutigen Selbstverfahren sind zumeist an den Modellen von Kanfer und Bandura orientiert (s. Abschn. 1.2). Als Mittel zur Erlangung von Selbstkontrolle oder „self-efficacy" dienen Selbstbeobachtung, Selbstbewertung, Selbstverstärkung und Selbstinstruktion.

Als spezifische Effekte wurden postuliert: bessere Generalisierung der Therapieeffekte, verminderter Zeitaufwand des Therapeuten und stärkere Veränderungsmotivation beim Patienten.

Entsprechende Verfahren sind für viele Störungen – insbesondere Angst, Depression und Süchte – beschrieben und auch als Selbsthilfemanuale angeboten worden

(Literatur: Peterson, in Foa u. Emmelkamp 1983; s. Abschn. 4). Nur wenige Studien konnten bisher klinisch-relevante Veränderungen oder spezifische Effekte durch Selbstkontrollmethoden empirisch validieren (s. Kritik von Barlow 1980; Peterson, in Foa u. Emmelkamp 1983; Merbaum u. Rosenbaum 1984; Rosenbaum u. Merbaum 1984). Die klinisch relevanten Verfahren entstanden häufiger „aus dem kreativen Einfallsreichtum forschender Kliniker" als durch Ableitung aus den Theorien (Merbaum u. Rosenbaum 1984).

4. Diagnosebezogene Indikationsbereiche

In den Anfangsjahren der VT erfolgte die Indikationsstellung verfahrens- und diagnosebezogen. Solange nur wenige Verfahren zur Verfügung standen, wurde die Ausweitung von deren Anwendungsmöglichkeiten erforscht.

Als sich erste diagnostische Schwerpunktbereiche herausgebildet und die Anzahl der Verfahren zugenommen hatten, trat die diagnosenabgeleitete Indikationsstellung in den Vordergrund. Die auch heute noch häufige diagnosebezogene Indikationsstellung sollte immer durch die Strategie überprüft und bei Bedarf verändert werden – ohne daß dadurch auf der anderen Seite die erreichte Ökonomisierung und die für die Weiterbildung von Therapeuten unerläßliche Standardisierung grundsätzlich wieder in Frage gestellt werden.

Im folgenden sei auf wesentliche, diagnosebezogene Indikationsbereiche nur kurz eingegangen. Mit dem ausführlichen Einblick in die Strategie – die in dem kommenden Jahrzehnt sicher stabiler bleiben wird als die Details der Verfahren – sollte der Leser selbst die umfangreiche Literatur zu diesem Abschnitt auf Gehaltvolles oder nur Wortreiches hin beurteilen können.

4.1. Verhaltenstherapie bei Phobien

Dieser klassische Indikationsbereich ist durch eine Fülle empirisch-experimenteller Arbeiten aus zweieinhalb Jahrzehnten in der VT am besten untersucht und abgesichert. Bei „klinisch relevanten" Phobien ist ambulante Exposition in vivo als Kurztherapie das Verfahren der Wahl (s. Abschn. 3 und Hand 1984).

Die Anwendung erfolgt heute im angloamerikanischen Raum überwiegend als Gruppenverfahren in Anlehnung an Hand et al. (1974; Überblick in Thorpe et al. Franks 1984) und in England zunehmend auch über Selbsthilfemanuale für Patienten und Angehörige, bei minimiertem Therapeutenkontakt (Mathews et al. 1977, zit. nach Thorpe u. Burns 1983; Marks 1977). Bei der Agoraphobie fanden sich in 5 internationalen Follow-up-Studien (Dauer: 4–9 Jahre) nach Exposition bei 65–75% der Patienten keine Behinderungen in der Lebensführung mehr (s. Emmelkamp u. Hout, in Foa u. Emmelkamp 1983; Thorpe u. Burns 1983). Eine eigene, gerade fertiggestellte (1–4 Jahre) Katamnese mit über 80 Patienten bestätigt diese Ergebnisse (Publ. i. Vorb.).

Die Bedeutung von Eheproblemen bei der Entstehung, Aufrechterhaltung und Behandlung von Phobien wird kontrovers diskutiert. Bisherige Untersuchungen scheinen jedoch zu belegen, daß Ehetherapien selten die Agoraphobie abbauen, während erfolgreiche Phobietherapien häufiger Eheprobleme reduzieren oder zumindest Eheprobleme nur selten Phobierückfälle provozieren (Überblicke in Emmelkamp u. Hout, in Foa u. Emmelkamp 1983; Thorpe et al., in Franks 1984). Die in den letzten Jahren erschienenen Publikationen zu „panic attacks" bei Agoraphobie haben fast alle schwerwiegende methodische Mängel und sind in ihren Schlußfolgerungen irreführend (ausführliche Übersicht in Hand 1984). In der Forschung wird neuerdings verstärkt nach individuellen prognostischen Mißerfolgsvariablen gesucht (s. Ansatz von Öst et al. 1981; Foa u. Emmelkamp 1983).

4.2. Verhaltenstherapie bei sozialen Ängsten und Defiziten

Soziale Kompetenz und Selbstsicherheit sind die Hauptziele der Verfahren in diesem ebenfalls klassischen Indikationsbereich der Verhaltenstherapie. Eine befriedigende Operationalisierung der zu behebenden Störungen ist bisher nicht gelungen (Emmons u. Alberti sowie Marzillier u. Winter – beide in Foa u. Emmelkamp 1983; Galassi et al., in Franks 1984): z. B. worin unterscheiden sich soziale Defizite (Entwicklungsstörungen) von sozialen Ängsten; wann resultiert Gehemmtheit aus Angst, Mangel an Fertigkeiten oder maladaptiven Kognitionen; welche Bedeutung haben soziokulturelle Normen?

Im klinischen Bereich ist es oft auch schwierig, soziale Defizite und Ängste überhaupt zu eruieren und dann für den Patienten akzeptabel zu machen, da sie z. T. über andere Symptombildungen – wie soziales Desinteresse, vordergründig aggressives Kommunikationsverhalten oder situationsgebundene funktionelle körperliche Beschwerden – kompensiert sein können.

Die Therapien werden in der Regel in Gruppen im Gruppenraum durchgeführt und basieren auf Rollenspiel mit Modellernen (Bandura 1976) unter intensiver Therapeutenanleitung („coaching"), wobei dann im Detail fast alle Standardverfahren der VT eingesetzt werden (Foy et al., in Craig u. McMahon 1983).

Neben sozial-gehemmten Patienten mit entsprechender Hauptdiagnose sind v. a. depressive (s. in Rehm u. Kaslow 1984), zwangskranke und phobische, aber auch schizophrene und psychosomatische Patienten behandelt worden – sofern bei diesen im Einzelfall in sozialen Defiziten ein wesentlicher Rückfallfaktor für ihre Symptomatik gesehen wurde. In den USA findet die weitaus häufigste Anwendung außerhalb der klinischen Indikationsbereiche in Trainingskursen und über Selbsthilfemanuale statt; deren Gefahren werden selbstkritisch reflektiert (Emmons u. Alberti, in Foa u. Emmelkamp 1983; Galassi et al., in Franks 1984).

Die Effizienz dieser Verfahren wird von gut und gesichert (s. in Ullrich de Muynck et al. 1980; Grawe 1980) bis hin zu fraglich und kaum evaluiert (s. die o. g. angloamerikanischen Autoren) eingeschätzt.

Die Anwendung standardisierter Programme sollte – da soziale Defizite gerade bei schweren psychiatrischen Erkrankungen ubiquitär vorkommen – erst nach Abklärung der psychopathologischen Zuordnung erfolgen.

4.3. Verhaltenstherapie bei Zwängen

Symptombezogene Exposition in vivo, in Verbindung mit „Reaktionsverhinderung" („response prevention"), ist bei Handlungszwängen die Intervention der Wahl, auch wenn zusätzliche therapeutische Maßnahmen erforderlich sind (s. Rachman u. Hodgson 1980).

Bei Handlungszwängen, die auf eher phobieähnlichen Kognitionen beruhen (z. B. Waschzwang), sind damit sehr gute und bei Handlungszwängen mit eher magischer kognitiver Komponente (z. B. Kontroll- und Zählzwänge) noch relativ gute Erfolge zu erzielen: Foa et al. (in Foa u. Emmelkamp 1983) geben für eine entsprechende, gemischte Patientengruppe eine Erfolgsquote von 75% an. In dieser waren „Wascher", die eher den Phobikern als den „typischen" Zwangskranken ähneln (Daten in Hand u. Zaworka 1982), jedoch erheblich überpräsentiert (75%); das Ergebnis ist daher nicht auf die Gesamtgruppe der Zwangskranken übertragbar.

Bei im Vordergrund stehenden Denkzwängen oder Zwangsimpulsen sind mit symptombezogenen Verfahren (KVT, Exposition in sensu, „Gedankenstopp") nur minimale Erfolge erreichbar (Rachman, in Foa u. Emmelkamp 1983). Hier scheinen strategiebezogene Interventionen „am Symptom vorbei" eher zu wirken (Hand 1982, zit. nach Hand 1984).

In 10 empirisch-evaluativen Studien wurden pauschal Besserungsnoten von 60–85% angegeben (Foa et al., in Foa u. Emmelkamp 1983). Da in solchen Studien überwiegend nicht – (oder niedrig –) depressive Patienten mit Handlungszwängen behandelt wurden, dürfte – auch nach unseren Erfahrungen – die Erfolgsquote in der Alltagsversorgung nur bei etwa 50% liegen. Bei ausgeprägter Depression kann eine vorangehende oder vorübergehend begleitende Antidepressivamedikation erforderlich werden. Foa et al. (in Foa u. Emmelkamp 1983) haben ein empirisch abgeleitetes Modell zur individuellen Mißerfolgsprognose entwickelt.

Zwangskranke haben typischerweise erhebliche zusätzliche Problembereiche in der Lebensführung. Dementsprechend wurden strategieorientierte, komplexe Therapiepakete entwickelt (Beispiel: Hand u. Tichatzki 1979). In einer mehrjährigen Serie von Therapiestudien fanden wir jedoch, daß mit Exposition sowohl die Symptomatik wie auch andere Störungen besser reduziert wurden als mit dem spezifischen Therapieteil für die „übrigen Problembereiche" (Publikat. i. Vorb.).

Auch bei Zwängen ist das Normenproblem zwischen sozial gefordertem und abgelehntem Verhalten oft zentrales Thema in der Motivationsanalyse und Therapieplanung.

Zwänge sollten, da sie, wie soziale Defizite, bei allen schweren psychiatrischen Störungen vorkommen können, nur nach Abklärung der psychopathologischen Zuordnung (s. auch Rachman, in Foa u. Emmelkamp 1983) direkt behandelt werden.

4.4. Verhaltenstherapie bei sexuellen Funktionsstörungen

Bei sexuellen Funktionsstörungen werden für direktive Kurzzeittherapien Erfolgsquoten von 39–98% angegeben (Everaerd, in Foa u. Emmelkamp 1983; Jehu, in Franks 1984).

Von 2 Langzeitkatamnesen (Arentewicz u. Schmidt 1980; Everaerd, in Foa u. Emmelkamp 1983), mit allerdings nur 50% Beteiligung der ehemaligen Patienten, berichtete erstere eine Erfolgsquote von 75% bei Therapieende und 59% im 3-Jahres-Follow-up.

Die Operationalisierung von „Erfolg" und die Klärung der Zielsetzung der Therapien ist aufgrund der großen Normenvarianz noch erheblich problematischer als bei Zwängen oder Gehemmtheit (Everaerd, in Foa u. Emmelkamp 1983).

Die eingetretene Entwicklung einer eigenständigen „Sextherapie" lehnt Jacobson (in Craig u. McMahon 1983) mit der spezifischen Kritik an deren Abtrennung von der Paartherapie (s. Abschn. 4.6) und Jehu (in Franks 1984) mit der grundsätzlichen Kritik ab, daß verhaltenstherapeutisches Handeln primär durch die Strategie der VT, nicht durch Symptombildungen, bestimmt werde.

Da sexuelle Funktionsstörungen, wie Partnerschaftsprobleme, eine relativ häufige Zusatzkomplikation bei Patienten in VT darstellen, sollte untersucht werden, was Therapeuten – mit VT-spezifischen Maßnahmen anstelle der Masters- und Johnson-Methode – in der Praxis unternehmen, um solche Störungen direkt oder indirekt mitzubehandeln (s. Jehu, in Franks 1984).

4.5. Verhaltenstherapie bei Depressionen

Der Stellenwert der Verhaltenstherapie bei Depressionen (De Jong et al. 1980; Blöschl 1981) ist nur eingeschränkt beurteilbar, da Depressionen international immer noch unzureichend klassifiziert sind (Zeiss u. Jones, in Foa u. Emmelkamp 1983).

Die Therapie„pakete" für Depressionen können den folgenden 3 Ansätzen zugeordnet werden:

1) dem behavioralen Ansatz: aus der Gruppe um Lewinsohn. Depressive Kognitionen werden als Folge dysphorischer Gestimmtheit, und diese ihrerseits als Folge von Verstärkerverlust interpretiert. Letzterer soll überwiegend durch Verhaltensübungen behoben werden;

2) den kognitiven Ansatz: aus der Gruppe um Beck (s. Abschn. 1.2). Depression wird als Folge negativer Selbstbeurteilung und Kognitionen betrachtet, deren Erkennung, Überprüfung und Überwindung direkt geübt wurde.

3) dem „Selbstkontroll"ansatz (s. Abschn. 1.2): aus der Gruppe um Rehm. Depression wird auf spezifische Defizite in Selbstbeobachtung, Selbstbeurteilung und Selbstverstärkung zurückgeführt.

Alle 3 „Pakete“ sind strukturierte Kurzzeittherapien (12–20 Sitzungen) und beinhalten in der Praxis kognitive, behaviorale und „Selbstkontrolle“-Verfahren, deren anteilige Bedeutung im jeweiligen Therapiepaket empirisch ungeklärt ist (Einzelheiten und Literatur in Rosenbaum u. Merbaum 1984; Rehm u. Kaslow 1984; Zeiss u. Jones, in Foa u. Emmelkamp 1983; Williams 1984.)

Aus Seligmanns bekanntem Modell der „erlernten Hilflosigkeit“ ist bisher kein Therapieverfahren hervorgegangen. (Zur Exposition in sensu bei prolongierter, posttraumatischer Depression s. Abschn. 3.1.)

Die weitaus meisten Publikationen zur Effizienz der angeführten Therapiepakete beschreiben „nichtklinische“ Populationen.

Inzwischen läuft jedoch eine umfangreiche Studie des NIMH, die Becks KT, eine Kurztherapie nach Sullivan und Antidepressiva bei klinisch relevanten Depressionen vergleichend untersucht (Einzelheiten in Zeiss u. Jones, in Foa u. Emmelkamp 1983). Rötzer (1985) gibt einen Überblick über 13 zwischen 1977 und 1984 publizierte Vergleichsstudien zwischen ambulanter KT und Psychopharmaka bei Patienten mit „unipolaren, nicht psychotischen“ Depressionen. Sie fand überwiegend gleich gute Effekte, mit einer leichten Tendenz zu besseren Follow-up-Ergebnissen mit KT.

Rush und Shaw (in Foa u. Emmelkamp 1983) betonen, daß kognitive Therapie allein bei endogenen Depressionen keinen ausreichenden Effekt habe und deshalb nur nach eingehender medizinisch-psychiatrischer Diagnostik begonnen werden dürfe.

4.6. Verhaltenstherapie bei systemischen Störungen

Verhaltenstherapie in oder mit Paaren und Familien kann grundsätzlich folgende unterschiedliche Zielsetzungen haben: 1) Information des sozialen Umfeldes bei laufender Einzeltherapie, um adäquate Verarbeitung und Reaktion sicherzustellen; 2) Einbeziehung des Umfeldes als Kotherapeut; 3) Einbeziehung des Umfeldes als Kopatient, wobei letzteres mitunter erst auf dem Umweg über die vorgenannten Stufen erreichbar ist (s. Hand u. Tichatzki 1979).

Sowohl die Paar- wie die Familienarbeit in der VT haben den Wandel von der Verfahrens- zur Strategieorientierung mitgemacht.

In der Paartherapie stand anfangs die Erhaltung und nicht so sehr die Klärung der Paarbeziehung im Vordergrund. Die Therapien beruhten auf dem Problemlösevorgehen mit „contingency management“ – d. h. einem „Quid-pro-quo“-Austausch von Verhalten zwischen den Partnern (s. Stuart 1980).

Die Reflektion von Normen und Zielsetzungen hat inzwischen aber dazu geführt, daß etwa Liberman (in Foa u. Emmelkamp 1983) Paare erst einmal ermutigt, in einen katharsisähnlichen Prozeß ihre Gefühle und ihre wirklichen Intentionen zu erkennen und sich mitzuteilen, bevor dann gemeinsame Therapieziele definiert werden.

Jacobson (in Craig u. McMahon 1983) läßt in einem ähnlichen Ansatz „contingency management“ aus den Anfangsphasen der Therapie völlig heraus, da gerade „glückliche“ Ehen durch den Austausch nicht kontingenter positiver Verhaltensweisen (also „Verhaltensgeschenke“) gekennzeichnet seien, während in schlechten Ehen rigide Dispute über einen „gerechten“ Verhaltensaustausch zu beobachten seien.

Familienarbeit in der Verhaltenstherapie hat noch keine vergleichbare Position wie die Paartherapie erlangt. In der Praxis gibt es zahlreiche Variationen, wobei oft die Gefahr besteht, daß Bruchstücke aus einer der Familientherapieschulen mit Bruchstücken aus der VT, ohne übergeordnete Strategie, zusammengewürfelt werden. Haley (1977) hat den Versuch einer systematischen Verbindung beider Therapierichtungen unter besonderer Berücksichtigung von Minuchins Familienansatz unternommen.

Das 5-Phasen-Modell systematischer Familien-VT von Alexander et al. (in Craig u. McMahon 1984) hat viele Parallelen zu dem Strategiemodell in Abb. 2.

Im Rahmen der Therapieforschung bei Schizophrenie haben Falloon et al. (1983) ein praxisnahes Familientherapie-„Paket“ (mit Therapeutenmanual) entwickelt.

Die *Durchführung von VT in Gruppen* kann der Ökonomisierung von Einzeltherapien dienen (frühe Gruppenverfahren), Kohäsion als Zusatzvariable nutzen (Hand et al. 1974) oder hier – und – jetzt Interaktionsprobleme in der Gruppe modellhaft bearbeiten (s. in Grawe 1980).

4.7. Verhaltenstherapie als Selbsthilfe

Die „Hilfe zur Selbsthilfe" wird über eine Vielzahl entsprechender Publikationen versucht. Glasgow u. Roosen (in Franks 1984) zählten insgesamt etwa 160 solcher Manuale, v. a. zu ängstlich-phobischer und süchtiger Symptomatik (für Depression s. in Rehm u. Kaslow 1984). Etwa die Hälfte war in keiner Weise auf ihre Wirksamkeit überprüft. Auf potentielle Gefahren ausschließlicher Selbstanwendung wird hingewiesen.

Die Bereiche *Schizophrenie, Süchte* und *„habit disorders"* (Tics etc.) sind hier nur am Rande erwähnt, da VT hier teilweise noch im Experimentierstadium ist oder – wie bei den Süchten – an anderer Stelle ausführlich beschrieben wird. Hingewiesen sei noch auf den großen Bereich der *VT bei kindlichen und jugendlichen Verhaltensstörungen* (Schröder 1977) sowie auf die Verhaltenstherapie in der Psychosomatik („behavioral medicine" – Gentry 1984; Schwarz 1985).

Die äußerst umfangreiche Literatur zu diesem Gesamtbereich sowie auch zu Evaluation, Forschung, ethisch-rechtlichen Fragen und dem Einsatz von Psychopharmaka in der VT ist am vollständigsten im *Handbuch der Verhaltenstherapie* von Bellack et al. (1982) zusammengefaßt. Jüngste Weiterentwicklungen sind in Überblicksartikeln beschrieben in Craig u. McMahon (1983) und Franks (1984). Spezifisch den Schwierigkeiten bei und den Mißerfolgen von VT sind die Beiträge in Wachtel (1982) und in Foa u. Emmelkamp (1983) gewidmet. Kontinuierliche Weiterbildung über die Entwicklung der VT bieten die beiden seit langem erscheinenden jährlichen Publikationen *Annual Review of Behavior Therapy* (Franks oder, im Wechsel, Wilson et al.) und *Progress in Behavior Modification* (Hersen et al.).

Fassen wir die Verfahren und deren Anwendungsweisen zusammen:

Verhaltenstherapie ist an ihrer *Zielsetzung* definiert, dem Individuum individuell und sozial relevante Veränderungen im Verhalten (s. Abb. 1) zu ermöglichen. Als *Mediatoren* dienen Motorik, Kognition, Emotion und Physiologie. Als *Mittel zum Zweck* dienen die Verfahren, die ihre verhaltenstherapeutische Spezifität erst durch die Einbettung in die Strategie der VT erhalten.

Verhaltenstherapie in der Psychiatrie ist auch *Sozialpsychiatrie in der Praxis:*

Sie stellt keine besonderen Anforderungen an Intelligenz, Alter oder Sozialstatus des Patienten; sie bezieht – wo immer möglich, wenn nötig – die Umwelt in die Therapie ein; sie wird zum wesentlichen Teil nicht im Sprechzimmer, sondern im realen Problemmilieu des Patienten durchgeführt; sie strebt von vornherein den Ausbau der Eigenständigkeit des Patienten und Transparenz der Therapie an; sie sucht einen Kompromiß zwischen individueller Akzeptanz und sozialer Relevanz der Therapiezielsetzung; die Erhöhung der sozialen Relevanz als Psychotherapieverfahren wird auch durch Betonung der Ökonomie – durch Kurzzeitorientierung der Therapieabläufe und erleichterte Vermittelbarkeit der Verfahren unter Therapeuten – angestrebt; „Rechenschaft" gegenüber der Gesellschaft wird durch möglichst weitgehende Evaluation ihrer Effekte versucht. VT ist schließlich das ideale Therapieverfahren für multiprofessionelle Arbeitsgruppen – in Kliniken können die nichtakademischen Mitarbeiter, insbesondere das sog. Krankenpflegepersonal, die gleiche therapeutische Kompetenz wie die akademischen Verhaltenstherapeuten entwickeln (Hand u. Schröder-Hartwig 1985).

5. Zukünftige Entwicklungen

Welche inhaltlichen Weiterentwicklungen in der kommenden Dekade stattfinden werden, ist nur begrenzt voraussehbar (Michelson et al. 1981).

Über die jüngeren Verhaltenstherapeuten werden, zumindest vorübergehend, die „neuen Körpertherapien" (Petzold 1978) das Denken mit beeinflussen; in diesem Rahmen könnte auch der motorikorientierte Ansatz von Feldenkrais (1978), der von Pawlows Hirnfunktionsmodell ausgeht, weiter an Bedeutung gewinnen.

Die Hypnose wird in der VT (Clarke u. Jackson 1983) möglicherweise – auch über die zunehmend ihre hypnotischen Techniken in den Vordergrund stellende neurolinguistische Programmierung (NLP) von Grinder u. Bandler (1984) – wieder stärkere Bedeutung erlangen.

Die jüngste Runde des Gedankenaustausches zwischen Verhaltenstherapeuten und Analytikern wurde eingeleitet durch Wachtels Plädoyer für eine Integration beider Richtungen (1981); diesem folgte eine Diskussion zwischen Verhaltenstherapeuten und Analytikern über ihren Umgang mit „Widerstand" in der Therapie (in Wachtel 1982) und eine erneute, wieder überwiegend kontroverse, Grundsatzdebatte (in Arkowitz u. Messer 1984). Im deutschsprachigen Raum stehen Verhaltenstherapeuten (z. B. Jaeggi; Wittmann 1981) und Analytikern (z. B. Pohlen), die für Annäherung plädieren, solche Analytiker (z. B. Metzger 1984) gegenüber, die darin eine Bedrohung und „Nivellierung" der Analyse sehen – durch deren „Reduktion zur Behandlungstechnik".

Es sei hier für ein Ende dieser Diskussion plädiert und für empirische Prozeß- und Evaluationsstudien darüber, wie und mit welchem Effekt Therapeuten dieser und anderer Richtungen in der Therapie handeln. Nur so wird auch die Gefahr, die die Psychotherapieforschung mit den Metaanalysen von Literaturdaten selbst beschworen hat, wieder reduzierbar werden (s. in Hand u. Zaworka 1982).

Zu fordern ist für die kommende Dekade:

1) eine systematische Weiterentwicklung der systemischen Ansätze innerhalb der Strategie der VT und weitere Präzisierung der entsprechenden Verfahren;

2) eine kreative Pause in der Entwicklung neuer Verfahren – und verstärkte Bemühungen, die bestehenden in der Anwendung zu evaluieren und dabei „Therapiepakete" auf die erwiesenermaßen notwendigen Inhalte zu reduzieren;

3) der Ausbau der „neuen Einfachheit" der VT. Strategiegeleitete Indikationsstellungen von empirisch abgesicherten Verfahren und Vorgehensweisen sollten dazu führen, daß Therapien von immer komplexeren Störungen nicht immer komplizierter werden. Der Gynäkologe Stoeckel hat schon vor Jahrzehnten eine für jede Therapie gültige Feststellung getroffen, die in abgewandelter Form an den Schluß gestellt sei: *Man braucht viel Wissen, um das Wenige zu erkennen, das getan werden muß – und viel Können, damit dieses Wenige auch machbar wird.*

Literatur

Arentewicz G, Schmidt G (1980) Sexuell gestörte Beziehungen. Springer, Berlin Heidelberg New York

Arkowitz H, Messer S (eds) (1984) Psychoanalytic therapy and behavior therapy. Is integration possible? Plenum, New York

Bandura A (1976) Lernen am Modell. Klett, Stuttgart

Bandura A (1978) Toward a unifying theory of behavioral change. In: Franks C, Wilson G (eds) Annual review of behavior therapy: theory and practice, vol 6. Brunner/Mazel, New York

Bandura A (1979) Social learning theory. Prentice-Hall. Englewood Cliffs/NY

Barlow D (1980) Behavior therapy: the next decade. Behavior Therapy 11:315–328

Bartling G, Fiegenbaum W, Krause R (1980) Reizüberflutung. Kohlhammer, Stuttgart

Baumann U, Reinecker-Hecht C (1986) Psychotherapie – Evaluation. In: Kisker KP, Lauter H, Meyer J-E, Müller C, Strömgren E (Hrsg) Neurosen, psychosomatische Erkrankungen, Psychotherapie (Psychiatrie der Gegenwart, Bd 1) Springer, Berlin Heidelberg New York Tokyo

Beck A, Rush A, Shaw B, Emery G (1981) Kognitive Therapie der Depression. Urban & Schwarzenberg, München

Bellack A, Hersen M, Kazdin A (eds) (1982) International handbook of behavior modification and therapy. Plenum, New York

Blöschl C (1981) Verhaltenstherapie depressiver Reaktionen. Huber, Bern

Brady J (1984) Social skills training for psychiatric patients. II: Clinical outcome studies. Am J Psychiatry 141:491–498

Clarke J, Jackson J (1983) Hypnosis and behavior therapy. Springer, Berlin Heidelberg New York Tokyo

Craig K, McMahon R (eds) (1983) Advances in clinical behavior therapy. Brunner/Mazel, New York

Dorsch F (1982) Psychologisches Wörterbuch. Huber, Bern

Ellis A (1978) Die rational-emotive Therapie. Pfeiffer, München (Reihe Leben lernen Bd 26)

Ellis A (1983) Rational-emotive therapy and cognitive behavior therapy. Springer, Berlin Heidelberg New York Tokyo

Erwin E (1978) Behavior therapy: scientific philosophical and moral foundations. Cambridge University Press, Cambridge

Falloon I, Boyd K, McGill C (eds) (1984) Family care of schizophrenia. Guilford, New York

Feldenkrais M (1978) Bewußtheit durch Bewegung. Suhrkamp, Frankfurt am Main

Fliegel S, Groeger W, Künzel R, Schulte D, Sorgatz H (Hrsg) (1981) Verhaltenstherapeutische Standardmethoden. Urban & Schwarzenberg, München

Foa E, Emmelkamp P (1983) Failures in behavior therapy. Wiley, New York

Frankl V (1975) Theorie und Therapie der Neurosen. Reinhardt, München Basel

Franks C (1984) New developments in behavior therapy. Haworth, New York

Gelder M (1972) Behavior therapy. In: Kisker K, Meyer J, Müller M, Strömgren E (Hrsg) Klinische Psychiatrie 1 (Psychiatrie der Gegenwart. Bd II/1). Springer, Berlin Heidelberg New York

Gentry W (ed) (1984) Handbook of behavioral medicine. Guilford, New York

Goldfried M, Robins C (1983) Self-schemata, cognitive bias, and the processing of therapeutic experiences. In: Kendall PH (ed) Advances in cognitive-behavioral therapy. Academic Press, New York

Goldstein A, Foa E (eds) (1980) Handbook of behavioral interventions. Wiley, New York

Goldstein A, Kanfer F (1979) Maximizing treatment gains: transfer enhancement in psychotherapy. Academic Press, New York

Grawe K (Hrsg) (1980) Verhaltenstherapie in Gruppen. Urban & Schwarzenberg, München

Grinder J, Bandler R (1984) Therapie in Trance. Klett-Cotta, Stuttgart

Haley J (1977) Direktive Familientherapie. Pfeiffer, München (Reihe Leben lernen, Bd 27)

Hand I (1984) Verhaltenstherapie und Psychopharmaka bei Phobien? Welche Konsequenzen hat die Entdeckung der Panic-Disorder wirklich für die verhaltenstherapeutische Praxis und Forschung? In: Götze P (Hrsg) Leitsymptom Angst. Springer, Berlin Heidelberg New York Tokyo

Hand I, Schröder-Hartwig K (1985) Krankenpflege und Verhaltenstherapie in Psychiatrie und Medizin. DKZ 38:650–654

Hand I, Tichatzki M (1979) Behavioral group therapy for obsessions and compulsions. In: Sjöden P, Bates S, Dockens W (eds) Trends in behavior therapy. Academic Press, New York

Hand I, Zaworka W (1982) An operationalized multisymptomatic model of neuroses (OMMON): toward a reintegration of diagnosis and treatment in behavior therapy. Arch Psychiatr Nervenkr 232:359–379

Hand I, Lamontagne Y, Marks I (1974) Group exposure (flooding) in vivo for agoraphobics. Br J Psychiatry 124:588–602

Hersen M (1981) Complex problems require complex solutions. Behav Ther 12:15–29

Hoffmann N (Hrsg) (1979) Grundlagen kognitiver Therapie. Huber, Bern

Jacobson N (1984) Clinical innovations in behavioral marital therapy. In: Craig K, McMahon R (eds) Advances in clinical behavior therapy. Brunner/Mazel, New York

Jong R de, Hoffmann N, Linden M (Hrsg) (1980) Verhaltensmodifikation bei Depressionen. Urban & Schwarzenberg, München

Jost K (1982) Psychodiagnostik und Indikation verhaltenstherapeutischer Techniken. In: Plaum E (Hrsg) Diagnostik zwischen Grundlagenforschung und Intervention. Beltz, Weinheim

Kanfer F, Grimm L (1977) Behavioral analysis: selecting target behaviors in the interview. Behav Modification 1:7–28

Kanfer F, Grimm L (1980) Managing clinical change: a progress model of therapy. Behav Modification 4:419–444

Kanfer F, Karoly P (1972) Self-control: a behavioristic excursion into the lion's den. Behav Ther 3:398–416

Kanfer F, Saslow G (1969) Behavioral diagnosis.

In: Franks C (ed) Behavior therapy: appraisal and status. McGraw-Hill, New York
Kazdin A (1981) Outcome evaluation strategies. In: Rehm L (ed) Behavior therapy for depression: present status and future directions. Academic Press, New York
Kazdin A ([3]1984) Behavior modification in applied settings. Dorsey, Homewood/Il
Kendall P (ed) (1983) Advances in cognitive-behavioral research and therapy. Academic Press, New York
Kendall P, Hollon S (eds) (1979) Cognitive behavioral interventions: theory, research, and procedures. Academic Press, New York
Kisker K (1985) Psychiatrie in dieser Zeit. In: Degwitz R (Hrsg) Hundert Jahre Nervenheilkunde. Hippokrates, Stuttgart
Lazarus H (1978) Multimodale Verhaltenstherapie. Fachbuchhandlung für Psychologie, Frankfurt am Main
Lutz R (Hrsg) (1983) Genuß und Genießen. Beltz, Weinheim
Mahoney M (1977) Kognitive Verhaltenstherapie. Pfeiffer, München (Reihe Leben lernen, Bd 29)
Mahoney M (1983) Cognition, consciousness and processes of personal change. In: Craig K, McMahon R (eds) Advances in clinical behavior therapy. Brunner/Mazel, New York
Mahoney M, Arnkoff D (1978) Cognitive and self-control therapies. In: Garfiel S, Bergin A (eds) Handbook of psychotherapy and behavior change. Wiley, New York
Marks I (1975) Behavioral treatments of phobic and obsessive-compulsive disorders: a critical appraisal. In: Hersen M, Eisler R, Miller P (eds) Progress in behavior modification. Academic Press, New York
Marks I (1977) Bewältigung der Angst. Springer, Berlin Heidelberg New York
Marlatt G, Gordon J (1985) Relapse prevention: maintenance strategies in the treatment of addictive behaviors. Guilford, New York
Mash E, Terdal L (Hrsg) (1980) Compendium der verhaltenstherapeutischen Diagnostik. Fachbuchhandlung für Psychologie, Frankfurt am Main
Meichenbaum D (1979) Kognitive Verhaltensmodifikation. Urban & Schwarzenberg, München
Merbaum M, Rosenbaum M (1984) Self-control theory and technique in the modification of smoking, obesity and alcohol abuse. In: Franks C (ed) New developments in behavior therapy. Haworth, New York
Metzger H (1984) Wunsch und Wirklichkeit. Anmerkungen zum gegenwärtigen Verhältnis von Psychoanalyse und Verhaltenstherapie. Psyche 24:331–343
Michelson L, Hersen M, Turner S (eds) (1981) Future perspectives in behavior therapy. Plenum, New York
Öst L, Jerremalm A, Johansson J (1981) Individual response patterns and the effects of different behavioural methods in the treatment of social phobia. Behav Res Ther 19:1–16
Paul G, Lentz R (1977) Psychosocial treatment of chronic mental patients: milieu versus social learning programs. Harvard, Cambridge/Mass
Petzold H (Hrsg) (1978) Die neuen Körpertherapien. Junfermannsche Verlagsbuchhandlung, Paderborn
Rachman S, Hodgson R (1980) Obsessions and compulsions. Prentice-Hall, Englewood Cliffs/NY
Rachman S, Wilson G (1980) The effects of psychological therapy. Pergamon, Oxford
Ramsey R (1979) Bereavement: a behavioral treatment of pathological grief. In: Sjöden P, Bates S, Dockens W (eds) Trends in behavior therapy. Academic Press, New York
Rehm L, Kaslow N (1984) Behavioral approaches to depression: research results and clinical recommendations. In: Franks C (ed) New developments in behavior therapy. Haworth, New York
Reinecker H (1983) Grundlagen und Kriterien verhaltenstherapeutischer Forschung. Verlag der Arbeitsgemeinschaft für Verhaltensmodifikation, Salzburg
Rötzer-Zimmer S (1985) Kognitive Verhaltenstherapie depressiver Patienten – Entwicklungen und Perspektiven aus der Therapieforschung. In: Heimann H, Gaertner HJ (Hrsg) Kongreßbericht der Jahrestagung der DGPN 1984. Springer, Berlin Heidelberg New York Tokyo
Rosenbaum M, Merbaum M (1984) Self-control of anxiety and depression: an evaluative review of treatments. In: Franks C (ed) New developments in behavior therapy. Haworth, New York
Sachse R (1979) Praxis der Verhaltensanalyse. Kohlhammer, Stuttgart
Schorr A (1984) Die Verhaltenstherapie: ihre Geschichte von den Anfängen bis zur Gegenwart. Beltz, Weinheim
Schröder G (1977) Verhaltenstherapie mit Kindern und Jugendlichen. Pfeiffer, München (Reihe Leben lernen, Bd 24)
Schulte D (1974) Diagnostik in der Verhaltenstherapie. Urban & Schwarzenberg, München
Schwarz D (1986) Verhaltenstherapie und Psychosomatik. In: Uexküll T von (Hrsg) Lehrbuch der Psychosomatik. Urban & Schwarzenberg, München
Seiderer-Hartig M (1980) Beziehung und Interaktion in der Verhaltenstherapie. Pfeiffer, München
Shelton J, Ackermann J (1978) Verhaltensanwei-

sungen: Hausaufgaben in Beratung und Psychotherapie. Pfeiffer, München (Reihe Leben lernen, Bd 33)

Shelton J, Levy R (eds) (1981) Behavioral assignments and treatment compliance. Research, Champaign/ILL

Shipley R, Boudewyns P (1980) Flooding and implosive therapy: are they harmful? Behavior Therapy 11:503–508

Stuart R (1980) Helping couples change. Guilford, New York

Tharp R, Wetzel B (1969) Behavior modification in the natural environment. Academic Press, New York

Thorpe G, Burns L (1983) The agoraphobic syndrome. Wiley, New York

Turk D, Speers M (1983) Cognitive schemata and cognitive processes in cognitive-behavioral interventions: going beyond the information given. In: Kendall P (ed) Advances in cognitive-behavioral research and therapy. Academic Press, New York

Ullrich de Muynck R, Ullrich R, Grawe K, Zimmer D (Hrsg) (1980) Soziale Kompetenz: Klinische Effektivität und Wirkfaktoren. Pfeiffer, München

Wachtel P (1981) Psychoanalyse und Verhaltenstherapie. Ein Plädoyer für ihre Integration. Klett-Cotta, Stuttgart

Wachtel P (ed) (1982) Resistance. Psychodynamic and behavioral approaches. Plenum, New York

Watson D, Tharp R (1975) Einübungen in Selbstkontrolle: Grundlagen und Methoden der Verhaltensänderung. Pfeiffer, München (Reihe Leben lernen, Bd 13)

Williams J (1984) Cognitive-behavior therapy for depression: problems and perspectives. Br J Psychiatry 145:254–262

Wittmann L (1981) Verhaltenstherapie und Psychodynamik. Beltz, Weinheim

Zimmer D (Hrsg) (1983) Die therapeutische Beziehung. Edition Psychologie, Weinheim

3. Verhaltenstherapie bei schweren Phobien und Panik – psychologische und medizinische Aspekte

I. Hand

1. Bedeutung von Angsterkrankungen im medizinischen Versorgungssystem 42
1.1. Realitäten und Risiken in der Basisversorgung 42
1.2. Klassifikation 43
1.3. Epidemiologie 44
2. Agoraphobie – multiple Situationsphobien 45
2.1. Symptomatik 46
2.2. Medizinisch-biologische Variablen 46
2.3. Systemische Variablen 47
3. Pharmakotherapien bei Agoraphobie und Panik 49
4. Verhaltenstherapie bei Agoraphobie 53
4.1. Verhaltenstherapeutische Strategie 53
4.2. Symptomzentrierte Behandlung: Exposition in vivo 55
5. Empfehlungen für die Praxis 58
Literatur 60

1. Bedeutung von Angsterkrankungen im medizinischen Versorgungssystem

1.1. Realitäten und Risiken in der Basisversorgung

Im medizinischen Versorgungsalltag stellen die Angsterkrankungen – Monophobien, soziale Ängste, Agoraphobie, „Herzneurose“, Zwangserkrankungen, generalisierte Angsterkrankung – nach wie vor in erster Linie ein Problem in den somatomedizinischen Praxen dar. Versteckt hinter vielfältigen vegetativen und Organbeschwerden, führen sie – über Jahre weder vom Arzt noch vom Patienten adäquat erkannt und zugeordnet – zu umfangreichen organmedizinischen Durchuntersuchungen. Falls danach die Überweisung zum Psychiater erfolgt, führt dies viel zu häufig zu überwiegend psychopharmakologischen Behandlungsangeboten. Der von seiner Klinikausbildung her überwiegend in intramuraler, pharmakologisch geprägter Behandlung der „großen“ psychiatrischen Krankheitsbilder (endogene und exogene Psychosen) weitergebildete Psychiater steht nach seiner Niederlassung den Angstpatienten meist recht hilflos gegenüber. Für die Angsterkrankungen gilt damit wie für die Suchterkrankungen: Im Hinblick auf die beiden epidemiologisch häufigsten psychiatrischen Erkrankungen geht der Psychiater weitgehend unvorbereitet in die Versorgungspraxis.

Der z. T. auch dadurch mitbedingte „chronische Spontanverlauf“ von Angsterkrankungen kann dann zu folgenden Konsequenzen führen:

– *sekundäre „Sucht“,* nachdem initial Alkohol, Drogen oder auch Tranquilizer zur Angstbewältigung selbst eingesetzt bzw. letztere verschrieben wurden;

– *chronische Depression,* die sich als Reaktion auf die z. T. extreme Minderung der Lebensqualität durch die Folgen der Angsterkrankungen entwickeln kann;

– *weitere Chronifizierung früherer Entwicklungsdefizite:* Bei Angsterkrankungen liegen oft frühe soziale Defizite vor, die den „Boden" bzw. Risikofaktoren für den schließlichen Ausbruch dieser Angsterkrankungen darstellen können und durch deren Folgen (s. oben) dann selbst weiter chronifizieren;

– *emotional-kognitive Nivellierung* durch die immer wieder zu beobachtende Dauermedikation dieser Patienten mit (Depot-) Neuroleptika, auch in der Kombination mit Antidepressiva;

– *Beeinträchtigung der Lebensqualität und erhöhtes Gesundheitsrisiko durch Psychopharmaka:* Sedierung über Tranquilizer, Nebenwirkungen von Neuroleptika und Antidepressiva – z. B. Anorgasmie unter Clomipramin;

– *Abbau primärer Therapiemotivation* mit schließlich resignativem Rückzug in die Krankheit: „Die Ärzte können ja doch nicht helfen". Dieses Ereignis tritt um so früher ein, je stärker sich ein Patient durch Nebenwirkungen und (oder) fehlende Positiveffekte von Psychopharmaka enttäuscht fühlt.

In der Literatur werden somatomedizinische und (oder) psychiatrische Behandlungszeiten vor Aufsuchen einer Verhaltenstherapie von 4–10 Jahren angegeben (Überblick in Marks 1987); dies entspricht den Erfahrungen mit unseren eigenen Patienten.

Bei allen diesen iatrogen verstärkten chronischen Krankheitsentwicklungen ist es schließlich außerordentlich schwierig, das ursprüngliche „Kernproblem" überhaupt wieder deutlich zu machen, den Patienten aus seiner mühsam gefundenen „Nische" herauszuholen und ihn zu neuer aktiver Konfrontation zu ermutigen. Länger laufende Psychopharmakotherapie sollte daher eigentlich nur eine Ultimaratio-Entscheidung darstellen, während sie in der Praxis noch allzu oft die Therapie der Wahl zu sein scheint.

Für eine Prävention der Chronifizierung von Angsterkrankungen sind tiefgreifende Reformen der Versorgung erforderlich: in der Weiterbildung der Psychiater und der psychotherapeutisch weiterbildungsinteressierten Somatomediziner ebenso wie in der Kooperation zwischen Medizinern und Psychologen.

Im stationären und ambulanten Klinikbereich kann von verhaltenstherapeutisch weitergebildetem Krankenpflegepersonal die Versorgung von Angstpatienten mit aktivierender anstelle kustodialer Behandlung weitgehend eigenständig übernommen werden (Hand u. Schroeder-Hartwig 1985).

Angstkranke meiden wie Suchtkranke das „offizielle" System der Krankenversorgung. Analog zur nichtärztlichen und nichtpsychologischen „Helferszene" bei den Suchterkrankungen haben die „Heilpraktikerszene" und die „alternative Psychoszene" als halboffizielle Ersatzversorgung eine von den Patienten immer wieder genannte, in ihrer Effizienz bisher nicht beurteilbare Bedeutung erlangt. Im Gegensatz zu den Suchterkrankungen spielen bei den Angsterkrankungen Selbsthilfegruppen in der Bundesrepublik – anders als im angloamerikanischen Raum – bisher keine erkennbare Rolle.

1.2. Klassifikation

Klassifikation und Diagnostik der Angsterkrankungen dienen zum einen der Therapieindikation (Beispiel in Hand, Kap. 2 in diesem Band, 1986), zum anderen über eine simplifizierte Operationalisierung der Herstellung überregionaler Vergleichbarkeit untersuchter und behandelter Patientengruppen.

Die klassifikatorische Diagnostik erfolgt entweder auf der Basis einer Krankheitslehre (ätiologisch orientiert) oder auf der Basis teilweise faktorenanalytisch abgeleiteter deskriptiver Operationalisierung über Syndrome mit Entscheidungsbäumen zur klassifikatorischen Zuordnung. Aus ersterem Ansatz ist ICD-9, aus letzterem DSM-III-R hervorgegangen. In Europa ist gegenwärtig noch ICD-9 das vorherrschende klassifikatorische Instrument, das jedoch voraussichtlich in wenigen Jahren durch ICD-10, mit Ausrichtung am DSM-III-R, abgelöst sein wird.

Die Tabelle 1 stellt vergleichend die Neuroseneinteilung nach ICD-9 und die „neurosenäquivalenten" Störungen nach DSM-III und DSM-III-R dar. Dabei ist die

Tabelle 1. Klassifikation und Diagnostik der Neurosen: ICD-9, DSM-III, DSM-III-R

	ICD-9 Neurosen	DSM-III Störungen		DSM-III-R Störungen	
Direkt vergleichbar		300.2X Agoraphobie	phobische S.	300.21 Panik S. mit Agoraphobie	Angst S.
	300.2 Phobie	300.21 Agoraphobie mit Panik A.		300.01 Panik S. ohne Agoraphobie	
		300.22 Agoraphobie ohne Panik A.		300.22 Agoraphobie ohne Panik S.	
		300.23 Soziale Phobie		300.23 Sozialphobie	
		300.29 Einfache Phobie		300.29 Einfache Phobie	
		300.01 Panik S.			
	300.0 Angstneurose	300.02 Generalisiertes Angst S.	Angstzust.	300.30 Zwang S.	
	300.3 Zwangsneurose	300.30 Zwang S.		300.89 Posttraumat. Belastungs R.	
		308.30 Posttraumat. Belast. R akut		300.02 Generalisierte Angst S.	
		309.81 Posttraumat. Belast. R verzögert		300.00 Angst S. NAA	
		300.00 Atyp. Angst S.			
Indirekt vergleichbar		300.81 Somatisierungs S.	somatoforme S.	300.70 Körper-dysmorphische S.	somatoforme S.
	300.8 Andere Neurosen	300.11 Konversions S.		300.11 Konversions S.	
	300.7 Hypochondrie	307.80 Psychogene Schmerz S.		300.70 Hypochondrie	
		300.70 Hypochondrie		300.81 Somatisierungs S.	
		300.70 Atyp. somatoformes S.		307.80 Somatoforme Schmerz S.	
				300.70 Undiffer. Somatoformes S.	
				300.70 Somatoformes S. NAA	
	300.1 Hysterie	300.12 Psychogene Amnesie	dissoziative S.	300.14 Multiple Persönlichkeits S.	dissoziative S.
	300.6 Neurotische Depersonalisation	300.13 Psychogenes Weglaufen		300.13 Psychogenes Weglaufen	
		300.14 Multiple Persönlichkeit		300.12 Psychogene Amnesie	
		300.60 Depersonalisations S.		300.60 Depersonalisations S.	
		300.15 Atyp. Depersonalisations S.		300.15 Dissoziative S. NAA	
	300.4 Neurot. Depression	300.40 Dysthymia			
	300.5 Neurasthenie	— ——		— ——	
	300.9 nicht näher bez. Neurose	— ——		— ——	

S: Störung – Syndrom; NAA: Nicht anderswo angegeben

Reihenfolge der neurotischen Störungen in ICD-9 gegenüber dem Original zur besseren Vergleichbarkeit mit DSM-III verändert. Es wird deutlich, daß die „neurosenäquivalenten“ Störungen in den beiden DSM-III-Versionen die Angststörungen, somatoformen Störungen und die dissoziativen Störungen sind: Phobie, Angstneurose und Zwangsneurose in ICD-9 entsprechen den Angststörungen in DSM-III; die hypochondrische, die „anderen“ und die hysterische Neurose sowie die neurotische Depersonalisierung können den somatoformen und den dissoziativen Störungen zugeordnet werden. DSM-III, und mehr noch DSM-III-R, zeigen jedoch die hohe Bedeutung der Angsterkrankungen und unter diesen die der Phobien in diesem Klassifikationssystem, wobei sich der Schwerpunkt von der Agoraphobie im DSM-III hin zur Panikstörung in DSM-III-R verändert hat (Einzelheiten dazu in Hand, im Druck; Last u. Hersen 1987). Diese Veränderungen der Schwerpunktsetzung von Agoraphobie zur Panikstörung geht in erheblichem Maße auf den Einfluß der Psychopharmakaforschung im Angstbereich in den USA zurück, durch die das biologische Modell einer endogenen Panik-Depressions-Krankheit sehr stark propagiert wird.

1.3. Epidemiologie

Die Angaben zur Häufigkeit von Angsterkrankungen basieren in den meisten psychiatrischen Lehrbüchern auf dem prozentualen Anteil dieser Patienten an der stationären und ambulanten Gesamtklientel psychiatrischer Kliniken. Daraus lassen sich – u. a aus den unter 1.1 genannten Gründen wie auch aufgrund der ausgeprägten Tendenz von Phobikern, ihre eigentlichen phobischen Gedanken (nicht so sehr die körperlichen Begleitsensationen) „geheimzuhalten“ (Chambless u. Goldstein 1982; Marks 1987) – keine Rückschlüsse auf die Häufigkeit und Behandlungsbedürftigkeit dieser Erkrankungen in der Gesamtbevölkerung ziehen.

1981 wurde eine methodisch akzeptable Feldstudie – „Epidemiological Catchment Area Program“ (ECA) des National Institute of Mental Health (Regier et al. 1984) – u. a. zum Vorkommen von Angsterkrankungen in der Allgemeinbevölkerung in den USA und in der Bundesrepublik durchgeführt (Übersicht in Wittchen 1986; ausführliche Darstellung der deutschen Ergebnisse in Wittchen u. Zerssen 1988). Die Diagnostik war am DSM-III orientiert und über das „Diagnostic Interview Schedule“ (Robins et al. 1985) in der Durchführung standardisiert.

Bei einem Vergleich der Ergebnisse in den USA und in der Bundesrepublik Deutschland ergeben sich folgende Lebenszeitprävalenzraten: einfache Phobien zwischen 6,2 und 8,0%; Agoraphobie zwischen 3,5 und 5,7%; Panikerkrankungen zwischen 1,4 und 2,5%; Zwangserkrankungen zwischen 1,9 und 2,6%. Für die Gesamtgruppe der Angsterkrankungen (ohne Sozialphobie und generalisierte Angsterkrankung) lagen die Werte zwischen 10,3 und 13,9! Die Gesamtwerte für die 6-Monats-Prävalenz aller genannten Gruppen zusammen lagen um 8%.

Marks (1987) fand bei einer Computersuche nach englischsprachigen Publikationen mit den Titelbegriffen „Phobie ..., Furcht..., Meidungs- oder Fluchtverhalten ..., Zwangsverhalten“ für die Zeit von 1967 bis 1984 insgesamt 11 000 Artikel – davon zuletzt etwa 1 000 pro Jahr! Ferner erschienen in den letzten 7 Jahren bis Anfang 1986 mindestens 46 Bücher zum Thema Angsterkrankungen.

Auf den Jahrestagungen der Amerikanischen Psychiatrischen Gesellschaft 1986 bis 1988 gehörten Panik und Phobien – und im Zusammenhang damit auch soziale Ängste, Zwänge und Eßstörungen – zu den Hauptthemen. Laut einem Bericht in der *Newsweek* (Adler et al. 1984) gelten Phobien in den USA als „Erkrankung dieses Jahrzehntes“ – nachdem Schizophrenie die Erkrankung der 60er Jahre und Depressionen und „burn out“ die Erkrankungen der 70er Jahre gewesen seien. Man kann aber wohl davon ausgehen, daß die Angsterkrankungen im Vergleich zu den 60er und 70er Jahren nicht zugenommen haben; von der Epidemiologie und Psychiatrie wurden sie – im Gegensatz zu ihrer intensiven Beforschung in der Verhaltenstherapie – bis vor kurzem nur nicht adäquat wahrgenommen.

Im folgenden sollen die psychosozialen und medizinischen Aspekte der Verhaltenstherapie von Phobien am Beispiel der Agoraphobie – als Prototyp einer „multiplen Situationsphobie“ – konkretisiert werden. Bei der Agoraphobie liegt unter allen Phobien am häufigsten phobische Multisymptomatik vor; andere Zusatzsymptomatik bzw. Syndrome („co-morbidity“) – wie Depression, Zwänge oder Somatisierung – sind häufig. Allerdings scheinen auch z. B. klinisch relevante Monophobien überraschend oft psychiatrische Komorbidität zu zeigen (laufende eigene Untersuchungen).

2. Agoraphobie – multiple Situationsphobien

Die Agoraphobie oder Platzangst stellt ein in der deutschsprachigen Psychiatrie schon vor über 100 Jahren beschriebenes Syndrom dar, wobei Benedikt (1870) im „Platzschwindel“ eine eher biologisch bedingte Symptomatik sah, während Westphal (1871/72) unter der Bezeichnung „Agoraphobie“ eher psychologische Aspekte betonte – eine Polarisierung, die wir gegenwärtig in extremer Form wieder erreicht haben (s. Hand 1984; Hand u. Wittchen 1986, 1988).

Die Agoraphobie gilt als diejenige phobische Erkrankung, die am schwierigsten zu behandeln ist und unbehandelt eine starke Tendenz zu chronischem Verlauf aufweist (Übersicht in Marks 1969; Chambless u. Goldstein 1982; Thorpe u. Burns 1983; Thorpe et al. 1984; Marks 1987). Agoraphobikerinnen (etwa 75% der Agoraphobiker sind weiblichen Geschlechts) stellen zwischen 50 und 80% der phobischen Patienten, die Therapie suchen (Chambless u. Goldstein 1982).

2.1. Symptomatik

Agoraphobiker erleben Angst (zu etwa 50% auch „Panikanfälle") in folgenden, typischen Situationen: Auf Straßen oder großen, weiten Plätzen; beim Einkaufen; in öffentlichen Transportmitteln wie Bus, Bahn, U-Bahn, Schiffen und Flugzeugen; in überfüllten Geschäften, Kinos oder Theatern; in Tunneln oder auf hohen Plätzen; in Fahrstühlen; beim Frisör. Alle diese Ängste beziehen sich auf Situationen außerhalb der eigenen Wohnung. Sie können einzeln wie auch (in der Regel) multipel – als agoraklaustrophobisches Syndrom – vorkommen. Etwa die Hälfte der Agoraphobiker gibt „Panikattacken" in oder auch außerhalb phobischer Situationen an. Die phobischen Situationen werden allein überwiegend gemieden, in vertrauter Begleitung aber häufig noch aufgesucht. Nach DSM-III und DSM-III-R ist das entscheidende Differenzierungskriterium (aller Phobien mit oder ohne Panik) zur Panikerkrankung eben dieses Meidungsverhalten gegenüber den phobischen Situationen.

Das subjektive Leiden unter der beschriebenen Symptomatik hängt erheblich von der Qualität einer bestehenden Partnerschaft ab. Bei sehr enger symbiotischer Abstimmung der Lebensführung von Agoraphobikerin und Partner kann die Symptomatik über Jahre und Jahrzehnte ohne subjektive Behinderung in der Lebensführung vorhanden sein. Im positiven wie negativen Sinne wirkt sich für den Krankheitsverlauf auch die Arbeitsplatzsituation aus.

Das Fear Survey Schedule (FSS) von Hallam u. Hafner (1978), das mehrere Phobiefaktoren umfaßt, gibt – wie das Fear Questionnaire von Marks u. Mathews (1979, dt. Übersetzung beim Autor) – bei multipler agoraphobischer Symptomatik einen verläßlichen Überblick über das Ausmaß von agora- und anderer phobischer Problematik. Detailliertere Erfassung spezifisch agoraphobischer Symptomatik ist über Watson-Marks-Skalen (1971) und den „self-report-mobility-inventory for agoraphobia" (Mi, Chambless et al. 1985) möglich.

2.2. Medizinisch-biologische Variablen

Die beschriebene agoraphobische Symptomatik kann durch eine Reihe körperlicher Störungen und Erkrankungen mitbedingt oder verursacht sein. Nach der in der europäischen Verhaltenstherapie und Psychiatrie überwiegenden Diagnostik wäre dann von einer „Pseudoagoraphobie" zu sprechen. In der amerikanischen Psychiatrie gilt die Agoraphobie mit Panikattacken dagegen grundsätzlich als primär biologisch-medizinisch begründetes Krankheitsbild, z. T. als „Komplikation" bei „endogener" Angst-Depressions-Erkrankung (Sheehan 1983).

Eine Pseudoagoraphobie kann z. B. bei Hypoglykämien oder bei einer beginnenden Hyperthyreose durch die für Agoraphobie „typischen" körperlichen Mißempfindungen (Herzjagen, Schweißausbrüche, Schwächegefühl, Schwindelgefühl) hervorgerufen werden: diese werden unter bestimmten Zusatzbedingungen (z. B. längerdauernde familiäre oder berufliche Krisensituationen) angstvoll registriert und dahingehend attributiert, daß die Situationen, in denen die Mißempfindungen wahrgenommen werden, auch deren Auslöser sind. Diese Fehlattributation führt dann zur Vermeidung der entsprechenden Situationen. Die Vermeidung führt dann durch das Ausbleiben korrektiver realer Erfahrungen zur Verstärkung der phobischen Antizipation. Solche Zusammenhänge können in der Analyse von (scheinbaren) Agoraphobikern gelegentlich herausgearbeitet werden, obwohl konkrete Zahlenangaben zu deren Häufigkeit bisher fehlen. In diesem Zusammenhang weisen wir (Hand u. Wilke,

1988) auch die „echten“ Agoraphobiker darauf hin, daß sie beim Aufsuchen der phobischen Situationen (etwa bei den „Hausübungen“ im Rahmen einer Therapie) durch ängstliche Anspannung und körperliche Belastung beim Üben – bei gleichzeitigem Verzicht auf Nahrungsaufnahme, da ihnen „der Appetit vergangen“ ist – in einen hypoglykämischen Zustand geraten können, der dann zu der beschriebenen Symptomatik führt. In dieser Situation besteht eine besonders hohe Gefahr zur Fehlattribution – eine bis zu diesem Zeitpunkt angstabbauende In-vivo-Übungssitzung kann durch die nicht adäquat bewertete und kausal fehlattributierte hypoglykämisch bedingte Symptomatik zu einer Rekonditionierung der Phobie führen („Die Situation löst immer noch Angst aus“, statt „Ich habe Schwächegefühl und Herzjagen, weil ich nicht gegessen habe“).

Eine Reihe weiterer körperlicher Störungen, vom Mitralklappenprolaps bis hin zu Innenohrstörungen, werden als (mit)ursächlich für oder auch als Folge von (z. B. Mitralklappenprolaps) Panikzuständen und Agoraphobie angesehen. Die umfangreiche diesbezügliche Literatur ist zusammengefaßt von Marks (1987), nimmt aber auch noch ständig weiter zu. Mit Sicherheit kann jedoch gesagt werden, daß die klinische Relevanz solcher Störungen bei nach den üblichen verhaltenstherapeutischen und psychiatrischen Kriterien diagnostizierter Agoraphobie gering ist und allenfalls bei den Non-Respondern eine größere, bisher noch nicht objektivierte Bedeutung haben könnte.

Im Zusammenhang mit dem in westlichen Industrieländern deutlich überwiegenden (75%) Frauenanteil bei Agoraphobie wurden auch Hypothesen über Zusammenhänge zwischen Zyklusverlauf einerseits und Erstauftreten sowie periodischer Intensivierung agoraphobischer Symptomatik andererseits geäußert. Sie hielten empirischer Überprüfung jedoch nicht stand; sie waren auch wenig plausibel, da andere Angsterkrankungen mit Panikattacken bei Männern sogar häufiger als bei Frauen auftreten (z. B. Herztodphobie).

Familiengenetische Untersuchungen – insbesondere hinsichtlich von Verbindungen zwischen Angst-, Sucht- und endogener „Panik-Depressions“-Erkrankung – sind bisher widersprüchlich (Überblicke in Hand 1984; Marks 1987).

Da die phobischen Symptome jedoch nicht a priori eine eigenständige Störung indizieren, sollten Patienten vor Beginn einer Verhaltenstherapie eine somatisch-psychiatrische Routinediagnostik erhalten, um die prozentual zwar eher seltenen, individuell aber u. U. entscheidenden übergeordneten Störungen auszuschließen.

2.3. Systemische Variablen

Die am häufigsten diskutierte psychologische Variable bei Agoraphobie ist die Abhängigkeitsproblematik bzw. in neuerer Terminologie die „Beziehungssucht“. Insbesondere den Agoraphobikerinnen wird in analytisch wie systemisch orientierter, aber auch in der Verhaltenstherapie ein aus der Kindheit herrührendes „Abhängigkeitsbedürfnis“ unterstellt. Dabei wird meist von einer ambivalenten Einstellung der Agoraphobikerinnen zu ihrem Partner ausgegangen: der Wunsch fortzulaufen, würde durch die Selbsteinsperrung über die Agoraphobie nicht realisierbar; in Abwesenheit des Partners bliebe die Betroffene im selbstgewählten Gefängnis der Wohnung – nur im Beisein des Partners, unter seiner ständigen Kontrolle, wage sie sich hinaus. Die Agoraphobie soll so vor gefürchteten Konsequenzen (z. B. Angst vor dem Alleinsein) der Ausbruchstendenzen schützen.

Auf der Ebene partnerschaftlicher Funktionalitäten könnte die Agoraphobie aber auch die Funktion gewinnen, einen befürchteten Ausbruchversuch des Partners zu verhindern – besonders in der Kombination mit einer „Angst vor dem Alleinsein in der Wohnung“. Hier würde der Partner, über den Appell an altruistische Helfergefühle, außerhalb seiner Berufstätigkeit „an die Kette gelegt“. Eine Reihe weiterer Funktionalitäten sind denkbar, werden hypothetisch aus Verhaltensanalysen häufig abgeleitet und auch für die Therapieindikation und -prognose verwandt (neueste, umfassende Übersicht in Hafner 1986).

Diese Annahmen sind schwer zu objektivieren. Die üblichen Selbstratingfragebögen zur Ehezufriedenheit (z. B. die Marital Happyness Scale, MHS, von Azrin et al. 1973; dt. Übersetzung beim Autor) sind zur Überprüfung dieser Hypothesen ungeeignet (Hand et al. 1977): hat eine Symptombildung die Funktion der „Reduktion von konfliktbedingter Spannung" durch „Tabuisierung des Konflikts", dann kann ein Eheproblem nicht adäquat auf Eheselbstratingskalen abgebildet werden, da es ja vom Betroffenen nicht bewußt wahrgenommen wird. Vergleiche zwischen Agoraphobikerinnen und „normalen" Frauen auf solchen Skalen, die zumeist keine Unterschiede zeigten (Überblicke in Marks 1987; Emmelkamp 1988) sind daher für die Untersuchung dieser Fragestellung völlig ungeeignet.

Die für Agoraphobie angegebenen Hypothesen zur interaktionellen Funktionalität können allerdings grundsätzlich bei den meisten Symptombildungen in ähnlicher Weise vorhanden sein – während umgekehrt gleiche Symptombildungen ganz unterschiedliche Funktionalitäten haben können (s. in Hand 1986, 1988).

Peter u. Hand (1988) konnten jetzt erstmals durch den vergleichenden Einsatz von Selbst- und Fremdratingverfahren zur Qualität von Paarbeziehungen nachweisen, daß bei einem Teil der Patientinnen und ihrer Partner die positiven Selbstratings zur Beziehung oder zum/zur Partner/in im Kontrast standen zu den negativen (kritischen), die mit dem Camberwell Family Interview (CFI) eruiert wurden! Für eine Untergruppe der Agoraphobikerinnen und ihrer Partner wurde also die Hypothese der Nichteignung von Partnerschaftsselbstratingverfahren zur Untersuchung von Beziehungskonfliktmodellen bestätigt. Ferner ergaben diese Untersuchungen, daß bei Vorliegen ausgeprägt kritischer Einstellungen der Partner zueinander die Agoraphobikerinnen besonders gut von einer Symptomtherapie profitierten, während dies bei beidseits sehr positiver Bewertung des Partners nicht der Fall war. Für eine dritte mit dem CFI identifizierte Paarkonstellation – Agoraphobikerin sehr kritisch zum Partner eingestellt, Partner nimmt diese Kritik nicht wahr und ist seinerseits sehr positiv zugewendet – sind die Zusammenhänge mit dem Ergebnis einer Symptomtherapie noch nicht untersucht.

Viele Agoraphobikerinnen beschreiben vor Beginn einer Verhaltenstherapie bereits schwerwiegende Partnerschaftsprobleme (s. Hand u. Lamontagne 1976). Hier hat die Symptomatik also keine tabuisierende Funktion. Welchen Einfluß hat eine offen dargelegte Partnerschaftsproblematik auf das Ergebnis einer Symptomtherapie bei Agoraphobie?

In der ersten systematischen, einzelfallbezogenen Beschreibung von Therapieergebnissen unter dieser Fragestellung (Hand u. Lamontagne 1976) zeigte sich, daß vor Therapiebeginn angegebene Partnerschaftsprobleme selten negativen Einfluß auf das Ergebnis einer Symptomtherapie hatten und daß kaum ein Ehepaar die angebotene und sofort verfügbare Paartherapie vor oder nach der Symptomtherapie in Anspruch nahm.

In den vergangenen Jahren haben dann zahlreiche Verhaltenstherapiestudien (Übersicht in Marks 1987; Wilson 1987) dieses Ergebnis ebenso bestätigt, wie unsere eigenen Erfahrungen an über 200 Agoraphobikern: Manche Ehen von Agoraphobikern werden nach erfolgreicher Phobietherapie von beiden Partnern erheblich verbessert; in anderen kommt es nach erfolgreicher Therapie zur Trennung; in wieder anderen verbleibt die Agoraphobikerin in einer „schlechten" Ehe, intensiviert aber nach erfolgreicher Phobietherapie ganz erheblich ihre sozialen Außenkontakte. Es gibt bisher keine Möglichkeit, diese unterschiedlichen „Spontantentwicklungen" zu prognostizieren.

Von großer Bedeutung kann allerdings die Vorbereitung der Partner von Agoraphobikern auf einen raschen Symptomabbau sein. Besonders nach jahre- oder jahrzehntelangem Krankheitsverlauf mit starker Einengung der Beweglichkeit auch des Partners, kann der in der Regel innerhalb von 3- bis 5tägiger Expositionsbehandlung eintretende starke Symptomabbau bei dem Partner zu aggressiven Reaktionen statt zur Entlastung führen: wenn es so leicht war, die Krankheit zu beheben, dann kann diese auch lange nicht so „schwer" gewesen sein, wie es all die Jahre den

Anschein hatte. Der Partner fühlt sich im nachhinein getäuscht und mißbraucht und sinnt nun auf „Wiedergutmachung" (Beispiel in Hand u. Lamontagne 1976).

Abschließend sei zur Frage der unterstellten „Beziehungssucht" noch kurz auf die Patient-Therapeut-Beziehung eingegangen: Exposition-in-vivo in Therapeutenbegleitung stellt aus der Sicht der meisten Patienten ein extremes, vorher nie erlebtes Beziehungsangebot des Therapeuten dar – dieses fördert den Therapieablauf und führt, adäquat eingesetzt, zum raschen (Wieder)erlernen von Unabhängigkeit; nur in seltensten Ausnahmefällen kommt es zu Ablöseproblemen aus der Therapie.

3. Pharmakotherapien bei Agoraphobie und Panik

Bei Phobien werden in der psychiatrischen Versorgung seit langem Anxiolytika, Antidepressiva und (niedrig dosiert) Neuroleptika eingesetzt. Die Neuroleptikamedikation ist bis heute bei diesen Störungen wissenschaftlich nicht als sinnvoll belegt, aber in der Praxis scheinbar als effektiv angesehen.

Der angstdämpfende Effekt von Benzodiazepinen ist in der europäischen Psychiatrie seit langem bekannt – seit Jahren hat aber auch die Vorsicht aufgrund des hohen Risikos der Induzierung einer süchtigen Entwicklung zugenommen. In der amerikanischen Psychiatrie wurde der angstdämpfende Effekt der Tranquilizer in einer Diazepamstudie (30 mg/tgl.!) vor einigen Jahren neu entdeckt (Noyes et al. 1984). Die jüngste, rational nicht nachvollziehbare Entwicklung in der Propagierung von Benzodiazepinen für die Behandlung von Phobien und Panikzuständen zeigt sich an der weltweiten Forschung zum Alprazolam, dessen Indikation bei Angst-Panik-Erkrankungen von amerikanischen Psychiatern so intensiv propagiert wird, daß es 1987 zum meistangewandten Psychopharmakon in den USA geworden sein soll. Wie bei allen neu auf den Markt gekommenen Benzodiazepinen wurde auch von diesem behauptet, daß es keine oder nur geringfügige Suchtrisiken beinhalte – wobei diese Aussage durch keine Studie belegt war.

Erst im März 1987 wurde die im Oktober 1985 eingereichte (!) erste Untersuchung über die Auswirkung des Absetzens von Alprazolam bei „Panikpatienten" im *American Journal of Psychiatry* publiziert (Fyer et al. 1987). Auf den Jahreskongressen der Amerikanischen Psychiatrischen Gesellschaft 1987 und 1988 hatten deren Ergebnisse jedoch noch keine Rückwirkungen auf die Propagierung der Benzodiazepinbehandlung von Angsterkrankungen.

Die wichtigsten Ergebnisse dieser Untersuchung sind in Abb. 1 zusammengefaßt.

Untersucht wurden 18 von 30 „Panikpatienten" (die nicht näher nach DMS-III spezifiziert sind, aber vermutlich größtenteils Agoraphobiker waren), die in der Arbeitsgruppe um Klein behandelt worden waren.

Es bleibt weitgehend unklar, warum die übrigen 12 Patienten nicht in diese Untersuchungen eingingen. Alle 18 Patienten hatten über ein Minimum von 13 Wochen Alprazolam in einer durchschnittlichen Tagesdosierung von 5,25 mg (2,5–8,0) eingenommen, was einem Äquivalent von etwa 40 mg Diazepam entsprechen soll (zum Vergleich: Benkert u. Hippius 1986, empfehlen bei Angsterkrankungen eine Tagesdosis von 0,5–1,5 mg, maximal 4 mg). Das Gros derjenigen Patienten, die am Ende dieses 13-Wochen-Intervalls Responder gewesen waren, hatte zusätzlich mindestens 12 weitere Wochen das Medikament erhalten. Die durchschnittliche Einnahmedauer über alle Patienten betrug sogar nahezu 30 Wochen, also etwa 7½ Monate. Bei Beginn des Absetzungsversuchs waren 16 der 18 Patienten ohne Panikanfälle. Das Absetzen sollte in graduierter Weise erfolgen, wobei jeweils alle 3 Tage eine Reduktion um 10% der Dosis bei Absetzbeginn vorgesehen war. Nur 4 der 18 Patienten tolerierten dieses Vorgehen: 7 brachen den Absetzversuch aufgrund neu auftretender Panikzustände ab, 5 aufgrund einer Kombination von wiederauftretenden Panikzuständen und zusätzlichen Entzugssymptomen, einer ausschließlich aufgrund

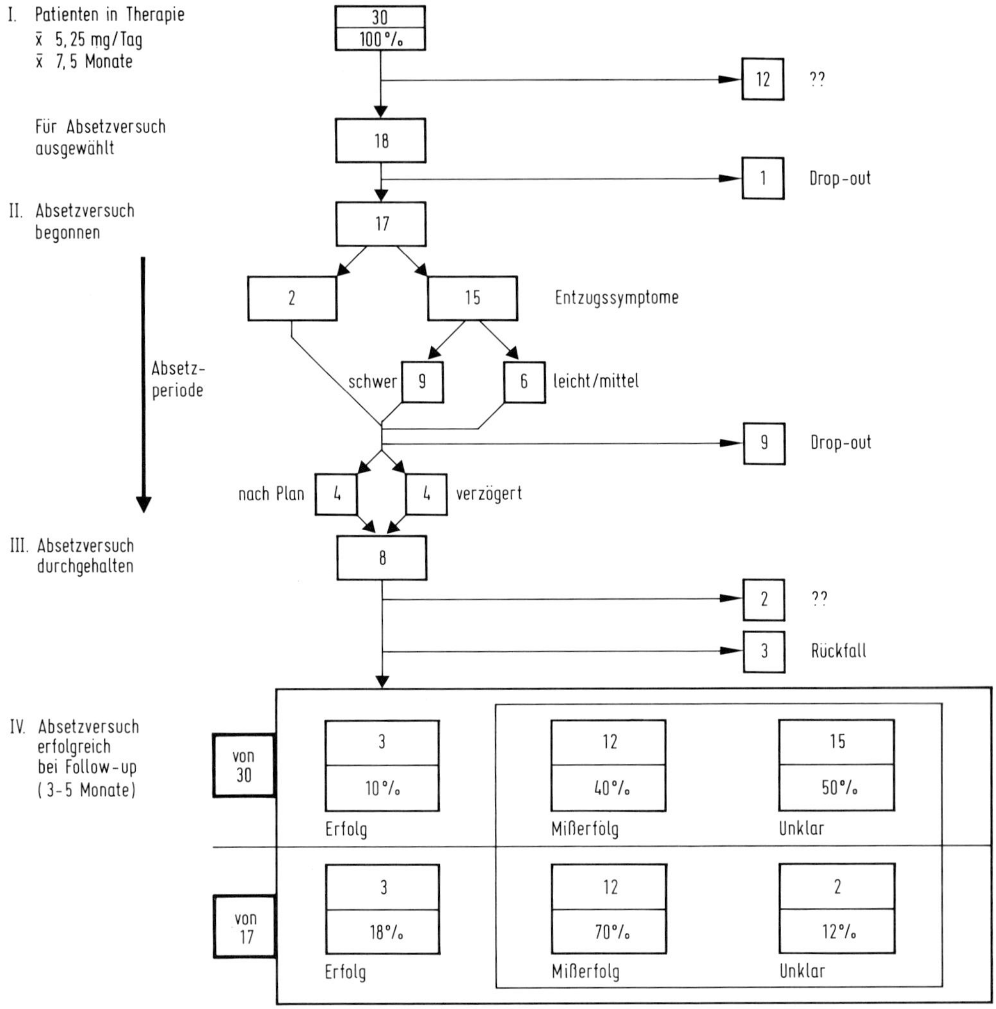

Abb. 1. Alprazolamentzug bei Panikpatienten. (Abb. vom Autor erstellt nach Angaben aus Fyer et al. 1987)

der Entzugssymptome; ein Teilnehmer schied aus dem Projekt aus externen Gründen aus.

Insgesamt erlebten noch in der Absetzphase 15 von 17 in der Studie verbleibenden Patienten ein Wiederauftreten ihrer früheren Panikattacken – davon 4 Patienten in stärkerem Maße als zuvor.

Vor Beginn des gestuften Absetzens von Alprazolam waren 10 der 17 Teilnehmer als symptomfrei oder minimal symptomatisch eingeschätzt worden. Zum Ende des Absetzversuchs war kein Patient mehr symptomfrei, und lediglich 2 wurden noch als minimal symptomatisch eingeschätzt.

Zugleich wird aber angegeben, daß „14 von 17 Probanden zumindest 2 neu aufgetretene Entzugssymptome angaben" und daß „6 der 15 (wieder) symptomatischen Patienten (zusätzlich) milde bis mittelstarke Entzugssymptome (aufwiesen)". Die verbleibenden 9 Patienten „hatten ausgeprägte Symptome". Zu den lediglich 4 der 17 Patienten, die ein Absetzen „nach Plan" durchgehalten hatten, kamen in der Endanalyse weitere 4, die über eine längere Absetzphase einen medikamentenfreien Zustand erreichten. Von diesen insgesamt 8 Patienten wurden 6 über 3–5 Monate nach endgültigem Absetzen der Medikation nachuntersucht. Davon blieben lediglich 3 symptomfrei, während je einer nach 1, 4, und 5 Monaten rückfällig wurde. Für diese Studie waren im Endeffekt also von 30 Panikpatienten, die in eine monatelange, hoch dosierte Behandlung mit dem Benzodiazepin Alprazolam gekommen waren, nach intensiven Absetzversuchen über längere Zeiträume nur 6 eindeutig medikamentenfrei, von denen jedoch in weniger als einem halben Jahr 3 bereits wieder symptomatisch rückfällig geworden waren. Aus der jahrelangen, internationalen Multicenterstudie über Alprazolam müßten bereits wesentlich mehr Daten aus Absetzversuchen vorliegen, deren Publikation aus nicht bekannten Gründen bisher nicht erfolgt ist!

Diese einzige Publikation zu Absetzeffekten nach Alprazolambehandlung bei Angsterkrankungen bestätigt vorerst also alle Erfahrungen mit anderen Benzodiazepinen in diesem Indikationsbereich:

Sie sind geeignete Mittel, um in einer Akutsituation Angstanfälle zu dämpfen, sofern die Betroffenen zur Selbsthilfe mit nichtpharmakologischen Maßnahmen noch nicht angeleitet wurden; sie sind ungeeignet für eine Behandlung von Angsterkrankungen; sie beinhalten das Risiko einer zumindest vorübergehenden Krankheitsverschlechterung und zusätzlicher Entzugssymptomatik bereits in der Absetzphase – mit entsprechender Tendenz vom Patienten und Therapeuten (auch in der Studie von Fyer et al. 1987!), aus der zeitlich umschriebenen Krisenintervention eine Dauermedikation werden zu lassen.

Noch 1987 betonte Ballenger die hervorragende Eignung von Benzodiazepinen (v. a. Alprazolam und Lorazepam) für die Behandlung von Angst-Panik-Störungen; die Nebenwirkungen seien gering, die Positiveffekte denen von Antidepressiva vergleichbar.

Die Behandlung von Angsterkrankungen mit Antidepressiva ist in der psychiatrischen Praxis verbreitet. In den USA stellt die Imipraminbehandlung bei Agoraphobie und – zumindest bis zum Beginn der Alprazolamära – Panikerkrankungen „die typische klinische Praxis dar" (Mavissakalian et al. 1983). Gegenwärtig werden weitere Antidepressiva (v. a. MAO-Hemmer und neuere Serotonin-reuptake-Hemmer) als nahezu gleich wirksam angegeben (Ballenger 1987). Für die Zwangserkrankungen wird in der gegenwärtigen amerikanischen Psychopharmakaforschung Clomipramin als spezifisches Mittel der Wahl angesehen (Zohar u. Insel 1987). Während Imipramin und Clomipramin in den USA – im Gegensatz zum bereits jahrzehntelangen Einsatz in Europa – bis vor kurzem noch gar nicht zugelassen waren und jetzt fast als Wundermittel angesehen werden, haben sie sich in der europäischen Psychiatrie in diesen Indikationsbereichen nie recht durchsetzen können. Von amerikanischen Kollegen wird dies heute z. T. darauf zurückgeführt, daß diese Medikation bei Angsterkrankungen in Europa möglicherweise unterdosiert und/oder über zu kurze Zeiträume gegeben wurde. In den USA werden die Mittel von einer Initialdosierung von 25 mg/tgl. in 2- bis 3tägigen Schritten um jeweils 25 mg bis zu einer Tagesdosis von etwa 150 mg erhöht und so über Monate beibehalten.

Bei den meisten amerikanischen Studien der letzten Jahre zur Antidepressivabehandlung von Angsterkrankungen wurde parallel eine Verhaltenstherapie, in der Regel keineswegs in optimaler Form (!), zur Anwendung gebracht. Dabei wurde die Frage nach differentiellen Effekten der Parallelinterventionen kaum je untersucht (Übersicht in Hand 1984; Marks 1987) – d. h. aus vielen Studien könnte „naiv" auch gefolgert werden, daß die Psychopharmakagabe die Erfolge von Verhaltenstherapie nicht stärker beeinträchtigte.

Dennoch wird etwa von Sheehan die Pharmakotherapie der Angst-Panik-Störungen sogar direkt bei den Betroffenen propagiert. In der Taschenbuchserie *New Medical Breakthroughs* stellt er „The anxiety disease: new hope for the millions who suffer from anxiety" vor (1983; dt. 1987). Sheehan hat aus eigenen Untersuchungen über die Absetzeffekte von Imipramin bei phobischen und Panikpatienten (Sheehan et al. 1984) – mit einer Rückfallquote zwischen 80 und 100% – gefolgert, daß Angsterkrankungen mit Panikattacken eine biologische Basis haben und daher medikamentöser Dauerbehandlung bedürfen. Dementsprechend vermittelt er in seinem an Phobiker gerichteten Buch, daß die phobische Symptomatik die äußerlich sichtbare „Komplikation" einer biologischen Erkrankung vom Paniktyp darstellt.

Nur eine Pharmakotherapie mit Antidepressiva könne die eigentliche Krankheit, die Panikerkrankung, beeinflussen; danach sei dann für die „Komplikation" der eigentlichen Erkrankung, die Phobie, eine Verhaltenstherapie indiziert.

Zusammenfassend läßt sich feststellen, daß die psychopharmakologischen Behandlungsversuche verschiedener Angst-Panik-Erkrankungen mit Antidepressiva und Tranquilizern folgende Charakteristika zeigen:

1) In der Regel werden nur Effekte laufender, zumeist höherer Medikation beschrieben. Absetzversuche wurden kaum publiziert. Psychopharmakatherapie wird als „Krankheitsbehandlung" überinterpretiert, obwohl bisher lediglich belegt ist, daß sie zur Dämpfung einer emotionalen Symptomatik geeignet sein kann.

2) Ein Großteil dieser Studien fand unter paraller Anwendung verhaltenstherapeutischer Interventionen statt. Dabei wurden in der Regel die VT-Verfahren nicht in optimaler Weise und nie im Kontext einer übergeordneten verhaltenstherapeutischen Behandlungsstrategie eingesetzt. Kaum je wurde der Versuch einer Aufklärung differentieller Effekte der pharmakologischen und verhaltenstherapeutischen Interventionen unternommen.

3) Aus der Wirksamkeit laufender Medikation auf Intensität und Häufung von Panikattacken wird implizit oder explizit gefolgert, daß damit die Hypothesen über deren Biogenese belegt seien. Dieser Schluß ist nicht zwingend, da auch über psychologische Mechanismen induzierte, massive Emotionsausbrüche durch Psychopharmaka gedämpft werden können.

4) Aus der Annahme einer primär biologisch fundierten Panik-Depressions-Erkrankung bei Phobien mit Panikattacken wird die Indikation für eine Pharmakotherapie abgeleitet. Auch dieser Schluß ist logisch nicht zwingend. So, wie bestimmte Formen der Diabetes, des labilen Bluthochdrucks oder anderer körperlicher Erkrankungen alleine durch adäquat verändertes Verhalten (ohne Medikation) hinreichend behandelt werden können, so könnte grundsätzlich ähnliches auch für eine biologische Panikerkrankung gelten: Panikattacken, als extremes Angsterlebnis, halten in der Regel wenige bis maximal 20 min an und treten bei den genannten Patienten kaum häufiger als 1 bis 3mal in einer Woche (meist seltener) auf. Nichtmedikamentöse Bewältigungsstrategien können daher durchaus ausreichen, um ohne wesentliche Störung der allgemeinen Lebensführung mit Panikattacken umgehen zu können. Zudem dürfte selbst bei einer biologischen Basis solcher Panikattacken davon ausgegangen werden, daß sie zu einer psychologischen Erwartungsangst vor solchen Zuständen führen, die ihrerseits dann wiederum psychogene Panikattacken triggern könnten. Diese Erwartungsangst könnte dann beim Erlernen nichtmedikamentöser Bewältigungsstrategien selbst bei biologisch begründeteten Panikattacken vollständig beseitigt werden – was wiederum zu einer Reduzierung der Frequenz solcher Attakken führen würde.

In den vergangenen 5 Jahren hat sich v. a. in den USA eine unnötige Kontroverse zwischen der verhaltenstherapeutisch-psychologischen und der psychiatrisch-biologischen Forschungsrichtung entwickelt, die den Praktiker verwirren und dem Patienten schaden muß. Eine Zusammenarbeit beider Richtungen könnte zum Nutzen jener 10–50% (je nach Typ der Angsterkrankung und Untergruppe) Patienten, die in nichtmedikamentöser (z. B. verhaltenstherapeutischer) Behandlung Non-Responder bleiben, erfolgen. Diese Non-Responder in nichtpharmakologischen Therapien werden allerdings kaum auf die oben angegebenen Psychopharmaka reagieren; etwa 80% der Non-Responder in unseren eigenen Follow-up-Studien waren vor und nach der Verhaltenstherapie ohne Erfolg psychopharmakologisch behandelt worden. Weitere Analyse und Therapie der Non-Responder wird sich also überwiegend auf die Suche nach adäquateren Störungsmodellen und entsprechenden nichtmedikamentösen oder nach neuen medikamentösen Behandlungsansätzen konzentrieren müssen.

Bei den Respondern in nichtpharmakologischer Therapie bleibt es letztlich eine akademische Fragestellung, ob deren Panikzustände vor Therapiebeginn biologisch (mit-)bedingt waren. Gefährlich ist dagegen die a priori Annahme, daß eine biologische Bedingtheit vorliegt, aus der zwingend die Notwendigkeit zu langanhaltender pharmakologischer Behandlung abzuleiten ist. Aus einer solchen Annahme ergibt sich für 50–90% dieser Patienten ein unnötiges, erhebliches iatrogenes Gesundheitsrisiko!

Schließlich ist noch zu berücksichtigen, daß die pauschale Anwendung eines biologischen Panik-Depressions-Konzepts auf phobische Patienten (mit Panikattacken) ein negatives psychologisches Selbstkonzept bei den Betroffenen aufbaut, das demjenigen vergleichbar ist, das durch die pauschale Anwendung des Suchtmodells der Anonymen Alkoholiker auf „nichtstoffgebundene Abhängigkeiten" (krankhaftes Glücksspielen; Hand, 1989 in Vorbereitung) erzeugt wird. Auch im Alkoholbereich ist ja das Bemühen vergeblich geblieben, biologische oder „traitmaker" für Sucht, die nach stoffgetriggerter Erstmanifestation eine lebenslängliche Erkrankung bleibt, ausfindig zu machen. Im Angst- wie im Suchtbereich kann die voreilige Festlegung auf ein solches pseudobiologisches Konzept auf jene, die sich aktiv mit ihrer Erkrankung auseinandersetzen wollen, demoralisierend wirken; denjenigen, die einer solchen Auseinandersetzung ohnehin lieber aus dem Wege gehen, erleichtert es den Weg aus der Eigenverantwortlichkeit und fördert damit die Chronifizierung eines passiven Krankheitsverhaltens.

4. Verhaltenstherapie bei Agoraphobie

4.1. Verhaltenstherapeutische Strategie

Die Grundelemente der verhaltenstherapeutischen Strategie sind in dem Beitrag von Hand (Kap. 2) ausführlich dargestellt. Ergänzend seien hier deshalb nur einige wesentliche Schwerpunkte herausgehoben.

Innerhalb der klinischen Verhaltenstherapie gibt es zwei unterschiedliche und teilweise auch kontrovers diskutierte Ansätze zur Indikationsstellung:

1) Indikation aufgrund der Krankheitsdiagnose. Auf dieser Basis sind ursprünglich die meisten Indikationen für die Durchführung von verhaltenstherapeutischen symptomgerichteten Maßnahmen entwickelt worden.

2) Die strategiebezogene Indikationsstellung. Hier tritt der Therapeut unabhängig von der Krankheitsdiagnose mit dem Patienten in einen Problem- und Motivationsklärungsdialog, aus dessen Verlauf und Ergebnis erst entschieden wird, ob und auf welchen Ebenen ein Behandlungsangebot erfolgen sollte. Bei diesem Vorgehen bleibt häufig die Therapie wesentlich stärker als bei dem unter 1) beschriebenen Modell eine fortlaufende Problem- bzw. Bedingungsanalyse mit der Konsequenz, daß sich mehrfach die Therapieebenen und Therapiezielsetzungen ändern können. In der klinischen Praxis werden beide Indikationsbereiche heute eher nach Bedarf gekoppelt. Auch dann, wenn hochgradig standardisierte Symptomtherapien für eine umschriebene Störung vorhanden sind, sollte deren Anwendung in der Regel erst dann erfolgen, wenn eine differenzierte Indikationsstellung erfolgt ist, da anderenfalls möglicherweise vorliegende Kontraindikationen nicht erkannt werden. Folgende Bereiche werden abgeklärt:

1) Eigen- bzw. Fremdmotivation des Patienten zur Therapieaufnahme;
2) direkt und indirekt erkennbare Problembereiche, neben den primär vorgetragenen Symptomen und Beschwerden;
3) Abgrenzung der auslösenden (also oft: historischen) von den aufrechterhaltenden Bedingungen und Funktionen

vorgetragener Symptome und Problembereiche;

4) frühere und gegenwärtige Kausalzusammenhänge zwischen primär vorgetragenen Symptombeschwerden und übrigen Problembereichen;
5) Abgrenzung der intraindividuellen gegenüber den interaktionellen Funktionen der vorgetragenen Beschwerden;
6) vermutete Konsequenzen eines Symptomabbaus aus der Sicht des Patienten und aus der Sicht des Therapeuten (vgl. auch Pkt. 10);
7) Ablauf und Bedingungen des Symptomverhaltens selbst: Die Analyse des primär vorgetragenen Symptomverhaltens wird ergänzt durch eine präzise Testdiagnostik, auch im Bereich weiterer neurotischer Symptombildungen. Die daraus resultierenden unterschiedlichen Symptomkonfigurationen und deren Veränderungen über die Zeit scheinen Rückschlüsse auf Motivationsstand, „Tiefe" der Gestörtheit, Therapieverlauf und Prognose zu ermöglichen;
8) Symptombildungen oder andere besondere Reaktionsweisen auf frühere biologische, soziale und intrapsychische Entwicklungsphasen (z. B. Pubertät, Schulabschluß, Verlassen des Elternhauses etc.);
9) soziale Kompetenz und emotionale Ausdrucksfähigkeit, insbesondere auch in Zweierbeziehungen (aktuelle Modellsituation: Patient-Therapeut-Beziehung);
10) Ausmaß und Qualität von eigeninitiiertem „Alternativverhalten" über die gesamte Persönlichkeitsentwicklung bis hin zu den aktuellen Beschwerden.

Aufgrund der so gewonnenen Informationen können in der Regel begründete Hypothesen abgeleitet werden, auf deren Grundlage dann die Problemhierarchie des Patienten mit der Problemhierarchie aus der Sicht des Therapeuten verglichen wird. Der Vergleich ergibt dann auch Hypothesen zur Motivation von Patient und Bezugsperson und erlaubt die Ableitung einer direkten und indirekten Strategie für die kurz-, mittel- und langfristige Therapieplanung am Ende dieses über mehrere Sitzungen laufenden Erstkontaktes. Die symptomgerichteten Therapietechniken können – entsprechend den Ergebnissen der oben beschriebenen Motivations- und Bedingungsanalyse – in der mittelfristigen Planung des Therapeuten folgende Zielsetzung innerhalb der therapeutischen Gesamtstrategie haben:

1) Reduktion oder Beseitigung einer als störend empfundenen Symptombildung; dabei können die darauf zielenden Übungen entweder der Mittelpunkt der Gesamttherapie bleiben oder aber nur eine begrenzte, vorübergehende Funktion haben;

2) Erweiterung der (Selbst)exploration und Problemanalyse des Patienten im Zustand hoher emotionaler Erregung, die häufig durch die symptomgerichteten Übungen provoziert wird und nicht selten auch zu „kathartischer Entblockung" bis dahin verdrängter Erlebnisse führen kann (hier sind deutliche Parallelen etwa zu gestalttherapeutischen Psychodrama- und Encounterverfahren – wobei der Unterschied wiederum in der Einbettung in die verhaltenstherapeutische Gesamtstrategie liegt);

3) Intensivierung der Patient-Therapeut-Beziehung über die emotionsreichen Übungen, wodurch ebenfalls oft ein rascherer Zugang zu weiteren Problembereichen bei Abbau der Angst vor Problemkonfrontation erreicht wird. Symptomtherapie ermöglicht so oft erst den „Einstieg" in eine nachfolgende multimodale Verhaltenstherapie;

4) Ermutigung (Motivation) für weitere, eigenständige Veränderungen in der Lebensführung und in anderen Problembereichen (Generalisierung).

Aus der komplexen Bedingungsanalyse kann sich andererseits auch die gezielte Indikation für eine „Therapie am Symptom vorbei" ergeben, also eine Kontraindikation für symptomgerichtete Übungen. Diese wäre z. B. gegeben, wenn eine im Vordergrund stehende Symptombildung in erster Linie eine Pseudokompensation ausgeprägter sozialer Defizite darstellt und der dennoch mögliche Symptomabbau den betreffenden Patienten in erster Linie mit seinen Defiziten konfrontieren würde.

Unter den Kontraindikationen für die Anwendung symptomgerichteter Übungen, insbesondere bei Phobien und Zwängen, seien ferner angeführt:

- reflexartige Anwendung bei Symptomdiagnosen ohne Einbettung in eine therapeutische Gesamtstrategie und ohne beständige Reflexion der Patient-Therapeut-Beziehung vor und während der Durchführung der Übungen;
- Durchführung trotz unzureichender Motivation des Patienten;
- psychotische Episoden in der Vorgeschichte.

Auch wenn diese Verfahren von 75% der in Frage kommenden Phobiker akzeptiert bzw. gewünscht werden, sollten sie aufgrund der im Einzelfall inhärenten Risiken also nicht unreflektiert zur Anwendung kommen.

Andererseits muß der Verhaltenstherapeut aber immer dafür offen bleiben, daß seine eigenen Hypothesen zu falschen Schlußfolgerungen führen können – z. B. die Ableitung einer initial erforderlichen Ehetherapie aus der Annahme einer übergeordneten, krankheitsaufrechterhaltenden Funktionalität der Ehestörung. Der Therapeut kann sich häufiger in der schwierigen Situation finden, daß seine „Problemhierarchie" und die des Patienten nicht übereinstimmen. So kann der phobische Patient etwa die Problemhierarchie: Phobie – Depression – Arbeitsplatzprobleme – Eheschwierigkeiten für sich erarbeitet haben und dem Therapeuten gegenüber nachhaltig vertreten, während dieser die Problemhierarchie Ehekonflikt – Depression – Phobie – Schwierigkeiten am Arbeitsplatz erstellt haben könnte.

Der Therapeut sollte dann dem Patienten die Chance geben, in der Therapie sein eigenes Modell zu überprüfen („join the client, where he is", Kanfer) – vorausgesetzt, daß keine eindeutigen psychopathologischen Kontraindikationen für ein solches Vorgehen vorliegen (s. Hand Kap. 2).

4.2. Symptomzentrierte Behandlung: Exposition-in-vivo

Die Exposition-in-vivo (Reizüberflutung; Reiz-Reaktions-Überflutung) stellt heute bei klinisch relevanten Phobien das Therapieverfahren der Wahl dar, mit hoher empirisch-experimenteller Absicherung seiner Kurz- und Langzeitwirksamkeit; seit vielen Jahren hat sie die systematische Desensibilisierung ersetzt, die nur dann noch eine Indikation hat, wenn Patienten für die Durchführung der Exposition nicht motivierbar sind (Literaturüberblicke in Hand, Kap. 2 in diesem Band, Marks 1987). Die konkrete Anwendung des Verfahrens ist am Beispiel der Blut-Spritzen-Katastrophen-Phobie detailliert beschrieben (Hand u. Schröder Kap. 13).

Die Anwendung als Gruppenverfahren stellt heute wohl die am meisten angewandte Variante der Exposition unter Therapeutenbegleitung bei agoraphobischen Patienten dar. Zumindest im angloamerikanischen Sprachraum basieren die dort üblichen Varianten der Gruppenexposition auf der Arbeit von Hand et al. (1974), wobei jedoch oft wesentliche Elemente dieses Behandlungsmodells übersehen werden – worauf gerade in den letzten Jahren wieder aufmerksam gemacht wurde (Thorpe et al. 1984; Wilson 1987) – z. B. „Angst-Panik-Management", „Depressions-Distreß-Management", Gruppenkohäsion zur gegenseitigen Unterstützung und Motivation.

Angst-Panik-Management:
Das Lernziel der Exposition-in-vivo besteht darin, durch Auslösung der Angst-Panik-Reaktion im realen phobischen Umfeld dort zugleich adäquate Bewältigungsstrategien einzuüben. Die Patienten sollen daher rechtzeitig vor Übungsbeginn medikamentenfrei sein (nur in Ausnahmefällen ist die Fortsetzung einer Antidepressivamedikation sinnvoll). Die Übungssitzung sollte unter möglichst schwierigen äußeren Bedingungen stattfinden, die den vom Patienten erwartungsvoll befürchteten „schlimmsten" Bedingungen im Alltagsleben weitgehend entsprechen sollten, um die Wahrscheinlichkeit des Auftretens der massivsten emotionalen Reaktionen zu

erhöhen. Die Instruktion zum Umgang mit sich selbst in der Übungssituation klingt einfach: „Lassen Sie alle aufkommenden Gefühle zu, beobachten und beschreiben Sie sich selbst die Realität Ihrer Umgebung und der Reaktionen Ihres Körpers; gehen Sie nicht Ihren Phantasien über mögliche schlimme oder katastrophale Ereignisse nach – versuchen Sie aber auch nicht, Ihre Angst oder andere unangenehme Gefühle durch irgendwelche gedankliche oder Verhaltensmanöver zu unterdrücken; wenn auf diese Weise die Situation scheinbar unerträglich wird, versuchen Sie sich weitere 10 s zu geben, um in der Situation zu bleiben und mit der Beschreibung der äußeren und inneren Realität fortzufahren". Bei dieser Vorgehensweise erleben die meisten Patienten das bis dahin für unmöglich Gehaltene – sie können durch einen neuen Umgang mit sich selbst während des Angst-Panik-Anfalls die völlig überraschende Erfahrung machen, daß dieser (in der Regel in etwa 2, maximal 20 min) so von alleine wieder abklingt. Unter diesen Bedingungen entwickeln die meisten Patienten ihre eigenen „kognitive Umstrukturierung", d. h. sie verändern aus der neuen Erfahrung, die über verändertes Verhalten und Aushalten von Gefühlen eingeleitet wurde, ihr eigenes bisheriges kognitives Konstrukt über die phobische Situation. Dieser Weg ist nach dem bisherigen Forschungsstand wesentlich effizienter als primär kognitive Therapieansätze (s. Thorpe u. Burns 1983; Marks 1987; Wilson 1987). Bei unseren eigenen Therapieprozeßanalysen (Priebe 1980) bestätigte sich der klinische Eindruck, daß diejenigen Agoraphobiker, die gleich bei Übungsbeginn intensive Panikerlebnisse haben, die rascheste und nachhaltigste Besserung erleben und bei Durchführung des Verfahrens in Gruppen die überzeugendsten Modelle für ihre Mitpatienten darstellen. Dieses Teilkonzept der Gruppenexposition-in-vivo nach Hand et al. wird in allen Studien zunichte gemacht, in denen durch besonders gestuftes Vorgehen oder durch parallel laufende Medikation gerade das Erleben der schweren Angst-Panik-Zustände unterbunden werden soll. Die in den amerikanischen Psychopharmaka-Verhaltenstherapie-Studien postulierte Notwendigkeit zur Dauermedikation zur Panikunterdrückung kann z. T. darauf zurückzuführen sein, daß bei dem dortigen regelhaft medikamentösen Vorgehen dieses aus unserer Sicht entscheidende Erlebnis erfolgreichen „panic-managements" in dem verhaltenstherapeutischen Bereich gar nicht stattfinden kann. Agoraphobiker, die Panikbewältigung in der phobischen Situation gelernt haben, erleben in der Regel keine Probleme, in unspezifischen Situationen zusätzlich auftretende Panikanfälle auf die gleiche Weise zu bewältigen. Die Copingstrategie für Panik ist unabhängig von deren Auslöser!

Depressions-Distreß-Management:
Dieser Programmteil ist aus zwei Gründen sehr wichtig: 1) Agoraphobiker haben oft eine ausgeprägte, durch die Auswirkungen der Phobie auf die Lebensführung bedingte Depression mit reduziertem Selbstwertgefühl; 2) viele Phobiker haben eine so starke Antizipation eigenen Versagens in phobischen Situationen, daß sie auf den ersten erfolgreichen Übungstag (den sie unmittelbar mit geradezu hypomanischer Freude erleben) nachts und am darauffolgenden Tag mit Alpträumen und Horrorvorstellungen darüber reagieren, welche furchtbaren Dinge hätten passieren können. Diese Zustände sollen voll erlebt und zugelassen werden, damit dann am nächsten Übungstag aus einer solchen denkbar ungünstigen Startsituation heraus wieder die Erfahrung der emotionalen Umstimmung durch aktives Handeln gemacht werden kann.

Zum Angst-Distreß-Management gehört auch, daß explizit darauf hingewiesen wird, daß diese Zustände nach der Therapie weiter oder wieder auftreten werden – dann aber mit dem Erlernten alleine bewältigt werden können (vgl. das Konzept der „self-efficacy" von Bandura 1978).

Exposition-in-vivo mit diesem Vorgehen ist bei Phobikern auch eine ausgeprägt „antidepressive Therapie"!

Durchführung der Exposition in kohäsiven Gruppen: reduziert Abhängigkeitsprobleme gegenüber den Therapeuten; erlaubt die Erfahrung, daß man selbst nicht nur nehmender Patient, sondern zugleich auch helfender Mitpatient im Sinne eines Kotherapeuten sein kann (Abbau der Hyperreflexion der eigenen Person); fördert humorvolle Copingreaktionen (s. dazu auch Frankl 1975); ist alles in allem wohl die stärkste Motivationsvariable im ganzen Programm (Einzelheiten in Hand 1975; Hand et al. 1974; Hafner u. Marks 1976).

Bei dem Einsatz der Exposition-in-vivo gibt es zwei im Hinblick auf Motivationsarbeit beim Patienten und bei der Patient-Therapeut-Interaktion stark voneinander abweichende Vorgehensweisen: Während bei unserem Vorgehen der Patient jederzeit während der Übungen die Entscheidung über deren Fortsetzung behält und bei dem Wunsch nach Abbruch in einen Motivationsdialog mit dem Therapeuten geht, wird von Bartling et al. (1980) und jetzt in der Gruppe um Fiegenbaum (s. Fiegenbaum 1988) vom Patienten vor Übungsbeginn ein schriftliches Einverständnis eingeholt, daß er bei „Fluchtversuchen" auch gegen seinen Willen mit geeigneten Mitteln in der Situation gehalten werden darf.

Die Exposition wird z. T. auch in sehr extremer Massierung der Übungen (Fiegenbaum 1988) oder in Kombination mit vielen zusätzlichen Maßnahmen (z. B. Andrews u. Moran 1988) durchgeführt. Aufgrund von Unterschieden in Meßmitteln und Methodik sind diese Studien jedoch nicht direkt miteinander vergleichbar.

Exposition kann auch – über manuale oder sogar Computerprogramme – als instruierte Selbsthilfe unter minimaler Therapeutenberatung durchgeführt werden. Gosh u. Marks (1987) geben dafür aus eigenen Untersuchungen und referierter Literatur gleich gute Effekte wie für therapeutenbegleitete Expositionen an. Unsere eigenen Ergebnisse (s. unten) zeigen demgegenüber für die manualgestützte Selbsthilfe zwar durchaus gute, aber doch auch deutlich schlechtere Ergebnisse als bei therapeutenbegleiteter Exposition; dafür sprechen indirekt auch die Ergebnisse von Fiegenbaum (1988), der bei Patienten, die massierte Exposition (ohne Meidungsmöglichkeit) erhalten hatten, wesentlich bessere Langzeiteffekte als bei Patienten mit sehr gestufter Exposition (mit Meidungsmöglichkeit) fand.

Die in Selbsthilfe durchgeführte Exposition wird nur sehr selten jenen Grad der Intensität erreichen, der mit der therapeutenbegleiteten gefahrlos (Shipley u. Boudewyns 1980) erreichbar ist. Wir haben seit Jahren in eigener Überarbeitung das bisher wohl am besten beforschte Selbsthilfemanual von Mathews et al. (1981) eingesetzt. Die Instruktionen in diesem Manual ähneln vom Konzept her wesentlich mehr einer Desensibilisierung in vivo als einer Exposition-in-vivo, da die Patienten einerseits zwar konkrete Anleitungen erhalten, wie sie die Exposition zu gestalten haben, andererseits jedoch ausdrücklich aufgefordert sind, bei Erreichen eines bestimmten Angstniveaus die Übungen nicht fortzusetzen, sondern sich auf einen weniger angstauslösenden Punkt zurückzuziehen, sich zu beruhigen, um dann erneut die Übung in Angriff zu nehmen; dementsprechend wird auch stark mit einer Hierarchie angstbesetzter Situationen und einem Beginn bei dem am wenigsten angstauslösenden Punkt gearbeitet. Bei einem Vergleich der Langzeiteffekte der therapeutenbegleiteten Gruppenexposition und der manualgeleiteten Exposition fanden sich für letztere bei etwa 50% der Patienten gute Resultate, während bei ersterer zwischen 50 und 95% (je nach Unterbedingungen) der Patienten entscheidend gebessert waren.

In Abb. 2 wird im Überblick dargestellt, wie hoch die jeweilige Erfolgsquote von therapeutenbegleiteter im Vergleich zu manualgeleiteter Exposition bei Patienten mit unterschiedlichen Gestörtheitsgraden ist.

Aus dieser Darstellung ist u. a. zu entnehmen, daß Agoraphobiker von milder/mittlerer Phobieintensität aus der Gruppenexposition zu nahezu 100% profitieren, daß Patienten mit schwerer Phobie ohne schwere zusätzliche Symptomatiken immer noch zu 90% profitieren und daß andererseits mit dem Selbsthilfeprogramm („home-based treatment", HBT) in jeder Bedingung nur 50% der Patienten profitieren; allerdings geht auch die Erfolgsquote der Gruppenexposition bei den multipel schwer gestörten Agoraphobikern auf 50% zurück (Einzelheiten in Hand et al. 1986).

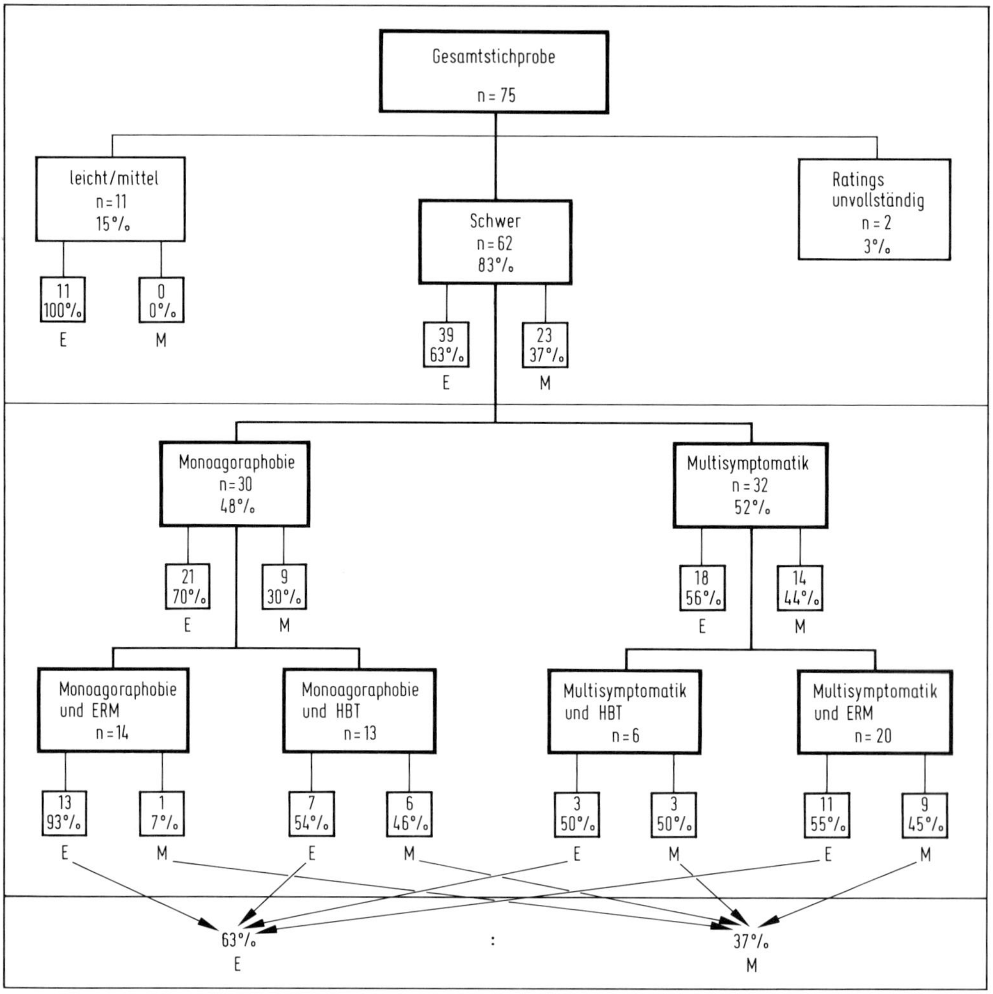

Abb. 2. Therapeutengeleitete Exposition (ERM, „exposure response management") vs. manualgestützte Selbstexposition (HBT, „home based treatment") bei Agoraphobie; *E* Erfolg, *M* Mißerfolg

5. Empfehlungen für die Praxis

Aus der bisherigen Darstellung läßt sich für die Versorgung von Patienten mit Angsterkrankungen – und darunter v. a. solchen mit Phobien – in Abhängigkeit vom Aus- und Weiterbildungsstand des jeweiligen Therapeuten folgendes Vorgehen ableiten:

1) Überprüfung, ob bei gesicherter Diagnose einer Phobie (Ausschluß hierarchisch übergeordneter somatischer oder psychiatrischer Erkrankungen) und gleichzeitigem Vorliegen anderer Probleme (z. B. in der Partnerschaft) Patient und Therapeut für eine Symptomtherapie motiviert sind. Falls der Therapeut über seinen oft gegebenen „Theorieschatten springen" und sich dafür entscheiden kann, werden etwa 75% der phobischen Patienten sich initial für die Symptomtherapie entscheiden.

2) Ausführliche Information über Angsterkrankungen und deren Behandlungsmöglichkeiten. Bei Zeitmangel des Therapeuten und entsprechender Lesemotivation des Patienten konkrete Literaturempfehlungen, z. B.: Hennhofer u. Heil 1975; Marks

1977; Fensterheim u. Baer 1985; Ledergerber 1988.

3) Intensive Motivationsarbeit für nichtmedikamentöse Bewältigungs(coping)versuche.

Falls Medikation vorübergehend unverzichtbar, Antidepressiva wählen. Anxiolytika nur im extremen Ausnahmefall bei Fehlen von Hinweisen für generelle Distreßintoleranz in bisheriger Lebensführung (andernfalls Suchtgefährdung) unter Betonung der Risiken und mit nur kurz dauernder (Tage bis Wochen) oder Intervallgabe. Bei manchen Patienten eindrucksvoller „Amuletteffekt": „Solange ich diese Pille in der Tasche habe, kann mir im Falle eines Falles nichts passieren".

Expositionstherapie kann unter anfangs noch weiterlaufender Antidepressivabehandlung begonnen werden – parallele Tranquilizergabe hebt dagegen in der Regel die möglichen Effekte der Exposition auf!

4) Falls hinsichtlich therapeutenbegleiteter Exposition Zeit-, Ausbildungs- oder (Praxis-)Organisationsprobleme beim Therapeuten, Versuch einer manualgestützten Selbstexposition des Patienten (mit oder ohne Einbeziehung des Partners). Bei Agoraphobie dafür gegenwärtig am besten abgesichert: Mathews et al. (deutschsprachige Bearbeitung Hand und Wilke, 1988) *Agoraphobie: eine Anleitung zur Durchführung einer Exposition in vivo unter Einsatz eines Selbsthilfemanuals.*

Grundsätzlich aber auch Bücher wie das unter 2) genannte von Marks einsetzbar. Regelmäßige, systematische Beratung der Patienten bei einem solchen Selbsthilfeversuch erscheint sinnvoll.

5) Falls mit den Maßnahmen 2–4 kein hinreichender Erfolg erreichbar oder falls von vornherein von Patient und Therapeut optimales Behandlungsergebnis in kürzestmöglicher Zeit gewünscht: therapeutenbegleitete Exposition in vivo (bei Agoraphobie bevorzugt in der problemhomogenen Gruppe).

6) Nach Abschluß der Schritte 2–4 (oder 5) erneute Abklärung, ob für andere Problembereiche zusätzliche Maßnahmen gewünscht oder erforderlich. Cave! Patienten mit Phobien sind – im Gegensatz zu solchen mit Zwangserkrankung oder psychosomatischen Störungen – oft ohne schwerwiegende frühe Defizite oder andere Störungen vor Ausbruch der Phobie; Angst-Distreß-Depressions-Bewältigungstraining bei Exposition dementsprechend häufig Anstoß zur nachfolgenden eigenständigen Veränderung anderer Problembereiche.

Die beschriebene Form der Behandlung von Phobien ist im Rahmen der Richtlinien der Kassenärztlichen Bundesvereinigung bzw. der gesetzlichen Krankenversicherungen von Psychologen oder Ärzten in der Regel im Rahmen einer Langzeitverhaltenstherapie von bis zu 40 Sitzungen möglich. In Institutsambulanzen kann sie mit gleich gutem Effekt auch von verhaltenstherapeutisch qualifiziertem Krankenpflegepersonal durchgeführt werden.

Da für 50–90% (je nach Untergruppe) der phobischen Patienten danach keine weiteren Therapiemaßnahmen erforderlich sind und andererseits etwa eine Behandlung mit Antidepressiva mindestens über 1 Jahr (nach gegenwärtigem Kenntnisstand sogar wesentlich länger) laufen muß, stellt der Versuch einer Verhaltenstherapie allein schon unter dem Kosten-Nutzen-Gesichtspunkt langfristig die attraktivere Alternative dar.

Für generalisierte Angststörungen ist in der Oxforder Arbeitsgruppe jetzt ebenfalls ein Selbsthilfemanual (Anwendung unter Therapeutenberatung) entwickelt und erprobt worden (Butler et al. 1987), dessen Überprüfung und Erprobung für den deutschen Sprachraum an unserer Ambulanz gerade begonnen hat.

Bei Zwangserkrankungen ist das therapeutische Vorgehen in der Regel deutlich komplexer und zeitaufwendiger. Die DSM-III-R Klassifikation der Zwangserkrankungen als Angststörungen ist therapeutisch eher irreführend (s. Hand 1988a, b).

Es sei abschließend nochmals betont, daß die Anwendung dieser Standardverfahren bei Angsterkrankungen nicht „reflexartig" aufgrund einer Symptom-Syndrom-Diagnose, sondern erst nach Absicherung der Indikation über die beschriebenen mehrschichtigen Diagnoseschritte erfolgen sollte.

Literatur

Adler J, Hager M, Zabarsky M, Jackson T, Friendly D, Abramson P (1984) The fight to conquer fear: phobias afflict millions of americans – but new therapies are providing help. Newsweek, 23. 04. 1984

American Psychiatric Association (ed) (1980) Diagnostic and statistical manual of mental disorders, third edition (DSM-III). American Psychiatric Association, Washington [dt.: Köhler H, Saß K (Hrsg) Diagnostisches und statistisches Manual psychischer Störungen DSM-III, Beltz, Weinheim]

American Psychiatric Association (ed) (1987) Diagnostic and statistical manual of mental disorders, third edition, revised (DSM-III-R). Deutschsprachige Bearbeitung (1989) Wittchen H-U, Saß H, Zandig M, Kochler K. Beltz, Weinheim

Andrews G, Moran C (1988) Exposure treatment of agoraphobia with panic attacks: are drugs essential? In: Hand I, Wittchen H-U (eds) Panic and phobias 2. Springer, Berlin Heidelberg New York Tokyo

Azrin N, Naster B, Jones R (1973) Reciprocity counseling – a rapid, learning based procedure for marital counseling. Behav Res Ther 11:365–382

Ballenger J (1987) Drug treatment of panic disorder and agoraphobia. CME Syllabus. American Psychiatric Association, Washington

Bandura A (1978) Toward a unifying theory of behavioral change. In: Franks C, Wilson G (eds) Annual review of behaviour therapy, theory and practice, vol. 6. Brunner Mazel, New York

Bartling G, Fiegenbaum W, Krause R (1980) Reizüberflutung. Kohlhammer, Stuttgart

Benedikt V (1870) Über Platzschwindel. Allg Wiener Med Z 15:488

Benkert O, Hippius H (1986) Psychiatrische Pharmakotherapie. Springer, Berlin Heidelberg New York Tokyo

Butler G, Gellington A, Hibbert G, Klimes I, Gelder M (1987) Anxiety Management for persistant anxiety. Br J Psychiatry 151:535–542

Chambless D, Goldstein A (eds) (1982) Agoraphobia. Wiley & Sons, New York

Chambless D, Caputo C, Jasiu S, Gracely E, Williams C (1985) The mobility inventory for agoraphobia. Behav Res Ther 23:35–44

Emmelkamp P (1988) Marital quality and treatment outcome in anxiety disorders. In: Hand I, Wittchen H-U (eds) Panic and phobias 2. Springer, Berlin Heidelberg New York Tokyo

Fensterheim H, Baer J (1985) Leben ohne Angst – Unsicherheiten, Ängste, Phobien erkennen, verstehen, beherrschen, 3. Aufl. Goldmann, München

Fiegenbaum W (1988) Long-term efficacy of ungraded versus graded massed exposure in agoraphobia. In: Hand I, Wittchen H-U (eds) Panic and phobias 2. Springer, Berlin Heidelberg New York Tokyo

Frankl V (1975) Theorie und Therapie der Neurosen. Reinhardt, München Basel

Fyer A, Liebowitz M, Gorman J, et al. (1987) Discontinuation of alprazolam treatment in panic patients. Am J Psychiatry 144:303–308

Ghosh A, Marks I (1987) Self-treatment of agoraphobia by exposure. Behav Ther 18:3–16

Hafner J (1986) Marriage and mental illness – as sex roles perspective. Guilford, New York

Hafner J, Marks I (1976) Exposure in vivo of agoraphobics-contributions of diazepam, group exposure, and anxiety evocation. Psychol Med 6:71–88

Hallam R, Hafner S (1978) Fears of phobic patients: factor analyses of self-report data. Behav Res Ther 16:1–6

Hand I (1975) Symptomzentrierte Gruppentherapie bei Phobien – die problemorientierte Arbeitsgruppe in der Psychotherapie. Fortschr Neurol Psychiatr 43:285–304

Hand I (1984) Verhaltenstherapie *und* Psychopharmaka bei Phobien? In: Götze P (Hrsg) Leitsymptom Angst. Springer, Berlin Heidelberg New York Tokyo

Hand I (1986) Verhaltenstherapie und kognitive Therapie in der Psychiatrie. Psychiatrie der Gegenwart, Bd 1. Springer, Berlin Heidelberg New York Tokyo

Hand I (1988a) Obsessive-compulsive patients and their families. In: Falloon I (ed) The handbook of behavioral family therapy. Guilford, New York

Hand I (1988b) Verhaltenstherapie als Kurzzeit-Psychotherapie. Prax Psychother Psychosom 33:268–277

Hand I (im Druck) Klassifikation und Diagnostik der Neurosen. In: Baumann U, Perrez M (Hrsg) Lehrbuch der klinischen Psychologie, Bd 1. Huber, Bern Stuttgart Toronto

Hand I, Angenendt J, Fischer M, Wilke C (1986) Exposure in vivo with panic management for agoraphobia: treatment rationale and long-term outcome. In: Hand I, Wittchen H-U (eds) Panic and phobias. Springer, Berlin Heidelberg New York Tokyo

Hand I, Lamontagne Y (1976) The exacerbation of interpersonal problems after rapid phobia removal. Psychother Theory Res Prac 13: 405–411

Hand I, Schröder G (1980) Die vagovasale Ohnmacht bei der Blut-Verletzungs-Katastrophen-(BVK-)Phobie und ihre verhaltenstherapeutische Behandlung. Therapiewoche 30:923–932

Hand I, Schroeder-Hartwig K (1985) Krankenpflege und Verhaltenstherapie in Psychiatrie und Medizin. Dtsch Krankenpflege Z 28: 650–654

Hand I, Wittchen H-U (eds) (1986) Panic and phobias – empirical evidence of theoretical models and longterm effects of behavioral treatments. Springer, Berlin Heidelberg New York Tokyo

Hand I, Wittchen H-U (eds) (1988) Panic and phobias 2 – treatments and variables affecting outcome. Springer, Berlin Heidelberg New York Tokyo

Hand I, Lamontagne Y, Marks I (1974) Group exposure (flooding) in vivo for agoraphobics. Br J Psychiatry 124:588–602

Hand I, Spoehring B, Stanik E (1977) Treatment of obsessions, compulsions and phobias as hidden couple-counseling. In: Boulougouris J, Rabavilas A (eds) The treatment of phobic and obsessive-compulsive disorders. Pergamon, Oxford

Hennenhofer G, Heil K (1975) Angst überwinden – Selbstbefreiung durch Verhaltenstraining. Rowohlt, Reinbek

Last C, Hersen M (1987) Issues in diagnostic research. Plenum, New York London

Ledergerber K (1988) Keine Angst vor der Angst – ihre Überwindung durch Einsicht und Vertrauen. Herder, Freiburg Basel Wien

Marks I (1969) Fears and phobias. Academic Press, New York

Marks I (1977) Bewältigung der Angst. Springer, Berlin Heidelberg New York

Marks I (1987) Fear, phobias and rituals. Oxford Univ Press, New York Oxford

Marks I, Mathews A (1979) Brief standard self-rating for phobic patients. Behav Res Ther 17:263–267

Mathews A, Gelder M, Johnston D (1981) Agoraphobia – nature and treatment. Guilford, New York

Mathews A, Gelder M, Johnston D (1988) Platzangst – eine Anleitung zur Durchführung einer Exposition in vivo unter Einsatz eines Selbsthilfemanuals. Springer, Berlin Heidelberg New York, Tokyo (Deutsche Bearbeitung: Wilke C, Hand I)

Mavissakalian M, Michelson L, Dealy S (1983) Pharmacological treatment of agoraphobia – imipramine versus imipramine with programmed practice. Br J Psychiatry 143: 348–355

Monteiro W, Noshirvani H, Marks I, Lelliot P (1987) Anorgasmia from clomipramine in obsessive-compulsive disorder. Br J Psychiatry 151:107–112

Noyes R, Anderson D, Clancy J, Crowe R, Slyman D, Ghoneim M, Hinrichs J (1984) Diazepam and propanolol in panic disorder and agoraphobia. Arch Gen Psychiatry 41: 287–292

Peter H, Hand I (1988) Patterns of patient-spouse interaction in agoraphobics: Assessment by Camberwell Family Interview (CFI) and impact on outcome of self-exposure treatment. In: Hand I, Wittchen H-U (Hrsg) Panic and phobias 2. Springer, Berlin Heidelberg New York Tokyo

Priebe S (1980) Die Bedeutung von Kohäsion und Angstfluktuation bei Kurzzeit-Übungsgruppen von Agoraphobikern. Unveröffentlichte Dissertation, Universität Hamburg

Regier DA, Myers JK, Kramer M, Robins LN, Blazer DG, Hough RL, Eaton WW, Locke BZ (1984) The NIMH epidemiological catchment area program. Historical context, major objectives and study population characteristics. Arch Gen Psychiatry 41:934–941

Robins L, Orvaschel H, Anthony J, Blazer D, Burnam A, Burke J (1985) The diagnostic interview schedule. In: Eaton W, Kessler L (eds) Epidemiologic field methods in psychiatry. Academic Press, New York

Sheehan D (1983) The anxiety disease. Bantam, Toronto New York London

Sheehan D, Ballenger J, Jacobsen G (1980) Treatment of endogenous anxiety. Arch Gen Psychiatry 37:51–59

Sheehan D, Coleman J, Greenblatt D et al. (1984) Some biochemical correlates of panic attacks with agoraphobia and their response to a new treatment. J Clin Psychopharmacol 4:66–75

Shipley R, Boudewyns P (1980) Flooding and implosive therapy – are they harmful? Behav Ther 11:503–508

Thorpe G, Burns L (1983) The agoraphobic syndrome. Wiley & Sons, New York

Thorpe G, Burns L, Smith P, Blier M (1984) Agoraphobia-research developments and clinical implications. In: Franks C (ed) New developments in behavior therapy – from research to clinical application. Haworth, New York

Watson J, Marks I (1971) Relevant and irrelevant fear in flooding – a crossover study of phobic patients. Behav Ther 2:275–293

Westphal C (1871/72) Die Agoraphobie – eine neuropathische Erscheinung. Arch Psychiatrie Nervenkrankheiten 3:138–171, 219–221

Wilson T (1987) Fear reduction methods and the treatment of anxiety disorders. In: Wilson T, Franks C, Kendall P, Foreyt J (eds) Review of behavior therapy, theory and practice, vol 11. Guilford, New York

Wittchen H-U (1986) Epidemiology of panic attacks and panic disorders. In: Hand I, Wittchen H-U (eds) Panic and phobias. Springer, Berlin Heidelberg New York Tokyo

Wittchen H-U, Zerssen D von (1988) Verläufe behandelter und unbehandelter Depressionen und Angststörungen. Springer, Berlin Heidelberg New York Tokyo

Zohar J, Insel T (1987) Drug treatment of obsessive-compulsive disorder. CME-Syllabus, American Psychiatric Association Washington

4. Verhaltenstherapie und Antidepressiva bei der Behandlung von Depressionen

F. T. Zimmer

1. Einleitung . . . 62
1.1. Aktivitätsaufbauende Verfahren . . . 63
1.2. Modifikation der depressiogenen Kognitionen . . . 63
1.3. Aufbau zwischenmenschlicher Kompetenzen/Paartherapie . . . 63
2. Zur Wirksamkeit der Verhaltenstherapie in der Depressionsbehandlung . . . 64
3. Zur Frage der Kombinationsbehandlung . . . 70
3.1. Angloamerikanische Studien . . . 70
3.2. Die Tübinger Studie . . . 70
3.2.1. Ergebnisse . . . 70
4. Langfristige Wirksamkeit der Verhaltenstherapie . . . 71
5. Zur Frage der Rückfallprädiktion . . . 72
6. Entwicklung neuer Strategien zur Behandlung chronisch Depressiver . . . 72
6.1. Epidemiologische Befunde zur chronischen Depression . . . 72
6.2. Zur Symptomatologie der chronischen Depression . . . 73
6.3. Die Rolle enger Beziehungen und interpersoneller Fertigkeiten . . . 73
6.4. Zur Wirksamkeit kognitiver Verhaltenstherapie bei chronifizierter Depression . . . 75
6.5. Pharmakotherapie im Hinblick auf Chronizität und Therapieresistenz . . . 76
7. Ausblick . . . 77
Literatur . . . 77

1. Einleitung

Die Behandlung von Depressionen stellt für Therapeuten wie Forscher eine besondere Herausforderung dar:

1) Wegen ihrer hohen Prävalenz: im Verlaufe ihres Lebens erkranken etwa 12% der erwachsenen Bevölkerung an Depressionen. Depressionen sind der häufigste Aufnahmegrund in psychiatrische Kliniken; ca. 10% der ambulanten Patienten in allgemeinärztlichen Praxen suchen wegen depressiver Verstimmungen um Hilfe; etwa 15–20% nehmen einen chronischen Verlauf (Heimann u. Zimmer 1987).
2) Wegen der Suizidgefahr: Etwa 14 000 erfolgreiche Suizide pro Jahr übersteigen die Zahl der Verkehrstoten.
3) Wegen der Beziehungsproblematik: Schon Freud wies 1917 darauf hin, daß das klagende Verhalten Depressiver von Angehörigen wie Therapeuten häufig als Belastung empfunden wird.

Für die Depressionsbehandlung wurden im Rahmen der Verhaltenstherapie eine Vielzahl spezifischer therapeutischer Techniken, Strategien sowie Prinzipien der Gesprächsführung entwickelt. Sie gehen auf vier Quellen zurück: 1. wissenschaftlich untersuchte lerntheoretische Prinzipien und Standardverfahren der Verhaltenstherapie (Kanfer u. Phillips 1975; Fliegel et al. 1981), 2. Theorien und Modelle zur Genese und Aufrechterhaltung der Depression (Hoffmann 1976), 3. empirische Studien zur Wirksamkeit der Verfahren und 4. langjähriges klinisch-psychologisches Erfahrungswissen.

Einflüsse aus den 4 Bereichen befruchteten sich gegenseitig und haben zu ausführlichem Forschungsbemühen geführt. Dabei hat sich der von Beck in der Psychiatrie an schwer Depressiven entwickelte Ansatz besonders bewährt und vielfache Forschung angeregt.

Gemeinsam sind den therapeutischen Verfahren folgende Aspekte: Therapie wird als zeitlich begrenztes, zielorientiertes und klar strukturiertes Unterfangen betrachtet, in dem Therapeut und Patient gemeinsam an einer Problemanalyse arbeiten und die relevanten funktionalen Bedingungen der Aufrechterhaltung der Symptomatik untersuchen. Gemeinsam wird dann versucht, auf der Basis überprüfter Prinzipien eine Strategie zur Veränderung dieser die Depression aufrechterhaltenden Variablen zu entwickeln und das damit erreichte Behandlungsergebnis zu evaluieren. Dabei wird sich der Therapeut zu Beginn stärker empathisch und stützend verhalten, während er im Laufe der Therapie stärker unterstützend auf die Selbsthilfeversuche des Patienten reagiert (Rötzer 1983).

Folgende Schwerpunkte einer verhaltenstherapeutischen Behandlung der Depression haben sich herauskristallisiert:

1.1. Aktivitätsaufbauende Verfahren

Zurückgehend auf das Modell und die Forschungen von Lewinsohn (1974), die den Affekt als abhängig von Ausmaß bzw. Frequenz und der Zufriedenheit mit potentiell befriedigenden Aktivitäten gesehen haben, wird versucht, 1) über Selbstbeobachtungsaufgaben eben diesen Zusammenhang beim Patienten zu untersuchen, 2) schrittweise sinnvolle und befriedigende Aktivitäten – v. a. soziale Kontakte – wieder aufzubauen und den Tagesablauf zu strukturieren, 3) gegebenenfalls die notwendigen sozialen Kompetenzen und Interaktionsfertigkeiten über Selbstsicherheitstraining zu entwickeln und 4) eventuell über Selbstregulationsprinzipien eine gewisse Unabhängigkeit von Fremdverstärkungen und damit auch vom Therapeuten zu erzielen.

1.2. Modifikation der depressiogenen Kognitionen

Seit den Forschungen zur „gelernten Hilflosigkeit" und der Weiterentwicklung der Theorie durch Berücksichtigung von Attributionsprozessen (Abramson et al. 1978) war belegt, daß Depressive ungünstige Muster der Wirklichkeitsverarbeitung, insbesondere der Ursachenzuschreibung positiver und negativer Ereignisse haben. Diese Annahmen wurden durch die klinischen Erfahrungen und das Modell von Beck u. Mitarb. (Beck et al. 1979) stärker differenziert und auf die Praxis bezogen. Neben formalen Denkfehlern depressiver Patienten – wie selektiver Abstraktion oder Übergeneralisierung – werden inhaltliche Aspekte betont (negative Sicht des Selbst, der Umwelt und der Zukunft). Dieser Ansatz Becks hat zu einer Vielzahl von Interventionen zur Analyse und Modifikation von depressiogenen Kognitionen geführt, wie z. B. sokratischer Dialog, Realitätstestung, Distanzieren, Reattribution u. v. a. In der Regel werden diese auf der kognitiven Ebene ansetzenden Verfahren mit aktivitätsbezogenen Verfahren kombiniert.

1.3. Aufbau zwischenmenschlicher Kompetenzen/Paartherapie

Aufgrund der Bedeutung zwischenmenschlicher Beziehungen für die Verstärker-Bilanz von Patienten und aufgrund von Forschungen, die im Abschnitt 5 zur chronischen Depression dargestellt werden, rückten in letzter Zeit neben Verfahren zum Aufbau sozialer Kompetenz verhaltenstherapeutische Verfahren der Paartherapie in den Blickpunkt des Interesses.

Die Bedeutung der Verhaltenstherapie (wie auch jeder anderen Psychotherapie) für die Behandlung Depressiver läßt sich aus der Beantwortung der folgenden Fragen ableiten:

1) Kann ihre Wirksamkeit hinsichtlich psychopathologischer Besserung, Wiederherstellung von Arbeits- und Genußfähigkeit belegt werden?
2) Ist sie kombinierbar mit Psychopharmaka – und wenn ja, mit welchem Effekt?
3) Gibt es Hinweise auf längerfristig stabile Therapieeffekte und auf eine mögliche Rezidivprophylaxe im Vergleich zu Psychopharmaka?

4) Gibt es Prädiktoren für Remission oder Rückfall?

5) Wie könnte die Therapie im Hinblick auf die Problematik chronisch Depressiver weiter optimiert werden?

2. Zur Wirksamkeit der Verhaltenstherapie in der Depressionsbehandlung

Die Tabellen 1–4 geben einen Überblick über Therapiestudien zur kurz- und langfristigen Wirksamkeit kognitiver Verhaltenstherapie bei psychiatrischen Patienten, die seit der bahnbrechenden Studie von Rush et al. (1977) abgeschlossen wurden.

Dabei wurden lediglich solche Studien aufgeführt, die ein kontrolliertes Design aufweisen, mindestens 20 Patienten umfassen, ein Patientenalter zwischen 20 und 60 Jahren haben, definierte Diagnosekriterien berichten, eine Mindesttherapiedauer von 4 Wochen und definierte Erfolgskriterien beinhalten und inferenzstatistisch ausgewertet wurden. Tabelle 4 umfaßt darüberhinaus auch kontrollierte Einzelfallstudien zu chronisch depressiven Patienten.

Viele der hier genannten Studien haben folgende gemeinsame Selektionskriterien: Psychiatrische Patienten; Diagnosestellung nach „Research Diagnostic Criteria" (RDC, Spitzer et al. 1978) oder Kriterien von Feighner et al. (1972), d. h. „Major Depressive Disorder", unipolare, nichtpsychotische Depression; meist ambulante Therapie; BDI-Wert (Beck Depression Inventory, Beck et al. 1961) $\geq$20, HAMD-Wert (Hamilton-Ratingskala für Depression, Hamilton 1960) $\geq$14 (17-Item-Form). Die Patienten waren im Schnitt mittel bis schwer depressiv, gemessen am BDI und Hamilton-Depressionsscore.

Eine besonders interessante und methodisch sorgfältige Studie wurde von Murphy et al. (1984) an der psychiatrischen Abteilung der Universität St. Louis durchgeführt. 87 Patienten, von denen 70 die Therapie beendeten, erhielten in maximal 20 Sitzungen, über 12 Wochen verteilt, entweder kognitive Verhaltenstherapie (n = 24), Nortriptylin (n = 24), eine Kombination beider (n = 22) oder kognitive Verhaltenstherapie plus Plazebo (n = 17). Die Analyse der Selbstbeurteilung anhand des BDI und des unabhängigen Fremdratings (HAMD) ergab keinerlei Differenzen zwischen den verschiedenen Therapieformen. Es wurden nicht nur Anfangs- und Endwerte, sondern über den gesamten Therapieverlauf wöchentliche BDI-Werte und 14tägige Hamilton-Ratings erhoben. Es wird deutlich, daß auch die Besserung für die einzelnen Gruppen nahezu identisch verläuft. Darüber hinaus wurde mit Hilfe regelmäßiger Plasmaspiegelbestimmungen und anfänglicher MHPG-Analyse darauf geachtet, eine optimale Dosierung der antidepressiven Medikation im Sinne eines „therapeutischen Fensters" zu erreichen.

Die bisher größte Studie bei nicht-bipolaren, nicht-psychotischen, ambulanten depressiven Patienten wurde vom National Institute of Mental Health (NIMH) initiiert (Elkin et al. 1985). Hauptziel war ein Wirksamkeitsvergleich der kognitiven Verhaltenstherapie (KVT) nach Beck et al. und der interpersonellen Therapie (IPT) nach Klerman u. Weissman. Beide wurden miteinander und gegenüber einer antidepressiven Standardmedikation mit Imipramin (IMI) sowie einer Pillen-Plazebo-Kontrollgruppe (PLAC) verglichen. Die Pharmakotherapiebedingungen wurden doppelblind geprüft und beinhalteten ebenfalls stützende Gespräche.

Die Studie wurde multizentrisch an drei verschiedenen Institutionen durchgeführt: Universität Pittsburgh (Imber u. Pilkonis), Universität Washington (Scotsky u. Glass), Universität Oklahoma (Watkins u. Leber). Für das Training waren verantwortlich: Weissman für IPT an der Yale Universität, Shaw für KVT am Clarke Institute in Toronto, Fawcett für die Pharmakotherapie, Rush-Presbiterian Chicago, für die Gesamtkoordination verantwortlich war Elkin.

Ein wesentliches Merkmal der Studie war die sorgfältige Festlegung und Standardisierung der Therapiebedingungen über

Tabelle 1. Frühe psychoanalytische Studien und „interpersonelle Therapie"

Autor/ Jahr	Gruppen	Anzahl der aufgenommen/ abgeschlossenen Fälle	Setting	Dauer	Ergebnis	Follow-up	Wichtigste Maße
Covi et al. 1974, 1976	– PH (Impipramin) – PH (Diazepam) – Placebo jeweils: + stützende Gespräche/Gruppenpsychotherapie	218/149	ambulant	16 Wochen	Imipramin besser als Diazepam und Placebo, Psychotherapie keinen zusätzlichen Effekt	1½ Jahre: Imipramin deutlich besser	POMS SCL BPRS Globales Urteil
Klerman et al. 1974, Weissman et al. 1974, 1976	Erst Amitriptylin, dann entweder – PH (Amitriptylin) – Placebo – keine PH jeweils: + hohe/niedrige Unterstützung durch Therapeut	150	ambulant	8 Monate (32 bzw. 8 Sitzungen)	Amitriptylin > Placebo, kein additiver Effekt durch Psychotherapie	6 Monate, kein additiver Effekt der Kombination (PH+PsTh) Rezidive, PsTh verbessert soziale Anpassung (auch: 1 Jahr); 1 Jahr: PH weniger Rezidive	SCL Raskin SAS
Friedman 1975	– PH (Amitriptylin) – Placebo plus Ehetherapie/oder Unterstützung	196	ambulant	12 Wochen	PH > Placebo; kein additiver Effekt durch Ehetherapie, PH wirkt früher als Ehetherapie	6 Monate, Kombination PH+PsTh additive Effekte (Rückfall und Anpassung), 1 Jahr: PH weniger Rezidive, PsTh: bessere soziale Anpassung	Symptomreduktion, Selbst- und Fremdurteil
Dimascio et al. 1979; Weissman et al. 1979, Follow-up: Rounsaville et al. 1981, Weissman et al. 1981	– PH (Amitriptylin) – IPT – PH + IPT – KG (Warten + telefonischer Kontakt)	96	ambulant	16 Wochen	PH+IPT>PH=IPT>KG (PH: frühere Wirkung)	1 Jahr: Erfolg gehalten, IPT: bessere soziale Anpassung	HRSD Raskin Scale Rückfall SCL Drop-out

KVT Kognitive Verhaltenstherapie
PH Pharmakotherapie
KT Kognitive Therapie
VT Verhaltenstherapie
SST Selbstsicherheitstraining
PsTh Traditionelle Psychotherapie
KG Kontrollgruppe
BDI Beck Depression Inventory (Beck et al. 1961)
BfS Befindlichkeitsskala (v. Zerssen 1976)
BL Beschwerdeliste (v. Zerssen 1976)
DACL Depression Adjective Check List (Lubin 1965)
DS Depressionsskala (v. Zerssen 1976)
EPQ Eysenck Personality Questionaire (Eysenck u. Eysenck 1975–1976)
EPI Eysenck Personality Inventory (Eysenck u. Eysenck 1975–1976)
HRSA Hamilton Rating Scale for Anxiety (Hamilton 1959)
HRSD Hamilton Rating Scale for Depression (Hamilton 1960)
IDA Irritability, Depression and Anxiety Scale (Snaith et al. 1978)
MADS Montgomery-Asberg Personality Inventory (Montgomery u. Asberg 1979)
TAF Tübinger Anhedonie-Fragebogen (Rötzer-Zimmer 1983)
MMPI Minnesota Multiphasic Personality Inventory (Hathaway u. McKinley, 1943–1951)
Raskin Depression Scale (Raskin et al. 1970)
> besser als
IPT: Interpersonelle Therapie
SR: Selbstregulation
PES Pleasant Event Schedule (McPhillamy u. Lewinsohn 1976)
VAS Visuelle Analog-Skala (Aitken 1969)
≥ tendenziell überlegen

Tabelle 2. Studien zum Vergleich der Wirksamkeit von KVT und Pharmakotherapie (Abkürzungen s. Tabelle 1)

Autor/ Jahr	Gruppen	Anzahl der aufgenommen/ abgeschlossenen Fälle	Setting	Dauer (Wochen)	Ergebnis	Follow-up	Wichtigste Maße
Rush et al. 1977, Follow-up: Kovacs et al. 1981	– KVT – PH (Imipramin)	41/32	ambulant	12	KVT > PH	nach 3 und 6 Monaten Ergebnisse aufrechterhalten, nach 1 Jahr KVT > PH bei Selbsteinschätzung, andere Maße n.s.	BDI HRSD HRSA Raskin Scale
Dunn 1979	– KVT – PH	24/20	ambulant	8	KVT > PH	6 Monate	BDI
McLean u. Hakstian 1979	– VT (kognitive Elemente) – PH (Amitriptylin) – PsTh – KG (Entspannung)	154 (37 Dropouts ersetzt)	ambulant	10	VT > PH = KG > PsTh	nach 3 Monaten nur noch signifikante Unterschiede zwischen VT und PsTh	BDI DACL EPQ
Bellack et al. 1981	– PH (Amitriptylin) – SST – Plazebo – VT	72	ambulant	12	alle erfolgreich, für SST mehr gebesserte Patienten	– – –	BDI HRSD EPI
Blackburn et al. 1981	– KVT – PH (verschiedene Medikamente) – KVT + PH	88/64	ambulant (hospital group vs. general practice group)	20	„hospital group": KVT+PH > KVT > PH Gen. pract. group KVT+PH = KVT > PH	1 Jahr	BDI HRSD IDA
De Jong et al. 1981	– KT + VT + SST – reguläre psychiatrische Behandlung	20	stationär	14	Selbstbeurteilung: KT+VT+SST > reguläre psychiatrische Behandlung Fremdbeurteilung: KT+VT+SST ≥ reguläre psychiatrische Behandlung		BDI DS BFS BL IMPS
Rush u. Watkins 1981	– KVT (Gruppe) – KVT (individuell) – KVT (individuell) + PH (verschiedene Medikamente)	44	ambulant	10–22	KVT (individuell) + PH = KVT (individuell) > KVT (Gruppe)	bei 10 Gruppenpatienten nach 2 Monaten keine signifikanten Veränderungen	BDI HRSD MMPI

Autor/ Jahr	Gruppen	Anzahl der aufgenommen/ abgeschlossenen Fälle	Setting	Dauer	Ergebnis	Follow-up	Wichtigste Maße
Roth 1982	– Selbstkontrolle (SR) – SR + PH (Imipramin)	32	ambulant	12 Wochen	beide erfolgreich, doch Kombination eher Erfolge	nach 3 Monaten Erfolge gehalten	BDI HRSD MMPI
Wilson 1982	– PH (Amitriptylin) oder Placebo plus VT, Entspannung oder Unterstützung	64	ambulant	8 Wochen	PH besser und eher erfolgreich, kein VT-Effekt	nach 6 Monaten Erfolge gehalten	BDI PES
Murphy et al. 1984 Follow-up: Simons et al. 1986	– KVT – PH (Notriptylin) – KVT + PH – KVT + Placebo	87/70	ambulant	12 Wochen	keine Unterschiede zwischen den Gruppen	1 und 6 Monate, 1 Jahr Patienten mit KVT hatten weniger Rückfälle als Patienten ohne KVT	BDI HRSD Raskin Scale MMPI
Rötzer-Zimmer et al. 1984 Follow-up: Rötzer-Zimmer et al. 1985	– KVT – PH – KVT + PH	60/46	ambulant	12 Wochen	keine Unterschiede zwischen den Gruppen	3 und 6 Monate, 1 Jahr, Behandlungseffekte bei Patienten mit KVT besser gehalten als bei PH, bei PH höheres Rückfallrisiko als mit KVT	BDI HRSD DS BfS TAF
Teasdale et al. 1984	– KVT + übliche Behandlung – Übliche Behandlung (meist PH)	44/34	ambulant	ca. 14 Wochen	KVT + übliche Behandlung > übliche Behandlung	3 Monate	BDI HRSD MADS
Beck et al. 1985	– KVT – KVT + PH (Amitriptylin)	33	ambulant	12 Wochen	KVT = KVT + PH	1 Jahr	BDI HRSD
Covi et al. im Druck	– KVT (Gruppe) – KVT+PH (Imipramin) – PsTh (Gruppe)	92/70	ambulant	14 Wochen	Selbstbeurteilung: KVT+PH = KVT > PsTh Fremdbeurteilung: KVT+PH > KVT > PsTh Soziale Anpassung: KVT > KVT+PH > PsTh	3, 6 und 9 Monate, mit KVT ist der Verlauf besser	BDI HRSD Raskin Scale
Hollon et al. (1983)	– KVT – PH (Imipramin) – KVT + PH PH + „maintainance treatment“ (1 Jahr)	106/64	ambulant	12 Wochen	signifikante Unterschiede nur auf dem MMPI. KVT + PH am besten, die beiden PH-Bedingungen am schwächsten	geplant	BDI HRSD Raskin Scale MMPI

Tabelle 3. Studien zum Vergleich der Wirksamkeit von KVT und anderen psychologischen Therapieverfahren

Autor/ Jahr	Gruppen	Anzahl der Fälle	Setting	Dauer (Wochen)	Ergebnis	Follow-up	Wichtigste Maße
McLean et al. 1973	– VT (Partnertherapie) – KG (Arzt)	20	ambulant	8	Experimentalgruppe KG auf allen Maßen	nach 3 Monaten Erfolg gehalten	DACL u.a.
Shaw 1977	– KT – VT – KG 1 (nondirektiv) – KG 2 (Warteliste)	32	ambulant	4	KT>VT, KG1 > KG2	---	BDI HRSD VAS
Taylor u. Marshall 1977	– KT – VT – KT+VT – KG (Warteliste)	28	ambulant	6	KT+VT>KT=VT>KG	5 Wochen	BDI MMPI-D VAS
Fuchs u. Rehm 1977	– Selbstregulation (SR) – nichtdirektiv – KG (Warteliste)	36 (Studenten)	ambulant	6	SR > andere Bedingungen	nach 6 Wochen Erfolg gehalten	BDI MMPI PES
Rehm et al. 1979	– SR – SST	24 (Studenten)	ambulant	6	SR > SST	nach 6 Wochen Erfolg gehalten	BDI MMPI PES
Zeiss et al. 1979	– Aktivitätstraining – KT – SST – Plazebo	44	ambulant	4	alle Bedingungen besser als Warten, sonst kein Unterschied	nach 4 Wochen Erfolg gehalten	MMPI-D
De Jong et al. 1986	– KT – VT – KT+VT – KG (Warteliste)	33	stationär	8–12	Kombination am besten, alle Gruppen > KG	---	BDI HRSD DS, BFS FPI
Fleming u. Thornton 1980	– KT – SR – nichtdirektiv	35	ambulant	4	keine Unterschiede zwischen den Behandlungen	---	BDI
Sanches et al. 1980	– SST – Gruppentherapie (PA)	32	ambulant	5	SST Gruppentherapie	nach 4 Wochen Erfolg gesteigert	BDI MMPI-D
Comasz-Diaz 1981	– KT – VT – KG (Warteliste)	26	ambulant	4	KT = VT > KG	nach 5 Wochen leichter Vorteil für VT	BDI HRSD
Brown u. Lewinsohn 1984	– Gruppenbedingung – Einzelbedingung – Telefonbedingung – Wartebedingung	80	ambulant	12	alle Bedingungen besser als Warten	nach 6 Monaten Erfolg gehalten	BDI HRSD CES-D
Harpin 1982	– KVT – KG (Warteliste)	12	ambulant	10	KVT ≥ KG	nach 6 Monaten Erfolg gehalten	HRSD
Wilson et al. 1983	– KT – VT – KG (Warteliste)	25 (4 Dropouts ersetzt)	ambulant	8	KT = VT > KG	5 Monate	BDI HRSD PES
NIMH-Projekt Elkin et al. 1986 (läuft seit 1980)	– KVT – IPT – PH (Imipramin) – KG (Plazebo)	240	ambulant	16	KVT = IPT = PH > KG IPT = PH > KVT (schwere Depr.) PH schnellere Besserung	6, 12 und 18 Monate	BDI HRSD und zahlzahlreiche Maße

Behandlungsmanuale, spezielle Trainings und Kontrolle der Therapiedurchführung in jeder Gruppe durch unabhängige Experten. Alle Therapien erstreckten sich über 16 Wochen.

250 ambulante Patienten (Major Depressive Disorder nach RDC; Spitzer et al. 1982; HAMD ≥14) wurden randomisiert den 4 Therapiegruppen zugeordnet. Die Patienten waren mittel bis schwer depressiv mit einem durchschnittlichen Hamilton-Wert von 19,5, und 38% hatten eine eindeutige Diagnose endogener Depression.

Erste Ergebnisse der 5jährigen Studie wurden 1986 vorgestellt (Elkin et al. 1986). Diese Ergebnisse sind als vorläufige Zusammenfassung zu verstehen: Von den 239 Patienten, die die Behandlung begonnen hatten, vollendeten 162 (68%) mindestens 15 Wochen und 12 Behandlungssitzungen. Obwohl mehr Patienten in der Plazebogruppe abbrachen oder aus der Studie genommen wurden (ca. doppelt so viel wie bei der IPT), gab es keine statistisch signifikanten Unterschiede zwischen den Abbruchquoten der 4 Behandlungsgruppen. Die hier berichteten Ergebnisse beziehen sich sowohl auf die Patienten, die die Therapie abschlossen, wie auf alle, die eine Behandlung begonnen hatten.

1) Am Ende der Therapie ergaben sich keinerlei signifikante Unterschiede zwischen den Psychotherapiegruppen untereinander oder gegenüber der Imipraminbehandlung, weder bzgl. depressiver Symptomatologie noch allgemeiner Beeinträchtigung. Imipramin führte jedoch mehr zu signifikant besseren Ergebnissen als Plazebo. Ebenso führte Imipramin zu einer schnelleren Abnahme depressiver Symptome als die anderen Therapiebedingungen, was sich nach 8 Wochen bereits abzeichnete und nach 12 Wochen statistisch signifikant wurde. Nach 16 Wochen allerdings hatten beide Psychotherapieformen diese Differenz wieder aufgeholt.

2) Alle Behandlungsformen führten zu einer signifikanten Abnahme depressiver Symptome, auch die Plazebobedingung, wenngleich weniger Patienten in dieser Gruppe voll remittierten. Obwohl beide Psychotherapieformen wie auch Imipramin sich als konsistent besser erwiesen als Plazebo, waren die Differenzen häufig nicht signifikant, speziell bzgl. der Psychotherapien. Es ist hier wichtig zu betonen, daß Plazebo mehr beinhaltete als eine Plazebopille. Patienten wurden wöchentlich von einem erfahrenen Psychiater gesehen, der ihnen unterstützende und ermutigende Gespräche anbot.

3) Betrachtet man schwer Depressive (HAMD > 20; 44% der Stichprobe) und weniger schwer Depressive getrennt voneinander, zeigte sich jedoch, daß die schwereren Formen von der Plazebobehandlung nicht so profitierten. IPT und IMI erwiesen sich in der Fremdbeurteilung als konsistent und signifikant effektiver als Plazebo. Bei den weniger schwer Depressiven ergab es keinerlei signifikante Gruppenunterschiede. Endgültige Folgerungen für die KVT-Gruppe können noch nicht gezogen werden, da die Ergebnisse hier über die 3 Zentren hinweg stark variierten. Insgesamt zeigte sich bei Psychotherapie eine größere Variabilität der Therapieeffekte als bei der Pharmakotherapie. Weitere Detailanalysen sind hier besonders notwendig zum Verständnis der verantwortlichen Faktoren.

4) Nur geringe Hinweise ergaben sich auf differentielle Effekte auf den zielspezifischen Symptomebenen (z. B. eine deutlichere Besserung sozialer Kontaktfähigkeit bei der IPT-Behandlung). Die Besserung zeigte sich in allen Gruppen über viele Maße hinweg in ähnlicher Weise, d. h. syndromal. Die Katamnesen befinden sich derzeit noch in der Auswertung.

Für die Behandlung ambulanter depressiver Patienten ergeben sich – unter Berücksichtigung aller bisherigen Publikationen – folgende Ergebnisse:

Kurzfristig gesehen ist kognitive Verhaltenstherapie gleich effektiv wie trizyklische Antidepressiva (3 Monate; Blackburn et al. 1981; Rush u. Watkins 1981; Bellack et al. 1981; Hollon et al. 1984; McLean u. Hakstian 1979) oder überlegen (Rush et al. 1977; McLean u. Hakstian 1979). Auch gegenüber traditioneller Psychotherapie schnitt kognitive Verhaltenstherapie in den beiden bisher einzigen Studien zu diesem

Thema besser ab (McLean u. Hakstian 1979; Covi et al. 1984). In den noch vorläufigen Auswertungen der NIMH-Studie sind die Effekte der KVT allerdings weniger überzeugend.

3. Zur Frage der Kombinationsbehandlung

Gibt es Hinweise auf additive Effekte der Wirksamkeit von psychotherapeutischem und pharmakotherapeutischem Vorgehen?

3.1. Angloamerikanische Studien

Die ersten Studien zur Frage der Kombination von Psychotherapie und Pharmakotherapie wurden von Covi et al. (1974), Klerman et al. (1974) und Friedman (1975) veröffentlicht (vgl. Tabelle 1). Eine Kombination trizyklischer Antidepressiva mit psychodynamisch orientierter Gruppenpsychotherapie oder stützender psychiatrischer Behandlung erwies sich nicht besser als trizyklische Antidepressiva allein. Letztere waren ebenfalls einer Eheberatung überlegen. Wöchentliche bzw. 14tägige psychotherapeutische Gespräche führten auch zu keiner größeren Rezidivprophylaxe als Antidepressiva.

Die bisherigen Ergebnisse zur Kombination von Verhaltenstherapie und Psychopharmaka sind nicht ganz einheitlich (vgl. Tabelle 2):

In den meisten (6) Studien fand sich kein additiver Effekt von kognitiver Verhaltenstherapie und Pharmaka [Beck et al. 1985; Blackburn et al. 1981 bei Patienten aus der Allgemeinpraxis; Bellack et al. 1981; Murphy et al. 1984; Rush u. Watkins 1981; Hollon et al. 1984 (BDI, HAMD)]. Eine Überlegenheit der Kombination fand sich in 4 Studien (Blackburn et al. 1981; Covi et al. 1984; Hollon et al. 1984; Teasdale et al. 1984).

3.2. Die Tübinger Studie*

Mehrere Ziele wurden in dieser Studie (Rötzer-Zimmer et al. 1984) verfolgt: Im Anschluß an die zitierten Studien aus dem angloamerikanischen Sprachraum wurde erstmalig in der BRD ein Vergleich zwischen kognitiver Verhaltenstherapie, Psychopharmakotherapie und deren Kombination vorgenommen. Darüber hinaus wurde diese Fragestellung mit einer Analyse der komplexen Komponenten kognitiver Verhaltenstherapie verbunden: Es handelt sich um den Aufbau befriedigender Aktivitäten, entweder allein oder ergänzt durch eines von 2 kognitiven Verfahren (Selbstregulation nach Kanfer u. Rehm oder Modifikation des Selbstkonzepts durch Aufmerksamkeitslenkung auf emotional positiv getönte Gedächtnisprozesse, Zimmer). Die Therapiedauer aller Gruppen betrug 12 Sitzungen (Wochen).

Patienten wurden randomisiert einer der Gruppen zugeordnet. Die Selektionskriterien entsprachen denen der zuvor genannten Studien. Die längerfristigen Effekte wurden in mehreren Katamnesen überprüft (3, 6 und 12 Monate). Multiple Meßebenen erfaßten Änderungen der globalen Psychopathologie und der zielspezifischen Variablen: Selbstbeurteilung, Fremdbeurteilung, psychophysiologische und biochemische Parameter.

3.2.1. Ergebnisse

Die hier berichtete Stichprobe umfaßte 60 mittel bis schwer depressive Patienten (hoher Prozentsatz chronischer bzw. therapieresistenter Patienten) diagnostiziert nach „Research Diagnostic Criteria" (RDC), von denen 46 die Therapie beendeten. Die Therapiegruppen unterschieden sich weder hinsichtlich demographischer Charakteristika (Geschlecht, Alter, Familienstand, Berufsstatus und Ausbildung) noch hinsichtlich krankheitsrelevanter Merkmale (Diagnose, Schweregrad, Suizidalität,

* Diese Studie wurde von der Deutschen Forschungsgemeinschaft (DFG) im Schwerpunktprogramm „Verhaltensmodifikation – Selbstregulation" gefördert.

Dauer des Krankheitsverlaufs und der -phase, Vorbehandlungen und Arbeitsfähigkeit). Die Abbrecher (kognitive Verhaltenstherapie: N = 5, Kombination: N = 2, Pharmakotherapie: N = 7) unterschieden sich zu Beginn von den Beendern weder bezügl. der BDI-Werte noch denen der HAMD.

Patienten, die die Therapie abschlossen, verbesserten sich signifikant in allen Depressionsmaßen (HAMD, BDI, DS, Bf'S) sowie auf den zielspezifischen Maßen der Verhaltens-, kognitiven und somatischen Ebene.

Der Prozentsatz von Respondern am Ende der Behandlung variierte etwas in Abhängigkeit von dem gewählten Responsekriterium: 67% in der kognitiven Verhaltenstherapiegruppe, 65% in der Kombinationsgruppe und 25% in der Pharmakotherapie, wenn man als Responsekriterium 50% Besserung in der Selbstbeurteilung oder Normalwerte zugrunde legt.

Auf dem zielspezifischen Maß der Anhedonie (Tübinger Anhedonie-Fragebogen: TAF) ergaben sich ebenfalls Gruppenunterschiede. Ein signifikanter Interaktionseffekt (Zeit × Intervention) zeigt, daß nur die Verhaltenstherapiepatienten einen Anstieg befriedigender Aktivitäten und Zufriedenheit verzeichnen konnten.

4. Langfristige Wirksamkeit der Verhaltenstherapie

Welche Hinweise gibt es zur längerfristigen Wirksamkeit bzw. zu einer möglichen Rezidivprophylaxe?

Die erste Jahreskatamnesestudie von Kovacs et al. (1981) der Studie von Rush et al. (1977) zeigt eine größere Depressionsabnahme und deutlich weniger Rückfälle bei der kognitiven Verhaltenstherapie als nach der Behandlung mit Imipramin. Jedoch weist die Studie einige methodische Probleme auf. So gab es beispielsweise keine Differenzierung zwischen anfänglichen Respondern und Nonrespondern.

Zu der zuvor referierten Studie von Murphy et al. liegt inzwischen eine einjährige Katamnese von Simons et al. (1986) vor. 89% der 70 Patienten konnten nachuntersucht werden. Ein Rückfall wurde durch einen BDI-Wert über 16 oder Wiederaufnahme der Behandlung definiert. Danach gab es 28% Rückfälle in den 2 Gruppen, die kognitive Verhaltenstherapie erhalten hatten und 66% in den Gruppen ohne kognitive Verhaltenstherapie. Dies kann als weiterer Hinweis für einen rezidivprophylaktischen Effekt der kognitiven Verhaltenstherapie interpretiert werden.

Katamnese der Tübinger Studie:
Die Patienten wurden zu 3-, 6- und 12monatigen Katamnesen eingeladen. Von 87% konnten nach einem Jahr Selbstbeurteilungsdaten (BDI), von 80% Fremdbeurteilungen (HAMD) erhoben werden.

Die Untersuchung von Langzeiteffekten spezifischer Behandlungen erfordert eine stringente Definition von Remissionskriterien, um nicht irrtümlich den positiven Langzeiteffekt einer Therapiemethode anzunehmen.

Die Gruppen wurden anhand des härtesten Rezidivkriteriums, das sowohl den psychopathologischen Befund bei der Katamneseuntersuchung als auch den klinischen Verlauf während des Follow-up-Zeitraums einschließt (Symptomatologie wie Inanspruchnahme weiterer Behandlung, sei es Medikation oder Psychotherapie), miteinander verglichen. Obwohl alle Patienten sich signifikant im Verlauf der Therapie besserten, konnte der Therapieerfolg im darauffolgenden Jahr eher aufrechterhalten werden bei den Patienten, die kognitive Verhaltenstherapie erhalten hatten, sei es allein oder in Kombination. Rückfälle wurden am häufigsten in der Pharmakotherapiegruppe gefunden, kein Patient blieb voll remittiert. Obwohl kognitive Verhaltenstherapie die meisten Remissionen zu verzeichnen hatte, brauchten doch 40% weitere Hilfe in irgendeiner Form. Bei der Interpretation dieser

Befunde muß man berücksichtigen, daß die Behandlung nur 12 Sitzungen umfaßte (kürzer als die sonst üblichen 15–20 Sitzungen).

Nach kognitiver Verhaltenstherapie kamen mehr Patienten ohne Medikation aus. Der Eindruck, daß Pharmakotherapie in einem höheren Prozentsatz zu weiterer Pharmakogabe im folgenden Jahr führte, war (wegen der geringen Fallzahl) nicht signifikant. Die meisten Patienten in den Gruppen mit kognitiver Verhaltenstherapie suchten keine weitere Behandlung auf, während in der Pharmakotherapiegruppe die meisten Konsultationen während des Katamnesejahrs zu finden waren.

In Übereinstimmung mit den von Simons et al. (1986) berichteten Daten ergaben sich in der Tübinger Studie also auch Hinweise auf eine rezidivprophylaktische Wirksamkeit kognitiver Verhaltenstherapie sowie eine höhere Rückfallquote nach alleiniger medikamentöser Therapie.

Die bisher vorliegenden Befunde sprechen konsistent für gute langfristige Effekte kognitiver Verhaltenstherapie.

5. Zur Frage der Rückfallprädikation

Gibt es Patientencharakteristika, die Vorhersagen über den therapeutischen Verlauf bzw. zu Rückfällen gestatten?

Eine Diskriminanzanalyse der Daten aus der Studie von Murphy et al. (Simons 1986) ergab nur zwei vor und nach der Therapie erfaßte Variablen, die zwischen den Rückfällen und denjenigen trennten, die auch nach einem Jahr noch remittiert waren: das Beck-Depressionsinventar (BDI) und die „Dysfunctional Attitude Scale" (DAS), die beide zusammen am Ende der Therapie eine richtige Klassifikation von 75% zuließen. Mit anderen Worten: diejenigen mit einem BDI-Wert über 10 und dysfunktionalen Einstellungen zu Therapieende hatten ein größeres Rückfallrisiko innerhalb des folgenden Jahres.

Um in der Tübinger Studie zu prüfen, durch welche Charakteristika vor oder nach der Behandlung ein günstiger weiterer Verlauf vorhergesagt werden kann, führten wir mit gleicher Methodik wie Simons et al. eine Diskriminanzanalyse durch: Von einer Reihe von Kriteriumsmaßen vor und nach Behandlung ergaben die Werte von BDI und TAF am Ende der Therapie 78% korrekte Klassifikationen. Diejenigen Patienten hatten eine größere Chance für volle und anhaltende Remission, die bei Therapieende keine Residualsymptomatik behielten und eine hohe Rate befriedigender, angenehm erlebter Aktivitäten aufwies. Dies beinhaltete eine Reihe sozialer Fertigkeiten und Tätigkeiten.

Schwere oder Dauer der Depression zu Therapiebeginn hatten keinen Einfluß auf den weiteren Verlauf.

6. Entwicklung neuer Strategien zur Behandlung chronisch Depressiver

Wie läßt sich das Verfahren der kognitiven Verhaltenstherapie für die Gruppe chronisch depressiver Patienten optimieren? Nach einem Überblick zur Epidemiologie soll zunächst über Forschungen zur symptomatologischen Charakteristik chronisch Depressiver berichtet werden.

6.1. Epidemiologische Befunde zur chronischen Depression

Etwa 15% depressiver Erkrankungen nehmen laut Weissman u. Akiskal (1984) einen chronischen Verlauf; dies fanden auch Robins u. Guze (1972) in einer Zusammenfassung von 20 Follow-up-Studien. Für neurotische Depressionen berichten Akiskal et al. (1978) bei 3- bis 4jähriger prospektiver Katamnese über einen chronischen Verlauf bei 58%. Die Verlaufsuntersuchungen von Ernst u. Ernst (1965) bis zu 20 Jahren bei neurotischen Störungen zeigen, daß neurotische Depression nicht nur der häufigste Hospitalisierungsgrund war, sondern auch von den anfangs nicht depressiv diagnostizierten Neurosen mit zunehmendem Verlauf immer mehr in die Kategorie der depressiven Neurose fielen. Dabei stellten sie eine Tendenz zum „Endogener-Werden" rezidivierender Depressionen fest (Ernst u. Ernst 1968). Eine jüngst berichtete Studie von Bronisch (1985) zeigte, daß zwei Drittel der als neurotisch diagnostizierten Patienten (ICD: 300, 4) schon vor Aufnahme chronische Verläufe hatten (durchschnittlich 10 Jahre) und daß bei 6- bis 8jähriger Katamnese 40% chronisch schwer depressiv waren. Weitere 40% waren chronisch leicht oder aber episodisch depressiv – und dies, obwohl 68% bei Entlassung aus der Klinik als gut gebessert beurteilt worden waren (mehrere Patienten hatten sich im Nachuntersuchungszeitraum suizidiert).

In der Tübinger Studie (s. oben) waren 34% der aufgenommenen Patienten eindeutig chronisch depressiv. Dies entspricht der Schätzung von Weissman von ca. einem Drittel chronisch Depressiver in kontrollierten Studien. Nach neueren Ergebnissen (Keller et al. 1986) ist mit einem kumulativen Risiko eines chronischen Verlaufs von etwa 30% zu rechnen, d. h. mit jeder weiteren depressiven Phase wächst die Wahrscheinlichkeit einer chronischen Depression.

6.2. Zur Symptomatologie der chronischen Depression

Obwohl es nur wenige empirische Untersuchungen gibt und die Methodik und Begriffsdefinition so variiert, daß Vergleiche kaum möglich sind, überrascht die relativ hohe Übereinstimmung:

Chronisch Depressive haben bezüglich der Intensität und Symptommuster einen milderen und variablen Verlauf, wobei Symptome ständig vorhanden sind. Die Patienten sind ängstlich, hypochondrisch, zwanghaft, haben mehr suizidale Tendenzen und Handlungen sowie Selbstmitleid (Helmchen 1974; Weissman u. Klerman 1977). Ein Nichtansprechen auf Antidepressiva findet sich bei chronischen Depressionen signifikant häufiger als bei akuten (Helmchen 1974). Chronisch Depressive nehmen mehr Behandlungsangebote, jedoch unregelmäßiger in Anspruch und werden aufgrund der milderen und heterogenen Symptomatik im ambulanten Setting häufig als „chronische Angstneurose" oder „depressive Persönlichkeit" fehldiagnostiziert und daher unzureichend behandelt (Weissman 1977; Helmchen 1974; Weissman u. Akiskal 1984).

Unter den Risikofaktoren finden sich konsistent Ereignisse wie „Tod enger Bezugspersonen", somatische Behinderung bei sich oder dem Ehepartner etc. Allerdings gibt es auch eine Reihe variabler Faktoren, unter denen Eheprobleme, Interaktionsstil, soziale Anpassung und ein erhöhter Neurotizismusscore immer wieder besonders hervorgehoben werden (Weissman u. Akiskal 1984). Soziale Unsicherheit, Introversion, Pessimismus, Selbstvorwürfe, Medikamentenabhängigkeit, Anhedonie, Langeweile, Schlafstörungen und somatische Klagen gelten als weitere, häufige Risikofaktoren (Weissman, 1977; Weissman u. Akiskal 1984).

6.3. Die Rolle enger Beziehungen und interpersoneller Fertigkeiten

Einige Befunde, die wir im folgenden kurz darstellen wollen, sprechen dafür, daß Partnerschaftsprobleme und Defizite in interpersonellen Kompetenzen für die Chronifizierung von Depression von Bedeutung sind.

Depression und Beziehungsprobleme mit dem Lebenspartner bzw. Angehörigen können sich gegenseitig bedingen. Eheprobleme gehören zu den häufigsten Vorläufern einer beginnenden Depression (Paykel et al. 1969; Hahlweg et al. 1982).

Die Bedeutung des engsten Angehörigen für eine Depression bzw. eine erhöhte Rückfallwahrscheinlichkeit wurde in einer Reihe empirischer Studien belegt (Brown u. Harris 1978; Vaughn u. Leff 1976; Campbell et al. 1983). Selbst die Bewältigung endogen verlaufender Depressionen wird in Abhängigkeit von der Güte einer Partnerschaft gesehen (Häfner 1981). Auf der anderen Seite ist die Depression eines der Partner für die Ehe und für den anderen Partner eine besondere Belastung (Häfner 1981; Mitchell et al. 1983; Rötzer 1983) und führt u. U. zu schweren Krisen oder gar Trennung.

Empirische Studien legen zudem nahe, daß depressive Patienten einen Stil zwischenmenschlicher Kommunikation pflegen, der von anderen als belastend erlebt wird und der möglicherweise im Sinne eines circulus vitiosus von zwischenmenschlichen Spannungen, Frustrationen und depressiver Reaktion wirken kann: Depressive reden weniger, haben eine höhere Antwortlatenz und verhalten sich weniger reziprok (Lewinsohn u. Schaffer 1971; Libet u. Lewinsohn 1973). Die Gespräche sind von negativer Affektivität geprägt (Hinchliffe et al. 1978; Hautzinger et al. 1982). Speziell depressive Frauen haben eine geringere Interaktionsbreite. Hooley u. Hahlweg (1986) konnten bei stationären Depressiven zeigen, daß in den Ehen mit hochemotional engagierten (HEE), kritischen Ehepartnern die verbalen Interaktionen entweder komplementär verliefen oder negativ symmetrisch, während bei einem niedrig emotionalen (LEE) Ehepartner eher symmetrisch positive Verläufe gefunden wurden.

Betrachtet man diese Befunde unter lerntheoretischen Gesichtspunkten, so rufen depressive Patienten, speziell chronisch Depressive, kurz- und langfristig unterschiedliche Reaktionen ihrer Sozialpartner hervor: 1) Kurzfristig verfügen sie über wirksame Strategien: Bezugspartner reagieren mit vermehrter Zuwendung und Trost, stecken eigene Bedürfnisse eher zurück, auf Station wird in den Besprechungen viel Zeit mit diesen Patienten verbracht. 2) Längerfristig jedoch ziehen Partner sich zurück. Die Patienten rufen bei anderen eher Ärger, Hilflosigkeit, Überforderung (Häfner 1981), Traurigkeit, Ängstlichkeit oder Feindseligkeit hervor, so daß Gespräche häufig unter beidseitiger Frustration enden. Dies zeigen empirische Untersuchungen von Coyne (1976) und eine Umfrage an unserer Klinik bei Ärzten und Pflegepersonal. Da Depressive und chronisch Depressive im Besonderen über ein soziales Repertoire verfügen, das kurzfristig verstärkt, langfristig jedoch gelöscht wird, und ihnen zudem offensichtlich ein alternatives Verhaltensrepertoire fehlt, befinden sie sich in einem Dilemma intermittierender Verstärkung, bei dem die Reaktionen bekanntermaßen besonders löschungsresistent sind (Rötzer 1983).

Weissman u. Akiskal (1984) haben wiederholt auf die aussichtslose Ehesituation chronisch Depressiver hingewiesen, die durch „feindselige Abhängigkeit" gekennzeichnet ist. Bei vorwiegend chronisch Depressiven fand Bronisch (1985) v. a. bei seinen Untersuchungen mit dem Social-Interview-Schedule (SIS Hecht et al. 1987), das objektive Bedingungen, Bewältigung und Zufriedenheit in verschiedenen sozialen Rollen erfaßt: mangelnde Bewältigung von Partnerinteressen und -entscheidungen sowie mangelnde Zufriedenheit im Partnerbereich, Sexualität und im Umgang mit Verwandten, d. h. mit den engsten Bezugspersonen.

Wir führen z. Z. an der Tübinger Klinik eine Studie zum Vergleich akut und chronisch Depressiver durch – mit demselben Meßinstrument (SIS). Eine erste Zwischenauswertung von 10 Patienten pro Gruppe scheint die Bedeutung des engsten Angehörigen zu bestätigen:

Chronisch Depressive haben häufiger Beeinträchtigungen in der Bewältigung von Partnerinteressen und im Bereich Sexualität, keiner der chronisch Depressiven lebt allein (Partner oder Verwandte), 7 von 10 haben keine Kontakte zu Kollegen, 9 von 10 kaum gesellschaftliche Kontakte.

Schlußfolgerungen: Eine Psychotherapie – gleich welcher Schulrichtung – hätte die Aufgabe, dem Patienten soziale Kompetenzen im Umgang mit engen Bezugspersonen zu vermitteln und ein alternatives Repertoire aufzubauen, so daß Interaktionen langfristig befriedigend für beide Seiten werden. Es kann erwartet werden, daß dies erheblich zur Stabilität einer Symptomreduktion sowie zur Rückfallprophylaxe beitragen wird.

6.4. Zur Wirksamkeit kognitiver Verhaltenstherapie bei chronifizierter Depression

Bisher liegen nur erste Hinweise auf eine therapeutische Wirksamkeit in Form von Fallstudien und kontrollierten Untersuchungen mit kleinen Fallzahlen vor (Crombach 1977; Rush et al. 1975; Wedel u. Wiese 1984; Harpin 1982; de Jong et al. 1986; Antonuccio et al. 1984; McCullough 1984).

Besonders interessant ist eine Studie von Fennell u. Teasdale (1982), die 5 schwer depressive chronische (aktuelle Phase länger als 18 Monate) und auf Antidepressiva therapieresistente Patienten mit kognitiver Verhaltenstherapie nach Beck mit 20 Sitzungen behandelten. Obwohl sich innerhalb der Sitzungen deutliche Stimmungsbesserungen zeigten, war der Therapieerfolg insgesamt weniger günstig als bei den von Rush und Beck berichteten Studien. 2 Patienten blieben unverändert, 2 besserten sich leicht, nur einer besserte sich klinisch signifikant.

In einer kontrollierten Studie an 33 stationären depressiven Patienten mit chronisch-neurotischer Symptomatik verglichen de Jong et al. (1986) „reine" kognitive Therapieelemente mit einer Kombination verhaltensübender und kognitiver Anteile sowie mit einer ambulanten Wartegruppe. Die Kombination war beiden anderen Bedingungen eindeutig überlegen. Die Patienten besserten sich klinisch signifikant, die Effekte waren jedoch ebenfalls nicht so stark wie bei den Studien von Rush et al. (1977) und Beck et al. (1979).

Eine Teilauswertung (Zimmer et al., unveröff.) von 13 chronischen Patienten (Dauer der jetzigen Phase mindestens 2 Jahre) der oben dargestellten Tübinger Studie ergab signifikante Besserungen nach kognitiver Verhaltenstherapie, jedoch deutlich geringere Effekte als bei den nichtchronischen Patienten derselben Studie.

Zusammenfassend kann festgehalten werden, daß es Hinweise für die Wirksamkeit kognitiver Verhaltenstherapie bei chronisch und therapieresistenten depressiven Patienten gibt, jedoch bisher mit geringeren Effekten als bei nichtchronischen Patienten.

Wie könnte das verhaltenstherapeutische Vorgehen speziell im Hinblick auf den chronischen Patienten weiter optimiert werden?

Im Hinblick auf eine Verbesserung der Effektivität lassen sich folgende Ergänzungen ableiten:

1) Es ist sinnvoll, eine etwas längere Therapiedauer anzusetzen, dennoch aber die Therapie zu begrenzen.
2) Speziell zu Therapiebeginn empfehlen sich verhaltensübende Verfahren.
3) Zur Unterstützung des Transfers des Gelernten in das Alltagsleben im Sinne eines Selbsthilferepertoires ist auf Transparenz, klare Strukturierung und ein für den Patienten durchschaubares Behandlungskonzept zu achten.
4) Besondere Bedeutung hat die Einbindung der Patienten in ein soziales Netzwerk, das als Unterstützung wirkt.
5) Häufig ist ein spezifisches Training zum Aufbau sozialer Fertigkeiten erforderlich.
6) Von besonderer Bedeutung erscheint aufgrund der berichteten Befunde eine genaue Problem- und Interaktionsanalyse bestehender Kontakte mit Angehörigen und dem Ehepartner. Therapeutische Verbesserungen des Interaktionsverhaltens und der Beziehungsstruktur erscheinen von vorrangiger Bedeutung für die Stabilisierung der Fortschritte.

Therapeuten müssen bei dieser (auch sie) belastenden Patientengruppe nicht nur in dem jeweils indizierten Therapieverfahren ausgebildet sein, sondern sensibel und strukturiert auf die interpersonelle Problematik eingehen können. Dies erfordert eine sorgfältige Therapieausbildung wie auch kontinuierliche Supervision.

Zur Zeit wird in Tübingen eine kontrolliert, multizentrische Studie von uns durchgeführt, um zu prüfen, ob die Einbeziehung des engsten Angehörigen bzw. die Bearbeitung der interpersonellen Defizite im Rahmen einer umfassenden kognitiven Verhaltenstherapie bei chronisch depressiven und therapieresistenten Patienten bedeutsam zur Rezidivprophylaxe beitragen.

Tabelle 4. Erste Hinweise zur KVT bei chronisch Depressiven

Autor/Jahr	Geschlecht	Diagnosen	n	Behandlung	Dauer	Ergebnisse	Maße
Rush et al. 1975	m	chronische Depression, therapieresistent	3	KVT	12, 20, 5 Sitzungen	gut gebessert, Arbeitsaufnahme, Studiumaufnahme; 1 Jahr: erfolgstabil	BDI HRSD VAS
Crombach 1977	w	chronifizierte endogene Depression	1	Aktivitätsaufbau soziale Verstärkung PH	4 Jahre	sigifikant weniger stationäre Tage in 4 Jahren	Anzahl stationärer Tage
Fennell u. Teasdale 1982		chronifiziert, therapieresistent	5	KVT (Beck)	20 Sitzungen	2 unverändert 2 mäßig gebessert 1 gut gebessert	HRSD BDI
Harpin 1982		chronisch depressiv	12	KVT vs. Warten	10 Wochen = 20 Sitzungen	KVT ≥ Warten Nach 6 Monaten: Erfolg gehalten	HRSD soziale Angst soziale Anpassung
Antonuccio et al. 1984		therapieresistente Depression oder dysthyme Störung, atypische Depr.	10	KVT in Gruppen (2)	12 Sitzungen, 8 Wochen	4 voll remittiert, 2 mäßig gebessert, 3 kaum gebessert (1 Dropout)	BDI Suizidalität PES soziale Anpassung
De Jong et al. 1986		chronisch neurotisch stationär	33	– KT – VT – KT + VT – KG Warten	2–3 Monate	KT + VT > KT KT + VT > VT Thera. > KG	BDI HRSD DS, BfS FPI
Zimmer i. Vorb.	w	15 Jahre ambulante Vorbehandlung: dysthymic disorder therapieresistent	1	KVT, soziale Verstärkung	1 Jahr	nicht mehr therapiebedürftig, bessere soziale Anpassung	Zahl der Arzt-Kontakte SIS, TAF
	m	1 Jahr stationär chronisch neurotisch therapieresistent	1	KVT + paradoxe Intervention	15 stationäre, 20 ambulante Sitzungen	Entlassung, bessere soziale Anpassung, BDI < 4	BDI Entlassung
	w	chronisch neurotisch 5 Jahre PH + PsTh	1	KVT + Einbezug der Ehesituation	20 ambulante Sitzungen	Symptomreduktion, keine PH oder PsTh, 3 Monate stabil	BDI DAS

6.5. Pharmakotherapie im Hinblick auf Chronizität und Therapieresistenz

Beckmann (1981) faßt seine Übersicht zur medikamentösen Therapie der Depressionen folgendermaßen zusammen:

> Die Wirksamkeit der trizyklischen Antidepressiva und der MAO-Inhibitoren ist nach wissenschaftlichen Gesichtspunkten gesichert. Aber auch die Grenzen unserer therapeutischen Möglichkeiten und ihre Risiken treten deutlicher hervor. So bleiben die therapierefraktären depressiven Erkrankungen ein vorrangiges ärztliches Problem. Auch Prophylaxe und Verminderung chronischer Verläufe sind noch unbefriedigend (S. 144).

Faßt man die in der Literatur angegebenen Gründe für chronisch-therapieresistente Verläufe von Depressionen aus pharmakotherapeutischer Sicht zusammen, so reichen sie von zu langer Applikation der Antidepressiva (Helmchen 1974) über Unterdosierung (Beckmann 1981) bis hin zu kurzer Verabreichung (Quittkin et al. 1984).

Alternative Therapien beinhalten eine Kombination Trizyklischer Antidepressiva mit MAO-Inhibitoren (Beckmann 1981) oder niedrig dosierten Neuroleptika (Hollister et al. 1967; Pichot 1985), wie es auch häufig der Praxis niedergelassener Nervenärzte entspricht.

Das Problem besteht v. a. darin, daß es keine gut kontrollierte Studie an einer genügend großen und homogenen chronischen und therapieresistenten Stichprobe gibt, in der dies überprüft wurde.

7. Ausblick

Weitere Forschungen sind sicherlich notwendig zu den theoretischen Grundlagen kognitiv verhaltenstherapeutischer Prinzipien und zur Bedeutung bestimmter Symptomkonstellationen für Indikationsstellung, Therapieplanung und Prädikation von Erfolg und Rückfall. Weiterhin sollte genauer erforscht werden, welchen unterstützenden Beitrag die Verhaltenstherapie auch bei der – in der Regel pharmakologischen – Therapie endogener und bipolarer Depressionen leisten kann.

Verglichen mit dem Stand der wissenschaftlichen Absicherung, ist die Verbreitung und der praktische Einsatz der Verhaltenstherapie in der deutschen Psychiatrie erschreckend gering. Praktisch ausgebildete Verhaltenstherapeuten stehen, außer im Rahmen von Forschungsprojekten für die Behandlung Depressiver in der Psychiatrie, nur in seltenen Ausnahmefällen zur Verfügung. Hier besteht offensichtlich ein großer Nachholbedarf, allerdings auch eine große Chance.

In diesem Zusammenhang ist auch darauf zu verweisen, daß es weitgehend an konsistenten Aus-, Fort- und Weiterbildungsgängen fehlt, um den Bedarf an qualifizierten Therapeuten für die Depressionsbehandlung mit kognitiver Verhaltenstherapie zu decken. Aus diesem Grunde werden von uns seit 1982 Ausbildungsgänge für Psychologen und Ärzte über das Amt für wissenschaftliche Fort- und Weiterbildung der Universität Tübingen durchgeführt.

Therapeutische Vorgehensweisen, wie sie speziell für chronisch Depressive seit 1986 in unserem Fortbildungsprogramm an der Universität Tübingen vermittelt werden, müssen die hier berichteten spezifischen Defizite zum Ausgangspunkt nehmen und hierfür Möglichkeiten von Lernen und Entwicklung anbieten.

Insgesamt stellt die kognitive Verhaltenstherapie ein derzeit empirisch gut überprüftes psychotherapeutisches Verfahren für die Behandlung psychiatrischer unipolar depressiver Patienten dar. Die bisherigen Hinweise auf die rezidivprophylaktischen Wirkungen sind sehr ermutigend, wenngleich weitere Anstrengungen zur Verbesserung der Angebote gerade für die chronisch und therapieresistenten Formen der Depression notwendig sind.

Literatur

Abramson LY, Seligman MEP, Teasdale JD (1978) Learned helplessness in humans: Critique and reformulation. J Abnorm Psychol 87:49–74

Akiskal HS, Bitar AH, Putzantian VR, Rosenthal TC, Walker PW (1978) The nosological status of neurotic depression. Arch Gen Psychiatry 35:756–766

Antonuccio DO, Thompson Akins W, Chatham PM, Monagin JA, Tearnan BH, Ziegler BL (1984) An exploratory study: The psychoeducational group treatment of drug-refractory unipolar depression. J Beh Ther Exp Psychiatr 15:309–313

Beck AT, Ward CH, Mendelsohn M, Mock J, Erbraugh J (1961) An inventory for measuring depression. Arch Gen Psychiatry 4:561–571

Beck AT, Rush AJ, Shaw BF, Emery G (1979) Cognitive therapy of depression. Guilford, New York (dt. 1981: Kognitive Therapie der Depression. Urban & Schwarzenberg, München)

Beck AT, Hollon SD, Young JE, Bedrosian RC, Budenz D (1985) Treatment of depression with cognitive therapy and amitriptyline. Arch Gen Psychiatry 42:142–148

Beckmann H (1981) Die medikamentöse Therapie der Depression. Nervenarzt 52:135–146

Bellack AS, Hersen M, Himmelhoch J (1981) Social skills training compared with pharmacotherapy in the treatment of unipolar depression. Am J Psychiatry 138:1562–1567

Blackburn IM, Bishop S, Glen AIM, Whalley LJ, Christie JE (1981) The efficacy of cognitive therapy in depression. A treatment trial using cognitive therapy and pharmacotherapy each alone and in combination. Br J Psychiatry 139:181–189

Bronisch TH (1985) Verlauf und Outcome stationär behandelter neurotisch-depressiver Patienten unter besonderer Berücksichtigung der Behandlung vor Index-Aufnahme, während Index-Behandlung und im Katamnese-Intervall. In: Wolfersdorf M, Wohlt R, Hole G (Hrsg) Depressionsstationen. Roderer, Regensburg

Brown G, Harris T (1978) Social origin of depression. Tavistock, London

Brown RA, Lewinsohn PM (1984) A psychoeducational approach to the treatment of depression: Comparison of group, individuals, and minimal contact procedures. J Consult Clin Psychol 52, 5:774–783

Campbell SA, Cope SJ, Teasdale JD (1983) Social factors and affective disorder: An investigation of Brown and Harris's model. Br J Psychiatry 143:548–553

Comas-Diaz L (1981) Effects of cognitive and behavioral group treatment on the depressive symptomatology of Puerto Rican Women. J Consult Clin Psychol 49:627–632

Covi L, Lipman RS, Derogatis LR, Smith LE, Pattison JH (1974) Drugs and group psychotherapy in neurotic depression. Am J Psychiatry 131:191–198

Covi L, Lipman RS, Pattison JH (1984) Imipramine and cognitive behavior group therapy in depression (Paper presented at the American Psychiatric Association)

Coyne J (1976) Depression and the response to others. J Abnorm Psychol 85:186–193

Crombach G (1977) Verhaltenstherapie bei einer chronifizierten endogenen Depression. Nervenarzt 48:651–655

DiMascio A, Weissman MS, Prusoff BA, Neu C, Zwilling M, Klerman GL (1979) Differential symptom reduction by drugs and psychotherapy in acute depression. Arch Gen Psychiatry 36:1450–1456

Dunn RJ (1979) Cognitive modification with depressive-prone psychiatric patients. Cogn Ther Res 3:307–317

Elkin I, Parloff MB, Hadley SW, Autry JH (1985) NIMH treatment of depression collaborative research program. Arch Gen Psychiatry 42:305–316

Elkin I, Shea T, Imber S et al. (1986) NIMH Treatment of depression collaborative research program: Initial outcome findings. (Paper presented at the American Association for the Advancement of Science, May 1986)

Endicott J, Spitzer RL, Fleiss JL, Cohen J (1976) The global assessment scale. A procedure for measuring overall severity of psychiatric disturbance. Arch Gen Psychiatry 33:766–771

Ernst K, Ernst C (1965) 70 zwanzigjährige Katamnesen hospitalisierter neurotischer Patientinnen. Schweiz Arch Neurol Neurochir Psychiatry 95:159–415

Ernst K, Ernst C (1968) Ergebnisse der Verlaufsforschung bei Neurosen. Eine vergleichende Literaturübersicht. In: Ernst K, Kind H, Rotach-Fuchs M (Hrsg) Ergebnisse der Verlaufsforschung bei Neurosen. Monographien aus dem Gesamtgebiet der Neurologie und Psychiatrie, 125. Springer, Berlin Heidelberg Ney York, S 1–106

Feighner JP, Robins E, Guze SB, Woodruff RA, Winokur G, Munoz R (1972) Diagnostic criteria for use in psychiatric research. Arch Gen Psychiatry 26:57–63

Fennell MJV, Teasdale JD (1982) Cognitive therapy with chronic, drug-refractory depressed outpatients: A note of caution. Cogn Ther Res 6/4:455–460

Fleming BM, Thornton DW (1980) Coping skills as a component in the short term treatment of depression. J Cons Clin Psychol 48:652–654

Fliegel S, Groeger W, Künzel R, Schulte D, Sorgatz H (1981) Verhaltenstherapeutische Standardmethoden. Urban & Schwarzenberg, München

Friedman AS (1975) Interaction of drug therapy with marital therapy in depressive patients. Arch Gen Psychiatry 32:619–637

Fuchs CZ, Rehm LP (1977) A self-control behaviour therapy program for depression. J Cons Clin Psychol 45:206–215

Häfner H (1981) Der Ehepartner des Depressiven. In: Pflug B (Hrsg) Depressive Syndrome – Klinik, Forschung und Praxis. Fischer, Stuttgart

Hahlweg K, Schindler L, Revenstorf D (1982) Partnerschaftsprobleme: Diagnose und Therapie. Handbuch für den Therapeuten. Springer, Berlin Heidelberg New York

Hamilton M (1960) A rating scale for depression. J Neurol Neurosurg Psychiatr 23:56–62

Harpin RE (1982) Behavior therapy for chronically depressed patients: A clinical report. Psych Rep 48:763–774

Hautzinger M, Hoffmann N, Linden N (1982)

Interaktionsanalysen depressiver und nichtdepressiver Patienten und ihrer Sozialpartner. Z Exp Angew Psychol XXIX:246–263

Hecht H, Faltermaier T, Wittchen HU (1987) Social Interview Schedule (SIS). Ein halbstrukturiertes Interview zur Erfassung der aktuellen sozialpsychologischen Situation. Roderer, Regensburg

Heimann H, Zimmer FT (1987) Chronisch psychisch Kranke. Problemlage und Stand der Behandlungs- und Forschungssituation in der BRD. Fischer, Stuttgart

Helmchen H (1974) Symptomatology of therapy-resistant depressions. Pharmacopsychiatry 7:145–155

Hinchliffe MK, Hooper D, Roberts FJ (1978) The melancholy marriage. Wiley & Sons, London

Hoffmann N (1976) Depressives Verhalten. Müller, Salzburg

Hollister LE, Overall JE, Shelton J, Pennington V, Kimbell I, Johnson M (1967) Drug therapy of depression. Amitriptyline, perphenazine and their combination in different syndromes. Arch Gen Psychiatry 17:486–493

Hollon S, Evans M, Derubeis (1983) Final report of the cognitive-pharmacotherapy trial: outcome, prophylaxis, prognosis, process and mechanism (Paper presented at the World Congress of Behavior Therapy)

Hooley JM, Hahlweg K (1986) The marriage and interaction patterns of depressed patients and their spouses: comparing high and low EE-dyads. In: Goldstein M, Hand I, Hahlweg K (eds) Treatment of schizophrenia: family assessment and intervention. Springer, Berlin Heidelberg New York Tokyo

Jong R de, Henrich G, Ferstl R (1981) A behavioral treatment programme for neurotic depression. Beh Anal Mod 4:275–287

Jong R de, Treiber R, Henrich G (1986) Effectiveness of two psychological treatments for inpatients with severe and chronic depressions. Cogn Ther Res 10/6:645–633

Kanfer FH, Hagermann S (1981) The role of self-regulation. In: Rehm LP (Hrsg) Behavior therapy for depression. Academic Press, New York

Kanfer FH, Phillips J (1975) Lerntheoretische Grundlagen der Verhaltenstherapie. Kindler, München

Keller MB, Shapiro RW (1982) Double depression: superimposition of acute depressive episodes on chronic depressive disorders. Am J Psychiatry 139/4:438–442

Keller MB, Lavori PW, Ric I, Coryell W, Hirschfeld RMA (1986) The persistent risk of chronicity in recurrent episodes of non-bipolar major depressive disorder: a prospective follow-up. A J Psychiatry 131:186–191

Klerman GL, Dimascio A, Weissman M, Prusoff B, Paykel ES (1974) Treatment of depression by drugs and psychotherapy. Am J Psychiatry 131:186–191

Kovacs M, Rush AJ, Beck AT, Hollon SD (1981) Depressed outpatients treated with cognitive therapy or pharmacotherapy. A one-year follow-up. Arch Gen Psychiatry 38:33–39

Lewinsohn PM (1974) A behavior approach to depression. In: Friedman RJ, Katz MM (eds) The psychology of depression. Wiley & Sons, New York

Lewinsohn P, Schaffer M (1971) The use of home observation as an integral part of the treatment of depression. J Cons Clin Psychol 37:87–94

Libet M, Lewinsohn P (1973) Concept of social skill, with special reference to the behavior of depressed patients. J Cons Clin Psychol 40:304–312

McCullough JP (1984) Cognitive-behavioral analysis system of psychotherapy: An interactional treatment approach for dysthymic disorder. Psychiatry 47:234–250

McLean PD, Hakstian AR (1979) Clinical depression. Comparative efficacy of outpatient treatment. J Consult Clin Psychol 47:818–836

McLean PD, Ogston K, Grauer L (1973) A behavioral approach to the treatment of depression. J Behav Ther Exp Psychiatry 4:323–330

Mitchell RE, Cronkite RC, Moos RH (1983) Stress, coping, and depression among married couples. J Abnorm Psychol 92:433–448

Murphy GE, Simons AD; Wetzel RD, Lustman PJ (1984) Cognitive therapy and pharmacotherapy singly and together in the treatment of depression. Arch Gen Psychiatry 41:33–41

Paykel ES, Myers JK, Dienelt MN, Klerman GL, Lindenthal JJ, Pepper MP (1969) Life events and depression. Arch Gen Psychiatry 21:753–760

Pichot P (1985) Klinische Nosologie und Therapie der Depression. In: Hippius H, Matussek N (Hrsg) Differentialtherapie der Depression, Möglichkeiten und Grenzen. Advances in Pharmacotherapy, Bd 2. Karger, Basel

Quittkin FM, Rabkin JB, Ross D, McGrath PI (1984) Duration of antidepressant drug treatment. Arch Gen Psychiatry 41:238–245

Rehm LP, Fuchs CZ, Roth DM, Kornblith SJ, Romano JS (1979) A comparison of self-control and assertion skills treatment for depression. Behav Ther 10:429–442

Robins, E, Guze SB (1972) Classification of affective disorders: the primary-secondary, the endogenous-reactive and the neurotic-psychotic concepts. In: Williams TA, Katz MM, Shields JA (eds) Recent advances in psychobiology of the depressive illness. US Government Printing Office, Washington

Rötzer FT (1983) Die therapeutische Beziehung

in der Behandlung Depressiver. In: Zimmer D (Hrsg) Die therapeutische Beziehung. Edition Psychologie, Weinheim, S 173–188

Rötzer-Zimmer FT (1986) Kognitive Therapie depressiver Patienten – Neue Entwicklungen und Perspektiven der Therapieforschung. In: Heimann H, Gaertner HJ (Hrsg) Das Verhältnis der Psychiatrie zu ihren Nachbardisziplinen. Springer, Berlin Heidelberg New York Tokyo

Rötzer-Zimmer FT, Axmann D, Koch H, Giedke H, Pflug B, Heimann H (1985) One year follow up of cognitive behaviour therapy for depressed patients: A comparison of cognitive behavioural therapy alone, in combination with pharmacotherapy and pharmacotherapy alone. (Vortrag, gehalten auf der 15. Tagung der EABT, 29. 8.–1. 9. 1985, München)

Rounsaville BJ, Klerman L, Weissman MM (1981) Do psychotherapy and pharmacotherapy for depression conflict? Arch Gen Psychiatry 38:24–29

Rush AJ, Shaw BF (1983) Behavioral treatment of depression: Examining treatment failures. In: Foa E, Emmelkamp PMG (Hrsg) Failures in behavior therapy. Wiley & Sons, New York

Rush AJ, Watkins JT (1981) Group vs. individual cognitive therapy. A pilot study. Cog Ther Res 5:595–603

Rush AJ, Khatami M, Beck AT (1975) Cognitive and behavior therapy in chronic depression. Behav Ther 6:398–404

Rush AJ, Beck AT, Kovacs M, Hollon SD (1977) Comparative efficacy of cognitive therapy and pharmacotherapy in the treatment of depressed outpatients. Cog Ther Res 1:17–37

Rush AJ, Beck AT, Kovacs M, Hollon S (1982) Comparative efficacy of cognitive therapy and pharmacotherapy on hopelessness and self concept. Am J Psychiatry 139:862–866

Sanchez V, Lewinsohn PM, Larson DW (1980) Assertion training: Effectiveness in the treatment of depression. J Clin Psychol 36:526–529

Seligman MEP (1975) Helplessness. Freeman, San Francisco

Shaw BF (1977) Comparison of cognitive therapy and behavior therapy in the treatment of depression. J Cons Clin Psychol 45:543–551

Simons AD, Murphy GE, Levine G, Wetzel R (1986) Cognitive therapy and pharmacotherapy for depression. Sustained improvement over one year. Arch Gen Psychiatry 43:43–48

Spitzer RL, Endicott J, Robins E (1978) Research Diagnostic Criteria (RDC) Rationale and reliability. Arch Gen Psychiatry 35: 773–782 (dt. 1982: Forschungs-Diagnose-Kriterien. Beltz, Weinheim)

Taylor RG, Marshall WL (1977) Experimental analysis of a cognitive-behavioral therapy for depression. Cogn Ther Res 1:59–72

Teasdale JD, Fennell MJV, Hibbert GA, Amies PL (1984) Cognitive therapy for major depressive disorder in primary care. Br J Psychiatry 144:400–406

Vaughn C, Leff JP (1976) The influence of family and social factors on the course of psychiatric illness. A comparison of schizophrenic and depressed neurotic patients. Br J Psychiatry 129:125–137

Wedel S, Wiese A (1984) Psychotherapie von Frauen mit chronifizierter Depression – Bisherige Ergebnisse zur Analyse des Therapieprozesses. In: Wolfersdorf M, Straub R, Hole G (Hrsg) Depressiv Kranke in der Psychiatrischen Klinik. Roderer, Regensburg

Weissman MM, Akiskal HS (1984) The role of psychotherapy in chronic depressions: A proposal. Compr Psychiatry 25:1

Weissman MM, Klerman GL (1977) The chronic depressive in the community: Unrecognized and poorly treated. Compr Psychiatry 18, 6:523–532

Weissman MM, Kasl SV, Klerman GL (1976) Follow-up of depressed women after maintenance treatment. Am J Psychiatry 133:7, 757–760

Weissman MM, Klerman GL, Paykel ES, Prusoff B, Hanson B (1974) Treatment effects on the social adjustment of depressed patients. Arch Gen psychiatry 30:771–778

Weissman MM, Klerman GL, Prusoff BA, Sholomskas D, Padian N (1981) Depressed outpatients. Results one year after treatment with drugs and/or interpersonal psychotherapy. Arch Gen Psychiatry 38:51–55

Weissman MS, Prusoff BA, DiMascio A, Neu C, Goklaney M, Klerman GL (1979) The efficacy of drugs and psychotherapy in the treatment of acute depressive episodes. Am J Psychiatry 136, 4B:555–558

Wilson PH (1982) Combined pharmacological and behavioral treatment of depression. Behav Res Ther 20:173–184

Wilson PH, Goldin JC, Charbonneau-Powis M (1983) Comparative efficacy of behavioral and cognitive treatments of depression. Cogn Ther Res 7:111–124

Wissenschaftliche Fort- und Weiterbildung – Klinisch-psychologische Behandlungsverfahren. Fortbildungsprogramm 1987 der Universität Tübingen (Amt für wissenschaftliche Fort- und Weiterbildung. Wilhelmstr. 5, 74 Tübingen)

Zeiss AM, Lewinsohn PM (1979) Nonspecific improvement effects in depression using interpersonal skill training, pleasant activity schedules or cognitive training. J Cons Clin Psychol 47:427–439

Zimmer D (1985) Sexualität und Partnerschaft. Grundlagen und Praxis psychologischer

Behandlung. Urban & Schwarzenberg, München
Zimmer FT, Nabitz U, Koch H, Giedke H, Pflug B, Heimann H (submitted for publication) Comparison of treatments of depression: Cognitive behavioral therapy alone and in combination with pharmacotherapy.

5. Verhaltenstherapeutisches Self-Management-Training und Neuroleptika bei Schizophrenie

T. A. Eckman, R. P. Liberman

1. Einleitung 82
2. Kann psychosoziale Betreuung den protektiven Nutzen von Medikamenten erhöhen? 84
3. Können Patienten den adäquaten Umgang mit Neuroleptika erlernen? 87
4. Strukturierte Programme zur Förderung spezifischer Fertigkeiten 88
5. Wer kann ein Medikamentenmanagementtraining durchführen? 91
6. Regional übergreifender Einsatz des Medikamentenmanagementtrainings 91
7. Zusammenfassung und Schlußfolgerungen 95
Literatur 96

1. Einleitung

Ein Krankheitskonzept, das mögliche Einflußfaktoren auf Verlauf und Ausgang schizophrener und anderer chronisch verlaufender psychischer Erkrankungen berücksichtigt, kann Praktikern und Forschern gleichermaßen als Wegweiser bei ihrer Suche nach besseren Methoden der Behandlung und Rehabilitation dienen. „Streß, Vulnerabilität, Coping und Kompetenz" werden in einer zunehmenden Zahl experimenteller wie auch klinischer Studien als Hauptdeterminanten für Rückfall und Remission, soziale Beeinträchtigung und Lebensqualität bei Personen mit einer schweren psychischen Störung, wie z. B. Schizophrenie, diskutiert (Liberman 1985; Wing 1978; Neuchterlein u. Dawson 1984).

Nach dem hier vorgestellten multifaktoriellen Schizophreniemodell (s. Abb. 1) entwickelt eine Person Symptome und damit verbundene soziale und persönliche Beeinträchtigungen, wenn bestimmte Stressoren zu einer vorhandenen biobehavioralen Vulnerabilität bzw. Prädisposition hinzukommen. Das Wissen um die Interaktion von Streß und Vulnerabilität einerseits mit Coping und Kompetenz der Patienten und ihrer direkten Umgebung andererseits kann für Kliniker therapeutisch nützlich sein.

Das Auftreten oder die Verschlimmerung charakteristischer schizophrener Symptome und Einschränkungen kann in Veränderungen der Umgebung, des Verhaltens und in biologischen Parametern begründet sein:

1) Eine biologisch begründete Krankheitsneigung nimmt zu, bzw. die Vulnerabilität wird physiologisch provoziert, wenn z. B. ein Mißbrauch von Alkohol oder anderen verbreiteten Drogen besteht.
2) Streßhaft erlebte Ereignisse wie auch alltägliche Spannungssituationen, z. B. aufgrund von Überstimulation, Kritik oder familiären Verstrickungen, können von den betroffenen Personen nicht adäquat bewältigt werden.
3) Das sozial und beruflich stützende Netzwerk wird geschwächt, wenn beispielsweise ein Familienmitglied stirbt, eine Therapie endet oder der Patient sein Zuhause verläßt.
4) Soziale, im individuellen Repertoire durchaus vorhandene Problemlösefähigkeiten nehmen infolge mangelnder Anwendung ab, was durch eine Verstärkung der Krankenrolle und mangelnde Motivation zusätzlich begünstigt wird.

---

* Aus dem Englischen übersetzt von Dipl.-Psych. Diana Drexler und Dipl.-Psych. Barbara Felka, Universität Mannheim.

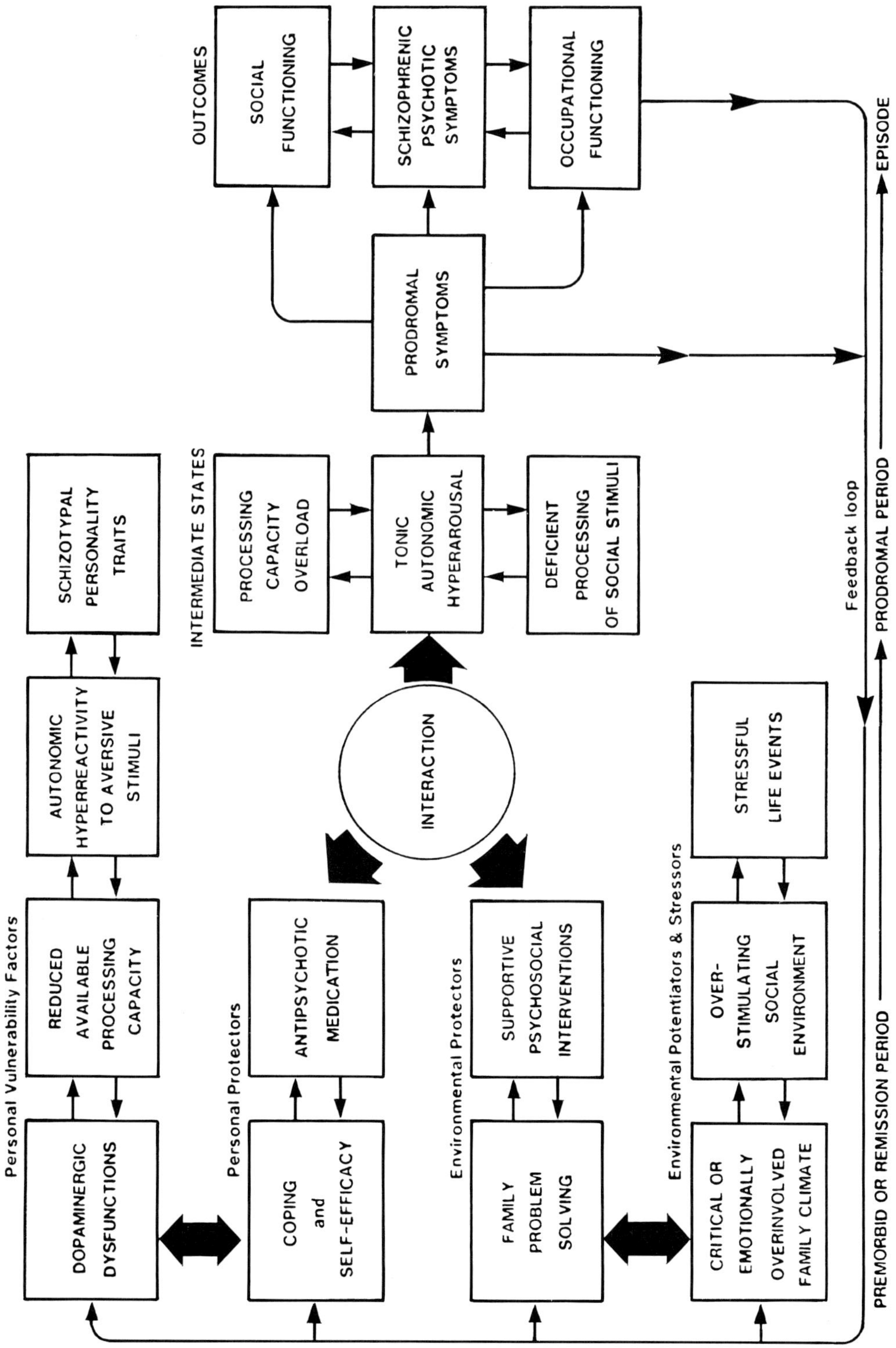

Abb. 1. Interaktives Modell der Entwicklung schizophrener Symptomatik

Demnach ist der gesundheitliche und soziale Status von Personen mit einer Vulnerabilität für Schizophrenie zu jeder Zeit sowohl von Art und Umfang der Stressoren als auch von der jeweiligen Problemlösefähigkeit der Betroffenen und ihres sozialen Stützsystems abhängig. Jeder der genannten Faktoren kann einen Zusammenbruch oder eine Verschlimmerung bewirken (Abb. 1).

Das vorgestellte bidirektionale Modell zur Symptomentstehung legt besondere Betonung auf die aktive Rolle der Copingfähigkeiten des Patienten und seines sozialen Stützsystems; aus beiden Momenten ergeben sich direkte Konsequenzen für die therapeutische Intervention.

Der behandelnde Arzt kann zur Reduktion der zugrundeliegenden biologischen Krankheitsveranlagung Neuroleptika verschreiben. Unter Umständen ist eine vorübergehende Hospitalisierung zur Verminderung der Reizüberlastung durch Familie und Umgebung von Vorteil. Alternativ kann eine Behandlung auch die Stärkung des sozialen Netzwerks betonen, wie es z. B. in Familien- und Gruppentherapien sowie Selbsthilfegruppen geschieht. Auch ein Training sozialer Fertigkeiten und Problemlösestrategien kann die persönliche Flexibilität des Patienten steigern und die Rückfallwahrscheinlichkeit reduzieren.

Psychosoziale Interventionen müssen als Schwerpunkt einer optimalen Behandlung und Rehabilitation von Schizophrenen angesehen werden. Ausschließlich neuroleptische Medikation kann Rückfälle lediglich verzögern, aber nicht verhindern. Wie neuere Untersuchungen zeigen, liegt die Rückfallquote auch bei zuverlässiger Verabreichung der Neuroleptika bei über 40% innerhalb eines Jahres (Hogarty et al. 1979); aufgrund der Nebenwirkungen wird die regelmäßige Einnahme – auch bei Patienten, die der Medikation prinzipiell positiv gegenüberstehen – oftmals vernachlässigt. Der wichtigste Aspekt scheint jedoch der zu sein, daß sich durch Medikamente keinerlei lebensbewältigende Kompetenzen vermitteln lassen und eine Verbesserung der Lebensqualität lediglich indirekt durch die Unterdrückung der Symptome erreicht wird. Die meisten schizophrenen Patienten müssen soziale und persönliche Fertigkeiten erlernen oder wiedererlernen, wenn sie in der Gemeinschaft bestehen wollen.

Antipsychotische Medikation kann bei den meisten schizophren Erkrankten das Ausmaß an Halluzinationen, Wahn, Denkstörungen, Agitiertheit und Inkohärenz reduzieren; unberührt bleiben Probleme der Wohnungs- und Arbeitssuche, des sozialen Kontakts sowie der Fähigkeit, sich selbst zu versorgen oder mit dem Psychiater über eine Veränderung der Medikation zu verhandeln, wenn diese belastende oder beunruhigende Nebenwirkungen zeigt. Der Patient landet oft „auf der Straße", wo es nicht üblich ist, regelmäßig „seine Medizin" zu nehmen, oder aber er kehrt in eine belastende Familienkonstellation mit erhöhtem Rückfallrisiko zurück. Außerdem wurde es in unseren Städten versäumt, bei der gemeindenahen Versorgung Einrichtungen und Hilfsmittel für psychiatrische Patienten zur Verfügung zu stellen. Während die Gemeinden Geld für Rollstuhlrampen, hydraulische Aufzüge in Bussen und Spezialtelefone für Gehörlose investiert haben, wurde den Bedürfnissen ehemaliger Psychiatriepatienten nur wenig oder gar nicht Rechnung getragen.

2. Kann psychosoziale Betreuung den protektiven Nutzen von Medikamenten erhöhen?

Über die Kombination psychosozialer Betreuung mit Neuroleptikatherapie liegen teilweise widersprüchliche Ergebnisse vor (Falloon u. Liberman 1983; Schooler 1986). Einige Studien gehen davon aus, daß psychosoziale Maßnahmen entweder keine zusätzlichen positiven Effekte erzielen oder sogar mit der therapeutischen Wirkung der Medikation interferieren (Hogarty et al. 1973; May 1976); in anderen Fällen konnten psychosoziale Behandlungserfolge unter bestimmten Bedingungen und bei spezifischen Subgruppen durch Medikation nicht gesteigert werden (Paul et al. 1972; Carpenter et al. 1977). Bei einer klärenden Interpretation entsprechender Studien über kombinierte Behandlungsansätze sollten folgende Variablen berücksichtigt werden:

1) Merkmale der untersuchten Patienten (Chronizität, Alter, Krankheitsstadium);
2) die Art der psychosozialen Betreuung (verhaltenstherapeutische vs. psychodynamische Behandlung) sowie spezifische Gegebenheiten der Umgebung [Stimulationsangebot, Ausmaß an gezeigter Emotionalität („expressed emotions")];
3) die Dauer der psychosozialen Betreuung sowie die Zeitpunkte der Follow-up-Erhebung (1–2 Jahre vs. 6 Monate);
4) die Dosierung der neuroleptischen Medikation;
5) der Bereich oder die Dimensionen der untersuchten Ergebnisvariablen (z. B. Symptomatik vs. Sozial- und Beschäftigungsstatus).

Unter Berücksichtigung dieser möglicherweise konfundierenden Variablen können Therapiestudien konzipiert werden mit dem Ziel, beide Ansätze in kombinierter Form therapeutisch zu nutzen, um dadurch eine bessere Rückfallprophylaxe und soziale Anpassung zu erreichen, als mit einer Behandlungsform allein möglich wäre (Liberman et al. 1984).

Es herrscht allgemein Übereinstimmung darüber, daß Neuroleptika primär auf kognitive Störungen und Symptome wirken und nur sekundär die psychosoziale Anpassung verbessern; bei gut geplanten sozialen und psychologischen Therapien scheint es umgekehrt zu sein. In Kombination können sich beide Therapieformen hinsichtlich der umfassenden Bedürfnisse schizophrener Patienten ergänzen. Die folgenden Überlegungen basieren auf den Ergebnissen zahlreicher Studien und fassen den gegenwärtigen Forschungsstand zur Kombination medikamentöser Therapie mit psychosozialer Behandlung zusammen:

1) Psychosoziale Behandlung hilft v. a. solchen Patienten, die keine oder nur noch wenig floride Symptome haben und auf eine stabile Dauermedikation eingestellt sind. Bei akuten Dekompensationen sollte die psychosoziale Behandlung v. a. auf eine Beruhigung des Patienten sowie eine Reduktion sozialer und physischer Stimulation abzielen, zusätzlich aber auch Hilfen geben, die Symptome als Teil der Erkrankung zu verstehen und sie zu akzeptieren.

2) Die effektivste psychosoziale Behandlung – sei es nun im Rahmen einer Individual-, Gruppen- oder Familientherapie, in der Tagesklinik oder stationär – umfaßt praktische Übungen, die Vermittlung konkreter Problemlösestrategien zur Bewältigung alltäglicher Anforderungen, grundlegende Sozial- und Erholungsmaßnahmen, die Einbindung in angemessene Aufgabenstellungen sowie spezifische Zielorientierung.

3) Unabhängig vom jeweiligen Behandlungsschwerpunkt ist eine kontinuierliche positive Beziehung des Patienten zu seinem verschreibenden Arzt oder einem anderen Betreuer von zentraler Bedeutung.

4) Der günstigste Zeitpunkt für ein psychosoziales Therapieangebot ist die Phase nach der Entlassung aus dem Krankenhaus, wenn der Patient Hilfe bei der Wiedereingliederung in Familie und Gemeinde braucht.

5) Psychosoziale Betreuung sollte langfristig angelegt sein. Im allgemeinen treten positive Effekte erst nach einem Jahr, oft erst nach 2 Jahren auf. Unbefristete, wenn nicht lebenslange psychosoziale Unterstützung, Führung und Übung wäre für die meisten chronisch-schizophrenen Patienten optimal. Dies ist insofern nicht erstaunlich, als sich für eine dauerhafte Reduktion der Symptomatik auch eine Dauermedikation als effektivstes Vorgehen erweist.

6) Psychosoziale Behandlungsansätze sollten insbesondere Umweltstressoren und charakteristische persönliche Defizite beachten, weil diese Aspekte wahrscheinlich spezifisch zu Rückfällen und sozialer Fehlanpassung beitragen. Eine schizophrene Dekompensation läßt sich – zumindest in dem ersten Jahr nach der Entlassung

– durch mangelnde Compliance bei der Medikation nicht adäquat begründen; auch gibt es keine Hinweise dafür, daß der manifeste psychopathologische Zustand eines Patienten bei seiner Aufnahme oder Entlassung auf die Rückfallwahrscheinlichkeit schließen ließe. Ausgehend von den Forschungsergebnissen der letzten 10 Jahre deutet alles darauf hin, daß selbst bei zuverlässiger Dauermedikation Patientenmerkmale und Aspekte des sozialen Umfeldes – die Art der psychosozialen Betreuung ebenso wie die natürliche Umgebung – die Rückfallwahrscheinlichkeit am stärksten beeinflussen.

Neuere Forschungsarbeiten bestätigen und erweitern die genannten Behandlungsprinzipien einer Kombinationstherapie bei schizophrenen Patienten. Bei niedrig dosierter neuroleptischer Medikation und verhaltenstherapeutischer sowie psychoedukativer Familientherapie und/oder einem Training sozialer Kompetenzen gab es signifikant weniger Rückfälle und eine signifikante Verbesserung der sozialen Anpassung (Schooler 1986; Hogarty et al. in Druck; Wallace u. Liberman 1985; Falloon et al. 1985; Leff et al. 1985). Inzwischen gibt es konkrete und effektive Strategien für eine Kombinationstherapie, die von unterschiedlichen Forschungsgruppen in Los Angeles, Pittsburgh, Mailand und London repliziert wurden. Im Unterschied zur Krisenintervention und Kurzzeittherapien betonen Rehabilitationskonzepte die Vermittlung funktionaler Fertigkeiten, die für ein Leben in der Gemeinde erforderlich sind. Klar strukturierte, gestufte Programme zur Vermittlung familienbezogener und sozialer Bewältigungsstrategien sind zuverlässig wirksam, wenn sie mit einer angemessenen Psychopharmakatherapie, Fallbearbeitung, Krisenintervention und anderen Elementen eines multimodalen Behandlungsansatzes verbunden sind.

Ein strukturiertes verhaltensorientiertes Rehabilitationsprogramm kann stationär oder ambulant, in Privatpraxen und Kliniken, in psychiatrischen Krankenhäusern und in Wohn- oder Pflegeheimen eingesetzt werden; die Patienten müssen jedoch genügend stabil und konzentrationsfähig sein, um an 1–2stündigen Sitzungen teilnehmen zu können; diese finden einzeln, mit der eigenen oder mehreren Familien oder in Gruppen bis zu 12 Patienten statt. Die Patienten müssen sorgfältig vorbereitet und zu kontinuierlicher und aktiver Mitarbeit am Rehabilitationsprogramm motiviert werden. In einigen Fällen mag anfangs der Einsatz materieller Verstärker wie sog. „tokens“ oder Geld zur Förderung der Teilnahmemotivation notwendig sein.

Die neuen kombinierten Therapieansätze können von zahlreichen Berufsgruppen im Gesundheitswesen effektiv eingesetzt werden. Krankenschwestern, Sozialarbeiter, Psychologen, Berufsberater und Mitarbeiter im Gesundheitsdienst können sich die erforderlichen edukativen und verhaltenstherapeutisch orientierten Prinzipien und Techniken aneignen. Die Vermittlung der hochstrukturierten und spezialisierten Programme sollte allerdings von Therapeuten bzw. Trainern in sensibel stützender, empathischer und systematischer Weise erfolgen. „Skill-Trainings“ bewirken kleine, schrittweise Verbesserungen im Sozialverhalten, die jedoch oftmals den Unterschied ausmachen, es entweder „draußen“ zu schaffen oder wieder in die Klinik zu kommen bzw. heimatlos zu sein.

Die sich ergänzenden Wirkungen von medikamentöser Therapie und strukturierten Rehabilitationsmethoden bei der Langzeitbehandlung werden durch entsprechende Trainingsmaßnahmen zum selbständigen Umgang mit Medikamenten noch verstärkt.

Das Hauptproblem bei der Medikation liegt in der Compliance; sie drückt sich in diesem Fall in einem Verhalten aus, das erst gelernt werden muß. Es ist Aufgabe der Ärzte, ihren Patienten einen gewissenhaften Umgang mit Medikamenten beizubringen. Andererseits haben schizophrene Patienten wenig Lernmöglichkeiten, da sie üblicherweise psychotisch eingeliefert und sofort medikamentös behandelt werden. Selbst wenn genügend Zeit zur Verfügung stünde, wären sie nicht in der Lage, diesbezügliche Erklärungen zu verstehen. Auch während des stationären Aufenthalts erhält der Patient nach einem festgelegten Plan seine Medikamente und wird dazu angehalten, sie auch zu nehmen. Bei der Entlassung erhält er gewöhnlich die Medikamente für einige Tage sowie ein Rezept, selten jedoch weitergehende Begründungen für eine Dauermedikation. Verständlicherweise führt dieser Informationsmangel in Verbindung mit den unangenehmen Nebenwirkungen, Stigmatisierung und beträchtlichen Kosten zu Non-Compliance (Liberman u. Evans 1985).

3. Können Patienten den adäquaten Umgang mit Neuroleptika erlernen?

Es wurden direktive und aktive Trainingsstrategien entwickelt, die den Patienten und seine Familie über Wirkung und Nebenwirkungen von Medikamenten informieren, zu regelmäßigen Kontrollbesuchen in der Klinik motivieren sowie Erinnerungshilfen für die Medikamenteneinnahme, Anreize und kognitive Strukturierungsmöglichkeiten anbieten. Eine entscheidende Rolle spielt dabei, daß der Patient und seine direkten Bezugspersonen lernen, selbstsicher mit einem Arzt die Medikation und damit verbundene Probleme zu besprechen. Zunächst müssen die günstigen Effekte der Medikation mit besonderer Betonung der Prophylaxe aufgezeigt werden. Mögliche unangenehme Nebenwirkungen sollen genannt und Strategien vermittelt werden, damit umzugehen. Die Patienten werden ermutigt, ihre Beschwerden klar und ausführlich zu beschreiben, so daß sie mit dem verschreibenden Arzt einen Präparatwechsel oder eine Dosisänderung besprechen können.

Patienten, die diesbezüglich von ihrer Familie unterstützt werden, halten eher eine regelmäßige Einnahme ein. Negative Einstellungen gegenüber Medikamenten, z. B. aufgrund von Angst vor Abhängigkeit oder der Befürchtung, als charakterschwach zu gelten, können durch ausführliche Information des Patienten und seines Ehepartners geändert werden; diese sollten sich sowohl auf das Krankheitsbild an sich als auch auf die positiven Effekte einer regelmäßigen Medikamenteneinnahme, die Art der Medikation sowie diesbezügliche Risiken und Probleme beziehen. Dieses Vorgehen ähnelt im Prinzip dem, welches bei der Insulinbehandlung von Diabetespatienten angewendet wird.

Die Motivierung des Patienten zu regelmäßigen Klinikbesuchen ist insofern wichtig, als er dort die verschriebenen Tabletten oder Injektionen erhält. Auch Zeit und Ort der Verabredung sollten klar vereinbart werden. Eine freundliche Klinikatmosphäre erleichtert v. a. sozial ängstlichen Patienten das Kommen; generell tragen Erinnerungshilfen, kurze Wartezeiten, positive Erfahrungen mit dem Klinikpersonal und günstige Zeitpunkte zum Einhalten der Termine bei; wenn notwendig, kann auch der Hausbesuch durch eine Schwester eine bedeutsame Hilfe darstellen.

Mangelhafte Compliance kann außer auf einem Widerstand gegen die Medikation auch lediglich auf Vergeßlichkeit beruhen, v. a. bei wenig orientierten Patienten. Für die Medikamenteneinnahme sind natürliche Hinweisreize, wie feste Mahlzeiten oder das Zähneputzen, in manchen Fällen auch die Verwendung von Pillenschachteln mit der jeweiligen Tagesration, nützlich.

Manchmal können mit systematischen Verstärkerplänen gute Erfolge erzielt werden, so z. B. bei einem Patienten, der mit Hilfe von materiellen (Schokolade) und sozialen (Lob) Verstärkern eine regelmäßige Tabletteneinnahme erlernte. Lob ist in jedem Fall am wirksamsten.

Eine weitere Technik besteht in kognitiver Strukturierung durch das wiederholte Memorieren von Gründen für eine dauerhafte Medikation. So hatte beispielsweise ein Raucher in seiner Zigarettenschachtel einen Zettel angebracht, auf den er die folgenden 3 Gründe für eine kontinuierliche Medikamenteneinnahme geschrieben hatte: 1) „Sie (die Medikation) macht mich ruhig", 2) „sie unterbindet, daß ich Stimmen höre", 3) „sie ermöglicht mir zu schlafen". Andere Patienten erhalten eine „Versicherungserklärung" darüber, daß die regelmäßige Neuroleptikaeinnahme eine Versicherung gegen das hohe Rückfallrisiko sei. Wenn sie mit Rückfällen rechnen (die auch bei guter Compliance nicht auszuschließen sind) sind sie beim Auftreten von Symptomen vorbereitet und können sie auch besser bewältigen, ohne das Vertrauen in die Behandlung zu verlieren.

4. Strukturierte Programme zur Förderung spezifischer Fertigkeiten

Am Rehabilitationszentrum des Brentwood VA Medical Center und UCLA Department of Psychiatry wurden hoch strukturierte Trainingsprogramme zum Medikamenten-self-management sowie zu Aspekten des Sozialverhaltens oder einer eigenständigen Lebensführung erprobt. Jeder der jeweils 10 Programmbausteine zielt auf eine spezifische Fertigkeit ab, z. B. aus den Bereichen: Kleidung und Körperpflege, Symptommanagement, kommunikative Fähigkeiten, Freizeit und Erholung, Kochen, Umgang mit sozialen Problemen, Sozialkontakte und Freundschaft sowie Umgang mit finanziellen Angelegenheiten. Beim sog. Medikamenten-managementtraining (MMT) geht es v. a. darum,

- die Vorteile antipsychotischer Medikation zu kennen,
- Nebenwirkungen der Medikamente zu erkennen und damit umzugehen,
- Änderungen der Medikation mit den zuständigen Ärzten zu besprechen.

Im Verbund zielen die Trainingseinheiten darauf ab, ein fundiertes Know-how zur Gewährleistung einer verbesserten Lebensqualität zu vermitteln sowie die protektive Wirkung der medikamentösen Therapie zu unterstützen.

Angesichts der kognitiven Defizite schizophrener Patienten muß der Therapeut bzw. das behandelnde Team in der Lage sein, sich möglichst alle Lernprinzipien nutzbar zu machen. Dazu gehört auch das Festlegen spezifischer Ziele oder Richtlinien, Informationsredundanz und Überlernen, die Anwendung zahlreicher instruktiver Techniken, Verständlichkeit der Instruktionen, die Überprüfung der angestrebten Lernziele, der Einsatz von positiver Verstärkung und Shaping-Techniken, Rollenspiel und Verhaltensübungen sowie das aktive Vorgeben und Üben angemessener Reaktionen, direktes positives oder korrigierendes Feedback, Modelling und die Ergänzung durch sog. Hausaufgaben, die den Transfer der eingeübten Fertigkeiten in den Alltag des jeweiligen Patienten fördern sollen (Liberman 1986; Liberman et al. 1975; Wallace et al. 1985).

Der Trainer oder Therapeut verwendet dabei eine Vielzahl von Techniken wie Videodemonstrationen, fokussierende Instruktionen, ausgewählte Rollenspielsituationen, Feedback mittels direkter Beobachtung und Videoaufnahmen sowie praktische Übungen im realen Umfeld.

Für jede Trainingseinheit steht stark strukturiertes Begleitmaterial zur Verfügung:

- ein Trainingsmanual, das sowohl einen umfassenden Überblick über die jeweiliege Übungseinheit gibt als auch genügend detaillierte Anleitungen für eine rasche Orientierung und Anwendung bereitstellt,
- ein Videoband, welches das zu erlernende Verhalten modellhaft demonstriert,
- ein Patientenmanual, welches die Inhalte der Übungseinheiten vertieft und in dem der Patient seine Mitarbeit dokumentiert.

Faßt man zusammen, so ist ein wesentlicher Bestandteil aller 10 Übungseinheiten die Vermittlung adäquater Problemlösestrategien, um eine Generalisierung der neu erlernten Fertigkeiten zu begünstigen und diese im Alltag zu etablieren. Jede Trainingseinheit gliedert sich nach einzelnen Verhaltensbereichen, innerhalb derer wiederum spezifische Verhaltensweisen zur Steigerung persönlicher Effektivität und Kompetenz geübt werden. In Abb. 2 ist ein solcher Verhaltensbereich mit den dazugehörigen Zielverhaltensweisen beispielhaft dargestellt.

Prinzipiell ist jede Trainingseinheit ähnlich gegliedert: Am Anfang steht eine Einführung, in der Wert und Nutzen des Übungsbausteins betont und zur weiteren

BAUSTEIN:
Selbständiger Umgang mit Medikamenten

FERTIGKEITSBEREICH:
Eigene Interessen bzgl. der Medikation vertreten können

ERFORDERLICHE VERHALTENSWEISEN:
Freundliche Begrüßung
Detaillierte Beschreibung des Problems und seiner Dauer
Beschreibung der Nebenwirkungen
Forderung nach spezifischen Veränderungen
Wiederholen/Klären von Ratschlägen/Anordnungen
Fragen nach dem Eintreten der Wirkung
Für Beratung danken
Blickkontakt halten
Auf gute Körperhaltung achten
Klares, deutliches Sprechen

Abb. 2. Beispiel zu der Struktur der Trainingsbausteine. Jeder Baustein ist in einzelne Fertigkeitsbereiche und diese wiederum in spezifische Verhaltensweisen untergliedert, welche im Training vermittelt werden

Teilnahme motiviert wird. Videobänder veranschaulichen das angestrebte Verhalten, welches dann in Rollenspielen geübt wird. Im folgenden lernen die Patienten, wie sie nach Bedarf auf materielle und soziale Hilfsmittel zurückgreifen können. Um beispielsweise die medikamentösen Nebenwirkungen oder Dosierungen mit dem verschreibenden Arzt besprechen zu können, muß ein Patient telefonisch einen Termin vereinbaren sowie entsprechende Verkehrsmittel benutzen können. Auch wenn die Probleme beim Umgang mit verfügbaren Hilfsmitteln gelöst sind, gibt es im Alltag immer noch interferierende Faktoren, die dem erfolgreichen Einsatz der gelernten Fertigkeiten im Wege stehen. Deshalb lernen die Patienten, wie sie mit Enttäuschungen, z. B. der Verspätung oder dem Ausbleiben des Arztes zum vereinbarten Termin, umgehen können. Die diesbezüglich relevanten Bausteine des Problemlösetrainings sind Abb. 3 zu entnehmen.

Dem Praktiker erlaubt die schrittweise vorgehende Handanweisung eine schnelle und zuverlässige Vermittlung wesentlicher Trainingsabschnitte, ohne dadurch seinen individuellen Spielraum stark einzuschränken. Vom Patienten fordert das Programm eine aktive und sich steigernde Beteiligung am therapeutischen Prozeß mit dem Ziel, schrittweise eine Selbständigkeit zu fördern. Durch diese Programmstruktur wird eine gegenseitig respektvolle therapeutische Beziehung zwischen Patient und Therapeut erreicht.

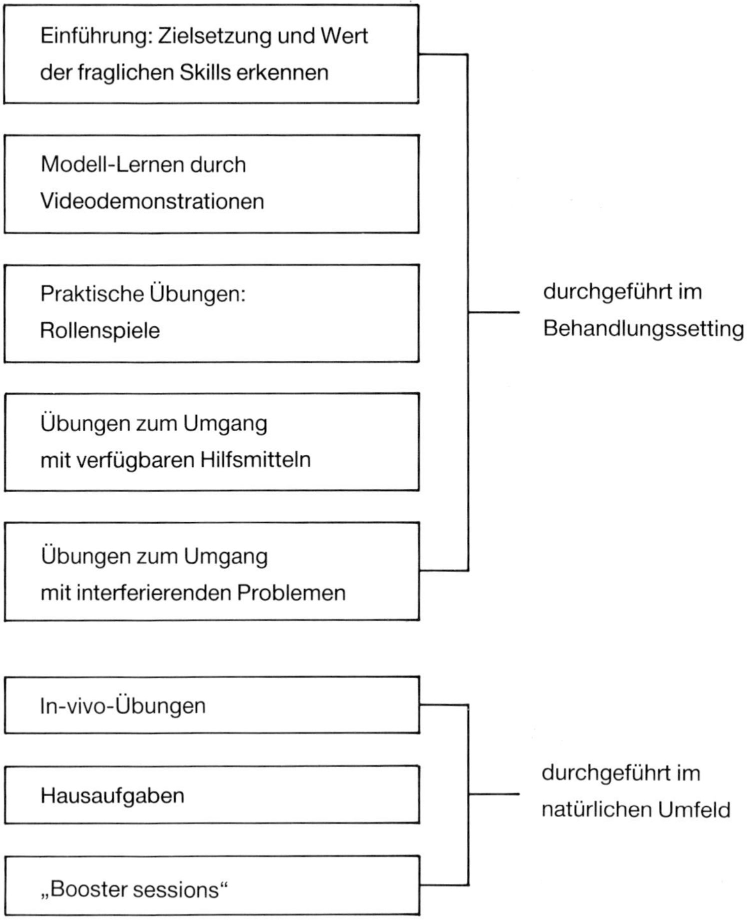

Abb. 3. Lernschritte beim „Training sozialer Kompetenz“

Obwohl Programme zum Training sozialer Fertigkeiten noch relativ neu sind, haben sie bereits deutliche Erfolge gezeigt. Das vorliegende Medikamentenmanagementtraining wurde z. B. in kontrollierten, experimentellen Studien evaluiert, in denen die Fertigkeiten der Patienten als Baseline und zu weiteren 10 Zeitpunkten bewertet wurden. Das Training wurde dabei jeweils so lange fortgesetzt, bis alle zugehörigen Verhaltensweisen im Rollenspiel geübt worden waren. Die beiden letzten Erhebungen fanden 2 und 9 Wochen nach Abschluß des Trainings statt. Die Verbesserungen gegenüber den Baselinewerten (gemessen durch Beobachtungen beim Rollenspiel) schwanken zwischen 37% für die Identifikation von Nebenwirkungen und 65% bezogen auf das Wissen über eine adäquate Selbstmedikation; im Follow-up traten geringfügige Verschlechterungen von 9% auf. Da die Evaluation außerhalb der Trainingssituation stattfand, sprechen diese Ergebnisse für eine Generalisierung der erworbenen Fähigkeiten.

Trainingsprogramme wie das vorgestellte werden im Rehabilitationszentrum der (psychiatrischen) Abteilung von Brentwood im West Los Angeles VA Medical Center seit 1982 eingesetzt. Mit der sachgerechten Durchführung sind Beschäftigungstherapeuten, Psychologen, Sozialarbeiter, Krankenpflegepersonal und andere im Gesundheitswesen tätige Berufsgruppen betraut. Seither haben ungefähr 1000 Patienten an derartigen Trainings teilgenommen; ein erfolgreicher Abschluß des Programms scheint unabhängig von Diagnose, Alter, Geschlecht, Rassenzugehörigkeit, Ausbildung, Symptomatik oder sozialen Defiziten des Patienten zu sein. Lediglich die kumulative Dauer stationärer Aufenthalte während der letzten 5 Jahre sowie eine ausreichende Trainingsmotivation bei Programmbeginn scheinen relevante Prädiktorvariablen zu sein, wobei erstere auf einer „institutionellen Bindung" der entsprechenden Patienten an eine medizinische Einrichtung und einer damit verbundenen besseren Betreuungsmöglichkeit beruhen mag (vgl. Übersicht).

Merkmalsverteilung der Programmteilnehmer
Rassenzugehörigkeit:

Weiß 56%	Spanisch 13%
Schwarz 28%	Asiatisch 3%

Ausbildung:
College mit Abschluß 9%
College ohne Abschluß 41%
High School mit Abschluß 42%
High School ohne Abschluß 8%

Kumulative Dauer stationärer Aufenthalte während der letzten 5 Jahre:
Mehr als 24 Monate 16%
12–24 Monate 17%
2–12 Monate 46%
weniger als 2 Monate 21%

Zusammenfassend kann man davon ausgehen, daß Personen unterschiedlicher Herkunft und Schulbildung von dem Trainingsprogramm profitieren können.

5. Wer kann ein Medikamentenmanagementtraining durchführen?

Wenn an Universitätskliniken effektive verhaltenstherapeutische Rehabilitationsmaßnahmen mit nachweisbaren und experimentell validierten Erfolgen durchführbar sind, muß dies nicht gleichermaßen für weniger begünstigte Einrichtungen wie die üblichen Krankenhäuser und gemeindenahen Gesundheitszentren gelten. Die Generalisierbarkeit der Trainingsmethoden wurde in einer Feldstudie an einem anderen VA Medical Center in Los Angeles untersucht, dessen Therapeuten nicht an der Entwicklung des Trainingsprogramms beteiligt waren.

Zwei Teams mit jeweils einer Krankenschwester und einem Beschäftigungstherapeuten vom Sepulveda VA Medical Center nahmen an einer 25stündigen Schulung teil, um anschließend das Programm selbständig anzuwenden. Die Einweisung umfaßte didaktische Instruktionen, praktische Übungen zur Handhabung der einzelnen Programmteile und fortlaufende Beratung bei der praktischen Durchführung. Den Therapeuten wurde sowohl vor der Schulung als auch nach der klinischen Umsetzung des Programms eine Testbatterie mit Fragen zum Wissenserwerb, zum Vertrauen in die Trainingsmethoden sowie zur Zufriedenheit hinsichtlich der praktischen Anwendbarkeit vorgelegt.

Eine Verbesserung der Testergebnisse um 82% deutet darauf hin, daß die neuen Trainer Inhalt und Methodik des Programms beherrschten. Alle 6 Teilnehmer des Medikamentenmanagementtrainings hatten ihren diesbezüglichen Kenntnisstand erweitert sowie relevante Fertigkeiten verbessert. So wurde gezeigt, daß unter Supervision durch die Verfasser auch Kollegen das Programm zuverlässig und erfolgreich anwenden konnten.

6. Regional übergreifender Einsatz des Medikamentenmanagementtrainings

Vor seiner landesweiten Verbreitung wurde das Programm in einer großangelegten Feldstudie in den USA und Kanada nochmals getestet. An einer großen Anzahl von Patienten wurde geprüft, ob professionelle und angrenzende Berufsgruppen aus verschiedenen Arbeitsbereichen die Anwendung auch mit wenig Zeitaufwand und Supervision lernen können. Dabei sollen die Handhabbarkeit des Programms,

Aspekte der Trainerkompetenz sowie der notwendige Trainingsaufwand für die Therapeuten untersucht werden, außerdem die Auswirkungen auf Wissen, Einstellungen und Gewohnheiten der Patienten bezüglich der neuroleptischen Medikation.

Die Testung erfolgte an 28 unterschiedlichen und geographisch weit gestreuten Institutionen im Rahmen von stationären und teilstationären Programmen. Es waren städtische und private Krankenhäuser sowie Gemeindezentren und Heime einbezogen. Die Zuteilung zu den Untersuchungsbedingungen (Training und Beratung vs. Beratung allein) erfolgte per Zufall.

Auch die teilnehmenden Therapeuten repräsentierten ein breites Berufsspektrum einschließlich Psychiatrie, Psychologie, Sozialarbeit, Krankenpflege, Beschäftigungstherapie und Gesundheitspflege. Die klinische Erfahrung betrug durchschnittlich 9,5 Jahre, mit chronischen Patienten 6,5 Jahre.

Insgesamt wurden 160 Patienten – etwa 6 aus jedem der 28 Untersuchungsorte – nach folgenden Kriterien ausgewählt:

1) voraussichtlich langfristige neuroleptische Einstellung,
2) Alter zwischen 18 und 60,
3) mindestens 2 stationäre Aufenthalte mit der Primärdiagnose Schizophrenie,
4) keine Anzeichen für ein organisches Psychosyndrom,
5) lese- und schreibkundig,
6) keine auffällige Hör- oder Sehstörung.

Die ausgewählten Patienten waren im Durchschnitt knapp 32 Jahre alt, mit mindestens 5 stationären Aufnahmen, 75% waren Männer; 25% stationäre Patienten; 17% lebten allein, die anderen in der Familie, in Heimen oder anderen gemeindenahen Versorgungseinrichtungen. Therapeuten, die an der Untersuchungsbedingung „Training und Beratung" teilnahmen, wurden 2 Tage lang geschult, um ein festgelegtes Kriterium für therapeutische Kompetenz zu erreichen. Die der anderen Bedingung (Beratung) zugeordneten Therapeuten erhielten lediglich einen detaillierten Leitfaden zur Durchführung des Programms. Allen Beteiligten stand jederzeit telefonische Beratung durch einen Fachmann zur Verfügung.

Die therapeutische Kompetenz wurde in zwei Aspekten erfaßt, und zwar bezüglich der Kenntnis inhaltlicher und methodischer Aspekte, gemessen mit einem paper-pencil-Test, sowie der programmgetreuen und konsistenten Anwendung der einzelnen Verfahren; zur Überprüfung fanden Rollenspiele sowie stichprobenartig in einigen Gruppen Lernproben statt.

Der Trainingserfolg der an der Studie teilnehmenden Patienten wurde in 3 Bereichen gemessen: Compliance, Wissenszuwachs und Erweiterung spezifischer Fertigkeiten.

Die Compliance wurde durch Patientenfragebögen sowie Berichte des zuständigen Personals, von Familienmitgliedern, Gemeindepflegern oder anderen relevanten Personen erfaßt. Die Kenntnis des Programminhalts wurde vor und nach dem Kurs erhoben; erworbene Fertigkeiten wurden vom Gruppenleiter anhand eines Rollenspiels beurteilt.

Die Ergebnisse zeigen, daß die Trainer lernten, die Programmaterialien und Trainingsverfahren effektiv einzusetzen. Die Kenntnis des Programminhalts und der Trainingsverfahren wurde in einem Multiple-choice-Test überprüft. Die Hypothese, daß erfahrene Kliniker mit allgemeinen inhaltlichen Aspekten (z. B. Kenntnisse über neuroleptische Medikation etc.) vertrauter waren als mit den spezifischen Trainingsverfahren, konnte anhand der Ergebnisse zweier Subskalen bestätigt werden. Die durchschnittlichen Prätestwerte auf der Skala „Inhalt" lagen mit 71% vergleichsweise höher als auf der Skala „Verfahren" (59%); außerdem war der Wissenszuwachs durch das Training auf der letztgenannten Subskala höher als auf der „Inhalts"skala (22% vs. 15%). Der Wissenszuwachs erwies sich jedoch auf beiden Skalen als signifikant („inhaltliche Aspekte" $t = 4{,}29$, $p < 0{,}05$; „Trainingsverfahren" $t = 5{,}13$ $p < 0{,}01$).

Eine der wichtigsten Fragen im Rahmen der Studie war, ob Kliniker aus verschiedenen Erfahrungsbereichen und Disziplinen das Medikamentenmanagementprogramm gleichermaßen erfolgreich anwenden können. Abbildung 4 zeigt die Ergebnisse einer „Fidelity"-Studie, die als Maß für die praktische Umsetzung des Programminhalts und der Einzelverfahren dienten. An etwa der Hälfte der Untersuchungsorte wurden in jedem Untersuchungssetting (Training und Beratung vs. Beratung allein) nach Durchführung von 2 der 4 Programmabschnitte Beobachtungsstichproben erhoben, um zu überprüfen, wie konsequent und sachgemäß die Therapeuten die im Manual beschriebenen Verfahren anwenden konnten. Entsprechend den 7 Programmeinheiten beinhaltete das Beurteilungsinstrument 7 Subskalen, deren einzelne Items auf einer 8stufigen Likert-Skala geratet wurden. Vor der Datenerhebung war als Mindestmaß für Trainerkompetenz ein Rating von 4 auf jeder Subskala festgelegt worden. Die Interaterreliabilität der Fidelity-Skala lag bei über 96%. Die durchschnittlichen Ratings ergaben auf jeder Skala, daß vorher trainierte Therapeuten das Programm besser durchführen konnten, jedoch erreichten auch untrainierte Therapeuten hohe Beurteilungswerte.

Signifikante Verbesserungen wurden bei den Patienten in kognitiven und lebenspraktischen Fertigkeiten sowie bei der Medikamentencompliance erreicht. Der entsprechende Themenstoff wurde in einem Test (mit „richtig"-„falsch"-„Alternativen") abgefragt. Da hier schon die Zufallswahrscheinlichkeit für richtiges Antworten 50% beträgt und außerdem eine allgemeine Aufklärung über neuroleptische Medikation üblich ist, ergaben sich hier erwartungsgemäß geringere Unterschiede zwischen Prae- und Posttest (Praetest: 82%; Posttest: 87%), mit einer signifikanten Verbesserung der kognitiven Bewältigung ($t = 2{,}64$, $p < 0{,}01$).

Der selbständige Umgang mit Medikamenten wurde entsprechend den 4 Programmbausteinen mit Hilfe von 4 strukturierten Rollenspielen vor und nach Abschluß des Trainings erhoben; um Nachahmungseffekte zu vermeiden, nahmen die Patienten daran jeweils einzeln teil. Die Leistungen wurden jeweils auf einer 4stufigen Likert-Skala (schlecht bis hervorragend) beurteilt, wobei jede Beurteilungsstufe durch Verhaltensbeschreibungen operationalisiert war.

Interpersonelle Verhaltensaspekte wie Tonfall und Körperhaltung wurden nur bei Items über Programmbausteine berücksichtigt, in denen diese Verhaltensweisen auch explizit geübt worden waren. In jedem der 4 Trainingsaspekte wurden signifikante Verbesserungen erzielt. Die Ergebnisse der Verhaltensbeobachtung sind in Tabelle 1 zusammengefaßt.

Inwieweit die Fertigkeiten von den Patienten eingesetzt wurden, wurde von den behandelnden Psychiatern vor und nach dem Training sowie nach 3 weiteren Monaten beurteilt. Obwohl einige der Ärzte von der Teilnahme ihrer Patienten an einem medizinischen Übungsprogramm wußten, war keiner über Art und Umfang des Trainings unterrichtet. Bei jeder Erhebung füllten die Psychiater einen ausführlichen Fragebogen aus, mit Items, wie z. B. „Führt der Patient ein Tagesprotokoll über seine Reaktionen auf die neuroleptische Medikation?" oder „Bringt der Patient seine Checkliste über Nebenwirkungen zu den Kontrolluntersuchungen mit?". Jedes Item wurde auf einer 4stufigen Skala von „überhaupt nicht" bis „fast immer" geratet. Diesen Ratings entsprechend verbesserten sich die Patienten signifikant von 40% vor dem Training auf 56% nach dem Training ($t = 6{,}68$, $p = 0{,}0001$). Auch im Follow-up erwiesen sich die im Training erzielten Effekte als stabil (58% nach 3 Monaten).

Die Medikamentencompliance wurde durch den zuständigen Psychiater und eine direkte Bezugsperson erfaßt (Familienmitglied, Wohnheimpersonal oder eine andere verantwortliche Person). Der Wert für Compliance stieg von 67% vor dem Training auf 82% nach dem Training ($X^2 = 4{,}26$, $p = 0{,}04$).

Die Ergebnisse legen nahe, daß medizinisch geschultes Personal und verwandte Berufsgruppen relativ leicht und effektiv mit dem Programmaterial und den entsprechenden Verfahren umgehen können. Der strukturierte Aufbau des Trainingsmanuals und bei Bedarf fachmännische Beratung erlauben eine genaue Durchführung der Programmschritte ohne intensiven Trainingsaufwand. Trainingsteilnehmer waren zwar „souveräner" in der Programmdurchführung, dies korrelierte jedoch nicht mit den Ergebnissen der Patienten bezüglich Wissen und praktischen Fertigkeiten.

Am wichtigsten scheinen die Ergebnisse zum Medikamentenmanagementtraining.

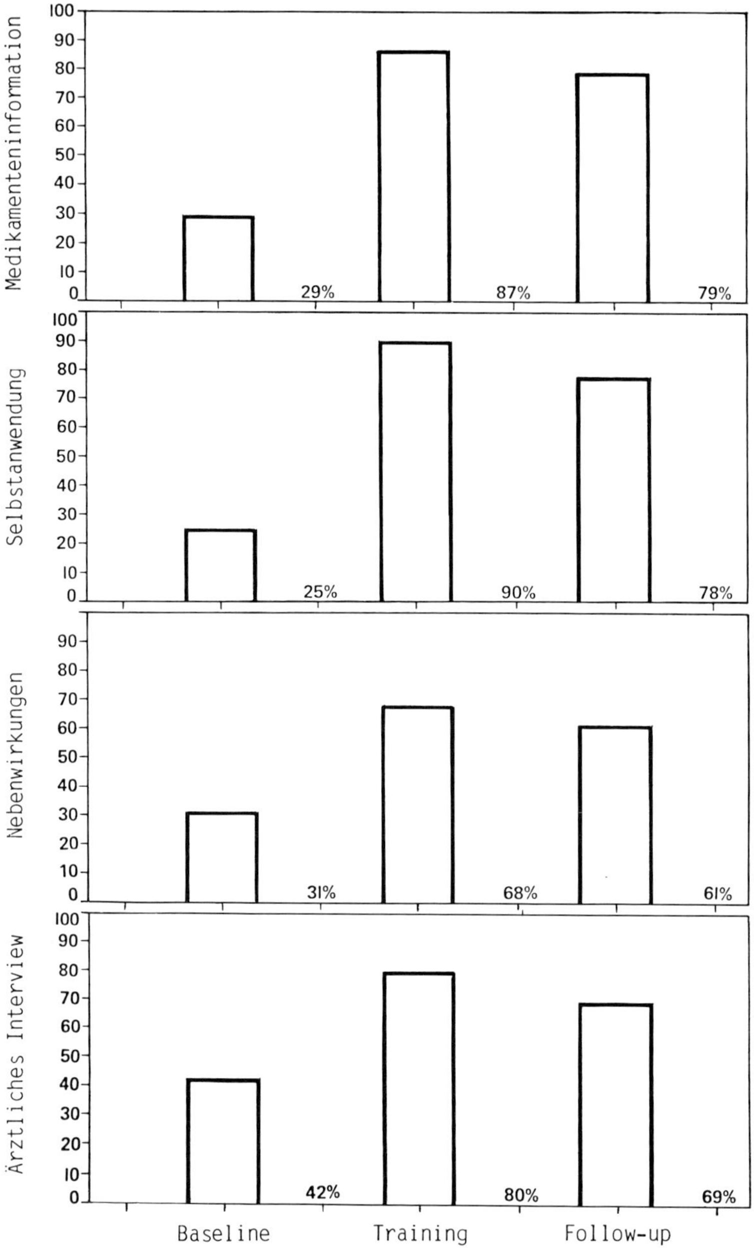

Abb. 4. Fertigkeiten des Selbstmanagements bei der Medikation – Erwerb und Aufrechterhaltung

Hier ergab sich eine signifikant bessere kognitive Bewältigung sowie ein starker Zuwachs entsprechender Fertigkeiten. Bei allen Messungen zur Medikamentencompliance zeigten sich signifikante Verbesserungen bei der Befolgung der Einnahmevorschriften.

Die Validierung des Medikamentenmanagement trainings spricht für eine Weiterentwicklung auch anderer Programme, um so eine „Technologie“ bereitzustellen, mit deren Hilfe schizophrene Patienten für das Leben in der Gemeinschaft relevante Fertigkeiten erlernen können. Das Medika-

Tabelle 1. Durchschnittliche Beurteilung einzelner Fertigkeiten (in %)

Fertigkeitsbereich	Vor dem Training	Nach dem Training	t	p
1	52	80	6,66	0,0001
2	56	84	6,48	0,0001
3	42	71	6,55	0,0001
4	50	70	5,23	0,0001

mentenmanagementtraining kann weitgehend von allen Praktikern eingesetzt werden, auch solchen, die wenig professionelle Weiterbildung und Erfahrung haben – was unter denen, die mit chronisch psychisch Kranken arbeiten, häufig der Fall ist.

7. Zusammenfassung und Schlußfolgerungen

Vor dem Hintergrund weitgehender Übereinstimmung darüber, daß die meisten schweren psychischen Erkrankungen chronisch verlaufen, sind kurative und Kurzbehandlungsmaßnahmen bei Schizophrenie und anderen Störungen durch ein Rehabilitationsmodell verdrängt worden, dessen Schwerpunkte auf der Entwicklung und Stärkung von Fertigkeiten einerseits und einer entsprechend stützenden Umgebung andererseits liegen. Die Wirksamkeit neuroleptischer Medikation bei der Kontrolle der Positivsymptomatik ermöglicht vielen Patienten, wieder in der Gemeinschaft zu leben. Andererseits geht die Deinstitutionalisierung häufig mit schlechter Lebensqualität einher sowie dem sog. „Drehtürverhalten", d. h. häufigen, wenn auch kurzen stationären Wiederaufnahmen von Patienten mit chronischen und rezidivierenden Formen affektiver und schizophrener Störungen. Daß die traditionellen Behandlungsansätze inadäquat sind, wird durch unverhältnismäßig hohe Rückfallquoten von jährlich etwa 40% und 75% in 5 Jahren nach Entlassung aus der Klinik bestätigt. Skill-Trainings bei chronisch psychisch Kranken sind aufgrund von Compliance- und Wirksamkeitsproblemen der Neuroleptika-Medikation und deren fehlendem Einfluß auf die Negativsymptomatik erforderlich.

Die gut untersuchten Defizite chronisch psychisch Kranker in sozialen und alltäglichen Fertigkeiten sowie die unbefriedigenden Ergebnisse der gegenwärtig üblichen medikamentösen und rehabilitativen Ansätze führten zur Entwicklung neuer Interventionsstrategien. Das Training von Fertigkeiten – bezogen auf den Umgang mit: Medikamenten, der Symptomatik, familiären Beziehungen, bzw. der Nutzung von Beschäftigungsmöglichkeiten und verfügbarer sozialer Unterstützung – stellt einen innovativen Ansatz in der psychosozialen Behandlung und Rehabilitation von schwer beeinträchtigten psychiatrischen Patienten dar. Entsprechende Fertigkeiten scheinen bei Patienten mit schizophrenen Störungen deshalb besonders wichtig zu sein, weil Copingstrategien und Kompetenzerleben streßhafte Erfahrungen entschärfen und die Vulnerabilität mindern, so daß die Rückfallquote vermindert und psychosoziale Anpassung verbessert werden. Um effizient zu sein, müssen Skill-Trainings auch individuelle Lern- und Informationsprozesse analysieren und verändern. Die bisher entwickelten Verfahren zeigten sich alle effektiv in der Verbesserung sozialer Kompetenz von chronisch psychisch kranken Patienten.

Es ist sehr wichtig, daß das soziale Kompetenztraining in ein umfassendes Rehabilitationsprogramm integriert ist, in dem die Kontinuität der Fürsorge, unterstützende Gemeindeleistungen, therapeutische Beziehungen und eine verantwortungsvolle Verschreibung psychotroper Medikamente wesentliche Merkmale darstellen.

Literatur

Carpenter WT, McGlashin TH, Strauss JS (1977) The treatment of acute schizophrenia without drugs. Am J Psychiatry 134:14–20

Falloon IFH, Boyd JL, McGill CW, Williamson M, Razani J, Moss HB, Gilderman AM, Simpson GM (1985) Family management in the prevention of morbidity of schizophrenia. Arch Gen Psychiatry 42:887–896

Falloon IFH, Liberman RP (1983) Interactions between drug and psychosocial therapy in schizophrenia. Schizophr Bull 9:543–554

Hogarty GE, Goldberg SC et al. (1973) Drug and sociotherapy in the aftercare of schizophrenic patients.

Hogarty GE, Schooler NR, Ulrich R, Mussare F, Ferro P, Herron E (1979) Fluphenazine and social therapy in the aftercare of schizophrenic patients. Arch Gen Psychiatry 36:1283–1295

Hogarty GE, Anderson GM, Reiss DJ, Rorublith SJ, Greenwald DP, Javna CD, Madonia MJ (im Druck) Family psycho-education, social skills training and maintenance chemotherapy in the aftercare treatment of schizophrenia. Arch Gen Psychiatry

Leff J, Knipers L, Berkowitz F, Sturgeon D (1985) A controlled trial of social intervention in the families of schizophrenic patients. Br J Psychiatry 146:594–600

Liberman RP (1985) Schizophrenia: Psychosocial treatment. In: Kaplan HI, Sadock BJ (eds) Comprehensive testbook of psychiatry IV. Williams & Williams, Baltimore, pp 724–734

Liberman RP (1986) Medication management module. A trainer's manual, patient's workbook, and videotape (Available from R. Liberman, Box A, Camarillo, CA 93011)

Liberman RP, Evans CC (1985) Behavioral rehabilitation for chronic mental patients. J Clin Psychopharmacol 5:8–14

Liberman RP, King LW, DeRisi WJ, McCann A (1975) Personal Effectiveness. Research Press, Champaign/IL

Liberman RP, Falloon IFH, Wallace CJ (1984) Drug-psychosocial interactions in the treatment of schizophrenia. In: Mirabi M (ed) The chronically mentally ill: Research and services. Spectrum, New York, pp 175–212

May PRA (1976) When, what, and why? Psychopharmacotherapy and other treatments in schizophrenia. Compreh Psychiatry 17:683–693

Neuchterlein KH, Dawson M (1984) A heuristic vulnerability-stress model of schizophrenic episodes. Schizoph Bull 10:300–312

Paul GL, Tobias LT, Holly BL (1972) Maintenance psychotropic drugs in the presence of active treatment programs: A triple-blind withdrawal study with long term mental patients. Arch Gen Psychiatry 27:106–115

Schooler NR (1986) The efficacy of antipsychotic drugs and family therapies in the maintenance treatment of schizophrenia. J Clin Psychopharmacol 6:11–19

Wallace CJ, Liberman FP (1985) Social skills training for patients with schizophrenia. Psychiatry Res 15:239–247

Wallace CJ, Boone SE, Donahoe CP, Foy DW (1985) The chronically mentally disabled: Independent living skills training. In: Barlow DH (ed) Clinical handbook of psychological discorders. Guilford, New York, pp 462–501

Wing JK (1978) The social context of schizophrenia. Am J Psychiatry 135:1333–1339

6. Verhaltenstherapeutisch orientierte Familientherapie bei Schizophrenie*

I. Falloon

1. Einführung . . . 97
2. Das Diathese-Streß-Modell psychischer Störungen . . . 98
3. Verhaltensorientierte Familientherapie (VFT) . . . 98
3.1. Verhaltensanalyse des Familiensystems . . . 98
3.2. Informationen über psychische Erkrankungen . . . 99
3.3. Training kommunikativer Fertigkeiten . . . 99
3.4. Problemlösetraining . . . 100
3.5. Spezifische Verhaltensstrategien . . . 101
4. Effektivität der VFT: die Studie der University of Southern California (Falloon 1985) . . . 101
5. Erhebungsverfahren . . . 102
6. Ergebnisse . . . 103
6.1. Klinisches Resultat . . . 103
6.2. Sozialverhalten . . . 103
6.3. Familiäre Interaktionen . . . 104
7. Nutzenanalyse . . . 104
8. Zusammenfassung . . . 105
Literatur . . . 105

1. Einführung

In den letzten 10 Jahren ist verhaltensorientierte Familientherapie (VFT) bei immer mehr psychischen Erkrankungen eingesetzt worden. Dieser Ansatz unterscheidet sich insofern von den meisten anderen familienbezogenen Therapieformen, als hier die wichtige Funktion der Familie für den Erhalt der Gesundheit sowie die Genesung nach einer Erkrankung gegenüber potentiell krankmachenden Einflüssen betont wird. Dementsprechend steht die Vermittlung von Problemlösestrategien zur besseren Bewältigung alltäglicher Belastungen im Vordergrund. Ineffektive Problemlösestrategien finden keine Beachtung, mögen sie auch noch so bizarr erscheinen. Vielmehr wird davon ausgegangen, daß jedes Familienmitglied jederzeit sein Bestes zur Bewältigung der jeweiligen Probleme beiträgt, wobei diese Bemühungen jedoch durch eine Reihe persönlicher und umweltbedingter Einschränkungen vereitelt werden können.

Daß dem Umgang mit Problemen im familiären Kontext so viel Bedeutung beigemessen wird, ist sowohl für die Beurteilung familiärer Interaktionen als auch für entsprechende therapeutische Maßnahmen ausschlaggebend. Die primäre Zielsetzung besteht darin, Stärken des Familiensystems zu identifizieren und auf ihnen aufzubauen, anstatt ineffektive Muster der Kommunikation und Problemlösung abzubauen.

* Aus dem Englischen übersetzt von Dipl.-Psych. Diana Drexler und Dipl.-Psych. Barbara Felka, Universität Mannheim.

2. Das Diathese-Streß-Modell psychischer Störungen

Familiäre Streßfaktoren wurden bei psychischen Erkrankungen, wie z. B. Schizophrenie oder affektiven Störungen, mit einer schlechten Prognose in Verbindung gebracht (Vaughn u. Leff 1976; Hooley et al. 1986): Obwohl die genauen Wirkmechanismen keineswegs geklärt sind, wurde von einer erhöhten Vulnerabilität für das Wiederauftreten oder die Persistenz der Symptomatik ausgegangen, wenn trotz entsprechender Bewältigungsversuche eine starke Belastung durch die Umgebung bestehen bleibt (Falloon u. Liberman 1983).

Familiäre Ereignisse sowie Belastungen im Beruf, mit Freunden und im Freizeitbereich ergeben zusammen einen relativ konstant bleibenden Alltagsstreß, zu dem außerdem wenig vorhersagbare Belastungen durch sog. Life-events hinzukommen. Der Bruch einer wichtigen Beziehung, Verlust einer Arbeitsstelle, körperliche Erkrankung oder Unfall führen bei fast allen Menschen zu Leiderfahrung und körperlichen oder emotionalen Symptomen. Auch bei relativ geringer Allgemeinbelastung können tiefgreifende Lebensereignisse die Bewältigungsmöglichkeiten einer Person überfordern und zu einem wachsenden Krankheitsrisiko beitragen. Die Art der streßinduzierten Störung hängt dann von konstitutionellen Faktoren wie genetischer Prädisposition oder früheren und aktuellen Erkrankungen ab. Bei hoher Allgemeinbelastung können schon relativ unbedeutende Lebensereignisse, wie ein veränderter Arbeitsplan oder vorübergehende häusliche Veränderungen, ausreichen, um die Streßverarbeitungskapazität einer Person zu überfordern.

Es gibt einige Hinweise dafür, daß die sog. kritische Streßschwelle durch eine prophylaktische Gabe von Neuroleptika oder Antidepressiva erhöht, durch Stimulanzien wie Amphetamine gesenkt werden kann.

Copingstrategien des Patienten und seiner Bezugspersonen können sowohl auf die Reduktion allgemeiner als auch spezifischer Belastungen abzielen und so verhindern, daß der Streßpegel bis zur kritischen Grenze steigt. Die Arbeit von Brown u. Harris (1978) scheint dieses Streßvulnerabilitätsmodell zu stützen.

3. Verhaltensorientierte Familientherapie (VFT)

In einer verhaltensbezogenen Familientherapie soll die Familie lernen, effizienter mit Problemen umzugehen, um dadurch langfristigen Belastungen sowie einer erhöhten Rückfallgefahr des identifizierten Patienten vorzubeugen. Darüber hinaus sollen zielorientierte Problemlösestrategien beim identifizierten Patienten und seinen Bezugspersonen zu einer besseren Lebensqualität in der Gemeinschaft beitragen.

Die zugrunde liegende Methode besteht aus 5 Hauptkomponenten:

1) Verhaltensanalyse des Familiensystems,
2) Informationen über psychische Erkrankungen,
3) Training kommunikativer Fertigkeiten,
4) Problemlösetraining,
5) spezifische Verhaltensstrategien.

Diese Komponenten werden im folgenden genauer dargestellt.

3.1. Verhaltensanalyse des Familiensystems

Zu Beginn werden die Stärken und Schwächen des Familienverbandes und besonders der Umgang mit alltäglichen häuslichen Problemen detailliert erfaßt. Jedes Familienmitglied wird einzeln interviewt; dabei werden Daten über individuelle Vorzüge und Mängel, Ziele und Wünsche, Konflikte mit anderen Familienmitgliedern sowie das Verständnis für die Art und den Umgang mit der Störung des Patienten erhoben. Zu diesem Zweck wurde ein halb-strukturiertes Interview von knapp einer Stunde Dauer zusammengestellt.

In einem zweiten Schritt versucht der Therapeut, einen Zusammenhang zwischen den jeweiligen Zielen und damit verbundenen Problemen bei den einzelnen Familienmitgliedern herzustellen, um Stärken und Mängel deutlich zu machen, die für alle relevant sein können. So mag z. B. ein Sohn berichten, daß er gern mehr Zeit außer Haus verbringen würde, daß aber seine ängstliche Mutter diesbezügliche Versuche behindere; sie habe Angst, er werde dann bald ganz aus dem Haus gehen, und sie sei unfähig, mit den eigenen Abhängigkeitsbedürfnissen umzugehen. Der Ehemann wiederum mag froh sein, daß der Sohn dieses enge, versorgende Verhältnis lockern will, und darin Chancen sehen, die Liebesbeziehung zu seiner Frau wieder aufleben zu lassen.

Mit Hilfe der funktionalen Symptomanalyse versucht der Therapeut, vielfältige individuelle Probleme auf wenige zentrale Punkte zu reduzieren, um diese im Anschluß grundlegend angehen zu können.

Dritter Schritt bei der Verhaltensanalyse ist die genaue Erfassung der familiären Problemlösekapazität. In Ergänzung zu den Berichten der einzelnen Familienmitglieder soll das gegenwärtige Problemlöseverhalten dadurch verdeutlicht werden, daß alle zusammen beispielhaft ein alltägliches, relevantes Problem 10–15 min lang diskutieren und zu lösen versuchen. Der Therapeut zeigt während oder nach der Diskussion die effektiven Kommunikations- und Problemlösefertigkeiten auf.

Nach den beschriebenen Erhebungen formuliert der Therapeut einen Behandlungsplan mit dem Ziel, effektive Problemlösestrategien in der Familie zu fördern. Dabei baut er so weit wie möglich auf vorhandenen Stärken einzelner Familienmitglieder auf. Auch während der Therapie finden Erhebungen statt, anhand derer das weitere Vorgehen modifiziert werden kann. Diese fortlaufende Verhaltensanalyse ist sozusagen Markstein und roter Faden im Therapieablauf.

3.2. Informationen über psychische Erkrankungen

Die meisten Patienten und ihre Familienangehörigen haben ein weitgehend inadäquates Verständnis für psychische Erkrankungen und ihre Behandlung. Sie sind zu wenig oder – schlimmer noch – vollkommen falsch und irreführend informiert. Aus diesem Grunde finden vor Beginn der eigentlichen Therapie ein oder mehrere Informationstreffen statt.

Ziel dieser edukativen Phase ist es, Einstellungen über psychische Erkrankungen zu korrigieren, wobei die Interaktion biologischer und psychosozialer Faktoren betont, die Vorteile einer spezifischen Medikation kombiniert mit Streßmanagement aufgezeigt sowie Schuldgefühle in der Familie über eine mögliche Beteiligung am Ausbruch der Störung relativiert werden. Die Patienten und ihre Familien erhalten Richtlinien dafür, wie sie mit Symptomen, Nebenwirkungen der Medikamente und zukünftigen Rückfällen umgehen können. Der identifizierte Patient wird aufgrund seiner eigenen Erfahrung mit der Störung als Experte angesehen und um eine Beschreibung seiner bisherigen Erfahrungen in der Familie gebeten. Spezifische Aspekte einer familiär gehäuften Inzidenz der Störung werden mitunter gesondert besprochen. Die Familienmitglieder werden über familiäre Risiken informiert, auf Prodrome hingewiesen und angehalten, bei deren Auftreten frühzeitig fachmännische Hilfe aufzusuchen.

Diese edukativen Elemente werden vom Therapeuten immer wieder aufgegriffen, um Sachverhalte zu vertiefen, Mißverständnisse auszuräumen oder Medikamentencompliance zu erreichen.

3.3. Training kommunikativer Fertigkeiten

Effektive Kommunikation ist eine Voraussetzung für effizientes Problemlösen. Schon während der Verhaltensanalyse wird besonders auf die Art der Kommunikation untereinander geachtet. Relevante Fertigkeiten sind z. B. der Ausdruck positiver und negativer Gefühle, die Fähigkeit zuzuhören sowie andere um etwas bitten zu können. Die Auswahl der Interventionsstrategien hängt von den jeweiligen Kommunikationsdefiziten ab.

Alle Familienmitglieder sollen lernen, wie wichtig angemessene nonverbale Kommunikation, präziser Ausdruck von Gefühlen und Klarheit im Verhalten sind.

Bestandteile des Kommunikationstrainings sind Rollenspiele mit konstruktivem Feedback, spezielle Verhaltensübungen sowie die kontinuierliche Verstärkung beim Aufbau kompetenter Verhaltensweisen. Mit Hilfe von Hausaufgaben sollen die Familienmitglieder auch zwischen den Sitzungen ihre Fertigkeiten weiterentwickeln.

Wenn Familien durch die psychische Störung eines Angehörigen sehr entmutigt sind, kann es besonders wichtig sein, sich Gefühle der Anerkennung oder Freude über bestimmte Verhaltensweisen zu zeigen. Globale Aussagen, wie „Du warst eine große Hilfe", sind weniger effektiv als spezifische Äußerungen, z. B. „Es hat mich sehr gefreut, daß du mir beim Autoputzen geholfen hast; du warst mir eine große Hilfe".

Genauso wichtig ist der spezifische Ausdruck negativer Gefühle. Aussagen, wie „Du liegst den ganzen Tag auf der faulen Haut", führen seltener zu effektiver Problemlösung als direkte Aussagen, wie „Ich bin enttäuscht, wenn du bis mittags im Bett liegen bleibst, es würde mich sehr freuen, wenn du vor 11.00 Uhr aufstehen würdest". Negative Empfindungen auch zu zeigen, ist oftmals der erste Schritt, sie zu verändern. Die letzte routinemäßig erhobene und trainierte Fertigkeit betrifft das gegenseitige „aktive Zuhören". Dazu gehört auch, klärende Fragen zu stellen und sich von der Richtigkeit dessen, was man gehört hat, zu überzeugen. Die Fähigkeit empathischen Zuhörens ist eine zentrale Stütze beim Problemlösen.

3.4. Problemlösetraining

VFT zielt außer auf eine Veränderung der Kommunikationsstrukturen im Sinne eines offenen und konstruktiven Umgangs mit alltäglichen Belastungen auch auf eine Strukturierung anstehender Diskussionen in der Familie ab.

Die Familien sollen wöchentliche Treffen durchführen, bei denen die Anwesenheit aller Familienmitglieder gefordert wird und möglichst wenig Störungen zu erwarten sind. Diese Treffen werden „geschäftlich" organisiert, mit einem Diskussionsleiter und einem Protokollführer. Die Tagesordnungspunkte können Fragen der Haushaltsführung, aktuelle Ereignisse oder Pläne einzelner sowie der ganzen Familie betreffen.

Das Vorgehen beruht auf einem 6stufigen Problemlöseansatz.

Stufe 1: Ein bestimmtes Problem oder Ziel identifizieren können
Dies erfordert, daß jedem einzelnen aktiv zugehört wird, damit das Problem deutlich herausgearbeitet werden kann. Es mag lange dauern, bis ein Problem überschaubar und in kurzfristig erreichbare Zielschritte aufgeteilt ist. Allgemeine Themenbereiche wie „Sozialisierung" oder „Arbeitsplatzbeschaffung" können in Einzelaspekte unterteilt und in mehreren aufeinanderfolgenden Sitzungen besprochen werden.

Stufe 2: Sammeln von Lösungsmöglichkeiten
Nach der Problemidentifikation sollen die Familienmitglieder mittels Brainstorming möglichst viele Lösungsideen nennen, die zunächst ohne Bewertung oder Diskussion aufgelistet werden. Mindestens 5–6 Lösungsvorschläge werden gefordert, um das kreative Potential der Familie nutzen zu können.

Stufe 3: Diskussion der Vor- und Nachteile verschiedener Lösungsmöglichkeiten
Jede Lösungsmöglichkeit wird Vor- und Nachteile haben, die kurz aufgezeigt werden können. Von einer grundsätzlichen Diskussion wird abgeraten.

Stufe 4: Auswahl der besten Lösungsalternative
Die Familie versucht sich auf die Lösung zu einigen, die am ehesten ihren gegenwärtigen Möglichkeiten entspricht. Dies muß nicht die ideale Lösung sein, sondern vielmehr die derzeit am ehesten durchführbare. Am besten ist eine unkomplizierte Lösung, deren Umsetzung erst schrittweise an Komplexität gewinnt.

Stufe 5: Durchführung des gemeinsamen Beschlusses
Die Durchführung des Beschlusses wird detailliert geplant und die Verteilung der Aufgaben festgelegt. Eventuelle Fehlschläge sowie Möglichkeiten ihrer Bewältigung werden diskutiert.

Stufe 6: Effektivitätsprüfung
Zur Überprüfung aller Lösungsversuche ist ein Extratreffen vorgesehen. Dabei wird jede echte Bemühung gelobt; Teilerfolge werden daraufhin untersucht, wie sie durch weitere Schritte ergänzt werden können. Die vorherige Problemlösediskussion kann nochmals in Teilen oder auch ganz beleuchtet werden. Problemlösen wird als fortlaufender Prozeß gesehen, der Erfolge zwar nicht garantiert, aber deren Wahrscheinlichkeit erheblich steigert.

Eine Einweisung in das beschriebene Vorgehen schließt Instruktionen, konkrete Anleitung, wiederholte Verhaltensübungen und konstruktives Feedback ein. Außer in besonderen Krisenzeiten nimmt der Therapeut nicht aktiv am Problemlöseprozeß teil; er achtet lediglich auf eine gute Strukturierung, um das vorhandene Problemlösepotential bestmöglich zu nutzen. Die Behandlungssitzungen haben den Charakter von „Workshops", in denen erlernte „Skills" ausdifferenziert werden. Am wichtigsten sind jedoch die regelmäßig stattfindenden häuslichen Familientreffen.

3.5. Spezifische Verhaltensstrategien

Vorgehen und Aufbau der VFT befähigen die Familie, ein breites Problemspektrum geradewegs anzugehen. Bei spezifischen klinischen Problemen kann man zusätzlich noch gut validierte und hoch effektive Behandlungsstrategien einsetzen, z. B. Methoden zur Verbesserung der Medikamentencompliance, zum Umgang mit chronischen Wahnzuständen und Halluzinationen sowie Angst und Depression, außerdem „social-skills-trainings", sog. Familienverträge und operante Strategien. Bei Verwendung dieser Methoden im Familiensetting werden einzelne Angehörige sozusagen Mitarbeiter im klinischen Team.

4. Effektivität der VFT: die Studie der University of Southern California

Zwei kontrollierte Studien über die Wirksamkeit der VFT bei der Behandlung von Schizophrenie liegen bereits vor, zwei weitere NIMH-Studien, eine über Depression und eine groß angelegte kollaborative Studie, werden derzeit durchgeführt.

Bei der Studie der University of Southern California wurden Patienten im Alter von 18–45 Jahren, die bei ihren Eltern unter belastenden häuslichen Bedingungen (z. B. hohe „expressed emotions" oder starke familiäre Belastung) lebten, randomisiert der verhaltensorientierten Familientherapie oder einer individuell stütztenden Therapie (IST) zugeordnet. Die Zuteilung wurde vorgenommen, nachdem die Patienten im Anschluß an eine psychotische Episode mit Hilfe von Neuroleptika, umfassendem Casemanagement, rehabilitativer Beratung und Krisenintervention in einem spezialisierten ambulanten Dienst wieder stabilisiert worden waren. Die pharmakologische und klinische Betreuung wurde auch über die 24 Monate der kontrollierten Therapiestudie hinweg aufrechterhalten.

VFT- und IST-Sitzungen wurden zunächst 3 Monate lang wöchentlich durchgeführt, dann 14tägig für weitere 6 Monate und schließlich nur noch monatlich. Während die familientherapeutischen Sitzungen beim Patienten zu Hause stattfanden, wurde die individuell stützende Behandlung meist in der Klinik durchgeführt. Beim individuellen Ansatz wurden gezielt und problemorientiert eine Anzahl verhaltenstherapeutischer Strategien angewandt, wobei die Familienangehörigen – wann immer es angezeigt war – interviewt wurden und Ratschläge erhielten, wie sie mit dem identifizierten Patienten umgehen und mit seiner Erkrankung zurechtkommen könnten. Es wurden jedoch keine gemeinsamen Familiensitzungen zum Training spezifischer Kommunikations- oder Problemlösestrategien durchgeführt. Dieselben Therapeuten behandelten unter jeder Therapiebedingung jeweils vergleichbar viele Patienten.

5. Erhebungsverfahren

Die beiden zentralen Hypothesen der Studie waren, daß VFT bei der tertiären Prävention von Schizophrenie effektiver ist als Individualtherapie und das Sozialverhalten schizophrener Patienten wesentlich verbessert. Da die üblichen Operationalisierungen für „Rückfall" beliebig und psychometrisch nicht ausreichend standardisiert sind, wurde eine rein klinische Operationalisierung vorgenommen, nach der Rückfall als Wiederauftreten florider Symptomatik oder merkliche Verschlimmerung vorhandener, eindeutig psychotischer Symptome (z. B. Kontrollwahn, Gedankenabreißen oder akustische Halluzinationen) von mindestens einer Woche Dauer definiert ist. Hinsichtlich der Verschlimmerung wurden, ausgehend von seiner individuellen Akutsymptomatik, für jeden Patienten Zielkriterien definiert. Symptome wie sozialer Rückzug, Affektverflachung, bizarres Verhalten oder Agitiertheit wurden nicht einbezogen, weil sie auch unter anderen Krankheitsbedingungen auftreten können. Die Zielsymptome wurden vom jeweiligen verschreibenden Arzt, der über das Untersuchungssetting nicht informiert war, auf einer 7-Punkte-Skala geratet. Die individuell höchsten Ausprägungen und die auf einen Monat bezogenen Werte können jeweils untereinander verglichen werden.

Das Sozialverhalten wurde durch einen Fragebogen (SAS, Social Adjustment Scale) und Interviewmethoden (SBAS, Social Behavior Assessment Schedule, Platt et al. 1980) erhoben. Letzterer ist ein Interviewleitfaden zur Erfassung verhaltensbezogener Beeinträchtigungen, sozialen Rollenverhaltens und dessen störenden Einflusses auf den häuslichen Alltag und die Angehörigen. Die Beurteilung wurde von unabhängigen Ratern vorgenommen.

Weitere Erhebungen betrafen beobachtbare Veränderungen des Problemlöseverhaltens in der Familie. Bei der Baselineerhebung sowie nach 3 und 24 Behandlungsmonaten wurden zwei Meßverfahren angewandt, um Veränderungen in der familiären Kommunikation und Problemlösung zu erfassen. Dies waren zum einen der „Konsensus Rorschach", bei dem die Familienmitglieder hinsichtlich angemessener und auffälliger Kommunikation beurteilt werden, während sie über ihre Eindrücke von einer farbigen Rorschach-Karte diskutieren. Das zweite Verfahren ist der sog. Familienkonfrontationstest, der – ausgehend von den Arbeiten Goldsteins et al. – im UCLA entwickelt wurde. Hier wird die Familie gebeten, ein für sie derzeit brisantes Thema 10 min lang zu erörtern und – wenn möglich – zu klären. Das wörtliche Transkript wird dann bezüglich Problemlösefertigkeiten und emotionaler Kommunikation beurteilt. Bei diesem Rating werden die interpersonalen Interaktionen im Sinne des „expressed emotion"-Konzepts beurteilt. Das Camberwell-Familieninterview und sein EE-Index sind nicht als Änderungsmaßstab konzipiert und wurden deshalb nicht als Outcomevariable in die Studie aufgenommen.

Als Maß familiärer Veränderung in der natürlichen Umgebung wurde das Copingverhalten der einzelnen Familienmitglieder bei Lebensveränderungen und -belastungen erfaßt. Dazu wurden in den 14tägig stattfindenden Familiensitzungen Informationen über aufgetretene Veränderungen erhoben, die von einem unabhängigen Rater hinsichtlich des gezeigten Copingverhaltens beurteilt wurden. Dieses eher globale Vorgehen schließt Konzepte zu „expressed emotions" und zum sozialen Netzwerk sowie kognitive Bewertung und verhaltensorientierte Problemlösung mit ein.

6. Ergebnisse

Die Ergebnisse der kontrollierten Studie sprechen nach 24 Monaten eindeutig für die Wirksamkeit familienorientierter Verhaltenstherapie bei der Behandlung von Schizophrenie.

6.1. Klinisches Resultat

In der Familientherapiegruppe traten nach klinischem rating signifikant weniger Exazerbationen im Sinne einer floriden Symptomatik auf (Falloon et al. 1985). Unabhängige Rater bestätigten dieses Ergebnis insofern, als die stärksten Ausprägungen typisch schizophrener Symptome signifikant erniedrigt waren. Zwei Drittel der behandelten Patienten hatte nach 24 Monaten keinerlei schizophrene Symptome mehr; demgegenüber blieb bei 83% der individualtherapeutisch behandelten Patienten die Symptomatik bestehen.

Darüber hinaus berichteten die familientherapeutisch behandelten Patienten auch von weniger depressiven Phasen und einem Rückgang sog. negativer Symptome. Daher kann nahezu ausgeschlossen werden, daß anstelle der floriden Symptomatik neurotische bzw. depressive Symptome oder apathischer Rückzug getreten sind.

In der 2-Jahres-Katamnese waren stationäre Wiederaufnahmen bei den familientherapeutisch behandelten Patienten sehr selten, aber auch einzeln behandelte Patienten verbrachten bedeutend weniger Zeit in der Klinik als im vergleichbaren Zeitraum vor ihrer Aufnahme in die Studie. Die Therapie wurde auch während stationärer Aufenthalte weitergeführt, weshalb sich die Aufenthaltsdauer verkürzte (Abb. 1).

6.2. Sozialverhalten

Obwohl keine nennenswerten Verbesserungen der sozialen Anpassung bezüglich Berufsstatus, Geselligkeit, heterosexueller Kontakte und Beziehungen erzielt wurden, zeigten 41% der Patienten aus der Gruppe „Familientherapie" keine Anzeichen schwerwiegender Beeinträchtigungen des sozialen Rollenverhaltens, gemessen mit dem SBAS. Trotz weitreichender Verbesserungen war von den 18 individuell behandelten Patienten nur einer (6%) ohne Beeinträchtigung. Ähnliche Ergebnisse zeigten sich bei den Verhaltensauffälligkeiten. Nur bezüglich der Arbeitsfähigkeit blieb generell eine beträchtliche Beeinträchtigung bestehen. Bei der hohen Arbeitslosigkeit gab es auch für arbeitsfähige Patienten keine Stellen, und durch den Mangel an beschützenden Werkstätten wurden auch unsere Bemühungen um alternative Arbeitsmöglichkeiten oder Berufstraining vereitelt. Einige Patienten besuchten Kurse, andere arbeiteten tagsüber freiwillig. Während bei manchen eine Verschlimmerung der Arbeitssituation eintrat, konnten sich andere bedeutend verbessern.

Die Kovarianzanalyse der 7 Items zum sozialen Rollenverhalten im SBAS erbrachte, daß Familienmanagement der Individualtherapie in den Aspekten „häusliche Pflichten" ($p < 0{,}001$), „Entscheidungen treffen" ($p < 0{,}05$) sowie beim kombinierten Beeinträchtigungsscore ($p < 0{,}02$) signifikant überlegen war (Tabelle 2). Weitere Unterschiede fielen ebenfalls zugunsten der Verhaltenstherapie aus; dabei ergab die Beurteilung der Freizeitaktivitäten sogar einen signifikanten Unterschied ($p < 0{,}10$, Falloon et al. 1987).

Tabelle 1. Ergebnisse auf klinischer, sozialer und familiärer Ebene einer kontrollierten vergleichenden 2-Jahres-Evaluationsstudie zu verhaltenstherapeutisch orientierter Familientherapie und individuell stützender Therapie bei Schizophrenie

	VFT (n = 18)	IST (n = 18)
Anzahl schizophrener Episoden	7	41
Dauer der Hospitalisierung (Tage/Patient)	3,6	21,6
Arbeitsdauer (Monate/Patient)	12,6	7,2
Familiäre Belastung (Anzahl der Familien, die ein signifikantes Ausmaß in 24 Monaten berichten)	1	8

Tabelle 2. Sozialer Bereich (Mittelwert und Streuung)

Aktivitäten	Zeit	Individuelles Management	Familiäres Management
Aufgaben im Haushalt	0 Monate	0,94±0,66	1,00±0,71
	9 Monate	1,23±0,66	0,65±0,71
	24 Monate	1,24±0,66	0,65±0,61
Freizeit-aktivitäten	0 Monate	0,82±0,73	0,88±0,69
	9 Monate	0,76±0,75	0,53±0,62
	24 Monate	0,47±0,62	0,24±0,44
Arbeits- und Lernverhalten	0 Monate	1,41±0,87	1,47±0,87
	9 Monate	1,59±0,71	1,06±0,90
	24 Monate	1,24±0,97	0,94±0,98
Entscheidungs-verhalten	0 Monate	0,53±0,80	0,47±0,72
	9 Monate	0,41±0,71	0,18±0,39
	24 Monate	0,76±0,90	0,35±0,49
Freundlichkeit und Stimmung	0 Monate	0,41±0,62	0,59±0,71
	9 Monate	0,41±0,51	0,41±0,51
	24 Monate	0,29±0,47	0,29±0,47
Alltags-gespräche	0 Monate	0,76±0,83	0,47±0,62
	9 Monate	0,76±0,66	0,47±0,72
	24 Monate	0,47±0,72	0,29±0,59
Außerfamiliäre Beziehungen	0 Monate	1,12±0,86	1,12±0,86
	9 Monate	1,18±0,80	0,41±0,71
	24 Monate	0,88±0,86	0,50±0,43

6.3. Familiäre Interaktionen

Daß auch die Familienmitglieder von der VFT profitierten, äußerte sich in einer signifikanten Reduktion der subjektiv empfundenen Belastung durch die klinischen und sozialen Beeinträchtigungen des Patienten sowie dadurch, daß dieser weiterhin im Familienverband verblieb (Falloon u. Pederson 1985). Nur 6% der engen Angehörigen (im Vergleich zu 44% bei der Individualtherapie) sprachen nach 24 Monaten noch von einer mittleren bis schweren Belastung.

Positive Auswirkungen auf die klinische und soziale Morbidität von Familienmitgliedern waren schwerer zu erheben. Bei den Familienangehörigen, die zur Zeit der Baselineerhebung eindeutige Krankheitszeichen aufwiesen, schien die Familientherapie vorteilhaft, nicht aber der individuelle Ansatz.

Beobachtungsmaße zum Problemlöseverhalten ergaben eine signifikante Abnahme negativer Kommunikationsmerkmale (z. B. kritische und aufdringliche Bemerkungen) gegenüber dem identifizierten Patienten sowie eine signifikante Zunahme konstruktiver Beiträge zur Problemlösung. Die Verbesserungen traten v.a. nach der Familientherapie (Doane u. Falloon 1985) auf, was auch durch die unabhängige Beurteilung familiärer Copingstrategien in natürlicher Umgebung bestätigt wurde.

Die genannten spezifischen Änderungen in der familiären Interaktion stützen die Kernannahmen, die dem therapeutischen Ansatz zugrunde liegen. Detaillierte Multivarianzanalysen weisen eindeutig darauf hin, daß sich diese spezifischen Veränderungen im Umgang mit einer großen Anzahl von Belastungen sowohl klinisch (Doane et al. 1986) als auch sozial (Doane et al. 1985) positiv auswirkten. Einige schwerwiegende methodische Mängel schränken die Validität der Schlußfolgerungen jedoch ein. Dazu gehören die relativ kleine Anzahl behandelter Familien, die Durchführung beider Therapieformen durch dieselben Therapeuten, die unkontrollierte Anwendung von Neuroleptika sowie die Schwierigkeit, das mit den „Lifeevents“ verbundene Ausmaß an Streß zu kontrollieren.

7. Nutzenanalyse

Im ersten Jahr der Behandlung betrugen die zusätzlichen Kosten der Familientherapie $2604 pro Patient, die der Individualtherapie $6382; eine derartige Differenz bedeutet, daß mit Familientherapie wesentlich mehr Patienten behandelt werden können. Die Ergebnisse über 2 Jahre hinweg deuten auf weitere Kostenersparnisse beim familientherapeutischen Ansatz hin (Carden et al. 1985).

Unter Berücksichtigung auch der nichtmateriellen klinischen, sozialen und familienbezogenen Vorteile der Familientherapie erzielt dieser Ansatz eine Steigerung der Kosteneffizienz, die auf etwa 250% geschätzt werden kann.

8. Zusammenfassung

Verhaltensorientierte Familientherapie erweist sich als ein vielversprechender Ansatz bei der psychosozialen Behandlung schwerer psychischer Störungen. Derzeit werden eine Reihe kontrollierter Studien zu einzelnen Aspekten der beschriebenen frühen Befunde durchgeführt.

Tarrier u. Barrowclough in Manchester untersuchen zur Zeit die Wirksamkeit eines edukativen Trainingsprogramms im Vergleich zu verhaltensorientierter Familientherapie bei der Behandlung schizophrener Patienten. In einer multizentrischen Studie des NIMH wird die Annahme untersucht, daß Familientherapie in Verbindung mit niedrig dosierter neuroleptischer Medikation schwere Nebenwirkungen reduziert, das Sozialverhalten verbessert und damit eine Remission begünstigt. Lehman u. Cole (Rochester, New York) setzen derzeit verhaltensorientierte Familientherapie bei der Rehabilitation von Langzeitpatienten ein. Zur Überprüfung der transkulturellen Generalisierbarkeit werden derzeit einige kontrollierte Studien mit spanischsprechenden Patientengruppen durchgeführt.

Die Wirksamkeit verhaltensorientierter Familientherapie soll künftig auch bei der Behandlung von Depressionen und bipolaren Störungen untersucht werden. Sollten kontrollierte Studien die hervorragenden klinischen Ergebnisse (Falloon et al. im Druck) bestätigen, so wird verhaltensorientierte Familientherapie vermutlich einen bedeutenden Fortschritt in der Behandlung schwerer psychischer Erkrankungen darstellen.

Literatur

Brown GW, Harris T (1978) Social origins of depression. Tavistock, London

Carden VA, McGill CW, Falloon IRH (1985) An economic analysis: Costs, benefits and effectiveness. In: Falloon IRH (ed) Family management of schizophrenia: A study of clinical, social family and economic benefits. Johns Hopkins Univ Press, Baltimore

Doane JA, Falloon IRH (1985) Assessing change in family interaction: Methodology and findings. In: Falloon IRH (ed) Family management of schizophrenia: A study of clinical, social family and economic benefits. Johns Hopkins Univ Press, Baltimore

Doane JA, Falloon IRH, Goldstein MJ, Mintz J (1985) Parental affective style and the treatment of schizophrenia. Arch Gen Psychiatry 42:34–42

Doane JA, Goldstein MJ, Miklowitz DJ, Falloon IRH (1986) The impact of individual and family treatment on the affective climate of families of schizophrenics. Br J Psychiatry 148:279–287

Falloon IRH (1985) Family management of schizophrenia: A study of clinical, social family and economic benefits. Johns Hopkins Univ Press, Baltimore

Falloon IRH, Liberman RP (1983) Interactions between drug and psychosocial therapy in schizophrenia. Schizophr Bull 9:543–554

Falloon IRH, Pederson J (1985) Family management in the prevention of schizophrenia. The adjustment of the family unit. Br J Psychiatry 147:156–163

Falloon IRH, Boyd JL, McGill CW, Williamson M, Razani J, Moss HB, Gilderman AM, Simpson GM (1985) Family management in the prevention of morbidity of schizophrenia: Clinical outcome of a two-year longitudinal study. Arch Gen Psychiatry 42:887–896

Falloon IRH, McGill CW, Boyd JL, Pederson J (1987) Family management in the prevention of morbidity of schizophrenia: Social outcome of a two-year longitudinal study. Psychol Med 17:59–66

Hooley JM, Orley J, Teasdale JD (1986) Levels of expressed emotion and relapse in depressed patients. Br J Psychiatry 148:642–647

Platt S, Weyman A, Hirsch S, Hewett S (1980) The social behaviour assessment schedule (SBAS): Rationale, contents, scoring and reliability of a new intervention schedule. Soc Psychiatry 15:43–55

Vaughn CE, Leff JP (1976) The influence of family and social factors on the course of psychiatric illness. Br J Psychiatry 129:125–137

Weissman MM, Prusoff BA, Thompson WD, Harding PS, Myers JK (1978) Social adjustment by self-report in a community sample and in psychiatric outpatients. J Nerv Ment Dis 166:317–326

7. Verhaltenstherapie durch Krankenpflegepersonal bei psychiatrischen Erkrankungen*

B. McDonald

1.	Einleitung	106
2.	Ausgangssituation	107
3.	Gegenwärtiger Stand	108
4.	Forschungsprogramm	108
4.1.	Design	108
4.2.	Auswahl der Teilnehmer	108
4.3.	Ausbildung	109
4.4.	Beschreibung der Patienten: Selektionskriterien	109
4.5.	Problemarten und Behandlungsmethoden	110
5.	Meßverfahren und Ergebnisse	110
5.1.	Phobien	111
5.2.	Zwangsstörungen	111
5.3.	Andere Störungen	111
6.	Aufbaustufe	112
7.	Kosten-Nutzen-Analyse	112
8.	Inanspruchnahme von Gesundheitsdiensten	113
9.	Gegenwärtiger Status des therapeutischen Krankenpflegepersonals	114
10.	Derzeitiges Trainingsprogramm	115
10.1.	Auswahlverfahren	115
10.2.	Trainingsabschnitte	115
10.2.1.	Klinische Erfahrung	115
10.2.2.	Psychiatrische Ausbildung	116
10.2.3.	Vermittlung lerntheoretischer Grundlagen	116
10.2.4.	Untersuchungsmethodik und Statistik	117
10.2.5.	Lehrertraining	117
10.2.6.	Managementtraining	117
10.3.	Praktikum	117
10.4.	Kontrolle des Kursablaufs	117
11.	Schlußfolgerung und Ausblick	118
Literatur		118

1. Einleitung

Seit 1972 wird am Maudsley Hospital in London Krankenpflegepersonal in Verhaltenstherapie ausgebildet. Hauptgrund für die Einrichtung dieses Trainingsprogramms war die Tatsache, daß einerseits zwar immer mehr verhaltenstherapeutische Behandlungsmethoden verfügbar wurden, es andererseits jedoch an entsprechend ausgebildetem Personal mangelte.

Während der 60er und frühen 70er Jahre hatte sich gezeigt, daß konfrontierende Verfahren (systematische Desensibilisierung, Flooding, In-vivo-Übungen) bei Phobien und Zwangsneurosen, sowie Social-skill-Trainings bei Personen mit sozialen Ängsten bzw. Defiziten in bestimmten Fertigkeiten wirksam waren.

---

* Aus dem Englischen übersetzt von Dipl.-Psych. Diana Drexler und Dipl.-Psych. Barbara Felka, Universität Mannheim.

Auch bei der Behandlung von Sexualstörungen gab es vielversprechende Erfolge, wobei v. a. Verfahren nach Masters und Johnson erfolgreich in britischen Kliniken eingesetzt wurden. Wachsendes Interesse bestand außerdem an der Behandlung von Verhaltensauffälligkeiten wie Stottern oder Schreibkrampf. Es wurde deutlich, daß trotz der vielversprechenden Behandlungserfolge eine adäquate Versorgung potentieller Klienten nur mit Hilfe einer größeren Anzahl entsprechend ausgebildeter Therapeuten zu gewährleisten war. Die praktizierenden Therapeuten waren überlastet und zeigten – abgesehen davon – wenig Interesse, ihre bisher verwendeten therapeutischen Modelle zugunsten eines verhaltenstherapeutischen Ansatzes aufzugeben. Dies ist im großen und ganzen auch heute noch so.

Für eine mögliche Fachausbildung kamen psychiatrische Krankenpfleger und -schwestern in Betracht, die sich im Rahmen ihrer 3jährigen Ausbildung für weitergehende klinische Aufgaben interessierten. Pflegepersonal war zwar schon früher verhaltenstherapeutisch eingesetzt worden, aber immer nur unter der Leitung und Supervision eines Psychiaters oder klinischen Psychologen. Diese Arbeitsform steigert zwar die Behandlungskapazität eines Spezialisten, ist jedoch weniger effizient als eine gezielte Ausbildung zusätzlicher Fachkräfte.

Trotz der Befürchtungen einiger Berufsstände und Einzelpersonen wurde ein klinisch orientiertes Forschungsprogramm ins Leben gerufen mit dem Ziel, Krankenpfleger und -schwestern verhaltenstherapeutisch auszubilden und ihre Eignung zur hauptverantwortlichen Betreuung verschiedener Patientengruppen zu untersuchen.

2. Ausgangssituation

Aufgrund der unterschiedlichen Interessen der beteiligten Berufsgruppen war das Vorhaben umstritten.

Während ein Teil der in der Krankenpflege Tätigen gezielt eine Erweiterung ihrer klinischen Kompetenz im psychiatrischen Bereich anstrebten, sah ein anderer Teil darin die Gefahr einer zu starken Abkehr von den traditionellen berufstypischen Aufgaben, die bisher mehr in der Pflege als in der Behandlung und mehr im Beobachten als im Diagnostizieren bestanden.

Im Klinikalltag von Pflegepersonal mit anspruchsvolleren klinischen Aufgaben, z. B. in der Geburtshilfe, Gemeindepflege, Zahnheilkunde oder Anästhesie ist eine derartige Aufgabenbegrenzung ohnehin unrealistisch, was ihre Bedeutung für die stationäre medizinische Betreuung in anderen Bereichen jedoch keineswegs in Frage stellt. Diese Entwicklung gilt zunehmend auch im psychiatrischen Bereich und mag Ausdruck der historisch gewordenen Rolle des Krankenpflegeberufs sein, immer dann (auch therapeutisch) „einzuspringen", wenn aufgrund technologischer Entwicklung oder starker Nachfrage kostspieligere Arbeitskräfte nicht verfügbar sind.

Psychiater zeigten sich v. a. darüber besorgt, daß das Krankenpflegepersonal diese Verantwortung nicht übernehmen könne und die klinischen Standards sinken würden. „Das ist, als wollte man aus Lkw-Fahrern Piloten machen" war ein früher, verletzender Kommentar. Man mag sich fragen, inwieweit diese Vorbehalte der Sorge um klinische Standards oder eher einem verständlichen Wunsch nach berufsständischer Abgrenzung entsprungen sind.

Klinische Psychologen bemühten sich gerade, ihren Standort in der Psychiatrie zu klären und sahen in der oben dargestellten Entwicklung ein Eindringen in „ihr" Territorium, das solche Bestrebungen untergraben würde. Sie hatten sich um die Entwicklung neuer verhaltenstherapeutischer Behandlungsformen verdient gemacht und betrachteten es daher auch als ihre Aufgabe, die Kontrolle über Entwicklungen in diesem Bereich zu behalten. Im Hinblick auf Eysenck's Ansichten, wie die Behandlung psychischer Probleme zwischen Psychologie und Psychiatrie zu verteilen sei, sahen einige Therapeuten in der beschriebenen Entwicklung wohl fast schon eine Verschwörung, um ihnen ihren zugestammten Platz streitig zu machen. Angesichts dieser verständlichen Einwände sei das Engagement derer hervorgehoben, die sich für das Projekt und seine Finanzierung einsetzten: der damals konsiliarisch tätige Psychiater Marks, der das Projekt mit Energie und Ausdauer leitete, und die (inzwischen verstorbene) Oberschwester Skellern, die über außergewöhnlichen Weitblick und politisches Geschick verfügte.

3. Gegenwärtiger Stand

Zum Glück können wir heute auf die frühen Schwierigkeiten und Einwände mit Gelassenheit zurückblicken. Krankenpflegetherapeuten sind inzwischen ein akzeptierter und integrierter Bestandteil in der englischen Psychiatrie. Sie werden von den Patienten, den Kollegen im Pflegebereich und anderen Berufsgruppen im Gesundheitswesen akzeptiert, und wir können inzwischen gar nicht mehr so viele ausbilden, wie von den entsprechenden Institutionen benötigt werden. Es konnte überzeugend gezeigt werden, daß psychiatrisches Pflegepersonal durch ein angemessenes Training in die Lage versetzt wird, verhaltenstherapeutische Behandlungsmethoden bei einem großen Personenkreis ohne Supervision durch Psychiater oder Psychologen anzuwenden. Ursprünglich dachten wir, die Patienten müßten vor ihrer Behandlung durch eine Krankenschwester von einem Psychiater oder Psychologen beurteilt werden. In der Praxis erwies sich dies jedoch als überflüssig; Krankenpflegetherapeuten informieren sich aus zahlreichen Quellen und entscheiden auch, ob der Patient noch anderweitig beurteilt werden soll.

Die derzeitige Befürwortung von Krankenpflegetherapeuten hat v. a. zwei Gründe: zum einen die Ergebnisse der evaluativen Forschung, die v. a. in den Anfangsjahren und in reduzierter Form auch später durchgeführt wurde; zum zweiten die konkrete Erfahrung mit ihrer Arbeit in Institutionen des Gesundheitswesens überall im Land. Sie haben wiederholt bewiesen, daß sie eine sehr wichtige klinische Funktion erfüllen und werden inzwischen als ein wesentlicher Bestandteil der therapeutischen Dienste geschätzt. Wir werden darauf im folgenden noch näher eingehen.

4. Forschungsprogramm

4.1. Design

Um die Frage zu untersuchen, ob das therapeutische Pflegepersonal verhaltenstherapeutische Behandlungsmethoden so effizient anwenden kann wie akademische Verhaltenstherapeuten wäre eine randomisierte Verteilung der Patienten auf Krankenschwestern und erfahrene Psychiater oder Psychologen der optimale Untersuchungsansatz. Leider standen für diese sehr aufwendige Methode die Mittel nicht zur Verfügung. Stattdessen wurden die Behandlungserfolge des Pflegepersonals im Hinblick auf frühere Studien bewertet, in denen Psychiater/Psychologen vergleichbare Patienten mit entsprechenden Methoden behandelt hatten.

4.2. Auswahl der Teilnehmer

Die ersten 80 Bewerber für den Kurs meldeten sich auf Anzeigen hin. Die Selektion zielte auf Auszubildende ab, die

a) mindestens den Standardabschluß in Psychiatriepflege (Royal Medicine Nursing, RMN) erworben hatten,
b) über ein entsprechendes Bildungsniveau sowie genügend Psychiatriekenntnisse verfügten,
c) den Wunsch hatten, verhaltenstherapeutisch zu arbeiten,
d) Initiative und die Fähigkeit zu selbständiger Arbeit zeigten,
e) voraussichtlich in Fachkreisen Vertrauen und Respekt gewinnen konnten.

5 Personen (3 Männer, 2 Frauen) erfüllten diese Kriterien und erhielten Plätze im ersten Ausbildungsprogramm.

4.3. Ausbildung

In der Experimentalphase fand die Ausbildung durch einen klinischen Psychologen und einen Psychiater statt, die beide ganztags im Projekt beschäftigt waren. Ihre Aufgabenbereiche waren oft nicht klar zu trennen, aber prinzipiell sorgte der Psychiater für die medizinische Betreuung, wählte geeignete Patienten aus und vermittelte Interview- und Behandlungstechniken; der Psychologe vermittelte die Prinzipien der Verhaltenstherapie und war für die Datenanalyse und wissenschaftliche Evaluation des Trainings verantwortlich. In der zweiwöchigen Einführungsphase fanden Seminare über neurotische Störungen, Lerntheorie und verhaltenstherapeutische Behandlungsmethoden statt, gleichzeitig erfolgte schon eine praktische Ausrichtung auf die Erfordernisse entsprechender Institutionen. Die Supervisoren behandelten Patienten jeweils in Zusammenarbeit mit einem Auszubildenden, die übrigen schauten durch eine Einwegscheibe zu. Am Anfang stand die Behandlung einfacher Phobien; nach und nach wurde zu schwierigeren Problemen, wie Zwangsneurosen oder Agoraphobie mit Eheproblemen, übergegangen. Die Supervision wurde schrittweise reduziert, bis schließlich nur noch einmal pro Woche der Behandlungsfortschritt bei jedem Patienten besprochen wurde. Der konsiliarische Psychiater leitete zusätzlich zweimal wöchentlich ein Stationstreffen, bei dem der Behandlungserfolg diskutiert wurde.

Die zur gleichen Zeit stattfindenden Seminare wurden von den Supervisoren sowie externen Experten geleitet. Der Inhalt dieser Seminare geht aus folgender Übersicht hervor:

Seminarstoff beim Versuchstraining
Ethische Belange
Das Nervensystem
Angeborene und erworbene Verhaltensweisen
Allgemeine Lernprinzipien
Wahrnehmung
Statistik
Stimulus, Response, Habit
Kognitionen
Modellernen
Zwischenmenschliche Interaktionen
Angst und Phobien
Zwangsneurosen
Suizid und Depression
Sexualstörungen
Schizophrenie
Glücksspiel und Kleptomanie
Autismus
Operante Techniken und Programme
Selfmanagement
Methoden der Angstbewältigung
Expositionsverfahren
Aversionstherapie
Imaginative Verfahren
Social-skill-training
Ehe und Ehetherapie
Gruppentherapie
Untersuchungsdesigns
Meßverfahren

Die Verwendung von Videogeräten ermöglichte den Teilnehmern ein Feedback hinsichtlich ihrer Leistung und diente außerdem dazu, die Interviews einem größeren Publikum zugänglich zu machen. Videofeedback erwies sich auch bei der Behandlung, insbesondere von Personen mit mangelnden sozialen Fertigkeiten, als sinnvoll. Im Lauf der Zeit konnten wir eine nützliche Videobibliothek mit instruktivem klinischen Material zur Unterstützung des Trainingsprogramms einrichten.

Das Training dauerte 2 Jahre, danach wurden die Auszubildenden an andere Stellen versetzt (Aufbaustufe), wo ihre Arbeit weiter überprüft wurde.

4.4. Beschreibung der Patienten: Selektionskriterien

274 Patienten wurden im Hinblick darauf untersucht, ob sie innerhalb des Trainingskurses behandelt werden konnten. Die wichtigsten Selektionskriterien waren, daß

1) Verhaltenstherapie für ihre Probleme geeignet war,
2) 25 Therapiestunden voraussichtlich ausreichten,

Tabelle 1. Behandelte Patienten während der Versuchsphase

Diagnose	Gesamt	Drop-outs	Anzahl der Behandlungs-sitzungen
Spezifische Phobie	52	8	10
Agoraphobie	35	6	12
Soziale Phobie	26	4	12
Zwangsneurose	34	8	15
Sexuelle Dysfunktion	15	7	14
Sexuell abweichendes Verhalten	9	3	12
Andere[a]	21	9	15

[a] „Andere" beinhalten Verhaltensauffälligkeiten, Stottern, Enuresis, Hysterie und nicht klassifizierbare Störungen.

3) die Patienten der Behandlung zustimmten und
4) auf häufige Heimbesuche verzichteten, sofern sie mehr als 2 Fahrtstunden vom Krankenhaus entfernt wohnten.

Von den ursprünglich 274 Probanden kamen 79% in Betracht, davon lehnten 15% das Behandlungsangebot ab. Von den restlichen 178 Probanden änderten 23% ihre Meinung oder beendeten die Behandlung nicht. Diese Drop-out-Rate entspricht etwa derjenigen in kontrollierten klinischen Studien über psychologische Kurzzeittherapie.

4.5. Problemarten und Behandlungsmethoden

Die meisten Patienten (85%) wurden ambulant behandelt und benötigten durchschnittlich 12 Behandlungsstunden. Stationäre Patienten, meist solche mit schweren Zwangsstörungen, erforderten durchschnittlich 29 Sitzungen.

In Tabelle 1 sind die verschiedenen diagnostischen Gruppen, die während der Experimentalphase behandelt wurden, dargestellt.

Bei der Behandlung von Phobikern wurde v. a. mit Verfahren der In-vivo-Konfrontation gearbeitet, wobei die Phasen schrittweise ausgedehnt wurden. Bei einigen wurden zusätzlich imaginative Verfahren oder ein Training sozialer Fertigkeiten angewendet. Die Behandlung von Zwangsstörungen beinhaltete in der Regel in-vivo-Übungen, Imitationslernen und Selbstkontrolltechniken sowie – wenn notwendig – andere Verfahren.

Paare mit sexuellen Problemen erhielten ein entsprechendes Training in Anlehnung an Masters und Johnson, teilweise kombiniert mit einer parallel laufenden Paartherapie. Bei denjenigen, die die Therapie ohne Partner machten, waren die Behandlungserfolge weniger deutlich. Sexuell Auffällige erhielten Aversionstherapie, verdeckte Sensibilisierung sowie Training sexueller und sozialer Skills. Eine detaillierte Beschreibung der verhaltenstherapeutischen Behandlung findet man z. B. bei Marks (1981) oder Emmelkamp (1982).

5. Meßverfahren und Ergebnisse

In der Verhaltenstherapie werden sehr häufig Ratings der Zielproblematik (Target-Problem-Ratings) vorgenommen. Diese enthalten eine von Therapeut und Klient gemeinsam getroffene Vereinbarung über das zu behandelnde Problem, z. B. „Unfähigkeit, allein Zug zu fahren" oder „50mal am Tag Händewaschen". Sie sind in vielen Ländern gebräuchlich und können bei einer Übereinstimmung von über 90% zwischen Patient, Therapeut und unabhängigem Rater als hoch reliabel bezeichnet werden. Das Rating wird auf einer Skala von 0 („überhaupt kein Problem") bis 8 („maximale Beeinträchtigung") vorgenommen. Als globaleres Maß für Angststörungen

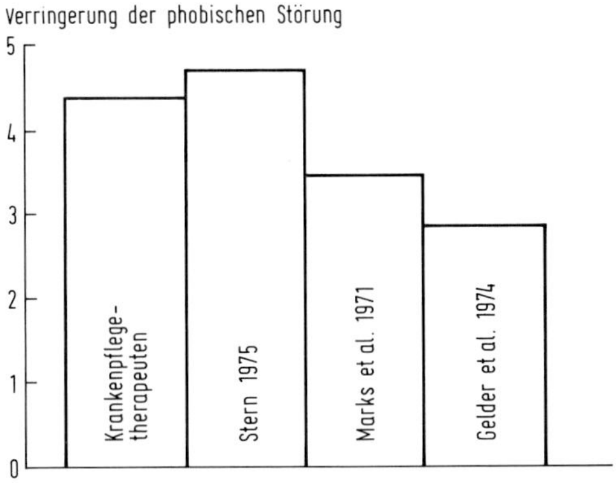

Abb. 1. Pflegetherapeuten vs. andere, verschiedene Arten der Phobie

setzten wir den Fear-Survey-Schedule (Marks u. Herst 1970) ein. Die „obsessive-compulsive-checklist" wurde eigens zur Erfassung der Beeinträchtigung von Zwangspatienten entwickelt. Auch für die Erfassung sexueller Probleme sowie für das Ausmaß, in dem sich die jeweiligen Probleme auf tägliche Aktivitäten (wie Beruf, soziales Leben und häusliche Pflichten) auswirken, wurden spezielle Skalen, ebenfalls mit einem Range von 0 bis 8, erstellt.

5.1. Phobien

Die Ergebnisse der ersten Ausbildungsgruppe bei der Behandlung phobischer Patienten sind annähernd identisch mit denen von Psychiatern und klinischen Psychologen in den zum Vergleich herangezogenen früheren kontrollierten Studien (Abb. 1).

In Abb. 2 sind die Besserungen bei Phobien während der ersten Zweijahresperiode (Trainingsphase) im Vergleich zu denen der 1jährigen Aufbauphase, in der die Supervision schrittweise ausgeblendet wurde, dargestellt. Die Ergebnisse sind mindestens genauso gut.

5.2. Zwangsstörungen

Zwangsstörungen kamen vergleichsweise selten vor; der Mangel an standardisierten Maßen erlaubte zudem keine Vergleiche mit früheren Studien. Die Erfolge bei diesen schwierigen Fällen waren jedoch signifikant ($p < 0{,}001$, gerechnet auf der Grundlage eines Schätzmaßes für die Zeit, die täglich mit rituellen Handlungen verbracht wurde) und vergleichbar mit denen die Psychologen und Psychiater unserer Abteilung mit ähnlichen Patienten erzielten.

5.3. Andere Störungen

Der Mangel an standardisierten Meßverfahren für sexuelle Dysfunktionen und sexuell abweichendes Verhalten erschwert auch hier aussagekräftige Vergleiche mit anderen Arbeiten, zumal die Fälle selten waren. Zusammengefaßt sind die Ergebnisse bei sexuellen Störungen nicht so gut wie die bei Phobien und Zwangsneurosen. Vermutlich kennzeichnet dies jedoch eher die allgemeine Unsicherheit darüber, wie diese Störungen zu erfassen und zu behandeln sind, als die Leistung der Ausbildungsteilnehmer.

Zusammengefaßt war das Therapieergebnis bei Patienten, die während oder nach dem Training von therapeutischem Pflegepersonal betreut worden waren, mindestens so gut wie das von kostenaufwendiger ausgebildeten Psychiatern und Psychologen bei vergleichbaren Patienten.

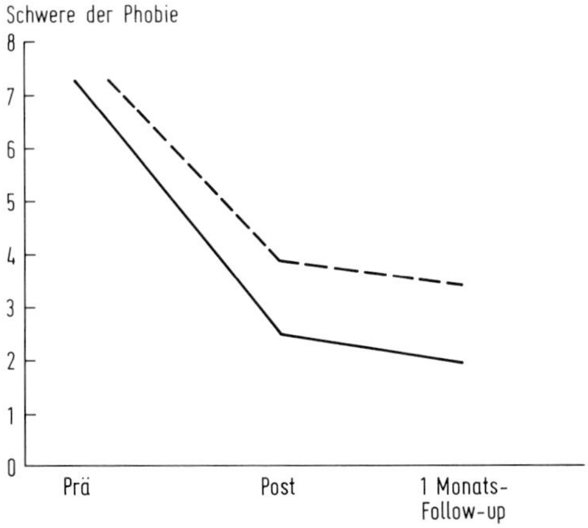

Abb. 2. Verbesserung der agoraphobischen Störung (—— Pflegetherapeuten nach der Ausbildung, – – – Pflegetherapeuten in der Ausbildung)

6. Aufbaustufe

In der nächsten Phase des Untersuchungsprojekts arbeiteten die Auszubildenden ein Jahr lang an Stellen außerhalb des Trainingshospitals, um ihre Leistungsfähigkeit dort zu überprüfen. 4 Krankenhäuser und ein Gesundheitszentrum nahmen an dieser Projektphase teil, so daß wir die Therapieergebnisse in einem „natürlichen" Setting sammeln und eine Kosten-Nutzen-Analyse der Arbeit erstellen konnten. Die Teilnehmer, die ihren zweiten Ausbildungsabschnitt in Krankenhäusern verbrachten, wurden dem klinischen Team eines beratenden Psychiaters zugeordnet, um ihre Fähigkeit voll zu nutzen. Ursprünglich hatten wir angenommen, daß die beratenden Psychiater jeden Patienten vor der Behandlung durch die Krankenschwestern voruntersuchen müßten. Diese Praxis wurde jedoch allmählich aus Zeitmangel aufgegeben, zumal die Krankenpflegetherapeuten die zusätzliche Verantwortung gut bewältigten. Um ihre Urteilsfähigkeit zu prüfen, wurden 33 neue Patienten jeweils unabhängig von einem Psychiater und einer therapeutischen Pflegekraft beurteilt. Die Übereinstimmungen betrugen bei den Diagnosen über 80%, bei der Einschätzung der Therapieeignung 94% und bei der Festlegung der angemessensten Intervention 87%.

Auch der Bedarf an Supervision war bei weitem geringer als vermutet und erforderte selten mehr als ½ h pro Woche.

Die Ärzte überwiesen etwas mehr als 10% ihrer neuen Patienten an die Pflegekräfte, so daß ein oder zwei konsiliarische Psychiater genügend Patienten für eine Pflegekraft bereitstellen konnten. Die Erfahrungen des Pflegepersonals in Allgemeinpraxen und die nachfolgende Datensammlung zeigen, daß die Ergebnisse hier mindestens genauso gut sind wie die im Krankenhaus, und daß die Überweisungen von sechs praktischen Ärzten jeweils einen Krankenpflegetherapeuten auslasten.

Eine der überraschendsten Erfahrungen während der Aufbaustufe war wohl die, daß die niedergelassenen Ärzte unsere Jahrespraktikanten nach Ablauf der vereinbarten Zeit fast immer weiterbeschäftigen wollten und wir mittlerweile die Nachfrage gar nicht mehr decken können.

7. Kosten-Nutzen-Analyse

Da uns die ökonomischen Implikationen des Trainings und der Beschäftigung von therapeutischem Pflegepersonal interessierten, wurde während der Aufbaustufe von einem Volkswirtschaftler eine Kosten-Nutzen-Analyse der Arbeit erstellt. Diese macht Aussagen darüber, ob die Unterhaltungskosten für eine Leistung höher oder niedriger sind als der ökonomische Gewinn durch die Bereitstellung dieser Leistung. Dabei werden nichtökonomische Aspekte, wie z. B. die Zunahme von Lebensfreude oder die Abnahme von Angst und Depression, nicht berücksichtigt.

Die Studie enthält mehrere Thesen, die im folgenden detailliert aufgeführt werden, damit der Leser ihre Anwendbarkeit auf verschiedene Settings überprüfen kann:

1) Es gibt Patienten, die für die angestrebte Behandlungsform geeignet sind und andernfalls keine effektive Behandlung erhalten würden. Diese Annahme wurde durch unsere Erfahrung bestätigt, daß, wo immer wir einen Pflegetherapeuten einsetzten, dieser den Bedarf nicht einmal decken konnte; dies trifft auch heute noch zu.

2) Bei unbehandelten Patienten tritt nicht von selbst eine Besserung ein. Diese Annahme wird in der Literatur bestätigt. So fanden Agras et al. (1972) bei unbehandelten Phobikern auch nach 5 Jahren keine Besserung.

3) Besserungen durch Verhaltenstherapie halten mindestens 2–3 Jahre an.

4) Die 42 genauer untersuchten Patienten können als repräsentative Stichprobe angesehen werden, da ein Vergleich mit den

anderen Patienten keine signifikanten Unterschiede ergab.

5) Die Behandlungskosten für diese Patienten entsprechen dem nationalen Durchschnitt.

Bei 42 Patienten (36 Phobien, 3 Zwangsstörungen und 3 Sexualstörungen) wurden Daten erhoben. Dabei handelte es sich um einen Fragebogen vor der Behandlung und ein Interview mit dem Volkswirtschaftler nach einem Jahr.

8. Inanspruchnahme von Gesundheitsdiensten

Tabelle 2 zeigt die Inanspruchnahme von Gesundheitsdiensten durch die untersuchten Probanden, berechnet in Wochen bzw. Stunden für das Jahr vor und das Jahr nach der Behandlung.

Aus der Tabelle geht hervor, daß die Inanspruchnahme entsprechender Einrichtungen nach der Behandlung bedeutend geringer war. Da die durchschnittliche Dauer der Problematik 11,8 Jahre betrug, kann man berechtigt davon ausgehen, daß die Inanspruchnahme in früheren Jahren mit der im Jahr vor der Behandlung vergleichbar ist. So ergab sich z. B. in der retrospektiven Befragung, daß die Gesamtinanspruchnahme stationärer psychiatrischer Einrichtungen annähernd 13mal so hoch war wie die im Jahr vor der Behandlung.

Die Befragungen ergaben außerdem Leistungsverbesserungen im Beruf, zu Hause und im Studium sowie geringere Ausgaben (insbesondere für Taxis und Extrahilfen zu Hause) und weniger Arbeitsausfälle sowohl der Patienten wie auch ihrer Angehörigen (um jeweils 56% und 31% im Jahr nach der Behandlung). Auch Veränderungen im beruflichen Status wurden festgestellt (Tabelle 3).

Aus den Tabellen 2 und 3 geht hervor, daß im Jahr nach der Behandlung die Arbeits- und Studierfähigkeit der Untersuchungsgruppe gestiegen ist, was gleichzeitig verminderte Inanspruchnahme von staatlichen Unterstützungen wie Arbeitslosen- und Krankengeld bedeutet. Stellt man alle genannten Zahlen in Rechnung, so läßt sich die interne Gewinnrate (Internal Rate of Return, IRR) des Ausbildungsprojekts ermitteln. Diese berechnet sich aus den Gesamtkosten eines Projekts, verglichen mit dem Gewinn oder den Ersparnissen durch seine Betreibung. Die Ergebnisse hängen davon ab, wie lange eine Besserung nach der Behandlung aufrechterhalten bleibt. Sie werden wie folgt zusammengefaßt:

Dauer der Besserung:	IRR:
2 Jahre	0%
3 Jahre	40%
4 Jahre	62%

Rein ökonomisch gesehen und ohne nichtmaterielle Vorteile in Rechnung zu stellen bedeutet dies, daß sich die Ausbildung und Beschäftigung von therapeutischem Krankenpflegepersonal schon selbst trägt, wenn die Besserung bei den Patienten nur 2 Jahre

Tabelle 2. Veränderungen bei der Inanspruchnahme von Gesundheitsdiensten

Art der Versorgung	Jahr vor der Behandlung	Jahr nach der Behandlung	Veränderung [%]
Psychiatrisch	28,5 Wochen	4,0 Wochen	86
Psychiatrisch ambulant	81,0 Wochen	67,0 Wochen	17
Nichtpsychiatrisch stationär	15,3 Wochen	10,0 Wochen	35
Allgemeinärzte	105,4 Stunden	43,8 Stunden	59
Fachärzte	77,1 Stunden	44,2 Stunden	43
Niedergelassene Psychiater	40,0 Stunden	4,8 Stunden	88
Soziale Dienste	2,4 Stunden	0,0 Stunden	100
Freiwillige Organisationen	11,6 Stunden	0,0 Stunden	100

Tabelle 3. Veränderungen im Beschäftigungsverhältnis

Beschäftigungsverhältnis	Jahr vor der Behandlung	Jahr nach der Behandlung
Arbeitslos	42 Monate	34 Monate
Teilzeitbeschäftigung	88 Monate	110 Monate
Ausbildung	5 Monate	0 Monate
Vollzeitbeschäftigung	174 Monate	175 Monate
Schule	24 Monate	24 Monate
Studium	2 Monate	12 Monate
Hausarbeit	169 Monate	149 Monate

anhält. Je länger diese anhält, desto mehr profitiert auch die Gesellschaft. Bei Regierungsprojekten sind im allgemeinen 8 bis 10% IRR Voraussetzung für die Finanzierung. Dieses Kriterium wird in der vorliegenden Studie mit einer durchschnittlichen 2,25 Jahre anhaltenden Besserung schon übertroffen.

Wir wissen aus der Literatur (Marks 1971; Marks et al. 1975), daß Besserungen bei Phobien und Zwängen mindestens 3 Jahre stabil bleiben; deshalb ist die Ausbildung und Beschäftigung von Krankenpflegepersonal mit ziemlicher Sicherheit ein ökonomisch lohnender Versuch, der für die Gesellschaft tatsächlich Kostenersparnis bedeutet. Obwohl von ökonomischer Seite die Methodik zur Verfügung steht, gibt es über psychiatrische Dienste bisher leider nur sehr wenige Evaluationsstudien dieser Art.

9. Gegenwärtiger Status des therapeutischen Krankenpflegepersonals

Krankenpflegetherapeuten sind heute wegen ihres Erfolgs in verschiedenen Institutionen des Gesundheitswesens und wegen ihres hervorragenden klinischen Rufs, den sie über die Jahre erworben haben, sehr gefragt in Großbritannien. Wegen der starken Nachfrage haben sie inzwischen einen höheren Status und bessere Bezahlung für ihre Arbeit durchgesetzt. Früher wurden sie in der Regel wie normales Stationspersonal eingestuft, nun liegt ihr Durchschnittsgehalt etwa bei dem einer Oberschwester. Dies bedeutet jedoch nicht, daß damit die Probleme einer klinischen Laufbahnregelung gelöst sind. Im Gegenteil: Trotz zahlreicher Diskussionen und Überzeugungsversuche besteht die einzige Aufstiegsmöglichkeit für Krankenpflegepersonal in der Regel immer noch darin, die klinische Arbeit zugunsten von Unterricht oder Verwaltungsarbeit aufzugeben. Wenn es sich weiterhin lohnen soll, Krankenpflegepersonal für fortgeschrittene klinische Aufgaben wie die beschriebenen auszubilden, dann muß Interessierten dringend die Möglichkeit eröffnet werden, auch innerhalb des klinischen Aufgabenbereichs aufsteigen zu können. Es ist ermutigend, daß trotz der bisher unbefriedigenden Aufstiegsmöglichkeiten über 75% der von uns ausgebildeten Pflegetherapeuten schon seit 15 Jahren, z. T. in Kombination mit Schwesternunterricht, verhaltenstherapeutisch tätig sind. Die meisten von denen, die ihren Beruf aufgegeben haben, streben inzwischen weitergehende Qualifikationen an und studieren Psychologie oder Sozialwissenschaften.

10. Derzeitiges Trainingsprogramm

Im folgenden wird das über die Jahre hinweg entwickelte Trainingsprogramm genauer dargestellt.

10.1. Auswahlverfahren

Wir erhalten derzeit etwa 80 Bewerbungen für die 8 Trainingsplätze, die bei jedem 18-Monats-Kurs zur Verfügung stehen. Aus Zeit- und Geldmangel können wir nur 32 Bewerber annehmen, wobei die Auswahl anhand der Bewerbungsunterlagen erfolgt. Dieses Vorgehen ist zwar unvermeidlich, aber nicht zufriedenstellend, da wir geeignete Bewerber unter Umständen ablehnen, weil sie das Bewerbungsformular nicht richtig ausgefüllt haben.

An einem persönlichen Bewerbungsgespräch nehmen Kandidaten teil, die den Anforderungen voraussichtlich gewachsen sind und eine Vorstellung davon haben, was der Kurs mit sich bringt und wie sie ihre Ausbildung später einsetzen wollen. Bewerber, die nach dem Training nicht im British Health Service arbeiten wollen, werden nicht angenommen.

Die restlichen Bewerber werden in einem einleitenden Interview eingehender über ihre Bewerbungsgründe und Pläne befragt, auch wird nochmals ihre Fähigkeit eingeschätzt, am Kurs teilnehmen und überzeugende therapeutische Arbeit leisten zu können. Jeder Kandidat wird von 2 Interviewern mit Hilfe einer visuellen Analogskala auf seine Eignung hin eingeschätzt.

Die 16 besten werden zu einem abschließenden Auswahltermin eingeladen. Hier findet ein Gespräch mit einem erfahrenen Mitglied des Pflegedienstes und einem Ausbilder statt. Beide beurteilen die Kandidaten nochmals mit Hilfe der gleichen Analogskala wie im ersten Interview. Die Kandidaten bearbeiten einen Multiple-choice-Test, der ihr Wissen über Psychiatrie und Verhaltenstherapie erfassen soll sowie ihre Fähigkeit, aus einem vorgeführten Videofilm relevante Informationen über einen Patienten zu entnehmen. Darüber hinaus bitten wir die Bewerber, in einem Rollenspiel mit einem entsprechend instruierten Akteur ein kurzes klinisches Interview durchzuführen. Dabei wird ihre Interviewleistung auf einer dafür entwickelten Skala eingeschätzt. Nach einer Stunde Interviewtraining wird das Rollenspiel wiederholt. Wir berücksichtigen sowohl die Leistungen vor als auch nach dem Training; der Lerneffekt nach dem Training wird jedoch stärker gewichtet. Dieses Vorgehen hat sich durchgängig als die nützlichste Komponente im Selektionsprozeß erwiesen, und die Bewerber mit den diesbezüglich höchsten Werten sind in der Regel auch die erfolgreichsten nach der Ausbildung.

Wir versuchen beim Sektionsprozeß so objektiv wie möglich vorzugehen und wählen die 8 besten Kandidaten aufgrund ihrer Leistungen in Fragebogen, Interviews und in den Rollenspielen aus. Wir wissen jedoch nicht, wie viele der anderen Bewerber ebenfalls erfolgreiche Therapeuten wären oder wie viele von denen, die sich nicht bewerben, gleichermaßen geeignet sind. Der Kritik, eine Elitegruppe des psychiatrischen Pflegepersonals „abzuschöpfen", können wir bislang lediglich mit dem Argument begegnen, daß, wenn die ausgewählten Personen tatsächlich einer derart anspruchsvollen Arbeit gewachsen sind, es nur im Interesse der Patienten liegen kann, wenn diese gefördert und praktisch eingesetzt werden.

10.2. Trainingsabschnitte

10.2.1. Klinische Erfahrung

Die klinische Ausbildung ist wie eine Lehre gegliedert. Die national vereinbarten Richtlinien fordern, daß für jeweils 3 Auszubildende ein klinischer Supervisor (ein Psychiater, klinischer Psychologe oder Krankenpflegetherapeut) zur Verfügung steht, dem sie in den ersten Wochen lediglich bei der Diagnostik und Behandlung zusehen. Die Auszubildenden übernehmen schrittweise immer mehr Verantwortung; gleichzeitig blenden sich die Supervisoren allmählich aus, bis sie nur noch bei besonders komplexen Fällen herangezogen werden. Diese allmähliche Reduktion der Supervision richtet sich nach den Fortschritten der einzelnen Teilnehmer und dauert in der Regel fast das ganze erste Jahr. Es ist wünschenswert, daß der Behandlung eines neuen Störungsbildes jeweils die Modellerfahrung mit einem entsprechenden Patienten vorausgeht.

Jeder Teilnehmer muß bis zur Nachuntersuchung jeweils 2 Patienten aus insgesamt 6 Kategorien behandeln. Diese Kategorien sind: 1) Agoraphobie, 2) spezifische Phobien, 3) soziale Phobien und Mängel in bestimmten Fertigkeiten, 4) Zwangsstörungen, 5) Sexualstörungen und -abweichungen und 6) eine gemischte Gruppe mit verschiedenen Verhaltensauffälligkeiten wie Stottern, Tics und generalisierte Angstzustände.

Die konkrete klinische Erfahrung wird ergänzt durch regelmäßige Fallseminare, in denen klinische Fertigkeiten im Rollenspiel demonstriert werden. In der Regel spielt ein Teilnehmer die Rolle eines Patienten, den er gerade behandelt, der Supervisor führt die angemessenen Verhaltensweisen vor, und die anderen Teilnehmer zeigen, wie sie mit der Situation umgehen würden.

Während des Kurses betreut jeder Teilnehmer insgesamt etwa 30 Patienten. Darin liegt die eigentliche Stärke des Trainingsprogramms. Nur wenige Ausbildungen bieten die Möglichkeit der Diagnose, Behandlung und Betreuung so vieler Patienten, was unserer Meinung nach jedoch Voraussetzung für eine qualifizierte Praxisausbildung ist. Darin stimmen wir mit anderen Fachleuten überein, wie z. B. Hall (1979), der darüber hinaus feststellte, daß „das Trainingsprogramm für Pflegetherapeuten von Marks und Kollegen die verhaltenstherapeutische Ausbildung vieler klinischer Psychologen in den Schatten stellt".

10.2.2. Psychiatrische Ausbildung

Obwohl unsere Teilnehmer schon eine Psychiatrieausbildung haben, halten wir es für notwendig, daß sie eine Reihe von Vorlesungen über Entstehung und Symptomatik psychiatrischer Störungen besuchen. Dafür sprechen sowohl die Tatsache, daß die Krankenpflegeausbildung regional unterschiedlich ist, als auch individuelle Wissensunterschiede, z. B. aufgrund von Tätigkeiten in Spezialgebieten.

Außerdem sollen die Therapeuten nach dem Training selbständig arbeiten und deshalb in der Lage sein, psychiatrische Störungen richtig zu diagnostizieren. Dies führt gelegentlich zu konzeptuellen Schwierigkeiten bei den Teilnehmern, weil Krankenpflegepersonal in der Regel lernt, daß die Diagnosenstellung ein rein ärztliches Privileg ist und Krankenschwestern nur beobachten und Symptome beschreiben können. Dieser Mythos führt dann zu komplexen semantischen Ausweichmanövern, wenn Krankenschwestern die fachspezifische Terminologie umgehen wollen, obwohl sie durchaus richtig diagnostizieren können. Mit Hilfe der DSM-III-Klassifikation können Schwestern unserer Meinung nach mit einigen Stunden Training psychiatrische Diagnosen genauso gut stellen und auch rechtfertigen wie junge Psychiater.

10.2.3. Vermittlung lerntheoretischer Grundlagen

Innerhalb der Verhaltenstherapie wird immer wieder über das Verhältnis von Theorie und Praxis diskutiert (s. z. B. Wolpe 1976). Wir versuchen, den verschiedenen Auffassungen darüber dadurch gerecht zu werden, daß wir das 2-Phasen-Modell des Lernens bis zum studentischen Niveau vermitteln und die Teilnehmer dann selbst entscheiden können, wie nützlich dieser theoretische Hintergrund für ihre Arbeit ist. Zumindest können sie dadurch auch viel von der Berufssprache ihrer Kollegen aus psychologischen Fachkreisen verstehen und anwenden. Die behandelten Themen sind:

1. philosophische Grundlagen,
2. Habituation,
3. klassisches Lernen,
4. instrumentelles Lernen,
5. Lernen und Inhibition,
6. Angst und Lernen,
7. Persönlichkeitstheorien,
8. menschliche Sexualität und ihre Abweichungen,
9. „Signal-detection" Theorie
10. Theorien über Zwänge.

10.2.4. Untersuchungsmethodik und Statistik

Da in fast allen wissenschaftlichen Fachpublikationen statistische Verfahren bei der Datenanalyse Anwendung finden, sollen die Teilnehmer in diesem Unterrichtsabschnitt lernen, Basisverfahren wie t-Tests und Korrelationen zu rechnen und das Prinzip einer Varianzanalyse zu verstehen. Im Rahmen eines Experimentalpraktikums werden sowohl theoretische Kenntnisse als auch ihre praktische Anwendung vermittelt.

10.2.5. Lehrertraining

Während der Experimentalphase des Trainingsprogramms zeigte es sich, daß unser Material außer in der klinischen Arbeit auch bei der Schulung von Schwestern und anderen Berufen des Gesundheitssektors sehr gefragt ist. Deshalb führten wir einen kurzen Kursus über didaktische Fertigkeiten ein, in dem die Grundlagen für die Vorbereitung und Präsentation von Unterrichtsstoff und der Gebrauch von audiovisuellen Hilfsmitteln vermittelt wird. Zur Überprüfung des Lernerfolgs werden die Teilnehmer angehalten, einen kurzen Lehrgang in Verhaltenstherapie zu organisieren und durchzuführen.

10.2.6. Managementtraining

Die meisten Krankenschwestern in Führungspositionen nehmen an einem Managementtraining teil. Entsprechende Trainings sind jedoch auf die Bedürfnisse von Stationsschwestern zugeschnitten und für unseren Bedarf unzureichend. Unser eigenes Programm legt Schwerpunkte auf die Bereitstellung neuer klinischer Angebote, Möglichkeiten der Projektfinanzierung und Verständnis für die Aufgaben und Beziehungen zwischen Krankenhaus, Gemeinde und freiwilligen Diensten.

10.3. Praktikum

Auch heute noch arbeiten die Auszubildenden in den letzten 6 Kursmonaten außerhalb des Ausbildungszentrums. Dies wird von ihnen als wertvolle Zeit angesehen, ihre klinische Kompetenz zu erproben, und erweist sich außerdem als eine effektive Arbeitsbeschaffungsmaßnahme, da nur wenige Einrichtungen auf die einmal in Anspruch genommenen Dienste wieder verzichten wollen, sofern sie finanzierbar sind. Derzeit können wir allerdings den nationalen Bedarf gar nicht mehr decken, so daß die Schaffung weiterer Nachfrage nicht mehr notwendig ist.

Wir planen zur Zeit die Erweiterung des klinischen Lehrstoffs im ersten Jahr und eine Kürzung des Kurses auf 12 Monate, um somit mehr Pflegepersonal ausbilden zu können.

10.4. Kontrolle des Kursablaufs

Jeder Kursabschnitt wird einzeln bewertet. Bezogen auf die klinische Arbeit bestehen die wichtigsten Bewertungsmodi in der direkten Beobachtung sowie im Anhören der Tonbandaufnahmen. Weitere Möglichkeiten bieten Kurzberichte und Multiple-choice-Tests über den Unterrichtsstoff in Psychiatrie und Lerntheorie, ein Experimentalpraktikum im Bereich „Forschungsverfahren und Statistik“ sowie die Beurteilung didaktischer Fähigkeiten in einer Lehrprobe. Darüber hinaus wird jeder Kursabschnitt von den Teilnehmern mit Hilfe von Analogskalen und in Diskussionen mit den Kursleitern bewertet; diese Rückmeldungen wurden jeweils bei der Weiterentwicklung des Programms berücksichtigt.

11. Schlußfolgerungen und Ausblick

Die verhaltenstherapeutische Ausbildung von Krankenpflegepersonal ist inzwischen eine etablierte und akzeptierte Einrichtung in Großbritannien. Ausgehend vom ursprünglichen Ausbildungskursus am Maudsley Hospital gibt es inzwischen drei weitere Ausbildungsstätten im Land (von denen jetzt allerdings eine wegen der gegenwärtigen Finanzierungskrise im englischen Gesundheitswesen wieder aufgegeben wurde), und mindestens zwei sind im fortgeschrittenen Planungsstadium.

Derzeit sind 100 Krankenpflegetherapeuten in Großbritannien tätig, die einen bemerkenswerten Beitrag in diesem Versorgungsbereich leisten und innerhalb der multidisziplinären Versorgung eine eigenständige Interessengruppe darstellen.

Nach unseren Berechnungen liegt der Bedarf allerdings bei etwa 1 000 entsprechend ausgebildeten Fachkräften. Obwohl inzwischen bei der Grundausbildung stärkere Akzente auf verhaltenstherapeutische Methoden gelegt werden und die Spezialausbildung daher künftig weniger Zeit beanspruchen wird, kann dieser Bedarf z. Z. nicht gedeckt werden.

Unserer Meinung nach sollte der Aufgabenbereich der spezialisierten Krankenpflegetherapeuten in der Psychiatrie dahingehend erweitert werden, daß sie mit dem problemorientierten behavioralen Ansatz nicht nur wie bisher die 13% „neurotischer" Patienten, sondern alle psychiatrischen Störungen behandeln dürfen.

Einige unserer ehemaligen Ausbildungsteilnehmer setzen ihre erlernten Fertigkeiten schon in anderen Bereichen ein, z. B. bei der Behandlung von chronischem Schmerz, neurologischen Störungen, Depression, Schizophrenie sowie bei Störungen im Kindes- und Jugendalter. Uns scheint allerdings die sorgfältige Evaluation einer solchen Erweiterung des Trainings erforderlich, bevor in der derzeit bewährten Form größere Veränderungen vorgenommen werden. Momentan fehlen uns dazu jedoch die Mittel.

Obwohl auch in anderen Ländern eine beträchtliche Spezialisierung im Krankenpflegebereich eingesetzt hat, ist diese in England praktizierte Form der Ausbildung bisher einzigartig.*

Obschon jedes Land seine eigene Lösung hinsichtlich der sich wandelnden Rolle psychiatrischer Krankenpflege finden muß, um den Veränderungen im Klinikalltag sowie den kommunalen Anforderungen gerecht zu werden, hoffen wir, daß die Darstellung unseres Modells einen nützlichen Beitrag in dieser Diskussion leisten wird.

* Anmerkung der Hrsg.: In der BRD wird ein vergleichbares Modell seit 1976 an der Verhaltenstherapie-Ambulanz der Psychiatrischen Universitäts-Klinik in Hamburg durchgeführt.

Literatur

Agras WS, Chapin N, Oliveau DC (1972) The natural history of phobia: Course and prognosis. Arch Gen Psychiatry 26:315–317

Emmelkamp PMG (1982) Phobic and obsessive compulsive disorders. Plenum, New York

Ginsberg G, Marks IM (1977) Costs and benefits of behavioural psychotherapy: A pilot study of neurotics treated by nurse therapists. Psychol Med 7/4:685–700

Hall J (1979) Nurse therapy and role change in health care professions. Bull Br Psychol Soc 32:71–73

Marks IM (1971) Phobic disorders four years after treatment: A prospective follow-up. Br J Psychiatry 118:683–688

Marks IM (1981) Cure and care of neurosis. Wiley, New York

Marks IM, Herst ER (1970) A survey of 1200 agoraphobics in Britain. Soc Psychiatry 5:16–24

Marks IM, Hodgson R, Rachman S (1975) Treatment of chronic obsessive-compulsive neurosis by in vivo exposure. Br J Psychiatry 127:349–364

Marks IM, Hallam RS, Conolly J, Philpott R (1977) Nursing in behavioural psychotherapy. Royal College of Nursing, London

Wolpe J (1976) Behaviour therapy and its malcontents. J Behav Ther Exp Psychiatry 7:109–116

III. Verhaltenstherapie in der Somatomedizin

8. Verhaltenstherapeutische Strategien bei akuten und chronischen Schmerzen – Grundlagen, Prinzipien und Anwendungsfelder

H.-U. Wittchen, F. Köhler, S. Schaller

1. Einleitung . . . 121
2. Schmerz als komplexes Reaktionsmuster . . . 121
3. Umfassende Schmerzkonzepte . . . 123
4. Konsequenzen chronischer Schmerzen . . . 126
5. Ziele und Indikationsentscheidungen beim Einsatz psychologischer, speziell verhaltenstherapeutischer Ansätze bei chronischen Schmerzen . . . 127
5.1. Psychologische und verhaltensmedizinische Ansätze bei chronischen Schmerzen . . . 129
5.2. Hypnose und Meditation . . . 131
5.2.1. Hypnose . . . 131
5.2.2. Meditation . . . 133
5.3. Operante Verfahren . . . 133
5.4. Biofeedbackverfahren . . . 134
5.5. Kognitive Verfahren . . . 135
5.6. Andere verhaltenstherapeutische Verfahren . . . 136
5.7. Therapieprogramme . . . 137
6. Schlußfolgerung . . . 138
Literatur . . . 139

1. Einleitung

In den letzten 20 Jahren ist ein stetig wachsendes Interesse an der theoretischen und klinisch-therapeutisch orientierten Schmerzforschung zu beobachten. Eine Übersicht bieten Wall u. Melzack (1984); gute deutschsprachige Zusammenfassungen neuerer Ergebnisse und Ansätze finden sich bei Larbig (1982), Keeser et al. (1982), Birbaumer (1986), Zimmermann u. Handwerker (1984) und Miltner u. Larbig (1988). Aufbauend auf neuen experimentellen Grundlagenbefunden im Bereich der Verhaltenswissenschaften, der Medizin und den biologisch orientierten Grundlagenfächern sowie der Ableitung komplexerer Modelle zur Erklärung der Mechanismen bei der Ätiologie und der Pathogenese von akuten und chronischen Schmerzzuständen sind dabei in jüngerer Zeit verstärkt Bemühungen unternommen worden, therapeutische Strategien abzuleiten. Dabei kommt verhaltenstherapeutischen Interventionen bei *chronischem Schmerz* eine besondere Bedeutung zu.

2. Schmerz als komplexes Reaktionsmuster

Obwohl die Definition des Phänomens *Schmerz* als „... ein unangenehmes Sinnes- und Gefühlserlebnis, das mit aktueller oder potentieller Gewebeschädigung verknüpft ist oder mit Begriffen einer solchen Schädigung beschrieben wird" (IASP 1979), nur in dieser sehr groben Form allgemeine Zustimmung findet, besteht doch mittlerweile in der wissenschaftlichen Erforschung von Schmerz Übereinstimmung darin, daß Schmerz nur als komplexes Reaktions- und Interaktionsmuster der subjektiv-psychologischen, der motorisch-verhaltensmäßigen und der physiologisch-organischen Ebene adäquat beschrieben werden kann (vgl. auch Abb. 1). Dabei ist es notwendig, zwischen akutem und chronischem Schmerz zu unterscheiden.

Akuter Schmerz besitzt in der Regel als sog. Schadensfrühwarnsystem eine lebens- bzw. wohlbefindenserhaltende Funktion und hat somit eine entscheidende Bedeutung für das Verhalten und Befinden des Menschen. Ein Patient mit Schmerzen wird nicht nur in der ihm angemessen erscheinenden Form durch verbale Äußerungen wie Klagen und Stöhnen (subjektiv-psychologische Ebene) seine Umwelt aufmerksam machen, sondern auch sein Verhalten ändern, z. B. durch das Aufnehmen einer „Krankenrolle", indem er zu Bett geht, Schonung von seinem Lebenspartner fordert und einen Arzt zur Aufnahme einer adäquaten Therapie aufsucht (motorisch-verhaltensmäßige, kommunikative Ebene). Parallel hierzu werden ferner aber auch auf der somatisch-biologischen Ebene die möglicherweise dem Schmerz zugrundeliegenden pathophysiologischen Prozesse weiter ablaufen, die wiederum über Rückmeldeschleifen mit den oben genannten Manifestationsebenen interagieren und durch sie beeinflußt werden können. Während akute Schmerzen in ihrer Funktion und ihren Konsequenzen in der traditionellen Medizin oft entsprechend berücksichtigt und behandelt werden können, gilt dies nur selten für den sog. chronischen Schmerz. Eine Reihe von Autoren zur Problematik des *chronischen Schmerzes* geht sogar davon aus, daß jeglicher Schmerz, der chronisch auftritt, zumeist seine Funktion als Warnsignal verloren hat (vgl. Zimmermann u. Handwerker 1984). Gleichzeitig ist zu berücksichtigen, daß die bei akuten Schmerzen oft nützlichen und adaptiven Reaktionen bei chronischem Schmerz häufig zusätzliche Schädigungen hervorrufen und sekundäre Belastungen bedingen können; z. B. wenn sich bei chronischen Kopf- oder Rückenschmerzen der Patient in seiner Suche nach Schmerzfreiheit gleichzeitig vielen verschiedenen Behandlungen unterzieht, ohne daß dies den einzelnen Therapeuten bekannt ist. Nicht aufeinander abgestimmte Therapiemaßnahmen können sich einander dann in ihren möglichen therapeutischen Effekt nicht nur aufheben und so zu fortwährender Enttäuschung des Patienten führen, sondern auch zusätzliche organische Schädigungen bedingen. Bei derartigen Wechseln zwischen immerwährender hoffnungsvoller Suche nach Symptomfreiheit und folgender Enttäuschung kann chronischer Schmerz häufig zum dominierenden Faktor im Leben der betroffenen Patienten werden und ist dann mit schweren Störungen in fast allen Lebensbereichen verbunden. Diese können über Rückmeldeschleifen wiederum auf den Schmerz und die Schmerzwahrnehmung auswirken und so wahre „Teufelskreise" bis zu vollständiger Hilflosigkeit und depressiver Symptomatik seitens des Patienten bedingen. Zur Behandlung solcher komplexen Wechselwirkungen auf verschiedenen Ebenen fehlen von medizinischer Seite adäquate Hilfsangebote oder -strategien (zur Problematik der Komorbidität bei chronischem Schmerz vgl. auch Romano u. Turner 1985; Fishbain et al. 1986).

Ist schon die Definition des Begriffs „Schmerz" nicht unproblematisch, so gilt dies in besonderem Maße auch für das Adjektiv „chronisch", das wegen seiner Vieldeutigkeit einer Definition kaum bzw. nur schwer zugänglich ist. Chronisch werden Schmerzen in der Regel dann genannt, wenn 1) entweder Schmerzen bzw. Beschwerden eines Patienten über die Dauer des normalen Heilungsprozesses hin andauern; 2) Schmerzen ohne nachweisbares organisch-physiologisches Korrelat persistieren, wie z. B. bei chronischen Kopfschmerzsyndromen, oder 3) die Beschwerden mit einer chronisch-progredienten Erkrankung einhergehen, also auch mit Substratveränderungen, wie z. B. bei Arthritis, rheumatischen Veränderungen oder degenerativen Erkrankungen der Wirbelsäule (Wittchen u. Brengelmann 1985).

Die Behandlung chronischer Schmerzen war bis vor wenigen Jahren fast ausschließlich Domäne der Medizin, die auf der Grundlage eines somato-sensorischen Inputmodells Schmerz vereinfacht als Funktion von Gewebeschäden bzw. Nozizeptorreizung auffaßt. Das Ausmaß der subjektiven Schmerzempfindung wird dabei auf den Grad der vermuteten organischen Läsion reduziert, und neben ätiologisch orientierten Behandlungsansätzen wird versucht, die Schmerzempfindung z. B. durch die Blockade der sensorischen Leitungsbahnen zu reduzieren (Melzack 1978). Leider erwiesen sich jedoch die vielfältigen, speziell im Hinblick auf chronische Schmerzen entwickelten operativ-invasiven und pharmakologischen Verfahren langfristig oft als erfolglos. Denn trotz kurzzeitig positiver Effekte sind sie häufig mit einer hohen Rückfallquote sowie teilweise massiven Nebenwirkungen verbunden und führen oftmals zu einer zusätzlichen, sekundär bedingten Verschlimmerung des Beschwerdebildes. Dies unterstreicht die Notwendigkeit einer Aufgabe bzw. wesentlichen Modifikation des klassischen somatisch-orientierten Schmerzkonzepts. Hierauf wurde bereits von Bonica 1953 eindringlich hingewiesen. Das von ihm vorgeschlagene Konzept „chronischer Schmerz" als eigenständige Krankheit definiert chronischen Schmerz grundsätzlich als einen Zustand, bei dem nicht nur sensorischen, sondern insbesondere affektiven, kognitiven und verhaltensrelevanten Ereignissen eine zentrale Bedeutung zukommt. Da Bonica überzeugt war, daß v. a. psychophysische Prozesse bei der Chronifizierung eine Rolle spielen, forderte er eine Abkehr von unidimensionalen und eine Anwendung von multidimensionalen und interdisziplinären Konzepten in der Forschung und Therapie chronischer Schmerzen (Bonica 1953).

3. Umfassende Schmerzkonzepte

Im Zusammenhang mit der Suche nach angemesseneren Schmerzmodellen, die neben der organisch-physiologischen Ebene auch adäquat andere Manifestationsebenen mitberücksichtigen, kann die von Melzack u. Wall (1965) erstmals vorgestellte sog. Gate-control-Theorie als ein wesentlicher Entwicklungsschritt angesehen werden. Unter anderem sind dabei 3 Aspekte der Gate-control-Theorie hervorzuheben, die sie sowohl für die Forschung als auch für die Therapie fruchtbar machen: 1) die Integration zweier bisher als inkompatibel geltender Schmerztheorien, nämlich der sog. Spezifitätstheorie und der Patterntheorie; 2) die Behauptung eines „Gating"-Mechanismus schon an der ersten neuronalen Schaltstelle der Schmerzübertragung, nämlich an den Hinterhörnern des Rückenmarks (s. Abb. 1); 3) die Postulierung einer absteigenden zentralen Kontrolle, nach der psychologische Prozesse – wie Aufmerksamkeit, Emotion und Erinnerung an frühere Erlebnisse – einen direkten Einfluß auf den sensorischen Input schon an dieser ersten synaptischen Schaltstelle ausüben können.

Die sog. Spezifitätstheorie behauptet, daß Schmerz eine Sinneswahrnehmung wie jede andere auch sei, mit spezifischen Rezeptoren, den sog. Nozizeptoren, einer spezifischen Leitungsbahn und entsprechenden Schmerzzentren im Gehirn. Die Patterntheorie hingegen nimmt an, daß Schmerz das Ergebnis komplexerer räumlicher und zeitlicher Reizsummation und der sich daraus ergebenden neuronalen Erregungsmuster (Pattern), ansonsten nicht schmerzhafter Sinneswahrnehmung ist. Nach Ansicht der Gate-control-Theorie gilt die Spezifitätstheorie in der Peripherie, da die Tatsache spezieller Rezeptoren für Schmerz empirisch gesichert ist. So wurden u.a. bisher 3 Klassen von Nozizeptoren identifiziert; nämlich 1) rein mechanische Nozizeptoren, die nur durch starke mechanische Stimulation aktiviert werden; 2) Hitzenozizeptoren, die auf Temperaturen über 45 °C reagieren, und 3) polymodale Nozizeptoren, die auf einen breiten Bereich noxischer Stimulation, besonders empfindlich jedoch auf sog. schmerzerzeugende chemische Substanzen reagieren, die bei Verletzungen und/oder Entzündungen freigesetzt werden.

Andererseits konnte durch viele Untersuchungen gezeigt werden, daß es kein spezifisches Schmerzzentrum im Gehirn gibt. Hierbei wurde z. B. Probanden radioaktivmarkiertes Xenon in die Aortis carotis injiziert. Dadurch kann mittels eines speziellen Scanners die regionale Hirndurchblutung als Indikator für zerebrale Aktivität genau gemessen werden. Anders als bei optischer, akustischer oder taktiler Reizung, bei denen sich eine ganz spezifische zerebrale Aktivierung des visuellen, akustischen bzw. sensomotorischen Kortex nachweisen ließ, gab es bei Schmerzreizen keine spezifische und regional begrenzte, sondern nur eine generelle Erhöhung der gesamten zerebralen Durchblutung.

Die Entdeckung körpereigener opiatartig wirkender Substanzen (Endorphine) Mitte der 70er Jahre (Herz 1978; Akil u. Watson 1980; Herz 1982) war ein weiterer Hinweis auf die Existenz eines spezifischen endogenen **Antischmerzsystems** oder auch mehrerer, möglicherweise unabhängig voneinander arbeitender Systeme und stellte eine neue Perspektive neurobiologischer Schmerzmodulation dar. Damit wurde in der Forschung auch die Frage relevant, unter welchen Bedingungen der Organismus sein Antischmerzsystem überhaupt aktiviert. Aus der älteren Literatur gibt es eine Fülle von Hinweisen darauf, daß dies unter extremen Streßbedingungen gilt, z. B. im Krieg, aber auch bei bestimmten Sportarten möglich sein kann (z. B. Beecher 1956, 1959). Bei dieser Streßanalgesie sind aller Wahrscheinlichkeit nach neben Faktoren des Opiatsystems auch andere schmerzhemmende endogene Systeme beteiligt, da das opiatantogene Naloxon nur einen Teil der analgetischen Wirkung aufheben kann. In einer Reihe von tier- und humanexperimentellen Untersuchungen konnte ferner gezeigt werden, daß auch bei sehr starken Furchtreaktionen analgetische Effekte zu beobachten sind (Bolles u. Fanselow 1980). Ein Beispiel hierfür sind Patienten im Behandlungszimmer des Zahnarztes, die nicht selten berichten, daß kurz vor oder in dem Moment des Eingriffs der Zahnschmerz verschwunden sei.

Bereits seit den Anfängen psychologischer Forschung gibt es Hinweise für die Existenz langfristiger differenzierter Veränderungen innerhalb der Antischmerzsysteme. So zeigte Pavlov bereits 1927, daß bei gleichzeitiger Darbietung von Schmerzreizen und Futter der Futterreiz eine Dominanz über den Schmerzreiz gewinnt: Der Schmerzreiz wird nicht mehr aversiv, sondern als positiver Hinweisreiz für Futter erlebt. Dies gelingt jedoch nur, wenn der Schmerzreiz immer an derselben, lokal eng begrenzten Stelle angesetzt wird. Wurde hingegen ein weitaus schwächerer Schmerzreiz an einer anderen Körperstelle gegeben, reagierten die Versuchstiere mit starken autonomen und motorischen Schmerzreaktionen.

Neben der Schmerzlosigkeit kann Schmerz ferner klassisch (respondent) konditioniert werden: Vertes u. Miller (1976) konnten zeigen, daß ursprünglich neutrale Reize (z. B. Ton oder Licht) nach mehrmaliger gleichzeitiger Darbietung mit Schmerzreizen bei Tieren konditioniertes Schmerzverhalten auslösen können. Die Autoren leiten die elektrophysiologischen Meßwerte von den Neuronen an einer für die Schmerzübertragung wichtigen neuronalen Struktur, dem sog. Nucleus reticularis giganto celularis (NRGC) ab. Interessanterweise reagierten diese Neurone auf die konditionierten Reize genauso wie auf die echten Schmerzreize, d. h. höhere zentralnervöse Strukturen können auch dann Schmerzen melden, wenn die Schmerzinformationen nicht von einem Nozizeptor ausgehen, sondern z. B. durch Konditionierungsvorgänge und die daraus resultierenden physiologischen Veränderungen entstehen.

Ein weiterer Aspekt in der Modellbildung der Gate-control-Theorie (vgl. auch Melzack u. Wall 1982), der sich konzeptionell als fruchtbar erwiesen hat, ist die Differenzierung der zwischen dem Schmerzreiz (Input) und dem oben beschriebenen Verhalten auf 3 Ebenen ablaufenden Prozesse. Hier wird in dem Modell die sog. sensorisch-diskriminative von der affektiv-motivationalen Komponente unter dem Primat des postulierten superschnellen kognitiv bewertenden Systems unterschieden, d. h. Schmerzverhalten stellt das Ergebnis einer komplexen Interaktion zwischen sensorischen Wahrnehmungsleistungen und kognitiv bewertenden Prozessen des Inputs mit darauf jeweils rückwirkenden affektiven Antriebskomponenten („Wehcharakter") dar. Die damit angesprochene Differenzierung von Wahrnehmungsleistung

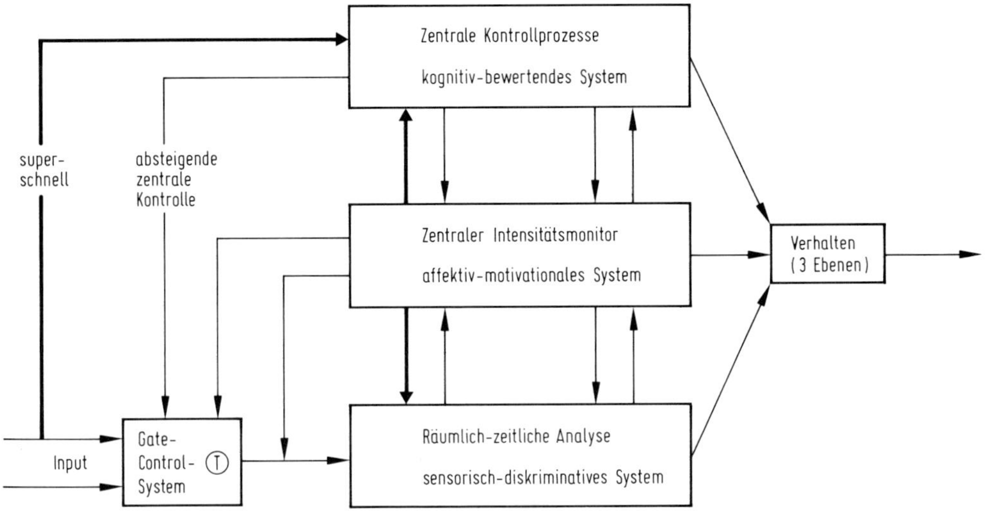

Abb. 1. Modellhafte Darstellung der am Zustandekommen der Schmerzreaktion beteiligten Systeme. (Nach Melzach und Wall 1982)

(sensorisch-diskriminatives System) und aversiver Antriebskomponente (affektiv-motivationales System) wurde in vielen Experimenten im Rahmen der klassischen Psychophysik und der sog. „signal detection theory" bestätigt. Eine weitere Differenzierung erfolgte in bezug auf die Annahme, daß eine klar identifizierbare Sequenz neuronaler Impulsmuster der sensorischen Komponente zugrunde liegt, die weitgehend von den eher „diffusen" affektiven Bewertungen eines Schmerzreizes unabhängig sind. Hinzu kommt, daß in diesem Modell die sensorische Komponente vor der affektiv-gefühlsmäßigen Bewertung eingeordnet werden kann. Diese experimentelle Differenzierung läßt sich jedoch im klinischen Kontext und insbesondere bei chronischen Schmerzpatienten nur schwer replizieren, und derzeit muß es für klinische Schmerzzustände und Alltagssituationen noch als ungesichert angenommen werden, ob nicht die affektiv-motivationale Komponente auch zeitlich simultan oder sogar vor der räumlich-zeitlichen Analyse des Schmerzreizes auftreten kann (vgl. Birbaumer 1986). Unabhängig von der Gate-control-Theorie sind in den letzten Jahren auch aus anderen Bereichen der Psychologie wesentliche Belege gesammelt worden, die ein erweitertes Verständnis von Schmerzphänomenen im Rahmen der Gate-control-Theorie ermöglicht haben. Hierzu gehören Arbeiten über kulturelle Unterschiede in der Schmerzwahrnehmung und Schmerzbewältigung (vgl. z. B. Schiefenhövel 1980), die Untersuchung der Bedeutung von Aufmerksamkeit und Ablenkung für Schmerzphänomene (vgl. Rockstroh et al. 1982; Birbaumer 1986), Untersuchungen zum Erlernen und Verlernen von Schmerzverhalten (Sternbach 1974; Fordyce 1976) sowie eine Reihe von Arbeiten zur Wahrnehmung körpereigener bzw. interner Reize im Zusammenhang mit Schmerz und Angst (Birbaumer 1986). Von Relevanz für das komplexere Schmerzverhalten und Schmerzerleben ist ferner eine Reihe von psychologischen Theorien, wie z. B. die Theorie der gelernten Hilflosigkeit nach Seligman (1983), kognitive Theorien, wie z. B. zur Kontrolle der Erwartung und Selbsteffizienz und Attribution (Dolce 1987) sowie Arbeiten zum Modellernen (Apley 1975; Craig 1986).

Die oftmals gestellte Frage, warum wir trotz derartig umfangreichen Grundlagenwissens bei Schmerzzuständen bislang nur wenige effektive Therapiemaßnahmen zur Verfügung haben, kann vermutlich durch 2 Aspekte erklärt werden: Einerseits ist bislang auch auf der Basis der Gate-control-Theorie noch keine umfassende Integration der zahlreichen Befunde aus den verschiedenen Forschungsgebieten gelungen; andererseits wird nach wie vor oft nicht hinreichend zwischen akuten und chronischen Schmerzen mit ihren dazugehörigen endokrinologischen und psychophysiologischen Parametern unterschieden.

Fest steht nach den angesprochenen Befunden aus den experimentellen klinischen und phänomenologischen Studien der letzten Jahre, daß

1) Schmerzerfahrungen auch ohne Schmerzreiz zustande kommen können;
2) Schmerzerfahrungen von personalen Charakteristika des Reagierenden abhängen (Miltner u. Larbig 1988) bzw. durch psychologische Vorgänge auf der kognitiv bewertenden Ebene wie Suggestion u. a. modifizierbar sind (Revenstorf 1988);
3) Schmerzreaktionen bzw. ihr Ausdruck und ihre Äußerung gelernt und verlernt werden können.

Jüngere neurophysiologische und endokrinologische Forschungsprogramme haben diese Rolle psychologischer Faktoren im Schmerzerleben relativ gut auch auf psychophysiologischer und anatomischer Grundlage begründen können, so daß wir wohl mit Recht annehmen können, daß menschliche Schmerzerfahrungen in ein komplexes System von Wechselwirkungen eingebunden sind; dabei interagieren psychologische und physiologische Prozesse. Schmerz kann somit als ein Produkt all dieser zur Schmerzempfindung beitragenden Faktoren gesehen werden.

4. Konsequenzen chronischer Schmerzen

Ein weiterer Mangel des klassischen Schmerzkonzepts besteht in der unzureichenden Beachtung der vielfältigen Konsequenzen chronischer Schmerzen, nicht nur auf Verhaltensebene, sondern auch gerade im sozialen Feld, die für ein umfassendes Verständnis unerläßlich sind.

Obwohl viele Patienten mit chronischen Schmerzsyndromen ihre Beschwerden akzeptieren und die primären und sekundären Folgen ihrer Symptomatik offensichtlich ohne massive Einschränkung der Erwerbsfähigkeit, dauernde Medikamenteneinnahme oder eine drastische „Über"-inanspruchnahme medizinischer Dienste bewältigen können, bleibt eine große Gruppe von Patienten, bei denen sich eine zumeist recht komplexe Beschwerdekonstellation mit einer Fülle von affektiven, kognitiven, verhaltensmäßigen und sozialen Konsequenzen entwickelt. Diese im engeren Sinne als chronische Schmerzpatienten charakterisierte Gruppe leidet in vielfacher Hinsicht unter der unbefriedigenden medizinischen Versorgungslage: 1) durch die persistierenden Schmerzen selbst, deren aversiver Charakter eine Reihe von psychischen und sozialen Konsequenzen bewirkt; 2) durch den steten Wechsel von Hoffnung auf neue, bessere, erfolgversprechende Therapien und der bitteren Enttäuschung über ihren Fehlschlag sowie 3) an den Konsequenzen, die einerseits in einer immer zentraleren Rolle der Schmerzen im Leben der Patienten besteht, was in eine zunehmende Hilflosigkeit und Passivität mündet. Andererseits resultiert aus den verhaltensmäßigen Konsequenzen der Schmerzen, den fehlgeschlagenen Therapien und ihren Interaktionen oft eine Vielfalt zusätzlicher somatischer Beschwerden. Als Beispiele hierfür sind die Entwicklung weiterer sekundärer Schmerzsyndrome wie Kopfschmerzen oder Störungen der Magen-Darm-Funktionen durch kontinuierliche Medikamenten-(Analgetika-) Einnahme anzuführen.

Darüber hinaus müssen bei chronischen Schmerzen in besonderem Maße neben den in der Gate-control-Theorie konzeptualisierten variablen auch die vielfältigen möglichen externen (z. B. sozialen) Einflußfaktoren auf den *Krankheitsverlauf* beachtet werden. Grundsätzlich kann eine große Anzahl sozialer, kultureller, psychologischer und biologischer Faktoren den Ver-

Tabelle 1. Krankheitsbeeinflussende (Remission und Chronizität) Faktoren

Soziale, kulturelle, Umweltfaktoren	Psychologische Faktoren	Biologische Faktoren
Struktur des Gesundsystems	▷ Selbstwahrnehmung	Ausmaß und Dauer der Schädigung
Soziokulturelle Normen	▷ individueller Lebensstil	Remission somatischer Läsion
Umweltbelastungen und Anforderungen	▷ Erfahrung mit Schmerz und Krankheit (Coping)	Progression der Läsion
Soziales und technisches Netzwerk	▷ Lebensplan und -ziele	Medikation und invasive Methoden
Lebensbedingungen (Wohnsituation, Luftverschmutzung)	▷ emotionelles Arousal	individuelle Variation der Regenerationsfähigkeit
	▷ Einstellung zur Therapie	
	▷ Krankheit: kausal und Therapieerfolgsattribution	

lauf jedweder Krankheit „günstig" oder „ungünstig" bis hin zur Chronizität beeinflussen.

Tabelle 1 verdeutlicht die Vielfalt möglicher Einflußfaktoren und läßt somit auch die eingeschränkten Möglichkeiten monokausaler Therapiestrategien – seien sie rein organischer oder psychologischer Art – bei Patienten mit langjährigen Schmerzen offensichtlich werden.

5. Ziele und Indikationsentscheidungen beim Einsatz psychologischer, speziell verhaltenstherapeutischer Ansätze bei chronischen Schmerzen

Die verhaltenstherapeutische Schmerztherapieforschung blickt inzwischen auf eine große Anzahl experimenteller und klinischer Studien zur Effektivität von Interventionen bei einer Reihe unterschiedlicher Formen chronischer Schmerzsyndrome zurück. Neben einer Vielzahl experimenteller Grundlagenstudien lassen sich bei anwendungsorientierten Studien folgende 4 Ansatzpunkte erkennen:

1) Schmerzprävention:
Da Schmerzen offensichtlich von subjektiv wahrgenommenen und objektiven Umweltbedingungen abhängig sind, können sie auch durch Eingriffe in die schmerzverursachenden Bedingungen modifiziert und damit die Schmerzintensität sowie die Auftretenshäufigkeit und -muster verändert werden. Hieraus resultiert auch eine Änderung der Lernprozesse.

2) Schmerzreduktion:
Aufgrund der Befunde, daß Schmerzerfahrungen durch psychologische Faktoren in erheblichem Ausmaß mitbestimmt werden, kann eine Veränderung dieser Faktoren zur Modifikation der Schmerzerfahrung, des Schmerzerlebens und der Schmerzverarbeitung und -bewältigung führen.

3) Unspezifische Bewältigungsstrategien:
Unabhängig von der möglichen Ätiologie der Schmerzen können psychologische Behandlungsverfahren (wie Entspannungstrainings, Aktivierungsprogramme oder soziale Kompetenztrainings) grundsätzlich allen Patienten helfen, besser mit dem Schmerz umzugehen bzw. ihn zu reduzieren sowie seine negativen Auswirkungen auf die allgemeine Lebensführung zu beeinflussen.

4) Rehabilitation:
Da Schmerz mit massiven persönlichen und interaktionellen Problemen des Patienten verbunden sind, können im Rahmen einer Schmerztherapie auch psychologische Rehabilitationsansätze in der Partnerschaft und im Arbeitsbereich eingesetzt werden.

Grundprinzip verhaltenstherapeutischer Behandlungen ist die Anpassung der Therapiemaßnahmen an den **Einzelfall**, d. h. das stufenweise Auffinden der ätiologisch relevanten sowie die Störung aufrechterhaltenden Faktoren und ihre Veränderung.

Eine fachgerechte Verhaltenstherapie besteht nicht in der Anwendung einer einzelnen verhaltenstherapeutischen Technik, sondern ist zumeist eine umfassende Gesamtstrategie in Form eines Integrationsversuchs aller Bedingungs- und Konsequenzebenen des Problemverhaltens bzw. der Symptome sowie der flexiblen Ableitung und spezifischer Strategien. Im Rahmen eines Gesamtbehandlungsplans lassen sich dennoch vereinfacht folgende Hauptgruppen von Interventionsarten unterscheiden:

1) Die sog. Entspannungsverfahren: Hierzu zählt die progressive Muskelentspannung nach Jacobson bzw. Ableitung von dieser Technik sowie das autogene Training und verwandte Verfahren;

2) Hypnose, Meditations- und Imaginationstechniken, die zusammen mit Entspannungsverfahren oft auch unter dem Oberbegriff „bewußtseinsverändernde Verfahren" eingeordnet werden;

3) operante Methoden der Verhaltensänderung mit den Schwerpunkten: Veränderung der Aktivität und des Alltagsverhaltens, Reduktion schmerzkontingenter Medikamenteneinnahme, Reduktion möglicher Fehl- oder Überinanspruchnahme medizinischer Dienste;

4) Biofeedbackverfahren (siehe Kap. 9)

5) kognitive Verfahren, unter denen hier alle Übungen und Strategien im Zusammenhang mit der sog. kognitiven Selbstkontrolle verstanden werden;

6) komplexe Therapieprogramme, wie Schmerzimmunisierung und stationäre Schmerzklinikprogramme, sowie

7) heterogene und nicht ausschließlich einer der oben genannten Gruppen zuordenbare Verfahren, z. B. Selbstsicherheitstraining.

Diese Aufzählung der im folgenden detaillierter besprochenen Hauptgruppen verhaltenstherapeutischer Verfahren darf im Zusammenhang mit chronischen Schmerzpatienten nicht darüber hinwegtäuschen, daß eine symptombezogene Behandlung chronischer Schmerzen zumeist eine auf den Einzelfall abgestimmte Kombination der einzelnen Therapiekomponenten erfordert. Dabei kann aus anwendungspraktischen Gesichtspunkten davon ausgegangen werden, daß die Symptomatik auf den einzelnen Manifestationsebenen mit den entsprechenden korrespondierenden Therapieansätzen angegangen werden kann (z. B. die Behandlung von myogenen Kopf-

Verhaltenstherapeutische Methoden bei chronischem Schmerz

a) *Operante Methoden* (Selbstkontrollmethoden, Verstärkerpläne, Kontingenzmanagement, Verfahren zum Aufbau sozialer Aktivitäten etc.);

b) *Entspannung und Meditationsverfahren* (progressive Muskelrelaxation, autogenes Training, „autogenic biofeedback" etc.);

c) *Hypnose und Imaginationstechniken;*

d) *Kognitive Verfahren* (imaginative Ablenkung, Transformation oder Somatisierung);

e) *Biofeedbackmethoden* (Temperatur, Muskelspannung etc.);

f) *verhaltenstherapeutische Programme* (Schmerzimmunisierung, kognitiv-verhaltenstherapeutische Programme etc.).

schmerzen mit EMG-Biofeedback). Unabhängig davon ist aber auch häufig eine Generalisierung von Therapieeffekten mit Konsequenzen auf das Gesamtverhalten und Wohlbefinden des Patienten zu beobachten.

Die Anwendung verhaltenstherapeutischer Methoden muß im Rahmen einer fachgerechten verhaltenstherapeutischen Strategie immer auf die Ergebnisse der individuellen Bedingungsanalyse Bezug nehmen und damit die individuell unterschiedlichen Bedingungen bei der Entstehung, Aufrechterhaltung und Chronifizierung bei den Patienten mit berücksichtigen. Schematisiert ist die Bedingungsanalyse also ein Prozeß, der sich in der Durchführung einer Therapie in folgende Stufen gliedern läßt (Abb. 2):

1) Klassifikatorische Diagnostik, bei der es in erster Linie um den Ausschluß möglicherweise adäquater, das Zustandsbild des Patienten erklärender Diagnosen geht;

2) die funktionale Analyse, in der es auf der Grundlage der Verhaltensanalyse um die Herausarbeitung der auslösenden Bedingungen sowie der relevanten biologischen und organismischen Variablen und Reaktionsebenen geht;

3) die Indikation zu einer bestimmten psychologischen Vorgehensweise der Therapie, bei der unter Einbeziehung der Rahmenbedingungen einer Person möglicherweise erfolgversprechende Behandlungsverfahren ausgewählt und zugeteilt werden können;

4) die Durchführung von verschiedenen Behandlungsstrategien;

5) die therapiebegleitende und über die Therapie an sich hinausgehende Therapieevaluation, bei der v. a. Schmerztagebücher und Aktivitätsprofile eingesetzt werden.

5.1. Psychologische und verhaltensmedizinische Ansätze bei chronischen Schmerzen

Die Ergebnisse psychologischer und verhaltensmedizinischer Therapieforschung aus den letzten 20 Jahren sind so zahlreich, daß hier nur eine grobe Übersicht mit Einzelbeispielen gegeben werden kann. Umfangreiche Übersichtsarbeiten zu den einzelnen Syndrombereichen sind in den letzten Jahren von Miltner et al. (1986) zusammengetragen worden. Zu berücksichtigen ist, daß rein quantitativ in den letzten Jahren Arbeiten zu Kopfschmerzsyndromen, insbesondere zu Migräne und wiederkehrendem Spannungskopfschmerz, Rückenschmerzen im Vordergrund stehen. Andere Schmerzsyndrome (wie z. B. Phantom-

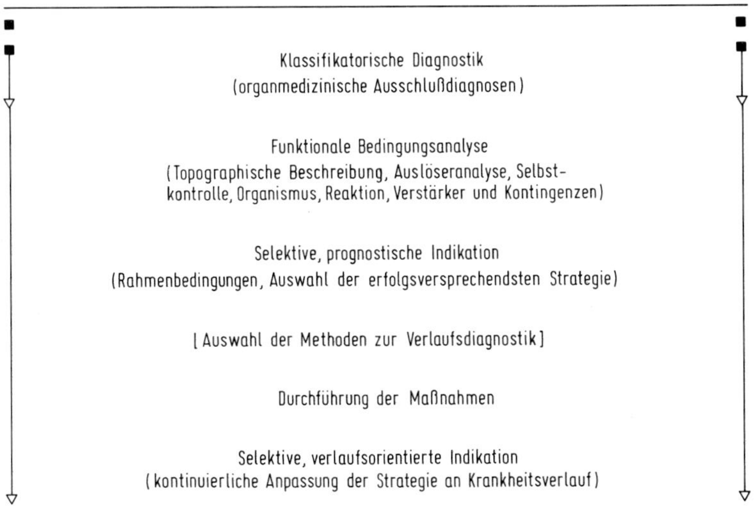

Abb. 2. Diagnostik als mehrstufiger Entscheidungsprozeß

schmerzen), die im folgenden kurz angesprochen werden, wurden wesentlich seltener untersucht.

Progressive Muskelentspannung und autogenes Training
Aufgrund der Forschungsergebnisse der letzten beiden Jahrzehnte wird allgemein anerkannt, daß ein kontrollierter Einsatz schmerzinkompatibler, veränderter Bewußtseinszustände, wie sie z. B. bei Hypnose, tiefer Entspannung (z. B. progressive Muskelentspannung, autogenes Training) oder Meditation (z. B. transzendentale Meditation, Zen, Yoga) auftreten, kurz- oder langfristig eine Schmerzreduktion bewirken kann (vgl. Larbig 1988).

Als Entspannungsmethoden zu therapeutischen Zwecken wurden progressive Muskelentspannung (PM) nach Jacobson und autogenes Training (AT) nach Schultz angewandt. PM und AT unterscheiden sich im Grad der Aktivität, mit der der Patient den Zustand der Entspannung herbeiführt. Während er bei der PM aktiv und systematisch bestimmte Muskelgruppen an- und entspannt (z. B. im Sinne isometrischer Übungen), um den Zustand der Entspannung zu erreichen, soll er beim AT seine Aufmerksamkeit beharrlich, aber eher passiv und ohne Leistungsdruck auf den Inhalt verschiedener Formeln richten. Hinsichtlich der experimentell untersuchten Schmerzreduzierung scheint es zwischen den beiden Verfahren keine bedeutsamen Unterschiede zu geben (Shapiro u. Lehrer 1980; Kröner u. Heiss 1982), wenn die Verfahren vom Therapeuten ausreichend beherrscht und sachgerecht angewendet werden. Allerdings scheinen PM-Verfahren und ihre Modifikationen eine wesentlich stärkere bewußte Kontrolle von Muskelregionen zu ermöglichen, die im Zusammenhang mit der Kombination anderer Verfahren, v. a. hinsichtlich einer langfristigen Strategie, weitreichendere Effizienz aufweisen.

Entspannnungsverfahren resultieren in einer Reduktion des Muskeltonus, langsamer, gleichmäßiger Atmung, verlangsamter Herzfrequenz, einer Synchronisation des EEG und vermehrter Durchblutung der Extremitäten. Zeitlich kontingent sind psychische Veränderungen wie ein Gefühl der Ruhe und Entspannung. Langfristige Effekte, v. a. der progressiven Muskelrelaxation, sind eine Zunahme der diskriminativen Fähigkeiten, z. B. bei der Ausdifferenzierung, welche Muskelgruppen bei der Entstehung und Aufrechterhaltung von An- und von Entspannungszuständen beteiligt sind und wie sie spezifisch zu verändern bzw. zu beeinflussen sind, um eine effektivere Selbstkontrolle in verschiedenen Alltagssituationen zu erreichen; z. B. können in bestimmten Situationen durch Kurzübungen anfallskritische Körpermerkmale verändert werden (Sachse u. Kröner 1979; Wittchen u. Lässle 1985).

Voraussetzung für den Erfolg der Entspannungsverfahren ist eine kontinuierliche Durchführung auch außerhalb der therapeutischen Sitzungen. Bei zu kurzen Einübungszeiten scheinen Entspannungsverfahren, insbesondere AT, weniger effektiv zu sein (Borkovec u. Sides 1979; Collet et al. 1986). Kontrollierte Untersuchungen über die Effektivität liegen für verschiedene Schmerzzustände vor (Übersicht in Keeser u. Bullinger 1985).

Entspannungsverfahren wurden bisher erfolgreich bei Phantomschmerzen, Geburtsschmerz (Prill 1966), Bruxismus, ulzerativer Kolitis (Shaw u. Ehrlich 1987), Spannungskopfschmerzen und Migräne (Kröner u. Heiss 1982; Larsson u. Melin 1986) sowie Rückenschmerzen (Turner 1982) eingesetzt. Allerdings muß zu Spannungskopfschmerzen und Migräne und auch bei Rückenschmerzen darauf hingewiesen werden, daß die alleinige Durchführung von Entspannungsverfahren bei diesen Syndromen kaum langfristige und gesicherte Effekte bringt. In der Regel ist es erforderlich, die Übung in dem speziellen Problemkontext des Patienten zu modifizieren und mit kognitiven und operanten Methoden sowie medikamentösen Strategien zu kombinieren. Darüber hinaus scheint bei Rückenschmerzen EMG-Biofeedback effektiver zu sein als reine Entspannungsübungen (vgl. Birbaumer 1986). Grundsätzlich scheinen Entspannungsverfahren immer dann indiziert zu sein, wenn ein Angst-Spannungs-Schmerz-Zyklus vorliegt, der in der Regel durch derartige Verfahren effektiv unterbrochen werden kann (vgl. auch Keefe u. Gil 1986).

5.2. Hypnose und Meditation

5.2.1. Hypnose

Hypnose, eine der ältesten und am häufigsten angewendeten psychologischen Behandlungstechniken bei Schmerzphänomenen, wird definiert als ein temporärer Zustand veränderter Aufmerksamkeit, bei dem – spontan oder aufgrund externer Reize – Phänomene auftreten können, die bei der Person normalerweise nicht zu beobachten sind, so z. B. erhöhte Suggestibilität, Veränderungen von Bewußtsein und Gedächtnis (Amnesie, Hypermnesie), Anästhesie, Bewegungseinschränkungen, muskuläre Anspannungen, vasomotorische Veränderungen, veränderte Sinneswahrnehmungen, Zeitverzerrung und präverbale kognitive Verarbeitung (Collison 1979; Revenstorf 1988). Es wurden auch endokrinologische Veränderungen festgestellt, das Endorphinsystem scheint aber an der durch die Hypnose hervorgerufenen Analgesie nicht wesentlich beteiligt zu sein (vgl. Barber u. Mayer 1977; Nasrallah et al. 1979); daneben scheinen die zu beobachtenden EEG-Veränderungen in Richtung eines Entspannungszustands von Bedeutung zu sein (Revenstorf 1988).

Nach Hilgard (1978) kommt es im hypnotischen Zustand zu einer Aufspaltung in verschiedene personale Funktionen (Dissoziationstheorie); psychodynamische Erklärungsversuche rekurrieren auf regressiv-gelockerte Ich-Umwelt-Grenzen (Kubie u. Margolin 1944); Spanos (1982) versteht Hypnose als eher interpersonales Phänomen, das durch Kontextvariablen und Anforderungen der hypnotischen Situation bedingt ist. Lerntheoretisch werden die hypnotischen Effekte durch die Koppelung von therapeutischen Instruktionen mit (durch die Technik induzierten) realen körperlichen Reaktionen des Patienten erklärt, wodurch bewirkt wird, daß Instruktionen des Therapeuten später als sog. konditionierte Stimuli (CS) wirksam werden (Larbig 1982; Sternbach 1982). In der Hypnose werden Reize selegiert und nur bestimmte zur Informationsverarbeitung zugelassen; d. h. bezogen auf Schmerzen: der Schmerzreiz wird zwar wahrgenommen, aber nicht verarbeitet. Durch wiederholte selegierte Suggestionen werden so untergeordnete Rückkoppelungskreise in Gang gesetzt, die die physiologischen Effekte hervorrufen.

Hypnotische Verfahren werden unterteilt in Heterohypnose, wenn der Zustand durch eine andere Person (Therapeuten) hervorgerufen wird, und in Autohypnose, wenn sich die Person selbst in einen hypnotischen Zustand versetzt. Generell wird Hypnose als aktive Reaktion des Patienten (Kroger 1975; Hilgard u. Hilgard 1975) und nicht als passiver Vorgang angesehen. Als eine wesentliche Komponente der Hypnose wird ein meist über mehrere Phasen verlaufender Trancezustand angesehen, der durch Aufmerksamkeitseinengung sowie Ausblendung von externen und internen Reizen erreicht wird (Spiegel u. Spiegel 1978). Inwieweit dieser Trancezustand allerdings notwendig ist, um die während einer Hypnose beobachteten Phänomene hervorzurufen, wird z. T. widersprüchlich diskutiert (Kroger 1960; Barber 1969; Larbig 1982). Revenstorf (1988) unterscheidet den hypnoidalen Zustand, die leichte Trance, die mittlere Trance und die tiefe Trance (Somnambulismus); diese Zustände können durch verschiedene körperliche (z. B. Lidflattern, Katalepsie) und psychische Phänomene (Amnesie, Halluzinationen) unterschieden werden. Schon beim Zustand der leichten Trance kann eine deutliche Verminderung der spezifischen Symptomatik eintreten.

Die Mechanismen, über die Hypnose bei Schmerzzuständen wirkt, sind bislang noch nicht eindeutig geklärt; am wahrscheinlichsten ist es, daß sie im Kontext kognitionspsychologischer Überlegungen am besten untersucht und erklärt werden können. Trotzdem haben wir uns hier entschlossen, sie als eigene Gruppe abzuhandeln und nicht unter den kognitionsverändernden Maßnahmen zu diskutieren. Verschiedene Untersuchungen (Übersicht in Revenstorf 1988) konnten zeigen, daß sich (im Höchstfall ein minimaler Teil der) Effekte der Hypnose (vornehmlich bei Schmerzexperimenten) weder durch Simulation noch durch Plazebowirkung erklären lassen. Auch der Einbezug von Entspannung, Angstreduktion, körpereigenen Morphinen, Medikamentenansprechbarkeit und Erregungsdämpfung konnte einen Großteil der analgetischen Wirkung der Hypnose (die mit der chemischer Analgetika vergleichbar ist und die von Akupunktur, Entspannung und Beruhigungsmitteln meist übertrifft) nicht erklären. Als wichtigste Voraussetzung für die Wirkung von Hypnose wird häufig die Suggestibilität der Patienten genannt; daneben scheinen Erwartungseffekte eine Rolle zu spielen. Als weiterer Ansatz wird diskutiert, daß in der Hypnose durch Abspaltung der affektiven Schmerzkomponente die Schmerzwahrnehmung verändert wird (Veränderung der subjektiven Qualität einer internen Stimulation).

In Labor- (v. a. mit dem Eiswassertest) und klinischen Untersuchungen wurde versucht, die analgetische Wirksamkeit der Hypnose zu überprüfen (Hilgard et al. 1974; Damsbo 1979; Elton et al. 1979; Erickson u. Rossi 1981; eine gute Zusammenfassung geben Hilgard u. Hilgard 1975; Keeser u. Bullinger 1985). Dabei zeigte sich, daß es in hohem Maße von der Suggestibilität der hypnotisierten Person abzuhängen scheint, ob bei einer beobachteten Schmerzreduktion die hypnotischen Komponenten wirksam werden oder ob eher andere Mechanismen der Schmerzbewältigung für den Effekt verantwortlich sind (vgl. Hilgard et al. 1978). Hilgard (1975) kommt in einer Übersicht zu einer bedeutsamen Korrelation zwischen hypnotischer Suggestibilität und hypnotisch induzierter Analgesie von normalerweise $r = 0{,}5$. Bei nichtsuggestiblen Personen entsprach die Schmerzreduktion nach Hypnose etwa dem Plazeboeffekt, während sie bei suggestiblen Personen der Plazebokomponente überlegen war (McGlashan et al. 1969). Allerdings ist nicht allein Suggestion für die Schmerzreduktion verantwortlich; die Schmerztoleranz stieg im Verlauf eines Trainings, ohne daß sich die Suggestibilität veränderte (Lenox 1970). Kroger (1975) betont daher auch die Bedeutung eines veränderten Verhaltens- und Denkzustands während der Hypnose. Dies wird z. T. gestützt durch Befunde von Spanos et al. (1979), daß hoch suggestible Probanden besser als wenig suggestible Probanden imstande sind, relevante kognitive Fähigkeiten wie Ablenkung, Entspannung und schmerzinkompatible Vorstellungen anzuwenden und aufrechtzuerhalten und sich weniger auf negative Aspekte der Situation konzentrieren. Miller u. Bowers (1986) kommen aufgrund ihrer Befunde allerdings zu dem Schluß, daß sowohl Suggestibilität als auch die Anwendung kognitiver Strategien beide Schmerzen reduzieren können, daß sie aber weitgehend unabhängig voneinander wirksam zu werden scheinen.

Den Ablauf einer Hypnose beschreibt Revenstorf (1988) in 7 Phasen:

1) Herstellung des Rapports, d. h. Einstellen auf den kognitiven und emotionalen Bezugsrahmen des Patienten;
2) Orientierung für den Patienten in Form einer rationalen Darstellung, was Hypnose bedeutet;
3) Fokussierung als Fokussieren der Aufmerksamkeit des Patienten von vielen auf einen Reiz und von außen auf die eigene Person (innen);
4) Intensivierung der Vorstellung unter Einbezug möglichst deutlicher Innenbilder und aller Sinnesorgane;
5) Vertiefung durch verschiedene Techniken (z. B. Zählen, Hinweise auf Veränderungen);
6) therapeutische Nutzung der Trance;
7) Reorientierung in den Wachzustand.

Im Rahmen der therapeutischen Nutzung der Trance können die Prozeduren zur Schmerzreduktion im wesentlichen in 3 Klassen eingeteilt werden:

1) Suggestion: dabei kann Schmerzreduzierung oder Schmerzfreiheit durch **direkte** (Suggestion, daß der Schmerz verschwindet), **indirekte** (z. B. daß ein Lokalanästhetikum injiziert wird, das Schmerzfreiheit bewirkt, oder die sog. Handschuhanalgesie, auch Metaphern, Einstreutechnik und sog. Geschichten) oder **dissoziative** Suggestion (dem Patienten wird suggeriert, er befinde sich in einer angenehmen, schmerzfreien Situation, oder der schmerzende Körperteil wird vom Körper dissoziiert) erfolgen. Diese Techniken haben z. T. Ähnlichkeit mit Imaginations- und Selbstkontrollverfahren, wenn z. B. der Patient sich vorstellen soll, daß er einen Schalter im Gehirn an- oder ausknipst (Hilgard u. Hilgard 1975); auch der Versuch, den Einfluß von Erinne-

rungen an frühere Schmerzen (bzw. die Erinnerung an mögliche Schmerzverschlimmerungen und die daraus resultierende Angst) durch Amnesie auszuschalten, kann durch direkte oder indirekte Suggestion erfolgen.

2) Änderung der Schmerzerfahrung, obwohl der Schmerz weiterbesteht, z. B. durch kognitive Umbewertung schmerzhafter Körperstellen (Hypnoplasie; Sacerdote 1978), Erhöhung der Schmerztoleranzgrenze oder Transformation der Schmerzqualität, -quantität oder des Schmerzortes.

3) Ablenkung der Aufmerksamkeit vom Schmerz und seinen Quellen weg (Melzack 1973; Hilgard u. Hilgard 1975), z. B. durch Konfusionstechniken (die gleichzeitig das Annehmen von bestimmten Suggestionen erleichtern).

Neben der erfolgreichen Anwendung bei akutem Schmerz im Bereich der Anästhesie, der Zahnmedizin und der Geburtshilfe wird Hypnose auch bei chronischen Schmerzleiden eingesetzt, wobei aus den bisherigen Ausführungen deutlich wird, daß Hypnose lediglich als ein Verfahrenselement im Rahmen einer komplexeren Schmerztherapie anzusehen ist. Recht gute Erfolgsergebnisse werden aus einigen (z. T. Einzelfall-)Studien berichtet, in denen chronische Schmerzzustände verschiedenster Art untersucht werden; besondere Besserungen wurden v. a. bei Phantomschmerzpatienten erzielt (Birbaumer 1986), daneben auch bei Karzinomschmerzpatienten. Es zeigt sich auch hier, daß die Suggestibilität der Patienten von Bedeutung ist und daß für dauerhafte Effekte wiederholte Behandlung bzw. das Erlernen von Autohypnose häufig notwendig ist.

5.2.2. Meditation

Meditation wird als eine Methode zur Selbstregulation der Aufmerksamkeit im Sinne einer selektiven Aufmerksamkeitsverschiebung von externen auf interne Reize definiert (Aaronson 1973; Davidson u. Goleman 1977). Die einzelnen Meditationstechniken unterscheiden sich durch die Art, wie diese Aufmerksamkeitsverschiebung erzielt wird (Woolfolk 1975).

EEG-Untersuchungen während Meditationsübungen (Zen oder Yoga) zeigten Änderungen des Bewußtseinszustands, die von Gastaut (1969) als autohypnotischer Zustand bezeichnet wurden. Pelletier u. Peper (1977) fanden nach schmerzhafter Stimulation während der Meditation weder neurophysiologische noch autonome Reaktionen, auch äußere Schmerzreaktionen waren nicht zu beobachten. Die Meditation wird daher als sehr effektives schmerzblokkierendes Verfahren angesehen, das durch kortikoretikuläre Inhibitionsmechanismen sensorische Übertragungen modulieren und Schmerzäußerungen auf der subjektiven, physiologischen und Verhaltensebene hemmen könnte (Wickelgren 1968).

Neuere EEG-Untersuchungen betonen die Bedeutung der besonders in tiefen Entspannungszuständen auftretenden hochamplituden ϑ-Wellen, die als Korrelat zu Schmerzbewältigung anzusehen sind (Larbig et al. 1982) Aufgrund einer Reihe von Untersuchungen zum Vigilanz- und Diskriminationsverhalten wird vermutet, daß ein Zusammenhang zwischen gesteigerter ϑ-Aktivität und selektiv eingeengter Aufmerksamkeit sowie intensiver mentaler Anstrengung besteht (Posner 1975). Es scheint allerdings Unterschiede in den Wirkmechanismen von Meditation und Hypnose zu geben. Während Zenmeditationen scheinen die Erregungen auf peripherem sensorischem Niveau gehemmt zu werden (Lukas 1980), so daß keine äußeren Schmerzreaktionen zu beobachten sind (Pelletier u. Peper 1977). Während einer Hypnose werden dagegen dissoziierte Schmerzreaktionen festgestellt, insofern als die subjektive Schmerzempfindung reduziert, die physiologische Schmerzreaktion dagegen eher gesteigert ist (Hilgard 1978).

5.3. Operante Verfahren

Operante Methoden umfassen ein breites Anwendungsspektrum und können je nach Problematik des Patienten allein oder in unterschiedlichem Ausmaß mit anderen Verfahren kombiniert eingesetzt werden. Mehr oder minder explizit fließen operante

Techniken in fast alle Therapieansätze ein und können somit als ein die Therapie steuerndes Prinzip angesehen werden. Operante Verfahren zur Schmerzkontrolle haben dabei weniger die Aufgabe, Schmerzen zu reduzieren als Bewältigungsstrategien für den Umgang mit Schmerz zu vermitteln und Einschränkungen der Schmerzpatienten aufzuheben bzw. die Patienten zu aktivieren (Fordyce et al. 1985; eine kritische Diskussion des Konzepts findet sich bei Linton 1982; Turk u. Flor 1987).

Wie verschiedene Studien gezeigt haben, hängt vermutlich die schmerzhemmende Wirkung von aktivitätssteigernden Maßnahmen wie z. B. Bewegungsprogrammen und Sport mit folgenden Faktoren zusammen: 1) Abnahme des Vermeidungs- und Schonverhaltens und der damit verbundenen negativen Verstärkung; 2) Zunahme des sozialen Wirkungsfeldes durch Ablenkung von den Schmerzreizen und körperliche Konditionsverbesserung. Auch konnte gezeigt werden, daß sich der Schlaf normalisiert und die Depressivität des Patienten abnimmt. Vielleicht spielt für die Effekte auch eine direkte Reizung von afferenten Nervenfasern aus den Muskelspindeln im Sinne einer das spinale Tor schließenden Hemmung (Melzack u. Dennis 1978) eine Rolle.

Nach Fordyce (1976) verfolgen operante Verfahren in der Regel 6 zentrale Ziele:

1) Steigerung des Aktivitätsniveaus (allgemein sowie beeinträchtigte Bereiche);
2) Reduktion von Schmerzverhalten;
3) Reduktion inadäquater Einnahme schmerzreduzierender Medikation;
4) Aufbau von gesundem, nicht schmerzbezogenem Verhalten, z. B. hinsichtlich sozialer Fertigkeiten und Kommunikation;
5) Veränderung dysfunktionaler Verstärkungskontingenzen in der unmittelbaren Umgebung des Patienten;
6) Reduktion inadäquater Inanspruchnahme klinischer Institutionen.

Ein wichtiger Aspekt der operanten Verfahren ist ihre Anbindung an sog. kognitive Selbstkontrollmaßnahmen, die weiter unten diskutiert werden.

Bei Verfahren zur Verbesserung des Aktivitätsniveaus konnte gezeigt werden, daß mit Zunahme der eingesetzten Übungen Schmerzreaktionen und Schmerzberichte abnehmen und die Zufriedenheit des Patienten ansteigt. Die Rückfallrate bei operanten Interventionen ist allerdings hoch. Ihr Einsatz sollte deshalb mit Selbstkontrollmaßnahmen kombiniert werden (Turk 1978).

Zentrale Bedeutung hat die Medikamentenreduktion mittels operanter Verfahren. Zunächst werden dazu in einer Verhaltensanalyse das zeitliche Muster, das Auftreten der Schmerzen, die schmerzverstärkenden und schmerzreduzierenden Bedingungen und die Konsequenzen des Schmerzverhaltens sowie die Medikamenteneinnahme erfaßt. Um den Medikamentenkonsum zu reduzieren, werden die Medikamente dann auf zeitkontingenter Basis festgelegt, d. h. die Medikamente werden nicht mehr gegeben, wenn der Patient sie wegen Schmerzen benötigt, sondern zu festgelegten, mit ihm abgesprochenen Zeitpunkten während des Tages. Darüber hinaus kann durch die sog. Cocktailmethode eine Reduktion erleichtert werden. Hierbei wird nach festgelegtem Schema der aktive Wirkstoff mit einer neutralen Substanz vermischt gegeben und dann im weiteren Verlauf der Therapie systematisch reduziert (Fordyce u. Steger 1982).

5.4. Biofeedbackverfahren

Nachdem eine Reihe von Laboruntersuchungen darauf hindeuteten, daß autonome Reaktionen durch operante Konditionierung verändert werden können (Lang et al. 1972), wurden Biofeedbackverfahren extensiv und z. T. auch mit langfristigen Erfolgen auf fast alle Schmerzsyndrome angewendet (vgl. Blanchard et al. 1980; zum grundsätzlichen Aufbau einer solchen Biofeedbackanordnung s. Beitrag Hölzl: „Mehrstufige Biofeedbacktherapie bei gemischten Kopfschmerzsyndromen").

Die Effektivität im Schmerzbereich wurde u. a. für Spannungskopfschmerzen, v. a. im Zusammenhang mit EMG-Biofeedback, bei Migräne im Zusammenhang mit Feedback der Handtemperatur und Temporalisarterie sowie bei Rückenschmerzen untersucht. Verschiedene Autoren kommen allerdings zu eher kritischen Schlußfolgerungen hinsichtlich der langfristigen Wirksamkeit bisheriger Biofeedbackverfahren (Turk et al. 1979; Turner u. Chapman 1982). Die Evaluation zeigt dennoch eindeutige Hinweise auf die hohe Spezifität der durch die Übungen erzielbaren Veränderungen im physiologischen Bereich. Grundsätzlich sind Verfahren der biologischen Selbstregulierung dann angezeigt, wenn eine autonome oder zentralnervöse physiologische Variable mit dem Schmerzerleben in ursprünglichem Zusammenhang steht, z. B. Muskelentspannung bei Spannungskopfschmerz oder Rückenschmerzen. Generell trat jedoch in der Konzeption des Biofeedbacks in den letzten Jahren die mechanistische Rückmeldung physiologischer Parameter gegenüber den Möglichkeiten von Biofeedback auch bei Veränderungen auf emotionaler und kognitiver Ebene zurück (Chapman 1986).

Der Einsatz dieser Verfahren hat sich daher auch bei allen Patienten bewährt, die eine sehr starke medizinische Kausalattribution ihrer Schmerzen haben, auch wenn die Zusammenhänge autonomer bzw. zentralnervöser physiologischer Vorgänge mit dem Schmerzerleben nicht erklärt werden können. Unter Umständen hat bereits die Verbesserung der eigenen differentiellen Körperwahrnehmung und das Gefühl der zunehmenden Kontrolle eine positive Wirkung auf die Schmerzbewältigung (Meichenbaum 1976; Avia u. Kanfer 1980; Frank 1982).

Grundsätzlich muß darauf geachtet werden, daß die erlernte Kontrolle über eine oder mehrere physiologische Funktionen auch einen dauerhaften Einfluß auf das Schmerzerleben hat, d. h. auch außerhalb der therapeutischen Situation ausgeübt werden kann (Birbaumer u. Kimmel 1979). War eine solche weiterführende Übung nicht möglich oder unterließ der Patient sie, kam es bei einem Großteil der Patienten zu Rückfällen (Budzynski et al. 1973; Hutchings u. Reinking 1976; Libo u. Arnold 1983). Deshalb werden Biofeedbacktherapien v. a. in einer programmorientierten Form angeboten (z. B. Flor et al. 1983).

Biofeedbackverfahren, insbesondere die der Muskelaktivität, aber in letzter Zeit auch das sog. Vasokonstriktionstraining (VKT; Falkenstein u. Falkenstein 1988) bei Migränepatienten haben inzwischen auch eine weitere Verbreitung in der Standardversorgung gefunden. Da im oben genannten Beitrag von Hölzl [9] diese Problematik exemplarisch bei einer gestuften Biofeedbacktherapie dargestellt wird, verzichten wir auf eine weitere Diskussion der Befunde hierzu.

5.5. Kognitive Verfahren

Zentrales Anliegen kognitiver Verfahren in der Schmerztherapie ist die Erhöhung der erlebten Kontrollmöglichkeiten und Selbsteffektivität der Person, da diese mit starken aversiven Zuständen, Unsicherheit oder Hilflosigkeit gegenüber Schmerzen unvereinbar sind. Damit bauen erfolgreiche kognitive verhaltenstherapeutische Verfahren implizit auf die Ergebnisse der Streßforschung und Selbstkontrollforschung auf (Turk et al. 1983; Bradley et al. 1984).

Kognitive Verfahren gehen davon aus, daß nicht der Stressor „an sich", sondern seine Wahrnehmung und Bewertung durch die betreffende Person entscheidend ist (vgl. „Transaktionales Streßkonzept": Lazarus u. Folkman 1984). Erst wenn aufgrund dieses Bewertungsprozesses die Situation als aversiv und nicht bewältigbar erlebt wird, entstehen psychische und physiologische Streßreaktionen. Vor allem phasisch auftretende Schmerzzustände sind gekenntzeichnet durch eine negative Erwartungshaltung oder Belastungsreaktionen, die als Auslösereiz für Schmerz dienen (negative Selbstverbalisierung während der Schmerzphase, negative Selbstbewertung nach der Schmerzphase). Auch die generelle Einstellung zum Schmerz ist wichtig; durch eine kognitive Umbewertung können bessere Bewältigungsmöglichkeiten in Streßsituationen erzielt werden.

Die Verfahren haben sich (zumindest experimentell) sehr gut bewährt. Grundlegende Elemente der kognitiv orientierten Schmerztherapie sind die Förderung der Motivation zur Selbstkontrolle, Selbstbeobachtung vorausgehender Stimuli und Konsequenzen auf Schmerz sowie die Einübung kognitiver Kontrollstrategien und Veränderung des Schmerzkonzepts (Turk

Mögliche kognitiv-verhaltenstherapeutische Verfahren bei Schmerz

Imaginative Unaufmerksamkeit:	Vorstellung schmerzinkompatiblerSzenen Szenen	Strand/Sonne
Imaginative Transformation:	Uminterpretation unangenehmer Empfindungen als weniger schmerzhaft	Wärme/Kälte
Kontexttransformation:	Vorstellung der Empfindungen in einem passenden Kontext	bei Kälte – Bau eines Schneemanns
Aufmerksamkeitsablenkung:		
– internale	alternative Gedanken	Kopfrechnen
– externale	Umweltereignisse	Autogeräusch
Somatisierung:	Intensive Zuwendung auf die Empfindung	Empfindungen aufschreiben

et al. 1983; Bradley et al. 1984). Als erfolgreich haben sich v. a. Aufmerksamkeitsfokussierung, positive Selbstverbalisierung, kognitive Uminterpretation, Ablenkung und Vorstellung als zentrale Bewältigungsstrategien bei akutem und chronischem Schmerz erwiesen (Turk 1978; Corey et al. 1987). Eine zentrale Rolle spielt die Selbstverbalisierung in sog. Schmerz- und Streßimpfungstrainings (z. B. Meichenbaum u. Turk 1976; Turk 1978; im deutschen Sprachraum Bullinger u. Turk 1982; Bullinger u. Keeser 1983). Dabei geht es um eine bessere Bewältigung akuter Schmerzen, die sich in folgende Stufen gliedert: 1) Vorbereitung auf den schmerzhaften Streß, 2) Konfrontation, 3) Verhalten in kritischen Situationen, 4) positive Verstärkung bei erfolgreichem Bewältigungsverhalten.

Derartige Methoden haben sich nicht nur bei verschiedenen Kopfschmerzsyndromen, sondern v. a. im Bereich des kognitiven Schmerzbewältigungstrainings bei Patienten mit Poliarthritis sowie bei zum rheumatischen Formenkreis gehörenden Beschwerden bewährt.

5.6. Andere verhaltenstherapeutische Verfahren

Bei vielen chronischen Schmerzpatienten ergibt sich neben der Schmerzproblematik auch eine Vielzahl anderer Problemkreise, die oft einer spezifischen Beachtung in der Therapie bedürfen. Hierzu gehören einerseits pathologische Ängste, andererseits massive Defizite im sozialen Umgang. Zum Einbezug dieser Problemkreise wurden in den letzten Jahren auch zur Kombination mit einer Schmerztherapie geeignete Therapiemanuale entwickelt, die z. T. auch vom Patienten allein bzw. zusammen mit seinen Angehörigen angewendet werden können.

Zur Reduktion von Ängsten vor medizinischen Eingriffen oder Erkrankungen oder sekundär entstandenen pathologischen Angstzuständen hat sich sowohl die sog. systematische Desensibilisierung, insbesondere aber die Konfrontationstherapie des Patienten im Sinne von Exposure-Verfahren (s. hierzu Kap. 3) bewährt. Die Effektivität dieser beiden Verfahren bei Ängsten wurde bislang in einer Vielzahl von Studien gegenüber Kontrollgruppen ohne Behandlung und anderen experimentellen Therapieverfahren nachgewiesen.

Unter dem Begriff „Selbstsicherheitstraining" wurden in den vergangenen Jahren viele Erweiterungen in die Anwendung eingeführt, die in neuerer Literatur unter dem Stichwort „Sozialtraining oder Erwerb sozialer Kompetenz" geführt werden (vgl. Birbaumer 1986). Dabei werden in der Regel im Rollenspiel oder in der sozialen Realität in Gruppen oder mit den primären Bezugspersonen Verhaltensdefizite aufgearbeitet. Hierzu gehören soziale Verhaltensweisen in schwierigen Partnerschafts- und Arbeitssituationen, Übungen des nonverbalen Ausdrucks von Gefühlen, Blickkontakte, Mimik und Gestik sowie verbale Kommunikationsmerkmale, z. B. im Zusammenhang mit der Vermeidung indirekter und unklarer Kommunikation. Erwei-

Tabelle 2. Struktur des Situationsbezogenen Muskel- und Gefäßentspannungsprogramms (SEP, Wittchen 1989)

Diagnostische Phase	Edukative Phase	Übungsphase	Anwendungsphase
4–6 Wochen	2mal wöchentlich	2mal wöchentlich	1mal wöchentlich
Diagnostik, Motivation, Entscheidung über Teilnahme, Gruppeneinteilung	Wissenvermittlung, Medikamentenreduktion, Körperwahrnehmungsübungen, erste Entspannungstechniken	Einübung der Entspannung, Hinweisreize herausarbeiten, Problemanalyse, Selbstkontrolltechniken	hierarchisches Trainingsprogramm zu kritischen Auslösesituationen

tert werden können bei entsprechenden Indikationen diese Übungen durch das Lernen positiver Gefühlsäußerung sowie flexiblerer und angemessenerer durchsetzender Verhaltensweisen in verschiedenen Konfliktsituationen. Für diese Verfahren liegen kontrollierte Untersuchungen zur Effektivität bei chronischen Schmerzen von Kremer et al. (1979) vor.

5.7. Therapieprogramme

Die Erkenntnis, daß Schmerz ein komplexer Problemkreis ist, der sich auf verschiedenen Ebenen menschlichen Verhaltens manifestiert, aber auch die offensichtliche Multikausalität chronischer Schmerzsyndrome haben bereits früh, d. h. in den 70er Jahren, viele Untersuchungsgruppen dazu motiviert, umfassendere standardisierte Behandlungsprogramme zu entwickeln. Diese sollen angesichts der Vielschichtigkeit der Therapien dem Anwender ein Hilfsmittel bei der Durchführung der Therapie sein. Deswegen sind diese Programme oft auch flexibel angelegt, so daß sie im Einzelfall – was die Abfolge der einzelnen Programmschritte angeht – modifiziert werden können. Zwischenzeitlich sind derartige komplexe Vorgehensstrategien gut evaluiert und liegen für eine Vielzahl von Schmerzsyndromen, aber insbesondere bezüglich der Kopfschmerztherapie vor. Beispiele für derartige Programme im deutschsprachigen Bereich sind das von Köhler et al. (1985) entwickelte Programm für Polyarthritispatienten, das von Bullinger u. Turk (1982) bzw. Bullinger u. Keeser (1983) vorgestellte Streß-Schmerz-Immunisierungs-Programm und das von unserer Arbeitsgruppe in München und Mannheim entwickelte situationsbezogene Muskel- und Gefäßentspannungsprogramm für chronische Migränepatienten (SEP) (Wittchen u. Lässle 1985). Gemeinsames Merkmal dieser Programme ist der stufenweise Aufbau, so daß sich die Therapien in der Regel in eine diagnostische, eine edukative, eine Trainings- und eine Anwendungsphase gliedern. Innerhalb dieser verschiedenen Phasen werden dem Anwender und dem Patienten die spezifischen Behandlungsschritte erklärt, ausführlich beschrieben und einschließlich der Arbeitsmaterialien auch die Durchführungsbedingungen ausgeführt. Tabelle 2 gibt einen Überblick über die Struktur des SEP, um dieses Angebot zu verdeutlichen.

6. Schlußfolgerung

Es konnte gezeigt werden, daß zumindest für einige weitverbreitete Schmerzsyndrome psychologische Verfahren eine wesentliche Grundlage für eine Verbesserung der Versorgungssituation chronischer Schmerzpatienten erbracht haben. Zu einem Großteil auf gut belegten experimentellen Grundlagen entwickelt, konnten spezifische Behandlungsverfahren abgeleitet und für die Versorgungssituation bereitgestellt werden. Bezüglich der differentiellen Indikation liegen zwar nur wenige kontrollierte Studien vor, jedoch lassen sich aufgrund der relativ eindeutigen Erfahrung im Zusammenhang mit der Verwendung solcher Programme folgende Indikationsbereiche bestimmen. Psychologische Behandlungsverfahren können isoliert oder in Kombination mit medizinischen Verfahren bei Vorliegen folgender Bedingungen eingesetzt werden:

1) Zunächst einmal immer dann, wenn sie sich effektiver als andere bekannte psychologische und/oder medizinische Verfahren erwiesen haben; dies gilt insbesondere für die untersuchten Kopfschmerzsyndrome, chronische Rückenschmerzen sowie chronisch-progrediente degenerative Erkrankungen;

2) bei psychosomatischen Störungen, psychogenen, durch Angst oder Depression verursachten oder operant bedingten Schmerzzuständen;

3) bei Schmerzen ohne nachweisbaren Organbefund und Vorliegen einer umfassenden psychologischen Diagnostik im Rahmen einer Verhaltensanalyse, die psychologische Ursachen als sehr wahrscheinlich identifiziert haben;

4) bei Schmerzen mit Organbefund, wenn die dafür indizierten Behandlungsmethoden keine anhaltende Besserung erbrachten bzw. psychologische Behandlungen eine Besserung erwarten lassen;

5) bei Schmerzen mit Organbefund, deren Bekämpfung mit somatisch-medizinischen Methoden zu negativen organischen und/oder psychischen Nebenwirkungen führte, weshalb eine zielgerechte Schmerzreduktion nicht zu rechtfertigen ist;

6) wenn die Schmerzen mit Organbefund bei medizinischer Diagnose und Behandlungsverfahren psychologische Probleme erwarten lassen, die den Verlauf der medizinischen Behandlung negativ beeinflussen sowie schließlich auch, wenn psychologische und soziale Bedingungen die Entstehung von Schmerzen mit oder ohne Organbefund erwarten lassen und eine effektive psychologische Behandlung zur Verfügung steht, die das Auftreten dieser Schmerzzustände verhindern oder in ihrer Intensität reduzieren könnte (Prävention).

Schließlich können wir aufgrund der bisherigen Übersichtsarbeiten auch zeigen, daß sich folgende (durch psychologische Maßnahmen veränder- bzw. förderbaren) Variablen v. a. bei chronischen Schmerzpatienten als prognostisch günstige Faktoren erwiesen haben. Hierzu gehören ein enges, gut funktionierendes soziales Stützsystem, v. a. eine intakte Familiensituation, ein geringes Ausmaß psychopathologischer Auffälligkeiten insbesondere im Angst- und Depressionsbereich, noch gut vorhandene Restfähigkeiten im sozialen Kompetenzbereich sowie eine geringere Bedeutung externer Verstärker für das Krankheitsverhalten (Birbaumer 1986). Wie auch bei anderen Erkrankungsformen sind auch hier die prognostisch ungünstigsten Merkmale die Länge des Medikamentenmißbrauchs oder Abusus, die Chronizität sowie eine große Anzahl erfolgloser medizinischer und psychologischer Therapien. Bei letzteren scheint unbedingt ein speziell auf die Chronizität abgestimmtes multimodales Behandlungsprogramm vonnöten zu sein. Unter den einzelnen Behandlungsmethoden können speziell auf die Symptomatik abgestellte Relaxationsmethoden sowie operante Methoden als die wichtigsten und in der Versorgungssituation am häufigsten angewandten Methoden bezeichnet werden. Operante Methoden scheinen sowohl bei Aktivitätsaufbau als auch bei der Medikamentenreduktion zentrale Bedeutung, z. T. auch ätiologischer Natur, zu besitzen. Demgegenüber ist die Situation bei den ebenfalls in der letzten Zeit häufig eingesetzten kognitiven Verfahren schwer zu überblicken. Hier sind die Ergebnisse weniger eindeutig und bedürfen weiterer Studien zu einer genaueren Klärung. Es scheint jedoch deutlich geworden zu sein, daß ein ausschließlich kognitiv orientiertes Schmerzprogramm keine länger andauernde Effektivität erwarten läßt. Notwendig erscheint ihre Kombination v. a. mit expliziten Verfahren der Selbstregulation sowie mit operanten Komponenten.

Trotz der Fülle der in experimentellen und „quasi-experimentellen" Studien gewonnenen Effektivitätshinweise bleibt aber – was die konkrete Versorgungssituation angeht – ein erheblicher Mangel und auch eine Zurückhaltung hinsichtlich der Umsetzung dieser neuen Methoden in die Praxis zu konstatieren. Ungleich zu den USA, ist es bis heute weder gelungen, Medizinern in hinreichender Differenziertheit wissenschaftlich begründete psychologische Therapieansätze zu vermitteln, noch ist eine engere Zusammenarbeit zwischen den die Schmerzbehandlung derzeit tragenden Medizinern mit erfahrenen Psychologen auf breiter Basis vorhanden. Eine solche Zusammenarbeit ist aber unerläßlich. Nicht nur wegen der Verzahnung medizinischer, psychologischer und sozialer Faktoren bei chronischen Schmerzen, sondern auch zur Abstimmung der unterschiedlichen Interventionsmethoden pharmakologischer, psychologischer und physikalischer Art bei den betroffenen Patienten. Ein Großteil des Leids chronischer Schmerzpatienten und das Ausmaß der Abhängigkeitsproblematik im Schmerzbereich könnten sicherlich durch eine engere Zusammenarbeit zwischen den Disziplinen und v. a. durch eine intensivere Nutzung verhaltenstherapeutischer und insbesondere operanter Prinzipien vermieden bzw. gemildert werden.

Literatur

Aaronson BS (1973) Ascid trance, hypnotic trance, just trance. Am J Clin Hypn 16: 110–117

Akil H, Watson SJ (1980) The role of endogenous opiates in pain control. In: Kosterlitz HW, Terenius LY (eds) Pain and society. Verlag Chemie, Weinheim

Apley J (1975) The child with abdominal pains. Blackwell, Oxford

Avia MD, Kanfer FH (1980) Coping with aversive stimulation: the effects of training in a self-management context. Cogn Ther Res 4:73–81

Barber TX (1969) Hypnosis: a scientific approach. Van Nostrand, New York

Barber J, Mayer D (1977) Evaluation of the efficacy and neuronal mechanism of a hypnotic analgesic procedure in experimental and clinical dental pain. Pain 4:41–48

Beecher HK (1956) Relationship of significance of wound to the pain experienced. J Am Med Assoc 161:1609–1613

Beecher HK (1959) Measurement of subjective responses. Quantitative effects of drugs. Oxford Univ Press, New York

Birbaumer N (1986) Schmerz. In: Miltner W, Birbaumer N, Gerber W-D (Hrsg) Verhaltensmedizin. Springer, Berlin Heidelberg New York Tokyo

Birbaumer N, Kimmel HD (1979) Biofeedback and self-regulation. Erlbaum, Hillsdale

Blanchard EB, Andrasik F, Ahles IA, Teders SJ, O'Keefe D (1980) Migraine and tension headaches: a meta-analytic review. Behav Ther 11:613–631

Bolles RC, Fanselow MS (1980) A perceptual-defensive recuperative model of fear and pain. Behav Brain Science 3:291–301

Bonica JJ (1953) The management of pain. Lea & Febiger, New York

Borkovec TD, Sides JK (1979) Critical procedural variables related to the physiological effects of progressive relaxation: a review. Behav Res Ther 17:119–125

Bradley LA, Young LD, Anderson KO, McDaniel LK, Turner RA, Agudelo CA (1984) Psychological approaches to the management of arthritis pain. Soc Sci Med 19:1353–1360

Budzynski TH, Stoyva JM, Adler CS, Mullaney DI (1973) EMG-biofeedback and tension headache: a controlled outcome study. Psychosom Med 35:484–496

Bullinger M, Keeser W (1983) Das Schmerzimmunisierungstraining: Theorie, Praxis, Evaluation. In: Brengelmann J (Hrsg) Entwicklung der Verhaltenstherapie in der Praxis. Röttger, München, S 91–116

Bullinger M, Turk DC (1982) Selbstkontrolle: Strategien zur Schmerzbewältigung. In: Keeser W, Pöppel E, Mitterhusen P (Hrsg) Schmerz. Urban & Schwarzenberg, München, S 241–283

Chapman SL (1986) A review and clinical perspective on the use of EMG and thermal biofeedback for chronic headaches. Pain 27:1–43

Collet L, Cottraux J, Juenet C (1986) GSR feedback and Schultz relaxation in tension headaches: a comparative study. Pain 25:205–213

Collison DR (1979) An approach to hypnotherapy: my method. In: Burrows GD, Collison DR, Dennerstein L (eds) Hypnosis 1979. Elsevier, Amsterdam, pp 79–86

Corey DT, Etlin D, Miller PC (1987) A home-based pain management and rehabilitation programme: an evaluation. Pain 29:219–229

Craig KD (1986) Social modeling influences: Pain in context. In: Sternbach RA (ed) The psychology of pain, 2nd edn. Raven, New York
Damsbo AM (1979) Tension headache treated with hypnosis. In: Burrows GD, Collison DR, Dennerstein L (eds) Hypnosis 1979. Elsevier, Amsterdam, pp 157–164
Davidson RJ, Goleman DJ (1977) The role of attention in meditation and hypnosis: A psychobiological perspective on transformation of consciousness. Int J Clin Exp Hypn 25:219–308
Dolce JJ (1987) Self-efficacy and disability beliefs in behavioral treatment of pain. Behav Res Ther 24/4:298–199
Elton D, Burrows GD, Stanley GV(1979) Hypnosis in the management of chronic pain. In: Burrows GD, Collison DR; Dennerstein L (eds) Hypnosis 1979. Elsevier, Amsterdam, pp 113–120
Erickson MH, Rossi EL (1981) Hypnotherapie. Pfeiffer, München
Falkenstein M, Falkenstein H (1988) Das Vasokonstriktionstraining als Baustein einer verhaltenstherapeutisch orientierten Migränetherapie. Prax Klin Verhaltensmed Rehab 1/2:132–141
Fishbain DA, Goldberg M, Meagher R, Steele R, Rosomoff H (1986) Male and female chronic pain patients categorized by DSM-III psychiatric diagnostic criteria. Pain 26:181–197
Flor H, Haag G, Turk DC, Köhler H (1983) Efficacy of EMG biofeedback, pseudotherapy, and conventional medical treatment for chronic rheumatic back pain. Pain 17:21–31
Fordyce WE (1976) Behavioral medicine for chronic pain and illness. Mosby, St. Louis
Fordyce WE, Steger JC (1982) Chronischer Schmerz. In: Keeser W, Pöppel E, Mitterhusen P (Hrsg) Schmerz. Urban & Schwarzenberg, München, S 296–349
Fordyce WE, Roberts AH, Sternbach RA (1985) The behavioral management of chronic pain: a response to critics. Pain 22:113–125
Frank JP (1982) Biofeedback and the placebo effect. Biofeedback Self Regul 7:449–460
Gastaut H (1969) Hypnosis and presleep patterns. In: Chertok L (ed) Psychophysiological mechanisms of hypnosis. Springer, Berlin
Herz A (1978) Sites of opiate action in the central nervous system. In: Herz A (ed) Developments in opiate research. Dekker, New York, pp 153–191
Herz A (1982) Endorphine und Schmerz. In: Keeser W, Pöppel E, Mitterhusen P (Hrsg) Schmerz. Urban & Schwarzenberg, München, S 69–82
Hilgard ER (1975) The alleviation of pain by hypnosis. Pain 1:213–231
Hilgard ER (1978) Hypnosis and pain. In: Sternbach RA (ed) The psychology of pain. Raven, New York, pp 119–240
Hilgard ER, Hilgard JR (1975) Hypnosis in the relief of pain. Kaufmann, Los Altos
Hilgard ER, Ruch JC, Lange AF, Lenox JR, Morgan AH, Sachs LB (1974) The psychophysics of cold pressor pain and its modification through hypnotic suggestion. Am J Psychol 87:17–31
Hilgard ER, MacDonald H, Morgan AH, Johnson LS (1978) The reality of hypnotic analgesia: A comparison of highly hypnotizables with simulators. J Abnorm Psychol 87: 239–246
Hutchings DF, Reinking RH (1976) Tension headaches: What form of therapy is most effective? Biofeedback Self Regul 1:183–190
IASP – International Association for the Study of Pain (1979) Pain terms: a list with definitions and notes for usage. Pain 6:249–252
Keefe FJ, Gil KM (1986) Behavioral Concepts in the analysis of chronic pain syndromes. J Consult Clin Psychol 34/6:776–783
Keeser W, Bullinger M (1985) Psychologische Verfahren bei der Behandlung von Schmerzen. In: Pongratz W (Hrsg) Therapie chronischer Schmerzzustände in der Praxis. Springer, Berlin, Heidelberg New York Tokyo, S 42–105
Keeser W, Pöppel E, Mitterhusen P (1982) Schmerz. Urban & Schwarzenberg, München
Köhler H, Mai N, Brengelmann JC (1985) Psychologische Schmerztherapie bei chronischer Polyarthritis. In: Wittchen H-U, Brengelmann JC (Hrsg) Psychologische Therapie bei chronischen Schmerzpatienten. Springer, Berlin Heidelberg New York
Kremer E, Block A, Morgan C, Gaylor M (1979) Behavioral approaches to pain management: Social communication skills and pain relief. In: Osborne DJ, Gruneberg MM, Eiser JR (eds) Research in psychology and medicine, vol 1. Academic Press, London
Kroger WS (1960) Hypnotism and acupuncture. JAMA 220:1012
Kroger WS (1975) Behind Chinese acupuncture-hypnosis? In: Crue BL jr (ed) Pain. Academic Press, New York, pp 371–382
Kröner B, Heiss M (1982) Der Einsatz von Entspannungsverfahren bei chronischen Kopfschmerzen. In: Huber HP (Hrsg) Migräne. Urban & Schwarzenberg, München, S 154–175
Kubie LS, Margolin S (1944) The process of hypnotism and the nature of the hypnotic state. Am J Psychiatry 100:611–622
Lang PJ, Rice DG, Sternbach RA (1972) The psychophysiology of emotion. In: Greenfield NS, Sternbach RA (eds) Handbook of psychophysiology. Holt Rinehart Winston, New York, pp 623–643

Larbig W (1982) Schmerz. Kohlhammer, Stuttgart

Larbig W (1988) Transkulturelle und laborexperimentelle Untersuchungen zur zentralnervösen Schmerzverarbeitung: Empirische Befunde und klinische Konsequenzen. In: Miltner W, Larbig W, Brengelmann JC (Hrsg) Therapieforschung für die Praxis, Bd 8: Psychologische Schmerzbehandlung. Röttger, München

Larbig W, Schnerr G, Rigas VA, Birbaumer N (1982) Thetaaktivität und Schmerzkontrolle. In: Keeser W, Pöppel E, Mitterhusen P (Hrsg) Schmerz. Urban & Schwarzenberg, München, S 83–112

Larsson B, Melin L (1986) Chronic headaches in adolescents treamtent in a school setting with relaxation training as compared with information-contact and self-registration. Pain 25:325–336

Lazarus RS, Folkman S (1984) Stress, appraisal and coping. Springer, New York

Lenox JR (1970) Effect of hypnotic analgesia on verbal report and cardiovascular responses to ischemic pain. J Abnorm Psychol 75:199–206

Libo LM, Arnold GE (1983) Relaxation practice after biofeedback therapy: a long-term follow-up study of utilization and effectiveness. Biofeedback Self Regul 8:217–227

Linton SJ (1982) A critical review of behavioral treatment for chronic benign pain other than headache. Br J Clin Psychol 21:321–337

Lukas JK (1980) Human auditory attention: the olivococlear bundle may function as a peripheral filter. Psychophysiology 17:444–452

McGlashan TH, Evans FJ, Orne MT (1969) The nature of hypnotic analgesia and placebo response to experimental pain. Psychosom Med 31:227–246

Meichenbaum D (1976) Cognitive factors in biofeedback therapy. Biofeedback Self Regul 1:201–216

Meichenbaum D, Turk DC (1976) The cognitive-behavioral management of anxiety, anger and pain. In: Davidson PO (ed) The behavioral management of anxiety, depression and pain. Bruner Mazel, New York, pp 1–34

Melzack R (1973) The puzzle of pain. Penguin, Harmondsworth

Melzack R (1978) Das Rätsel des Schmerzes. Hippokrates, Stuttgart

Melzack R, Dennis SG (1978) Neurophysiological foundations of pain. In: Sternbach RA (ed) The psychology of pain. Raven, New York

Melzack R, Wall PD (1965) Pain mechanisms: a new theory. Science 150:971–979

Melzack R, Wall PD (1982) Schmerzmechanismen: Eine neue Theorie. In: Keeser W, Pöppel E, Mitterhusen P (Hrsg) Schmerz. Urban & Schwarzenberg, München

Miller ME, Bowers KS (1986) Hypnotic analgesia and stress inoculation in the reduction of pain. J Abnorm Psychol 95:6–14

Miltner W, Larbig W (1988) Verhaltensmedizinische Aspekte des Schmerzes. In: Miltner W, Larbig W, Brengelmann JC (Hrsg) Therapieforschung für die Praxis, Bd 8: Psychologische Schmerzbehandlung. Röttger, München

Miltner W, Birbaumer N, Gerber WD (1986) Verhaltensmedizin. Springer, Berlin Heidelberg New York Tokyo

Nasrallah HA, Hollay T, Janowsky DS (1979) Opiate antagonism fails to reserve hypnotic induced analgesia. Lancet I (8130):1355

Pavlov IP (1927) Conditioned Reflexes. Oxford Univ Press, London

Pelletier KR, Peper E (1977) Developing a biofeedback model: alpha EEG feedback as a means for pain control. Int J Clin Exp Hypn 25:361–371

Posner MJ (1975) Psychobiology of attention. In: Gazzaniga M, Blakemore C (eds) Handbook of psychobiology. Academic Press, New York, pp 441–480

Prill HJ (1966) Schmerzbeeinflussung durch autogenes Training in der Geburtshilfe. Psychother Psychosom 14:429–436

Revenstorf D (1988) Hypnose: Grundlagen und klinische Anwendung bei Schmerz. In: Miltner W, Larbig W, Brengelmann JC (Hrsg) Therapieforschung für die Praxis, Bd 8: Psychologische Schmerzbehandlung. Röttger, München

Romano JM, Turner JA (1985) Chronic pain and depression: does the evidence support a relationship? Psychol Bull 97:18–34

Rockstroh B, Elbert T, Birbaumer N, Lutzenberger W (1982) Slow brain potentials and behavior. Urban & Schwarzenberg, Baltimore

Sacerdote P (1978) Teaching self-hypnosis to patients with chronic pain. J Human Stress 4:18–21

Sachse R, Kröner B (1979) Der Einfluß von Wahrnehmungstraining und der Vermittlung von Kognitionen auf das Erlernen von Entspannung mittels EMG-feedback. Z Exp Angew Psychol 4:613–620

Schiefenhövel W (1980) Verarbeitung von Schmerz und Krankheit bei den Eipo. Med Psychol 6:219–234

Seligman MEP (1983) Erlernte Hilflosigkeit. Urban & Schwarzenberg, München

Shapiro S, Lehrer PH (1980) Psychophysiological effects of autogenic training and progressive relaxation. Biofeedback Self Regul 52: 249–255

Shaw L, Ehrlich A (1987) Relaxation trainings as a treatment for chronic pain caused by ulcerative colitis. Pain 29:287–293

Spanos NO (1982) A social psychological approach to hypnotic behaviour. In: Weary G,

Mirels HL (eds) Integrations of clinical and social psychology. Oxford Press, New York, pp 231–271

Spanos NP, Radtke-Bodorik HL, Ferguson JD. Jones B (1979) The effects of hypnotic susceptibility, suggestions for analgesia, and the utilization of cognitive strategies on the reduction of pain. J Abnorm Psychol 88:282–292

Spiegel H, Spiegel D (1978) Trance and treatment – clinical uses of hypnosis. Basic Books, New York

Sternbach RA (1974) Pain patients. Traits and treatments. Jossey-Bass, San Francisco

Sternbach RA (1982) Psychologische Verfahren bei der Behandlung von Schmerz. In: Keeser W, Pöppel E, Mitterhusen P (Hrsg) Schmerz. Urban & Schwarzenberg, München, S 284–295

Turk D (1978) Cognitive behavioral techniques in the management of pain. In: Foreyt J, Rathgen D (eds) Cognitive behavior therapy. Plenum, New York, pp 199–232

Turk D, Flor H (1978) Pain and pain behaviors: the utility and limitations of the pain behavior construct. Pain 31:277–295

Turk D, Meichenbaum DH, Berman WH (1979) Application of biofeedback for the regulation of pain: a critical review. Psychol Bull 86:1322–1338

Turk DC, Meichenbaum DH, Genest M (1983) Pain and behavioral medicine: a cognitive-behavioral perspective. Guilford, New York

Turner JA (1982) Comparison of group progressive relaxation training and cognitive-behavioral group therapy for chronic low back pain. J Consult Clin Psychol 50:757–765

Turner JA, Chapman CP (1982) Psychological interventions for chronic pain: a critical review. I. Relaxation training and biofeedback. Pain 12:1–22

Vertes RP, Miller NE (1976) Brain stem neurons that fire selectively to a conditioned stimulus for shock. Brain Res 103:229–242

Wall PD, Melzack R (1984) Textbook of pain. Churchill Livingston, Edinburgh

Wickelgren WA (1968) Effects of state of arousal on click evoked responses in cats. J Neurophysiol 31:757–768

Wittchen H-U, Brengelmann JC (1985) Psychologische Therapie bei chronischen Schmerzpatienten. Springer, Berlin Heidelberg New York Tokyo

Wittchen H-U, Lässle R (1985) Das situationsbezogene Entspannungsprogramm (SEP) für chronische Migränepatienten. Stabilität und Spezifität der therapeutischen Veränderung. In: Wittchen H-U, Brengelmann JC (Hrsg) Psychologische Therapie bei chronischen Schmerzpatienten. Springer, Berlin Heidelberg New York Tokyo

Woolfolk RL (1975) Psychophysiological correlates of meditation. Arch Gen Psychiatry 32:1326–1333

Zimmermann M, Handwerker HO (Hrsg) (1984) Schmerz: Konzepte und ärztliches Handeln. Springer, Berlin Heidelberg New York Tokyo

9. Mehrstufige Biofeedbacktherapie bei gemischten Kopfschmerzsyndromen*

R. Hölzl

1.	Einleitung	144
2.	Therapierational	145
2.1.	Ausgangspunkt	145
2.2.	Bestandteile des Kombinationsfeedbacks	145
2.3.	Besonderheiten	146
2.4.	Indikationsstellung	146
3.	Diagnostik	147
3.1.	Eingangsdiagnostik	147
3.2.	Begleitmessungen	147
3.3.	Nachkontrollen	148
4.	Therapeutisches Vorgehen	148
4.1.	EMG-Feedback	148
4.1.1.	Meß- und gerätetechnische Voraussetzungen	148
4.1.2.	EMG-Diagnostik	150
4.1.3.	Feedbacktraining	151
4.2.	Temperaturfeedback	153
4.2.1.	Meß- und gerätetechnische Voraussetzungen	153
4.2.2.	Feedbacktraining	153
4.3.	Überkreuzte Kontrolle	154
4.4.	Hilfsvorstellungen	154
4.5.	Medikamentenreduktion	155
4.6.	Generalisation	157
4.7.	Auffrischungssitzungen	157
5.	Fallbeispiel: chronischer „migränoider Kopfschmerz“ mit Ergotaminabusus	158
5.1.	Vorgeschichte	158
5.1.1.	Art und Dauer der Symptomatik	158
5.1.2.	Medizinische Diagnostik	158
5.1.3.	Bisherige Behandlungen	158
5.2.	Erstinterviews und Verhaltensanalyse	159
5.3.	Biofeedbackbehandlung	159
5.3.1.	Information	159
5.3.2.	EMG-Diagnostik	159
5.3.3.	EMG-Feedbacktraining	160
5.3.4.	Temperaturfeedback	161
5.4.	Medikamentenreduktion	164
5.5.	Generalisation	165
5.6.	Nachkontrollen	166
6.	Schlußbetrachtung	166
Anhang		169
Literatur		172

---

* Erstmals erschienen in: Wittchen H-U, Brengelmann JC (1985) Psychologische Therapie bei chronischen Schmerzpatienten. Springer, Berlin Heidelberg New York Tokyo, S 51–92.

1. Einleitung

Die beiden Hauptgruppen klinischer Kopfschmerzsyndrome, die wegen ihres funktionellen Charakters in der psychosomatischen Praxis am häufigsten vorkommen, die Migräne und verwandte vaskuläre Kopfschmerzen einerseits und die sog. Spannungskopfschmerzen andererseits, werden pathophysiologisch unterschiedlich erklärt.

Nach Wolff (1963; vgl. Heyck 1975) ist die Migräne ein biphasischer Prozeß, bei dem auf eine schmerzfreie Phase intrakranieller Minderdurchblutung (Aura) die eigentliche Schmerzphase mit extrakranieller Mehrdurchblutung folgt (Anfall). Die Kopfschmerzen in dieser Phase gehen vermutlich auf die starke Dehnung der glatten Muskelfasern in den extrakraniellen Arterien zurück. Die reine Form des Spannungskopfschmerzes hingegen wird lokal von chronischen Muskelverspannungen im Kopf-Hals-Schulterbereich bedingt. In beiden Fällen können die Ursachen sehr vielfältig sein. Die Differentialdiagnose ist oft schwierig, und gerade in der psychosomatischen Praxis finden sich häufiger Mischformen, deren ätiologischer Ausgangspunkt nach einer langen Chronifizierung nicht mehr identifiziert werden kann (Philips 1977). Bei Muskelverspannungen können sekundär Gefäßreaktionen auftreten, und umgekehrt führen migränoide Kopfschmerzen auch zu erhöhtem Tonus in der Kopf- und Halsmuskulatur. Psychologische Belastungsfaktoren spielen in beiden Fällen eine erhebliche Rolle und dienen kaum der Differentialdiagnose.

Spezifische Interventionen durch Biofeedbacktraining der gestörten physiologischen Funktion würden entsprechend den genannten ätiologischen Hypothesen bei der Migräne am Kopfkreislauf, beim Spannungskopfschmerz an der Skelettmuskulatur ansetzen. Nach diesem Prinzip sind in der Vergangenheit EMG-Feedback bei Spannungskopfschmerz (Budzynski u. Stoyva 1975 u. a.; vgl. Hume 1979) und Durchblutungstraining bei Migräne (Sargent et al. 1972, 1973a, b; Haag et al. 1982) eingesetzt worden. Wegen der technisch schwierigen Messung der Kopfdurchblutung, jedenfalls in einer für die Rückmeldung geeigneten Form, verwendeten Sargent und seine Mitarbeiter ein differentielles Hand- und Stirntemperaturtraining in Anlehnung an die „Hand-warm"- und „Stirn-kühl"-Übungen des autogenen Trainings. Später stellte sich heraus, daß für Trainingserfolg und Therapieeffekt allein die Handerwärmung entscheidend war, weshalb man sich wieder auf einfaches Handtemperaturtraining beschränkte. Das therapeutische Rational für das Handerwärmungstraining basiert auf der schon vom autogenen Training behaupteten „vegetativen Umschaltung" durch die periphere Vasodilatation in den Akren. Durch die dabei vermittelte parasympathische Reaktionslage soll u. a. der Kopfkreislauf bei Migränikern beeinflußt werden, so daß die konstriktorische Phase, die der Anfallstätigkeit vorausgeht, vermieden oder zumindest reduziert wird.

Daß die Biofeedbackmaßnahmen in dieser spezifischen Weise auf die Migräne einwirken, ist nicht zweifelsfrei erwiesen. Einige Autoren diskutieren auch Wirkungen auf die dilatatorische Phase. Die empirische psychophysiologische Grundlage dieser klinischen Behauptungen ist schwach. Auch die behauptete Wechselwirkung zwischen Extremitäten- und Kopfdurchblutung ist fraglich. Die klinischen Effekte könnten auch durch allgemeine Entspannungswirkungen des Biofeedbacks vermittelt sein, solange ihre Abhängigkeit von den postulierten vegetativen Veränderungen nicht besser belegt wird. Neuere Untersuchungen von Engel u. King (1982) lassen dies eher bezweifeln.

Mehrere Vergleichsstudien (Übersichten in Basler et al. 1979; Kröner u. Sachse 1981; Hölzl 1981) haben mittlerweile gezeigt, daß diese aus der unterschiedlichen Ätiologie abgeleiteten differentiellen Indikationsstellungen auch von klinischen Effekten her empirisch nicht gut zu stützen sind. Sowohl Migräne- als auch Spannungsschmerzpatienten profitierten von EMG- und Handtemperaturtraining. Wenn die Feedbackverfahren konventionellen Techniken überhaupt überlegen waren, stellte sich meist das EMG-Feedback als das bessere Verfahren heraus. Am besten schnitten Kombinationsbehandlungen ab, die im Anschluß an ein Stirn-EMG-Feedback Handerwärmung oder andere Verfahren einsetzten. Dies wurde besonders eindrucksvoll in der

Studie von Adler u. Adler (1976) belegt, die gemischte Patientengruppen (Migräne, Spannungskopfschmerzen, gemischte Ursachen, Clusterkopfschmerzen) mit einer Zwei-Phasen-Behandlung aus EMG-Biofeedback und anschließendem Fingertemperaturtraining therapierten. Die dabei erzielten Erfolgsziffern (70% stark gebessert) blieben auch nach 3½–5 Jahren zu 90% erhalten.

Aus dem Ergebnis lassen sich außer der prinzipiellen Effizienz der Biofeedbacktherapie bei gemischten Kopfschmerzsyndromen v. a. 2 weitere Hauptfolgerungen ziehen: Erstens ist der Therapieerfolg von Biofeedbackverfahren bei funktionellen Kopfschmerzen nicht so einfach wie angenommen mit der primären Ätiologie zu verknüpfen. Dies könnte an der generell gemischten Verursachung bzw. den fragwürdigen Differentialdiagnosen liegen. Zweitens scheint das Temperaturtraining oder eine andere wirksame Entspannungsbehandlung durch ein vorausgegangenes EMG-Training erheblich erleichtert zu werden, wodurch sich der Effekt des Temperaturfeedbacks erhöht. Darauf wurde die Überlegenheit des Zweistufentrainings (erst EMG-, dann Temperaturfeedback) zurückgeführt (vgl. Hölzl 1981, S. 388). Die Isolation der therapeutischen Beiträge der Einzelkomponenten ist in diesen Studien u. a. deshalb schwierig, weil nur selten der Versuch gemacht wurde, diese Beiträge nicht nur global mit den klinischen Erfolgsmaßen zu belegen, sondern sie spezifisch auf die tatsächlichen physiologischen Änderungen in den trainierten Zielgrößen zu beziehen.

2. Therapierational

2.1. Ausgangspunkt

Auf der Grundlage der obengenannten Ergebnisse und aufgrund der Erfahrungen an therapeutischen Einzelfällen mit ausgeprägter Mischsymptomatik wurde eine mehrstufige Biofeedbackbehandlung für chronische Kopfschmerzzustände entwickelt, die im folgenden dargestellt und an einem Fallbeispiel illustriert wird.[1]

Ausgangspunkt des Therapieentwurfs war die Tatsache, daß die differentielle Wirksamkeit von EMG- und Temperaturfeedback bei Spannungskopfschmerz gegenüber der bei Migräne bis heute unbewiesen ist und zudem die reinen Störungsformen in der Praxis kaum vorkommen. Das zu entwickelnde Verfahren sollte daher auch in unklaren Fällen und bei mangelhafter Identifikation von Auslösern einsetzbar sein. Auf keinen Fall sollte das therapeutische Vorgehen auf der vorschnellen Annahme einer einzigen der genannten ätiologischen Hypothesen aufgebaut sein, die sich unabhängig von ihrer Richtigkeit auch nicht ausschließen müssen.

Wegen der häufigen Rückfälle nach relativ kurzen Biofeedbacktherapien sollte besonderer Wert auf die Übertragbarkeit in die nichtapparative Phase gelegt und an klassische Entspannungstechniken angeschlossen werden. Vor allem war an eine Fortsetzung der Behandlung (falls indiziert) mit dem gleichzeitig entwickelten situationsbezogenen Entspannungsprogramm (SEP) für Migränepatienten nach Wittchen (im Druck) gedacht.

2.2. Bestandteile des Kombinationsfeedbacks

Von einer sukzessiven Kombination aus Stirn-EMG- und Handtemperaturfeedback in Verbindung mit anderen verhaltensmedizinischen Interventionstechniken wurde die Erfüllung der obengenannten Forderungen am ehesten erwartet. Die EMG-Kontrolle ist leichter zu lernen und daher als Einleitungsmaßnahme auch bei rein vaskulärer Ätiologie bestens geeignet. Die Intervention setzt sofort mit für den Patienten leicht sichtbarem Trainings-, wenn schon nicht

[1] Ich danke besonders den Herren Dr. med. W. Pongratz von der Gesellschaft zur Erforschung akuter und chronischer Schmerzzustände (GEACS) in München und Dr. phil H.-U. Wittchen, Max-Planck-Institut für Psychiatrie in München, für die gute Zusammenarbeit.

symptomatischem Erfolg ein. Die Motivation für die schwierigeren späteren Schritte wird erhöht. In einigen Fällen verbessert Temperaturfeedback in einer zweiten Phase die Entspannung weiter. Es wird in jedem Fall durch das vorausgegangene EMG-Training erleichtert (vgl. die Reihenfolge von „Schwere"- und „Wärme"übung im autogenen Training).

Der Rahmen des therapeutischen Vorgehens ist eine *integrierte verhaltensmedizinische Interventionsstrategie.* Diese ist durch folgende Elemente gekennzeichnet:

1) psychophysiologische Erstinterventionen,
2) gleichzeitige Medikamentenreduktion im Zuge der symptomatischen Besserung durch die Feedbackmaßnahmen,
3) Behandlung von Verhaltensproblemen (soweit identifizierbar),
4) verhaltenstherapeutische Nachbehandlungen, allein und in der Gruppe, zum Zweck der Übertragung auf die Nachfeedbackphase.

2.3. Besonderheiten

Im Prinzip handelt es sich also um eine Variante des beschriebenen Kombinationstrainings (s. Abschn. 1, Adler u. Adler 1976), integriert in einen verhaltenstherapeutischen Gesamtplan.

Die Effizienz dieses Kombinationstrainings ist in Gruppenstudien empirisch geprüft. Ähnliches gilt für den Kern der beiden anderen Hauptkomponenten, das Selbstkontrollprogramm zur Tablettenreduktion und das verhaltenstherapeutische Gruppentraining für Kopfschmerzpatienten, SEP. Die vorliegende Variante wurde bisher nur an Einzelfällen erprobt. Sie ist durch einige Besonderheiten von den Ausgangsbausteinen abgehoben:

1) Handtemperatur und Stirn-EMG werden beide sowohl beim EMG wie beim Temperaturtraining mitgemessen, so daß ihre Wechselwirkungen bzw. die spezifischen Beiträge der beiden Feedbackübungen geprüft werden können.
2) Das Feedback wird, wenn möglich, von einer Hilfsvorstellung unterstützt (s. unten).
3) Die wöchentlichen Biofeedbacksitzungen beim Therapeuten werden von Anfang an durch ein geeignetes Heimtraining mit tragbaren Geräten unterstützt. Dabei wird der Partner des Patienten systematisch miteinbezogen.
4) Sind störungsrelevante Belastungssituationen identifizierbar, wird ihre Bewältigung mit Feedbackhilfe geübt.
5) Zur Generalisierung werden klassische verhaltenstherapeutische Techniken mit herangezogen.
6) Ein explizites Selbstkontrollprogramm der Medikamenteneinnahme wird parallel durchgeführt.

2.4. Indikationsstellung

Abgesehen von der üblichen Indikationsstellung für Biofeedbacktrainings bei funktionellen Kopfschmerzen muskulären oder vaskulären Ursprungs entspricht die besondere Indikation der vorliegenden Mehrstufenbehandlung den Krankheitsbildern der Einzelfälle, anhand deren Therapieerfordernissen diese Variante entwickelt wurde. Dazu gehört insbesondere länger bestehende schwere Kopfschmerzsymptomatik gemischter oder unklarer Ätiologie, jedoch wahrscheinlicher Beteiligung von migräneartigen Gefäßreaktionen. Die Behandlungsform ist besonders dann noch einsetzbar, wenn wegen langjähriger Chronifizierung und häufigen und maximalen Schmerzanfällen eine Situationsabhängigkeit kaum mehr festzustellen ist, d. h., wenn bei der Verhaltensanalyse für konventionelle Verhaltenstherapien die psychologischen Auslösebedingungen nicht hinreichend genau definiert werden konnten. Das gleichzeitige Bestehen eines starken und relativ therapieresistenten Medikamentenmißbrauchs einschließlich dem von Ergotaminpräparaten ist ein weiterer positiver Indikationsgrund[2]. Negative Indikationen sind neben rein organischen Schmerzursachen auch deutliche Hinweise für gute Behandlungschancen mit konventionellen verhaltenstherapeutischen Schmerzprogrammen. Dies gilt nicht zuletzt wegen des technischen Aufwands,

---

[2] Die genannten Charakteristika entsprechen dem Anteil an der Klientel der GEACS (Dr. Pongratz und Kollegen), der in die hier beschriebene Therapie aufgenommen wurde und für das SEP nach Wittchen (1989) weniger geeignet erschien.

der mit einem gut kontrollierten Biofeedbacktraining verbunden ist. Solche Hinweise wären z. B. deutlich identifizierbare psychologische Auslösesituationen und in diesen wirksame Verhaltensdefizite, aber auch beträchtliche instrumentelle Komponenten in Schmerzverhalten und Medikamentenmißbrauch sowie mittlere Schweregrade und geringe Chronifizierung der Symptomatik. Eine weitere negative Indikation wäre ein verifizierter reiner Spannungskopfschmerz, bei dem ein einfaches EMG-Feedback voll ausreichen würde. Solchen Überweisungsdiagnosen gegenüber ist jedoch meist ein gewisses Mißtrauen angebracht, und laufende Kontrollen durch EMG-Messungen, evtl. auch eine nochmalige medizinische Abklärung, sind ratsam. Im Zweifelsfall ist die Kombinationstherapie zu wählen.

3. Diagnostik

3.1. Eingangsdiagnostik

Vorausgesetzt wird eine erschöpfende *medizinische Diagnostik,* die eine rein organische Ätiologie und reine Formen des Spannungskopfschmerzes ausschließt (s. Abschn. 2.4). In der Praxis wird dies bei der Überweisung erfüllt sein, da die Patienten häufig erst nach mehrjährigen erfolglosen somatischen bzw. pharmakologischen Behandlungsversuchen in die psychologische Therapie gelangen. Eine Überprüfung der Überweisungsdiagnosen anhand der Checkliste nach Soyka (1978) und durch den kooperierenden Arzt wird routinemäßig durchgeführt. Gemeinsam mit dem Arzt wird auch die *Schmerzanamnese* erhoben. In diesem halbstandardisierten Interview werden die vorliegenden Angaben zu Art und Umfang der Schmerzen, der vergangenen und gegenwärtigen Medikamenteneinnahme sowie über die bisherigen Therapieversuche vervollständigt.

Danach folgen 1–2 ausführliche *verhaltensanalytische Gespräche,* in denen Auslöser und Konsequenzen der Schmerzanfälle bestimmt werden. Behinderungen durch die Krankheit im beruflichen und privaten Bereich werden erfaßt und ihre funktionelle Rolle im Tagesablauf des Patienten mit ihm gemeinsam ermittelt. In diesem Zusammenhang beginnt auch die Problematisierung der häufig stark somatisch orientierten Ursachenattribution mit dem Ziel, die Wahrnehmung des Patienten für mögliche psychologische Auslösebedingungen zu sensibilisieren. Von ihnen soll im weiteren Verlauf der Behandlung im Anschluß an die Biofeedbackübungen Gebrauch gemacht werden.

Beim verhaltensanalytischen Interview wird über die Grundzüge der Therapie informiert und das *Schmerztagebuch* eingeführt. Darin notiert der Patient täglich Schwere, Art und Lokalisation der Schmerzen und trägt zusätzlich seinen Medikamentenverbrauch ein. Je nach Aufnahmetermin und akuter Situation werden diese Aufzeichnungen dann zunächst als Grundlinie ohne weitere Behandlung für 2 oder mehr Wochen geführt.

Beim zweiten Verhaltensanalysetermin wird auch mit der *EMG-Diagnostik* begonnen, die eine Abklärung evtl. Muskelverspannungen im Kopf- und Schulterbereich und ihrer Körperseitenverteilung zum Ziel hat (s. Abschn. 4.1.1).

3.2. Begleitmessungen

Von Beginn der eigentlichen Behandlung an werden außer den subjektiven Angaben im Schmerztagebuch die täglichen Messungen von Stirn-EMG und Handtemperatur zur Verlaufskontrolle erhoben. Als quantitative Kontrollvariablen wurden das integrierte Stirn-EMG und die Handtemperatur zu Beginn und Ende der morgendlichen und abendlichen Übungen und die in ihnen erzielten Änderungen (in % vom Ausgangswert) definiert. Die wöchentlichen Therapiesitzungen beginnen außerdem stets mit einem Kurzinterview, das die Verhaltensanalyse fortsetzt. Diese Angaben ergänzen und erläutern die Daten aus dem Schmerztagebuch. Dabei wird auf Änderungen der Auslöser, die Wirksamkeit der Hilfsvorstellung (s. unten), den Fortgang von Heimtraining und Medikamentenreduktion (s. unten) und praktisch-technische Gesichtspunkte geachtet.

3.3. Nachkontrollen

Der Nachkontrolle dienen wie in der ersten Grundlinie wieder die Schmerzratings und die Angaben zum Medikamentenverbrauch. Im Abstand von mehreren Wochen folgen Auffrischungssitzungen bzw. die schon erwähnten Generalisierungsbausteine. Der Patient ist aufgefordert, in dieser Zeit auch während der Behandlungspausen die täglichen Aufzeichnungen fortzuführen und regelmäßig an den Therapeuten zu senden. Sporadische Telefonkontakte unterstützen dies. Die subjektiven Angaben werden durch die EMG- und Temperaturkontrollmessungen bei den Auffrischungssitzungen ergänzt.

4. Therapeutisches Vorgehen

Der prinzipielle therapeutische Ablauf gliedert sich in die Abschnitte Information, Kontrollerfahrung, EMG-Training mit Temperaturmessung, Temperaturtraining mit EMG-Messung, Generalisation I (individuelles Entspannungstraining ohne Feedback), Generalisation II (Gruppentraining) und Auffrischung. Das Heimtraining setzt nach der zweiten Feedbacksitzung ein. Damit beginnt auch die Medikamentenreduktion. Das Schema in Abb. 1 illustriert diesen Behandlungsplan.

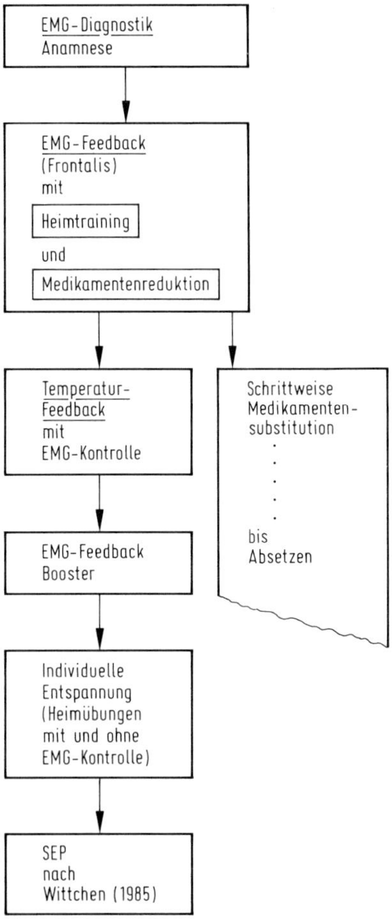

Abb. 1. Ablaufschema der mehrstufigen Feedbacktherapie

4.1. EMG-Feedback

4.1.1. Meß- und gerätetechnische Voraussetzungen

Für ein erfolgreiches EMG-Training sind einige technische Voraussetzungen zu erfüllen. Die betreffende Variable muß für die spezielle Anwendung ausreichend empfindlich und ungestört zu messen sein. Für den Stirnmuskel mit zum Teil niedrigen Pegeln sind Empfindlichkeiten bis mindestens 3 μV/Vollausschlag erforderlich. Die größeren Muskeln im Schulterbereich erfordern entsprechend größere Meßbereiche (bis 300 μV/Vollausschlag). Wegen der gewöhnlich hohen elektrischen Störpegel in unabgeschirmten Räumen von Praxen, Kliniken und beim Heimtraining ist ein erstklassiger Differenzverstärker mit hoher sog. „Gleichtaktunterdrükkung" erforderlich (80–100 dB). Diese gibt seine Fähigkeit an, die Störungen zu unterdrücken, soweit sie auf beide Meßelektroden symmetrisch einwirken. Eine weitere Erhöhung der Störsicherheit bewirkt eine patientennahe Vorverstärkung und Impedanzwandlung, z. B. in einer am Patienten angebrachten „Elektrodenbox", zu der nur kurze unabgeschirmte Kabel von den Elektroden führen. Die Verbindung zwischen Elektrodenbox und Hauptverstärker (dem eigentlichen Feedbackgerät) ist abgeschirmt und niederohmig, so daß keine weiteren Einstreuungen über die Zuleitung möglich sind. Eine Erläuterung dieser Problematik geben Lang (1977), Hölzl (1983a, b) und gängige Einführungen in die psychophysiologische Methodik.

Damit die Gleichtaktunterdrückung des Differenzverstärkers wirksam werden kann, sind bestimmte Voraussetzungen bei der Applikation der Meßelektroden für das EMG zu erfüllen. Erstens müssen die Übergangswiderstände zwischen Elektrode und Muskel niedrig sein (mindestens 10 kOhm, besser unter 5 kOhm, je nach Verstärker). Dem dienen die heute üblichen großflächigen, nichtpolarisierbaren Silber-Silberchlorid-Elektroden zur Anbringung auf der Hautoberfläche (z. B. von In Vivo Metrics oder Beckman Instruments u. a.). Da die unbehandelte Haut erheblich höhere Übergangswiderstände besitzt, muß sie für einwandfreie EMG-Ableitungen vorbehandelt werden. Man entfettet zunächst mit Wundbenzin. Vom üblicherweise empfohlenen Alkohol wird abgeraten, da Fett kaum alkohollöslich ist und höherprozentiger Alkohol außerdem entwässernd wirkt. Das erhöht den Hautwiderstand. In hartnäckigen Fällen kann die oberflächliche Hornhaut mit feinstem Sandpapier vorsichtig angerauht werden. Dann werden die Elektrodenpositionen mit wasserunlöslichem Stift markiert und anschließend reichlich mit der gleichen Leitfähigkeitspaste (Beckman, Hellige, Synapse u. a.), wie sie auch zur Elektrodenfüllung benutzt wird, eingerieben, bis die Haut sich leicht rötet. Man läßt sie einige s (10–30) einziehen. Danach soll noch Paste überstehen. Der Überstand wird vorsichtig mit Watte entfernt, bis die Haut nicht mehr glänzt und sich bei Prüfung mit dem Fingerrücken nur noch leicht feucht anfühlt. Danach werden die vorbereiteten und gefüllten Elektroden mit üblichen Kleberingen aufgebracht. Eine zweite Voraussetzung für das ordnungsgemäße Funktionieren des Differenzverstärkers ist die geeignete Elektrodenkonfiguration aus 2 „differenten" Elektroden, die auf dem Bauch des untersuchten Muskels in der Kontraktionsachse liegen (s. Standardableitungen der Abb. 3–5) und einer symmetrisch dazu angebrachten dritten „Erdelektrode". Gewöhnlich bringt man diese an einem „neutralen", möglichst muskelfreien Knochenpunkt an. Je entfernter die Erdelektrode von den differenten Elektroden angebracht wurde, desto unkritischer wird die Symmetriebeziehung. Es ist aber auch möglich, die Erdelektrode genau in die Mitte zwischen die differenten Elektroden oder als dritten Eckpunkt eines gleichseitigen (-schenkeligen) Dreiecks anzubringen. (Weitere Details zu diesen Abschnitten finden sich in Hölzl [1983b] und verschiedenen Herstelleranleitungen.)

Das gemessene Roh-EMG muß in geeigneter Weise vorverarbeitet werden, um einerseits als valider Indikator des Muskeltonus und andererseits als sinnvolle Rückmeldung für den Lernenden dienen zu können. Bereits bei Lippold (1967) sind diese Fragen erschöpfend diskutiert worden. Aufgrund dieser und späterer Ergebnisse aus der EMG-Forschung wird heute das integrierte Roh-EMG von Oberflächenableitungen in der Messung des Muskeltonus und beim Biofeedback verwendet. Bei geeigneter Elektrodenposition und Integrationstechnik (s. Hölzl 1983a, b) ist unter gleichen Randbedingungen der Pegel des integrierten EMG der muskulären Kraftentwicklung proportional. Dieser Pegel ist daher auch dem Patienten im Feedbacktraining zurückzumelden. Damit schnelle Änderungen für den Patienten noch erkennbar und bei der Kontrolle verwertbar bleiben, dürfen die Integrationsintervalle nicht zu groß sein. Aus diesem Grund summiert man bei den meisten Geräten zur Gewinnung des Feedbacksignals über kurze Intervalle oder glättet das Roh-EMG überhaupt nur mit einem Tiefpaßfilter („leaky integrator", vgl. Lippold 1967). Das geglättete EMG besitzt eine relativ große Variabilität und ist daher für die quantitative Bewertung der durchschnittlichen Muskelanspannung weniger geeignet. Summenwerte über größere Abschnitte, z. B. 10–30 s, sind stabiler und inhaltlich aussagekräftiger. Deshalb muß das Feedbackgerät zur eigentlichen Signalbewertung zusätzlich einen echten Integrator besitzen, bei dem eine Reihe verschiedener Summationsintervalle für unterschiedliche Trainingsprogramme vorzuwählen sind. Für die hier beschriebene Therapie sind 30 s-Intervalle am günstigsten. Sofern der Integrator keine eigene Ausgabe der Summenwerte auf einem Drucker besitzt, sind zusätzlich Pausenabschnitte (5–10 s) erforderlich, in denen die Werte in Tabellenvordrucke eingetragen werden können (s. Fallbeschreibung).

Eine akustische Rückmeldung ist für die meisten Zwecke vorteilhaft, weil dabei die Augen des Patienten geschlossen bleiben können und keine störenden Beobachtungsreaktionen (Augenbewegungen, Kopforientierungen usw.) mit der zu kontrollierenden Muskelaktivität und dem allgemeinen Entspannungsgrad interferieren. Gewöhnlich werden proportional zum EMG-Niveau frequenzmodulierte Tonsignale wie auf- und abschwellende Sinustöne oder in der Frequenz variierende Clickserien verwendet. In unserer Praxis waren gedämpfte Clicks allen anderen Rückmeldesignalen überlegen.

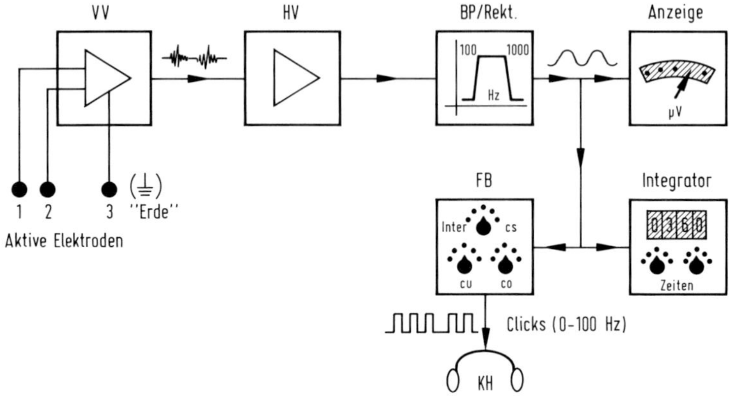

Abb. 2. Biofeedbackgerät für EMG-Training und -Diagnostik; prinzipieller Aufbau: *VV* Vorverstärker, *HV* Hauptverstärker, *BP/Rekt.* Bandpaßfilter und Gleichrichter (Betragsbildung), *FB* Feedbackteil, *KH* Kopfhörer

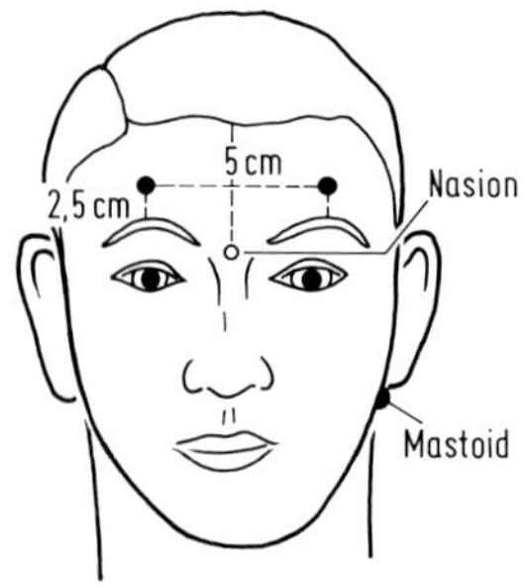

Abb. 3. Frontalisableitung. (Nach Lippold 1967)

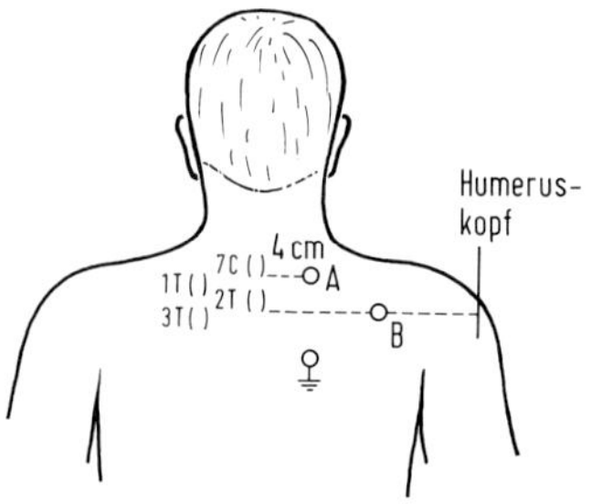

Abb. 4. Trapeziusableitung: *7c* 7. Zervikalwirbel; *1T,2T,3T*: 1., 2. und 3. Halswirbel; *B* Halbierungspunkt der Strecke 3T-Humeruskopf. (Nach Lippold 1967)

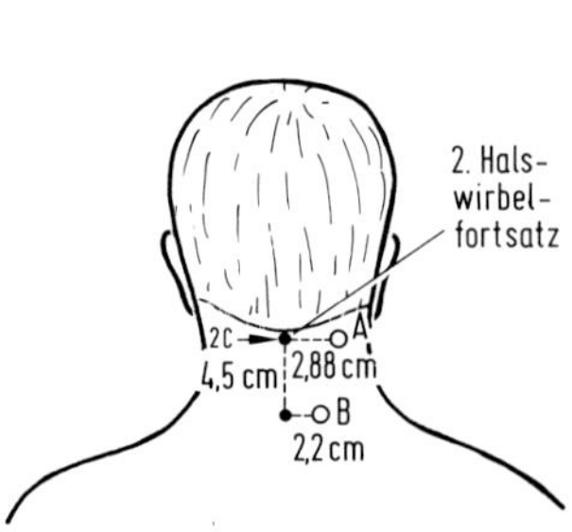

Abb. 5. Halsableitungen: M. semispinalis capitis und M. splenius capitis. (Nach Lippold 1967)

Es sind eine Reihe von deutschen und amerikanischen Geräten für das EMG-Feedback im Handel. Nicht alle erfüllen die hier und weiter unten geschilderten Anforderungen. In unserer Arbeitsgruppe wird ein Gerät der Firma B. Zak (Simbach am Inn) verwendet, das für die meisten Zwecke ausreicht. Abbildung 2 erläutert seinen prinzipiellen Aufbau.

4.1.2. EMG-Diagnostik

Dem Feedbacktraining voraus geht neben der klinischen Beurteilung von Tonus und Härte der in Frage kommenden Muskeln deren genauere Untersuchung mit dem EMG-Gerät in Ruhe und bei einfachen Funktionsprüfungen.

Die wichtigsten Muskeln für die Behandlung von Kopfschmerzsyndromen sind M. frontalis, M. semispinalis capitis, M. splenius capitis und M. trapezius. Für Feedback geeignet sind insbesondere der Frontalis und der Trapezius. Ihre Ableitung ist unproblematisch und ihre Beteiligung bei muskulär bedingten Kopfschmerzen gesichert. Die Standardableitungen dieser Muskelgruppen nach Lippold (1967) zeigen die Abb. 3–5.

Wegen der z. T. beträchtlichen interindividuellen anatomischen Unterschiede muß auch bei standardisierten Ableitungsorten jeweils geprüft werden, ob Betätigung der betreffenden Muskeln auch tatsächlich in den EMG-Ausschlägen sichtbar wird. Einfache Testbewegungen durch den Patienten reichen hierfür meist aus. Beim Frontalis genügt leichtes Anheben der Augenbrauen (ohne „Zornesfalte"), beim Trapezius Zurückziehen der Schulter bei leichter Außenrotation des Oberarms. Kopfanheben und Drehen betätigt Splenius und Semispinalis. Hier kann die funktionell relevante Ableitung nach Lippold manchmal schwer zu finden sein. Details zu diesem Abschnitt finden sich in den zitierten Anleitungen zum Oberflächen-EMG (Hölzl 1983a, b). Zur genaueren Beurteilung des Muskelstatus sind v. a. Links-Rechts-Vergleiche und Grundtonusmessungen heranzuziehen. Die Ergebnisse dieser EMG-Messungen dienen der rationalen Auswahl des zu trainierenden Muskels. Symptomatischer Bezug und gute Ableitbarkeit sind dabei die wichtigsten Kriterien.

4.1.3. Feedbacktraining

Information

Am Beginn der Behandlung steht eine umfassende Information des Patienten über die wesentlichen Therapiebausteine und ihre wissenschaftliche Grundlage. Dazu gehört die auch bei anderen Schmerztherapien übliche Aufklärung über physiologische und psychologische Schmerzmechanismen. Im Vordergrund steht jedoch die Information über Mechanismus und Zweck der Biofeedbackübungen. Diese werden als Selbstkontrollmethoden und „Lernaufgaben" bzw. apparativ gestützte Entspannungstechniken analog zu den beim Laien besser bekannten Techniken, wie autogenem Training usw., eingeführt. Häufig haben die Patienten im Zuge früherer Therapieversuche bereits Vorerfahrungen mit konventionellen Entspannungstechniken gesammelt. Auf diesen wird aufgebaut, wobei die dabei aufgetretenen Schwierigkeiten wie mangelnde Körperwahrnehmung und Kontrollerfahrung zur Erläuterung des Kerns der Biofeedbackübungen, nämlich der genaueren und valideren Rückmeldung über die eigene Körpertätigkeit und ihre Änderungen bei den Übungen, besonders geeignet sind. Nicht selten sind aber auch erst falsche Überzeugungen und hinderliches „Vorwissen" aus diesen früheren Erfahrungen abzubauen, bevor mit einem effektiven Feedbacktraining begonnen werden kann. Einer gerade bei diesen Patienten häufig bestehenden Tendenz, die Feedbacksituation als eine weitere Leistungsanforderung aufzufassen, muß ebenfalls schon in den ersten Instruktionen begegnet werden (s. unten). Technische Informationen über die auch im Heimtraining verwendeten Geräte und physiologische Erklärungen zum EMG ergänzen diesen Abschnitt.

Die Effizienz dieser „edukativen Phase" (Brooks u. Richardson 1980) hängt davon ab, wie weit die Instruktionen dem jeweiligen Bildungsstand des Patienten angepaßt wurden. Dieser Zusammenhang spielt aber bei der hier beschriebenen Therapie eine wesentlich geringere Rolle als bei den klassischen Verfahren, weil die Behandlung mit einer quasi-somatischen Intervention beginnt, ihre Grundidee einfach ist und zunächst unter dem Etikett Training direktiv vorgegangen wird.

Kontrollerfahrung

Im nächsten Abschnitt lernt der Patient unter Zuhilfenahme des Feedbackgeräts mit einfachen An- und Entspannungsübungen, wie sie aus dem Jacobson-Training bekannt sind, die propriozeptiv erfahrenen Variationen seiner Muskelspannung mit den exterozeptiv wahrgenommenen Änderungen im Clickfeedback zu verknüpfen (vgl. Breuer 1977). Die bei der willkürlichen Entspannung des Zielmuskels auftretenden Senkungen der Clickfrequenz vermitteln dem Patienten, wie sich erfolgreiche Kontrolle des Muskeltonus im Feedbacksignal ausdrückt.

Feedback

Das eigentliche Feedbacktraining beginnt mit 2 50minütigen Sitzungen in der ersten Woche und wird über 4 weitere Wochen mit je einer Sitzung fortgesetzt. Die Sitzung enthält außer dem anfänglichen Kurzinterview, Instruktionspausen usw. mindestens 2 Übungsabschnitte zu je 14 min. Diese Länge ergibt sich aus den beim verwendeten Gerätetyp günstigsten Integrationsintervallen (30 s Integration und 10 s Pause, s. oben) bei 20 Intervallen pro Übungsschnitt. Diese Übungsgliederung hat sich v. a. bei Trainingsbeginn als vorteilhaft erwiesen. Die Übungen sind lang genug, um erste Kontrollerfolge schnell erkennen zu lassen, und kurz genug, um den Patienten nicht zu überfordern und dem Therapeuten in kürzeren Abständen Eingriffsmöglichkeiten durch Hilfsinstruktionen etc. zu erlauben.

Am Anfang tendieren viele Patienten dazu, sich bei dem Versuch, das Feedbacksignal unter Kontrolle zu bringen, zu verkrampfen. Werden solche am Ansteigen der EMG-Niveaus erkennbaren Fehlentwicklungen nicht rechtzeitig durch eine Pause, Abbruch oder eine unterbrechende Kurzanspannung unterbunden, kann der weitere Lernerfolg in Frage gestellt werden. Nichtbeachten dieser Regel ist an manchen Mißerfolgen beteiligt. Aus diesem Grund ist auch sog. kontrollierten Vergleichsstudien nicht immer zu trauen, bei denen über die geeignete Strukturierung der primären Lernaufgabe keine oder nur vage Angaben gemacht werden. Es muß nicht besonders betont werden, daß eine Voraussetzung der *klinischen* Wirksamkeit des Trainings zunächst einmal erfolgreiche Muskelkontrolle darstellt, sofern man an spezifischen Wirkungen überhaupt interessiert ist. Aus diesem Grund wird in der vorliegenden Behandlungsvorschrift auch größter Wert auf objektive Dokumentation der physiologischen Änderungen gelegt, ohne die der Trainingserfolg nicht präzise kontrolliert werden kann.

Der Kontrolle der Spezifität der erzielten therapeutischen Änderungen dient auch die mit der ersten EMG-Sitzung beginnende Handtemperaturmessung mit Hilfe des später zum Temperaturtraining verwendeten Temperaturfeedbackapparats. Die Temperaturwerte werden im Rhythmus der Integrationsintervalle zusammen mit den EMG-Summen abgelesen und in die Vordrucke eingetragen (Anhang).

Eine weitere Voraussetzung für ein erfolgreiches EMG-Training stellen die eigentlichen Feedbackbedingungen wie Art und Menge der Rückmeldungen und besonders die Wahl der Feedbackkriterien dar. Wie im Zusammenhang mit den technischen Voraussetzungen schon beschrieben, soll das verwendete Feedbackgerät Einsatzschwelle und Änderungsempfindlichkeit unabhängig voneinander einzustellen gestatten. Darüber hinaus muß sich die Intensität des Rückmeldesignals mit einem Potentiometer individuell auf den einzelnen Patienten abstimmen lassen.

Bei geeigneter Einstellung der Feedbackkriterien erhält der Patient nur noch Einzelclicks und vereinzelte kurze Clicksalven mit dazwischenliegenden längeren Pausen. Die Feedbackkriterien werden bei fortschreitendem Training schließlich so eingestellt, daß der Patient in der einmal erreichten maximalen Entspannung nicht mehr durch Clicks gestört wird. Diese setzen nur kurz wieder ein, wenn er dieses Entspannungsniveau wieder verläßt. Die Instruktion lautet daher auch, die Clicks zum Verschwinden zu bringen und sie schließlich fernzuhalten. Durch geeignete Spreizung des Frequenzbereichs der Clickserie kann in diesem fortgeschrittenen Stadium eine beträchtliche Steigerung der Diskriminationsfähigkeit für sehr schwache Muskelkontraktionen erreicht werden, ohne daß der Patient durch ständig schwankende Feedbacksignale irritiert wird (Details in Hölzl 1983b).

Heimtraining

Nach der dritten Feedbacksitzung wird dem Patienten das EMG-Feedbackgerät mitgegeben. Eine schriftliche Anleitung (Hölzl 1983b), mündliche Erläuterungen in dieser Therapiestunde und kurze Übungen in Elektrodenanlegen und Gerätebedienung reichen meist aus, um einwandfreie Feedbackübungen zu Hause zu gewährleisten. Je nach den familiären Umständen wird der Partner in das Training insofern einbezogen, als dieser dem Patienten die Elektroden anlegt, das Gerät bedient und die halbminütigen Integratorwerte in die Tabellenvordrucke einträgt. Dies sichert auch für das Heimtraining die objektive Überwachung des Übungsfortschritts und fördert eine Umorientierung der sozialen Funktion der Störung. Innerfamiliäre instrumentelle Komponenten der Beschwerden werden uminterpretiert und zur Minderung herangezogen. Dieser Teil der Therapie kann noch erheblich ausgebaut werden.

Der Patient übt täglich 2mal je 14 min (20 Integrationsintervalle), und zwar morgens und abends vor dem Aufstehen bzw. nach dem Zubettgehen. Dies begünstigt eine entspannte Ausgangslage. Die Verstärker- und Kriterieneinstellungen werden vom Therapeuten vorgegeben und von Woche zu Woche neu kontrolliert. Im späteren Stadium, wenn der Patient mit dem Feedbackapparat vertrauter ist, kann der Patient sie auch selbst verändern, wenn stärkere Tonusschwankungen dazu zwingen. Gerade bei Kopfschmerzpatienten tritt dies zuweilen in Zusammenhang mit intermittierend auftretenden Schmerzepisoden auf. Es empfiehlt sich daher in jedem Fall eine gründliche Einweisung von Patient und Partner in Grundlage und Handhabung des EMG-Feedback. Hölzl (1983a, b) gibt die Anleitung, wie sie sich in unserer Praxis im Laufe der Zeit entwickelte, wieder. Von Anfang an ist der Patient auch angehalten, die täglichen

Registrierungen zusammen mit den Schmerztagebuchdaten in Tageskurven einzutragen und von Woche zu Woche mitzubringen. Diese Darstellungen des Trainingsverlaufs und die vom Therapeuten ausgewerteten Therapieprotokolle sind Gegenstand der Eingangsgespräche beim wöchentlichen Termin. Sie erfüllen eine wichtige Verstärkungsfunktion im Rahmen der „Selbstkontrolltherapie“ und dienen nicht nur der Therapieüberwachung. Zu diesem Punkt wird im Abschn. 4.5 noch näher Stellung genommen.

4.2. Temperaturfeedback

4.2.1. Meß- und gerätetechnische Voraussetzungen

Für das Handerwärmungstraining mit Temperaturfeedback benötigt man ein hinreichend genaues elektronisches Temperaturmeßgerät (Auflösung 0,01 °C, mindestens aber besser als 0,1 °C). Der absolute Meßbereich sollte von 20–37 °C gehen. Da dies bei der verlangten Auflösung ca. 1000–2000 Stufen bedeutet, besitzen gute Geräte einen Nullpunktabgleich, der es gestattet, die Temperaturabweichungen von einem Ausgangsniveau mit der verlangten Auflösung zu messen, ohne einen Gesamtmeßbereich von mehr als 3 Dekaden zu benötigen. Die verwendeten Temperaturfühler bestehen meist in geeignet gekapselten Thermistoren, deren Widerstand sich mit der Temperatur ändert. Die präziseren Thermoelemente oder Strahlungsmesser kommen aus Kostengründen kaum zum Einsatz. Die temperaturabhängige Widerstandsänderung des Thermofühlers wird mit üblichen Brückenschaltungen in Spannung gewandelt, in Grad Celsius geeicht, auf einem Meßinstrument angezeigt, in ein proportionales Feedbacksignal gewandelt und evtl. zur Weiterverarbeitung oder Speicherung an einem Analogausgang ausgegeben. Die gängigen Thermofühler und die zugehörigen Meßbrücken sind meist nur in einem Bereich um den Nullabgleich herum linear. Geräten ohne Eichinformation ist zu mißtrauen. Wie beim EMG-Feedbacktraining sind unbedingt die gleichen Forderungen zu erfüllen, wie sie an eine gewöhnliche psychophysiologische Messung zu stellen sind. Leider sind die im Handel befindlichen Geräte für den genannten Zweck nur unvollkommen geeignet. Das in unserer Arbeitsgruppe eingesetzte ältere Gerät der Firma B. Zak und einige amerikanische Fabrikate genügen immerhin den Mindestanforderungen[3].

[3] Bessere Geräte sind bei verschiedenen Arbeitsgruppen bzw. Firmen in Entwicklung. Informationen beim Verfasser.

Zu Beginn der Messung wird der Thermofühler mit Klebeband (Omnisilk oder ähnliches) am Mittelfinger (2. Phalanx) befestigt. Der Finger darf nicht abgeschnürt werden, der Fühler soll aber auch nicht wackeln, da sonst Haltungs- und Bewegungsartefakte die Messung stören und evtl. zur unbemerkten Konditionierung abergläubischer Handstellungen und -bewegungen führen können. Aus dem gleichen Grund achtet man auf sichere Befestigung des Zuleitungskabels und freie, bequeme Handlagerung. Raumtemperaturschwankungen und Zugluft sind zu vermeiden. Bei sorgfältigem Vorgehen erzielt man ausreichende Genauigkeiten. Starke Variationen bringen klimatische Faktoren, denen der Patient auf dem Weg zur Therapie ausgesetzt ist. Ausreichende Adaptationszeit zu Beginn der Therapie ist daher notwendig. Danach wird bei dem von uns verwendeten Gerätetyp zunächst im Absolutmodus die tatsächliche Hauttemperatur in °C gemessen und notiert. Dann wird im Differenzmodus bei höherer Auflösung die Abweichung von dieser Ausgangstemperatur gemessen und auch zur Generierung des Feedbacksignals herangezogen. Wie im Fall des EMG-Feedbacks wird die Frequenz einer gedämpften Clickserie proportional zur Temperaturabweichung moduliert, wobei hohe positive Abweichung (Handerwärmung) niedriger Clickfrequenz entspricht.

4.2.2. Feedbacktraining

Das Temperaturfeedbacktraining folgt dem gleichen Schema wie die EMG-Übungen. Gleichzeitig wird das Stirn-EMG gemessen. Die durch den Integrator bestimmten Intervalle dienen auch der zeitlichen Strukturierung des Temperaturtrainings. Jeweils zu den Ablesezeitpunkten für das EMG werden auch die Temperaturwerte (als Abweichungen von der Ausgangstemperatur, s. oben) registriert. Die Aufgabe für den Patienten ist auch hier, die Clickfrequenz zu senken bzw. die Clicks auszuschalten und damit periphere Vasodilatation zu realisieren. Die Einstellung der Feedbackkriterien entspricht der Vorschrift beim EMG-Feedback, d. h. bei der gegebenen Handtemperatur des Patienten sollen die Clicks deutlich getrennt, nicht zu häufig und von stillen Pausen unterbrochen zu hören sein. Nach erfolgreicher Handerwärmung können die Clicks auch ganz verschwinden (Details in Hölzl 1983c).

Das Heimtraining setzt sofort mit der ersten Therapiesitzung ein. Soweit möglich, sollte auch hier gleichzeitig die EMG-Kontrolle durchgeführt werden. Dies ist nicht immer realisierbar. Der zeitliche Aufwand kann je nach den häuslichen Gegebenheiten zu groß werden. Dann wird die gleichzeitige EMG-Messung nur in den wöchentlichen Therapiesitzungen durchgeführt. Diese Kontrolle genügt im allgemeinen. Das Temperaturtraining dauert 4 Wochen.

4.3. Überkreuzte Kontrolle

Im Anschluß an das Temperaturtraining folgt eine „überkreuzte Kontrolle", in der während einer weiteren Therapiesitzung eine Auffrischung des EMG-Feedbacks mit Temperaturmessung durchgeführt wird. Für die daran anschließende Woche fährt man mit dem EMG-Heimtraining fort und schließt mit einer Kontrollsitzung ohne jedes Feedback ab. Durch diese Maßnahme sind die spezifischen Beiträge der bisherigen Therapiebausteine einigermaßen isolierbar. Dies ist sowohl diagnostisch wie für den weiteren Therapieplan wichtig: Ist das erste Therapieziel, d. h. prompte und ausreichend muskuläre und vaskuläre Entspannung, zu diesem Zeitpunkt nicht voll erreicht, wird mit dem Feedbackbaustein fortgesetzt, bei dem die beste Kontrolle erreicht worden war. Ansonsten beginnen die eigentlichen Generalisierungsmaßnahmen. Unter diagnostischen Gesichtspunkten kann die differentielle Wirksamkeit der beiden Feedbackbausteine auf die klinische Symptomatik und/oder die Medikamenteneinnahme wertvolle Hinweise auf die relative Bedeutung muskulärer gegenüber vaskulären Faktoren in der Störungsätiologie liefern (Diagnose ex juvantibus). Wegen der im Einzelfall nicht zu bestimmenden Wechselwirkungen sind der Interpretation solcher Unterschiede in der klinischen Wirksamkeit natürlich Grenzen gesetzt.

4.4. Hilfsvorstellungen

In der praktischen Anwendung sind im Gegensatz zu Grundlagenstudien über die spezifische Wirksamkeit einzelner Biofeedbackmaßnahmen andere Einflüsse, die die Selbstkontrolle muskulärer oder vaskulärer Reaktionen unter Feedbackbedingungen unterstützen oder verbessern, nicht als konfundierende Variablen auszuschließen. Solche nicht spezifisch dem Biofeedback angehörenden Faktoren, die aber ebenfalls die trainierten physiologischen Größen beeinflussen, wie Atemtätigkeit, allgemeine Entspannung, kognitive Aktivitäten u. a., sind in der Biofeedbackliteratur unter dem Begriff der „Mediation" diskutiert worden, weil sie physiologische Veränderungen vermitteln, die Feedbackeffekte vortäuschen können, ohne daß die Rückmeldesignale tatsächlich zur Kontrolle herangezogen wurden (vgl. Hölzl 1981).

Bei der Optimierung einer Therapieprozedur können diese mediierenden Reaktionen aber gerade zur Erhöhung der Feedbackeffekte im Training und als Generalisierungshilfen für die Nichtfeedbackphase der Behandlung herangezogen werden. Unterstützende Instruktionen zur allgemeinen Ruhigstellung und zu betonter Bauchatmung sind oft hilfreich, werden aber nicht von allen Patienten realisiert. Leichter fällt die Auswahl eines für den einzelnen Patienten hilfreichen *„Ruhebildes"* bzw. einer die Feedbackabläufe unterstützenden *„Hilfsvorstellung"*.

Ein die notwendige Anfangsberuhigung beschleunigendes Ruhebild kann in der Vorstellung einer bisher mit ruhiger Entspannung einhergegangenen Situation aus dem Erfahrungsschatz des Patienten bestehen: „Auf der Veranda, im Liegestuhl, in der Sonne sitzen", „faul am Strand liegen" usw.

Unter einer Hilfsvorstellung im engeren Sinn verstehen wir hingegen die Imagination einer eng mit der eigentlichen Feedbackaufgabe und den dabei auftretenden Rückmeldungen verknüpften Situation bzw. Aktivität. Dazu muß das Feedbacksignal und seine Veränderungen im Zuge zunehmender Entspannung in die Vorstellung eingebaut werden. Diese Brücke ist später ein wirksamer Ansatz für die Generalisationsübungen. Ein i. allg. akzeptiertes Beispiel wäre die Vorstellung, auf dem Rücken liegend auf einer Luftmatratze einen träge dahinfließenden Strom hinunterzutreiben, während die Sonne wärmend auf die Hände und den Bauch scheint. Das Feedbacksignal wird dadurch einbezogen, daß man sich vorstellt, „Hinuntertreiben" und „Absinken der Clickfrequenz" gingen miteinander einher.

Die Bestimmung einer solchen „aktiven" Hilfsvorstellung ist erheblich schwieriger und manchmal nicht möglich. Je besser aber deren Einführung gelingt, desto geringer sind später die Probleme in der Generalisation, in der es darauf ankommt, Proprio- und Interozeptionen an die Stelle der exterozeptiven Rückmeldung zu setzen. Zum Verständnis dieser Problematik ist Breners Modell der Willkürkontrolle von Körpervorgängen von Nutzen. Darauf kann hier nur hingewiesen werden. Die Grundprinzipien sind in dem erwähnten Übersichtsartikel diskutiert (Hölzl 1981).

Die Einführung der Hilfsvorstellung oder zumindest eines Ruhebildes beginnt so früh wie möglich. Der Patient wird angehalten, damit auch konsequent bei den Hausübungen zu arbeiten. Auftretende Schwierigkeiten oder neue Vorschläge werden ebenfalls bei den Eingangsgesprächen zu den wöchentlichen Terminen erörtert. Formale Vorschriften für diesen Baustein zu entwerfen, ist schwierig, wenn nicht sinnlos. Brauchbare Anregungen hierzu liefern die Arbeiten von Lazarus über Imagerytechniken (Lazarus 1982) und für bestimmte Zwecke Langs „emotional response scripts" (Lang et al. 1982). Besonders die letzteren enthalten in der Form von recht realistischen und suggestiven Beschreibungen vegetativer oder muskulärer Reaktionen bei emotionalen Zuständen eine Reihe von Elementen, die bei der Konstruktion von „feedbackaktiven" Hilfsvorstellungen hilfreich sein können.

Man kann auch ein ganzes „Imagery"training in die Therapie einbauen, z. B. nach der zitierten Monographie von Lazarus oder nach Manualen zum „Klinischen Biofeedback", wie das von Gaarder u. Montgomery (1977). Meistens handelt es sich jedoch eher um „kunsthandwerkliche" Anregungen als um effizienzgeprüfte Verfahren. Eine systematische Untersuchung und Ausarbeitung dieses Bereichs für Feedbackzwecke im besonderen steht aus, so daß es der Findigkeit des einzelnen überlassen bleibt, sich für seinen Anwendungsbereich eine praktikable Lösung von Fall zu Fall zu erarbeiten (vgl. die Fallbeschreibung).

4.5. Medikamentenreduktion

Die hier verwendete Technik der Medikamentenreduktion folgt im wesentlichen den auch in anderen verhaltenstherapeutischen Schmerzbehandlungen üblichen Verfahrensweisen, allerdings mit einigen Abweichungen, die sich bei den bisherigen Anwendungsfällen als praktisch erwiesen:

1) Ausgangspunkt ist eine Technik der Selbstkontrolle mit täglichem *Tablettenprotokoll* in Verbindung mit dem Schmerztagebuch (s. oben).

2) Das Selbstkontrollziel wird der Topographie des Medikationsverhaltens angepaßt. Bei regelmäßiger prophylaktischer Einnahme relativ konstanter Dosen, wie das bei schwerer chronifizierter Migränesymptomatik häufig ist, besteht die Aufgabe des Patienten in der *Verlängerung der Intervalle* zwischen den Einnahmen. Dies wird zunächst durch stufenweises Hinausschieben des Einnahmezeitpunkts erreicht. Gleichzeitig wird der Patient auf diejenigen Anzeichen in der frühen Aura sensibilisiert, an denen er die gerade noch rechtzeitige Tabletteneinnahme erkennen kann. Zu Beginn der Behandlung ist dies nach einer langen Geschichte frühprophylaktischer Einnahme noch schwierig. Die Intervalle müssen daher zunächst mechanisch nach der Uhr ausgedehnt werden. Mit beginnender symptomatischer Besserung differenziert sich die Wahrnehmung des Patienten meist von selbst, sobald die „Beschwerdendecke" verlassen wird. Wiederholtes Thematisieren dieses Punktes in den Eingangsgesprächen unterstützt diese Entwicklung. Von da ab beschleunigt sich der Prozeß der Medikamentenreduktion. Dabei muß natürlich darauf geachtet werden, daß nicht gleichzeitig die Schmerzhäufigkeit und Intensität erheblich ansteigen und nur vorübergehendes Toleranzverhalten induziert wird.

Bei reiner Bedarfseinnahme (häufiger bei Spannungskopfschmerz und Mischsyndromen) empfiehlt sich eher die von Fordyce (1976) empfohlene Technik der *Zeitkonditionierung*. Die Medikamenteneinnahme wird auf feste Tageszeiten und eine vom Patienten gerade noch tolerierte Mindestmenge eingestellt. Statt die Abstände zwischen den Einnahmen zu erhöhen, erniedrigt man nun allmählich die pro Einnahme verabreichte wirksame Dosis. Das Medikament wird in einer konstanten Flüssigkeitsmenge aufgelöst, so daß die Dosisverringerung für den Patienten nicht diskriminierbar ist. Er ist zwar über das allgemeine Vorgehen informiert, nicht aber über den genauen zeitlichen Ablauf.

Eine dritte Möglichkeit, die z. B. von Wittchen (1989) angewendet wurde, besteht im *totalen Absetzen* jeder Medikation zu Beginn der Therapie. Dies wird durch Therapiekontrakt durchgesetzt. Voraussetzung ist natürlich, daß dieses Vorgehen medizinisch gerechtfertigt werden kann. Eine ärztliche Überwachung ist auch erforderlich, weil mit dem Patienten eine „Notfallmedikation" vereinbart werden muß. Das bedeutet, daß er sich an den kooperierenden Arzt werden kann, wenn er den Kontrakt nicht einhalten kann. Dies verlangt eine Einweisung des Arztes in die Grundlagen des verhaltenstherapeutischen Vorgehens und die nahtlose Zusammenarbeit mit dem behandelnden Therapeuten, um das Aufbrechen des Kontrakts zu verhindern. Wegen der praktischen Schwierigkeiten, die mit diesem Vorgehen oft verbunden sind, kann sich im Lauf der Behandlung daraus leicht eine mehr oder weniger unstrukturierte Version der Intervallverlängerung ergeben, weshalb zu Beginn genau erwogen werden muß, welche Reduktionstechnik für den betreffenden Patienten optimal ist. Leider existieren auch hierfür keine systematischen Daten aus größeren Gruppenstudien über differentielle Indikationen, so daß Plausibilitätsüberlegungen und therapeutisches „Kunsthandwerk" das gesicherte Wissen ersetzen müssen.

3) Besonders bei langjähriger Einnahme hoher Dosen von Ergotaminpräparaten kann nach anfänglichen Erfolgen eine weitere Reduktion auf erheblichen Widerstand stoßen. Ist ein nicht ergotaminhaltiges Schmerzpräparat mittlerer bis schwacher Wirksamkeit zu finden, das dem Patienten in dieser Therapiephase erlaubt, die Ergotamintermine hinauszuschieben oder gelegentlich zu überspringen, ohne daß die Schmerzhäufigkeit wieder zunimmt, kann dieses *Substitutionspräparat* zur weiteren Verminderung der Ergotaminmedikation bis zum totalen Absetzen herangezogen werden. Besonders nützlich sind hierfür Medikamente, die bei diesem Patienten in der frühen Krankheitsgeschichte zunächst noch hilfreich waren, bevor dann zu Mutterkornpräparaten übergegangen werden mußte. Ist durch dieses Vorgehen schließlich der Ergotaminverbrauch auf Null gesenkt, folgt die Reduktion des Substitutionspräparats dem gleichen Schema. Aus der Beschreibung ist ersichtlich, daß sich die Methode des Substitutionspräparats besonders in Verbindung mit der Intervallverlängerung anbietet, während die Kombination dieses sehr wirksamen Verfahrens mit den anderen beiden Reduktionstechniken etwas schwieriger ist. Deshalb wird hier auch die erstgenannte Technik vorgezogen. Empirische Effizienzvergleiche sind allerdings nicht bekannt.

Ein wichtiger Punkt, der bei der Verminderung des Rückfallrisikos von Bedeutung ist, muß an dieser Stelle noch ergänzt werden. Bei der Medikamentenreduktion ist man oft gezwungen, sich mit einer wenigstens teilweisen Reduktion des Verbrauchs zufrieden zu geben, um die Therapiedauer nicht über Gebühr auszudehnen. Auch die verbleibende Schmerzsymptomatik ist oft nicht unerheblich. Diese beiden Kompromisse, die Therapeut und Patient, nicht zuletzt aber die Kostenträger zu schließen geneigt sein mögen, bergen ein Risiko, das u. U. die erzielte Aufwandsersparnis letztlich konterkariert: Unvollständig gelöschtes Schmerz- und Medikationsverhalten kann je nach verbliebenem Symptomniveau und den sonstigen Randbedingungen leicht rekonditioniert werden. Halb behandelte Störungen sind doppelt rückfallgefährdet. Zweitbehandlungen, die dann erforderlich werden, erhöhen letztlich den Gesamtaufwand. Aus diesem Grund wird hier auch Wert auf weitestgehende Reduktion der Medikamenteneinnahme gelegt und im Laufe der mehrstufigen Behandlung stark „überlernt". Ohne Substitutionspräparat kann das Ziel der Nulleinnahme unerreichbar bleiben. Dieser Baustein ist daher von besonderer Bedeutung. Seine Wirksamkeit kann noch erhöht werden, wenn nicht nur auf ein schwächeres, aber noch analgetisch wirksames Medikament, sondern in einem dritten Schritt schließlich auf Plazebomedikation übergegangen wird. Hohe Verdünnungsstufen homöopathischer Mittel bieten sich hierzu an.

Die hier besprochenen Verfahren machen systematischen Gebrauch von gesicherten Ergebnissen über die Konditionierbarkeit pharmakologischer Wirkungen (Siegel 1979; vgl. Hollis 1982). Die Wirkungen werden durch die in der Lernpsychologie gut bekannten Phänomene der Zeitkonditionierung, des Ausblendens (bei der Intervallverlängerung), der Löschung (bei der Absetzungstechnik) und des Überblendens (bei der Einführung des Substituts) vermittelt. In ähnlicher Weise wären auch andere verhaltenspharmakologische Prozesse nutzbar, wenn sich dies im Einzelfall als notwendig erweisen sollte. Einen Überblick über die wesentlichen Verfahren und die beteiligten Konditionierungsprozesse findet man in der zitierten Literatur.

4.6. Generalisation

Die Übertragung der im Feedbacktraining gelernten Fertigkeiten auf die nichtapparative Phase geschieht in 2 Schritten: In der Generalisationsstufe I lernt der Patient in Einzelsitzungen und fortgesetzten Hausübungen analog dem Heimtraining, die Muskel- und Gefäßkontrolle ohne exterozeptive Rückmeldung, allein unter Benutzung seiner proprio- bzw. interozeptiven Wahrnehmung, aufrechtzuerhalten und schließlich auf Problemsituationen (soweit bis dahin identifiziert) und die Phase vor dem drohenden Anfall anzuwenden. Generalisation I enthält also bereits erste Elemente eines *Bewältigungstrainings.* Diese werden in Generalisation II, dem „Situationsbezogenen Entspannungsprogramm (SEP)“ nach Wittchen (im Druck), systematisch ausgebaut. Dieser Therapiebaustein wird hier nicht mehr gesondert beschrieben.

Nicht immer sind beide Generalisationsstufen erforderlich. Bei schwerer, chronifizierter und vordem therapieresistenter Symptomatik empfiehlt sich aber die konsequente Durchführung der hier beschriebenen Sequenz zur Verminderung des Rückfallrisikos durch Rekonditionierung, auch wenn die Medikamenteneinnahme nach der ersten Generalisationsstufe schon auf Null zurückgegangen sein sollte (s. oben zum Aspekt „Überlernen“).

Die Generalisation I wird in der ersten Sitzung dieses Abschnitts durch exterozeptive Rückmeldung während einer abgekürzten Jacobson-Übung (Vorgehen wie im Abschn. „Kontrollerfahrung“) eingeführt. Danach wird das Feedback abgeschaltet und durch verbale Verstärkung durch den Therapeuten ersetzt, welche schließlich ebenfalls ausgeblendet wird. Die Übungen werden zu Hause wie bisher fortgesetzt. Dabei nimmt der Partner (wenn möglich) weiterhin die EMG-Messung vor, dem Patienten bleibt dabei aber das Feedback entzogen. Bestehen Zweifel, ob dabei korrekt vorgegangen wird, kann der Kopfhöhrer einbehalten werden. Diese Maßnahme hat selbstverständlich nur Sinn, wenn kein eingebauter Lautsprecher am Gerät vorhanden ist. Sie ist auch sonst nicht unbedingt zu empfehlen, da das dadurch ausgedrückte Mißtrauen die im Laufe des Trainings entwickelte Kooperationsbeziehung zwischen Patient und Therapeut beeinträchtigen kann. Schmerztagebuch und Medikamentenprotokoll werden weitergeführt.

4.7. Auffrischungssitzungen

In der vorliegenden Therapieform wird die im Feedback gelernte Selbstkontrolle der Muskel- und Gefäßaktivität in größeren (mehrere Wochen bis Monate), evtl. auch zunehmenden Abständen durch „Booster-Sitzungen“ wieder aufgefrischt, obwohl nur die positive Wirkung, nicht aber ihre absolute Notwendigkeit empirisch belegt ist. Dafür eignen sich wegen ihrer Einfachheit besonders EMG-Übungen unter Handtemperaturkontrolle. Man kann aber auch Abschnitte von EMG-Feedback mit Temperaturmessung mit Temperaturfeedback bei EMG-Messung in der gleichen Sitzung abwechseln und so abermalige „überkreuzte Kontrolle“ in einer einzigen Sitzung realisieren.

Neben der Wiederauffrischung des Gelernten haben die „Booster-Sitzungen" auch eine wichtige Kontrollfunktion. Dadurch ist es möglich, weitere klinische Fortschritte bzw. beginnende Verschlechterungen auf die pathophysiologisch relevanten Variablen zu beziehen und die Spezifität des therapeutischen Effekts weiter zu prüfen. Dies ist nicht nur unter Forschungsgesichtspunkten wichtig. Notwendig werdende Maßnahmen gegen drohende und Nachbehandlungen bereits eingetretener Rückfälle sind aufgrund dieser Information zu planen. Dabei kann sich auch ergeben, daß der Therapieansatz gewechselt werden muß und Verhaltensdefizite, die die Wiedererkrankung herbeigeführt haben, behandelt werden müssen oder ähnliches.

5. Fallbeispiel: chronischer „migränoider Kopfschmerz" mit Ergotaminabusus

Die in den vorangegangenen Abschnitten skizzierte Mehrstufenbehandlung von gemischten Kopfschmerzsyndromen soll im folgenden anhand eines relativ gut dokumentierten Falls illustriert werden. Er ist unter den bisher nach diesem Therapieplan behandelten Fallgeschichten ausgewählt worden, weil er nach Art, Schwere und Dauer der Symptomatik der idealen Indikation des Verfahrens am nächsten kommen dürfte, langjährige Aufzeichnungen des Patienten über den Medikamentenverbrauch auch aus der Zeit vor der Therapie vorliegen und im konkreten Behandlungsplan die meisten der beschriebenen Bausteine in der Originalsequenz angewendet wurden. Die Technik der Verwendung eines Substitutionspräparats ist im Rahmen der Behandlung dieses Falles ausgearbeitet worden.

5.1. Vorgeschichte

5.1.1. Art und Dauer der Symptomatik

Pt. T. (56 Jahre, männlich) war seit 10–15 Jahren anfällig für Kopfschmerzen. Auch seine Mutter und Großmutter litten darunter. Erst vor 7 Jahren wurden die Schmerzen zum Problem. Seitdem nahmen sie ständig zu. Vor 5 Jahren traten die Schmerzepisoden alle 2–3 Tage auf, während zu Behandlungsbeginn ohne Medikation alle 20 h ein Anfall stattfand. Der Schmerz geht von der Nasenwurzel aus, ist spitz und stechend und dehnt sich in letzter Zeit manchmal bis in den Hinterkopf aus. Er war nie pulsierend, trat früher abwechselnd links oder rechts auf und ist jetzt beidseitig. Seit langem besteht keinerlei Variation mehr in der Stärke der Schmerzattacken. Sie erreichen nach Überspringen der prophylaktischen Medikation binnen weniger Stunden (2–4 h) eine maximale Intensität und sind dann auch nicht mehr zu kupieren. Am Tag des Anfalls ist der Patient absolut arbeitsunfähig und bettlägerig. Lichtempfindlichkeit besteht jedoch nicht.

5.1.2. Medizinische Diagnostik

Die medizinische Diagnose lautete auf Cephalaea vasomotorica unbekannter Ätiologie. Obwohl Lichtempfindlichkeit im Anfall und andere Migränezeichen weitgehend fehlten, wurde die Wirksamkeit von Ergosanol als beweisend für den vaskulären Ursprung des Kopfschmerzes angenommen. In früheren Jahren hatte allerdings auch Novalgin geholfen, ist jetzt aber unwirksam. Organische Ursachen konnten ausgeschlossen werden.

5.1.3. Bisherige Behandlungen

Im Laufe der 7jährigen Krankheitsgeschichte sind unterschiedliche Therapieversuche unternommen worden. Am Anfang stand einfache Schmerzmedikation (Novalgin), die aber schon bald nicht mehr genügte. Aus diesem Grund wurde ärztlicherseits trotz unzureichender Migränezeichen ein Versuch mit Ergotaminpräparaten gemacht (zuerst Ergosanol, dann Ergosanol spezial). Die rechtzeitige prophylaktische Einnahme war voll wirksam, hatte aber zunehmenden Verbrauch zur Folge. Deshalb wurden auch andere Kuren angeordnet, darunter 3 Jahre vorher eine Akupunktur, autogenes Training und zuletzt medikamentöse Schmerzblockaden (in der Institution, in der auch die hier beschriebene Behandlung durchgeführt wurde). Dauerhafte Erfolge waren damit nicht zu erzielen. Die zuletzt genannte Maßnahme führte eher zu einer Verschlechterung. Zumindest wurde durch eine Blockadebehandlung ein schwerer Schmerzanfall ausgelöst, nach den Angaben des Patienten der schwerste seit Jahren. Dies war auch der unmittelbare Grund, weshalb vom behandelnden Arzt der Psychologe hinzugezogen wurde, um die Durchführbarkeit einer Biofeedbacktherapie zu prüfen. Ein zweiter vom Patienten ausgehender Grund war dessen hohe Motivation, den dramatisch angestiegenen Ergotaminverbrauch zu reduzieren, da er von ärztlicher Seite auf die Gefahren chronischen Konsums hingewiesen worden war. Das unmittelbare Therapieziel war daher auch, v. a. diesen Verbrauch zu reduzieren. Dies schien ohne unterstützende Maßnahmen nicht möglich, da zum Zeitpunkt der Aufnahme ohne die regelmäßige prophylaktische Einnahme von durchschnittlich 2–2½ Tabl. Ergosanol spezial tgl. (Spitzenwerte bis zu 6 Tabl./Tag) tägliche schwere Schmerzanfälle stattfanden. Eine Verhaltenstherapie bzw. eine Biofeedbackbehandlung wurde von den beteiligten Ärzten als letzte, wenn auch nicht optimistisch beurteilte Möglichkeit angesehen.

5.2. Erstinterviews und Verhaltensanalyse

Um die Möglichkeit einer psychologischen Intervention zu prüfen, wurden mit dem Patienten mehrere Interviews geführt (s. unten, Tabelle 1). In der Verhaltensanalyse ergaben sich keine Hinweise auf spezifische Auslöser. Eine belastungsabhängige Aggravation der Beschwerden war nur in Andeutungen vorhanden, z. B. zeigte sich im Urlaub keine Besserung. Beruflich und familiär waren keine relevanten Probleme greifbar. Die in der behandelnden Institution üblichen Fragebögen (Beschwerdeliste, Depressionsskala, FPI) ergaben unauffällige Werte. Aus diesen Gründen wurde von einer rein psychologischen Behandlung nach dem SEP von Wittchen (1989) abgesehen.

Die Angaben aus der ärztlichen Anamnese zu den Beschwerden wurden im wesentlichen bestätigt: Die Schmerzepisoden zeigten keine Intensitätsvariationen, sondern waren ohne Tabletten stets maximal. Lediglich die Intervalle waren etwas variabel. Diese Intervalle wurden durch Selbstmedikation gesteuert. Die Wahrnehmung früherer Vorstadien war durch die frühzeitige prophylaktische Einnahme beeinträchtigt. Diese war durch die Erfahrung ausgebildet worden, daß zu spätes Einnehmen den Schmerzanfall nicht mehr verhinderte. Die Selbstmedikation war vom Patienten seit Jahren sorgfältig protokolliert worden. Dies geschah nach seinen Angaben aus Sorge um die Entwicklung seines Tablettenkonsums. Die darin zum Ausdruck kommende Gewissenhaftigkeit wurde als brauchbarer Ansatzpunkt für eine Selbstkontrolltherapie des Tablettenmißbrauchs angesehen, da sie in den Anamnesen nicht als Zwangssymptom klinischer Wertigkeit erschien, dessen Festigung kontraindiziert gewesen wäre.

Voraussetzung für die Reduktion wäre aber bei der gegebenen maximalen Schmerzrate eine initiale oder begleitende Symptomerleichterung. In Anbetracht dieser Befunde und der Hinweise auf eine Mischätiologie (s. oben) erschien eine kombinierte Biofeedbacktherapie bei gleichzeitiger Medikamentenreduktion sinnvoll. Für die Mischätiologie sprechen einerseits die Angaben zur Schmerzform, die auf eine Stirnmuskelbeteiligung schließen läßt, und andererseits die Wirksamkeit von Ergotamin, welches v. a. bei vaskulärer Genese gegeben wird.

5.3. Biofeedbackbehandlung

Die schließlich durchgeführte Behandlung folgte im wesentlichen den unter 4. angegebenen Schritten. Tabelle 1 gibt eine Übersicht über die diagnostischen und therapeutischen Termine im einzelnen.

5.3.1. Information

Die Überlegungen zum Therapieplan und das Rational der Biofeedbackverfahren wurde mit dem Patienten ausführlich besprochen. Vor allem die Limitierung der Techniken und ihr Selbstkontrollcharakter wurden akzentuiert, um übertriebene Anfangserwartungen zu dämpfen und die zuverlässige Durchführung des Heimtrainings zu sichern. Die Verknüpfung seiner Beschwerden mit dem EMG-Training der Stirnmuskelaktivität war für den Patienten plausibel herzustellen. Nur dieses Training in Verbindung mit einer Medikamentenreduktion wurde ihm zu Beginn als Therapieziel definiert, die weiteren Schritte vom Gang dieser ersten Intervention abhängig gemacht. Die Ehepartnerin erklärte sich bereit, den Patienten beim Heimtraining zu unterstützen und wurde daher in die Therapieplanung miteinbezogen (s. unten).

5.3.2. EMG-Diagnostik

Bei der Bestimmung der Ruheniveaus der Kopf-Hals-Schultermuskulatur zu Beginn der eigentlichen Biofeedbacktherapie zeigten sich für Trapezius und die beiden Nackenmuskeln (vgl. 4.1) niedrige Toni (10–50 μV) und keine Seitendifferenzen. Lediglich im Frontalis fanden sich leichte EMG-Erhöhungen (30 μV), wobei zu beachten ist, daß wegen der ständigen prophylaktischen Tabletteneinnahme auch keine Schmerzen vorlagen. Im Einklang mit den subjektiven Beschwerden wurde daher der Frontalis als Zielmuskel für das EMG-Feedback definiert.

5.3.3. EMG-Feedbacktraining

Das EMG-Feedback entspricht mit kleineren Abweichungen dem unter 4. besprochenen Vorgehen (vgl. Abb. 1 und Tabelle 1). Anfangs wurde mit 2 Therapiesitzungen pro Woche begonnen. Ab der zweiten Woche fand nur noch eine Sitzung pro Woche statt (insgesamt 4 Sitzungen). Ab der zweiten Sitzung nahm der Patient das Feedbackgerät mit nach Hause und übte,

Tabelle 1. Terminübersicht zur Fallgeschichte des Patienten T.

Termin	Nr.	Therapieabschnitt	Maßnahme	Bemerkung
14. 11.	1	*Medizinische Diagnose und Therapie*	Ärztliches Erstinterview	Aufnahme in koop. Instit.
15. 11.	2		Standardinterview „Kopfschmerz"	
20. 11. bis 28. 1.	3–13		Stellatumblockaden	Keine Besserung, Auslösung des subjektiv stärksten Anfalls; Abbruch
29. 1.	1	*Verhaltensdiagnostik*	1. Verhaltensanalytisches Interview	2 Psychologen
12. 2.	2		2. Verhaltensanalytisches Interview und Info über Biofeedbacktherapie	Biofeedbacktherapeut
4. 3.	3	*EMG-Biofeedback*	1. Therapiesitzung mit EMG-Diagnostik	
6. 3.	4	Frontalis	2. Therapiesitzung	Beginn Heimtraining
13. 3.	5		3. Therapiesitzung	
20. 3.	6		4. Therapiesitzung	
31. 3.	7	*Handtemperaturfeedback*	5. Therapiesitzung	Temp.-Heimtraining
10. 4.	8		6. Therapiesitzung	
17. 4.	9		7. Therapiesitzung Beratung Entspannungsinstrument für Hausübungen Einführung für Substitution Präparat I	Ende Heimtraining Beginn Hausübungen
		Pause	Hausübungen	2 Telefonkontakte
29. 5.	10	*Generalisation I*	8. Therapiesitzung EMG-Auffrischung	
4. 6.	11		9. Therapiesitzung Entspannungstraining mit EMG-Messung ohne Feedback	
12. 6.	12		10. Therapiesitzung dto.	
19. 6.	13		11. Therapiesitzung dto.	
23. 6.	14		12. Therapiesitzung dto.	
26. 6.	15		13. Therapiesitzung 2. Verhaltensanalytisches Interview	
30. 6.	16		14. Therapiesitzung Entspannungstraining mit EMG-Messung ohne Feedback	
		Pause	Fortsetzung der Hausübungen zusätzliche Schmerzprotokolle	1 Telefonkontakt
Okt./ Nov.	17–25	*Generalisation II*	Gruppentherapie	„SEP" (Wittchen)
Dez.	26	*Auffrischung*	EMG-Feedback: Trapezius, Semispinalis, Splenius	

unterstützt von seiner Frau, 2mal täglich ca. 15 min (morgens und abends). Die Selbstkontrolle der Muskelspannung wurde in der ersten Sitzung mit Wahrnehmungsübungen aus dem Jacobson-Training, jedoch mit EMG-Rückmeldung eingeführt (s. oben: „Kontrollerfahrung"). Im weiteren Therapieverlauf wurde etwa folgender Sitzungsablauf eingehalten: zunächst 20 min Besprechung der Hausübungen, Medikamentenprotokolle, aufgetretener Belastungssituationen und evtl. Beziehungen zu Beschwerden oder erhöhtem Medikamentenbedarf, der Hilfsvorstellung und praktischer Probleme; danach 2mal 15 min Feedbackübung mit Neujustierung der Schwellen etc.; anschließend 5 min Nachruhe und kurze Abschlußbesprechung (ebenfalls 5 min). Nach anfänglichen Versuchen mit der unter 4. beschriebenen „aktiven" Hilfsvorstellung fand sich ein Ruhebild, das für den Pt. leichter zu realisieren war und sich auch eher mit der Heimtrainingssituation verknüpfen ließ („auf der Veranda im Liegestuhl in der Sonne sitzen"). Dieses Ruhebild wurde in allen weiteren Behandlungsabschnitten beibehalten.

In den folgenden Abbildungen sind die Ergebnisse der EMG-Kontrolle zusammengefaßt. Abbildung 6 illustriert den anfänglichen Trainingsverlauf. Aus ihr ist ersichtlich, daß die Kontrolle (EMG-Senkung) schon in der ersten Sitzung gelernt wird, daß aber trotz der konsistenten EMG-Verläufe innerhalb der einzelnen Trainingssitzungen über die Sitzungen hinweg zunächst ein Anstieg der Spannungsniveaus zu beobachten ist, der erst mit zunehmender Beherrschung der Feedbacktechnik wieder rückläufig ist.

Dies ist eine nicht selten gemachte Beobachtung. Sie hängt vermutlich mit den anfangs noch „verkrampften" Versuchen des Pt. zusammen, der widersprüchlichen Aufgabe zu genügen, nämlich den Muskel „aktiv" nicht zu innervieren bzw. zu hemmen. Die der Feedbackkontrolle am förderlichste Haltung „passiven Wollens" wird erst allmählich gelernt.

Abbildungen 7 und 8 geben die eigentlichen Übungsverläufe während des Trainings in der Form der Anfangs- und Minimalwerte je Sitzung und Heimübung wieder. Die Kurven sind über das EMG-Feedback hinaus fortgezeichnet, um die EMG-Veränderungen während der darauffolgenden Abschnitte (s. unten) zu illustrieren.

Die über die Therapiesitzungen hinwegreichenden EMG-Reduktionen und ihr beginnender Zerfall während des Temperaturtrainings sind gut sichtbar. Es wird aber auch deutlich, daß schon nach wenigen Sitzungen das Ausmaß der Spannungsreduktion innerhalb der Sitzungen nicht mehr wesentlich ansteigt.

5.3.4. *Temperaturfeedback*

Anschließend an das EMG-Training folgte das Training der Handerwärmung mit Temperaturrückmeldung (s. Abschn. 4). Auch das Temperaturfeedback war mit Hausübungen verbunden. Der Patient hatte Schwierigkeiten, die Handerwärmung zuverlässig zu realisieren. Die erreichten Erwärmungen waren zudem gering. Die durch das EMG-Feedback erreichte muskuläre Entspannung wurde eher wieder verschlechtert. Die symptomatische Besserung und die Medikamenteneinnahme stagnierte, kehrte sich aber nicht um (s. unten). Aufgrund dieser Beobachtungen wurde als spezifisch wirksamer Interventionsfaktor die muskuläre Entspannung betrachtet und ihr Ausbau, die Generalisation auf die Nachfeedbackphase und ihre Anwendung auf mittlerweile zutage getretene Belastungssituationen als weiteres Therapieziel definiert. Diese Behandlungsabschnitte sind unter Abschn. 5.6 beschrieben.

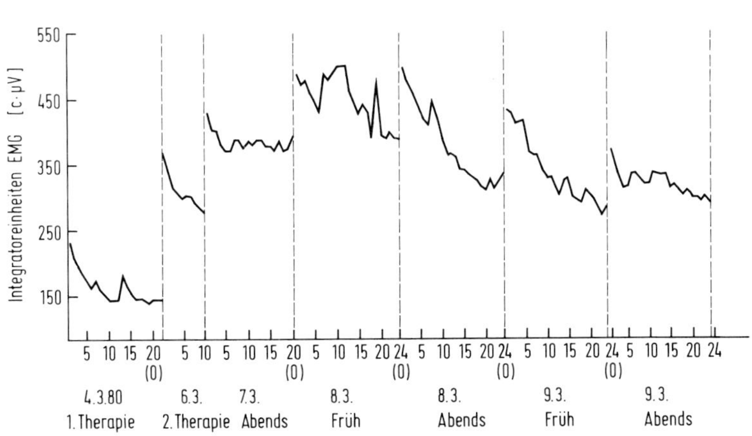

Abb. 6. Individuelle EMG-Verläufe zu Beginn des Trainings (normierte Integratoreinheiten)

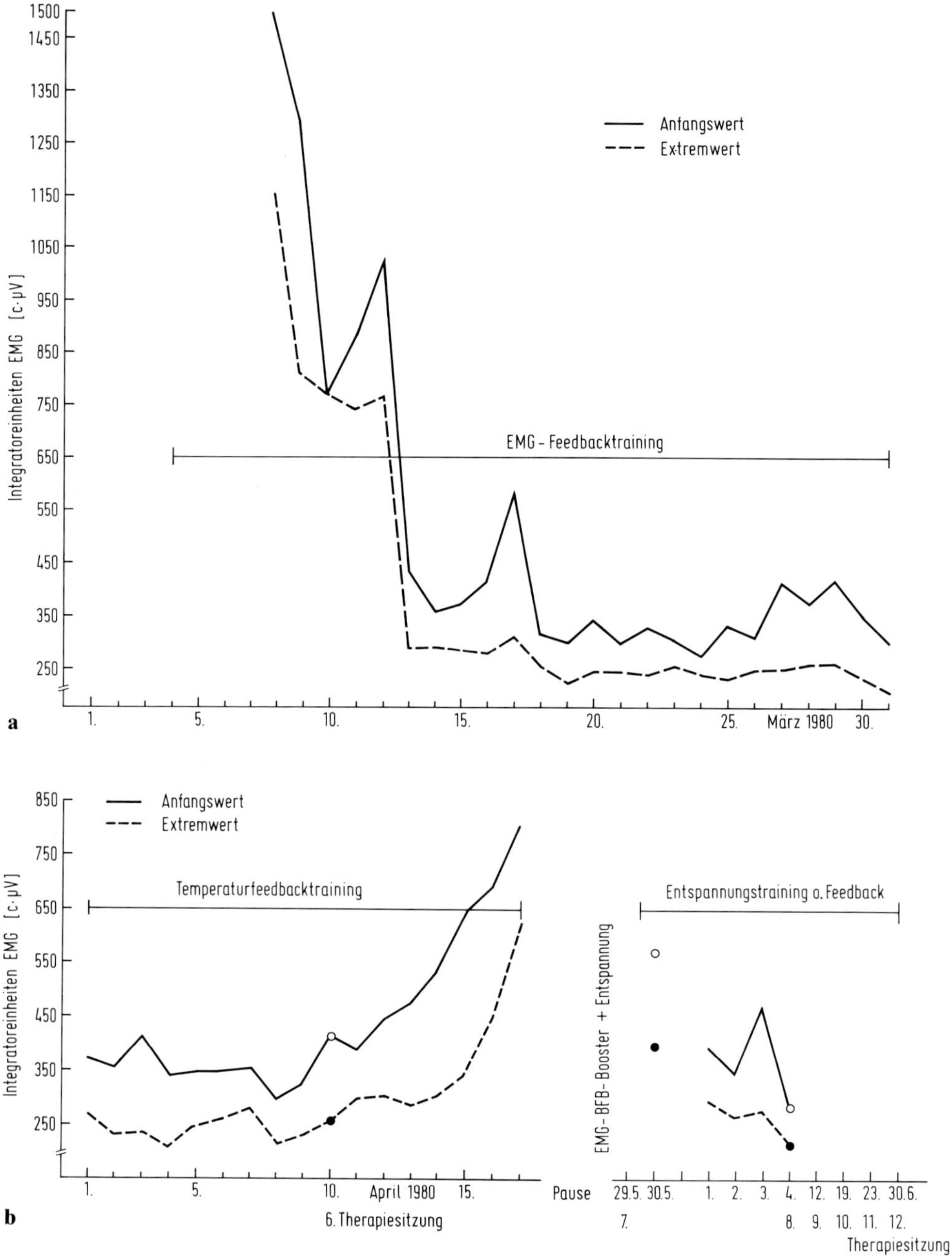

Abb. 7 a, b. EMG-Verlauf: *Morgen*übungen; ⊙ Therapiesitzungen

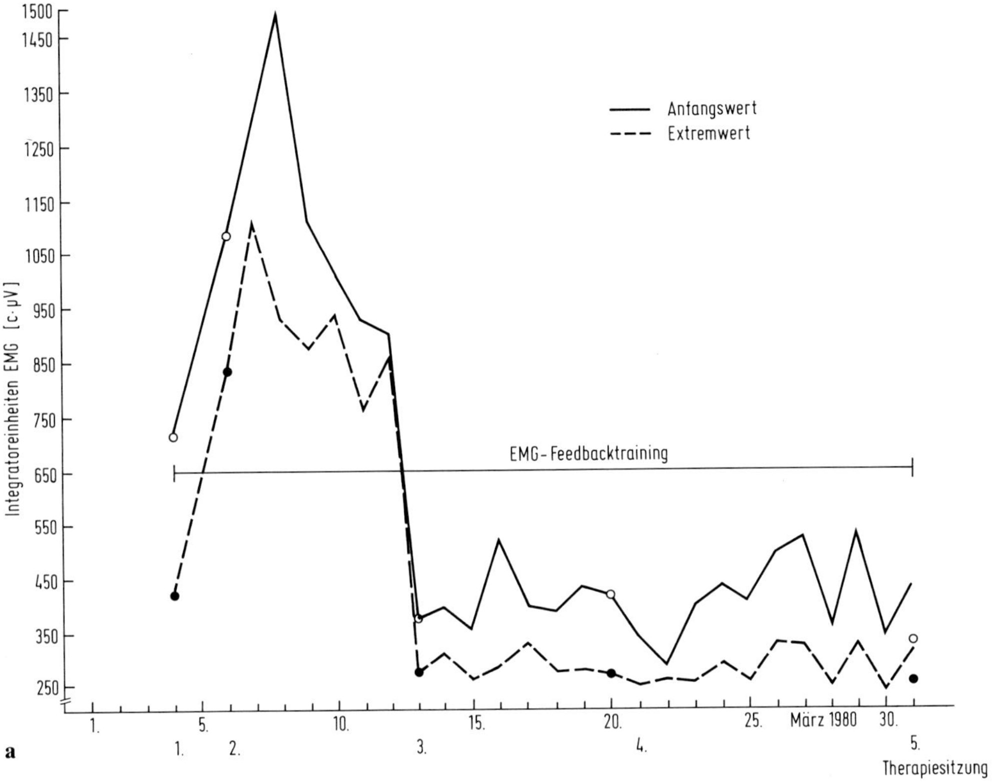

a

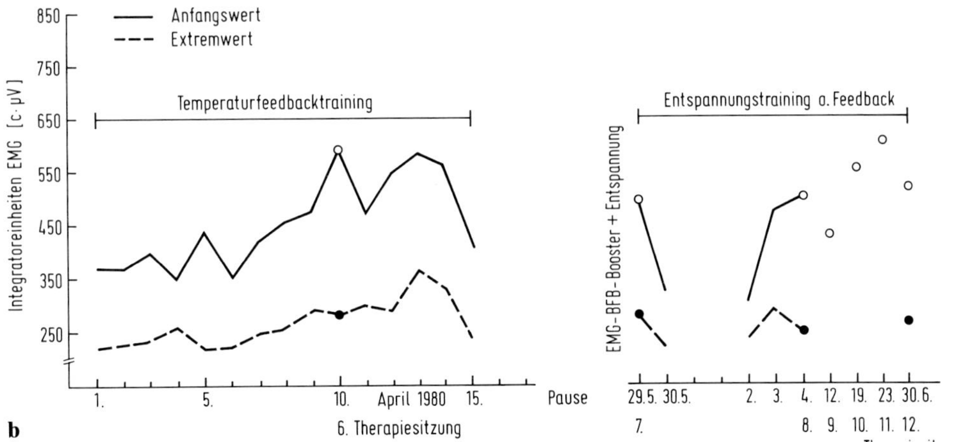

b

Abb. 8 a, b. EMG-Verlauf: *Abend*übungen; • Therapiesitzungen

5.4. Medikamentenreduktion

Wegen der besonderen Form des prophylaktischen Selbstmedikationsverhaltens und seiner Beziehung zu den sonst unvermeidlichen Schmerzattacken (innerhalb von 4 Stunden) wurde in diesem Fall die Methode der Intervallverlängerung gewählt. Eine Dosisreduktion war nicht möglich, da bei Unterschreiten der anfänglichen Mindestdosis von 2 Tabletten Ergosanol spezial der drohende Anfall nicht vermieden werden konnte. Der Patient wurde instruiert, die prophylaktische Einnahme in Stundenschritten hinauszuschieben und auf alle Anzeichen zu achten, die die rechtzeitige von zu später Einnahme unterscheiden würden. Die Intervallverlängerung war zur Überraschung des Patienten schon bald nach Therapiebeginn ohne negative Folgen möglich. Die Wahrnehmung von Prodromalanzeichen war schwieriger wiederzuerlernen und setzte erst gegen Ende des EMG-Feedbacks ein, als die Beschwerden bereits die maximale „Decke" verlassen hatten und längere Pausen zwischen den Einnahmen toleriert werden konnten. Die verbundenen Wirkungen von Feedbackbehandlung und dem beschriebenen Selbstkontrollprogramm der Medikamenteneinnahme waren sehr schnell nach Beginn der ersten Therapiephase sichtbar und gegenüber den bisherigen Verbrauchsziffern und ihrem progredienten Verlauf in den letzten Jahren vor Therapiebeginn dramatisch. In Abb. 9 sind die durchschnittlichen Tagesdosen (Ergosanol spezial) monatsweise über ein Intervall von 4 Jahren dargestellt. Der starke initiale Abfall zu Beginn der Behandlung und die allmähliche Stabilisierung auf niedrigem Niveau sind charakteristisch.

Aufgrund der speziellen Beziehung zwischen Schmerzepisoden und prophylaktischer Tabletteneinnahme kann der Verlauf des Ergosanolverbrauchs auch als Verlauf der Besserung der Schmerzsymptomatik betrachtet werden. Tatsächlich kam es während der Tablettenreduktion zu keiner nennenswerten Schmerzaktivität mehr, die prophylaktische Funktion der verbliebenen Selbstmedikation erfüllte also weiterhin den Zweck, den Patienten schmerzfrei zu halten. Diese Beobachtung gilt allerdings nur in den ersten Behandlungsabschnitten (während der Feedbacktrainings), als die Intensität der Schmerzanfälle, sofern sie nach zu später Einnahme noch auftraten, noch maximal war. In den späteren Abschnitten (s. unten), nach Verlassen der „Beschwerdendecke", konnte sich der Patient auf das Risiko zu später Einnahme eher einlassen. Dadurch traten dann bei weiter fortschreitender Medikamentenreduktion vereinzelt wieder Schmerzepisoden auf, die aber weit unter der bisherigen Stärke lagen und vom Patienten als tolerabel eingestuft wurden. Im weiteren Verlauf verschwanden auch diese.

Aufgrund der häufig gemachten Erfahrung, daß eine Rekonditionierung bei unvollständiger Löschung sehr leicht und schnell möglich ist, wurde das Restniveau der Selbstmedikation als mögliches Rückfallrisiko betrachtet. Aus diesem

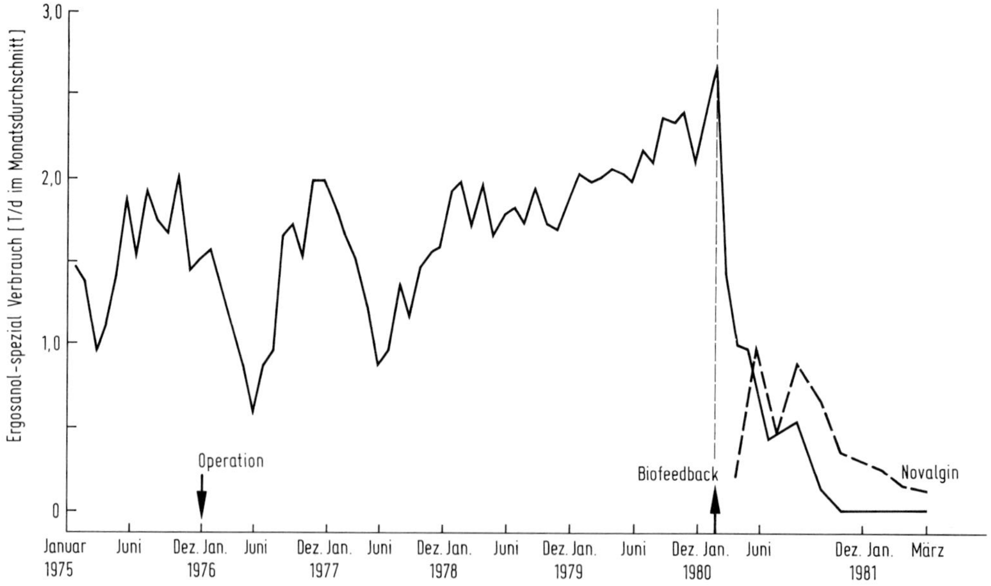

Abb. 9. Gesamtverlauf des Ergotaminverbrauchs vor, während und nach der Behandlung; Angaben in Tagesdosen Ergosanol spezial (Monatsdurchschnitte)

Grund wurde zu dem weiter oben schon beschriebenen Kunstgriff des „Ausblendens“ durch ein Substitutionspräparat gegriffen. Bei Patient T. bot sich hierfür ein Präparat an, das in früheren Jahren einigermaßen wirksam gewesen, seit Jahren aber ineffektiv geworden war und durch das Ergotaminpräparat abgelöst werden mußte (Novalgin). Die Instruktion lautete, wann immer möglich das Intervall zwischen Ergosanoleinnahmen zunächst durch eine Novalgindosis bei den ersten Anzeichen der drohenden Schmerzepisode zu verlängern. Erst im zweiten Schritt sollte dann zum Ergotaminpräparat gegriffen werden. Die Wirkungen dieser Maßnahme auf den Ergotaminverbrauch und der Verlauf der Novalgineinnahme selbst ist in Abb. 10 wiedergegeben.

Der Ergotaminverbrauch konnte auf diese Weise auf Null reduziert werden. Gleichzeitig nahm der Novalginverbrauch vorübergehend zu, um dann seinerseits wieder zurückzugehen. Eine vollständige Tablettenfreiheit wurde allerdings erst in den späteren Behandlungsabschnitten erreicht (s. unten). Der geplante zweite Substitutionsschritt, bei dem von Novalgin auf eine hohe Verdünnungsstufe eines homöopathischen Mittels übergeblendet werden sollte, erwies sich als nicht mehr nötig. Ein erster Versuch zeigte auch, daß die erzielbaren Plazeboeffekte für den Patienten aufgrund seiner langjährigen Erfahrung im Umgang mit Schmerzen und ihrer kontrollierten Beherrschung durch Selbstmedikation zu wenig überzeugend ausfielen. Auf die zweite Substitution wurde deshalb ohne Nachteil verzichtet.

5.5. Generalisation

Zugleich mit Beendigung des Temperaturtrainings und der Einführung des Substitutionspräparats wurde mit Generalisationsübungen begonnen, die den Feedbackerfolg auf die Alltagssituation übertragen sollten. Diese wurden zunächst durch eine abgekürzte Jacobson-Demonstration (kein eigentliches Training) eingeführt. Die Instruktion lautete, die im Feedback gelernte Übung wie bisher beim Heimtraining, aber ohne Gerät fortzusetzen. Diese Übungen waren mit einer kurzen An- und Entspannungssequenz der Unterarme und des Stirnmuskels einzuleiten. Dieser Abschnitt dauerte ca. 6 Wochen. 2 Telefonkontakte und die regelmäßige Einsendung der Medikamentenprotokolle waren die einzigen Verbindungen zum Therapeuten in dieser Zeit. Dies sollte das allmähliche „Ausschleichen“ der Therapie fördern.

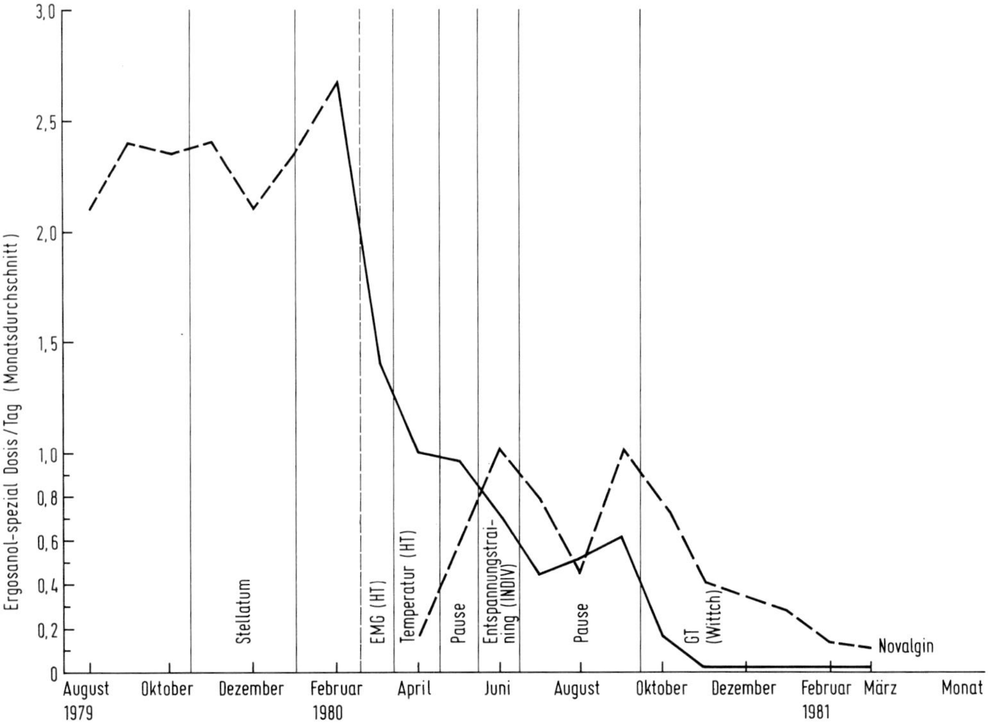

Abb. 10. Detailverlauf des Medikamentenverbrauchs während der verschiedenen Therapieabschnitte

Der muskuläre Erfolg dieser Hausübungen wurde nach der Behandlungspause in einer Auffrischungssitzung mit EMG-Feedback kontrolliert (vgl. Abb. 7 und 8). Diese Kontrolle und die Generalisation wurde in 5 weiteren Sitzungen fortgesetzt. Sie bestanden in einem expliziten Entspannungstraining unter EMG-Kontrolle, aber ohne Feedback. Ihr Aufbau war den beschriebenen Hausübungen analog, d. h. Einleitung durch kurze An- und Entspannungssequenz der Stirnmuskulatur und anschließende anhaltende Entspannung (2mal 15 min), bei der das integrierte EMG des Frontalismuskels registriert wurde. In den ersten Sitzungen erhielt der Patient gelegentlich verbales Feedback. Gegen Ende wurde auch dieses ausgeblendet. Die Hausübungen wurden wie gehabt fortgesetzt.

Vor der letzten Entspannungssitzung fand noch einmal ein ausführliches verhaltensanalytisches Interview in Verbindung mit einer Rekapitulation der bisherigen Behandlung statt. Schon gegen Ende des Temperaturfeedbacks hatten sich die Anzeichen gemehrt, daß dem Patienten nach Verlassen der „Beschwerdendecke" und erheblicher Reduktion der prophylaktischen Medikamenteneinnahme früher unzugängliche Zusammenhänge zwischen beruflichen Belastungssituationen und Beschwerdenhäufigkeit wieder erkennbar wurden. Die Ausgangsindikation gegen ein rein verhaltensorientiertes Programm war damit nicht mehr gegeben. Dieser Frage wurde im Interview genauer nachgegangen. Aufgrund der dabei zu Tage geförderten Informationen definierte der Patient spezielle Anwendungssituationen für eine verkürzte Hausübung am Arbeitsplatz. Er wurde aufgefordert, die Hausübungen und die Medikationsprotokolle über die Sommerpause fortzusetzen. Abhängig vom dann erreichten Stand sollte das Erreichte durch die Teilnahme an einem verhaltenstherapeutischen Gruppentraining (SEP nach Wittchen, im Druck) gefestigt werden (vgl. Abschn. 3). Durch den Erfolg der psychophysiologischen Erstinterventionen waren dafür inzwischen die Voraussetzungen gegeben. Die Therapiepause vor Beginn des SEP betrug 3 Monate und wurde nur einmal durch eine Telefonberatung unterbrochen, bei der auch weitere Vereinbarungen für die Gruppentherapietermine getroffen wurden. Die in Kleingruppen durchgeführte Behandlung nach dem SEP fand anschließend statt, dauerte 2 Monate und umfaßte 9 Termine. Der Verlaufskurve in Abb. 9 ist zu entnehmen, daß im Laufe dieser Therapieabschnitte der Medikamentenverbrauch vollständig reduziert werden konnte. Der Patient blieb dabei weitgehend schmerzfrei.

5.6. Nachkontrollen

Nach Abschluß der Therapie folgte noch eine EMG-Kontrollsitzung. Dabei wurde außerdem die Feedbackübung auf Trapezius und Halsmuskulatur ausgedehnt, da der Patient über zeitweise auftretende Verspannungen im Schultergürtel berichtete. Die Nachkontrolle ergab, daß der Patient die Muskelkontrolle nach wie vor gut beherrschte. Zu diesem Zeitpunkt bestand Schmerzfreiheit ohne Medikation. Der Patient wurde gebeten, seine Aufzeichnungen fortzuführen und deren Selbstkontrollfunktion noch einmal mit ihm besprochen. Seitdem wurden die Protokolle für weitere 2 Jahre lückenlos geführt. Bei einem Nachkontrolltermin nach diesem Zeitraum bestand weiterhin Schmerzfreiheit.

6. Schlußbetrachtung

Die beschriebene mehrstufige Interventionsstrategie war bei Patient T. durch die Art der Beschwerden, medizinische Vorinformationen und die bisherige Therapiegeschichte nahegelegt worden. Die Verhaltensanalyse, unterstützt von der psychophysiologischen Untersuchung der symptomatisch relevanten Muskelgruppen, bestätigte die Annahme, daß unabhängig von evtl. psychologischen Entstehungsursachen (welche im übrigen ebenfalls identifizierbar wurden) die aktuellen Erhaltungsursachen nicht mehr in konkreten Belastungsfaktoren zu finden waren.

Diese Beobachtung ist bei sog. „psychosomatischen" Patienten keine Seltenheit: vegetative Belastungsreaktionen, aber auch instrumentelles Lernen der pathologischen viszeralen Reaktionen, letzteres durch Verstärkung des damit verbundenen Schmerz- bzw. Krankheitsverhaltens, mögen die ursprüngliche Entstehung der Beschwerden sehr wohl bedingt haben. Jedoch weder die damaligen Belastungsumstände noch die instrumentellen Kontingenzen, die zum Erlernen der Symptomatik geführt haben, müssen zum aktuellen Zeitpunkt der Behandlung noch bestehen. Das Auseinanderfallen von Entstehungs- und Erhaltungsursachen kommt nicht zuletzt auch dadurch zustande, daß nach langer Chronifizierung und der damit verbundenen Generalisierung der psychophysiologischen Belastungsreaktionen für viele Situationen von Patient und Interviewer kaum mehr situationsspezifische Zusammenhänge zu isolieren sind. Die sich aufbauenden Vermeidungsstrategien und v. a. prophylaktischer Schmerzmittelkonsum lassen schließlich Auslösungssituationen und Beschwerden gar nicht mehr zusammen auftreten, so daß noch bestehende Korrelationen erst recht nicht mehr diskriminiert werden können. In die psychologische, insbesondere verhaltenstherapeutische Schmerzbehandlung kommen aber häufig chronifizierte Störungen nach mehreren und langandauernden anderen Behandlungsversuchen. Daher treffen die am Fall T. demonstrierten Verhältnisse auf einen erheblichen Prozentsatz unserer Klientel zu.

Ein weiterer Faktor, der die direkte Verhaltenstherapie solcher Störungen erschwert, betrifft die Ätiologie selbst. Entgegen den verkürzten ätiologischen Modellvorstellungen Alexanders und seiner Nachfolger können „psychosomatische" Beschwerden nicht nur als vegetative Folgen von „innerpsychischen Konflikten" oder von prolongiertem „Streß" entstehen. Auch bestimmte Formen offenen Bewältigungsverhaltens können die somatischen Symptome direkt bewirken oder aus harmlosen Vorstufen aufbauen. Nach Weiner (1977) bezeichnet man diese ätiologische Kette als „vermittelte Verursachung" („mediated causation"). Im Gegensatz zur direkten psychosomatischen Verursachung von Organstörungen durch die Folgen vegetativer Überaktivierung aufgrund zentraler Prozesse werden die Körpersymptome bei der vermittelten Verursachung über den Umweg von offenem Expositionsverhalten, Ernährungsänderungen, Tablettenkonsum etc. und deren körperlichen Folgen (Gewebsreizung, Schleimhautschädigung, Gefäßveränderungen usw.) erzeugt (vgl. Hölzl 1979 und weiter unten).

In einigen Fällen treten solche die Störung begünstigende Folgeerscheinungen nach längerer Einnahme von Medikamenten auf, die gerade gegen Vorformen der betreffenden Störung selbst verschrieben worden waren. Dies ist z. B. von längerem Ergotaminabusus bei Kopfschmerzen bekannt. So wurden verschiedentlich dramatische Besserungen allein schon nach radikalem Absetzen der Medikation beobachtet (s. hierzu auch Wittchen u. Lässle 1985). Dies kann rein pharmakologisch erklärbar sein. Es ist in diesem Zusammenhang aber auch an erlernte physiologische Anpassungsreaktionen auf die chronische Medikamenteneinnahme und die in ihrem Umfeld auftretenden konditionalen Stimuli zu denken. Daß bei vielen chronischen pharmakologischen Einwirkungen bis hin zur Opiatsucht Prozesse der genannten Art beteiligt sind, ist v. a. von Siegel und Mitarbeitern in vielen Untersuchungen überzeugend gezeigt worden (vgl. hierzu Siegel 1979; Hollis 1982). Wenn daher der Tablettenkonsum bei Belastungen und dabei auftretenden „normalen" Körperreaktionen wie leichte Magenbeschwerden, Kopfschmerzen u. a. eingeleitet wird, kann ein Teufelskreis der geschilderten Art in Gang kommen, dessen Bezug zu den psychologischen Erstursachen nach einigen Jahren, nicht zuletzt durch die in unserem Gesundheitssystem vorgezeichneten Überweisungswege solcher Patienten, völlig verschüttet ist. Die psychoanalytisch orientierte Psychosomatik nennt diesen Vorgang den „Zerfall der psychosomatischen Einheit" (Uexküll 1979). Nach unserer Meinung wird durch diesen Ausdruck allerdings eher das Phänomen verdeckt als erhellt. Therapeutische Konsequenzen werden ohnehin nicht gezogen.

Mechanismen der genannten Art scheinen bei Patient T. beteiligt gewesen zu sein. Dafür sprechen neben den eingangsdiagnostischen Daten und der Wirksamkeit der einen gegenüber der Unwirksamkeit der anderen Maßnahmen v. a. die Änderungen der situativen Beschwerdenabhängigkeit im Laufe der Therapie. Die an der Erhaltung und Aggravation der migräneartigen Kopfschmerzen hauptsächlich beteiligte prophylaktische Ergotaminmedikation konnte andererseits bei der gegebenen Symptomschwere nicht ohne symptomatische Anfangsbesserung reduziert werden, wenn vermieden werden sollte, daß der Patient völlig arbeitsunfähig würde. Dies erzwang ein *kombiniertes* und ein *sequentielles Vorgehen*. Insofern ist der Pt. T. als Modellfall für die Indikation der vorgeschlagenen mehrstufigen Feedbacktherapie anzusehen, auch wenn in seiner Behandlung nicht alle Elemente mit gleichem Gewicht und systematischer zeitlicher Anordnung wie in der Urvorschrift durchgehalten werden konnten. Analoge Behandlungsstrukturen lassen sich vermutlich auch für andere psychosomatische Störungen, bestimmt aber für andere funktionelle Schmerzsyndrome formulieren. Für einige der letzteren, so für bestimmte Rückenschmerzformen, ist dies auch schon in Einzelfällen versucht worden (vgl. Hölzl 1983a).

Allen Beispielen gemeinsam ist eine verhaltensmedizinische Interventionsstrategie, in der psychologische und physiologische Faktoren bei der Störungsanalyse gleichermaßen berücksichtigt und im Therapieplan nach Maßgabe dieser Analyse psychologische, psychophysiologische und somatische Behandlungen integriert und zeitlich aufeinander abgestimmt eingesetzt werden. Der Ausgangspunkt des Vorgehens aber ist das Mißtrauen gegen zu stark vereinfachte und ungesicherte, wenn auch verbreitete ätiologische Modellvorstellungen über sog. „psychosomatische Störungen", die als Krankheitseinheit zweifelhaft sind und in der therapeutischen Praxis von vielen Einzelfällen immer wieder konterkariert werden. Empirische Gruppenstudien können hier nur z. T. weiterhelfen. Eine ausreichende Sammlung von sorgfältig diagnostizierten und quantitativ analysierten Einzelfällen würde ihre Aussagekraft in jedem Fall erhöhen. Die Generalisierbarkeit ist nicht zuletzt deswegen so begrenzt, weil bei den praktisch erzielbaren Patientenzahlen und der inhärenten Heterogenität der Gruppen stets fragwürdig bleibt, wieweit die Gruppenkennwerte für die Individuensammlung überhaupt deskriptiv sein können. Daraus ergibt sich die Überlegenheit von agglutinierten Einzelfallstudien.

Eine genaue Verhaltensanalyse jedes Patienten ist dabei ebenso wichtig wie eine gründliche medizinische Syndromdiagnose. Die Verhaltensanalyse müßte aber auf die psychophysiologische Reaktionsdimension und die somatischen Störungskomponenten genauso eingehen wie auf die erfragbaren Belastungssituationen und Verhaltensprobleme, wenn die in der vorliegenden Arbeit betrachteten, umfangreichen Störungsgruppen nicht unberücksichtigt bleiben sollen. Eine solche „psychophysiologisch orientierte Verhaltensanalyse" kann auf dem bekannten Analyseschema von Kanfer u. Saslow (1969) aufgebaut werden, sofern psychophysiologische Diagnostik und ärztliche Informationen miteinbezogen werden. Ein systematisches Vorgehen hierfür muß erst ausgearbeitet werden.

Nach Abb. 11 sind folgende Wirkungswege denkbar:

1) idiosynkratische psychophysiologische Reaktionen und Reaktionsmuster,
2) relativ überdauernde organische Veränderungen wie Gewebsschädigungen, biochemische Veränderungen und Sensibilitätssteigerung,
3) physiologisch motiviertes „offenes" Verhalten wie bestimmte Formen abhängigen Medikamenten-, Drogen- oder Genußgiftgebrauchs, aber auch „Schutzhaltungen" etc,
4) physiologische Wirkungen offenen Verhaltens wie Medikamentengebrauch etc., z. B. auch sensibilisierende Wirkungen von Alkoholgenuß auf Anfallauslöser. Hierzu gehört auch der Mechanismus des „exponierenden Verhaltens" bzw. der mediierenden Verursachungen (Weiner 1977),
5) Umweltfolgen physiologischer Reaktionen: instrumentelles Lernen viszeraler Responsen, auch Biofeedback.

Beispiele, wie bestimmte ätiologische Ketten entlang dieser „Wirkungspfade" in der funktionellen Störungsanalyse des Einzelfalls zu verfolgen sind, sind bei Hölzl (1979) für eine Gruppe gastrointestinaler Störungen dargestellt.

Ein systematisches Vorgehen hierfür muß erst ausgearbeitet werden. Sie können in der oben skizzierten Form auch auf Kopfschmerzsyndrome übertragen werden. Die größte Behinderung dieser Untersuchungsstrategie besteht zur Zeit darin, daß erst langsam Konturen einer klinisch brauchbaren psychophysiologischen Diagnostik erkennbar werden. Deren Entwicklung ist

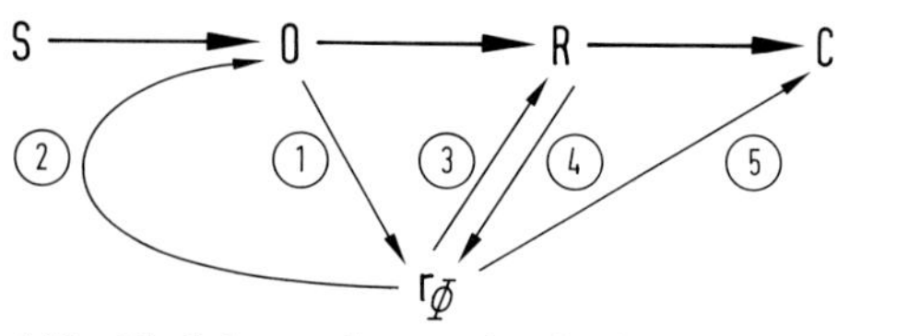

Abb. 11. Schema der psychophysiologisch geleiteten Verhaltensanalyse (mod. nach Hölzl 1979): *r* Φ konkomitierende physiologische Reaktionen auf Stimuli (Antezedenzien), die das offene Verhalten *R* auslösen; *S, O, R, C* haben die gleiche Bedeutung wie bei Kanfer u. Saslow (1966)

gegenwärtig eine vordringliche Aufgabe. Sie ist nur über die sorgfältige experimentelle Untersuchung ausgewählter Störungsgruppen möglich, bei denen wie beim Kopfschmerz zumindest Ansätze pathophysiologischer Entstehungsmodelle gegeben sind. Nur dann, wenn genügend über den lokalen pathogenetischen Prozeß einer funktionellen Störung bekannt ist, lassen sich diejenigen seiner Eingangsvariablen isolieren, die an die „psychophysiologischen Vermittlungsprozesse" oder offenes mediierendes Verhalten anschließen. Erst diese nämlich lassen sich mit den psychologischen Entstehungs- oder Erhaltungsursachen sinnvoll verknüpfen (vgl. das Drei-Ebenen-Schema psychosomatischer Störungen in Hölzl 1981).

Anhang

Protokollbögen zur Kopfschmerzbehandlung

EMG-Training (Abb. A 1 und A 2)

Protokoll - EMG - Feedback / Therapie

Name: ______________________

Datum: ______________ Uhrzeit: ______________

Verstärkung: (10 µV); Schwelle: / (0/Maximum)					
Laufende Intervallnummer	Durchgang				Bemerkungen
	1	2	3	4	
1					
2					
3					
•					
•					
•					
18					
19					
20					
Σ					
Anfangswert					entspricht ca. 13 min bei 30 s Integrations- und 10 s Pausendauer
Extremwert					
Differenz [%]					

Abb. A1. EMG-Therapieprotokoll. *Extremwert:* niedrigster Wert in der Kurve (nicht Endwert; s. Text); *Differenz in %:* Differenz zwischen Anfangswert und niedrigstem Wert in % des Anfangswerts (weitere Hinweise s. Hölzl 1983b)

Protokoll-EMG-Feedback / Heimtraining

Name: ______________________________

	1. Durchgang Datum: Uhrzeit:				2. Durchgang Datum: Uhrzeit:			
Laufende Intervall-nummer	Integratorwert (künstliche Einheiten)	Verstärker-einstellung [μV]	0	Maxi-mum	Integratorwert (künstliche Einheiten)	Verstärker-einstellung [μV]	0	Maxi-mum
(ca. 6 1/2 min bei 30 s Integration und 10 s Pause) 1 2 3 • • • 8 9 10								
Σ Anfangswert Extremwert Differenz [%]		Schmerz vorher: (0-4) nachher: Medikamente:						

Abb. A2. EMG-Heimtrainingsprotokoll

Erläuterungen:
In den freien Kästchen sind die in den Integrationspausen abgelesenen Integratorwerte (0–1000) von Hand einzutragen. Bei 30 s Integration und 10 s Pause dauert ein „Durchgang" von 20 Feedbackintervallen ca. 13½ min. Die Verstärkung ist in Mikrovolt/Vollausschlag angegeben. Vollausschlag des Drehspulinstruments über die volle Integrationszeit entspricht einer Integratoranzeige von 1000. Bei „Schwelle" trägt man die Feedbackgrenzen ein, d. h. die EMG-Niveaus, die den minimalen (0) und maximalen (Max) Clickfrequenzen entsprechen (0 bzw. 100 Hz). Die Bemerkungsspalte nutzt man für Notizen (Instruktionen, Auffälligkeiten, Bewegungen und andere Störungen). Diese Kommentierung ist später zur Interpretation der EMG-Verläufe unerläßlich. Für das Heimtraining gilt das gleiche, außer daß die Durchgangsdauer auf ca. 6⅔ min verkürzt wurde.

Handtemperaturtraining (Abb. A 3)

Protokoll-Heimtraining: Temperaturfeedback mit EMG-Kontrolle

Datum: ____________________ Uhrzeit: ____________________

EMG-Verstärkung:	[μV]			
Laufende Nummer	Integratorwert (künstliche Einheiten)	Relative Temperatur	Abgleich	Bemerkungen
1				
2				
3				
•				
•				
•				
18				
19				
20				
Anfangswert				
Extremwert				
Differenz [%]				

Abb. A3. Temperaturfeedback, Heimtrainingsprotokoll

Erläuterungen:
Die zu „EMG-Training" gegebenen Hinweise gelten auch hier: relative Temperatur (Temperaturdifferenz zur Abgleichtemperatur), d. h. die im Feedback erzielte Temperaturänderung (in 0,1 oder 0,01 °C, je nach Verstärkung). Durch Protokollierung von Abgleichänderungen läßt sich später die tatsächliche Hauttemperatur jederzeit zurückrechnen.

Therapieverlaufsprotokoll (Abb. A 4)

Medikation: ____________ EMG: ____________ Temperatur: ____________

Laufende Nummer der Therapietage	Datum	Tabletten pro Tag	Intervall [h]	Anfangswert	Extremwert	Differenz [%]	Anfangswert	Extremwert	Differenz [%]
1									
2									
3									
4									
5									
.									
.									
.									

Abb. A4. Therapieverlaufsprotokoll

Literatur

Adler Ch, Adler SM (1976) Biofeedback – Psychotherapy for the treatment of headaches: A 5-year follow-up. Headache 16:189–191

Basler H-D, Otte H, Schneller T, Schwoon D (1979) Verhaltenstherapie bei psychosomatischen Erkrankungen. Kohlhammer, Stuttgart

Breuer J (1977) Sensory and perceptual determinants of voluntary visceral control. In: Schwartz GE, Beatty J (eds) Biofeedback – Theory and research. Academic Press, New York

Brooks GR, Richardson FC (1980) Emotional skills training: A treatment program for duodenal ulcer. Behav Ther 11:198

Budzynski TH, Stoyva JM (1975) Biofeedbacktechniken in Verhaltenstherapie und im autogenen Training. In: Birbaumer N (Hrsg) Psychophysiologie der Angst. Urban & Schwarzenberg, München (Fortschritte der klinischen Psychologie, Bd 3)

Engel R, King UG (1982) Periphere vaskuläre Reaktionen von Migränepatienten auf psychische und thermale Reize. In: Huber HP (Hrsg) Migräne. Urban & Schwarzenberg, München Wien Baltimore

Fordyce WE (1976) Behavioral methods for chronic pain and illness. Mosby, St. Louis

Gaarder KR, Montgomery PS (1977) Clinical biofeedback: A procedural manual. Williams & Wilkins, Baltimore

Haag G, Gerber WD, Birbaumer N, Mayer K, Lutzenberger W, Schroth G (1982) Differentielle Indikation zur Psychotherapie der Migräne. In: Huber HP (Hrsg) Migräne. Urban & Schwarzenberg, München Wien Baltimore

Heyck H ([4]1975) Der Kopfschmerz. Differentialdiagnostik, Pathogenese und Therapie für die Praxis. Thieme, Stuttgart

Hollis KL (1982) Pavlovian conditioning of signal-centered action patterns and autonomic behavior: A biological analysis of function. In: Rosenblatt JS, Hinde RA, Beer C, Busnel MC (eds) Advances in the study of behavior. Academic Press, New York London Paris

Hölzl R (1979) Noninvasive measurement of

gastrointestinal motility in experimental psychosomatics. In: Wolters WHG, Sinnema G (eds) Psychosomatics and biofeedback. Bohn/Nijhoff, Utrecht

Hölzl R (1981) Biofeedback-Verfahren: In: Hokkel M, Feldhege FJ (Hrsg) Handbuch der angewandten Psychologie (Bd 2): Behandlung und Gesundheit. Verlag Moderne Industrie, Landsberg/Lech

Hölzl R (1983a) Psychophysiologische Methoden in der Verhaltenstherapie. Ein 4tägiger Kurs mit praktischen Übungen. Kursmanual 1 (Leiter) und 2 (Teilnehmer). MPI für Psychiatrie, München

Hölzl R (1983b) Anleitung zum Hauttemperatur-Feedback. MPI für Psychiatrie, München

Hölzl R (1983c) Anleitung zum EMG-Biofeedback. MPI für Psychiatrie, München

Hume WI (1979) Biofeedback. Huber, Bern Stuttgart Wien

Kanfer FH, Saslow G (1969) Behavioral diagnosis. In: Franks CM (ed) Behavior therapy: Appraisal and status. McGraw-Hill, New York

Kröner B, Sachse R (1981) Biofeedbacktherapie. Kohlhammer, Stuttgart

Lang PJ (1977) Die Anwendung psychophysiologischer Methoden von Psychotherapie und Verhaltensmodifikation. In: Birbaumer N (Hrsg) Psychophysiologie der Angst. Urban & Schwarzenberg, München (Fortschritte in der klinischen Psychologie Bd 3)

Lang PJ, Kozak MJ, Miller GA, Levin DN, McLean AJ (1982) Emotional imagery: Conceptual structure and pattern of somato-visceral response. Psychophysiology 17:179–192

Lazarus A (1982) Innenbilder. Imagination in der Therapie und als Selbsthilfe. Pfeiffer, München

Lippold OCJ (1967) Electromyography. In: Venables PH, Martin I (eds) A manual of psychophysiological methods. North-Holland, Amsterdam

Philips C (1977) The modification of tension headache pain using EMG biofeedback. Behav Res Ther 15:119–129

Sargent JD, Green EE, Walters ED (eds) (1972) The use of autogenic feedback training in a pilot study of migraine and tension headaches. Headache 12:120–124

Sargent JD, Green EE, Walters ED (1973a) Preliminary report on the use of autogenic feedback training in the treatment of migraine and tension headaches. Psychosom Med 35: 129–135

Sargent JD, Walters ED, Green EE (1973b) Psychosomatic self-regulation of migraine headaches. Sem Psychiatry 5:415–428

Siegel S (1979) The role of conditioning in drug tolerance and addiction. In: Kehhn JD (ed) Psychopathology in Animals: Research and clinical implications. Academic Press, New York London

Soyka D (Hrsg) (1978) Migräne: Ursache – Diagnose. 2. Interdisziplinäres Forum Berlin 1977. Schattauer, Stuttgart New York

Turk DC, Meichenbaum DH, Berman WH (1982) Die Anwendung von Biofeedback bei der Schmerzkontrolle: Ein kritischer Überblick. In: Keeser W, Pöppel E, Mitterhusen P (Hrsg) Schmerz. Urban & Schwarzenberg, München

Uexküll TV (^{2}1979) Lehrbuch der Psychosomatischen Medizin. Urban & Schwarzenberg, München Wien Baltimore

Weiner HD (1977) Psychobiology and human disease. Elsevier, New York

Wittchen H-U (1989) Das situationsbezogene Muskel- und Gefäßentspannungsprogramm (SEP). Ein Mehrstufenprogramm zur Behandlung von chronischen, vasomotorischen und Migräne-Kopfschmerzen. Teil A: Therapeutenmanual, Teil B: Patientenmanual. Springer, Berlin Heidelberg New York Tokyo

Wittchen H-U, Lässle R (1985) Das situationsbezogene Entspannungsprogramm (SEP) für chronische Migränepatienten – Stabilität und Spezifität der therapeutischen Veränderungen. In: Wittchen H-U, Brengelmann JC (Hrsg) Psychologische Therapie bei chronischen Schmerzpatienten. Springer, Berlin Heidelberg New York Tokyo

Wolff HG (1963) Headache and other head pain, 2nd edn. Oxford Univ Press, New York

10. Biofeedback in der ärztlichen Praxis

G. Schüssler, M. Linden

1. Prinzipien und Wirkweisen des Biofeedbacks . . . 174
1.1. Symptom-/organspezifisches Biofeedback . . . 175
1.2. Biofeedback als Entspannungswert . . . 175
1.3. Entspannungsverfahren in der Praxis: Biofeedback und autogenes Training . . . 176
1.4. Zur Indikation von Entspannungsfeedback in der ärztlichen Praxis . . . 177
2. Biofeedback als Entspannungsverfahren: Durchführung und Therapieergebnisse in der ärztlichen Praxis . . . 178
3. Abschließende Bemerkungen . . . 180
Literatur . . . 181

1. Prinzipien und Wirkweisen des Biofeedbacks

Unter Biofeedback versteht man die Rückmeldung (d. h. Feedback) und Bewußtmachung eigener Körperfunktionen (d. h. Bio-), wie z. B. Muskeltonus, respiratorische Frequenz oder Hautdurchblutung. Diese Rückmeldung über die eigenen Körperfunktionen geschieht mit Hilfe einer Meßapparatur, die die biologischen Signale in Sinnessignale, wie z. B. Töne oder Licht, übersetzt. Damit kann u. a. eine bessere und bewußte viszerale Wahrnehmung erreicht werden. Es kann dann in einem zweiten Schritt in einem Übungsprozeß gelernt werden, die nun wahrnehmbar gewordenen viszeralen Funktionen bewußt und gezielt zu beeinflussen (Haag 1981). Geschieht dies, um pathologische Zustände zu verändern, also beispielsweise, um einen erhöhten Blutdruck zu erniedrigen oder einen erhöhten Muskeltonus zu reduzieren, dann handelt es sich um eine Biofeedbacktherapie.

Biofeedbackverfahren basieren auf Erfahrungen aus Tierexperimenten, die zeigen, daß es möglich ist, zu erlernen, auch solche physiologischen Prozesse, die üblicherweise einer autonomen Regulation unterliegen, gezielt zu verändern und zu beeinflussen (Miller 1969). Das Grundprinzip des Biofeedbacks setzt zunächst einmal voraus, daß der zu beeinflussende physiologische Parameter kontinuierlich registriert und quantifiziert und in ein analoges optisches oder akustisches Signal übersetzt werden kann, über das die Rückmeldung geschieht. Als nächstes wird ein Sollwert vorgegeben. Im Tierexperiment erfolgt auf jede Annäherung des Meßsignals an den Sollwert dann eine Belohnung, d. h. ein Reinforcement. Beim Menschen kann die Annäherung des Meßwerts an den Sollwert bei entsprechender Motivation an sich als Verstärker verstanden werden. Es handelt sich damit im Kern also um einen sog. operanten Konditionierungsvorgang (Harris u. Brady 1973).

Im Prinzip ist jede kontinuierlich oder semikontinuierlich meßbare Körperfunktion nach dem Biofeedbackprinzip zu beeinflussen. Besonders umfangreiche Erfahrungen liegen vor für die Rückmeldung von Herzfrequenz, Blutdruck, elektrischer Hautleitfähigkeit, Muskelspannung, Gehirnströmen (Legewie u. Nusselt 1975), Atmung, Hauttemperatur, Gefäßvolumen oder Magenmotilität. Betrachtet man nun die klinisch relevanten Anwendungen des Biofeedbacks, dann müssen 2 grundsätzliche Anwendungsformen unterschieden werden. Das eine ist die spezifische Beeinflussung einzelner Körperfunktionen im Sinne einer symptom- oder organzentrierten Therapie. Das zweite ist die Herbeiführung eines allgemeinen Entspannungsprozesses mit Hilfe des Biofeedbackprinzips.

1.1. Symptom-/organspezifisches Biofeedback

Die symptom- und organspezifische Anwendung des Biofeedbacks befaßt sich beispielsweise mit der Behandlung epileptischer Anfälle (Sterman 1973), der Migränebehandlung (Sargent et al. 1973, s. a. Kap. 9), der Hypertoniebehandlung (Shapiro et al. 1970), der Behandlung von Spannungskopfschmerzen (Budzynski et al. 1973), der Behandlung kardialer Arrhythmien (Weiss u. Engel 1971) und ähnlicher Syndrome. Hierbei lassen sich unterscheiden: das direkte Feedback zur Beeinflussung der Erkrankung, z. B. die direkte Rückmeldung des Blutdrucks bei der Hypertonie, und das indirekte Feedback, z. B. die Rückmeldung der Hauttemperatur und der Gefäßweite an der Hand bei der Migränebehandlung, um eine als Ursache angenommene Gefäßstörung im Bereich des Kopfs zu beeinflussen (Tabelle 1). Die prinzipielle Verwendbarkeit des Biofeedbacks in der Behandlung solcher Störungsformen ist in der Literatur gesichert, die klinische Relevanz und allgemeine Anwendbarkeit ist jedoch nach wie vor ungeklärt, weshalb diese Formen spezifischer Biofeedbackbehandlungen auch weiterhin Speziallabors vorbehalten sind.

1.2. Biofeedback als Entspannungswert

Die 2. Anwendungsform des Biofeedbacks im Sinne eines zunächst einmal unspezifischen generellen Entspannungsverfahrens hat hingegen schon seit langem seinen Weg in die Routinebehandlung und die Praxen niedergelassener Ärzte gefunden. Bei dieser Biofeedbackanwendung geht es nicht um die Beeinflussung einzelner spezifischer autonomer Funktionen, sondern um eine generelle Entspannung bzw. Umstimmung in einen sog. trophotropen Allgemeinzustand mit entspannter Muskulatur, vermehrter Hautdurchblutung, mittlerer Herzfrequenz, gleichmäßiger Atmung und v. a. auch dem psychologischen Erleben einer Gelassenheit. Jeder der genannten autonomen Funktionen, die kennzeichnend für einen Entspannungszustand sind, kann als Einstieg in den Entspannungszustand benutzt werden. Entsprechend gibt es auch verschiedene Formen des Entspannungsfeedbacks, beispielsweise elektromyographisch oder hautplethysmographisch oder respiratorisch oder auch enzephalographisch vermittelt. Bei allen diesen verschiedenen Feedbackarten ist die Sollwertvorgabe jeweils so, daß die entsprechende Körperfunktion in die Richtung eines Entspannungszustands verändert werden soll. Dabei wird die registrierte und

Tabelle 1. Direkte, indirekte und unspezifische Wirkung der Biofeedbacktherapie

Wirkungsart	Feedback	Indikation
Direkte Wirkung	Blutdruckfeedback	Hypertonie
	Herzrhythmusfeedback	kardiale Arrhythmie
	Feedback der Spannung des Sphincter ani	Stuhlinkontinenz
	EMG-Feedback der Muskelfunktion	Muskellähmung
	EMG-Feedback der Muskelspannung	muskuläre Verspannungszustände
Indirekte Wirkung	Feedback der Hauttemperatur des Fingers	Gefäßänderung Hand, Gefäßänderung Kopf, Migräne
Unspezifische Wirkung	EMG-Muskelspannung	allgemeine Muskelentspannung, generelle Entspannung
	respiratorisches Feedback	entspanntes Atmen allgemeine Entspannung

rückgemeldete Körperfunktion als Leitfunktion auch für alle anderen physiologischen Veränderungen beim Entspannungsprozeß benutzt. Gleichgültig ob man damit beginnt, die Muskulatur zu entspannen oder die Atmung ruhig und tief umzustellen oder die Hautdurchblutung zu erhöhen, in jedem Fall wird über diesen Einstieg hinausgehend eine allgemeine körperliche und psychische Entspannung angestrebt. Breite Anwendung haben in dieser Hinsicht das EMG, der GSR- und das Atemfeedback gefunden.

1.3. Entspannungsverfahren in der Praxis: Biofeedback und autogenes Training

Das Biofeedback steht in dieser Indikation in einer Reihe mit den vielen sonstigen verfügbaren Entspannungsverfahren, wie beispielsweise dem autogenen Training (Schultz 1970), der progressiven Relaxation nach Jacobson (1938) oder verschiedenen Formen der Meditation (Goleman u. Schwartz 1976). Es gibt keine empirischen Belege dazu, daß die eine oder andere Form der Entspannung den anderen überlegen sei (Blumenthal 1985). Die Auswahl des einzelnen Entspannungsverfahrens und insbesondere seine klinische Wertigkeit hängt vielmehr davon ab, welche Anforderungen welches Verfahren jeweils an einen Patienten stellt bzw. welche Voreinstellungen und auch Störungsformen ein Patient mitbringt (Stroebel u. Gluck 1973) und welchen Aufwand es auf therapeutischer Seite erfordert, d. h. letztlich also von der Machbarkeit und Durchführbarkeit. Für den ärztlichen Bereich steht die Biofeedbackmethode im Sinne von Entspannungsverfahren damit vorrangig in Konkurrenz zum autogenen Training.

Versucht man nun einen Vergleich zwischen Biofeedbackentspannung und autogenem Training, dann sind zwar beides Verfahren, die zu einem Entspannungszustand führen können, die jedoch in der Durchführung und damit auch in der Anwendbarkeit einige interessante und für die Praxis relevante Unterschiede aufweisen.

Das autogene Training kann vom Prinzip her ebenfalls als ein Biofeedbackverfahren verstanden werden, wobei die Registrierung des eigenen Körperzustands über indirekte viszerale Wahrnehmung geschieht (Linden 1974). Diese unmittelbare viszerale Wahrnehmung stellt für manche Patienten jedoch eine Überforderung und ein Hindernis bei der Erlernung der Entspannung dar. Zum einen tun sich Patienten gelegentlich sehr schwer zu verstehen, was sie eigentlich wahrnehmen sollen und welche Körpersensationen eigentlich gemeint sind bzw. für den Entspannungsprozeß wichtig sind. Gelegentlich ist es deshalb sogar nötig, den Patienten in dieser Wahrnehmung zu unterstützen. Beispielsweise bei der Wärmeübung des autogenen Trainings kann der Therapeut die eigene warme Handinnenfläche unmittelbar über den Handrücken des Patienten halten. Durch ein solcherart extern herbeigeführtes Wärmeerlebnis kann der Patient dann ein Gefühl für ein autogen herbeigeführtes Wärmeerlebnis entwickeln. Bei dieser unmittelbaren spontanen viszeralen Wahrnehmung, wie sie beim autogenen Training verlangt wird, gibt es noch ein 2. Problem, daß nämlich gelegentlich pathologische physiologische Reaktionen bevorzugt wahrgenommen werden. Ein Patient mit kardialen Extrasystolen nimmt nicht den Herzrhythmus, sondern nur die Rhythmusunregelmäßigkeiten wahr. Damit wird dann das Erlernen eines Entspannungszustands behindert, wenn nicht sogar die pathologische Reaktionslage verstärkt. Ein 3. Problem am autogenen Training ist, daß sich die Patienten gelegentlich mit dem Verständnis des Sollwerts schwertun. Selbst, wenn es leicht ist, die eigene Atmung bewußt wahrzunehmen, dann heißt das noch nicht, daß der Patient auch weiß, wie sich denn eine entspannte und gelassene Atmung anfühlt und er stattdessen eher eine verkrampfte Atmung forciert. Schließlich gibt es beim autogenen Training noch ein 4. Problem. Die erforderliche Reizabschirmung nach außen mit ausschließlicher Hinwendung der Aufmerksamkeit auf das eigene Körperinnenerleben mit Schließen der Augen und Einnehmen einer speziellen Entspannungshaltung, wird von manchen Patienten als eine Situation des Kontrollverlusts erlebt. Sie fühlen sich ausgeliefert, das Abschalten der Sinneskontakte mit der Umwelt wird von manchen Patienten als ein

Zustand der Hilflosigkeit und Bedrohung erlebt, auf den sie dann mit verstärkter Unruhe reagieren. Gelegentlich drängt sich klinisch der Eindruck auf, daß gerade die Patienten, die ein Entspannungstraining am dringensten benötigen, aus den vorgenannten Gründen sich damit am schwersten tun und dazu am wenigsten in der Lage sind, was dann auch beim autogenen Training zu Modifikationen im Vorgehen zwingt (Linden 1981; Bartmann 1986).

In solchen Fällen stellt die Biofeedbackmethodik eine therapeutische Alternative dar (Oder et al. 1985). Zunächst einmal stellt die Apparatur sicher, daß tatsächlich der gewünschte physiologische Parameter erfaßt wird, also z. B. die Atmung, die Hautleitfähigkeit oder die Muskelspannung. Zum zweiten ist durch die Übersetzung des biologischen Signals in ein optisches oder akustisches Signal sichergestellt, daß der eigene Körperzustand und seine Veränderungen auch tatsächlich gut wahrnehmbar sind. Zum dritten wird über die Apparatur ein Sollwert vorgegeben und jede Annährung oder Entfernung von diesem Sollwert wird eindeutig unterscheidbar gemacht. Schließlich und endlich behalten die Patienten durch die Art der Methode zwangsläufig einen Außenkontakt zur Umgebung, weil die Darbietung des Feedbacks nämlich gerade über die Sinneskanäle geschieht.

Es soll schließlich auch auf einen Durchführungsaspekt im Vergleich von autogenem Training und Biofeedback hingewiesen werden. Das autogene Training ist als individuelle Behandlungsmethode ein aufwendiges Verfahren und in der Regel deshalb unter den Bedingungen der ambulanten Praxis nur als Gruppenverfahren durchführbar. Darin liegt sicherlich ein Vorteil des autogenen Trainings, wenn es gelingt, einen Patienten in diesem Rahmen in eine Gruppenbehandlung einzubinden. Dieser Verfahrensmodus kann aber auch ein Nachteil sein, wenn der Patient erst Wochen warten muß, bis die nächste Gruppe mit dem autogenen Training in der Praxis beginnt. Hier bietet das Biofeedback ebenfalls eine Alternative. Der Arzt kann den Patienten einmal in das Verfahren einführen, und es genügen dann bei den Folgesitzungen kurze Kontakte vor und nach der Übung, um den Übungsverlauf zu besprechen. Bei gut eingeführten Patienten kann der Patient auch Übungssitzungen in der Praxis selbständig mit etwas Unterstützung durch die Sprechstundenhelferin durchführen.

Der Nachteil des Biofeedbackverfahrens im Vergleich zum autogenen Training besteht darin, daß die Übertragung dessen, was während des Biofeedbacktrainings an Entspannung gelernt wird, in die normale Lebenssituation des Patienten nicht ohne weiteres vorausgesetzt werden kann, sondern der Patient noch einmal eigens angeleitet werden muß, auch zu Hause selbständig analoge Übungen regelmäßig durchzuführen. Zusammenfassend bleibt aber festzuhalten, daß die Biofeedbackentspannung in der Praxis eine Erweiterung der therapeutischen Möglichkeiten darstellt und damit eine individuellere Therapieplanung für die Patienten möglich wird.

1.4. Zur Indikation von Entspannungsfeedback in der ärztlichen Praxis

Bei wem bzw. bei welchen Erkrankungen ist dieses Behandlungsangebot in der Praxis des niedergelassenen Arztes nun indiziert? An den Einsatz von Entspannungsverfahren ist bei allen körperlichen und psychischen Erkrankungen zu denken, die mit einem allgemein erhöhten Erregungsniveau einhergehen, wie z. B. Nervosität, Schlaflosigkeit, Kopfschmerzen, funktionellen Magen-Darm-Störungen, Herzkreislaufstörungen, Muskel- und Gelenkerkrankungen oder Schmerzsyndromen. Es ist also vorrangig die Gruppe der funktionellen Erkrankungen angesprochen. Bei diesen Störungen stellen Entspannungsverfahren allein und mehr noch in Ergänzung zu den sonstigen Behandlungsmaßnahmen eine wirksame Behandlungsmethode dar (Bühler u. Biesenecker-Fjorness 1986; Chen u. Coorough 1986; Jung u. Klapsing-Hessenbruch 1978). Eingebunden in eine weitergehende Beratung und Führung des Patienten oder auch Psychotherapie können regelmäßige Entspannungsübungen zu einer signifikanten und klinisch-relevanten Verringerung der Beschwerden, einer verbesserten Streßtoleranz und einem verbesserten psychischen Befinden beitragen. Entspannungsverfahren gehören deshalb zu Recht in das ärztliche Behandlungsrepertoire. Kontraindikationen bestehen für die Biofeedbacktherapie in der Regel bei Psychosen, schweren Depressionen und schweren Zwangsstörungen (Adler 1984).

2. Biofeedback als Entspannungsverfahren: Durchführung und Therapieergebnisse in der ärztlichen Praxis

Welche Rolle spielt nun die Biofeedbackmethodik in der täglichen Praxis? In einer Berliner Erhebung im Rahmen der Forschungsgruppe „Ambulante Therapie" an der Psychiatrischen Klinik der Freien Universität Berlin fanden wir, daß in 8 von 42 Praxen Biofeedbackbehandlungen durchgeführt wurden. Eine Erhebung im gesamten Bundesgebiet einschließlich Berlin (West) vom 12.03.1986 durch einen Hersteller medizinischer Geräte ergab, daß 265 Nervenärzte und Psychotherapeuten, 313 Allgemeinärzte und Praktiker, 43 Internisten und 58 sonstige niedergelassene Fachärzte eine Biofeedbacktherapie in ihrer Praxis durchführten.

Fragt man nun, welche Patienten mit Biofeedback behandelt werden, dann findet man ein recht breites Spektrum neurotischer, reaktiver, psychovegetativer und psychosomatischer Erkrankungen (Tabelle 2). Diese Daten stammen aus einer Untersuchung, die wir im Rahmen der Forschungsgruppe „Ambulante Therapie" durchgeführt haben (Schüssler u. Hollatz 1985). Bei dieser Untersuchung wurden über 13 Monate hin alle Patienten einer Berliner Nervenarztpraxis registriert, die mit respiratorischem Biofeedback behandelt wurden. Es waren dies insgesamt 61 Patienten, was etwa 4–5% der Behandlungsfälle dieser Praxis ausmacht. Das Geschlechtsverhältnis war mit 29 Männern und 32 Frauen nahezu ausgeglichen. Das Alter der behandelten Patienten betrug im Durchschnitt etwa 34 Jahre. Die Behandlung erstreckte sich im Durchschnitt über einen Zeitraum von 88 Tagen und umfaßte in dieser Zeit durchschnittlich 13 Trainingssitzungen.

Betrachtet man nun das Diagnosespektrum, dann leiden bei Berücksichtigung von Mehrfachdiagnosen 52% der Patienten unter depressiven Neurosen und Reaktionen, 15% unter Angstneurosen und 28% unter hysterischen und sonstigen Neurosen. 21% leiden unter Herzneurosen und anderen psychovegetativen Störungen. Weitere wichtige Erkrankungsgruppen sind mit 28% HWS- und LWS-Syndrome und mit 21% Zephalgien und Migräneerkrankungen. Faßt man diese Verteilung zusammen, dann entspricht die in der Praxis vorgefundene Indikationsstellung für die Biofeedbackentspannung dem, was in der Literatur zur Indikation und Wirksamkeit von Entspannungsverfahren empfohlen wird, nämlich vorwiegend Erkrankungen aus dem neurotischen und psychovegetativen Störungsspektrum.

Tabelle 2. Erkrankungsspektrum nervenärztlicher Patienten (n = 61), die mit Biofeedback behandelt wurden. (Mod. nach Schüssler u. Hollatz 1985)

Art der Erkrankung	n	%
Depressive Neurosen und Reaktionen	32	52
Angstneurosen	9	15
Sonstige Neurosen	17	28
Psychovegetative Störungen	13	21
Zephalgien, Migräne	13	21
HWS-, LWS-Syndrome	17	28
Sonstige psychiatrische Erkrankungen	6	10
Sonstige Diagnosen (Schlafstörungen, Hypertonie u.a.)	13	21
Gesamt	120 Diagnosen	

Mit dieser Feststellung ist aber zugleich auch ein wichtiger Hinweis auf die potentielle Bedeutung des Entspannungsverfahrens für die tägliche Praxis gegeben. Die angesprochenen Erkrankungen betreffen in der nervenärztlichen wie in der allgemeinärztlichen Praxis die größte Patientengruppe (Geiselmann u. Linden 1984). Es handelt sich also nicht um ein Therapieverfahren für wenige seltene, sondern für die größte Gruppe der Behandlungsfälle. Desweiteren wird die Bedeutung des Entspannungstrainings ersichtlich, wenn man einen Blick auf die therapeutischen Alternativen bei den hier behandelten Erkrankungen wirft. Zum einen stellen diese Störungen sicherlich Indikationen für weiterreichende psychotherapeutische Interventionen dar, deren Verfügbarkeit und Machbarkeit gerade unter den Bedingungen der ambulanten Praxis häufig jedoch erheblich eingeschränkt ist (Bräutigam 1978). Die zweite wesentliche Behandlungsalternative ist eine Psychopharmakotherapie, die in der Mehrzahl der Fälle auch geschieht (Geiselmann u. Linden 1984; Williams et al. 1986) und deren Wert im Einzelfall nicht in Frage gestellt werden soll, die jedoch bei den hier behandelten Erkrankungen sicherlich von niemandem als Methode der ersten Wahl bezeichnet würde. Insofern als dabei die Tranquilizer angesprochen sind, verbietet sich in vielen Fällen geradezu die bei diesen Erkrankungen doch erforderliche längerfristige Behandlung. Auf diesem Hintergrund stellen sich die Entspannungsverfahren und damit auch die Biofeedbackmethode, so wie sie bei diesen Patienten hier angewendet wurde, geradezu als Therapie der Wahl dar.

Wir möchten dies noch durch Ergebnisse einer zweiten Studie aus der Forschungsgruppe „Ambulante Therapie" illustrieren, in der per Zufallsverfahren 48 Patienten in einer Nervenarztpraxis zusätzlich zur üblichen nervenärztlichen Betreuung entweder mit respiratorischem Biofeedback behandelt wurden (n = 28) oder ausschließlich die übliche nervenärztliche Therapie ohne Biofeedback erhielten (n = 20).

Tabelle 3 zeigt vorläufige Ergebnisse dieser gerade erst zu Ende geführten Untersuchung. Betrachtet man die Patienten, die eine Mindestzahl an Biofeedbacksitzungen bei 3monatiger regelmäßiger Therapie durchlaufen haben, mit denen ohne Biofeedback, dann sieht man, daß sowohl in der Selbsteinschätzung wie auch in der Fremdeinschätzung die Patienten unter Biofeedbackbehandlung weniger Beschwerden und eine insgesamt bessere Einschätzung des Erkrankungszustands zeigen. Die Beurteilung durch die Ärzte wurde mit der CGI (Clinical Global Impression) durchgeführt. 65% der Biofeedbackpatienten gegenüber 50% der Patienten ohne Biofeedback wurden als verbessert eingestuft. Die Patienten schätzten ihr Gesamtbefinden mit der visuellen Analogskala (0–100) ein. Eine Verbesserung wurde bei einer Differenz von 10 (Therapiebeginn bis Ende) angenommen. In der Patienten-

Tabelle 3. Fremd- und Selbstbeurteilung des globalen Therapieerfolgs bei 3monatiger Therapie mit und ohne Biofeedback

	Patient mit Biofeedback (n = 20)	Patient ohne Biofeedback (n = 10)
Ärztliche Gesamtbeurteilung der Zustandsänderung (CGI)		
Sehr viel besser – wenig besser	13 (65%)	5 (50%)
Unverändert – sehr viel schlechter	7 (35%)	5 (50%)
	$\chi^2 = 0{,}63$ n.s.	
Patientenselbsteinschätzung in der visuellen Analogskala (VAS)		
Unverändert	7 (35%)	9 (90%)
Besserung	13 (65%)	1 (10%)
	$\chi^2 = 8{,}10$; $p < 0{,}01$	

selbstbeurteilung zeigte sich der Unterschied der Gruppen „Biofeedback/kein Biofeedback" noch deutlicher.

Diese Befunde decken sich damit mit den bereits zitierten Ergebnissen, die in der Literatur berichtet werden, und sollen nur noch einmal zeigen, daß der niedergelassene Arzt mit dem Biofeedbackverfahren für eine wichtige und große Gruppe der ambulanten Patienten ein im Prinzip einfach anzuwendendes weitgehend nebenwirkungsarmes und wirksames Therapieverfahren zur Hand hat.

3. Abschließende Bemerkungen

Der Einsatz von Biofeedback bei der großen Zahl psychovegetativer und funktioneller Erkrankungen als Alternative insbesondere auch zu einer Psychopharmakotherapie nicht zuletzt mit Tranquilizern entspricht damit auch Empfehlungen etwa der Arzneimittelkommission der Deutschen Ärzteschaft von 1984 (Arzneiverordnung 5/84):

> Auf diesem Hintergrund ist völlig unverstehbar, aufgrund welcher Überlegungen der Ausschuß für Untersuchungs- und Heilmethoden der Kassenärztlichen Vereinigung mit Beschluß vom 30. 11. 1983 zu der Feststellung kam, daß für die Biofeedbackbehandlung nach Auffassung des Ausschusses die Voraussetzungen nach § 368e RVO als nicht erfüllt anzusehen sind. Diese Auffassung muß nach den vorliegenden Erfahrungen in Frage gestellt werden. Sie steht zudem, wie bereits erwähnt, im Widerspruch zu Empfehlungen der Arzneimittelkommission der Deutschen Ärzteschaft und einschlägig erfahrener Wissenschaftler und Praktiker. Sie ist vor allem aber auch als antitherapeutisch zu bezeichnen, da sie die niedergelassenen Ärzte zwingt, bei der Behandlung der hier angesprochenen Erkrankungen auf andere Behandlungsmethoden, insbesondere pharmakotherapeutischer Art auszuweichen, die sehr viel mehr Risiken in sich tragen und zudem nicht einmal als preiswerter bezeichnet werden können. Es ist deswegen zu fordern, daß die Kassenärztliche Bundesvereinigung ihren Beschluß von 1983 revidiert.

Zusammenfassend läßt sich sagen, daß die Biofeedbacktherapie als Methode der willentlichen Steuerung autonomer physiologischer Prozesse und als Methode der gesteuerten Entspannung in der ärztlichen Praxis bereits weite Anwendung findet. Die nach Entwicklung dieser Therapie anfängliche Begeisterung über schnelle therapeutische Erfolge ist einer sachlichen und nüchternen Beurteilung gewichen. In ihrer Effektivität steht die Biofeedbacktherapie (zumeist EMG-Biofeedback) heute bei vielen Erkrankungen gleichwertig neben anderen Entspannungsverfahren, wie dem autogenen Training oder der progressiven Muskelrelaxation.

Die Anwendung von Entspannungsverfahren in der Praxis für psychosomatische Erkrankungen im weiteren Sinne ist sehr hilfreich, da diese Erkrankungen sehr häufig sind und jede sinnvolle Behandlungsmöglichkeit ausgeschöpft werden sollte.

Eine Einsatzmöglichkeit für eine Biofeedbackentspannungstherapie ist somit häufig gegeben, auch wenn sie vielfach nur eine Ergänzung zu einer sonstigen ärztlichen oder psychologischen Therapie sein wird. Die Indikationsfrage heißt deshalb auch: Ist es sinnvoll und nützlich, Biofeedbackentspannung zusätzlich in der Behandlung eines Patienten einzusetzen? Diese Frage kann aufgrund der wissenschaftlichen Literatur, der klinischen Erfahrung der häufig problematischen oder fehlenden therapeutischen Alternativen und der eigenen Untersuchungen bejaht werden.

Literatur

Adler CS (1984) Biofeedback. In: Karasu TB (ed) The psychiatric therapies. American Psychiatric Association, Washington

Arzneimittelverordnung in der Praxis (1984) Arzneimittelinformationsdienst e.V. (Hrsg) (wissenschaftliche Verantwortung für den Inhalt: Die Mitglieder der Arzneimittelkommission der deutschen Ärzteschaft)

Bartmann U (1986) Autogenes Training – Chancen und Probleme. Psycho 12:448–459

Blumenthal JH (1985) Relaxation therapy, biofeedback and behavioral medicine. Psychother 22:516–530

Bräutigam B (1978) Verbale und präverbale Methoden in der stationären Therapie. Neue therapeutische Zugänge zum psychosomatisch Kranken. Z Psychosom Med Psychoanal 24:146–155

Budzynski H, Stoya JM, Adler CS (1973) EMG-biofeedback and tension headache, a controlled outcome study. Psychosom Res 35:484–496

Bühler KE, Biesener-Fjorness R (1986) Behandlungsergebnisse mit dem autogenen Training. Dtsch Ärztebl 83:2679–2684

Chen W, Coorough R (1986) Effect for EMG-biofeedback training in reduction of muscle tension for individuals displaying type a behavior patterns. Percept. Motor Skills 62:841–842

Geiselmann B, Linden M (1984) Psychoreaktive Erkrankungen in der Allgemeinpraxis. In: Heimann H, Förster K (Hrsg) Psychogene Reaktionen und Entwicklungen. Fischer, Stuttgart

Goleman DJ, Schwartz GE (1976) Medication as an intervention in stress reactivity. J Consult Clin Psychol 44:456–466

Haag G (1981) Biofeedback. In: Linden M, Hautzinger M (Hrsg) Psychotherapie-Manual. Springer, Berlin Heidelberg New York

Harris AH, Brady JV (1973) Instrumental (operant) conditioning of visceral and autonomic functions. In: Birk L (ed) Biofeedback: Behavioral medicine. Grune & Stratton, New York

Jacobson (1938) Progressive relaxation. Univ of Chicago Press, Chicago

Jung F, Klapsing-Hessenbruch A (1978) Eine vergleichende Studie der therapeutischen Ergebnisse zwischen Respiratorischem Feedback (RFB) und einer Placebo-Behandlung. Z Psychosom Med 24:516–530

Legewie H, Nusselt L (1975) Biofeedbacktherapie. Urban & Schwarzenberg, München

Linden M (1974) Das autogene Training: Eine lerntheoretische Darstellung auf der Grundlage von Experimenten zum Verhalten des Kreislaufs und der Atmung. Med. Dissertation, Universität Mainz

Linden M (1981) Entspannung. In: Linden M, Hautzinger M (Hrsg) Psychotherapie-Manual. Springer, Berlin Heidelberg New York

Miller NE (1969) Learning of visceral and glandular responses. Science 163:434–445

Oder W, Schneider-Bauer E, Barolin GS (1985) Vergleichende Untersuchungen des Immediateerfolges von zweierlei Biofeedback-Methoden. In: Barolin GS (Hrsg) Kopfschmerzen. Enke, Stuttgart

Sargent J, Walters D, Green E (1973) Psychosomatic self-regulation of migraine headaches. Sem Psychiatry 5:415–428

Schüssler G, Hollatz F (1985) Biofeedback in der Nervenarztpraxis. (Vortrag auf dem 15. Kongreß der European Association for Behavior Therapy, München)

Schultz JH (1970) Das autogene Training. Thieme, Stuttgart

Shapiro D, Tursky B, Schwartz GE (1970) Differentiation of heart rate and systolic blood pressure in man by operant conditioning. Psychosom Med 32:417–423

Sterman MB (1973) Neurophysiology and clinical studies of sensorimotor EEG-biofeedback training: Some effects on epilepsy. Sem Psychiatry 5:507–524

Strobel CF, Glueck BC (1973) Biofeedback treatment in medicine and psychiatry: An ultimate placebo? In: Birk L (ed) Biofeedback: Behavioral medicine. Grune & Stratton, New York

Weiss T, Engel BT (1971) Operant conditioning of heart rate in patients with premature ventricular contractions. Psychosom Med 33:301–321

Williams P, Tarnopolsky A, Hand D, Stephard M (1986) Minor psychiatric morbidity and general practice consultations. Psychol Med [Suppl] 1–37

11. Bedeutung der Verhaltensanalyse der Blutdruckvariabilität für die Therapiecompliance bei essentiellen Hypertonikern

D. Kallinke

1. Psychologische Ansätze zur Behandlung des Bluthochdrucks: vom „übenden Verfahren" zur Verhaltensmedizin . . . 182
2. Verhaltensanalysen des Blutdrucks . . . 183
3. Verhaltensanalysen und Compliance . . . 185
Literatur . . . 186

1. Psychologische Ansätze zur Behandlung des Bluthochdrucks: vom „übenden Verfahren" zur Verhaltensmedizin

Der Bluthochdruck ist eine multifaktoriell bestimmte chronische Krankheit, bei deren Pathogenese psychische Faktoren eine zunehmend anerkannte Rolle spielen. In der Therapie wird psychologisches Wissen allerdings erst seit einigen Jahren systematisch genutzt. Dies dürfte seine Ursache zum einen darin haben, daß psychologisches Gedankengut lange in Form von monistischen Ätiologie- und Pathogenesekonzepten, ja, in der unangemessenen Forderung nach einer Psychosomatik der Hypertonie an die Körpermedizin herangetragen worden ist.

Andererseits haben aber auch vielerlei kasuistische Hinweise auf die blutdrucksenkende Wirkung „übender Verfahren" (Atemübungen, autogenes Training etc.) jahrelang wenig Beachtung gefunden.

Es mußte wohl erst zur kritischen Diskussion über Complianceprobleme bei der medikamentösen Behandlung von Hypertonikern, bzw. zu Kosten-Nutzen-Analysen antihypertensiver Medikotherapien bei leichten essentiellen Hypertonien kommen, ehe auch nichtmedikamentöse Behandlungsformen „hoffähig" werden konnten. Das Entrée psychologischer Behandlungsansätze zumindest in die Vorräume der Medizin dürfte jedoch erst jenen Vorformen einer Verhaltensmedizin gelungen sein, die in einer pragmatisch-empirischen Orientierung jene psychophysiologischen Zusammenhänge zu erkunden und zu manipulieren begonnen hat, die für den Verlauf somatischer Krankheiten bedeutsam sind.

In diesem Fahrwasser wurden in den vergangenen Jahren Belege dafür gesammelt, daß der Blutdruck bei leichten und mäßig schweren Formen der essentiellen Hypertonie bei vertretbarem Zeitaufwand mit psychologischen Mitteln (Entspannung, Streßmanagement etc.) in einer Größenordnung gesenkt werden kann, wie sie mit der Tagesdosis eines der üblichen Antihypertensiva zu erreichen ist (z. B. Patel et al. 1985; Basler et al. 1982; Kallinke et al. 1982).

Auch mehren sich die Hinweise dafür, daß die so erzielten Blutdrucksenkungen über einige Jahre hinweg Bestand haben können (z. B. Patel et al. 1985; Kallinke et al. 1982).

Die Erfolge dieser technikorientierten Verhaltensmedizin sind also beachtlich. Dennoch dürften die Möglichkeiten der Verhaltenstherapie in der Somatomedizin aus der Sicht eines Verhaltenstherapeuten erst dann voll ausgeschöpft sein, wenn die verwendeten therapeutischen Verfahren auf der Basis einer gründlichen Diagnostik eingesetzt werden.

In der Verhaltensmedizin, die wesentlich auf der Verhaltenstherapie basiert, sollte der Behandlung generell eine Verhaltensdiagnostik, dem Einsatz von Entspannungsverfahren in der Somatomedizin, also die Frage nach Art und funktionalem Stellenwert der zu behandelnden Störung, d. h. die Analyse der Bedingungen, unter denen die Störung auftritt, stärker oder schwächer wird, bzw. die Frage nach ihren Auswirkungen vorausgehen.

Derartige Analysen sind auch für den erhöhten Blutdruck zu fordern, der sich nur auf den ersten Blick einem verhaltensanalytischen Ansatz zu entziehen scheint.

2. Verhaltensanalysen des Blutdrucks

Normalerweise wird die Höhe des Blutdrucks als Durchschnittswert aus mindestens 3 Messungen in der Arztpraxis bestimmt. Wenn die Werte bei wiederholter Überprüfung stark streuen, bzw. die in der Praxis ermittelten Meßwerte höher zu sein scheinen als die im alltäglichen Leben erhebbaren, dann wird der Patient gelegentlich aufgefordert, den Blutdruck zu festen Zeiten bzw. unter besonderen Belastungen außerhalb der Praxis selbst zu messen (Selbstmessung).

Aber auch dieser erweiterte Meßansatz dient allein dem Ziel, den für die Bewertung der Schwere des Bluthochdrucks und für die Einleitung einer medikamentösen Behandlung interessanten Mittelwert bzw. den „wirklichen" Tagesmittelwert zu gewinnen.

Die natürlichen Schwankungen des Blutdrucks finden kein Interesse, sie werden „weggemittelt". Die Frage nach den Ursachen dieser Schwankungen wird in der Regel nicht gestellt; wichtige Erkenntnismöglichkeiten über den Zusammenhang zwischen Belastung, Entlastung und Blutdruck bzw. über mögliche Behandlungsansätze bleiben ungenutzt.

Der verhaltensanalytisch denkende Kliniker dagegen lebt geradezu von seiner Aufmerksamkeit für die Variabilität von Störungen, die er systematisch zu beobachten und deren situative Bedingungen er zu verstehen versucht.

Im Falle des Hypertonus wird er gewiß auch den durchschnittlichen Blutdruck in der Arztpraxis ermitteln, um mit seinen Kollegen im Gespräch zu bleiben. Zusätzlich wird er jedoch die z. T. erheblichen Schwankungen des Blutdrucks studieren, um sich ihren Informationsgehalt zu erschließen: Er wird den Blutdruck eher öfter messen als von der WHO empfohlen. Er wird außerordentliche Schwankungen beachten und nach möglichen Ursachen im Lebenskontext des Patienten forschen. Er wird auch ausdrücklich den Blutdruck in verschiedenen Belastungssituationen außerhalb der üblichen Praxissituation messen, um sich und dem Patienten beispielhaft ein Bild vom Blutdruckverhalten außerhalb der Arztpraxis zu vermitteln. Dabei spielt es eine untergeordnete Rolle, daß die Validität des sog. Belastungsdrucks nach wie vor ungeklärt ist. Schließlich kommt es v. a. darauf an, daß der Patient lernt, wie sehr der anscheinend autonome Prozeß „Hypertonie" von Lebenssituationen und von seinem eigenen Verhalten in diesen Situationen abhängig ist, und durch ein verändertes Verhalten beeinflußt werden kann.

In einem Forschungsprojekt, auf dessen Ergebnisse oben Bezug genommen wurde, haben wir die situativen Bedingungen der Blutdruckvariabiliät bei etwa 100 essentiellen Hypertonikern offengelegt durch

- vielfache Blutdruckmessungen üblicher Art,
- Selbstmessungen mit Selbstbeobachtungsprotokollen (Abb. 1)
- verhaltensanalytische Gespräche über belastende Lebenssituationen, bei denen alle 20 s der Blutdruck festgehalten wurde (Abb. 2) und
- Messung des Blutdrucks in einigen Standardstreßsituationen, wie z. B. Kopfrechnen unter Zeitdruck, Umgang mit Kritik, Rede halten (Abb. 3).

Wenn die Patienten nach Abschluß der Diagnostik mit der Vielfalt der Meßergebnisse konfrontiert werden, sind sie meist betrof-

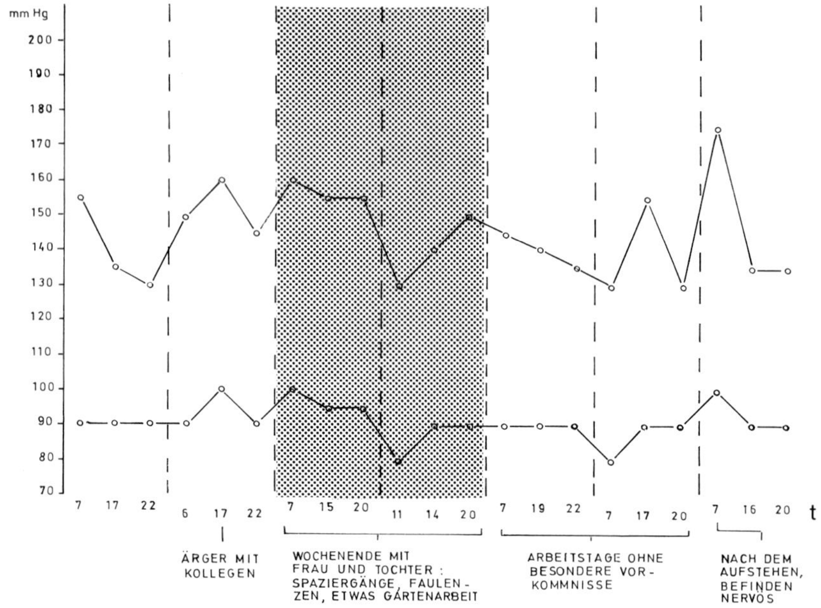

Abb. 1. Selbstmessungen des Patienten L., 37 Jahre, Werkzeugmacher (beim Arzt konstante Blutdruckwerte: 230/120 mm Hg)

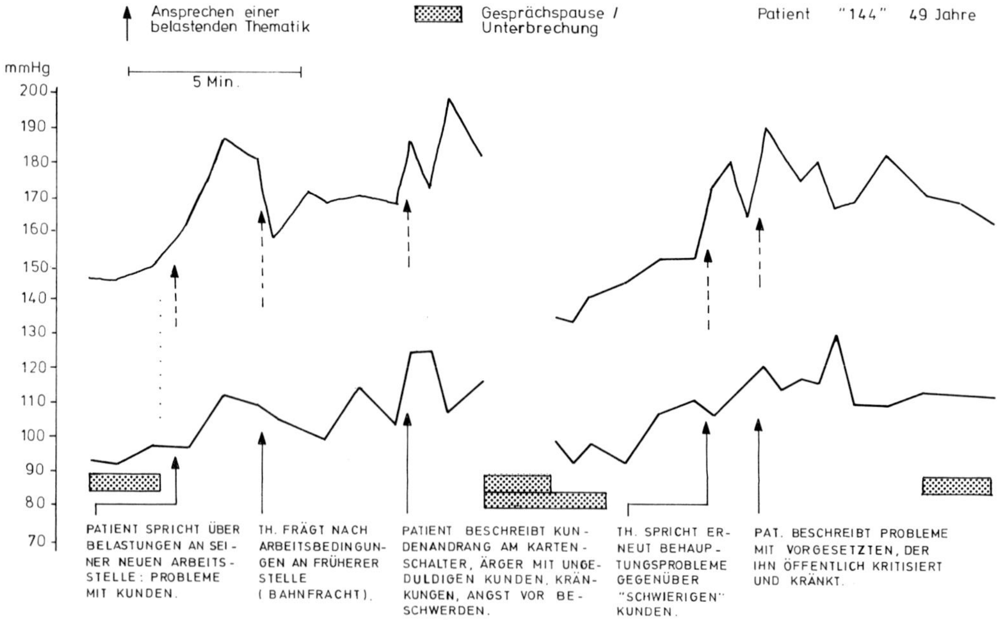

Abb. 2. Blutdruckverlauf während eines psychophysiologischen Interviews

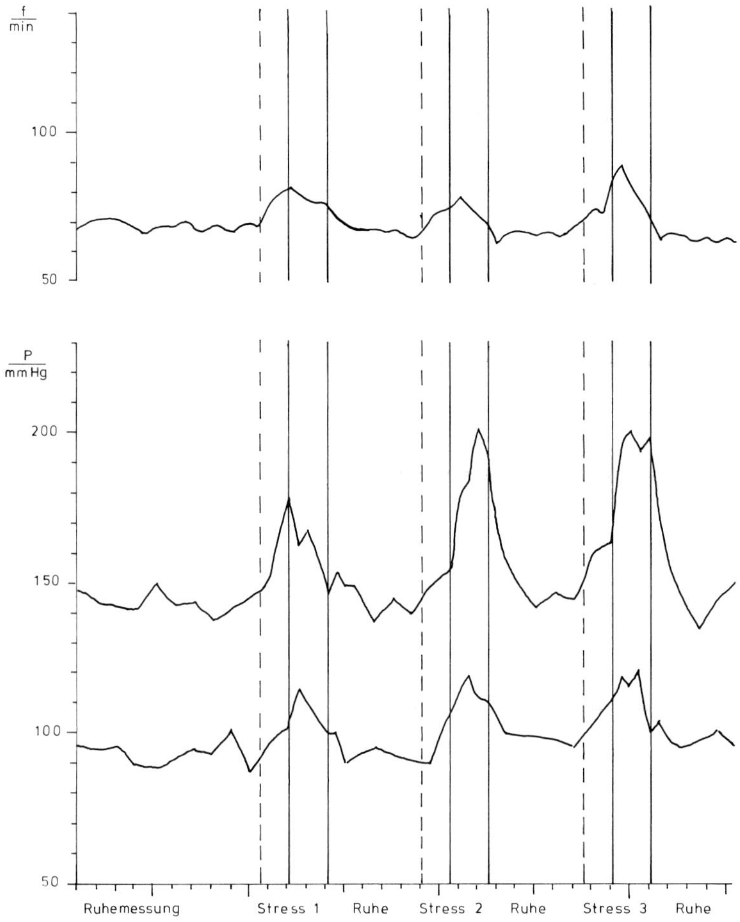

Abb. 3. Meßwertverläufe von Herzfrequenz und Blutdruck des Patienten „159" während des Belastungstests (Streß 1: Kopfrechnen, Streß 2: Rollenspiel, Streß 3: Rede halten)

fen über die Reaktion ihres Blutdrucks insbesondere in Situationen, die sie als nicht belastend empfunden hatten.

Nach dieser Erfahrung sind die meisten Patienten bereit, neu über den Belastungscharakter von Situationen sowie den Beitrag ihres eigenen Verhaltens zum Entstehen von Streß und Blutdruckanstiegen nachzudenken.

3. Verhaltensanalysen und Compliance

In der normalen Behandlungssituation wird der neu identifizierte Hypertoniker meist von der Mitteilung seines Arztes überrascht, daß er seinem Wohlbefinden nicht trauen dürfte, daß in ihm die Zeitbombe „hoher Blutdruck" ticke, die so lange das Leben mit der Gefahr von schweren Folgekrankheiten belaste, wie er nicht den Anweisungen seines Arztes folge. Diese allgemein gehaltene Aufklärung ist für die meisten Patienten so bedrohlich, daß sie das Erfahrene lieber verdrängen, d. h. unter anderem auch die Einnahme der verordneten Medikamente eher vergessen. Weniger hilflos fühlt sich der Patient, wenn er am eigenen Leibe erleben kann, daß er selbst den Blutdruck z. B. mit Hilfe von Entspannungsübungen wirksam senken kann.

Noch mehr Kontrolle können jene Hypertoniker gewinnen, die gern „mitdenken", und weitere Anregungen zur Mitarbeit aus den Verhaltensanalysen erhalten.

Sie entwickeln – anders als bei allgemein gehaltenen Informationen über die Natur des Bluthochdrucks – konkrete Vorstellungen vom Verhalten ihres Blutdrucks und von ihren eigenen Möglichkeiten, den Blutdruck zu beeinflussen.

Sie arbeiten dauerhaft bei der Therapie mit und haben z. B. in unserer Studie auch bei der Nachuntersuchung nach einem Jahr fast unverändert günstige Blutdruckwerte (Kallinke et al. 1982). Mit dieser Beobachtung ist freilich der Beitrag eines verhaltensanalytisch fundierten Vorgehens zur Compliance keineswegs bewiesen. Denn auch nicht verhaltensanalytisch fundierte Interventionen führen zu günstigen Langzeitergebnissen (Patel et al. 1985), wenn der Behandelnde von der Wirksamkeit psychologischer Interventionen überzeugt ist (wie dies den Pionieren der verhaltensmedizinischen Behandlung von essentiellen Hypertonikern unterstellt werden darf).

Mit letzterem Hinweis geben wir die beliebte Gewohnheit auf, die Verantwortung für eine gute Mitarbeit des Patienten bei der Therapie v. a. beim Patienten selbst zu suchen. Tatsächlich wird die Therapiecompliance aber von weiteren Faktoren beeinflußt (Dunbar 1980), z. B. von

- dem organisatorischen Rahmen der Behandlung,
- der Art der Verordnung selbst und
- dem Verhalten des Arztes.

Der Rahmen, in dem verhaltensmedizinische Interventionen stattfinden, enthält im Gegensatz zu den Arbeitsbedingungen in einer Arztpraxis eine Reihe von complianceférdernden Elementen. Bleibt als relative Schwachstelle der Arzt selbst, der – nach weiterer Absicherung der vorliegenden verhaltensmedizinischen Ergebnisse – die neuen Verfahren in seiner Praxis anwenden sollte. Er steht in der Regel psychologischen Wirkfaktoren skeptisch gegenüber und ist damit noch weit davon entfernt, seine Patienten in der wünschenswerten Weise zur Mitarbeit zu motivieren. Dem kann u. E. dadurch abgeholfen werden, daß der Arzt auf seinem ureigenen Gebiet der Blutdruckmessung den Einfluß von psychologischen Faktoren auf die Höhe des Blutdrucks so plastisch zu erkennen lernt, daß er fast von allein über konkrete psychologische Maßnahmen zu dessen Senkung nachzudenken beginnt.

Regelmäßige Verhaltensanalysen der Blutdruckvariabilität dürften also die Compliance bei Hypertonikern unmittelbar, nicht zuletzt aber auch mittelbar über den bisher wenig thematisierten Faktor „Arztverhalten", beeinflussen.

Literatur

Basler H-D, Brinkmeier U, Buser K, Haehn K-D, Mölders-Kober R (1982) Psychological group treatment of essential hypertension in general practice. Br J Clin Psychol 21:195–302

Dunbar J (1980) Adhering to medical advice. A review. Int J Ment Health 9:70–87

Kallinke D, Kulick B, Heim P (1982) Behaviour analysis and treatment of essential hypertensives. J Psychosom Res 26:541–549

Kallinke D, Kulick B, Heim P (1982) Psychologische Behandlungsmöglichkeiten bei essentiellen Hypertonikern. In: Köhle K (Hrsg) Zur Psychosomatik von Herz-Kreislauf-Erkrankungen. Forum Galenus Mannheim 8. Springer, Berlin Heidelberg New York

Patel C, Marmot MG, Terry DJ, Carruthers M, Hunt B, Patel M (1985) Trial of relaxation in reducing coronary risk: four year follow up. Br Med J 290:1103–1106

12. Verhaltenstherapeutische Gruppentherapie bei Hypertoniepatienten

M. Bähr, B. Walter, R. Vaut, I. Thull-Huschens, H. Schächinger, H. Rüddel

1.	Einleitung	187
2.	Beschreibung des Streßmanagementtrainings	188
2.1.	Eingangsvoraussetzungen	188
2.2.	Psychodiagnostische Untersuchungen vor Beginn der Therapie	188
2.3.	Ablauf des Trainings	188
2.4.	Bausteine des Trainingsprogramms	190
3.	Zur Effektivität des nichtmedikamentösen Gruppentherapieprogramms	190
4.	Beschreibung der Patienten, die an einem Streßmanagementprogramm in unserer Klinik teilgenommen haben	191
5.	Diskussion	193
6.	Zusammenfassung	194
Literatur		194

1. Einleitung

In den letzten Jahrzehnten sind verschiedenartige Therapieverfahren publiziert worden, die das gemeinsame Ziel haben, den klinischen Gelegenheitsblutdruck durch psychotherapeutische Intervention effektiv zu senken (Überblick in: Herrmann 1986).

Neben ersten psychoanalytisch orientierten Untersuchungen (von Eiff 1967) basieren fast alle diese Therapieprogramme auf der Annahme, daß eine Blutdruckerhöhung wesentlich durch inadäquate Streßreaktionen verursacht wird. Dementsprechend wird innerhalb der einzelnen Therapieverfahren versucht, effektives Streßbewältigungsverhalten zu trainieren (s. z. B. Kallinke et al. 1982; Charlesworth et al. 1984). Ein Vergleich der bisher publizierten Ansätze ist jedoch insofern schwierig, weil die behandelten Patienten unterschiedlich rekrutiert worden sind (z. B. Patienten während einer Kurmaßnahme, stationären oder ambulanten Behandlung) und sich auch die in den jeweiligen Verfahren verwandten Evaluationsstrategien und -kriterien unterscheiden.

Generell kann jedoch gesagt werden, daß neben den auf eine effektive Streßbewältigung abzielenden Trainingsprogrammen auch diejenigen therapeutischen Ansätze über Erfolge bei der Blutdrucksenkung berichten, die ein systematisches Training in Entspannungs- oder Biofeedbackverfahren beinhalten (Patel et al. 1981, 1985; Engel et al. 1983). Was bisher aber noch fehlt, sind systematische Untersuchungen zur Effektdetermination, die Aussagen darüber ermöglichen, welcher Anteil oder welche Bedingung der entsprechenden Verhaltensintervention besonders effektiv zur Blutdrucksenkung beiträgt. Darüber hinaus gibt es bisher noch keine Follow-up-Untersuchungen über die Compliance und den Langzeiteffekt der verhaltensmedizinisch orientierten Trainingsprogramme. Eine weitere wesentliche und häufig geübte Kritik an nichtmedikamentösen Trainingsprogrammen ergibt sich aus dem Postulat, daß die Patienten durch solche Behandlungsmethoden zwar gelernt hätten, den Blutdruck während der Blutdruckmessung in der ärztlichen Praxis zu senken, eine effektive Blutdrucksenkung am Arbeitsplatz aber nicht zu erreichen wäre. Gerade die Durchschnittswerte am Arbeitsplatz sind jedoch von wesentlicher Bedeutung für das Auftreten von blutdruckbedingten Organveränderungen (Sokolov et al. 1966; Pickering et al. 1985). Die Durchschnittswerte während des Arbeitstags lassen sich nicht an Hand von Messungen des Gelegenheitsblutdrucks vorhersagen.

In unserer psychosomatischen Ambulanz der Medizinischen Klinik (Blutdruck- und Streßambulanz) haben wir auf der Grundlage von verhaltenstherapeutischen Konzepten ein Trainingsprogramm entwickelt, in dem aus verschiedenen, als effektiv publizierten Methoden Bausteine integriert worden sind. Wir bieten unseren Patienten 2mal im Jahr die Teilnahme an einem solchen Trainingsprogramm an.

In dieser Arbeit werden 2 Aspekte herausgegriffen:

1) Ist ein solches Trainingsprogramm im Vergleich zu einer klassischen antihypertensiven Medikation ähnlich effektiv?
2) Wie sieht die Zusammensetzung der Patientenkollektive in solchen nichtmedikamentösen Trainingsprogrammen aus?

2. Beschreibung des Streßmanagementtrainings

2.1. Eingangsvoraussetzungen

An dem Trainingsprogramm können nur solche Patienten teilnehmen,

- die mindestens über einen Zeitraum von 3 Monaten in der Klinik ambulant betreut worden sind,
- bei denen keine wesentlichen blutdruckbedingten Organveränderungen vorliegen (WHO Stadium III oder IV gilt als Ausschlußkriterium),
- die aufgrund der durchgeführten diagnostischen Untersuchungen entweder selbst angegeben haben, daß ihre erhöhten Blutdruckwerte zu einem wesentlichen Teil durch psychosoziale Faktoren bedingt sind oder bei denen z. B. während experimenteller Streßuntersuchungen oder im 24-h-Blutdruckmonitoring Zusammenhänge zwischen Belastungssituationen und überhöhten Blutdruckwerten festgestellt werden können,
- bei denen eine hohe Motivation zur Teilnahme in der Exploration deutlich geworden ist.

2.2. Psychodiagnostische Untersuchungen vor Beginn der Therapie

Vor der 1. Therapiesitzung wird bei jedem Patienten eine ausführliche biographische Anamnese sowie eine Verhaltensanalyse bezüglich der individuellen Auseinandersetzungen mit Streßsituationen erhoben. Hierzu werden der Picture-Frustration-Test (PFT) von Rosenzweig (in der Bearbeitung von Rauchfleisch 1979) zur Erfassung von Aggressivität und Aggressionsrichtungen, der Streßverarbeitungsbogen von Janke et al. (1981), der Unsicherheitsfragebogen von Ullrich u. Ullrich (1979) sowie der SES (Hampel 1977), der in der hierbei durchgeführten Form A aus 6 Unterskalen besteht und auf die Einschätzung der Stimmung abzielt, als psychometrische Verfahren eingesetzt.

Neben den klassischen diagnostischen Abklärungen einer Hypertonie (angelehnt an die Vorschläge der Deutschen Liga zur Bekämpfung des hohen Blutdrucks, Einzelheiten in Walter et el. (im Druck), wird bei jedem Patienten über 24 h ein Blutdrucktagesprofil mit einem automatischen tragbaren System erhoben (Physioport, Langewitz et al. 1987).

2.3. Ablauf des Trainings

Für die Gruppensitzungen sind insgesamt 8 Termine vorgesehen, die am späten Nachmittag oder frühen Abend stattfinden und jeweils 1,5–2 h dauern. Die Gruppengröße variiert zwischen 6 und maximal 12 Personen. Das Trainingsprogramm wird von einem erfahrenen Therapeuten und einem

Arbeitsblatt zum nichtmedikamentösen Hochdrucktraining

Informationen zum Bewältigungstraining im Umgang mit Streß

Dieses Training basiert auf der Grundannahme, daß Blutdruckanstiege ein unwillkürliches, gelerntes inneres Verhalten darstellen, dem eine Reihe von gewohnheits- und regelmäßig ablaufenden Prozessen vorausgehen.

Zunächst: aus eigener Erfahrung wissen Sie, daß 2 verschiedene Personen auf die gleiche Situation recht unterschiedlich reagieren können. Was den einen in helle Aufregung versetzt, kann den anderen völlig unbeeindruckt lassen und umgekehrt. *Es sind also nicht die Situationen, die unser Verhalten und unsere Gefühle steuern, sondern unsere Interpretationen dieser Situationen!*

Unsere Interpretationen laufen als eine Art ,,inneres Selbstgespräch'' ab. Stellen Sie sich 2 Redner vor; beide sind gleich gut vorbereitet: der eine tritt ruhig und relativ gelassen vor das Rednerpult, der andere hat starke Beklemmungsgefühle, ihm gehorchen die Beine nicht, und die Stimme versagt. Verantwortlich für diesen Unterschied sind die Gedanken, die beiden vorher durch den Kopf gehen. Dem ersten:.,,Du bist gut vorbereitet, du hast schon andere Reden gut hinter dich gebracht, in einer halben Stunde ist alles vorbei ...''.

Dem zweiten: ,,Um himmelswillen, ich bin so aufgeregt, gleich habe ich bestimmt alles vergessen und komme ins Stottern, so daß ich bestimmt einen ganz kläglichen Eindruck mache ...''. Solche Gedanken und Vorstellungen beeinflussen also unser Verhalten, sie gehen ihm voraus. Der Gedanke ,,ich schaffe die Rede nicht'' führt zur körperlichen Reaktion, z. B. Herzklopfen. Das Herzklopfen wird als Unsicherheit interpretiert, und das wiederum verstärkt den Gedanken ,,ich schaffe die Rede nicht'' — ein Teufelskreis entsteht. Solche Teufelskreise in Streßsituationen sollen Sie identifizieren lernen und gezielt beeinflussen.

Diese Gedanken und Selbstgespräche sind uns nicht bewußt, wir sind nicht gewöhnt, ihnen bewußte Aufmerksamkeit zu schenken, daher laufen sie gewohnheitsmäßig automatisch ab. Auch Tätigkeiten, in denen wir sehr routiniert sind, laufen schließlich automatisch ab. Autofahren zum Beispiel. Sie erinnern sich, wie es in den ersten Fahrstunden war. Sie gingen bewußt eine Kontrolliste vor Ihrem geistigen Auge durch, manchmal sogar laut (Kupplung treten, Gang einlegen, leicht Gas geben ...). Erst mit einer gewissen Routine unterblieben diese bewußten Gedankenabläufe.

Ähnlich ist es mit den ,,inneren Selbstgesprächen'' — sie laufen automatisch ab. Wir müssen sie entautomatisieren, um sie damit unserer bewußten Kontrolle zu unterziehen. In einem 2. Schritt können sie dann durch gezielte Selbstanweisungen (Befehle an sich selbst) verändert werden.

Die Entautomatisierung der inneren Selbstgespräche läuft folgendermaßen ab: Sobald Sie sich eines negativen Gefühls oder einer unangenehmen Empfindung bewußt werden, rufen Sie sich die Gedanken in Erinnerung, die dieser Empfindung vorausgingen. Sobald Sie also an Ihrem äußeren Verhalten (hektischer Gang, nervöses Trommeln mit den Fingern, Wippen mit dem Bein ...) oder an Ihren körperlichen Reaktionen (Schwitzen, Beklemmungsgefühl, Anspannungsgefühl, Magenziehen ...) oder durch unangenehme Gefühle (sich unter Druck fühlen, ungeduldig werden ...) Anzeichen von Streß entdecken, geben Sie sich den Befehl: ,,Stopp! Was ging/geht mir gerade durch den Kopf?'' Hier ist der Ansatzpunkt, sich zu entspannen und sich bewußt positiv mit der Situation auseinanderzusetzen.

Zu Beginn wird Ihnen dieses Vorgehen möglicherweise etwas gekünstelt und gestellt vorkommen, aber mit zunehmender Routine werden Sie immer frühzeitiger streßerzeugende Gedanken, die Sie innerlich unter Druck setzen, erkennen, und damit Ihr Verhalten ändern können.

Diese Konzeption stellt ein gängiges Modell dar. Es gibt jedoch noch andere Konzeptionen, und vielleicht haben Sie selbst auch eine andere Vorstellung. Versuchen Sie jedoch trotzdem, diese Perspektive einzunehmen, und Sie werden sehen, daß es ein für unsere Zwecke brauchbares Modell ist.

Sie lernen also in diesem Training:

— streßauslösende Gedanken möglichst frühzeitig zu erkennen und zu unterbrechen;
— streßunvereinbare Gedanken in Form von inneren Selbstanweisungen (Befehle an sich selbst) statt dessen hervorzurufen;
— sich gezielt in solchen Situationen zu entspannen.

Dadurch wird es Ihnen gelingen, Streßsituationen besser als bisher zu bewältigen, wodurch sich langfristig auch Ihr Blutdruck senken wird. Aber denken Sie daran, daß nur aktive Mitarbeit eine solche Veränderung sicherstellt!

Abb. 1. Arbeitsblatt, das die Patienten über den therapeutischen Ansatz und die Zielsetzung orientiert und ihnen bei Therapiebeginn ausgehändigt wird

Kotherapeuten durchgeführt. Anfangs finden die Gruppensitzungen einmal wöchentlich statt, nach der 4. Sitzung vergrößert sich der Abstand auf 2 Wochen und vor der letzten Sitzung wird eine 4wöchige Pause eingelegt.

2.4. Bausteine des Trainingsprogramms

Durch das Streßmanagementtraining soll der Patient lernen, Alltagsbelastungen angemessener zu beurteilen und zu handhaben, blutdruckrelevante destruktive Verhaltensweisen abzubauen, Aggressivität adäquater zu sehen und auszuleben und Entspannungsmethoden häufiger und systematischer einzusetzen.

Das Gesamtkonzept ist im wesentlichen am Ansatz von Meichenbaum (Meichenbaum 1979) orientiert, jedoch werden auch, je nach vorliegender individuumspezifischer Problematik, allgemeine psychotherapeutische Elemente eingesetzt, wie z. B. Rollenspiel oder Feedbackmethoden. Zur Information über den therapeutischen Ansatz dient ein Arbeitsblatt (Abb. 1), das den Patienten bei Therapiebeginn ausgehändigt wird. Das autogene Training nach Schultz (Schultz 1976) wird jedem Patienten sukzessiv in den Gruppenstunden so beigebracht, daß jeder zumindest in der Lage ist, adäquate Übungen der Grundstufe durchzuführen. Als Bestandteil der Entspannungsverfahren wird auch Wert auf Imaginationstraining gelegt. Einzelheiten zum Konzept des Streßmanagementtrainings und der Durchführung von Entspannungstechniken sind in der Dissertation von Walter (Walter, in Vorb.) beschrieben.

Letztendlich werden Informationen über Änderungsmöglichkeiten von blutdrucksteigernden Lebensweisen in der Gruppe diskutiert, wie z. B. Normalisierung des Körpergewichts, Reduktion der Kochsalzzufuhr, Beginn eines körperlichen Trainingsprogramms und Reduktion des Alkoholkonsums.

In das Streßmanagementprogramm werden die Partner der Gruppenmitglieder insofern miteinbezogen, als daß zu Beginn des Trainings die Erwartungen der Partner erfaßt werden. Auch während des Trainings sollen die Partner eine Kontrollfunktion übernehmen und Aussagen darüber treffen, inwieweit tatsächlich konkrete Lebensweisen geändert worden sind.

Falls schwerwiegende individuelle Probleme bei den Patienten deutlich werden, wie z. B. Scheidungs- oder Suchtproblematiken, werden die Betreffenden zusätzlich zu dem Trainingsprogramm in eine verhaltenstherapeutisch orientierte Einzeltherapie übernommen. Dies ist bei etwa einem Teilnehmer pro Gruppe erforderlich.

3. Zur Effektivität des nichtmedikamentösen Gruppentherapieprogramms

Nach Abschluß der diagnostischen Untersuchung wurde an einem Kollektiv von Patienten mit erstmals behandlungsbedürftiger essentieller Hypertonie im WHO-Stadium I–II eine randomisierte antihypertensive Therapie entweder mit dem Betablokker Oxprenolol oder dem Kalziumantagonisten Nitrendipin durchgeführt. Die antihypertensive Monotherapie wurde solange fortgesetzt, bis die klinischen Gelegenheitsblutdruckwerte über einen Zeitraum von mindestens 6 Monaten unter 140/90 mm Hg lagen, und in den Tagesprofilen mit automatischem System keine Unterschiede mehr gegenüber einer normotonen Vergleichsgruppe auftraten (Einzelheiten dieser Untersuchung in: Schmieder et al. 1987). Nach der 6monatigen effektiven antihypertensiven Monotherapie wurde die antihypertensive Medikation abgesetzt und alle Patienten in engmaschigem Abstand (2–4 Wochen) in unserer Blutdruckambulanz weiter beobachtet. Stiegen die Gelegenheitsblutdruckwerte wieder über 160/95 mm Hg und bestand eine klinische Indikation zur medikamentösen Therapie, so wurden die Patienten entweder einer Gruppe zugeteilt, die die Medikation erhielt, die sich vorher als effektiv erwiesen hatte oder aber einer Experimentalgruppe ohne Medikation, die an unserem Streßmanagementtraining teilnahm.

Effektivitätskriterien waren die klinischen Gelegenheitsblutdruckwerte nach Ende des nichtmedikamentösen Therapieprogramms sowie die Blutdruckwerte am Arbeitsplatz. Einzelheiten dieser Studie sind in Walter et al. (1987) publiziert.

Als wichtigstes Ergebnis kann herausgestellt werden, daß der klinische Gelegenheitsblutdruck in beiden Gruppen unter 140/90 mm Hg gesenkt werden konnte und daß keine der beiden Gruppen in den Tagesprofilen pathologische Besonderheiten aufwies. Die Teilnehmer der nichtmedikamentösen Behandlungsgruppe hatten 1 Monat nach der Therapie im Mittelwert einen klinischen Gelegenheitsblutdruck von 131 ± 8/86 ± 5 mm Hg, der entsprechende Mittelwert der Blutdruckwerte während des Arbeitstags betrug zu diesem Zeitpunkt 125 ± 4/90 ± 7 mm Hg.

In den therapiebegleitend ausgegebenen Fragebögen gaben die Patienten der Experimentalgruppe an, im Vergleich zu vorher mehr Entspannungsverfahren in Alltagssituationen anzuwenden, stärker eigene Initiative zu ergreifen, weniger ängstlich zu sein und Konflikte durch Eigeninitiative adäquater zu lösen. Dieser Unterschied zeigte sich auch im Vergleich zur medikamentösen Behandlungsgruppe.

Einschränkend muß zu diesen Ergebnissen gesagt werden, daß sie nicht das Resultat einer randomisiert erfolgten Zuteilung der Patienten zur medikamentösen oder verhaltensmedizinischen Gruppe sind. Dies war bei unserem Patientenkollektiv nicht möglich, da ein Teil unserer Patienten einen aufwendigen verhaltensmedizinischen Behandlungsansatz ablehnte, während ein anderer Teil an einer langfristigen Medikation nicht interessiert war. Des weiteren kommt einschränkend hinzu, daß es sich bei dieser Studie um eine Untersuchung mit geringer Patientenzahl handelt (9 Patienten in der verhaltensmedizinischen und 8 Patienten in der vergleichbaren medikamentösen Behandlungsgruppe).

Damit stellt sich notwendigerweise die Frage, bei welchen Patienten die Motivation zur Teilnahme an einem aufwendigen verhaltensmedizinischen Gruppentrainingsprogramm vorliegt.

4. Beschreibung der Patienten, die an einem Streßmanagementprogramm in unserer Klinik teilgenommen haben

In Tabelle 1 und 2 ist die Charakterisierung der Patienten, die während der letzten 3 Jahre an unseren Therapiegruppen teilgenommen haben, zusammengestellt.

Insgesamt wurden während dieser Zeit 62 Patienten behandelt. Das Durchschnittsalter dieser Patienten (52 Männer, 10 Frauen) betrug 43 ± 5 Jahre. Die klinischen Gelegenheitsblutdruckwerte vor Beginn der Therapie lagen im Mittel systolisch bei 140 ± 15 mm Hg und diastolisch bei 95 ± 10 mm Hg. Diese relativ niedrigen Blutdruckwerte kommen dadurch zustande, daß die Hälfte der Patienten unterschiedlich antihypertensiv behandelt wurden, jedoch über Verhaltensmodifikation eine Beendigung bzw. Reduzierung der antihypertensiven Medikation anstrebten. Im Gruppenmittel fand sich ein Cholesterinwert von 232 ± 49 mg/dl bei einem HDL-Cholesterin von 54 ± 19 mg/dl und Triglyzeride von 123 ± 103 mg/dl.

Der von den Patienten angegebene durchschnittliche Alkoholkonsum pro Woche betrug 105,6 g. 13% waren Raucher. Das durchschnittliche Gewicht lag bei 74,2 ± 10,8 kg.

Bei der psychologischen Charakterisierung fällt auf, daß sich die hier zusammengestellten Kollektive im Gruppenmittel nicht von anderen, in unserer Klinik untersuchten Hypertonikern unterscheiden. Dem entspricht auch die Erfahrung aus jeder Behandlungsgruppe. Insbesondere zeigen sich keine Unterschiede in den Faktoren bezüglich Stimmungslage und in den Unterskalen der Streßverarbeitung. Deutliche Unterschiede treten jedoch in den Skalen zur Erfassung des Selbstkonzeptes (FSK) auf (s. Tabelle 2). Beim Vergleich

Tabelle 1. Mittelwert und Standardabweichung für den Picture-Frustration-Test (PFT). (*SEM* „standard error of the mean“; *Stanine* Normbereich 4–6)

	Stanine 1 2 3	4	5	6	7 8 9	SEM	
Konfliktausblendung		x				0,21	Affektive Blockierung in Konfliktsituationen
Mangelnde Gelassenheit			x			0,29	Verleugnungstendenz, positive Umdeutung von Frustationssituationen
Überskrupulöses Verhalten Fehlende Gelassenheit		x				0,27	Bagatellisierung und Abschwächung der Frustration
Mangelndes Durchsetzungsvermögen			x			0,28	Rücksichtslosigkeit, affektive Fehlanpassung
Selbstunkritisches Verhalten			x			0,25	Selbstbestrafungstendenzen
Mangelnde Frustrationstoleranz				x		0,32	Frustrationsverdrängung, Ausweichen vor Auseinandersetzungen
Unfähigkeit, Wünsche zu formulieren				x		0,30	Übertriebene Anspruchshaltung an die Umwelt
Mangelnde Eigeninitiative			x			0,27	Überbereitschaft, sich selbst einzusetzen, Überanpassung
Ungeduld bei Problemlösung		x				0,33	Passivität, Bequemlichkeit
Niedrige Extrapunität			x			0,29	Hohe Extrapunität
Niedrige Intropunität			x			0,28	Hohe Intropunität
Aggressive Auseinandersetzung			x			0,31	Vermeidung aggressiver Auseinandersetzung
Frustrationsausblendung		x				0,23	Frustrationsbetonung
Mangelnder Ich-Bezug			x			0,34	Hohe Ich-Blockierung
Nichtanstreben einer Lösung			x			0,28	Starker Lösungsbedürfnisdruck
Mangel an Selbstabgrenzung			x			0,27	Abwehr von Schuldvorwürfen
Unfähigkeit der Schuldzurückweisung			x			0,26	Ablehnung der vollen Schuldvorwürfe
Hohe Schuldverantwortung			x			0,29	Unfähig zur Schuldverarbeitung
Geringe Extrapunität			x			0,29	Hohe Extrapunität
Niedrige Intropunität			x			0,27	Hohe Intropunität
Kein Schuldfreisprechen (von sich/anderen)			x			0,31	Freisprechen von Schuld (sich und andere)
Intropunität			x			0,26	Extrapunität
Aggressionsverdrängung (Impunität)		x				0,23	Freie Aggressionsäußerung
Kanalisation der Aggression in Hilfsansprüchen an die Umwelt			x			0,27	Direkte Aggressionsäußerung
Empfinden von unakzeptierter Schuld			x			0,18	Aggressive Verteidigung der eigenen Person ohne Schuldempfinden
Starke Anspruchshaltung der Umwelt gegenüber			x			0,22	Überbereitschaft bei Lösungsfindung („übergefügig“)
Kontakthemmung				x		0,29	Kontaktfreudigkeit

der Gruppen untereinander bezüglich einzelner Merkmale ergeben sich keine offensichtlichen Unterschiede, jedoch zeigen sich häufig innerhalb einer Gruppe extreme Merkmalsausprägungen, beispielsweise bezüglich der Aggressionsverarbeitung.

Tabelle 2. Mittelwert und Standardabweichung für die Einschätzung der aktuellen Stimmung *(SES)*, der Frankfurter Selbst-Konzeptskalen *(FSK)* und des Streßverarbeitungsfragebogens. Die „Normwerte" stammen aus einem Kollektiv behandelter Hypertoniker, deren soziales Umfeld dem der Experimentalgruppe ähnelt. (Näheres in Rüddel 1986)

1. Faktoren der aktuellen Stimmungslage (SES)

	Teilnehmer des verhaltensmedizinischen Trainingsprogramms	„Normwerte" von Hypertonikern
Gehobene Stimmung	16 ± 6	18 ± 6
Mißstimmung	9 ± 2	8 ± 3
Ausgeglichene Stimmung	21 ± 7	22 ± 5
Trägheit	10 ± 3	10 ± 3
Müdigkeit	13 ± 5	12 ± 4

2. Unterskalen des Streßverarbeitungsbogens (SVT)

	Teilnehmer des verhaltensmedizinischen Trainingsprogramms	„Normwerte" von Hypertonikern
Situationskontrollversuche	16 ± 3	18 ± 4
Reaktionskontrollversuche	17 ± 3	17 ± 6
Aggression	10 ± 4	10 ± 4

3. Skalen zum Selbstkonzept (FSK)

	Teilnehmer des verhaltensmedizinischen Trainingsprogramms	„Normwerte" von Hypertonikern
Standfestigkeit	45 ± 13	53 ± 10
Leistungsfähigkeit	44 ± 5	49 ± 5
Selbstwertschätzung	45 ± 8	50 ± 6
Problembewältigung	42 ± 7	47 ± 6
Soziale Kontakt- und Umgangsfähigkeit	20 ± 6	26 ± 4
Verhaltens- und Entscheidungsfähigkeit	25 ± 3	28 ± 3

5. Diskussion

Die hier zusammengestellten Befunde demonstrieren, daß ein Streßmanagementprogramm bei zur Teilnahme motivierten Patienten eine Möglichkeit bietet, sowohl den klinischen Gelegenheitsblutdruck als auch die Blutdruckwerte am Arbeitsplatz zu senken.

Für die Planung und Durchführung von solchen Therapiemaßnahmen erscheint uns jedoch die individuumspezifische Ausrichtung von solchen Streßmanagementtrainingsprogrammen wesentlich zu sein. Dies läßt sich einmal aus der Erfahrung in den einzelnen Gruppen ableiten: Während es z. B. bei einigen Patienten relevantes Therapieziel sein muß, aggressive Haltungen zu erkennen und auszuleben, ist es für andere sinnvoller zu lernen, in Belastungssituationen nicht überschießend aggressiv zu reagieren. Beides kann durch Änderungen der kognitiven Situationsbewertung und gezieltes Einsetzen der Entspannungsverfahren erreicht werden.

Tabelle 2 gibt Aufschluß darüber, daß das von uns untersuchte Kollektiv im wesentlichen mit dem Bild einer durchschnittlichen Population einer Hypertonieambulanz in einer Mittelstadt der Bundesrepublik Deutschland übereinstimmt. Dies macht deutlich, daß auch für die Planung und Durchführung von verhaltensmedizinischen Programmen bei Hypertonikern nicht von der Annahme ausgegangen werden darf, daß es eine „Hypertoniepersönlichkeit" gibt und ein „standardisiertes Therapieprogramm" durchgeführt werden muß (Bauer 1981). Hieraus ist vielmehr abzuleiten, daß die Diagnostik von problematischen Verhaltensweisen bei den einzelnen Teilnehmern von entscheidender Bedeutung ist. Streßmanagementtrainingsprogramme müssen die jeweils in der Gruppe vorliegenden individuellen Besonderheiten berücksichtigen (Final Report of the Subcommittee on Nonpharmacological Therapy 1986).

Solange nur wenige systematische katamnestische Untersuchungen (Chesney et al. 1987) zur Effektivität einzelner Bausteine von verhaltensmedizinischen Trainingsprogrammen zur Blutdruckregulation vorliegen (wie z. B. der Vergleich von Entspannungsverfahren mit Biofeedbackmethoden und/oder kognitiven Verhaltensänderungsprogrammen), sollten diese verschiedenen Bausteine in einem Streßmanagementprogramm bei Hypertonikern vereint werden (Herrmann 1986; Jacob u. Chesney 1986).

6. Zusammenfassung

Bei Patienten mit milder Hypertonie kann durch die Teilnahme an einem Streßmanagementseminar, welches auf verhaltenstherapeutischen Ansätzen und Entspannungsverfahren beruht, eine Blutdrucksenkung erreicht werden.

Die beteiligten Mechanismen sind hierbei allerdings nur z. T. bekannt. Um auszuschließen, daß diese Patienten nur gelernt haben, den Blutdruck in der ärztlichen Praxis zu senken, wurden ebenfalls die zu Hause selbst gemessenen Blutdruckwerte und die durch automatische Blutdruckmeßgeräte erstellten Werte am Arbeitsplatz berücksichtigt. Die Ergebnisse zeigen, daß nicht nur der klinische Gelegenheitsblutdruck, sondern auch die am Arbeitsplatz und zu Hause aufgezeichneten Werte gesenkt werden konnten. Hieraus kann abgeleitet werden, daß die Patienten effektiv gelernt haben, ihren Lebensstil zu ändern und den Blutdruck auch während des gesamten Tages zu kontrollieren.

Auf der Basis dieser Ergebnisse, sehen wir die Integration einer solchen nichtmedikamentösen Intervention in die antihypertensive Behandlung als sinnvoll an. Voraussetzung ist jedoch eine ausreichende Motivation des Patienten.

Literatur

Bauer M (1981) Blutdruck und Persönlichkeit. Zusammenhangsanalyse von psychologischen Testdaten und physiologischen Meßergebnissen. Med Dissertation, Universität Bonn

Charlesworth EA, Williams BJ, Baer PE (1984) Stress management at the worksite for hypertension: Compliance, cost-benefit, health care and hypertension-related variables. Psychosom Med 46:387–397

Chesney MA, Black GW, Swan GE, Ward MW (1987) Relaxation training for essential hypertension at the worksite: I. The untreated mild hypertensive. Psychosom Med 49:250–263

Eiff AW von (1967) Essentielle Hypertonie. Thieme, Stuttgart

Engel BT, Glasgow MS, Gaarder KR (1983) Behavioral treatment of high blood pressure: III. Follow-up results and treatment recommendations. Psychosom Med 45:23–30

Hampel R (1977) Adjektivskalen zur Einschätzung der Stimmung (SES). Diagnostica 23:43–60

Herrmann JM (1986) Psychosomatische Therapie bei Hypertonie. MMW 128:869–872

Jacob RG, Chesney MA (1986) Psychological and behavioral methods to reduce cardiovascular reactivity. In: Matthews KA, Glass DC, Rosenman RH, Bortner RW (eds) Handbook of stress, reactivity, and cardiovascular disease. Wiley & Sons, New York Chichester

Janke W, Erdmann G, Boucsein W (unveröffentlicht) Streßverarbeitungsfragebogen. Form hab 5 s 144 i 24 h, Düsseldorf

Joint National Committee on Detection, Evaluation, and Treatment of High Blood Pressure (1986) Nonpharmacological approaches to the control of high blood pressure. Hypertension 8:444–467. (Final Report of the Subcommittee on Non-Pharmacological Therapy of the May, 1984)

Kallinke P, Kulick B, Heim P (1982) Psychologische Behandlungsmöglichkeiten bei essentiellen Hypertonikern. In: Köhle K (Hrsg) Zur Psychosomatik von Herz-Kreislauferkrankungen. Springer, Berlin Heidelberg New York

Langewitz W, Dähnert A, Rüddel H (1987) Zur Validität der Blutdruckmessung eines neuen tragbaren automatischen Blutdruckmeßgerätes. Med Welt 38:816–821

Meichenbaum D (1979) Kognitive Verhaltensmodifikation. Urban & Schwarzenberg, München

Patel C, Marmot MG, Terry DJ (1981) Controlled trial of biofeedback-aided behavioral methods in reducing mild hypertension. Br Med J 282:2005–2008

Patel C (1986) Prevention. Paradox in coronary heart disease. In: Schmidt TH, Dembroski T, Blümchen G (eds) Biological and psychological factors in cardiovascular disease. Springer, Berlin Heidelberg New York Tokyo

Patel C, Marmot MG, Terry DJ, Carruthers M, Hunt B, Patel M (1985) Trial of relaxation in reducing coronary risk: four years follow up. Br Med J 290:1103–1106

Pickering TG, Harshfield GA, Devereux RB, Laragh JH (1985) What is the role of ambulatory blood pressure monitoring in the management of hypertensive patients? Hypertension 7:171–177

Rauchfleisch U (1979) Handbuch zum Rosenzweig Picture Frustration Test (PFT), Bd 2. Huber, Bern

Rüddel H (1986) Therapeutische Konsequenzen der Analyse von Streßreaktionen bei der essentiellen Hypertonie. Habilitationsschrift, Universität Bonn

Schmieder R, Rüddel H, Neus J, Eiff AW von (1985) Blutdruckverhalten nach Absetzen einer 6monatigen antihypertensiven Therapie. Herzmedizin 125–128

Schmieder RE, Rüddel H, Neus H, Messerli FH, Eiff AW von (1987) Disparate hemodynamic response to mental challenge after antihypertensive therapy with beta blockers and calcium entry blockers. Am J Med 82:11–16

Schultz IH (1976) Das autogene Training. Thieme, Stuttgart

Sokolow M, Werdegar P, Kain HK, Hinman AT (1966) Relationship between level of blood pressure measured casually and by portable recorders and severity of complications in essential hypertension. Circulation 34:279–298

Ullrich R, Ullrich R ([2]1979) Der Unsicherheitsfragebogen. Testmanual V. Anleitung für den Therapeuten, Teil 2. Pfeiffer, München

Walter B (1987) Zur Effektivität einer verhaltensmedizinischen Therapie. Med Dissertation, Universität Bonn

Walter B, Rüddel H, Eiff AW von (1987) Efficiency of behavioral intervention in hypertension. In: Elbert T, Langosch W, Steptoe A, Vaitl D (eds) Behavioral medicine in cardiovascular disorders. Wiley & Sons, New York Chichester

13. Vagovasale Ohnmacht bei der Blut-Verletzungs-Katastrophen-(BVK-)Phobie und ihre verhaltenstherapeutische Behandlung*

I. Hand, G. Schröder

1.	Einführung	196
1.1.	Psychophysiologische Besonderheiten der BVK-Phobie	196
1.2.	Verhaltenstherapeutische Literatur zur BVK-Phobie	197
2.	Expositionsbehandlung	198
2.1.	Fallbeschreibung	199
2.2.	Therapiebedingungen	199
2.3.	Vortest	199
2.4.	Therapiesitzungen	201
2.4.1.	Erste Therapiesitzung	201
2.4.2.	Zweite Therapiesitzung	202
2.4.3.	Dritte und vierte Therapiesitzung, erste „Realitätstests"	202
3.	Therapieergebnis	203
3.1.	Der psychophysiologische Veränderungsprozeß	203
4.	Follow-up	205
4.1.	Kognitive Aufarbeitung des Therapieerlebnisses	206
Literatur		206

1. Einführung

1.1. Psychophysiologische Besonderheiten der BVK-Phobie

In der ärztlichen Praxis und in Blutspendediensten stellen Patienten mit phobischer Erwartungsangst vor einer Blutentnahme oder Injektion eine besondere Problemgruppe dar. Typischerweise und im Gegensatz zu Erwachsenen mit anderen Phobien tritt bei diesen Personen in der phobischen Situation eine bradykard-hypotone physiologische Begleitreaktion zur subjektiven Angstempfindung auf (Connolly et al. 1976). Dabei kann dann eine vagovasale Ohnmacht mit möglicherweise gar nicht so seltenem, vorübergehendem Herzstillstand (s. unten; Cohn 1976) eintreten. Die gleiche physiologische Reaktion scheint auch bei solchen Personen aufzutreten, die eine Phobie in bezug auf das Anschauen von Verletzungen und von Gewalttätigkeiten oder deren Abbildungen haben (Carruthers u. Taggart 1973).

Überraschenderweise und aus bisher unerklärlichen Gründen scheinen demgegenüber Kinder mit einer BVK-Phobie in der Regel eine hyperton-tachykarde Reaktion mit psychomotorischer Aktivierung zu zeigen: Nur in wenigen Ausnahmefällen wurde beobachtet, daß Kinder mit extremer Angst vor Blutentnahme im Moment des Einstichs erst einmal erstarrt wirkten, kaum verbale und motorische Abwehr zeigten, um dann erst nach Entfernung der Kanüle in einen zunehmenden Erregungsstrom mit Schreien und Herzjagen zu geraten.

Das physiologische Reaktionsmuster bei der BVK-Phobie zeigt damit 2 praktisch wie insbesondere auch wissenschaftlich bedeutsame Besonderheiten: 1. die hypoton-bradykarde Reaktion erwachsener BVK-Pho-

---

* Dieser Beitrag ist erstmals erschienen in: *Therapiewoche* 1980, Heft 30.

biker steht im Gegensatz zu der hyperton-tachykarden Reaktion bei allen übrigen bisher untersuchten Phobien Erwachsener (soweit bei diesen überhaupt Herz-Kreislauf-Reaktionen eintreten); 2. Kinder mit einer BVK-Phobie scheinen eine erwachsenen BVK-Phobikern entgegengesetzte Herz-Kreislauf-Reaktion zu haben (d. h. die phobische „Standardreaktion" Erwachsener). Die BVK-Phobie ist also die einzige sowohl im Kindes- wie auch Erwachsenenalter vorkommende Phobie, die anscheinend eine reifungsalterabhängige Umkehr der physiologischen Begleitreaktion aufweist. Unterschiede zwischen den Phobien von Erwachsenen und von Kindern sind bisher lediglich im Hinblick auf ein altersspezifisches, mitunter „spontan" erscheinendes Auftreten und gegebenenfalls eine scheinbar ebenso spontane, vom Alter abhängige Rückbildung beschrieben worden (Marks u. Gelder 1966; Marks 1969). Sollte sich unsere Annahme der reifungsalterabhängigen physiologischen Spezifität bei der BVK-Phobie in weiteren Untersuchungen bestätigen, dann läge darin, wie auch in ihrer physiologischen Spezifität unter den Phobien Erwachsener, ein weiterer Hinweis darauf, daß Ausbildung und Aufrechterhaltung von Phobien keineswegs nur unter einfachen lerntheoretischen Aspekten verstanden werden können.

1.2. Verhaltenstherapeutische Literatur zur BVK-Phobie

Bisher gibt es nur wenige verhaltenstherapeutische Publikationen über die BVK-Phobie (Cohn et al. 1976; Connolly et al. 1976; Marks 1977; Marks et al. 1977). Für das Verständnis der physiologischen Reaktion bei der BVK-Phobie werden dabei unterschiedliche Erklärungsversuche herangezogen.

Laut Engel (in Connolly et al. 1976) soll diese spezifische phobische Reaktion mit einer angeborenen Reaktion auf äußere Bedrohung – einer Umverteilung der zirkulierenden Blutmenge in die Extremitätenmuskulatur im Sinne einer Vorbereitung auf motorische Gegenreaktionen – beginnen. Ist eine angemessene, mit motorischer Aktivierung verbundene Abwehr der drohenden Gefahr nicht möglich, dann sollen die durch die fehlende muskuläre Aktivierung bedingte Inaktivität der „venösen Pumpe" und die Auswirkungen der Schwerkraft auf das in den Extremitäten befindliche Blut zu einem verminderten venösen Rückfluß zum Herzen führen. Der dadurch absinkende Blutdruck soll zur Ohnmacht führen, die durch letztere bewirkte horizontale Körperlage soll dann eine Normalisierung der Blutverteilung einleiten. Graham et al. (1961) diskutierten darüber hinaus, daß in der ersten, vom sympathischen Nervensystem kontrollierten Phase bereits eine antagonistische parasympathische Gegenreaktion induziert wird, die ein zu hohes Ansteigen von Herzfrequenz und Blutdruck verhindern soll. Bricht diese erste Aktivierungsphase dann bei fehlenden motorischen Entladungsmöglichkeiten rasch zusammen, dann soll die parasympathisch gesteuerte Gegenreaktion zunehmend zur bradykard-hypotonen Kreislauflage führen.

Der zeitliche Ablauf der psychophysiologischen Reaktionen kann intra- wie interindividuell sowohl bei Erwachsenen (Connolly et al. 1976) als auch bei Kindern (Schröder, im Druck) variieren; beginnen können sie entweder unmittelbar vor oder während oder noch längere Zeit nach dem Auslösereiz (Blutentnahme) – dies anscheinend in größerer Abhängigkeit von kognitiven Prozessen im Patienten als von den realen äußeren Auslösebedingungen.

In der von uns durchgeführten Therapie war ein solcher zweiphasiger Prozeß klar erkennbar: Die erste Phase tachykard-hypertoner Erwartungsangst mit „Kampf gegen" die befürchtete Ohnmacht wurde abgelöst von einer zweiten Phase bradykard-hypotoner Reaktionen mit einer „Sehnsucht nach" der Ohnmacht.

Craigs Annahme, daß Bradykardie eine Reaktion auf das Anschauen von Blut bzw. Verletzungen sei und daß Tachykardie als Reaktion auf eigene Verletzungen erfolge, läßt sich aus der verhaltenstherapeutischen Erfahrung mit Erwachsenen nicht bestätigen (s. auch Connolly et al.). Schröders Beobachtung, daß während der Behandlung ihrer spritzenphobischen Kinder zuschauende Väter gelegentlich im Gegensatz zu ihren Kindern eine bradykard-hypotone Reaktion zeigten, untermauert nicht die Annahme eines Unterschieds zwischen dem Erleben und dem Zuschauen bei einer Blutentnahme, sondern ist ein weiterer, anekdotischer Hinweis für eine altersabhängige physiologische Reaktionsspezifität bei dieser Phobie. Rein beschreibend könnte man die physiologische Reaktion im Kindesalter als aktives und die im Erwachsenenalter als passives Meidungsverhalten bezeichnen.

Während der Ohnmachtsphase haben unseres Wissens lediglich Cohn et al. bisher eine „vollständige kardiale Asystole" von 3 s Dauer beschrieben. In unserer Einzelfallbehandlung trat bei der Vortestung sogar ein Herzstillstand über 20 s auf. Unsere und die Studie von Cohn et al. scheinen jedoch die einzigen in der Verhaltenstherapie zu sein, in denen während der gesamten Test- und Therapiedauer kontinuierliche psychophysiologische Messungen vorgenommen wurden. Wir vermuten daher, daß ein intermittierender vagovasaler Herzstillstand bei eintretender Ohnmacht kein so seltenes Ereignis ist.

Die beiden bisher veröffentlichten Verhaltenstherapiemethoden in der Behandlung der BVK-Phobie (Cohn et al. 1976; Marks et al. 1977) verwenden das Prinzip der „gestuften Exposition" („graded exposure") in der realen Problemsituation (in vivo).

Leider wird diese Vorgehensweise in der Verhaltenstherapieliteratur in der Regel nicht im Detail beschrieben, obwohl die Art, in der der Patient dabei geführt wird, insbesondere das Eingehen auf seine kognitiven Prozesse (Selbstsprache), den Therapieablauf und möglicherweise auch dessen Wirkungsmechanismus sehr unterschiedlich gestalten können. Auch aus der Arbeit von Marks et al. ist das diesbezügliche Vorgehen kaum erkennbar. Aus unmittelbarer Kenntnis dieser Arbeitsgruppe können wir jedoch schließen, daß die dort behandelten Blut-/Spritzenphobiker im Rahmen der graduierten Expositionsbehandlung möglichst rasch mit ihrer vollen Zustimmung in die am meisten gefürchtete Situation gebracht wurden, um durch deren prolongiertes und wiederholtes Erleben – gegebenenfalls auch mit dem einmaligen oder mehrfachen Erlebnis einer in der Therapie eintretenden Ohnmacht – eine Gewöhnung an diese Situation (Habituation) zu erzielen. Bei entsprechender Motivation des Patienten und einem ausreichend guten persönlichen Kontakt zum Therapeuten war dieses Vorgehen bei mehreren Patienten mit kurzer Therapiedauer erfolgreich.

Cohn et al. beschreiben die Behandlung eines Medizinstudenten, der beim Anblick von Blut oder Verletzungen anderer ohnmächtig wurde. Ein erster Behandlungsversuch mit Entspannungstraining und systematischer Desensibilisierung schlug fehl, daraufhin wurde der Patient durch Suggestion spannungsreicher Konfliktsituationen mit seinem Vater bzw. seiner Ehefrau in einen Zustand aggressiver Gereiztheit versetzt, bevor ihm Bilder von blutenden Verletzten vorgelegt wurden. Auf dieser emotionalen Ausgangsbasis kam es dann nicht mehr zu stärkeren physiologischen Reaktionen auf die Bilder und später auch auf den Anblick verletzter Personen. Mit der Zahl der Wiederholungen ließ auch die Notwendigkeit nach, vor der Konfrontation mit der phobischen Situation Aggressionen induzieren zu müssen. Dieses Vorgehen, das ebenfalls zu den graduierten Expositionsverfahren gezählt werden kann, ist vom Wirkmechanismus der ersten Phase her als In-vivo-Desensibilisierung nach dem Wolpe-Modell der Gegenkonditionierung bzw. kompetitiven Substitution einer Emotion durch eine andere beschreibbar (nicht erklärbar!); die 2. Phase, nämlich die ständigen Wiederholungen schließlich auch ohne vorweg induzierte Aggression, lassen sich dann auch als Habituationsprozeß beschreiben.

Obwohl diesen beiden Formen der graduierten Expositionsbehandlung unterschiedliche Konzepte zugrunde liegen, zeigt der Ablauf der von uns im folgenden beschriebenen Behandlung, daß eine eher im Sinne des in der Marks-Gruppe angewendeten Verfahrens begonnene Behandlung vom Patienten spontan in der zweiten Therapiesitzung in Richtung des Vorgehens der Cohn-Gruppe modifiziert wurde. Eine solche selbstinduzierte, kognitive „Füllung" der Expositionstherapie scheint uns einige Vorteile gegenüber zu starker kognitiver Vorstrukturierung durch den Therapeuten zu haben, da sie eher eine dem betreffenden Individuum angemessene Spezifität bekommt (Hand u. Wedel 1978).

2. Expositionsbehandlung

Die BVK-Phobie ist für viele Menschen ein ausgesprochen lästiges und, wenn notwendige ärztliche Untersuchungen dadurch gemieden werden, auch gefährliches Problem, das sich mit der in den letzten Jahren zunehmend verfeinerten verhaltenstherapeutischen Technik der graduierten Exposition in vivo (Reiz-Reaktions-Überflutung) mit all deren Variationen ausgesprochen schnell und mit bleibendem Erfolg behandeln läßt, wenn der Patient entsprechend motiviert oder motivierenden Einflüssen des Therapeuten zugänglich ist.

Die folgende Einzelfalldarstellung soll unter Berücksichtigung der oben angedeuteten Aspekte eine möglichst allgemein gültige und für individuelle, spezifische Bedürfnisse variable therapeutische Vorgehensweise so beschreiben, daß sie von erfahrenen Therapeuten direkt angewandt und von weniger erfahrenen mit relativ kurzem Training erlernt werden kann.

2.1. Fallbeschreibung

Der 25jährige Patient (P.) hatte über 18 Jahre bei etwa 25 Gelegenheiten, bei denen ihm Blut abgenommen oder Medikamente injiziert werden mußten, Ohnmachten bekommen. Ohnmachten und Ohnmachtsphobie waren auf diese Situation beschränkt. Weder der Anblick von Blut noch der Einstich der Spritzennadel lösten stärkere Reaktionen aus; brutale Filmszenen wurden jedoch gemieden, da sie Unwohlsein erweckten.

Der „Ohnmachtsreflex" hatte sich in einer einmaligen Konditionierungssituation im Alter von 7 Jahren entwickelt:

Während er in einer Arztpraxis mit seiner Schwester auf seine eigene Impfung wartete, hörte er aus dem Untersuchungszimmer die Schreie eines Jungen, der gerade eine Impfung erhielt. In Panik rannte er aus der Praxis und war bei späteren Gelegenheiten nur unter hohem Außendruck zu den beschriebenen 25 Untersuchungen zu bringen. Bei diesen traten die Ohnmachten dann entweder vor, während oder auch deutlich nach Beendigung einer Blutentnahme oder Injektion auf. Ein Behandlungsversuch mit systematischer Desensibilisierung 2 Jahre vor der jetzigen Therapie war gescheitert, weil der Patient bei der ersten Gelegenheit, als er nach Abschluß der „Desensibilisierung in der Phantasie" einer Blutentnahme bei einem anderen zuschauen sollte, fortgelaufen war und die Therapie abgebrochen hatte.

Zur jetzigen Behandlung kam er, da er sich bei der Bewerbung für eine neue berufliche Position einer eingehenden ärztlichen Untersuchung unterziehen mußte und negative Konsequenzen befürchtete, falls er erneut ohnmächtig werden sollte.

2.2. Therapiebedingungen

Die erste Behandlungssitzung und die Vor- und Nachtests wurden in einem Videostudio unter fortwährender polygraphischer Registrierung von Herzfrequenz, EMG und GSR durchgeführt. Außer dem Therapeuten war noch eine Verhaltenstherapieschwester in diesem Raum anwesend, die regelmäßig nach der Riva-Rocci-Methode den Blutdruck (RR) maß und verbal Feedback über systolische und diastolische Werte gab. In kurzen Abständen wurde nach dem Ausmaß der erlebten Angst (unter Benutzung der Marks-Gelder 0-bis-8-Skala) gefragt. Das Therapieverfahren und die polygraphischen Darstellungen wurden mit verschiedenen Videokameras gefilmt und simultan auf ein Band aufgenommen.

Als Therapiemethode wurde eine besondere Form der graduierten Expositionsbehandlung in vivo benutzt, wie diese von einem der Autoren (I. H.) Unter Betonung der „emotional-kognitiven Selbstexploration" auch im Sinne eines fortlaufenden Motivationsprozesses in der Behandlung von Phobien und Zwängen weiterentwikkelt worden ist.

P. erhielt 4 Therapiesitzungen mit insgesamt 15 Blutentnahmen innerhalb von 2 Wochen, ferner je 1 Blutentnahme bei dem Vor- und Nachtest sowie 2 weitere außerhalb der Klinik – mit insgesamt 19 also angenähert so viele, wie in den vergangenen 18 Jahren der phobischen Reaktion. Die ersten beiden Therapiesitzungen wurden von einem der Autoren (I. H.), die beiden folgenden sowie 4 kurze „Auffrisch"sitzungen während der ersten 6 Monate „follow up" von einer Verhaltenstherapieschwester (E. Kaunisto) durchgeführt. Die Verhaltenstests (Blutentnahmen) vor Therapiebeginn und wenige Tage nach der 4. Therapiesitzung wurden von einem Mitarbeiter durchgeführt, der im übrigen keinerlei Kontakt mit dem Patienten hatte und sich bei der Blutentnahme so verhielt wie ein Arzt in einer Allgemeinpraxis in der entsprechenden Situation.

2.3. Vortest

Zu unserer Überraschung willigte P. ein, unmittelbar vor Therapiebeginn eine Testblutentnahme durchführen zu lassen.

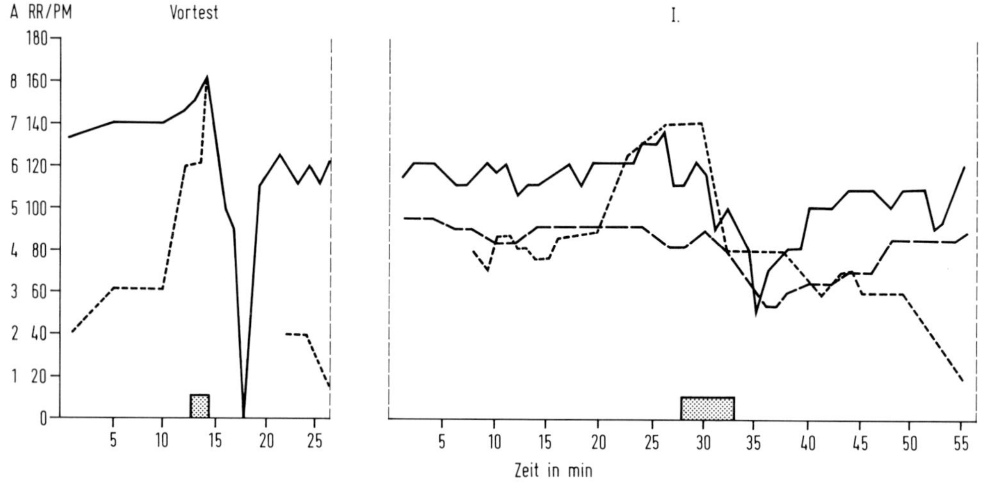

Abb. 1. A-, RR- und PM-Verhalten bei Vortest und 1. Therapiesitzung. —— Blutdruck *(RR)*, – – – *Herzfrequenz (PM)*, ··· Angst *(A)*, ▩ Dauer der Blutentnahme

Er wurde eingehend darauf hingewiesen, daß er jederzeit bis zum Einstich der Kanüle einen Abbruch des Tests fordern könne. Die Blutentnahmesituation vom Eintritt des Mitarbeiters in den Untersuchungsraum bis zum Verlassen desselben dauerte nur wenige Minuten, wobei sich bereits in der Erwartungsphase eine ausgeprägte Hypertonie und Tachykardie entwickelten (Abb. 1). Erst mehrere Minuten nach Abschluß der Blutentnahme trat dann die Ohnmacht mit einem Herzstillstand über 20 s (Abb. 2 und 3) ein, wobei der Patient in den ersten 10 s des Herzstillstandes noch das Nahen der Ohnmacht beschrieb. Kurz nach Wiedereinsetzen der Herzaktion traten kurzdauernde, krampfartige Muskelkontraktionen besonders an den Extremitäten auf, die vermutlich hypoxämisch bedingt waren. Nach Wiedererlangung des Bewußtseins erinnerte P. vage einen traumähnlichen Zustand, in dem das erste Auslöseerlebnis im Alter von 7 Jahren angeklungen war.

Es schien gerechtgertigt, davon auszugehen, daß auch bei den früheren Ohnmachten wiederholt Herzstillstände von vergleichbarer Dauer aufgetreten waren und bei weiteren möglichen Ohnmachten im Rahmen der Therapie wieder auftreten könnten. Obwohl eine solche Asystole im Rahmen einer vagovasalen Ohnmacht spätestens nach 40 s durch übergeordnete

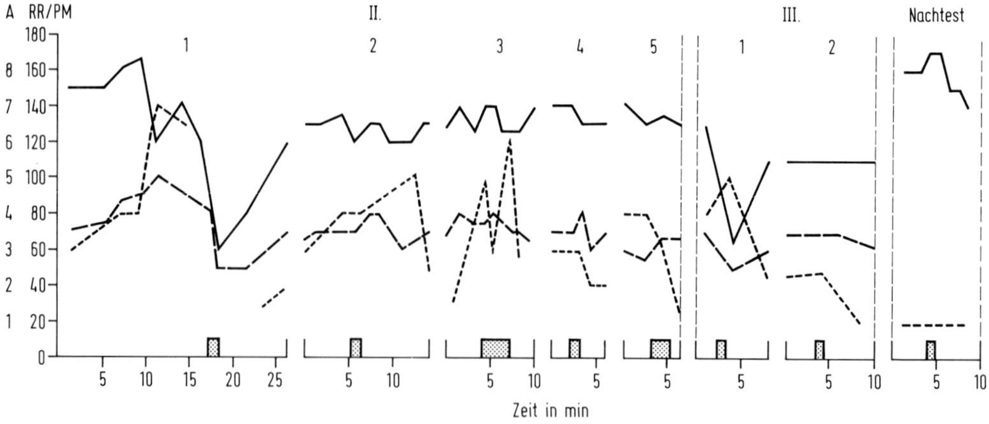

Abb. 2. A-, RR- und PM-Verhalten bei der 2. und 3. Therapiesitzung sowie beim Nachtest: —— Blutdruck *(RR)*, – – – Herzfrequenz *(PM)*, ··· Angst *(A)*, ▩ Dauer der Blutentnahme

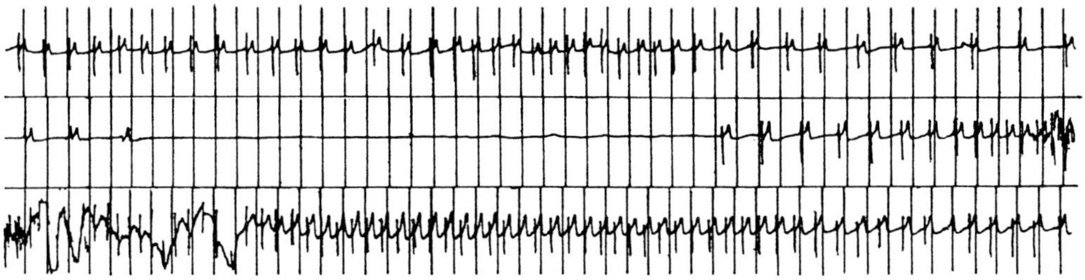

Abb. 3. EKG

Reizzentren spontan behoben wird und bei organisch gesundem Herz-Kreislauf-System keine wesentliche Gefährdung für den Patienten besteht, wollten wir P. in der unmittelbar nachfolgenden Therapiesitzung weitere solche Ohnmachten unbedingt ersparen. Dies wurde P. jedoch nicht mitgeteilt, um einen weiteren Anstieg seiner Erwartungsangst zu vermeiden. Er wurde über den vorübergehenden Herzstillstand informiert und erneut gefragt, ob er bereit sei, auch unter den eingetretenen Umständen in die eigentliche Therapie hineinzugehen.

2.4. Therapiesitzungen

2.4.1. Erste Therapiesitzung

Verhaltensanalyse und Verhaltenstest (Vortest) hatten ergeben, daß die psychophysiologische Gesamtreaktion aus 2 deutlich voneinander unterscheidbaren Phasen bestand: 1. Erwartungsangst im Hinblick auf die befürchtete Ohnmacht mit zunehmender Tachykardie und Hypertonie. Kognitiv gleichzeitig krampfhafter Kampf gegen die erwartete Ohnmacht. Dabei starke Konzentration auf interne Körpersignale für eine nahende Ohnmacht und, bei steigender Angst, deutlich abnehmende Registrierung äußerer Ereignisse zugunsten vermehrter Zuwendung auf die internen Signale im Sinne eines sich selbst verstärkenden Circulus vitiosus. 2. Ab einem bestimmten Punkt – im Vortest nach Abschluß der Blutentnahme – rascher Abfall von Blutdruck und Pulsfrequenz. Im gleichen Maße zunehmender Wunsch, in Ohnmacht zu fallen, aus dem Gefühl heraus, nicht mehr genug Kontrolle zu haben und das Unvermeidliche jetzt möglichst schnell hinter sich bringen zu wollen. Aus mehrfach bestätigter Erfahrung bestand zudem die Erwartung, nach dem Wiedererwachen aus der Ohnmacht eine deutliche Befindensverbesserung zu spüren.

Das erste Therapieziel bestand darin, den „Kampf gegen die Ohnmacht" in gleicher Weise wie den „Wunsch nach der Ohnmacht" zu reduzieren, indem die Selbstsprache und das fixierte Erwartungskonzept direkt modifiziert wurden.

P. wurde angehalten, laut und mit ständigem Redefluß alle externen und körperinternen Ereignisse, die mit der Blutentnahmesituation zusammenhingen, zu beschreiben. Dabei hatte er die Instruktion, entgegen seinem bisherigen Verhalten weder eine Ohnmacht oder andere unangenehme Begleitreaktionen bei der Blutentnahme vorweg zu phantasieren (Unterbindung der phobischen Antizipation) noch sich einzureden, daß diesmal alles gut und angenehm verlaufen würde (Unterbindung des krampfhaften Versuchs einer positiven Antizipation zur Vermeidung der Wahrnehmung aktueller Gefühle). Statt dessen sollte er sich auf die Realität in jedem gegebenen Augenblick konzentrieren und diese sich selbst und dem Therapeuten mitteilen (Realitätstestung). P. hatte zunächst jede Einzelheit des Untersuchungsraumes zu beschreiben, sodann seine Situation auf dem Untersuchungstisch und schließlich die neben ihm liegende Spritze und Injektionsnadel, die er dann auch selbst in die Hand nahm, zusammensetzte, und mit der er sich dann leicht in die Haut stach. Zur weiteren Vorbereitung wurde ihm Blut von einer anderen Person gezeigt, wobei er das Röhrchen selbst übernahm und etwas Blut zwischen den Fingern zerrieb (gestufte In-vivo-Annäherung an die reale Problemsituation). Ferner hatte er ständig seine Körperempfindungen und Gefühle darzustellen. In dieser Realitätstestung wurde er dadurch bestärkt, daß wir ihm konstant Feedback über seinen Blutdruck (RR) gaben.

Als der Therapeut Kanüle und Spritze übernahm und der Zeitpunkt des Einstichs heranrückte, mußte die beschriebene Instruktion teilweise geändert werden.

P. begann nun nämlich zunehmend über interne Indikatoren für eine nahende Ohnmacht zu sprechen und sich darauf zu konzentrieren. Zeitlich fiel diese Umorientierung in der Realitätswahrnehmung zusammen mit der Umkehr der Kreislaufreaktion von der hyperton-tachykarden in die hypoton-bradykarde Phase. Die Kommunikation mit dem Therapeuten und der Kontakt mit der übrigen äußeren Realität drohten abzureißen. Zugleich schien der Patient gefährdet, sich eine Ohnmacht zu suggerieren. Daraufhin wurde er massiv und in anfangs sehr kurzen Abständen aufgefordert, sich nun ausschließlich auf die Außenwelt zu konzentrieren. Ihm wurden jetzt ständig Gegenstände und Ereignisse genannt, die er im Mikrodetail zu beschreiben hatte. Diese veränderte Taktik erwies sich als äußerst hilfreich, speziell als die Kanüle in der Vene lag und dort absichtlich lange belassen wurde, da gerade in dieser Phase der Wunsch nach einer Ohnmacht wieder stark in den Vordergrund trat. Zu diesem Zeitpunkt kam es zu einer drastischen Reduktion von Blutdruck und Herzfrequenz (s. Abb. 1).

Durch die geschilderte Technik der massiven Außenorientierung unter ständiger Beschreibung der Realität im Sinne einer „konkurrierenden Reaktion" (Baum), die mit einem In-Ohnmacht-Fallen unvereinbar war, gelang es jedoch, Ohnmacht und Herzstillstand zu verhindern und das etablierte Erwartungskonzept (Selbstsprache) des Patienten erstmals massiv zu verändern. Nach Beendigung der Blutentnahme übernahm P. die mit seinem Blut gefüllte Spritze, zerrieb dann etwas Blut zwischen seinen Fingern und stand schließlich auf, um eine Reihe körperlicher Übungen zu machen. All dies erfolgte, um die aus der Vorgeschichte bekannte, verzögerte Ohnmacht nach Abschluß der Blutentnahme zu verhindern und zugleich das darauf bezogene Erwartungskonzept zu verändern. Am Ende dieser insgesamt 90 min dauernden Sitzung befand sich P. in ausgesprochener Hochstimmung und sah weiteren Blutentnahmen zuversichtlich entgegen. Er reagierte enttäuscht auf die Mitteilung, daß am selben Tag keine weiteren Entnahmen erfolgen würden.

2.4.2. Zweite Therapiesitzung

Sie erfolgte wenige Tage später unter dem gleichen Konzept.

Obwohl erneut ausgeprägte physiologische Reaktionen bereits in der Erwartungsphase auftraten (s. Abb. 2), wirkte der Patient sehr zuversichtlich und entwickelte im Laufe der Sitzung spontan eine zusätzliche Technik der Angstbewältigung, indem er in spöttischer und leicht aggressiver Weise das Können der Ärzte und Schwestern im allgemeinen und der Anwesenden im speziellen in Frage stellte. Es schien, daß ihm diese zusätzliche Form der Angstbewältigung in der zweiten Sitzung v. a. deswegen möglich war, weil er schon mit einem deutlich reduzierten Angstniveau erschien und bei weitem nicht mehr so „eingefroren" wirkte wie in der ersten Sitzung.

In der gleichen Zeiteinheit, in der bei der vorangegangenen Sitzung lediglich eine Blutentnahme stattgefunden hatte, wurden in der zweiten Sitzung nun 5 durchgeführt, wobei die Nadel jeweils nur recht kurze Zeit in der Vene belassen wurde. Die Angstbewältigung mit der beschriebenen Methode wurde ab der dritten Blutentnahme weitestgehend P. selbst überlassen. Die Blutentnahmebedingungen wurden bereits in dieser Sitzung zunehmend denen in einer ärztlichen Praxis angeglichen. Lediglich bei der ersten Gelegenheit fielen RR und Herzfrequenz (PM) noch einmal stark ab, um danach relativ stabil zu bleiben; die subjektive Angst zeigte bei allen Entnahmen eine starke Fluktuation (s. 3.1.).

Die physiologische „Habituation" trat hier also deutlich schneller als die entsprechenden kognitiv-emotionalen Veränderungen ein. Auch am Ende dieser Sitzung war der Patient mit dem erreichten Resultat sehr zufrieden.

2.4.3. Dritte und vierte Therapiesitzung, erste „Realitätstests"

Die 3. Sitzung begann der Patient mit einer ihm selbst unerklärlichen depressiven Verstimmung, die bereits am Vortag begonnen hatte. Er akzeptierte lediglich 2 Blutentnahmen. Bei der ersten zeigte sich nochmals eine deutliche psychophysiologische Reaktion, bei der 2. blieben die physiologischen Parameter im Normbereich, Angst wurde nicht mehr empfunden.

Die in der 1. und zu Beginn der 2. Therapiesitzung noch laut gesprochene Angstbewältigungstechnik wurde bei den letzten Blutentnahmen der 2. und – von kurzdauernden Ausnahmen abgesehen – ab der 3. Sitzung von P. internalisiert und ersetzte im Sinne einer „verdeckten Bewältigungsstrategie" („covert coping") die frühere „phobische Selbstsprache".

Nach dieser 3. Sitzung, nach insgesamt 8 Blutentnahmen unter Therapiebedingungen, unterzog sich P. jener ärztlichen Einstellungsuntersuchung, die ihn zur Aufnahme dieser Therapie bewogen hatte. In gestufter Entwöhnung von der Therapiesituation ging er wenige Tage vor dieser Untersuchung noch zu dem ihm gut bekannten Hausarzt zu einer Testentnahme, die ohne Komplikationen verlief. Sowohl dort wie auch bei der gut überstandenen Einstellungsuntersuchung benutzte er zugleich mit der erlernten Technik der Außenorientierung und kontinuierlichen Umweltbeschreibung die in der 2. Therapiesitzung selbst eingeführte aggressive Distanzierung vom Blutentnehmer.

In der bald darauf erfolgenden 4. Therapiesitzung wurden auf Drängen von P. 7 Blutentnahmen kurz hintereinander durchgeführt. Hierbei trat keine nennenswerte emotional-kognitive und physiologische Reaktion mehr auf. Bei den Blutentnahmen wurde keinerlei therapeutische Stützung von außen mehr gegeben.

P. berichtete bei dieser Gelegenheit, daß ihm der Verlauf des 3. Therapietages, an dem er trotz der sehr schlechten Gesamtbefindlichkeit 2 Blutentnahmen erfolgreich überstanden hatte, besondere Zuversicht hinsichtlich der Einstellungsuntersuchung vermittelt hatte.

Wenige Tage nach der 4. Therapiesitzung wurde der Nachtest (s. Abb. 2) durchgeführt.

3. Therapieergebnis

Bei einer seit 18 Jahren bestehenden BVK-Phobie mit regelmäßigen Ohnmachten bei etwa 25 Blutentnahmeerlebnissen während dieser Jahre konnte der tiefkonditionierte physiologische „Reflex"anteil der Phobie mit vagovasalem Herzstillstand bereits in der 1. Therapiesitzung mit der verhaltenstherapeutischen Methode der „gestuften Exposition" durchbrochen und in nur wenigen weiteren Sitzungen die physiologische und schließlich auch kognitiv-emotionale Reaktivität hinsichtlich der Phobiesituation weitgehend gelöscht werden. Die ausschließlich symptombezogene, einfache und systematische Behandlungstechnik hatte neben der direkten therapeutischen Effizienz 2 besondere Effekte: a) Während der Therapiezeit trat eine vorübergehende Dissoziation der Entwicklungstrends der psychophysiologischen Anteile der phobischen Reaktion auf (s. 3.1.); b) in dem bisher über 18 Monate gelaufenen Follow-up-Zeitraum kam es zu einer spontanen kognitiven Aufarbeitung des Therapieerlebnisses mit eigenen Interpretationsversuchen der früheren Phobie als eines „Symptoms" für ein allgemeines Problemverhalten; ferner zu einer Generalisierung des „Erfolgserlebnisses am Symptom" auf eine Reihe anderer problematischer Lebenssituationen, die seit Therapieende eigenständig verändert wurden (s. 4.1.).

3.1. Der psychophysiologische Veränderungsprozeß

Einige meßtechnische Pannen – Ausfall der telemetrischen EKG-Übermittlung im Vor- und Nachtest, d. h. Fehlen der Herzfrequenzwerte –, zwischenzeitliches „Vergessen" des Abfragens der subjektiven Angsteinschätzung bei dem etwas dramatischen Verlauf des Vortests, die in der unblutigen Blutdruckmessung nach Riva-Rocci enthaltenen Fehlerquellen sowie die aus therapeutischen Gründen unumgänglichen zeitlichen Variationen in der Dauer der Vorbereitung zur und Durchführung der Blutentnahmen beeinträchtigen stark die Aussagekraft der dargestellten Meßergebnisse (s. Abb. 1 und 2). Dennoch scheinen uns einige wesentliche Veränderungstrends nicht entscheidend durch diese

Einschränkungen betroffen. In der Literatur über diese spezielle Phobie sind zudem bisher keine vergleichbar kontrollierten Therapien beschrieben.

Im Vortest ist eine „typische" phobische Erwachsenenreaktion mit parallelem Angst- und Blutdruckanstieg in jener Phase festzustellen, in der die phobische Erwartungsangst der Ohnmacht kognitiv noch ein Kampf gegen die Ohnmacht ist. Der „untypische" drastische Blutdruckabfall entspricht der kognitiven Umkehr mit Wunsch nach raschem Eintritt der nun als unausweichlich empfundenen Ohnmacht. Eine Kausalbeziehung zwischen der kognitiv-emotionalen und der physiologischen Reaktionsumkehr können wir aus unseren Protokollen nicht mit hinreichender Sicherheit ableiten. Wird der Moment der physiologischen Umkehr in zeitliche Beziehung zur Blutentnahme gesetzt, so wird deutlich, daß er sowohl vor (s. Beginn 2. Sitzung), während (s. 1. Sitzung) wie auch nach (s. Vortest) der Blutentnahme einsetzen kann. Dies entspricht den früheren Erfahrungen von P. wie auch einigen Literaturangaben (Carruthers, Taggart 1973). Sehr rasch nach Wiedereinsetzen der Herztätigkeit reguliert sich der Blutdruck (RR), der in der Baselinezeit vor Eintreten des Blutentnehmers (1.–10. min) – wohl aufgrund der Erwartungsspannung – etwas über der Altersnorm lag (140 statt 120 systolisch), auf Normalwerte. Auf der Angstskala (0–4 „Unwohlsein", „Spannung"; ab 5 eindeutig „Angst") war die aus der Anamnese bereits zu erwartende Entspannung eingetreten. Die Veränderungstrends von RR und Angst sind im Vortest also im wesentlichen gleichlaufend, dabei besteht eine ausgesprochen hohe Reaktivität in beiden Parametern.

In der 1. Therapiesitzung laufen die Veränderungen in den 3 Parametern Angst, RR und Herzfrequenz (PM) weiterhin weitgehend parallel, wenngleich zeitlich etwas gegeneinander versetzt. Obwohl die Angst in der aus therapeutischen Gründen prolongierten Phase vor der Blutentnahme höher ist als im Vortest, bleibt der RR; anders als im Vortest, bis kurz vor Blutentnahme im Normbereich. Die im Vortest nicht dokumentierte PM liegt demgegenüber mit einer Mittellage um 90/min von vornherein über dem altersentsprechenden Normwert von etwa 65 und geht, im Gegensatz zum Blutdruck, auch nach der Blutentnahme auf ein zu hohes Niveau zurück (Einfluß des vorangegangenen Kollaps?). RR und Angst zeigen eine wesentlich ausgeprägtere Reaktivität als die PM! Das Angstgefühl steigt zusammen mit dem RR an und bleibt in den ersten 4 min, nachdem bereits ein RR-Abfall und eine leichte PM-Senkung eingesetzt haben, hoch. Erst bei deutlichem RR-Abfall unter 100 (Wahrnehmung neuer interner Körpersignale?) wird die vorhandene Gefühlsqualität nicht mehr als Angst, sondern eher als Unwohlsein bezeichnet.

In der 2. Therapiesitzung (s. Abb 2) liegen PM und Angst einerseits und RR andererseits in der Erwartungsphase vor der 1. Blutentnahme sehr viel weiter auseinander als bei der 1. Therapiesitzung. Während RR wieder wie beim Vortest und im Gegensatz zur 1. Sitzung deutlich über der Altersnorm liegt, ist die der PM in den Anfangsminuten im Gegensatz zum Vortag im Normbereich. Bereits 8 min vor Blutentnahme beginnt jetzt die fallende Tendenz des RR, während PM und Angst in den ersten 2 min des RR-Abfalls noch steigen, um dann parallel mit diesem weiter abzufallen. Grundsätzlich besteht eine vergleichbare Synchronie der einzelnen Parameter wie im Vortest und in der 1. Therapiesitzung. 8 min nach Blutentnahme sind alle 3 Parameter im Normbereich.

Bei den gleich nachfolgenden 4 weiteren Blutentnahmen bleiben RR und PM überraschenderweise bereits ohne nennenswerte Reaktivität in der Nähe des Normbereichs, während die Angst bei der 2. und 3. Blutentnahme noch stark fluktuiert, um erst bei den letzten beiden Entnahmen ebenfalls einen deutlichen Trend zur Normalisierung zu zeigen. Hier besteht also eine vorübergehende Dissoziation der kognitiv-emotionalen Reaktion zu dem Zeitpunkt, als die physiologischen Parameter erstmals habituieren.

Am 3. Therapietag zeigen alle 3 Parameter nur noch bei der 1. Blutentnahme eine – im Vergleich zur 1. Blutentnahme der 2. Sitzung deutlich gedämpfte – Veränderungstendenz in Richtung Ohnmacht.

Beim Nachtest, der vom selben Arzt wie der Vortest durchgeführt wurde, trat im RR eine unerwartete, deutlich hypertone „Erwartungsreaktion" auf einen vorher nie beobachteten Wert von 170 ein (PM leider nicht dokumentiert). Hier finden wir die stärkste Dissoziation von physiologischer und emotional-kognitiver Reaktion, indem trotz der sehr ausgeprägten RR-Reaktion praktisch nicht einmal mehr Unwohlsein empfunden wird. Im RR war damit eine Umkehr von der spezifischen BVK-Reaktion zu einer phobischen „Standard"-Reaktion Erwachsener eingetreten.

Erst ab dem 6-Monate-Follow-up bis hin zum 18-Monate-Follow-up treten während und nach der Blutentnahme keine wesentlichen psychophysiologischen Reaktionen mehr ein (Graham et al. 1961).

Zusammenfassend läßt sich also feststellen: Im Vortest und zu Beginn der Therapie reagieren RR, PM und Angst in der Phobiesituation weitgehend synchron, zeitlich allenfalls gelegentlich etwas gegeneinander verschoben. Habituation bzw. Löschung der phobischen Reaktion beginnt in den beiden physiologischen Parametern bereits in der 2. Therapiesitzung, während die kognitiv-emotionale Reaktivität noch ausgeprägt bleibt. Ab der 3. Sitzung setzt bei der 2. Blutentnahme eine synchrone Habituation in allen 3 Parametern ein, nachdem bei der ersten Entnahme noch eine synchrone, aber nur im RR noch ausgeprägte Reaktivität vorhanden war. Im Nachtest tritt dann überraschend ein Erwartungsangst-indizierender „Rückfall“ im RR ein, bei völliger Desynchronisation zur Angst.

Es sind also 2 Desynchronisationsformen im zeitlichen Ablauf unterscheidbar: die physiologischen Parameter habituieren vor der Angstreaktion; als letztere dann relativ stabil gelöscht ist, tritt ein „Rückfall“ der RR-Reaktion, jetzt allerdings im Sinne einer „typischen“ Erwachsenenphobie, ein, ohne den BVK-phobietypischen zweiten hypotonen Reflexteil. In weniger ausgeprägter Form läßt sich diese Reaktionstendenz bei RR und PM auch noch in der Erwartungsphase unmittelbar vor Blutentnahme beim 18-Monate-Follow-up beobachten, mit Abklingen der Reaktivität aber schon während der Entnahme selbst. RR zeigt eine wesentlich ausgeprägtere Reaktivität als PM über den gesamten Verlauf der Therapie.

Der in den Abb. 1 und 2 aus Gründen der Übersichtlichkeit nicht enthaltene diastolische Blutdruck zeigte weitestgehend parallele Verläufe wie der systolische, mit allerdings wechselnder Bandbreite zwischen systolischem und diastolischem Druck. Demgegenüber fanden Graham et al. (zit. nach Connolly et al., 1976) eine wesentlich ausgeprägtere Reaktivität des diastolischen als des systolischen RR, insbesondere in der Phase vor und während der Blutentnahme, während unmittelbar nach Blutentnahme dann der systolische Blutdruck ebenso stark wie der diastolische und die Pulsfrequenz absanken.

RR und PM zeigen unterschiedliche Basiswerte am Beginn und Ende der 1. Therapiesitzungen, und auch im 18-Monate-Follow-up: in der ersten Sitzung liegen RR im und PM leicht über dem Normbereich, in der 2. Sitzung tritt eine Umkehr dieser Relation ein, und in der 2. Hälfte der 3. Sitzung sind dann beide stabil im Normbereich. Beim 18-Monate-Follow-up sind beide in der Erwartungsphase erhöht; während der RR sich nach der Entnahme normalisiert, bleibt der PM auf einem etwas erhöhten Niveau.

Insgesamt entspricht die RR/PM-Reaktion bei der hier beschriebenen BVK-Phobie der „asympathikotonen“ Form unter den hypotonen Regulationsstörungen. Diese Form tritt typischerweise bei Blut- bzw. Flüssigkeitsverlusten auf. Dies mag die Vermutung bestärken, daß die BVK-Phobie eine emotional-kognitive „Als-ob-Reaktion“ darstellen könnte, die dann gleichsam von einer physiologischen „Ist-Reaktion“ begleitet wird.

Eine systematische Überprüfung dieses Einzelbefunds ist in Vorbereitung.

4. Follow-up

Bis hin zum 6-Monate-Follow-up ließ P. sich auf eigenen Wunsch bei uns in insgesamt 4 Sitzungen noch 14mal Blut entnehmen. Alle Sitzungen erfolgten unter den Bedingungen einer ärztlichen Normalpraxis. P. hatte diese Zusatzsitzungen gewünscht, um den Therapieeffekt zu stabilisieren, nachdem er kurz nach Therapieende beim Zuschauen einer Blutentnahme bei einer anderen Person mit aufsteigender Übelkeit den Raum hatte verlassen müssen.

Alle genannten Blutentnahmen verliefen komplikationslos und ohne Angsterleben. Fortgesetzte Messungen über die ersten beiden Sitzungen mit 8 Entnahmen ergaben RR-Werte im Normalbereich von 110 bis 130, während der PM jeweils in der Erwartungsphase um 80 lag, um bei und nach der Entnahme auf Normalwerte um 65 bis 70 zurückzugehen. Nach einer praktisch konstanten Serie von etwa 25 Ohnmachten bei den früheren Blutentnahmen im Verlauf von 18 Jahren war also bei den insgesamt 33

Entnahmen in den 6 Monaten seit Therapiebeginn diese Reaktion stabil „gelöscht".

Beim 18-Monate-Follow-up bestand weiterhin Beschwerdefreiheit, wenngleich die „angstauslösende Situation ... noch nicht völlig bedeutungslos" (P.) ist. Bei der Testblutentnahme waren RR und PM anfangs mit 150 bzw. 105 wieder deutlich in Richtung Erwartungsreaktion erhöht, dabei wurde jedoch keine Angst angegeben. Während und nach der Blutentnahme ging der RR auf Normalwerte (120 bzw. 130) zurück, der PM stabilisierte sich auf etwas erhöhtem Niveau (85 bzw. 80). P. meinte, die Anfangsspannung sei eher dadurch bedingt gewesen, daß er „es besonders gut machen wollte", als durch phobische Angst.

4.1. Kognitive Aufarbeitung des Therapieerlebnisses

Während der Therapie bewertete P. den 3. Behandlungstag als ein besonders überzeugendes Erlebnis, da er trotz sehr schlechter Stimmungslage vor Therapiebeginn wieder ein volles Erfolgserlebnis haben konnte.

Erst zwischen dem 6- und 18-Monate-Follow-up setzte eine intensive kognitive Aufarbeitung des Therapieerlebnisses ein, obwohl die Interventionen der Therapeuten als „sichtbar fast ausschließlich auf verhaltensmäßiger Ebene" ablaufend erinnert wurden. Die Therapieeffekte bedeuteten anfangs „starkes Erfolgserlebnis ... Gefühl größerer Selbstkontrolle" sowie „Einsicht, daß weitere Fortschritte keiner Therapieverlängerung bedürfen, sondern selbst erreichbar sind".

Die Außenorientierung in der 1. Sitzung und die selbständige Füllung dieser Außenorientierung mit einem erkennbaren Maß an Aggressivität wurden in dem Jahr nach dem 6-Monate-Follow-up auf andere Lebenssituationen erweitert. „Faszinierender Ausbau der neuen Verhaltensmöglichkeiten": Veränderung langjährig bestehender Wohnverhältnisse, mehr direktes Durchsetzungsvermögen, Selbstsicherheit, Leistungsfähigkeit und Optimismus. P. nahm ebenfalls eine völlig neue berufliche Ausbildung auf.

Diese eigenständige Generalisierung des im Rahmen der Symptomtherapie induzierten veränderten Selbsterlebens – des kognitiven Konstrukts von sich selbst – ist sicherlich ein durch die berufliche Vorbildung von P. wohl mitbedingter optimaler Therapieeffekt. Grundsätzlich kann bei kurzdauernden, emotional intensiv tangierenden Expositionstherapien eine solche Generalisierungstendenz oft beobachtet werden; es eröffnen sich dann ganz neue Möglichkeiten eigenständiger Weiterentwicklung oder auch besonders gute Ausgangsbedingungen für eine weiterführende Therapie.

Literatur

Carruthers M, Taggart P (1973) Vagotonicity of violence – biochemical and cardiac responses to violent films and television programms. Br Med J 3:384–389

Cohn C, Kron R, Brady J (1976) A case of blood-illness-injury phobia treated behaviorally. J Nerv Ment Dis 162:65–68

Connolly J, Hallam R, Marks I (1976) Selective association of fainting with blood-injury-illness fear. Behav Ther 7:8–13

Graham D, Kabler J, Lunsford L (1961) Vasovagal fainting – a diphasic response. Psychosom Med 23:493–507

Hand I, Wedel S (1978) Verhaltenstherapeutische Ambulanz an der psychiatrischen Klinik der Universität Hamburg. In: Kongreßbericht Jahreskongreß 1977 der DGVT in Berlin. Beltz, Weinheim

Marks I, Gelder M (1966) Different ages of onset in varietes of phobias. Am J Psychiatry 123:218–222

Marks I (1969) Fears and Phobias. Heinemann, London

Marks I, Connolly S, Hallam R, Philpott R (1977) Nursing in behavioral psychotherapy (Research service of Royal College of Nursing. Henrietta Place, London WIMO Ab)

Marks I (1977) Exposure treatment – chapter I: conceptual issues. In: Agras W et al. (eds) Behavior modification in clinical psychiatry, 2nd edn. Little, Brown, Boston

Schröder G (1981) Angst bei Kindern. Urban & Schwarzenberg, München. (Reihe: Fortschritte der Klinischen Psychologie)

14. Tinnitus

G. Goebel

1. Einleitung . . . 207
2. Epidemiologie . . . 207
3. Definition und Klassifikation . . . 208
4. Klinik und Pathophysiologie . . . 209
5. Psychopathologie . . . 213
6. Behandlungsansätze . . . 215
6.1. Medizinische Behandlungsmethoden . . . 215
6.2. Psychologische Behandlungsmethoden . . . 217
6.2.1. Psychophysiologische Behandlungsmethoden . . . 217
6.2.2. Hypnose . . . 219
6.2.3. Kognitive Therapie . . . 219
6.2.4. Verhaltenstherapie im engeren Sinn . . . 219
6.2.5. Tinnitustagebuch . . . 220
6.2.6. Tinnitusinformation für Betroffene . . . 221
6.2.7. Multimodales Behandlungskonzept . . . 222
7. Schlußfolgerungen . . . 224
Literatur . . . 226

1. Einleitung

Diagnostik und Behandlung von Patienten mit Tinnitus haben in den letzten 10 Jahren wieder zunehmende Beachtung gefunden. Tinnitus ist ein Symptom und keine eigenständige Erkrankung. Die Vielfalt von Erklärungsmodellen (Zenner 1986; Möller 1984; Tonndorf 1987; Wilson 1987) und die Erkrankungen, bei denen Tinnitus vorkommt (Opitz 1981; Übersicht) erschwert erheblich die verschiedenen Behandlungsansätze und die Beurteilung ihrer Wirksamkeit. Tinnitus aurium leitet sich ab aus dem Lateinischen und bedeutet „Läuten in den Ohren" und ist überwiegend ein rein subjektives Phänomen, das von den Betroffenen als Klingen, Rauschen, Zischen, Pfeifen, Surren, Sausen und Brummen etc. beschrieben wird.

2. Epidemiologie

Nach Schätzungen im angelsächsischen Raum sollen etwa 20% der Bevölkerung von Industrieländern an Tinnitus leiden. Etwa 5% der Durchschnittsbevölkerung fühlt sich durch Tinnitus im Schlaf gestört. Die Prävalenz bei chronisch Lärm ausgesetzten Personen ist fast doppelt so hoch (Hallam 1987) und steigt mit dem Lebensalter mit einem Inzidenzspitzenbereich zwischen 51 und 60 Jahren. Gelegentlich wird Tinnitus auch von Kindern angegeben, v. a. in Verbindung mit Hörminderung und Taubheit (Hazell 1981). Die Beobachtungen zeigen eine höhere Prävalenz bei Arbeitern. Frauen sind geringgradig häufiger betroffen, und es scheint eine Bevorzugung des linken Ohrs vorzuliegen (Coles 1981), wie es auch bei Schmerzsymptomen zu sein scheint, die ebenfalls die linke Körperhälfte bevorzugt befallen (Merskey 1979).

Ursächliche Zusammenhänge mit Tinnitus:
degenerative Erkrankung des ZNS und Innenohrs. Presbyakusis;
Lärmschäden, Schalltraumata;
Durchblutungsstörungen, Hörsturz, Barotraumen;
Morbus Menière;
Otosklerose;
bakterielle und virale Infektionen im labyrintheren und retrolabyrintheren Bereich;
Tumoren des VIII. Hirnnervs bzw. der hinteren Schädelgrube;
Intoxikationen (Alkohol, Nikotin, Chinin, Acetylsalicylsäure, Diuretika, Aminoglykoside, etc.);
Stoffwechselerkrankungen (Diabetes mellitus, Fettstoffwechselstörungen, Hypothyreose, Avitaminosen etc.);
Kiefergelenkaffektionen, Bruxismus;
Erkrankungen der oberen Halswirbelsäule;
Allergene.

Eine Erhebung in USA ergibt bei etwa 1–6% der erwachsenen Gesamtbevölkerung ein erheblich störendes Ohrgeräusch (Duckro et al. 1984), und etwa 0,5% sind davon so beeinträchtigt, daß sie nicht mehr in der Lage sind, ein normales Leben zu führen (Coles 1984).

Verläßliche statistische Daten für die BRD existieren nicht. Es gibt lediglich eine repräsentative Umfrage durch das Deutsche Grüne Kreuz (Stange, im Druck), bei der 11% der Befragten über Tinnitus klagten, 16% hatten ein niederfrequentes Rauschen, 35% mittelfrequentes Rauschen und 37% hochfrequentes Summen; 13% konnten keine Differenzierung angeben. Von den erwachsenen Einwohnern zwischen 15 und 75 Jahren darf man dabei von etwa 5 Mio. Bundesbürgern mit Tinnitus ausgehen, von denen etwa einige hunderttausend Betroffene zu den behandlungsbedürftigen Patienten mit chronischem Tinnitus zu rechnen sind. Der rasche Zulauf einer 1986 gegründeten Selbsthilfeorganisation für Tinnitusbetroffene (Tinnitus-Liga)[1] mit 1988 bereits über 2000 Mitgliedern mag in dieser Richtung ein Hinweis sein.

3. Definition und Klassifikation

1981 ist auf einem internationalen Tinnituskongreß folgender Tinnitusbegriff festgelegt worden: „Tinnitus ist definiert als eine Tonempfindung, die nicht hervorgerufen ist durch ein simultanes mechano-akustisches oder elektrisches Signal". Dabei wurde von den Teilnehmern auf den Begriff „Empfindung" besonderer Wert gelegt und empfohlen, externe bzw. objektivierbare Geräuschquellen nicht mehr unter dem Begriff Tinnitus zu subsumieren (Anonymus 1981).

Eine mehr bewertende Unterscheidung ist die Einteilung in „klinischen Tinnitus" und „nichtklinischen Tinnitus" (Coles u. Hallam 1987). Dabei sollen unter nichtklinischem Tinnitus diese Formen eingeordnet werden, die den Betroffenen nicht wesentlich stören. Alle anderen Tinnitusformen sind als „klinischer Tinnitus" einzuordnen, die den Patienten erheblich belästigen, auch wenn er noch keine medikamentöse oder andere klinische Behandlung erfahren hat.

Als „komplexen Tinnitus" bezeichnen Duckro et al. (1984) die Tinnitusformen, die mit erheblicher psychischer Problematik einhergehen.

„Physiologischer Tinnitus" beschreibt das normale Hören von feinen Geräuschen, die in den Kopf lokalisiert werden. Bei aufmerksamem Hören in einem sehr ruhigen Raum (Camera silentia) ist dies gewöhnlich nachzuvollziehen. Nach obiger Definition ist dies als Tinnitus zu bezeichnen, gewöhnlich aber eher unter den „nichtklinischen Tinnitus" einzuordnen.

„Temporärer Tinnitus" kann bei vorübergehender Störung der Cochlea oder des zentralen Nervensystems entstehen.

[1] Deutsche Tinnitus-Liga e.V., 5600 Wuppertal 21, Lohsiepenstraße 18.

Dies kann spontan auftreten, durch Lärm, Medikamente oder andere Intoxikationen induziert sein und dürfte knapp von jeder 2. Person irgendwann einmal bemerkt worden sein.

Unter dem Begriff „Leitungstinnitus“ subsumieren Coles u. Hallam (1987) den Tinnitus, der mit Erkrankungen des Mittelohrs und/oder Hörverlust einhergeht (Verlust des normalen Maskierungseffekts mit Erkrankung der Gehörknochen, wie z. B. Otosklerose oder Otitis media mit Beteiligung des Innenohrs).

4. Klinik und Pathophysiologie

Ein niederfrequentes vibrierendes Knakken und Brummen usw. ist eher mechanisch bedingt und kann Folge eines Zerumenpfropfs, von Muskelkontraktionen des Mittelohrs, der Eustachi-Röhre, des Gaumens oder Pharynx sein. Die Mehrzahl der Tinnitusfälle weist bei einseitiger Lokalisation, tonalem Charakter, wie Glockenläuten oder einem hohen, persistierenden musikalischen Ton, wahrscheinlich auf eine Erkrankung der Cochlea („cochlearer Tinnitus“) hin (z. B. Knalltrauma). Ebenfalls einseitig findet sich Tinnitus beim Akustikusneurinom und Luesinfektion des Innenohrs. Ausgeprägte Tinnitusformen sind überwiegend mit Beeinträchtigung des Gehörs verbunden. Otosklerose geht häufig mit einem eher niederfrequenten und breitbasigen Rauschen einher.

Ein eher wechselndfrequentes, sausendes oder brummendes Geräusch findet sich in Verbindung mit Hörverlust, Schwindel und Recruitment beim Morbus Menière mit Zunahme der Tinnitusintensität während der Anfälle. Ein kleiner Anteil der Tinnitusfälle ist zentralen Ursprungs, wie Beispiele von Durchtrennung des Hörnervs mit folgendem oder persistierendem Tinnitus zeigen.

Pulssynchrone Tinnitusformen, die gelegentlich auch zu objektivieren sind, treten in Verbindung mit seltenen intrakraniellen Gefäßmißbildungen auf.

Erfahrene Untersucher beobachten auch immer wieder Zusammenhänge mit Erkrankungen der oberen Halswirbelsäule und des Kiefergelenks, wobei hier Zusammenhänge mit Bruxismus (nächtliches Zähneknirschen) tinnitusauslösend sein können. Allein die hier in der Übersicht (s. S. 208) aufgeführten verschiedenen Erkrankungen, bei denen ein Tinnitus angegeben wird, weisen auf die Vielzahl von diagnostischen Schritten und Behandlungsansätzen hin, an die hier gedacht werden muß.

Für Außenstehende ist es mit erheblichen Schwierigkeiten verbunden, den Tinnitus zu analysieren. Die Erfassung von Tonhöhe, Lautheit und Verdeckung gelingt nur annähernd mit Hilfe von Vergleichsmessungen mit Tönen bzw. Schmalbandgeräuschen am Audiometer und an Tinnitusmaskern. Bei etwa 70% der Betroffenen liegt die Verdeckbarkeit des Tinnitus unter 5 db, bei etwa 20% unter 10 db und nur bei etwa 5% der Untersuchten müssen Tonstärken von über 15 db verwendet werden. Weitere Informationen lassen sich durch Funktionsprüfungen des Gleichgewichtssystems und Ableitung akustisch evozierter Hirnstammpotentiale gewinnen, wobei Forschung und Erfahrung mit letzterem Verfahren noch nicht abgeschlossen sind (Wedel et al. im Druck).

In den letzten Jahren wurden auf dem Gebiet der Physiologie und Pathologie zahlreiche neuere Erkenntnisse erzielt. Der Hörvorgang selbst wird ermöglicht durch Schallaufnahme des Trommelfells, Weiterleitung der Schwingungsenergie über die Gehörknöchelchenkette an das Innenohr und Übertragung auf die Perilymphe der Scala vestibuli. Die dadurch ausgelöste Wanderwelle im Endolymphschlauch führt frequenzabhängig zur Ausbildung eines Lymphwellenmaximums (hohe Frequenzen stapesnah, niedrige Frequenzen in der Nähe des Helicotremas), das dann den Hörapparat an der jeweiligen Stelle erregt (Abb. 1).

In der Innenohrforschung spielt die Funktion der sog. Haarzellen (Abb. 2), die die eigentlichen Sinneszellen des Ohrs darstellen, eine zentrale Rolle. Die inneren

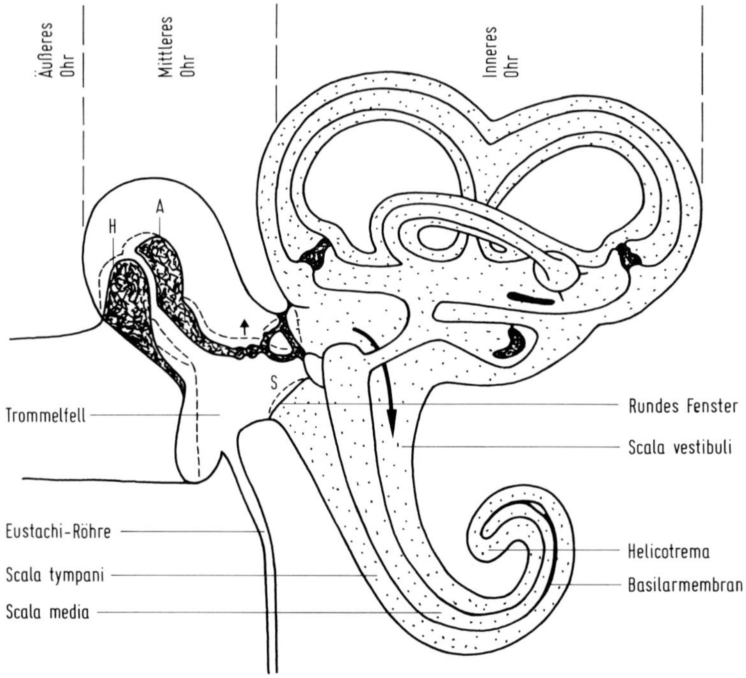

Abb. 1. Schematische Darstellung von äußerem, mittlerem und innerem Ohr (*H* Hammer, *A* Amboß, *S* Steigbügel; ↑ und *die gestrichelte Linie* zeigen die Bewegung der Hörknöchelchenkette bei Schalleinwirkung und die dadurch erzeugte Welle der Endolymphe). (Aus Schmidt u. Thews 1983)

Haarzellen sind nach dem derzeitigen Wissensstand die eigentlichen Hörelemente im Gegensatz zu den äußeren Haarzellen, denen überwiegend die Aufgabe zukommt, die inneren Haarzellen in ihrer Empfindlichkeit zu modulieren. Dies ist aufgrund ihrer Kontraktionsfähigkeit möglich und erklärt die mechanische Fähigkeit des Innenohrs, sich auf verschiedene Lautstärken einzustellen (Zenner 1986).

Durch Schädigung oder komplette Zerstörung der äußeren Haarzellen wird der

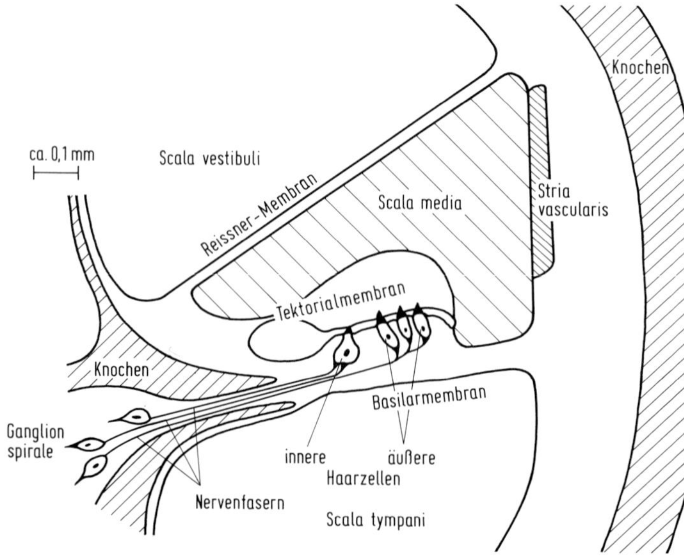

Abb. 2. Schematische Darstellung eines Querschnitts durch eine Windung der Cochlea. Das auf der Basilarmembran befindliche Cortiorgan enthält die Rezeptorzellen (Haarzellen). Darüber deckt sich die Tektorialmembran. (Aus Schmidt 1977)

dämpfende Effekt auf die inneren Haarzellen gestört und führt somit zu einer ständigen Überempfindlichkeit. Dies ist eine Erklärung z. B. für Ohrgeräusche nach Knalltraumen, andererseits für den lindernden Effekt bei dieser Tinnitusursache durch Schalleinwirkungen, wie z. B. Wasserrauschen und die therapeutisch günstige Wirkung von Tinnitusmaskern (Wedel u. Opitz 1980; Wedel 1987) (Abb. 3).

Neuere Erkenntnisse der Funktion des Hörnervs zeigen, daß die einzelnen Nervenfasern asynchrone Spontanaktivitäten (Grundentladung) aufweisen, die sich durch Schalleinwirkung ändern und somit die Information in verschlüsselter Form weitergeben. ein asynchrones Entladungsmuster würde dann der Information „Stille" entsprechen, und nur bei Störungen oder Ausfall einzelner Fasern wäre durch Ausfall oder Verstärkung dieses einzelnen Entladungsmuster die Information „Stille" gestört (Salvi u. Ahroon 1983). Dies könnte durch eine mechanische Läsion der Cochlea, des endolymphatischen Systems, der elektrischen Entkoppelung von Haarzellen oder Schädigung der neuralen Strukturen im Hörnerv selbst entstehen und erklärt v. a. die Wirkung von membranstabilisierenden Medikamenten wie Lokalanästhetika oder Antiarrhythmika oder Antiepileptika (Möller 1984; Lenarz 1987; Goodey 1987).

In Anlehnung an die Gate-control-Theorie von Melzack u. Wall (s. auch Kapitel 8) hat Tonndorf (1987) folgende Hypothese diskutiert: Es scheint festzustehen, daß die Nervenfasern, die den inneren Haarzellen zugeordnet werden, einen dickeren Durchmesser als die Nervenfasern besitzen, die von den äußeren Haarzellen kommen. Diese beiden Nervenfasern stehen in Balance und vermögen über Querverbindungen die Weiterleitung von Impulsraten zu höheren Zentren zu bestimmen (s. Abb. 3). Dieses System kann, ähnlich einem „Schleusentor", bei einer bestimmten Anzahl von unterschiedlich schnell eintreffenden Impulssequenzen die Weiterleitung hemmen oder verstärken. Ein Trauma vaskulärer oder entzündlicher Genese z. B. könnte dann durch Störung der Balance zwischen den beiden Faserarten, ähnlich dem Deafferenzierungsschmerz, eine Weiterleitung von Impulsen auslösen, die nicht mechanischer Ursache sind und somit als zentraler Tinnitus einzustufen sind. Die dicken schnelleren Fasern, die den inneren Haarzellen zugeordnet sind, hätten den Effekt, das Tor eher zu schließen, und die dünneren langsameren Fasern, die den äußeren Haarzellen zugeordnet werden, hätten den Effekt, das Tor eher zu öffnen. Da die äußeren Haarzellen gegenüber einer einzelnen inneren Haarzellreihe in der Mehrzahl sind, könnte z. B. bei einer völligen Unterbrechung der Afferenzen (in Verbindung mit völligem Hörverlust) sich im Verlauf der Zeit eine Spontanaktivität der restlichen dünnen Fasern entwickeln, wodurch sich ein Tinnitusphänomen erklären könnte. Beim Schmerzmodell wäre dies entsprechend dem Phantomschmerz vergleichbar.

Mit diesem Modell lassen sich die Wirkung von Tinnitusmaskierungen, die Wirkung von membranstabilisierenden Pharmaka, elektrische Stimulierung (Tonndorf 1987) und die Beeinflußbarkeit des Tinnitus durch höhere zentrale Systeme (Kogniton, Emotion u. a.) gut nachvollziehen. Es bietet sich an, hier Ergebnisse der bereits vorliegenden Schmerzforschung hypothetisch in die weitere Forschung von Pathophysiologie und Behandlung des Tinnitus einfließen zu lassen.

Im Anschluß an den Hörnerv durchläuft die Hörbahn mehrere Schaltstellen des Hirnstamms und steht über Querverbindungen mit anderen Teilen des Gehirns in Verbindung (Sprachzentrum, optisches System, vegetatives Nervensystem, kognitives System, affektives System, sensorisches System und Koordinationszentrum von Hals- und Kopfmuskulatur). Erst danach kommt es zu beobachtbarem Verhalten auf der motorischen, verbalen und physiologischen Ebene (s. Abb. 3). Hier scheint die Verarbeitung der wahrgenommenen Geräusche ähnlich komplex ausgestaltet wie die von Schmerzen, und dieses Modell erleichtert das Verständnis der Tinnitusbeeinflussung durch psychische Faktoren, wie Plazebo, Entspannungsverfahren, Biofeedback, Hypnose, kognitive und operante Therapieverfahren, Psychoanalyse, den Einsatz von Psychopharmaka und physikalische bzw. neuraltherapeutische

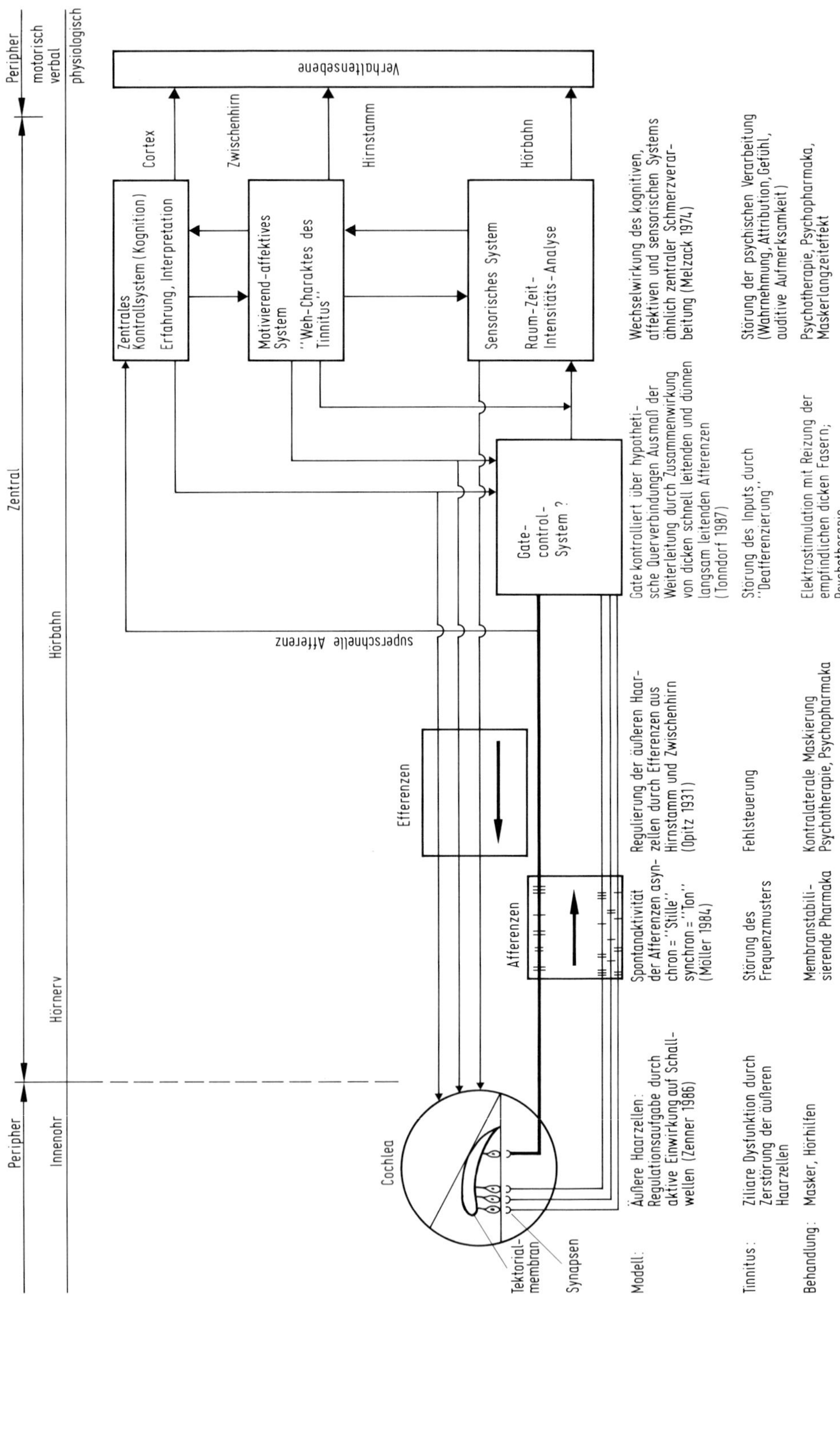

Abb. 3. Multimodales Tinnitusmodell

Behandlungsansätze im Kiefer- und Halsbereich.

Schließlich ist aus tierexperimentellen Untersuchungen schon längere Zeit die Existenz von Efferenzen aus dem Hirnstamm und Zwischenhirn zum Innenohr bekannt. Auf diesem Wege besteht die Möglichkeit einer zentral gesteuerten Anpassung der äußeren Haarzellen der Cochlea und eine Beeinflussung der Spontanaktivitäten der Hörnervenfasern. Über die komplexe Verschaltung der beiden Hirnhälften läßt sich somit schlüssig erklären, wodurch durch eine kontralaterale Beschallung Tinnitus im gegenseitigen Ohr beeinflußt werden kann (Opitz 1981; Hallam 1987).

5. Psychopathologie

Es ist belegt, daß Ohrgeräusche schon im Altertum bekannt waren. Bei den Ägyptern wurde Tinnitus göttlichen Stimmen zugeordnet und Hippokrates (460–377 v. Chr.) wundert sich, „daß ein im Ohr vorhandenes Geräusch verschwindet, wenn man sich einem lauteren Geräusch, z. B. dem eines Wasserfalles, nähert". Wie quälend Tinnitus sein kann, geht uns aus Schilderungen so bekannter Geschichtsgrößen wie Luther, Beethoven, Smetana, Rousseau und Goya hervor. Van Gogh soll sich aus Verzweiflung ein Ohr abgeschnitten haben, um so vom Tinnitus loszukommen. Beethoven, der seit seinem 28. Lebensjahr unter Tinnitus litt, hat einen Teil seines Vermögens für die Behandlung seiner Gehörerkrankung aufgewendet, und die Erkrankung hat, ähnlich wie bei Smetana, Teile seiner Kompositionen entscheidend beeinflußt.

Etwa 2% der Patienten mit Tinnitus reagieren aufgrund der ununterbrochenen Belästigung mit manifesten Ein- und Durchschlafstörungen, Konzentrationsstörungen, Gefühlen der Hilflosigkeit und einem allgemeinen Erschöpfungszustand (Hallam 1987). Etwa 5% der erwachsenen britischen Bevölkerung führt ihre Schlafstörungen auf ihren Tinnitus zurück (Hallam 1987). Die Attribuierung von psychischen Störungen auf den Tinnitus hat einen sehr komplexen Hintergrund, wenn man davon ausgeht, daß Tinnitus für den Betroffenen in unterschiedlicher Weise als Stressor wahrgenommen wird und folglich zu unterschiedlichen psychischen Reaktionen führt.

10% aller Patienten, die wegen Tinnitus in die HNO-Sprechstunde kommen, weisen erhebliche psychische Veränderungen auf, z. B. Depression, Angst und Konversion (House I. W. 1981). Dabei können durchaus ähnlich schwere Tinnitusformen vorliegen und die Betroffenen dennoch unterschiedlich darauf reagieren. 87% der Tinnituspatienten wehren sich gegen die Ununterbrochenheit des Geräuschs, etwa die Hälfte fühlt sich durch die Lautheit erheblich beeinträchtigt, und etwa ein Dirttel leidet unter der Tonqualität (Jakes et al. 1985).

Von House (1981) wurden 134 Patienten mit therapieresistentem Tinnitus mit Hilfe des Minnesota Multiphasic Personality Inventory (MMPI) untersucht, wovon 36% hohe Skalenwerte für Depression zeigten, 41% unter die Gruppe der neurotischen Konversionsreaktionen zu zählen waren und 23% als Grenzfälle eingestuft wurden. Für solche Patienten schlägt Duckro et al. (1984) die Definition „dekompensierter Tinnitus" vor. Sind auffallende Persönlichkeitsmerkmale bei den Betroffenen nachzuweisen (Wood et al. 1983), sollte dennoch der Begriff „Tinnituspersönlichkeit" nicht angewendet werden, da es nicht bewiesen ist, daß diese jetzt imponierende Persönlichkeitsvariable Ursache für die Entwicklung des Tinnitus ist (Ambrosino 1981). Prospektive Studien existieren nicht, und nach unserer Erfahrung liegen nur unwesentliche Unterscheidungsmerkmale bei den affektiven Begleiterkrankungen von Patienten mit chronischem Tinnitus und z. B. Patienten mit chronischem Schmerzsyndrom oder Patienten einer psychiatrischen Ambulanz (Goebel et al., in Druck; Derogatis 1986) vor (Tabelle 1).

Andererseits weist schon Böning (1981) darauf hin, daß „mitunter der Othologe dem Ohr der Psyche näher ... sitzt ... als der Psychiater selbst" und Klagen über Tinnitus kann Angst- und Depressionsäußerungen ersetzen, d. h. der Betroffene beschäftigt sich überwiegend mit seinem Tinnitus, um seine Depression und Angst zu verbergen („maskierte Depression, larvierte Depression"). Nur gelegentlich begegnet man dem Tinnitus als Frühsymptom einer endogenen Depression.

Für Außenstehende ist es immer wieder unbefriedigend nachzuvollziehen, was der Grund ist, daß der Tinnitus bei den Betroffenen als Plage oder Stressor erlebt wird. Ähnlich wie bei chronischen Schmerzpatienten (Sternbach 1974) sind Patienten mit chronischem Tinnitus an einem Leiden erkrankt, das für die Umgebung nicht beobachtbar ist. Qualität, Wechsel des Symptoms sowie intermittierende Phasen können nur vom Betroffenen selbst beschrieben werden. Dies kann u. a. erhebliche Auswirkungen auf die Beziehung zu Familienmitgliedern und anderen Bezugspersonen haben. Die Betroffenen sind immer wieder gezwungen, der Umwelt ihr Leiden durch sichtbares und hörbares Verhalten kundzutun, und Kommunikationsstörungen infolge von Hörstörungen scheinen einer der wenigen Erkrankungen zu sein, bei deren Konfrontation die Umwelt sehr schnell mit Aggressivität reagiert (Hallam et al. 1984).

Auch der Gutachter steht beim chronischen Tinnitus vor dem Dilemma, die Angaben des Betroffenen nur schwer überprüfen zu können. Es passiert daher leicht, daß Mißtrauen, der Eindruck von Simulation und die vorschnelle Diagnosestellung einer Konversionsneurose auf der einen Seite und das Gefühl von ungerechtem Behandeltwerden auf der anderen Seite eine zufriedenstellende Beurteilung erschweren.

Es ist nachvollziehbar, daß Tinnitus als laut beschrieben wird und dies als lästig erlebt wird und umgekehrt, daß Tinnitus besser ertragen wird, wenn er nur leise wahrgenommen wird. Dieser Eindimensionalität widerspricht jedoch die Beobachtung, daß eine Überprüfung der Tinnituslautheit häufig nur niedrige Decibelwerte ergibt (s. oben).

Bei der Einschätzung des Tinnitus sind zusätzlich Schlafstörungen, Beeinträchtigungen im familiären und sozialen Bereich, reaktive Depressionen, Anpassungsstörungen mit hysterischen und phobischen Zügen und Konzentrationsstörungen u. a. im Sinne einer Multidimensionalität einzubeziehen (Jakes et al. 1985). Desweiteren finden sich zusammen mit Tinnitus noch weitere neuroothologische Funktionsstörungen, wie Hörminderung und vestibuläre Malfunktionen, die das Beschwerdebild komplizieren können.

Vergleicht man die Faktorenanalyse des McGill Pain Questionnary (Melzack 1975) und den Tinnitusfragebogen von Jakes u.

Tabelle 1. Mittelwerte der SCL-90-R-Skalen von verschiedenen Stichproben: chronischer Schmerz n = 13, chronischer Tinnitus n = 11 (Klinik Roseneck); ambulante psychiatrische Patienten n = 1002, angegebene Normwerte n = 974. (Aus Derogatis 1966)

	Tinnitus $\bar{x}$	Schmerz $\bar{x}$	ambulant psychiatrisch $\bar{x}$	Normwert $\bar{x}$
1. Somatisierung	0,72	1,36	0,87	0,36
2. Zwang	1,30	1,50	1,47	0,39
3. Unsicherheit	1,19	1,58	1,41	0,29
4. Depressivität	1,35	1,89	1,79	0,36
5. Ängstlichkeit	0,97	1,21	1,47	0,30
6. Aggressivität	0,71	0,91	1,10	0,30
7. Phobische Angst	0,75	0,76	0,74	0,13
8. Paranoides Denken	0,97	1,06	1,16	0,34
9. Psychotizismus	0,70	0,73	0,94	0,14
Generelle Symptomatik	1,04	1,28	1,26	0,31
Beschwerdenzahl	48,80	56,15	50,17	19,29
Streßindex der Beschwerden	1,76	2,00	2,14	1,31

Hallam (Jakes et al. 1985), finden sich Parallelen in 2 Faktoren. Die Eindringlichkeit („intrusiviness“) des Tinnitus entspricht der sensorischen Qualität des Schmerzes und die Gestreßtheit durch den Tinnitus („distress“) mehr der affektiven Qualität (Jakes et al. 1985).

Der Hauptleidenscharakter des Tinnitus scheint davon abzuhängen, wie oft und wie lange er präsent ist, d. h., wie oft er den Betroffenen bewußt wird und wie weit er als unkontrollierbar erlebt wird. Möglicherweise ist nicht die Qualität und die Lautheit des Tinnitus per se aversiv, sondern das Erleben von Ausgeliefertheit (Ein tropfender Wasserhahn mag z. B. über diesen Mechanismus zur Qual werden.). Dies bestätigen experimentelle Bedingungen, bei denen die Vorgabe von Kontrollierbarkeit oder Furcht unterschiedliche Hörtoleranzen ergab (Glass u. Singer 1972). Ähnliche Ergebnisse liegen auch bei der Schmerzforschung vor, in der sich eine Abnahme der Schmerztoleranz mit Zunahme des Angstpegels nachweisen ließ (Sternbach 1974).

Andererseits kann das Tinnitusgeräusch selbst über seinen emotionalen Charakter (z. B. ähnlich dem eines unharmonischen Geräuschs während eines Kammerkonzerts) quälend sein, und eine Verbesserung der Kontrollierbarkeit wird in diesem Fall den aversiven Charakter des Ohrgeräuschs nicht verändern (Jakes et al. 1985).

Schließlich kann die ununterbrochene Belästigung durch den Tinnitus die Betroffenen dazu führen, daß sie sich überwiegend mit der medizinischen Ursachenforschung des Symptoms beschäftigen oder sie von Angst in Bann gehalten werden, so daß sie in ihrem familiären und beruflichen Bereich sehr beeinträchtigt sind, und das daraus resultierende Insuffizienzgefühl verstärkt wieder das Bestreben, den Stressor Tinnitus zu beseitigen.

Gelingt es aus der Multidimensionalität des Tinnitus, diese Subkategorien herauszuarbeiten, ist es möglich unterschiedliche therapeutische Interventionen einzusetzen: Anstatt den Patienten zu raten, daß sie lernen müssen mit dem Tinnitus zu leben, ohne ihnen beizubringen, wie sie dies bewerkstelligen können, ist ihnen zunächst aufzuzeigen, daß sich vom Tinnitus-gestreßt-Fühlen nicht unbedingt einhergehen muß mit Tinnitus und daß ein eindringlicher und subjektiv lauter Tinnitus nicht unbedingt einen entscheidenden Einfluß auf die soziale und familiäre Funktion des Patienten haben muß. Gelingt dem Patienten die Einsicht, daß er immer mehr unabhängig werden kann von seinem Tinnitusleiden und den daraus resultierenden Folgen, kann er sein Hilflosigkeitsgefühl reduzieren (Jakes et al. 1985; Glass u. Singer 1972).

6. Behandlungsansätze

6.1. Medizinische Behandlungsmethoden

Die konservative bzw. medikamentöse Therapie geht davon aus, entsprechende Noxen (Lärm, toxische Substanzen, wie Nikotin, Koffein, Allergene usw.) vom Organismus fernzuhalten (z. B. Hörschutz) bzw. Tinnitus im Gefolge unterschiedlicher Grunderkrankungen (z. B. Durchblutungsstörungen, Stoffwechselstörungen, Lues usw.) zu behandeln. Der akute Tinnitus ist wie der akute Hörsturz sofort zu behandeln, wobei Substanzen erfolgreich eingesetzt werden, die die Fließeigenschaft des Blutes sowie die Stoffwechselsituation des Zellinneren verbessern (z. B. Infusionen mit niedermolekularen Dextranen). Hierzu zählen auch die Sauerstoffüberdruckbehandlung (Pilgramm u. Schumann 1985) und der Einsatz von Betahistin (Jakobs u. Martin 1978).

Ähnlich wie bei der Schmerzbehandlung kommen beim Tinnitus Lokalanästhetika wie Lidocain oder Antiepileptika im akuten und chronischen Stadium zur Anwendung. Etwa 50% der Patienten mit chronischem Tinnitus erleben bei der intravenösen Gabe von hohen Dosen eines Lokalanästhetikums eine Reduktion ihres Tinnitus auch über den pharmakologisch klärbaren

Mechanismus hinaus (Lenarz 1986, 1987). Die derzeitige Empfehlung bei Nachweis eines positiven Lidocaintests ist die anschließende Dauergabe von Antiarhythmika bzw. membranstabilisierenden Pharmaka. Hierzu gehören Carbamazepin, Mexitilin, Kalziumantagonisten u. a. Die Erfolgsbeurteilung ist erst nach Anwendungszeiten von mindestens 3 Monaten abzuschließen, und der Effekt ist als weit geringer anzusetzen, als es der Lidocaintest erwarten läßt. Häufig muß die Behandlung bei erst in hohen Dosen erreichter Wirksamkeit wegen erheblicher subjektiver Nebenwirkungen wieder abgebrochen werden. Die Wirksamkeit dieser Pharmaka ist abhängig von dem entsprechend zugrundeliegendem Krankheitsbild (Goodey 1987) und liegt unter 30% (arznei-telegram 1988), wobei einige Substanzen in einem strengen Prüfungssetting die Wirkung von Plazebo nicht übertreffen (Pilling et al. 1982). Die Wirksamkeit von Plazebo schließt andererseits nicht aus, daß eine manifeste Erkrankung vorliegt, wie gesicherte Beobachtungen bei Arteriosklerose zeigen (Goebel et al. 1976).

Ein Therapieverfahren, das 1978 von der Arbeitsgruppe um Vernon erprobt wurde (Vernon u. Schleuning 1978), ist die Anwendung eines „Tinnitusmaskers". Diese Masker sind ähnlich wie ein Hörgerät konstruiert und geben unterschiedliche externe Geräuschsignale ab, die individuell den Tinnitus überdecken können und somit den störenden Charakter zu kompensieren vermögen. Die Erfolgsquoten, besonders bei Kombination mit Hörminderung, liegen zwischen 10 und 20% (Wedel 1987; Wedel et al. im Druck). Dieser Effekt läßt sich auch über Jahre verfolgen, und die Methode ist nach Einschätzung der Untersucher besonders in schweren Fällen eine effektive Methode, die in Grenzfällen zumindest auch eine Erleichterung sein kann (Coles u. Hallam 1987; Hallam 1987). Schon am Anfang des chronischen Tinnitusstadiums ist zu überprüfen, ob die Indikation einer Maskeranpassung gegeben ist.

Die „Elektrostimulation" verändert aufgrund ihrer Wirkung in unterschiedlicher Form den Hörvorgang. Über eine Stimulation im Bereich des Mastoids, des Gehörgangs oder mittels einer Sonde im Mittelohr resultiert eine Beeinflussung des Innenohrs und des Hörnerven, und durch Modulierung von Stromrichtung und Stromqualität kann die Stärke des Tinnitus beeinflußt werden (Aran u. Cazals 1981; Vernon u. Schleuning 1987). Es werden unterschliedliche Tinnitusunterdrückungen je nach Stimulationsort berichtet, das Verfahren hat sich allerdings aufgrund seiner geringen Wirksamkeit nicht verbreitet (Wedel 1987; Coles u. Hallam 1987).

Von erfahrenen Therapeuten werden immer wieder Berichte über erfolgreiche Ergebnisse der „Akupunktur" bei der Behandlung des chronischen Tinnitus berichtet. Eine Studie von Marks et al. (1985) überprüfte in einer doppelblind überkreuzt angelegten Vergleichsstudie die Wirkung von Akupunktur. Dabei gaben ca. 35% der Patienten anhand einer visuellen Analogskala eine Erleichterung ihres Tinnitus an, ein Vergleich der Plazebogruppe mit der aktiven Akupunktur ergab allerdings keinen statistisch signifikanten Unterschied. Es zeigte sich zwar ein bleibender Effekt bei 5 der 14 behandelten Patienten über den Behandlungszeitraum hinaus, was bei der Plazebogruppe nicht beobachtet werden konnte. Die Untersucher bestätigten im wesentlichen die Ergebnisse, die Hansen et al. (1982) vorgestellt hatten.

Die anfangs als sehr erfolgreich eingeschätzte Wirkung der „Jontophorese" mit Applikation von Lidocain in den Gehörgang (Brusis u. Loennicken 1985) hat zwischenzeitlich wieder nüchterne Einschätzungen ergeben, und die Methode wird auf ihre weitere Verwendung kritisch geprüft (Wedel 1987).

Chirurgische Maßnahmen (Mittelohrchirurgie inklusive Stapeschirurgie, Saccotomie, Labyrinthektomie) kommen nur noch als letzter Therapieschritt bzw. bei zusätzlicher Symptomatik, wie Schwindel und erheblicher Hörminderung, in Frage. Die chirurgische Dekompression des Hörnerven führt in schweren Fällen bei etwa einem Drittel der Behandelten zu einem zunächst guten Ergebnis (Janetta 1987). Bei der Durchtrennung des Hörnervs (Neurektomie) ist ein kompletter Hörverlust mit in Kauf zu nehmen, ohne daß eine Garantie besteht, kein Tinnitusrezidiv zu erleben (Feldmann 1971).

Bei Erkrankungen der oberen Halswirbelsäule können chiropraktische Eingriffe bei einigen Betroffenen verblüffende Effekte bewirken (Ikner et al. 1987). Es wird auch immer wieder berichtet, daß bei Fehlstellungen des Unterkiefers, primären Kiefergelenkaffektionen und sekundären Kiefergelenküberlastungen infolge nächtlichen Zähneknirschens [Bruxismus (Glaros 1981)] gezielte zahnärztliche Behandlungsverfahren bzw. das nächtliche Tragen von angepaßten Zahnschienen positive Langzeiteffekte erzielen können (Rubinstein 1987).

Chronischer Tinnitus
Bedeutend anders zu gewichten ist das Management beim chronischen Tinnitus. Vorausgesetzt, daß die wesentlichsten diagnostischen und therapeutischen Maßnahmen getroffen sind und eine Heilung in dem Sinne, daß der Tinnitus zum Abklingen gebracht werden kann, nicht mehr das primäre therapeutische Ziel sein kann, gilt es, mit den Betroffenen Strategien zu entwikkeln, die in ihrem Ansatz die Lästigkeit und Unannehmlichkeit sowie die psychische Einstellung zu dem Gekräusch zum Inhalt haben. Dies bedeutet, daß zunehmend der Patient selbst zum Schwerpunkt der Behandlung wird, indem er selbstverantwortlich in aktive Behandlungsmethoden einbezogen wird und die im Verlauf der Erkrankung eingeschränkten familiären und sozialen Verantwortlichkeiten wieder aufbauen muß. Schließlich sollte der Othologe den Betroffenen akzeptieren können, ohne sich verpflichtet zu fühlen, allen Behandlungsvorschlägen des Patienten Folge zu leisten (Sweetow 1986).

6.2. Psychologische Behandlungsmethoden

Patienten mit unerträglichem Tinnitus als vordergründige Klage repräsentieren für den Othologen oft ein komplexes Rätsel. Wenn bei der Untersuchung keine wesentlichen ungünstigen Befunde erhoben werden können, gängige Behandlungsverfahren nicht zum Erfolg führen, ist es von entscheidender Bedeutung, mit dem Patienten zusammen das strategische Vorgehen dahingehend zu ändern, daß Behandlungsverfahren zum Einsatz kommen, die dem Patienten ermöglichen zu lernen, mit dem Tinnitus zu leben. Wenn dann trotz einer langen Kette von diagnostischen und therapeutischen Maßnahmen das Symptom nicht zum Abklingen gebracht werden kann, wird häufig die abschließende Feststellung ausgesprochen: „Sie müssen halt lernen, damit zu leben".

6.2.1. Psychophysiologische Behandlungsmethoden

Die Art und Weise, wie eine Person auf Tinnitus reagiert und wie sie ihn bewältigt, ist Schwerpunkt von psychophysiologischen Behandlungen. Daß die regelmäßige Anwendung von Entspannungsverfahren und Biofeedback hilfreich bei der Streßbewältigung sein kann, ist in der Verhaltenstherapie ein akzeptierter Behandlungsbestandteil (s. Kap. 8, 9 u. 10). In den letzten 12 Jahren wurden mehrere Studien veröffentlicht, die die Wirkung von Entspannung bei der Behandlung des Tinnitus zum Inhalt hatten. Die Anwendungserklärung basiert auf der Überlegung, daß Streß, Anspannung und Angst Tinnitus induzieren bzw. über den Mechanismus der Muskelanspannung oder durch Veränderungen des Blutflusses in der Cochlearegion verschlimmern können (Grossan 1976; House et al. 1977; Borton et al. 1981).

Biofeedback ist eine sinnvolle Behandlung bei Tinnitus und ist nach den Erfahrungen von Grossan (1976) eine besonders wirksame Hilfe bei Patienten, deren Tinnitus mit sehr viel Ängstlichkeit verbunden ist. Die Ableitung des EMG-Biofeedback an der Halsmuskulatur oder der Stirnmuskulatur scheint keinen unterschiedlichen Vorteil aufzuweisen. Biofeedback und Temperaturbiofeedback (Elfner et al. 1981) wirkt vermutlich auch über den Lerneffekt, die Aufmerksamkeit auf andere Körperstellen zu lenken, und ermöglicht auf diesem Weg, den Unannehmlichkeitscharakter des Tinnitus zu verbessern. Die Untersuchungsergebnisse fallen je nach Engagement des Untersuchers aus. Dabei sind – wie es in dem Behandlungssetting der Gruppe um House et al. (1977) üblich ist – vermutlich operante Verstärker, z. B. eines anwesenden Psychologen, der die Anwendung leitet und überprüft, von besonderer Bedeutung.

Walsh (1985) verglich bei 32 Patienten die Wirksamkeit von Hauttemperaturbiofeedback (abgeleitet vom Finger der dominanten Hand) in Verbindung mit Muskelentspannung nach Jacobson) mit einer Wartegruppe als Kontrolle. Die Behandlung erstreckte sich über 8 h, verteilt auf 8 Wochen. Die Entspannungsinstruktionen wurden über ein Tonband vermittelt. 65% der Patienten gaben eine Abnahme ihres Symptoms an, und die Variablen Lautheit sowie Tinnitusunannehmlichkeit zeigten eine signifikante Abnahme im Gegensatz zur Kontrollphase. 67% der Responder zeigten im MMPI-Profil eine Erhöhung der Skalen Depression und Hysterie, die übrigen Parameter lagen im Normbereich. Es ergab sich kein unterschiedlicher Wirkungseffekt zwischen Männern und Frauen, und die Ergebnisse von psychophysiologischen Behandlungsmethoden sind nach Einschätzung der Autoren um so günstiger, je stabiler die Betroffenen in ihrer Ichfunktion sich darstellten, bzw. wenn Patienten mit erheblichen Störungen auf dem Skalenwert der Ichstörung bei der statistischen Auswertung nicht berücksichtigt wurden, ließ sich der Effekt auf 80% steigern.

Enttäuscht hat ein Untersuchungsergebnis bei der alleinigen Anwendung der progressiven Muskelentspannung nach Jacobson (Ireland 1985) bezüglich Lautheit und Unannehmlichkeit des Tinnitus im Vergleich zu einer Wartegruppe. Auch die Depressions- und Angstwerte, die Schlafstörung und audiologischen Messungen ergaben keine signifikanten Unterschiede. Bei der Beurteilung dieser Studie ist allerdings zu berücksichtigen, daß die Vergleichsgruppen nur jeweils 5 Betroffene enthielten, und die Autoren räumen ein, daß nicht überprüft wurde, inwieweit die Patienten die Entspannung wirklich durchzuführen in der Lage waren, und daß die 7 Sitzungen über einen Zeitraum von 7 Wochen für den Nachweis eines Effekts zu niedrig angesetzt waren.

Die alleinige Anwendung von Biofeedback (Nackenmuskulatur) untersuchte Wedel (im Druck) bei 78 unausgelesenen Patienten. Die Sitzung dauerte 30 min, und der Patient wurde nach einer kurzen Einführung sich selbst überlassen. Dabei ergab sich für 9% eine leichte und für 5% eine deutliche Verbesserung, die nach 6 Monaten noch von insgesamt 12,7% angegeben wurde. Der im Vergleich zu anderen Untersuchern geringe Effekt ist möglicherweise auf eine geringe Motivationsarbeit zurückzuführen (die Untersuchung wurde von Nichtpsychologen durchgeführt) oder kann mit der niedrigen Übungsfrequenz und fehlenden Verstärkern durch die Untersucher in Zusammenhang gebracht werden (s. unten).

In einer Studie mit 51 Tinnituspatienten kombinierte Grossan (1976) EMG-Biofeedback des Frontalismuskels mit Entspannungsinstruktionen und Vorstellungsübungen (z. B. Wasserrauschen). Die Patienten wurden 2mal wöchentlich für insgesamt 6 Wochen behandelt mit einer Sitzungsdauer von je 20 min. Dabei wurde den Patienten die Instruktion gegeben, den Muskel zu entspannen, indem sie den Kopf nach vorne hängen und den Kiefer fallen lassen, auf ein Signal hin den Finger fallen lassen und in Verbindung mit einer Atemübung, wobei Ausatmung als Signal für Entspannung aller Muskeln konditioniert wurde, und Vorstellungsübungen in Form von Bildern, von Bächen oder Wasserfällen den Entspannungs- und Dissoziationseffekt zu erweitern. Im Hinblick auf die Intensität des Tinnitus ergab sich nur bei 4 Patienten eine meßbare Verbesserung, 40 Patienten zeigten subjektive Verbesserungen.

Mittels EMG-Biofeedbacktraining (M. frontalis bzw. Handtemperatur) erzielten House et al. (1977) bei 80% der von ihm untersuchten Gruppe von 41 Patienten eine Linderung des Tinnitus. Der Effekt konnte teilweise auch nach Therapieende über einen Zeitraum von 6–12 Monaten aufrechterhalten werden. 40% der Patienten waren anschließend für eine Psychotherapie motiviert, da sie erkannt hatten, daß psychologische Verfahren bei der Behandlung ihres Tinnitus als sinnvoll erlebt wurden. Im Vergleich mit einer Entspannungsgruppe, bei der die Entspannung mit suggestiven Verfahren kombiniert wurde (Jakes et al. 1986), ergab sich für beide Gruppen eine Abnahme der Unannehmlichkeit des Tinnitus, die auch noch über einen Nachbeobachtungszeitraum von 4 Monaten anhielt. In dieser Nachbeobachtungsphase waren die Patienten angehalten, ihre Entspannungsübungen zu Hause durchzuführen. Es ergab sich kein Einfluß auf die Lautheit des Tinnitus und der Autor beobachtete, daß mit Zunahme des Schweregrads der Erkrankung der Effekt weniger ausgeprägt war. Der Autor diskutiert, daß die Wirkung der Entspannungsverfahren auch einen kognitiven Therapieeffekt beinhaltet, da er die Hilflosigkeit gegenüber dem Tinnitus zu kompensieren in der Lage ist.

White et al. (1986) verglichen eine Gruppe von 22 Patienten mit Frontal-EMG-Biofeedback im Vergleich mit einer Entspannungsgruppe, bei der die Entspannung mit suggestiven Verfahren kombiniert wurde in Kombination mit Entspannungskassetten mit einer Wartegruppe und zeigte über einen Zeitraum von 6–9 Monaten eine deutliche Besserung der Tinnitussymptomatik bei 60% der Therapiegruppe im Vergleich zu 5% einer vergleichbaren Wartegruppe. Dabei hatten die Patienten auch gelernt, in Streßsituationen die Entspannungsverfahren einzusetzen und somit eine allgemeine Besserung von Streßbewältigung zu erreichen. Auch dieser Autor wertet den kognitiven Anteil des Therapieinhalts als mitwirksam. Die Art und Weise, wie eine Person auf Tinnitus reagiert und wie sie ihn bewältigt, ist ein Schwerpunkt der Behandlung.

6.2.2. Hypnose

Von den psychologischen Behandlungsmethoden wurde die Hypnose in unterschiedlichen Formen angewandt. Neben Erickson und Rossi (1967) beschrieb Marlow (1973) 2 erfolgreich behandelte Fälle. Marks et al. (1985) zeigten bei einer Gruppe von 14 Patienten mit schwerem Tinnitus bei einem einen guten Effekt im Hinblick auf Abnahme des Tinnitus, bei 5 der 14 Patienten eine allgemeine Entspannung und bei einem ängstlichen Patienten eine Verminderung der Angst. Die Autoren vermerken, daß ein Teil der Patienten der Hypnose recht skeptisch gegenübergestanden hätten und die Suggestibilität der Patienten nur etwas mehr als mittelgradig ausgeprägt gewesen sei.

6.2.3. Kognitive Therapie

Sweetow (1986) übertrug die Erfahrung, die bei Patienten mit chronischem Schmerzsyndrom erfolgreich zur Anwendung kommen (Turk et al. 1983) auf die Behandlung von Patienten mit chronischem Tinnitus. Der Autor geht davon aus, daß Tinnituspatienten mehr unter der Reaktion auf den Tinnitus leiden. Dabei muß in der Analyse maladaptives Verhalten und falsche Attributionen zum Tinnitus und dessen Folgen zunächst identifiziert werden und dann mittels eines individuell ausgewählten Programms systematisch geändert werden. Das kognitiv verhaltenstherapeutisch ausgerichtete Setting bearbeitet mit den Patienten protokollarisch den inneren Dialog (z. B.: „Wenn ich morgens beim Aufwachen den Tinnitus höre, werfe ich meinen ganzen Tagesplan über den Haufen, da mir aller Spaß vergehen wird" oder „Mein Tinnitus hat mich zu einem Wrack gemacht, und ich bin bei niemandem mehr beliebt."). In der Therapie werden Generalisierung, Katastrophendenken, Selbstbeschuldigungen, Verallgemeinerungen, Alles-oder-Nichts-Denken usw. herausgearbeitet und alternative Strategien entwickelt (bisheriges Verhalten: zu Hause bleiben, über den Tinnitus grübeln und sich zum Alten Eisen rechnen; neue Strategie: Ich werde mir einen Tagesplan aufsetzen und ihn trotz Tinnitus durchführen, und ich werde dem Tinnitus nicht erlauben, darüber zu befinden, wie mein Tag ausgeht). Im Verlauf der Therapie kam es in den berichteten Fällen wieder zu einer Zunahme des Selbstbewußtseins, eine weitgehende Wiederherstellung des bisherigen Lebensstils und v. a. zu einer Abnahme der Tinnitusunannehmlichkeit.

6.2.4. Verhaltenstherapie im engeren Sinn

Der quälende Charakter des Tinnitus kann ganz allgemein Ausdruck einer verminderten Fähigkeit sein, Leiden zu verarbeiten. Darüber hinaus kann Tinnitus einer von mehreren Stressoren sein, und durch die bereits vorbestehende Lebensbelastung des Patienten kann der Tinnitus dann zu einer psychischen Dekompensierung führen. In der Verhaltenstherapie ist daher der Patient in seiner gesamten Lebenssituation zu sehen und die Interventionen richten sich nicht nur auf den Tinnitus. So kann z. B. die therapeutische Bearbeitung eines Partnerkonflikts indirekt die Belastung durch den Tinnitus vermindern bzw. wieder kompensieren (Duckro et al. 1984). Verhaltenstherapeutische Behandlungsmethoden, die sich auf Symptome konzentrieren, die eng mit dem autonomen Nervensystem verbunden sind, wie chronisches Schmerzsyndrom (Sternbach 1974; Turk et al. 1983), kombinieren üblicherweise Entspannungsverfahren mit Bewältigungsstrategietechniken. Dabei ist das zunächst angestrebte Behandlungsziel, den Patienten Hilfen zur Hand zu geben, wie seine Lebensprobleme mit dem Symptom besser bewältigt werden können („Mit dem Schmerz leben, obwohl es so weh tut", Sternbach 1974). Dabei wird die Aufmerksamkeit zunehmend wieder auf Dinge gerichtet, die mit dem Schmerz nur unmittelbar zusammenhängen, wie z. B. Bearbeitung von Verhaltensstörungen und Konflikten, die sich im Verlauf der Erkrankung im familiären und sozialen Bereich entwickelt haben. Des weiteren richtet sich das Augenmerk auf den Abbau von Schmerzverhalten, um operante Konditionierungsprozesse wieder zu entflechten. Kognitive Strategien in Verbindung mit Streßbewältigungsprogrammen und Selbstsicherheitstraining bewirken schließlich eine Abnahme der Unannehmlichkeit des Schmerzes, reziprok der Zunahme von Selbstvertrauen und dem Gefühl, einen Teil der Problematik wieder selbst kontrollieren zu können.

Tinnitus hat in vielen Bereichen Ähnlichkeiten mit dem Schmerzphänomen. Häufig wird der Tinnitus als vermehrt unangenehm erlebt, wenn der Betroffene sich in einer kritischen Situation befindet, sich überfordert fühlt oder erschöpft ist. Ziel verhaltenstherapeutischer Ansätze ist hier, dem Betroffenen zu helfen, diese, den Tinnitus verschlechternden Situationen besser bewältigen zu helfen, anstatt sich aus diesen Bereichen zurückzuziehen, wodurch der Betroffene Gefahr läuft, daß sich sein Insuffizienzgefühl verstärkt.

Entscheidend bei der Verhaltenstherapie ist, daß physiologische, verhaltensorientierte und soziale Faktoren in die Analyse von Ätiologie und Aufrechterhaltung der Störung miteinbezogen werden. Dabei ist es nicht mehr relevant, zwischen organischer Genese und psychischer Genese zu unterscheiden und beinhaltet damit die Integration von Psychotherapie und Biomedizin in Diagnose, Behandlung und Rehabilitation des chronischen Tinnitus.

Berichte über verhaltenstherapeutisch ausgerichtete Behandlungsergebnisse bei dekompensiertem chronischen Tinnitus liegen vor (McFadden 1982; Coles u. Hallam 1987; Carmen u. Svikovec 1984; Duckro et al. 1984; Hallam et al. 1988; Hallam 1987; Jakes et al. 1985; Hallam et al. 1985; Sweetow 1986; Scott et al. 1985).

6.2.5. Tinnitustagebuch

Ein wesentlicher Bestandteil nicht nur der Verlaufsbeobachtungen in der Verhaltenstherapie ist die Selbstbeobachtung des Tinnitus in Form eines Tinnitustagebuchs mit Protokollierung von Lautheit, Unannehmlichkeit des Tinnitus, der Tagesstimmung, der täglichen Belastung und des Streßgefühls (Carmen u. Svikovec 1984; Duckro et al. 1984; Hallam et al. 1984, 1985, 1988; Hallam 1987; Scott et al. 1985; Sweetow 1986; Jakes et al. 1986) und die Kontrolle über den Tinnitus (Hallam et al. 1984, 1985, 1988; Hallam 1987). Der therapeutische Effekt dieser Selbstbeobachtung ermöglicht neben der Dokumentation des Verlaufs die Wahrnehmung von Modulatoren („Mein Tinnitus ist doch nicht immer gleich"), das Kennenlernen von objektiven Zusammenhängen mit äußeren und inneren Ereignissen und dem Tinnitus und die Überprüfung von Erfahrungen von erlernten Bewältigungsstrategien. Die aktive Übernahme von Selbstbeobachtung bewirkt des weiteren eine Verantwortungsübernahme über den eigenen Therapieverlauf und führt zu einer kognitiven Umstrukturierung, ermöglicht die Kontrolle von negativen Selbstbeurteilungen und spiegelt den Behandlungsverlauf auch für den Therapeuten wesentlich informativer.

Interessanterweise zeigt eine Überprüfung von Lautheitsangaben durch die Patienten und psychoakustische Messungen eine deutliche Diskrepanz (Scott et al. 1985): Bei den von ihm untersuchten 24

Patienten ergab sich objektiv keine Abnahme der Lautheit im Gegensatz zu den täglich auf einer Analogskala reproduzierten Abnahme der Tinnituslautheit. Eine ähnliche Beobachtung wurde auch von Borton et al. (1981) gemacht, andererseits ist aber gerade die Abnahme der Tinnitusunannehmlichkeit bzw. der subjektiv empfundenen Abnahme der Tinnituslautheit eine psychische Leistung, die zu nutzen ist und quasi ein Hauptelement des Therapieeffektes beinhaltet (Abb. 4). Möglicherweise lassen sich auch Laborsituationen und Lebenssituation in Bezug auf Tinnituslautheit nicht vergleichen, da ja Therapieziel in der Lebenssituation ist, die Tinnituslautheit nicht zu beachten, im Gegensatz zur Laborsituation, wo die Aufmerksamkeit auf die Tinnituslautheit ja gefordert ist und der Bewältigungsmechanismus, den Tinnitus nicht mehr zu beachten, bewußt unterbrochen wird.

6.2.6. Tinnitusinformation für Betroffene

McFadden (1982) weist bereits darauf hin, daß die von ihm untersuchten Tinnituspatienten ihr Hauptproblem auf den Tinnitus selbst „attribuieren“ und den Tinnitus selbst als Hauptstressor für ihr Leiden erleben und damit ihr Behandlungsziel zunächst auf Beendigung des Tinnitus richten und weniger die Linderung ihrer Problematik mit psychotherapeutischen Verfahren in Verbindung bringen können. Er schlägt daher vor, den Patienten psychophysiologische Zusammenhänge über das Erlernen von Entspannungsverfahren zugänglich zu machen, die ein wichtiges Element in der Verhaltenstherapie darstellen.

Neben dem erwähnten motivierenden Einstieg über Biofeedback und Tinnitustagebuch informieren daher viele Behandler die Patienten darüber hinaus über die

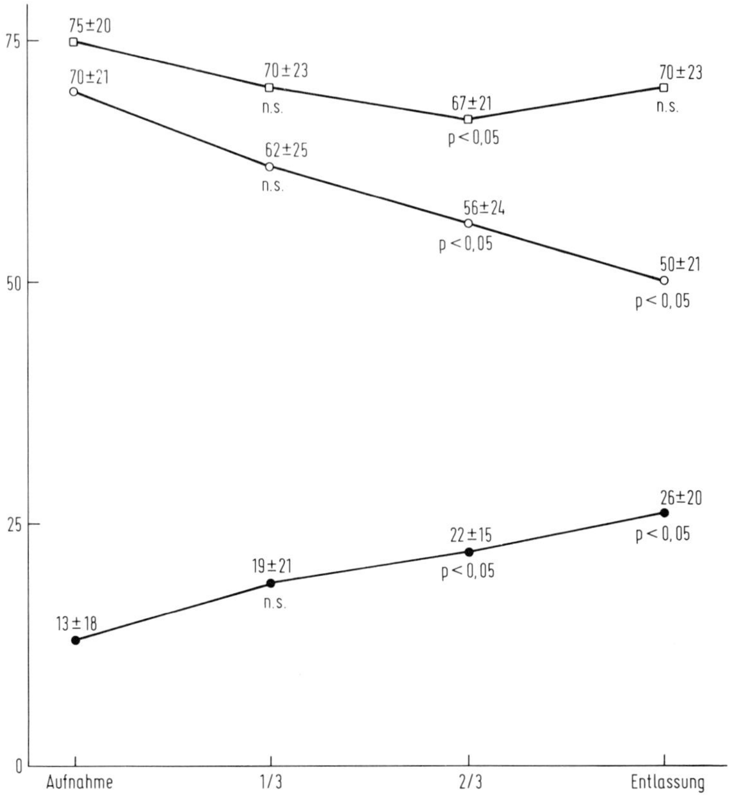

Abb. 4. Mittelwert für Lautstärke (□), Unannehmlichkeit (○), Kontrolle für Tinnitus (●) bei Aufnahme, nach dem 1. Drittel der Behandlung, nach dem 2. Drittel der Behandlung und bei Entlassung (n = 14 Tinnituspatienten, Klinik Roseneck). Signifikanzangaben beziehen sich auf den Aufnahmewert. Die Skala reicht von 0 = lautlos/keine Beschwerden/keine Kontrolle bis 100 = maximale Lautstärke/maximale Unannehmlichkeit/maximale Kontrolle

Erkrankung selbst und deren verschiedene Beeinflussungen, auch psychischer Natur (Scott et al. 1985; Jakes 1986; Sweetow 1986; Hallam et al. 1984, 1985, 1988; Hallam 1987; Coles u. Hallam 1987). Dabei können solche gut angelegten Informations- und Orientierungsstrategien ähnlich wirksam sein wie die alleinige Anwendung von Entspannungsverfahren (Jakes et al. 1986). Inhalt einer solchen edukativen Eingangsphase ist es, das bisherige eindimensionale Tinnitusverständnis (Geräuschquelle – Tinnituswahrnehmung) durch ein multimodales Tinnitusmodell zu erweitern (s. Abb. 2). Je größer die Überzeugung der Betroffenen von diesem Modell, um so mehr werden sie bereit sein, Bewältigungsstrategien zu üben und aufbauend einzusetzen.

6.2.7. Multimodales Behandlungskonzept

Ein intensives verhaltenstherapeutisches Behandlungskonzept schlägt Duckro et al. (1984) bei Patienten mit „komplexem" Tinnitus vor. Als komplex bezeichnet der Autor Tinnitus in Verbindung mit psychischer Problematik und stellt anhand einer Fallbeschreibung ein Behandlungskonzept vor, was sich an der Vorgehensweise der Behandlung von chronischen Schmerzen anlehnt (Fordyce 1976). Dabei wird anhand einer Einzelbeschreibung bei einem Patienten mit Tinnitus nach Knalltrauma die Vorgehensweise der Behandlung beschrieben. Sie wird eingeleitet mit EMG-Biofeedback (M. frontalis) in Verbindung mit progressiver Muskelentspannung nach Jacobson (im Sitzen) und später ein Temperaturbiofeedback (Finger der rechten oder linken Hand) zur Beeinflussung des sympathischen Nervensystems nachgeschaltet. Später wurden kognitive Therapieverfahren zur Bearbeitung von negativen Selbstbewertungen eingesetzt und der Patient angehalten, auf positive Selbstbewertungen zu achten. Des weiteren wurden Konversationsübungen zur Verbesserung der Interaktion im Familien- und Sozialsystem eingesetzt („listening skills"). Darüber hinaus nahm der Patient an einem Kommunikationstraining teil, und eine Phobie wurde mit Expositionstraining in Verbindung mit Entspannungsstrategien behandelt. Der Behandlungsplan wurde schließlich auch mit einer Familientherapie bei sich herauskristallisierender Partner- und Familienproblematik ergänzt und das Kommunikationstraining in diesem Rahmen zur Anwendung eingesetzt. Die knapp 3 Wochen anhaltende Behandlung ermöglichte dem Patienten anschließend, wieder seinen Musikerberuf aufzunehmen, und der Effekt ließ sich über ein Jahr verfolgen.

1985 berichtete Scott über die Ergebnisse einer randomisiert angelegten Studie. Dabei wurde in Anlehnung an Schmerzbehandlungsprogramme zunächst ein intensives Training mit progressiver Muskelentspannung eingesetzt, das dann später um ein Konditionierungs-Entspannungs-Verfahren (Entspannungsformeln und Atemtherapie) erweitert wurde. Die Patienten lernten sehr schnell, sich in einen Entspannungszustand zu versetzen und Fokusierung auf den Tinnitus mit Selbstsuggestionen zu beenden. Schließlich wurden Imaginationstechniken mit den Entspannungsverfahren verbunden, die zum Einsatz kamen, wenn sehr unangenehme Tinnitusempfindungen überhand zu nehmen drohten. Dadurch gelang es, eine gewisse Immunisierung gegenüber dem quälenden Tinnituscharakter zu erreichen. Im Vergleich zu der Wartegruppe zeigte die Behandlungsgruppe ($n = 12$) im Verlauf des Behandlungszeitraums von 10 Wochen eine signifikante Abnahme von Tinnituslautheit und -unannehmlichkeit (Selbsteinschätzung) und den Variablen von Depressionen. Die später auch behandelte Kontrollgruppe zeigte dann einen vergleichbaren Erfolg. In der 4 Wochen später angeschlossenen Nachuntersuchung zeigte sich immerhin noch bei 65% der Patienten ein anhaltender Effekt bezüglich der Annehmbarkeit des Tinnitus, bei etwa einem Viertel der Patienten blieb die selbst eingeschätzte Lautstärke vermindert. Die meisten der nachuntersuchten Patienten hatten ihre Bewältigungsstrategien auch zu Hause regelmäßig durchgeführt, einige Patienten ihre Medikamente reduziert. Nicht wesentlich verändert hatte sich die Irritation durch den Tinnitus, und 38% der Patienten gaben an, daß die Selbstbeobachtung des Tinnitus momentan eine Zunahme von Lautheit und Unannehmlichkeit bewirke. Bei den Patienten mit Schwindel, Kopfschmerzen und Muskelverspannungen wurde eine allgemeine Abnahme dieser Symptome registriert.

Nach den Erfahrungen von House (1981) profitieren Tinnituspatienten mit depressiven Erkrankungen am meisten von autogenem Training bzw. Biofeedback in Verbindung mit weiteren psychotherapeutischen Verfahren. Bei Patienten mit konversionsneurotischen Reaktionen gelang der Zugang zunächst besser über physikalische und psychophysiologische Behandlungsmethoden wie Biofeedback und Streßbewältigung, und der Zugang zu eigentlichen psychotherapeutischen Verfahren wurde von den Betroffenen erst viel später akzeptiert. Die 3. Gruppe von Patienten mit Konversionsreaktionen in Verbindung mit schizoiden Störungen wurde als psychisch schwer verändert eingestuft und als Borderlinepersönlichkeitsstörung kategorisiert. Hier gelang kein Biofeedbacktraining, und der gesprächspsychotherapeutische Zugang schien verschlossen. Insgesamt soll sich bei der nachuntersuchten Gruppe von 132 Patienten bei 80% ein besseres Schlafverhalten, eine Abnahme von Medikamenten, eine optimistische Zukunftseinstellung und eine allgemeine Verbesserung des Wohlbefindens eingestellt haben. Die überwiegende Mehrzahl der Patienten attestierte, daß sie begonnen hätten zu akzeptieren, mit dem Tinnitus leben zu können. Vor der Behandlung hatten 79% der Betroffenen erklärt, keine emotionalen Probleme zu haben, nach der Behandlung hatten 80% mehr Verständnis dafür aufgebracht, daß emotionale Einflüsse auch Körperfunktionen beeinträchtigen können. 40% der Patienten, die mit Biofeedback behandelt wurden, wünschten anschließend eine gesprächspsychotherapeutisch ausgerichtete Nachbehandlung (House 1981).

Die umfassendsten Veröffentlichungen von psychologischen Behandlungsmethoden bei dekompensiertem Tinnitus kommt von der englischen Gruppe um Hallam, Jakes und Coles (Hallam 1984, 1988; Hallam 1987; Jakes et al. 1985, 1986; Coles u. Hallam 1987). Nach deren Erfahrung sind Orientierung, Aufmerksamkeit und Gewöhnung die hauptsächlichen physiologischen und psychologischen Prozesse im Umgang mit chronischem Tinnitus. Erheblich belastend ist zunächst die Attribution des Tinnitus mit einer schweren Erkrankung (Durchblutungsstörungen oder Tumor) und damit verbunden eine erhebliche Streßbelastung. Ein weiterer Belastungsfaktor ist die Störung von Konversation, Konzentration und Schlaf, wodurch zunächst erhebliche Anstrengungen von dem Betroffenen verlangt werden, hier Lösungsmöglichkeiten zu finden. Eine normale Reaktion wäre die Gewöhnung an den Tinnitus (Toleranz), andererseits ist bei vielen Betroffenen dieser Prozeß manchmal erst in Jahren zu erreichen. Möglicherweise ist das Hauptleiden bei einigen Betroffenen, daß es ihnen nicht gelingt, sich an die Störung zu gewöhnen oder sie zu akzeptieren, und Therapieziel ist hier, diesen intrapsychischen Prozeß zu ermöglichen.

Bei dem als „Gewöhnungsmodell" („habituation") vorgestellten Behandlungskonzept ist das Therapieziel, den Betroffenen zu ermöglichen, unterschiedliche kognitive Einstellungen gegenüber dem Tinnitus zu gewinnen, sich weniger mit ihm zu beschäftigen und unterschiedliche Bewältigungsstrategien zu entwickeln, wenn der Tinnitus überhand zu nehmen droht. Dies bewirkt einen Wechsel von der „Gewöhnung", den Tinnitus ständig zu beobachten, zu der „Gewöhnung", sich wieder mehr mit sich und der Umwelt auseinanderzusetzen. Hilfreich dabei ist, zunächst die Streßfolgen des Tinnitus zu bearbeiten und von dem Ziel abzukehren, den Tinnitus „zu heilen" im Sinne von Symptombeseitigung. Gelingt es, die Lebensqualität wieder zu steigern, tritt die Tinnituskonsequenz immer mehr in den Hintergrund, wie es vielen Millionen Betroffener aus eigener Kraft gelingt.

Die Autoren Jakes et al. (1986) berichten über eine randomisiert angelegte Studie, in der eine Entspannungsgruppe ($n = 22$) mit einer anderen Gruppe verglichen wird, bei der die Entspannungsverfahren mit Aufmerksamkeitslenkung kombiniert wurde. Der Studie voraus ging eine 2- bis 5wöchige Orientierungsphase, in der die Patienten informiert wurden, mit dem Tinnitus umgehen zu lernen und weniger, daß es Ziel der Behandlung war, den Tinnitus zu heilen. Es wurde ihnen eine Informationsbroschüre zur Verfügung gestellt. Enthalten waren darin Empfehlungen, den Tinnitus zu akzeptieren, Beispiele von verschiedenen Tinnitusursachen, Emotionen mit Tinnitus und allgemeine medizinische Informationen. Als Beurteilungskriterium und Selbstbeobachtung wurde ein Tinnitustagebuch geführt, in dem neben Lautheit und Unannehmlichkeit des Tinnitus, Stimmung und Streßbelastungen auch Tagesaktivitäten auf einer Analogskala registriert wurden. Auf psychoakustische Messungen wurde wegen der bekannten Schwierigkeiten verzichtet (Borton et al. 1981; Scott et al. 1985; Hallam et al. 1984). Psychologische Testverfahren bezüglich Depression und Schlafstörungen sowie ein Tinnituseffektfragebogen ergänzten die Verlaufsbeobachtung. Im Ergebnis zeigte sich bereits in der Orientierungsphase eine Abnahme der Tinnitusunannehmlichkeit, die während der Behandlungsphase rasch und kontinuierlich abnahm. Während der Behandlung kam es zu einer Abnahme des Gefühls, vom Tinnitus gestreßt „zu werden", und reziprok stieg die Aktivität während der Behandlung, die bereits während der Orientierungsphase steigende Tendenz zeigte. Unverändert blieb Lautheit bzw. Intensität des Tinnitus. Es ergab sich kein Unterschied zwischen den beiden Therapieverfahren, selbst wenn diese von 2 unterschiedlichen Therapeuten durchgeführt wurden.

Eine Analyse der 7 Patienten, bei denen die Therapie nicht angeschlagen hatte, ergab hohe Werte für Distress, Hörschwierigkeiten, Lautheit und Unannehmlichkeit des Tinnitus. Bei dieser Gruppe wurde der Tinnitus als bedeutend lauter angegeben als die Unannehmlichkeit, und sie schienen überwiegend immer durch den Tinnitus belästigt. Die Frage „Seit meiner Tinnituserkrankung bin ich sehr viel mehr damit beschäftigt, das Beste aus meinem Leben zu machen", wurde bei den Therapieversagern signifikant weniger mit Zustimmung beantwortet. Insgesamt erschien die Nonrespondergruppe zu Therapiebeginn affektiv ernsthaft beeinträchtigt, aber nicht unterscheidend depressiver. Die vom Untersucher blind durchgeführte Überprüfung der Hörstörung mit dem Beckesy-Audiogramm bestätigte signifikant die schwere ausgeprägte Hörstörung der Nonresponder. Andererseits fanden sich bei den Patienten mit Therapieerfolg Befundkonstellationen, die denen der Nonresponder ähnelten.

Die Autoren schließen aus ihrer Untersuchung, daß kognitive Interventionen in Form einer Information über psychophysiologische Zusammenhänge bereits Einstellungs- und Erwartungsänderungen in bezug auf den Tinnitus bewirken können und daß Entspannungs- bzw. Ablenkungsstrategien als einsetzbare Bewältigungsstrategien das für viele Patienten als erheblich quälend erlebte Gefühl von Hilflosigkeit und Unkontrollierbarkeit reduzieren können. Gerade die Unkontrollierbarkeit des Tinnitus kann entscheidende Bedeutung für das Erleben haben, den Tinnitus als einen aversiven Stimulus zu erleben (Glass u. Singer 1972). Ist diese Konditionierung eingetreten, wird der Tinnitus als unangenehm erlebt und bewirkt in manchen Fällen eine psychische Störung. Diese Änderung des Gemütszustands wird dann zu einer eigenen Gesetzmäßigkeit und damit ebenfalls unkontrollierbar. Vor diesem Hintergrund ist es verständlich, daß bei vielen Betroffenen die Lautheit des Tinnitus nicht mit dem aversiven Erleben des Tinnitus korreliert, der ja gewöhnlicherweise weit unterhalb der Unerträglichkeitslautheit einzuordnen ist.

7. Schlußfolgerung

Nach den bisherigen Ergebnissen und unseren eigenen Erfahrungen ist ein multimodales verhaltenstherapeutisches Behandlungskonzept bei über 50% von Patienten mit schwerem chronischen Tinnitus wirksam. Ein Behandlungskonzept sollte eingeleitet werden mit einer Information, um dem Betroffenen den Zugang zu einem psychophysiologischen Tinnitusmodell zu ermöglichen. Dabei kann ein sorgfältig ausgearbeitetes Tinnitustagebuch dem Patienten behilflich sein, die Modulation von Tinnitus besser wahrzunehmen, Zusammenhänge des Tinnitus mit äußeren und inneren Ereignissen kennenzulernen, Erfahrungen zu überprüfen, Verantwortung für den Behandlungsverlauf zu übernehmen und ein positives Selbstbildnis wieder aufzubauen. Entspannungsverfahren haben ihren festen Platz bei der Behandlung des chronischen Tinnitus, wenn sie sowohl zur Dekonditionierung und Defokusierung als auch zur Selbsterfahrung von psychophysiologischen Zusammenhängen eingesetzt werden und damit einen motivationsverstärkenden Effekt erzielen können. Bewährt haben sich hierbei die progressive Muskelentspannung nach Jacobson, die durch Imaginationsverfahren und Selbstsuggestionsformeln ergänzt werden kann, sowie das autogene Training („Geräusche ganz gleichgültig"). Zu Beginn einer Entspannungsübung kann das Tinnitusgeräusch bei vielen Betroffenen zunächst so störend sein, daß das Einsetzen des Entspannungszustands v. a. in ruhigen Räumen erheblich behindert wird. Hier sind einfache Maskierungsunterstützungen sehr hilfreich, z. B. das Rauschen einer nicht belegten Radiofrequenz oder eines Ventilators, das Öffnen eines Fensters, beruhigende Musik. Andere Autoren setzen Entspannungsverfahren mit fremdsuggestiven Beruhigungsformeln in Form von Tonbandkassetten ein, die an hypnotherapeutische Verfahren erinnern, wobei Hypnose selbst von erfahrenen Therapeuten ebenfalls als wirksam im Sinne einer Dekonditionierung und Defokussierung eingesetzt wird. EMG-Biofeedback und Hauttemperaturbiofeedback erlauben, die Entspannungsfähigkeit zu kontrollieren, und wirken u. a. auch kognitiv, im Sinne einer Reduzierung der erlernten Hilflosigkeit.

Eine wesentliche Innovation bei der Behandlung des Tinnitus ist die Integration einer kognitiv ausgerichteten Verhaltenstherapie. Bewußte oder unbewußte Meinungen, Annahmen und eingefahrene Gedanken können dysfunktionale Emotionen aufrechterhalten. Durch Analyse dieser Kognitionen in bezug auf Tinnitus und der Erkenntnis von bestimmten allgemeinen Selbstverbalisationen kann ein Austausch durch Gegenargumente und Verhaltensübungen die bisherige Kognition verändern. Daraus resultiert eine Besserung der Gefühlslage, wobei ein gruppentherapeutisch ausgerichtetes Setting für manche Patienten effektiver zu sein scheint, da ihnen die zusätzliche Möglichkeit geboten wird, an Gruppenmitgliedern modellhaft deren Erfahrungen sich anzueigenen (Coles u. Hallam 1987). Hallam et al. (1988) haben einen Fragebogen für Tinnituspatienten entwickelt, mit dessen Hilfe Erkenntnisse bezüglich Bewältigungserwartungen und Überzeugungen bezüglich des Tinnitus gewonnen werden können. Er gibt Auskunft über das Ausmaß der emotionalen Belastung und der Beeinträchtigung von Stimmung, Familie und sozialem System. Darüber hinaus wird der Versuch unternommen, Prädiktoren aufzuzeigen, welche Patienten am ehesten von psychologisch ausgerichteten Therapieverfahren profitieren.

In unserer Klinik haben wir bisher Patienten mit chronischem Tinnitus über einen Zeitraum von ca. 6–10 Wochen in Anlehnung an unser stationäres integratives, multimodales Behandlungskonzept für Patienten mit chronischem Schmerzsyndrom behandelt (Goebel et al. in Druck). Dabei haben wir nach einer allgemeinen Informationsphase, die im Erlernen von Muskelentspannungsverfahren nach Jacobson in Verbindung mit individueller Unterstützung mittels EMG-Biofeedback, operante und kognitive Therapieverfahren integriert mit emotionaler Therapie und nonverbalen Therapieverfahren, wie Gestaltungstherapie (Abb. 5) und Körperwahrnehmung (Atemtherapie, Elemente aus der Feldenkrais-Methode, Bewegungstherapie). Individuell kommt bei den Betroffenen zusätzlich Selbstsicherheitstraining, medikamentöse und physikalische Therapie zur Anwendung. Im Einzelfall ergänzen Familien- und Soziotherapie den Behandlungsplan. Die bisherigen Ergebnisse bestätigen, daß durch die Behandlung die Lautheit des Tinnitus im wesentlichen unbeeinflußt bleibt im Gegensatz zu der ausgeprägten und signifikanten Abnahme der Tinnitusunannehmlichkeit und der zunehmenden Überzeugung, wieder Kontrolle über den Tinnitus gewonnen zu haben (Abb. 5). Durch Änderungen der Kognition und Abnahme des Gefühls, dem Tinni-

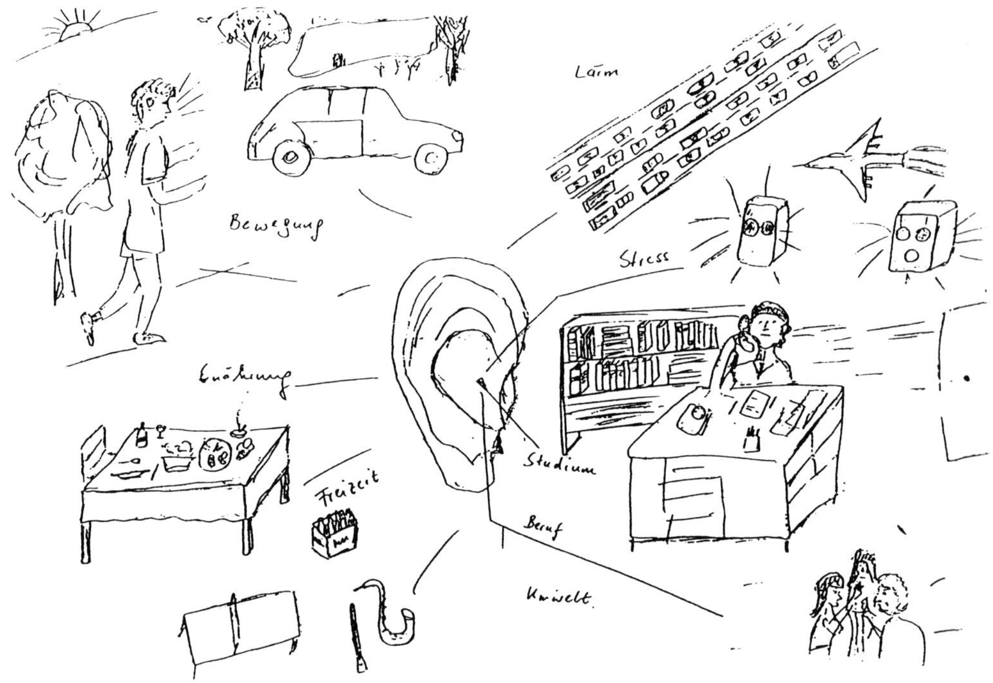

Abb. 5. Beispiel aus der Gestaltungstherapie: A. L., 30 Jahre alt, seit 4 Jahren Tinnitus beidseits unklarer Genese, zeichnet: „Mein Tinnitus und ich". Diagnostisch weist hier das Bild auf unterschiedliche Belastungsfaktoren bezüglich des Tinnitus hin. Linksseitig nicht störende Elemente, rechtsseitig belastende Faktoren (Lärm, Studiums-/Berufsstreß, streitende Frauen). In der Besprechung des Bildes kristallisiert sich eine verhaltenstherapeutische Behandlungsmöglichkeit heraus: Durch z. B. Streßbewältigungskonzepte, emotionale Bearbeitung von neuen Beziehungsbereichen zu Streit und Frauen könnte es gelingen, diese Bereiche auf die linke Bildseite zu bringen und damit mehr Kontrolle über den Tinnitus zu erreichen

tus völlig ausgeliefert zu sein, und der dadurch bewirkten Erleichterung, ist es möglich, den Tinnitus wieder zu integrieren und damit zu kompensieren. Symptom-Check-List (SCL-90-R, Derogatis 1986) und andere psychologische Testverfahren bestätigen im wesentlichen den guten Behandlungserfolg (Goebel et al. in Vorbereitung). Bisherige stichprobenartige Katamnesekontrollen weisen in den meisten Fällen ein Anhalten des positiven Therapieeffekts auf.

Insgesamt zeigen die in den letzten Jahren publizierten Ergebnisse doch eine ermutigende Tendenz, wobei eine sinnvolle Ergänzung und Integration verschiedener effektiver Methoden in Form eines multimodalen Behandlungskonzepts richtungsweisend erscheint.

Literatur

Ambrosino SV (1981) Neuropsychiatric aspects of tinnitus. J Laryngol Otol [Suppl.] 4:169–172

Anonymus (1981) In: CIBA Foundation Symposium, 85. Pitman, London, pp 300–302

Aran JM, Cazals Y (1981) Electrical suppression of tinnitus. In: CIBA Symposium, 85, Tinnitus. Pitman, London, pp 217–225

arznei-telegram (1988) Tinnitus, Hörsturz, Menière'sche Erkrankung. Was ist gesichert in der medikamentösen Therapie? arznei-telegramm 5:42–43

Böning J (1981) Klinik und Psychopathologie von Ohrengeräuschen aus psychiatrischer Sicht. Laryngol Rhinol Otol 60:101–103

Borton TE, Moore WM, Clark SR (1981) Electromyographic feedback treatment for tinnitus aurium. J Speech Hear Disord 46:39–45
Brusis T, Loennicken I (1985) Die Behandlung von Ohrgeräuschen mit der Iontophorese-Lokalanästhesie. Laryngol Rhinol Otol 64:355–358
Carmen R, Svihovec D (1984) Relaxation-biofeedback in the treatment of tinnitus. Am J Otolaryngol 5:376–381
Coles RRA (1984) Epidemiology of tinnitus. J Laryngol Otol [Suppl.] 9:7–15
Coles RRA, Hallam RS (1987) Tinnitus and its management. Br Med Bull 43, 4:983–998
Coles RRA, Davis AC, Haggard MP (1981) Epidemiology of tinnitus, CIBA Foundation Symposium 85. Pitman, London, pp 16–34
Derogatis LR (1986) Symptom-Check-List, 3. Aufl. Beltz-Test, Weinheim
Duckro PN, Pollard CA, Bray HD, Scheiter L (1984) Comprehensive behavioral management of complex tinnitus: a case illustration. Biofeedback Self Regul 9, 4:459–469
Elfner LF, May JG, Moore JD, Mendelson JM (1981) Effects of EMG und thermal feedback training on tinnitus: a case study. Biofeedback Self Regul 6:517–521
Erickson MH, Rossi EL (1967) Eine gesprächsweise Veränderung sensorisch-perzeptiver Funktionen; Phantomschmerzen und Ohrensausen. In: Erickson MH, Rossi EL (Hrsg) Hypnotherapie – Aufbau, Beispiele, Forschung. Grune & Stratton, Orlando, S 139 ff.
Feldmann H (1971) Pathophysiologische Vorstellungen über das im Innenohr bedingte Ohrensausen. 2. Hörgeräteakustik 16 (Sonderheft)
Fordyce WE (1976) Behavioral methods for chronic pain and illness. Mosby, St. Louis
Glass D, Singer I (1972) Behavioral after-effects of unpredictable and uncontrollable aversive events. Am Sci 60:457–465
Glaros AG (1981) Incidence of diurnal and nocturnal bruxismus. J Prothet Dent 45:545–549
Goebel G, Mannes GA, Späth M, Wolfram D, Fleck E, Bierner M, Hall D, Rudolph W (1976) Die Wirkung von Fenalcomim Hydrochloride bei Angina pectoris. Herz I:201–204
Goebel G, Abeken M, Schneidzik H, Rief W, Fichter M (in Vorbereitung) Integratives verhaltenstherapeutisches Behandlungskonzept des komplexen chronischen Tinnitus.
Goebel G, Keeser W, Wildgruber CW, Baldhuber L, Faust B, Fichter M (in Druck) Die stationäre verhaltensmedizinische Behandlung chronischer Schmerzen. Z Verhaltensmod Verhaltensmed
Goodey RJ (1987) Drug therapy in tinnitus. In: Hazell J (ed) Tinnitus. Livingstone, Edinburgh London Melbourne New York
Grossan M (1976) Treatment of subjective tinnitus with biofeedback. Ear Nose Throat J 55:314–318
Hallam RS (1987) Psychological approaches to evaluation and management of tinnitus distress. In: Hazell J (ed) Tinnitus. Livingstone, Edinburgh London Melbourne New York
Hallam RS, Rachman S, Hinchcliffe R (1984) Psychological aspects of tinnitus. In: Rachmann S (ed) Contributions to medical psychology, vol 3. Pergamon, Oxford, pp 31–53
Hallam RS, Jakes SC, Chambers C, Hinchcliffe R (1985) A comparison of different methods of assessing the „intensity“ of tinnitus. Acta Otolaryngol 99:501–508
Hallam RS, Jakes SC, Hinchcliffe R (1988) Cognitive variables in tinnitus annoyance. Br J Clin Psychol 27:112–118
Hansen PE, Hansen JM, Bentzen O (1982) Acupuncture treatment of chronic unilateral tinnitus: a double blind crossovertrial. Clin Otolaryngol 7:325–329
Hazell JWP (1981a) Tinnitus. Practitioner 225:1577–1585
Hazell JWP (1981b) Measurement of tinnitus in humans. In: CIBA Foundation Symposium 85. Pitman, London, pp 35–53
House IW (1981) Management of the tinnitus patient. Ann Otol Rhinol Laryngol 90:597–601
House IW, Miller L, House PR (1977) Severe tinnitus: Treatment with biofeedback training, Results in 41 cases. Trans Am Acad Ophthalmol Otolaryngol 84:697–703
House PR (1981) Personality of the tinnitus patient. In: Ciba Foundation Symposium, 85. Pitman, London, pp 193–203
Ikner CL, Shaver T, Liles L, Hyler-Both D, Hassen A (1987) Changes in ABR measures with osteopatic manipulative treatment. In: Feldman M (ed) Proc. III. International Tinnitus Seminar Münster. Harsch, Karlsruhe, pp 379–384
Ireland CE, Milson PH, Tonkin JP, Platt-Hepworth S (1985) An evaluation of relaxation training in the treatment of tinnitus. Behav Res Ther 23, 4:423–430
Jakes SC, Hallam RS, Chambers C, Hinchcliffe R (1985) A factor analytical study of tinnitus complaint behavior. Audiology 24:195–206
Jakes SC, Hallam RS, Rachman S, Hinchcliffe R (1986) Relaxation training and distraction on chronic tinnitus sufferers. Behav Res Ther 24, 5:497–507
Jakobs P, Martin G (1978) Die Therapie des Tinnitus nach knalltraumatischer Schädigung. HNO 26:104–106
Janetta PJ (1987) Mikrovascular decompression of the cochlea nerve as treatment of tinnitus.

In: Feldmann H (ed) Proc. III. International Tinnitus Seminar Münster. Harsch, Karlsruhe, pp 348–352
Lenarz T (1986) Treatment of tinnitus with lidocain and tocainide. Scand Audiol [Suppl] 26:49–51
Lenarz T (1987) Medikamentöse Beeinflussung der Hörbahn. Klinische und tierexperimentelle Untersuchungen mit besonderer Berücksichtigung der Tinnitus-Therapie. Habilitationsschrift, Universität Heidelberg
Marks NJ, Karl H, Onisiphorou C (1985) A controlled trial of hypnotherapy in tinnitus. Clin Otolaryngol 10, 1:43–46
Marlow FI (1973) Effective Treatment of Tinnitus through Hypnotherapy. Am J Clin Hypn 15:162–165
McFadden D (1982) Tinnitus: Facts, theories and treatments. National Academy Press, Washington (Working Group 89, National Research Council)
Melzack R (1975) The McGill pain questionnaire: Major properties and scoring methods. Pain 1:277–300
Merskey H, Watson GD (1979) The lateralisation of pain. Pain 7:271–280
Möller A (1984) Pathophysiology of tinnitus. Ann Otolaryngol 93:39–44
Opitz HJ (1981) Tinnitus. Entstehung und Beeinflussung. Laryngol Rhinol Otol 60:212–219
Pilgramm M, Schumann K (1985) Hyperbasic oxygenation for acut acustic trauma. Arch Otorhinolaryngol 241:247–257
Pilling M, Tse J, Chuss K (1982) A modified gas-liquid-chromatography. Assay to monitor plasma mexitiline in a tinnitus study. Meth Find Exp Clin Pharmacol 4, 4:243–247
Rubinstein B (1987) Effects of stomatognathic treatment on tinnitus – a retrospective study. In: Feldman H (ed) Proc. III. International Tinnitus Seminar Münster. Harsch, Karlsruhe, pp 385–388
Salvi RJ, Ahroon HA (1983) Tinnitus and neural activity. J Speech Hear Res 26, 4:629–632
Schmidt RF, Thews G (1983) Physiologie des Menschen. Springer, Berlin Heidelberg New York
Schmidt RH (Hrsg) (1977) Grundriß der Sinnesphysiologie. Springer, Berlin Heidelberg New York
Scott B, Lindberg P, Lyttkens L, Melin L (1985) Psychological treatment of tinnitus. An experimental group study. Scand J Audiol 14, 4:223–230
Stange G (im Druck) Grünes-Kreuz-Umfrage 1985. Audiol Akustik
Sternbach RA (1974) Pain patients: Traits and treatment. Academic Press, New York
Sweetow RV (1986) Cognitive aspects of tinnitus patient management. Ear Hear 16:390–396
Tonndorf J (1987) The analogy between tinnitus and pain: a suggestion for physiolog. basis of chronic tinnitus. Hear Res 28:271–275
Turk DC, Meichenbaum D, Genest M (1983) Pain and behavioral medicine: A cognitive-behavioral perspective. Guilford, New York
Vernon JA (1987) Electrical stimulation for relief of tinnitus. In: Feldmann H (ed) Proc. III International Tinnitus Seminar Münster. Harsch, Karlsruhe
Vernon JA, Schleuning A (1978) Tinnitus: A new management. Laryngoscope 88:413
Walsh WM, Gerley PP, Tampa FL (1985) Thermal biofeedback and the treatment of tinnitus. Laryngoscope 95:987–989
Wedel H von (1987) A longitudinal study in tinnitus therapy with tinnitus maskers and hearing aids. In: Feldmann H (ed) Proc. III. International Tinnitus Seminar Münster. Harsch, Karlsruhe
Wedel H von, Opitz HJ (1980) Ein Beitrag zur Behandlung von Ohrgeräuschen mit Tinnitus-Maskern. Laryngol Rhinol Otol 59:542–547
Wedel H von, Strahlmann V, Zorowka P (im Druck) Effektivität verschiedener nicht medikamentöser Therapiemaßnahmen bei Tinnitus – eine Langzeitstudie. J Laryngol Rhinol Otol
White TP, Hoffman SR, Gale EN (1986) Psychophysiological therapy for tinnitus. Ear Hear 7, 6:397–399
Wilson JP (1987) Theory of tinnitus generation. In: Hazell J (ed) Tinnitus. Livingstone, Edinburgh, pp 20–45
Wood KA, Webb HL jr, Orchik DJ, Shea JJ (1983) Intractable tinnitus: Psychiatric aspects of treatment. Psychosomatics 24, 6:559–565
Zenner HP (1986) Aktive Bewegungen von Haarzellen. Ein neuer Mechanismus beim Hörnerven. HNO 34:133–138

15. Verhaltensmedizinische Aspekte funktioneller Verdauungsstörungen

R. Hölzl, C. Kröger

1. Einleitung . . . 229
2. Psychologische, physiologische und psychophysiologische Charakterisierung . . . 230
2.1. Psychoneurotische Merkmale . . . 230
2.2. Abhängigkeit der Symptome von Stressoren . . . 232
2.3. Krankheitsverhalten . . . 233
2.4. Pathophysiologie und Pathopsychophysiologie . . . 236
3. Ätiologisches Bedingungssystem funktioneller Darmstörungen . . . 239
4. Verhaltensmedizinische Behandlung . . . 240
4.1. Indikationsprobleme . . . 240
4.2. Einzelne Interventionsmethoden . . . 241
4.3. Kombinationstherapien . . . 241
Literatur . . . 243

1. Einleitung

Ungefähr die Hälfte aller Patienten, die einen Gastroenterologen aufsuchen, leiden an funktionellen Störungen des Verdauungstrakts, also an einer Funktionsstörung, für die keine organischen, genauer: keine morphologischen oder histologischen Ursachen ausgemacht werden können. Die größte Gruppe dieser Störungen wird unter dem Begriff des Reizdarmsyndroms (IBS, von englisch „irritable bowel syndrome") oder des Reizkolons bzw. irritablen Kolons (bei Einschränkung auf den Dickdarm) zusammengefaßt. Das Beschwerdebild ist v. a. durch Stuhlgangsveränderungen (Verstopfung und/oder Diarrhöe), Bauchschmerzen und Blähbauch gekennzeichnet.

Die folgenden Abschnitte versuchen zunächst eine kurze Bestandsaufnahme der wichtigsten psychologischen und psychophysiologischen Merkmale von IBS-Patienten. Im Anschluß daran werden einige Ansatzpunkte verhaltensmedizinischer Interventionsformen beschrieben, die sich daraus ableiten lassen.

Die Darstellung stützt sich im wesentlichen auf Ergebnisse einer Studie, die am Max-Planck-Institut für Psychiatrie und am Städtischen Krankenhaus München-Neuperlach (Abteilung Prof. Ottenjann) mit Unterstützung der Deutschen Forschungsgemeinschaft durchgeführt wurde (vgl. Kröger 1986). Im Rahmen dieser Untersuchungen wurden 243 Personen mit funktionellen Verdauungsbeschwerden hinsichtlich ihres klinischen Beschwerdebilds untersucht; 45 IBS-Patienten nahmen darüber hinaus an intensiven psychologischen und physiologischen Messungen und an einer verhaltensmedizinischen Therapie teil, die aus diätetischen, verhaltenstherapeutischen und psychophysiologischen Elementen bestand.

Die dabei betrachteten Patientencharakteristika lassen sich in 4 Hauptbereiche gliedern: psychoneurotische Merkmale (z. B. „Depression", Angst), Streßabhängigkeit (z. B. situationsabhängige Diarrhöe), Krankheitsverhalten (z. B. vermehrte

Klagsamkeit, instrumentelle Funktion der Beschwerden, in der Bewältigung oder Vermeidung beruflicher oder familiärer Konflikte), pathophysiologische bzw. pathopsychophysiologische Merkmale (z. B. abnorme Motilität, gesenkte viszerale Schmerzschwellen). Die Befunde in diesen Bereichen werden im folgenden der Reihe nach dargestellt.

2. Psychologische, physiologische und psychophysiologische Charakterisierung

2.1. Psychoneurotische Merkmale

In den bisherigen Untersuchungen, die diesen Aspekt der IBS-Symptomatik überhaupt behandeln, wurde übereinstimmend gefunden, daß der Großteil der IBS-Patienten psychoneurotisch auffällig ist (vgl. Latimer 1983). Dies drückt sich besonders in der Häufigkeit von Diagnosen wie „Angstneurose" und „Depression" aus sowie in der Tendenz, über zahlreiche somatische Beschwerden ganz allgemein zu klagen.

Hinweise auf vermehrte psychoneurotische Symptomatik fanden sich auch in unserer Studie.So waren die mit dem Spielberger-X_1-Fragebogen erhobenen „Trait-Angst"-Werte (Spielberger 1966) gegenüber den Kontrollen deutlich erhöht ($p < 0{,}001$, U-Test; Abb. 1).

Diese allgemeine Ängstlichkeit äußert sich auch konkret, z. B. in der Furcht vor einer Krebserkrankung. Teilweise werden phobische Ängste mit ausgeprägtem Vermeidungsverhalten angetroffen. Aus Furcht vor Stuhlinkontinenz gehen Durchfallpatienten oft nicht mehr aus dem Haus oder nur noch dann, wenn sie sich vorher über die Standorte der Toiletten informieren konnten. Personen mit lauten Bauchgeräuschen meiden soziale Kontakte. Verstopfungspatienten haben häufig starke Angst vor einem Darmverschluß, die sie durch die Einnahme von Abführmitteln zu reduzieren versuchen. Alle diese Ängste können eine mehr oder weniger rationale Ausgangsbasis in bestimmten ärztlichen Maßnahmen oder Kommentaren gehabt haben, entwickeln aber oft regelrecht phobische Züge.

Die Erfassung der Depressivität mit dem Beck-Depressionsinventar (BDI; Beck et al. 1961) ergab auch in dieser Hinsicht deutlich erhöhte Werte der IBS-Patienten im Vergleich zu den Kontrollen (Abb. 2).

Etwa 20% der 90 IBS-Patienten, die den Fragebogen ausfüllten, litten an klinisch relevanter depressiver Symptomatik, d. h. die Selbstberichte über depressives Verhalten und depressive Gedanken waren so ausgeprägt, daß eine Therapie angezeigt erschien (BDI-Summe über 20).

Aus Abb. 2 geht außerdem hervor, daß ein genereller Zusammenhang zwischen der Stärke der Depressivität im BDI und der Ausgeprägtheit der Bauchbeschwerden besteht: Von 130 gesunden Kontrollpersonen gaben 42% an, gelegentlich an Bauchschmerzen, Verdauungsbeschwerden oder

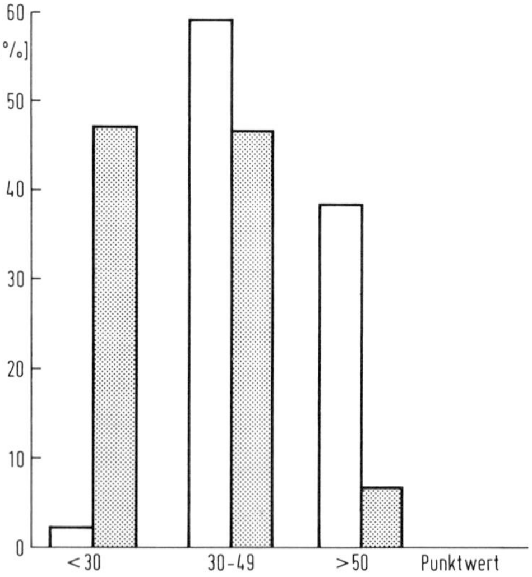

Abb. 1. Ängstlichkeit von IBS-Patienten im Vergleich zur Kontrollgruppe. Verteilung der „Trait"-Angstwerte im Angstfragebogen STAIG-X1 nach Spielberger (1966). □ IBS-Gruppe: $\bar{x} = 45{,}3$; $s = 9{,}5$ ($n = 44$). ▨ Kontrollgruppe: $\bar{x} = 32{,}5$; $s = 10{,}1$ ($n = 15$); $p < 0{,}001$ (U-Test)

Abb. 2. Depressivität und funktionelle Verdauungsstörungen. Verteilung der Depressivitätswerte im BDI (Beck et al. 1961) auf den Stufen „keine", „leichte" und „mäßige bis schwere Depressivität" (entsprechend den BDI-Summenwerten 0–9, 9–16, und über 16) in 3 Gruppen. ▨ IBS-Patienten: $\bar{x}$ = 11,6 ($\tilde{x}$ = 10); s = 7,8 (n = 90). □ Kontrollgruppe 1 (KG 1; mit Gastrointestinalbeschwerden, kein IBS): $\bar{x}$ = 3,0 ($\tilde{x}$ = 1,3); s = 4,5 (n = 55). ▧ Kontrollgruppe 2 (KG 2 ohne Gastrointestinalbeschwerden): $\bar{x}$ = 8,9 ($\tilde{x}$ = 6,5); s = 8,4 (n = 75). p < 0,001 für alle Teilgruppenunterschiede und den Unterschied von IBS gegenüber KG 1 und KG 2 zusammengenommen (U-Tests)

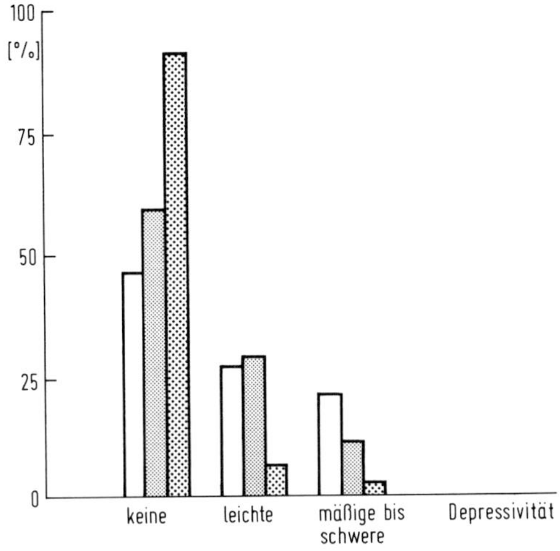

Blähbauch zu leiden. Diese Personen erreichten auch höhere Depressivitätswerte als die Kontrollen ohne Verdauungsbeschwerden (vgl. Kröger u. Hölzl 1985).

IBS-Patienten klagen auch häufiger über eine Vielzahl von somatischen Beschwerden. Sie berichten nicht nur deutlich mehr Gastrointestinalsymptome als Kontrollpersonen (Abb. 3), sondern auch mehr allgemeine körperliche Beschwerden wie allgemeine Erschöpfung und Schlaflosigkeit (Abb. 4). Das Beschwerdebild des IBS erin-

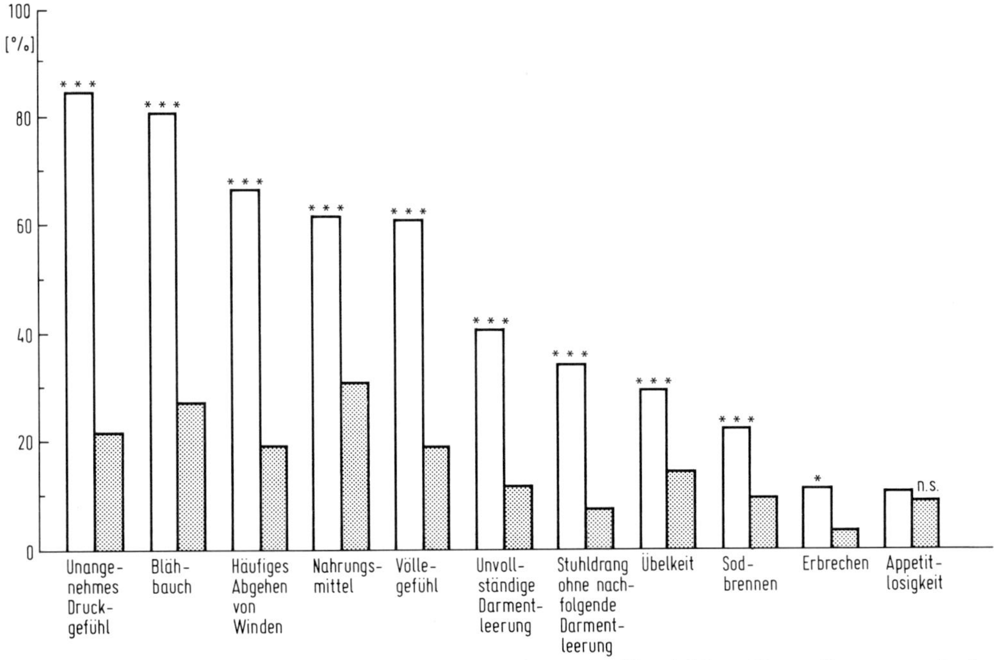

Abb. 3. Gastrointestinale Beschwerden von IBS-Patienten im Vergleich zu Kontrollpersonen. In der IBS-Gruppe (□; n = 243) werden auch in nicht direkt auf das Kolon bezogenen Kategorien gastrointestinaler Symptome deutlich mehr positive Antworten gegeben als in der Kontrollgruppe (▨; n = 130). $p < 0{,}001$ für die Häufigkeitsunterschiede (multiple χ^2-Tests), außer bei „Erbrechen" ($p < 0{,}05$) und „Appetitlosigkeit" (n. s.)

nert in dieser Hinsicht stark an die Diagnose „Somatisierungssyndrom", wie es im DSM III beschrieben ist. In der älteren angloamerikanischen Literatur war hierfür auch die Diagnose „Hysterie" üblich (Kröger u. Hölzl 1984).

Zusammenfassend unterstreichen unsere Befunde die schon mehrfach berichtete Beobachtung, daß IBS-Patienten psychoneurotisch auffällig erscheinen. Welche Rolle diese psychologischen Charakteristika in Entstehung und Aufrechterhaltung der Störungen aber tatsächlich spielen, wird daraus nicht erkennbar. Es ist ungewiß, ob psychologische Faktoren überhaupt eine spezifische Bedeutung für funktionelle Verdauungsstörungen besitzen, zumal auch andere chronisch Kranke und Personen mit funktionellen Störungen anderer Organsysteme in ähnlicher Weise auffallen. Schließlich können sich psychopathologische Veränderungen wie erhöhte Depressivität und Ängstlichkeit auch in der Folge der körperlichen Beeinträchtigungen („exogen") entwickeln.

2.2. Abhängigkeit der Symptome von Stressoren

Einen spezifischen Hinweis auf eine psychologische Ätiologie als allgemeine Korrelation der Symptomatik mit psychopathologischen Kategorien oder Merkmalen liefern ihre zeitlichen Beziehungen zu akuten Belastungsbedingungen, d. h. spezifischen oder unspezifischen Stressoren, oder dem Auftreten von starken Emotionen. Hierzu existieren verschiedentliche Hinweise, aber nur wenig systematische Daten (vgl. Whitehead u. Schuster 1985). Ein Beleg aus unseren eigenen Daten ist in Tabelle 1 dargestellt (Antworten im „Beschwerdefragebogen für Personen mit funktionellen Gastrointestinalbeschwerden", BFG; Hölzl et al. 1989).

50–70% der Patienten berichten eine Abhängigkeit der Symptome von Stressoren oder ein Zusammentreffen mit starken Emotionen. Besonders Schmerz- und Durchfallbeschwerden werden durch belastende Ereignisse und negative Emotionen

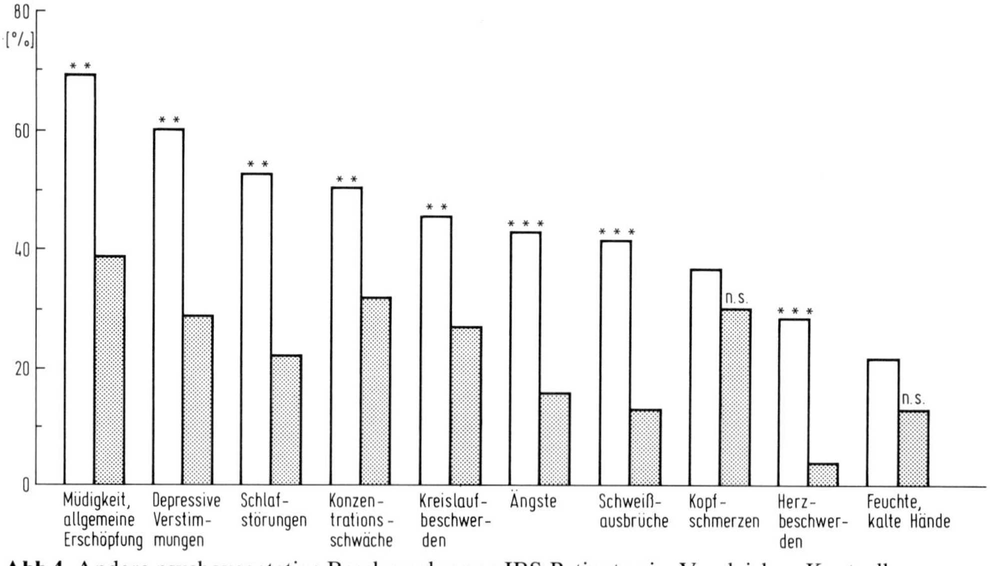

Abb 4. Andere psychovegetative Beschwerden von IBS-Patienten im Vergleich zu Kontrollpersonen. In der IBS-Gruppe (□; n = 243) werden auch in nichtgastrointestinalen und allgemeinen Beschwerdekategorien deutlich mehr positive Antworten gegeben als in der Kontrollgruppe (▨; n = 130). $p < 0{,}001$ für die Häufigkeitsunterschiede (multiple χ^2-Tests), außer bei „Gewichtsverlust" ($p < 0{,}01$), „Kopfschmerzen", „feuchte, kalte Hände" und Gewichtszunahme (n. s.)

Tabelle 1. Abhängigkeit der Reizdarmbeschwerden von Belastung und Emotionen (+ Symptombesserung, – Symptomverschlechterung; Mehrfachnennungen möglich)

Belastungskategorie[a]	Schmerzen (n = 198)		Verstopfung (n = 128)		Diarrhöe (n = 128)	
	+	–	+	–	+	–
Aufregung	3	72	20	42	7	61
Ärger	1	70	6	46	2	56
Angst	0	65	11	38	2	59
Deprimiertheit	1	56	1	36	0	41
Arbeitsbelastung	2	47	6	32	4	32
Familiäre Belastung	0	59	3	33	4	43

[a] Nach dem GIT-Anamnese-Bogen zur Eingangsdiagnostik; vgl. Kröger (1986)

verschlimmert oder durch sie ausgelöst. Dabei ist zu beachten, daß sich diese Zusammenhänge, wie auch die in der Literatur berichteten, ausschließlich auf Aussagen der Patienten beziehen. Diese unterliegen eigenen psychologischen Gesetzmäßigkeiten (s. nächsten Abschnitt).

2.3. Krankheitsverhalten

Unter Krankheitsverhalten werden hier all jene Verhaltensaspekte verstanden, die neben den eigentlichen Symptomen das Gesamtbild der Erkrankung und ihrer Bewältigung durch den Patienten ausmachen. Dazu gehören zunächst einmal die subjektiven und behavioralen Reaktionen auf die Symptome: wie reagiert der Patient beim Auftreten der Körperbeschwerden selbst; wie äußert er diese gegenüber der Umwelt; was unternimmt er gegen die Beschwerden (Medikation, Arztbesuch); wie beeinträchtigen ihn die Beschwerden. Ein zweiter, noch wichtigerer Aspekt des Krankheitsverhaltens ist seine „instrumentelle Funktion", d. h. welche Umweltkonsequenzen es hat, die es möglicherweise begünstigen (*"instrumentelles Krankheitsverhalten"*; Whitehead et al. 1982).

Bei einer beträchtlichen Anzahl von IBS-Patienten scheint das Krankheitsverhalten auf einer falschen Wahrnehmung und Interpretation von Körperprozessen zu beruhen. Die Bedeutung solcher psychologischer Verzerrungen ist aus dem Bereich funktioneller Herzbeschwerden und bei Schlafstörungen bekannt (Myrtek 1985; Harbauer-Raum 1987; Strian 1987, Schulz 1986). Daß ähnliche Verhältnisse auch bei IBS-Patienten vorliegen könnten, zeigt der Vergleich der retrospektiven Angaben in den Beschwerdelisten und den täglichen Tagebuchaufzeichnungen in unserer Studie (s. auch Kröger u. Hölzl 1985; Kröger 1986).

Dabei zeigt sich zunächst, daß die meisten Patienten, die sich im betreffenden BFG-Item als „verstopft" klassifizierten, nach ihren eigenen Angaben im gleichen Bogen immerhin noch 2mal pro Woche zur Toilette gehen. Das Gros der Patienten, die sich als Durchfallpatienten bezeichnen, gibt 3 Darmentleerungen pro Tag oder mehr an (Abb. 5a, b).

Die im Verlauf des Therapieprojekts erhobenen Tagesprotokolle von 8 Patienten mit Verstopfung, 13 mit Durchfall und 8 mit Durchfall und Verstopfung im Wechsel („kombinierte Verdauungsbeschwerden") ergeben ein anderes Bild (Abb. 6).

Nur 1% der Verstopfungspatienten gab im Fragebogen eine tägliche Darmentleerung an. Nach den Tagebuchaufzeichnungen der hier betrachteten Stichprobe, lagen aber an über 80% der Tage eine oder mehrere Darmentleerungen vor. Die Verhältnisse bei den Durchfallpatienten liegen ähnlich: Laut Fragebogen kamen nur 5% mit einer Darmentleerung täglich aus. Im Tagebuch dagegen wurde an knapp 50% aller Aufzeichnungstage nur eine oder gar keine Darmentleerung registriert.

Daß die Diskrepanzen nicht nur auf einen Stichprobenfehler zurückgehen dürften, legt der intraindividuelle Vergleich dieser Angaben bei der Verstopfungsgruppe nahe, die sowohl Eingangsfragebogen wie Tagebuch ausgefüllt hatte: Alle 8 Patienten, deren Daten in Abb. 6 wiedergegeben sind, hatten ihre Stuhlgangshäufigkeit

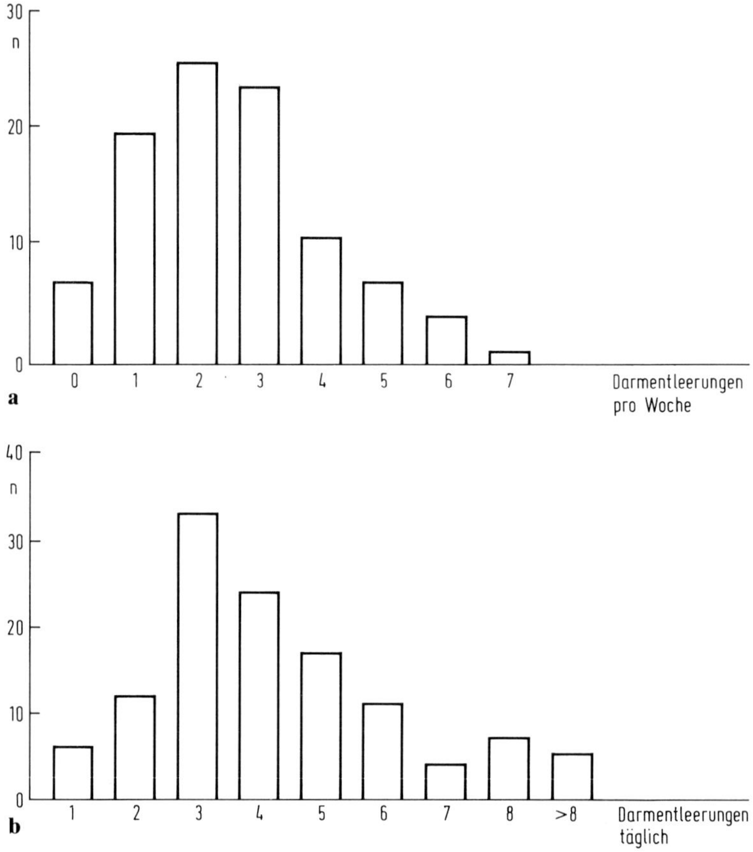

Abb. 5. Stuhlgangshäufigkeiten im retrospektiven Selbstbericht. Absolute Häufigkeiten von verstopften (**a**; n = 100) und diarrhoischen Patienten (**b**; n = 119)), die im „Beschwerdefragebogen für Personen mit funktionellen Darmbeschwerden" (vgl. Kröger 1986) „durchschnittlich" 0, 1, 2 usw. Darmentleerungen pro Woche bzw. Tag angaben; Bezugszeitraum: „in den letzten 3 Monaten"

retrospektiv unterschätzt. Die Patienten der anderen Untergruppen dagegen schätzten ihre Stuhlgangshäufigkeit entweder zu hoch oder zu niedrig ein. Nur bei einem Patienten stimmten Fragebogen- und Tagebuchangaben annähernd überein.

Zwischen einmaligen Angaben aus der Erinnerung und täglichen Aufzeichnungen scheinen also beträchtliche Diskrepanzen möglich zu sein. Dabei tendieren bestimmte Patienten anscheinend zu einer systematischen Verzerrung in Richtung subjektiver Symptomaggravation. Diese Verzerrung findet offensichtlich nur retrospektiv im Gedächtnis statt. Dies sollte nicht mit einer veränderten Wahrnehmung der Symptome selbst vermengt werden. Für letztere gibt es bislang kaum gute Belege.

Bei den Verstopfungspatienten kann auch ein semantisches Problem vorliegen: Wenn Menge und Konsistenz des tatsächlich entleerten Stuhls nicht berücksichtigt werden, ist zwischen „erfolgreichen" Toilettenbesuchen und frustranen, aber häufigen Entleerungsversuchen in den Selbstberichten allein nicht gut zu unterscheiden. Diese Größen wurden zwar in unserer Studie miterfaßt. Die dabei verwendeten Selbstratings erwiesen sich jedoch als recht unzuverlässig.

Die Beurteilungsdiskrepanzen hängen möglicherweise aber auch mit Bezugssystemproblemen zusammen, die die Erinnerung herausstechender Beschwerdetage begünstigen und ähnliches mehr. Die wahrnehmungs-, gedächtnis- und einstellungspsychologischen Prozesse, die den Selbstbericht körperlicher Beschwerden steuern, sind bisher erst in Ansätzen untersucht (vgl. hierzu Pennebaker 1982). Wie erwähnt gibt es aber einige empirische Arbeiten zu interozeptiven Wahrnehmungsverzerrungen bei Herzphobikern (Harbauer-Raum 1987) sowie zur Erinnerungstäuschung bei Schlafgestörten (Schulz 1986). Entsprechende Untersuchungen zum IBS fehlen bisher.

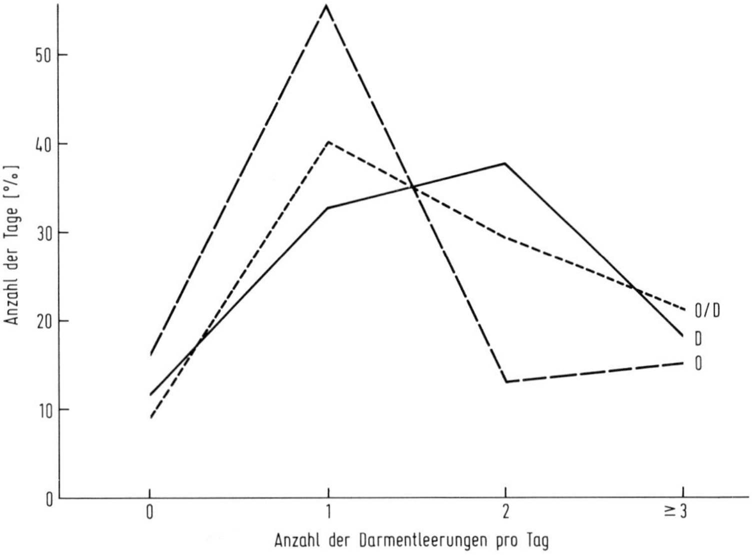

Abb. 6. Stuhlgangshäufigkeiten im aktuellen Selbstbericht. Prozentanteil der Tage, an denen eine Unterstichprobe von IBS-Patienten der Therapiestudie eine bestimmte Anzahl von Darmentleerungen im „Darmtagebuch" protokollierte. Getrennte Darstellung nach den symptomatischen Untergruppen „Obstipation" (– – –; n = 8), „Diarrhoe" (——; n = 13) und „Obstipation/Diarrhoe im Wechsel" (· · ·; n = 8). 100% = Gesamtanzahl der in der k-ten Untergruppe protokollierten Tage oder 28mal n(k) bei einer Aufzeichnungsdauer von 4 Wochen

Eine diesbezügliche Studie wird zur Zeit an unserem eigenen umfangreichen Datenmaterial durchgeführt (vgl. Hölzl et al. 1989).

Einen wichtigen Aspekt des Krankheitsverhaltens stellen die internen und externen Konsequenzen dar, die dieses Verhalten nach den Gesetzen der instrumentellen Verstärkung aufrechterhalten, weshalb es gelegentlich überhaupt mit *instrumentellem* Krankheitsverhalten identifiziert wird. Es bestehen Beziehungen zu dem aus der psychoanalytischen Psychosomatik bekannten Begriff des sekundären Krankheitsgewinns. Die beiden Konzepte sind jedoch nicht identisch.

Die Äußerung einer Körperbeschwerde führt zu sozialen Konsequenzen von seiten des Ehepartners, der Familie, durch Freunde und Kollegen und nicht zuletzt durch den Arzt oder Therapeuten. Schließlich gibt es Bedingungen in unserem Gesundheits- und Rentensystem selbst, die nicht ohne Einfluß auf das Krankheitsverhalten des Patienten sind. Bei chronischen funktionellen Störungen wie dem IBS ist häufig die ursprüngliche Funktion der Beschwerdenkundgabe und des Krankheitsverhaltens überhaupt, nämlich die Suche nach Abhilfe, häufig verlorengegangen. Trotzdem wird das Krankheitsverhalten nicht aufgegeben, da es durch die damit erreichte Vermeidung unangenehmer Situationen oder durch die mit ihm verbundene direkte Zuwendung ständig instrumentell verstärkt wird. Das Krankheitsverhalten übernimmt so eine Funktion in der Suche nach Hilfe bei der Bewältigung ganz anderer, fortbestehender Verhaltensprobleme. Diese dürfen daher in der Therapieplanung nicht übersehen werden.

Die Tendenz zu instrumentellem Krankheitsverhalten hängt von verschiedenen, auch ontogenetischen Bedingungen ab. Dies scheint beim IBS eine besondere Rolle zu spielen. So haben Whitehead et al. (1982, 1985) in epidemiologischen Untersuchungen nachgewiesen, daß IBS-Patienten nicht nur im Erwachsenen-, sondern auch schon im Kindesalter häufiger an verschiedenen Erkrankungen litten, und daß sie dabei in der Kindheit auch häufiger besondere Vergünstigungen erhielten als beispielsweise Ulkuspatienten oder gesunde Kontrollpersonen.

2.4. Pathophysiologie und Pathopsychophysiologie

Trotz zahlreicher Versuche, pathophysiologische Korrelate der Verdauungsbeschwerden und der abdominellen Schmerzen beim IBS zu identifizieren, gibt es hierzu bis heute keine klaren Ergebnisse. Die Ursachen des veränderten Stuhlgangs sind letztlich in veränderter Darmmotilität, vermutlich des Dickdarms, zu suchen. Diarrhöe und Obstipation sind jedoch nur gemeinsame Endphänomene für ganz unterschiedliche Motilitätsveränderungen, so daß aus ihnen allein nicht auf eine gemeinsame Ursache geschlossen werden kann. Noch stärker gilt dies für die abdominellen Schmerzen.

Vermutlich ist die Pathophysiologie des IBS uneinheitlich und daher die funktionelle Diagnose aufgrund klinischer Befunde und rein negativer somatischer Ausschlußdiagnostik nicht zur Definition einer pathophysiologischen Krankheitseinheit geeignet. Diese müßte existieren, wenn sich überdauernde physiologische Veränderungen nachweisen lassen sollen. Das Problem kann aber auch vom passageren Charakter der pathophysiologischen Korrelate der rein funktionellen Darmstörung herrühren, die umweltabhängig auftreten und zum Zeitpunkt der gastroenterologischen Untersuchung außer in schweren Fällen oft nicht greifbar sind. Globale Unterschiede der IBS-Patienten zur gesunden Population sind so nicht zu finden.

Selbst in den Untersuchungen, in denen Motilitätsveränderungen gefunden wurden, die mit der Symptomatik in Zusammenhang zu bringen waren, reichten diese im allgemeinen nicht zur Differenzierung von psychoneurotischen Vergleichsgruppen ohne IBS-Diagnose aus (vgl. Latimer 1983; dagegen Whitehead u. Schuster 1985). Dies legte die Vermutung nahe, daß die Darmfunktionsstörungen psychovegetative Folgen emotionaler Reaktionen und kein genuin gastroenterologisches Problem darstellen.

In unserer eigenen IBS-Studie waren umfangreiche physiologische und psychophysiologische Untersuchungen enthalten, die der Klärung dieser Fragen dienen sollten (Übersicht in Kröger 1986). Trotz einiger charakteristischer Unterschiede in den Motilitätsparametern der IBS-Patienten, konnten für die Gesamtgruppe keine überzeugenden physiologischen „Marker" gefunden werden. Die Vermutung, daß die IBS-Gruppe dafür pathophysiologisch zu heterogen gewesen sei, bestätigte sich in der Tatsache, daß bei Aufteilung in Untergruppen nach ihrer klinischen Hauptsymptomatik (Diarrhöe dominant, Obstipation dominant, Diarrhöe/Obstipation im Wechsel) die physiologischen Unterschiede deutlicher hervortraten, z. B. in veränderten Rhythmen der Kolonaktivität (vgl. Kröger 1986; Löffler 1989; Erasmus 1989). Wie diese aber mit der klinischen Symptomatik zusammenhängen, oder gar, welche Ursachen sie haben mögen, blieb weiterhin unklar.

Anders verhält sich dies mit einem tonischen Parameter der Darmmotilität, der in unserer Untersuchung zum ersten Mal zuverlässig bestimmt werden konnte (vgl. Kröger 1986; Hartl et al. 1986; Erasmus et al. 1987, Erasmus 1989). In ihm ergaben sich eindeutige und pathophysiologisch interpretierbare Unterschiede zwischen den genannten symptomatischen Untergruppen und im Vergleich zu den gesunden Kontrollpersonen. Das tonische Motilitätsmaß ist außerdem pathophysiologisch gut mit der abdominellen Schmerzsymptomatik zu verknüpfen und von daher auch von besonderem psychophysiologischen Interesse.

Der Parameter stellt im wesentlichen ein Maß für die Anpassungsfähigkeit der glatten Darmwandmuskulatur an steigende Volumina bzw. Drücke dar. Er wird durch schrittweise Dehnung des Kolons mit einer anal eingeführten Ballonsonde im Sigmakolon als Steilheit des Druckanstiegs (Δp) bei zunehmenden Ballonvolumina bestimmt, d. h. er gibt an, ob sich der Darm bei steigendem Ballonvolumen eher wie ein starres Rohr verhält (steiler Druckanstieg, schlechte Anpassung) oder der Dehnung flexibel nachgibt (flacher Druckanstieg, gute Anpassung).

Für diese Untersuchung war die Entwicklung einer Sonde mit geeigneten, d. h. flachen Eigendruck-Volumen-Kennlinien des Dehnungsballons erforderlich. Sie ist in der oben zitierten Literatur ausführlicher

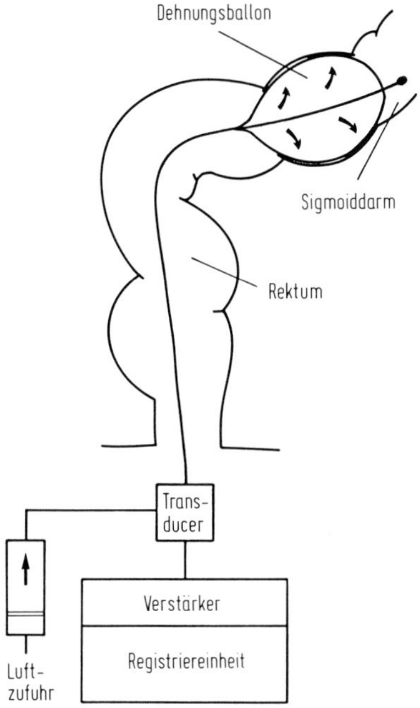

Abb. 7. Schema der Sondenplazierung im Dehnungstest. Der Latexballon mit flacher Druck-Volumen-Charakteristik zur exakten Bestimmung des tonischen „Compliance"parameters Δp ist im Rektosigmoid, unmittelbar nach der 1. Flexur bzw. 25 cm ab anus positioniert (vgl. Erasmus 1989)

beschrieben (siehe v. a. Erasmus et al. 1987 und Erasmus 1989). Die schematische Anordnung für diese Δp-Bestimmung zeigt Abb. 7. Die Sonde mit aufgeblasenem Ballon ist in Abb. 8 dargestellt.

Vergleicht man nun die so bestimmte Anpassungsfähigkeit des Dickdarms an Dehnungsreize bei Gesunden und IBS-Patienten insgesamt, ergeben sich zunächst keine signifikanten Unterschiede (s. oben). Teilt man die IBS-Patienten aber in die genannten Untergruppen auf, treten die Abweichungen hervor (Kröger 1986; s. Abb. 9).

Es wird außerdem deutlich, daß die Verwischung der Gesamtdifferenzen im wesentlichen auf die Gruppe der Verstopften zurückgeht, die sich in dieser Hinsicht nicht von Gesunden unterscheidet oder sogar noch größere Dehnungsreize ohne nennenswerte Druckanstiege verträgt. Dies läßt sich plausibel als langfristige Anpassung an höhere intraluminale Drücke und Volumina interpretieren, wie dies chronische Obstipation erfordern würde. Der Befund könnte aber auch mit den Folgen von längerem Laxantienabusus zusammenhängen. Jedenfalls ist bei den ausschließlich verstopften Patienten ein anderer pathophysiologischer Mechanismus anzunehmen (s. auch Kröger et al. 1987).

Dieses Ergebnis steht in engem Zusammenhang mit den Unterschieden in der viszeralen Schmerzempfindlichkeit der gleichen Untergruppen. Wie Abb. 10 zeigt, berichten die Patienten mit Durchfall- oder

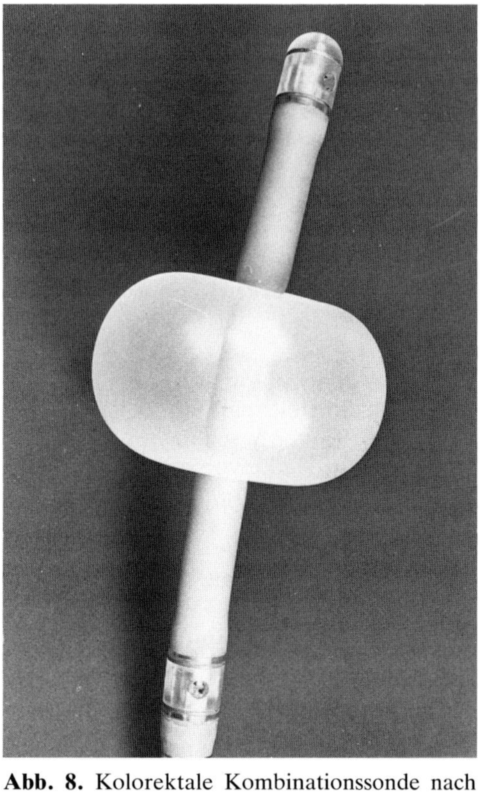

Abb. 8. Kolorektale Kombinationssonde nach Erasmus et al. (1987). Der Latexballon mit flacher Druck-Volumen-Charakteristik (zur Demonstration mit 120 ml Luft gefüllt) befindet sich zwischen 2 Meßköpfen, mit denen elektromyografische und manometrische Ableitungen aus dem Lumen durchgeführt werden können. Die Bestimmung des tonischen Complianceparameters erfolgt jedoch über die Messung des Balloninnendrucks. Die Sonde ist eine Weiterentwicklung auf der Basis einfacherer Ableitungssonden nach Lederer (1985)

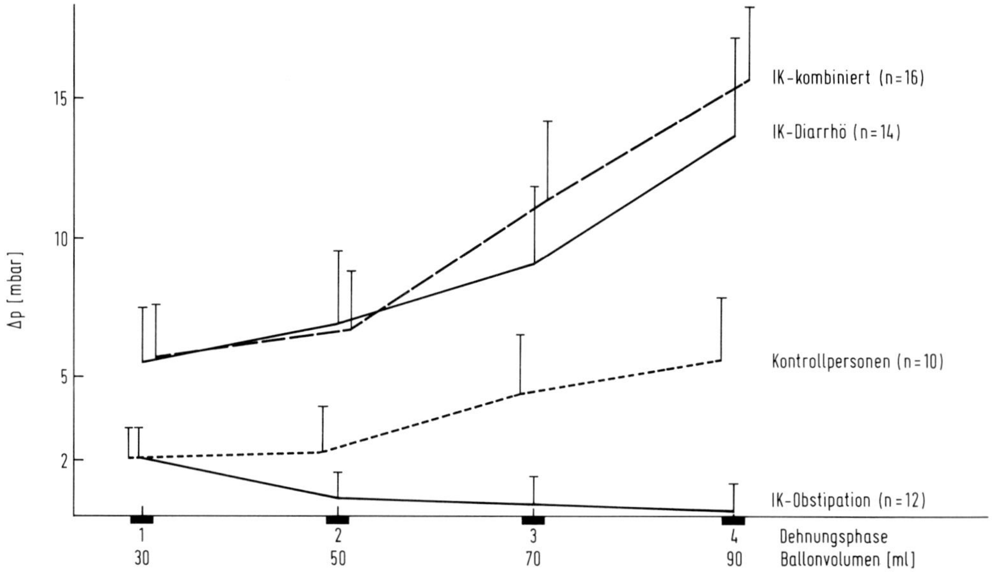

Abb. 9. Kolorektale Compliance in symptomatischen Untergruppen des IBS. Dargestellt ist der Druckanstieg Δp in den ersten 4 Dehnungsstufen des Stimulationsballons (jeweils 20 ml auf einen Sockel von 10 ml) bei Patienten mit Verstopfung (O; n = 12), Diarrhö (D; n = 14) und beidem im Wechsel (O/D; n = 16) im Vergleich zu gesunden Kontrollpersonen (K; n = 10). $p < 0{,}01$ für die Unterschiede der D- und O/D-Gruppen gegenüber K- und O-Gruppe (Kruskal-Wallis- und U-Tests; $p < 0{,}001$ ab D 4); keine Unterschiede zwischen D und O/D, ebenso zwischen K und O (Verzerrung durch 2 Ausreißer bei den Kontrollen) (*IK* irritables Kolon)

Kombinationssymptomatik, die im Dehnungstest die steilsten Druckanstiege hatten (Abb. 9 oben), schon bei wesentlich niedrigeren Ballonvolumina deutliche Schmerzen als verstopfte Patienten und Gesunde. Es ist daher wahrscheinlich, daß dieser Befund mit der unterschiedlichen Anpassungsfähigkeit des Darms zusammenhängt, wie sie im Dehnungstest zum Ausdruck kam. Dies konnten wir in neueren Grundlagenstudien bestätigen (Hartl et al. 1986; Hölzl 1987a; Kratzmair et al. 1987; Erasmus 1989).

Zusammenfassend läßt sich also zur Pathopsychophysiologie des IBS sagen:

1) Die vermuteten gemeinsamen Motilitätsveränderungen als Grundlage der peripheren Funktionsstörungen sind bislang nur schlecht belegt; wenn überhaupt, finden sich solche nur in bestimmten Untergruppen.

2) Die Spezifität dieser Motilitätsveränderungen für das IBS – verglichen mit anderen psychopathologischen Gruppen – ist noch nicht hinreichend nachgewiesen.

3) Die abdominelle Schmerzsymptomatik eines großen Teils der IBS-Patienten, nämlich der Durchfallpatienten (ohne die Gruppe der schmerzlosen Diarrhöe) und der Patienten mit Kombinationssymptomatik (Durchfall und Verstopfung im Wechsel, abdominelle Schmerzen), läßt sich jedoch heute pathophysiologisch gut verstehen: Sie scheint eine Folge der höheren Wandsteifigkeit, bedingt durch einen höheren Tonus der glatten Ringmuskulatur, zu sein.

3a) Diese Tonuserhöhung ist in Abwesenheit peripherer Ursachen vermutlich auf psychovegetative Faktoren zurückzuführen. Bei diesen Patienten liegt also eine spezifische, psychophysiologisch bedingte Störung der peripheren viszeralen Schmerzübertragung, jedoch vermutlich keine veränderte zentrale Verarbeitung vor.

3b) Ob instrumentelle Aspekte des Schmerz- bzw. Krankheitsverhaltens mit-

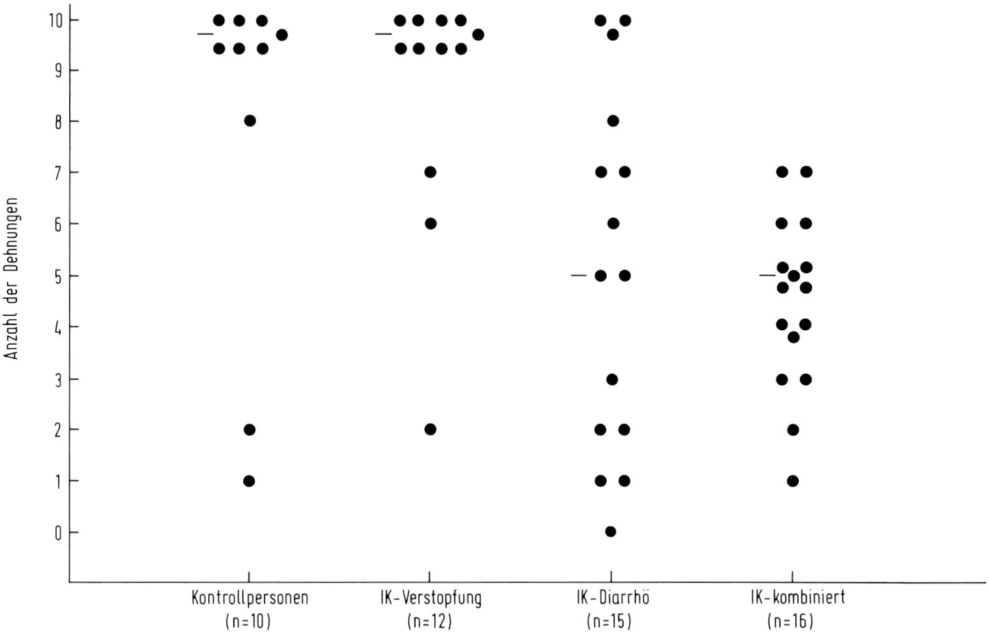

Abb. 10. Dehnungsschmerzgrenzen in symptomatischen Untergruppen des IBS. Die viszerale Dehnungsschmerzgrenze im Rektosigmoid ist aufgetragen als die Anzahl der tolerierten Dehnungsstufen von 20 ml auf einem Sockel von 10 ml bis zur Schmerzsensation (zugleich Abbruchkriterium). Jeder Punkt repräsentiert einen Patienten, die Querbalken stellen die Mediane dar. Größe und Zusammensetzung der Gruppen wie in Abb. 9. $p < 0{,}01$ für den Faktor Gruppe (Kruskal-Wallis-Test); ebenso für die Einzelunterschiede der D- und O/D-Grupen gegenüber K- und O-Gruppe (U-Tests); keine Unterschiede zwischen D und O/D und zwischen K und O (Abkürzungen siehe Abb. 9)

beteiligt sind, wie früher angenommen, ist unentschieden. Jedenfalls würden sich die beiden ätiologischen Faktoren nicht ausschließen. Sie könnten sich bei einzelnen Patienten im Lauf der Lerngeschichte bzw. der Chronifizierung der Störungen in idiosynkratischer Weise kombinieren.

3. Ätiologisches Bedingungssystem funktioneller Darmstörungen

Funktionelle Beschwerden entstehen im Zusammenwirken von ganz verschiedenartigen Bedingungen in Physiologie, individuellen psychologischen Systemen und den sozialen Bezügen eines Patienten. Das ätiologische Bedingungsanalyse einzelner Patienten kann dabei stark voneinander abweichen. Dies erschwert die Anwendung einheitlicher ätiologischer Konzepte. Nichtsdestoweniger sind die pathologischen Merkmalsabweichungen auf der Grundlage bekannter verhaltenspsychologischer Prinzipien, psychophysiologischer Wechselbeziehungen und peripher-pathophysiologischer Mechanismen zu ordnen. Dies ergibt ein heuristisches Schema für Diagnostik und Therapie, das an anderer Stelle unter dem Begriff der „psychophysiologischen Verhaltensanalyse funktioneller Störungen" nach dem bekannten

$$S-O-(r\varphi)-R-C\text{-Schema}$$

entwickelt wurde (siehe u. a. Hölzl 1987b). Es ist in Grenzen auch dem Verständnis unseres heutigen ätiologischen Wissens dienlich, sollte aber als didaktische Hilfe keinesfalls mit einem ausgereiften Störungsmodell verwechselt werden; Abb. 11

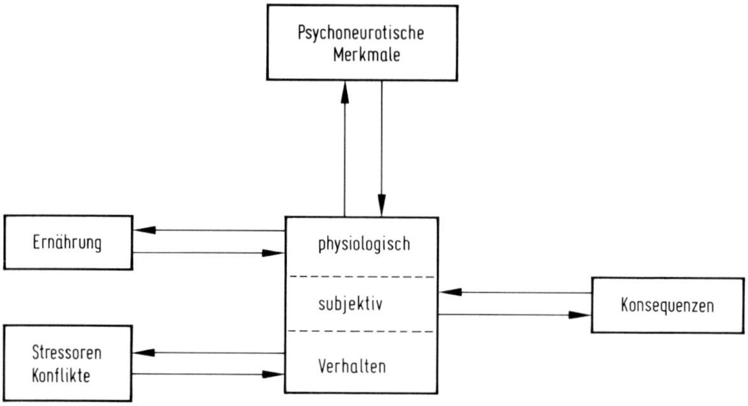

Abb. 11. Schema der primären und sekundären ätiologischen Variablen beim IBS

faßt die relevanten Kategorien ätiologischer Faktoren in Anlehnung an das Ordnungsschema grob zusammen. Die eigentliche „funktionelle" Detailanalyse, wie sie in anderen Bereichen z. T. schon geleistet wurde (s. zitierte Literatur), steht für das IBS noch aus.

Im mittleren Block steht die individuelle Symptomatik bzw. die Gesamtheit der Beschwerden. Sie äußern sich auf 3 Ebenen: in physiologischen Reaktionen, „offenem" (d. h. sichtbarem) Verhalten und Erlebnisreaktionen (Emotionen, Kognitionen) bzw. deren verbalen Berichten.

Die Symptomatik steht in mehrfacher Wechselwirkung mit den ätiologischen Größen: Stressoren können die Beschwerden auslösen oder verschlimmern. Diese sind selbst die Quelle erheblicher Belastungen. Verschiedene offene Verhaltensweisen wie Ernährungs- und Medikationsverhalten wirken ihrerseits auf die physiologischen Vorgänge zurück, die der Symptomatik zugrundeliegen. Psychoneurotische Reaktionsmuster wie ängstliches, passives und depressives Verhalten, ob primär vorhanden oder sekundäre Folge der funktionellen Beschwerden, aggraviert die körperliche Symptomatik. Die Konsequenzen der Krankheit und besonders die Umweltreaktionen auf das eigentliche Krankheitsverhalten (Art und Häufigkeit der Inanspruchnahme der Gesundheitsdienste, Klagsamkeit etc.) determinieren die Aufrechterhaltung und Chronifizierung.

4. Verhaltensmedizinische Behandlung

4.1. Indikationsprobleme

Welches Gewicht die einzelnen Größen in der Determination des Beschwerdebilds eines individuellen Patienten tatsächlich haben, ist nur nach hinreichend detaillierter Erfassung des ganzen Spektrums der genannten Bedingungsfaktoren und der Analyse ihres zeitlichen und funktionalen Zusammenhangs im Einzelfall zu bestimmen. Erst daraus sind rationale Folgerungen für die Therapie zu ziehen. Genau diesem Ziel dient die erwähnte funktionelle Diagnostik nach dem S–O–(rφ)–R–C-Schema.

Dabei ergibt sich im allgemeinen die Notwendigkeit, mehrere Klassen von Einflußgrößen gleichzeitig zu berücksichtigen (vgl. Hölzl 1987b für ein besonders illustratives Beispiel aus der Diabetestherapie). Die Beschränkung auf die rein verdauungsphysiologischen oder die rein psychoneurotischen Variablen allein, also eine rein symptomatische Behandlung isolierter Beeinträchtigungen, würde therapeutisch in den meisten Fällen in die Sackgasse führen, weil die aufrechterhaltenden Bedingungen einer chronifizierten schmerzhaften Verdauungsstörung gewöhnlich über ganz verschiedene Ebenen im obigen Ordnungsschema verteilt sind. Dies ist nach einiger Zeit auch dann der Fall, wenn die Entstehungsursachen ursprünglich viel weniger komplex waren.

4.2. Einzelne Interventionsmethoden

Für einige der IBS-charakteristischen Störungsmerkmale gibt es Standardverfahren der Verhaltenstherapie. Sind die Symptome von Stressoren abhängig, bietet sich der Einsatz eines Streßbewältigungstrainings an. Treten die Beschwerden plötzlich und verbunden mit phobischer Angst auf, wie dies bei manchen Durchfallformen der Fall ist, ist die systematische Desensibilisierung angemessen. Steht dagegen die instrumentelle Funktion des Krankheitsverhaltens im Vordergrund, müssen alternative Wege gefunden werden, auf denen der Patient die bislang durch Krankheit erzielten positiven oder negativen Verstärkungen erreichen kann. Für alle diese Formen von Einzelinterventionen finden sich Beispiele in der Literatur (vgl. Whitehead u. Schuster 1985).

Eine weniger bekannte Behandlungstechnik, die auf die direkte Veränderung der psychophysiologischen Darmreaktionen abzielt, besteht im Biofeedbacktraining der intraluminalen Druckreaktionen. Es war Gegenstand eines Teils der Münchener Studie, von deren diagnostischen Aspekten oben schon berichtet wurde. Das Verfahren bedient sich der gleichen Sonde wie der erwähnte Dehnungstest. Im Unterschied dazu kann der Patient beim Biofeedback jedoch die Druckveränderungen, die als Reaktion auf die sukzessiven Dehnungsreize auftreten, auf einem Bildschirm oder einem Schreiber beobachten. Unter der Rückmeldebedingung gelingt es einem Teil der Patienten, die intraluminalen Druckschwankungen im Dickdarm in die instruierte Richtung zu beeinflussen (vgl. Kröger et al. 1987; Weglage 1989; Weglage et al. 1989).

Patienten mit spastischen Dickdarmreaktionen bzw. pathologisch erhöhtem Darmtonus (Bezug zur viszeralen Schmerzschwelle; s. oben) können dadurch niedrigere Druckniveaus oder schnellere Anpassung an Dehnungsreize lernen. Das Training kann auch nur dazu eingesetzt werden, frühe Spastikzeichen besser zu diskriminieren und rechtzeitig Gegenmaßnahmen wie Atemmanöver oder Bauchentspannung einzusetzen. In diesen Anwendungsformen, die beide gegen erhöhte Spastikneigung gerichtet sind, heißt das Verfahren auch „Antispastiktraining" (AST). Es ist natürlich nur angezeigt, wenn tatsächlich Spastikzeichen gefunden wurden.

Bei Verstopfungspatienten würde man das Biofeedback eher als Wahrnehmungstraining einsetzen, da sie eine verminderte Wahrnehmung von Stuhldrang auslösenden Darmreizen haben. Mit Hilfe des Trainings kann man die Diskrimination schwacher rektosigmoidaler Dehnungsreize verbessern und frühere Entleerung üben.

4.3. Kombinationstherapien

Nach den Erörterungen in Abschnitt 4.1. nimmt es nicht wunder, daß die mit den beschriebenen isolierten Verfahren erzielbaren klinischen Erfolge auf einzelne Patienten beschränkt bleiben und bei diesen oft nur vorübergehend sind. Die genannte Therapiestudie war daher von Anfang an auf die Entwicklung von geeigneten Interventionskombinationen gerichtet. Wenn der Entwicklungsstand auch noch bei weitem keinen rationalen individuellen Zuschnitt des Therapiepakets erlaubt, so sind doch plausible Interventionskombinationen für bestimmte Untergruppen von Patienten möglich. Ein abschließendes Beispiel soll diese Strategie kombinierter verhaltenstherapeutischer und psychophysiologischer, d. h. verhaltensmedizinischer Intervention im eigentlichen Sinn illustrieren. Beispiele aus anderen, etablierten Bereichen der Verhaltensmedizin sind zum Verständnis hilfreich (Hölzl 1985; Hölzl 1987b).

In der hier gewählten Kombinationstherapie wurden

1) faserreiche Kleiediät,
2) Biofeedbackmodifikation psychophysiologischer Reaktionen,
3) Bauchentspannungsübungen,

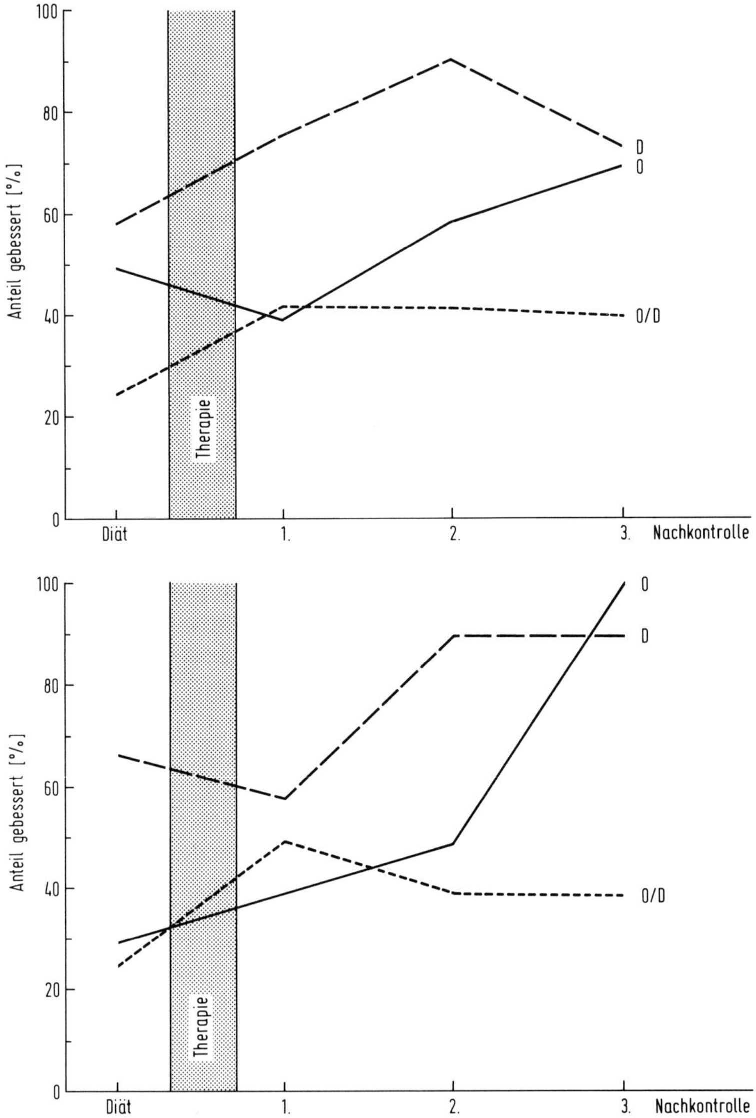

Abb. 12. Entwicklung der IBS-Symptomatik im Lauf einer verhaltensmedizinischen Therapie. Dargestellt ist der Verlauf der Stuhlkonsistenz **(a)** und der abdominellen Schmerzen **(b)** als „Anteil gebessert" in Prozent nach einer vorausgehenden Faserdiät (Fibrofalk R) und bei den Nachkontrollen nach 1, 3 und 12 Monaten, getrennt nach den symptomatischen Hauptgruppen O (n = 10), D (n = 12) und O/D (n = 12). Die Unterschiede zwischen den Gruppen in beiden Variablen werden erstmals signifikant beim 3-Monats-Follow-up ($p < 0{,}05$; Kruskal-Wallis'Test). (Abkürzungen siehe Abb. 9)

4) Streßbewältigungstraining mit Anleitung zur Veränderung beschwerdenauslösender Ereignisse

in fester Reihenfolge angewendet.

Die 4wöchige Diät zielte auf rein physiologische Störungsdeterminanten ab und diente zugleich als quasimedizinische Kontrolltherapie. Die Biofeedbacktherapie bestand je nach Gruppenzuweisung aus Biofeedback des EMG von der quergestreiften Bauchdeckenmuskulatur, der Rückmeldung von Darmgeräuschen oder dem schon beschriebenen AST. Alle 3

Interventionsformen hatten den Zweck der direkten Modifikation psychophysiologischer Belastungsreaktionen, die für die Symptomatik relevant sein können. Die Maßnahmen 3) und 4) dagegen waren gegen die Streßkomponente der Störung und die Bewältigung der akuten Schmerzen selbst gerichtet und in einen einzigen Therapiebaustein integriert. Das verhaltenstherapeutische Programm dauerte 8 Stunden.

Nach Abzug von 3 Abbrechern und 2 Ausfällen in den Nachfolgeuntersuchungen verblieben 34 IBS-Patienten in der Analyse. Da die Plazebokontrollen nur in einer Wartebedingung bestanden und keine eigene Kontrollgruppe einbezogen wurde, sind die Ergebnisse mit einer gewissen Vorsicht zu genießen (weitere Details in Weglage 1989).

Abbildung 12 zeigt den Verlauf der Verdauungsbeschwerden (12a) und der Schmerzsymptomatik (12b) über die verschiedenen Behandlungsschritte hinweg: Nach der vorgeschobenen Kleiediät und 1, 3 und 12 Monate nach der Kombinationsbehandlung.

Folgende Ergebnisse sind hervorzuheben:

1) Die verhaltensmedizinische Therapie zeigt ihre Erfolge nicht direkt nach ihrer Beendigung, sondern hat eher eine Langzeitwirkung.
2) Die Patienten mit kombinierten Verdauungsbeschwerden schneiden bedeutend schlechter ab als IBS-Patienten, die entweder nur an Durchfall oder nur an Verstopfung leiden.
3) Analog zu den Verdauungsbeschwerden entwickelt sich die abdominelle Schmerzsymptomatik (Abb. 12b): Die Schmerzen nehmen im Jahr nach der Therapie noch weiter ab. Auch hier ist die Prognose für die Patienten mit kombinierter Symptomatik am ungünstigsten.

Da die Patienten mit kombinierter Symptomatik auch schon in den diagnostischen Untersuchungen mit ausgeprägterer Pathologie hervorgetreten waren, könnte es sich bei ihnen um eine Untergruppe mit anderer Pathopsychophysiologie handeln, für die bessere therapeutische Möglichkeiten gesucht werden müssen. Es könnte sich aber auch nur um Unterschiede im Schweregrad handeln. Darüber wird die weitere experimentelle Analyse der zugrundeliegenden Störungsmechanismen Aufklärung geben.

Literatur

Beck AT, Ward GH, Mendelson M, Mack J, Erbaugh J (1961) An inventory for measuring depression. Arch Gen Psychiatry 4:53–61

Erasmus L-P (1989) Psychophysik gastrointestinaler Wahrnehmung: Grundlagen, Methoden und Ergebnisse von experimentellen und klinischen Untersuchungen. Lang, Frankfurt

Erasmus L-P, Hermsdörfer J, Püll O, Hölzl R (1987) Method and apparatus for gastrointestinal interoception research. Psychophysiology 24:587

Harbauer-Raum U (1987) Wahrnehmung von Herzschlag und Herzarrhythmien – Eine Labor-Feldstudie an Patienten mit Herzphobie. In: Nutzinger D, Pfersmann D, Welan T, Zapotoczky H-G (Hrsg) Herzphobie. Klassifikation, Diagnostik und Therapie. Enke, Stuttgart, S 84–91

Hartl L, Kratzmair M, Erasmus L-P, Hermsdörfer J, Hölzl R (1986) Psychophysical characteristics of gastrointestinal perception. Psychophysiology 23:576

Hölzl R (1985) Mehrstufige Biofeedbacktherapie bei gemischten Kopfschmerzsyndromen. In: Wittchen H-U, Brenglmann JC (Hrsg) Psychologische Therapie bei chronischen Schmerzpatienten. Springer, Berlin Heidelberg New York Tokyo

Hölzl R (1987a) Discriminative functions and centrifugal control of afferent signals from the gastrointestinal tract. Psychophysiology 24:575

Hölzl R (1987b) Kriterien verhaltensmedizinischer Intervention. In: Strian F, Hölzl R, Haslbeck M (Hrsg) Verhaltensmedizin und Diabetes. Psychobiologische Aspekte von Diagnostik und Therapie. Springer, Berlin Heidelberg New York Tokyo

Hölzl R (1989) Psychophysiologische Untersuchungen im Gastrointestinalsystem. Lang, Frankfurt

Hölzl R, Kröger C, Erasmus L-P, Möltner A (1989) Die Struktur abdomineller Beschwerden beim Reizdarmsyndrom. MS-MPIP, München

Hölzl R, Kröger C, Lautenbacher S (1989) Der Beschwerdefragebogen für Personen mit funktionellen Gastrointestinalbeschwerden (BFG). MPIP-MS, München

Kratzmair M, Erasmus L-P, Hartl L, Hölzl R (1987) Influence of stimulus parameters on the perception of colonic distension. Psychophysiology 24:597

Kröger C (1986) Funktionelle Darmstörungen. Beschwerdebild und psychophysiologische Charakteristika des Irritablen Kolons. Lang, Frankfurt

Kröger C, Hölzl R (1984) Irritables Kolon: Beschwerdebild, Begleitdiagnosen, ätiologische Hypothesen. In: Albert D (Hrsg) Bericht über den 34. Kongreß der DGfP in Wien 1984. Hogrefe, Göttingen

Kröger C, Hölzl R (1985) Psychophysiologisch orientierte Verhaltensanalyse bei funktionellen Magen-Darm-Störungen. In: Brengelmann JC, Bühringer G (Hrsg) Therapieforschung für die Praxis 5. Röttger, München, S 115–126

Kröger C, Hölzl R, Löffler K (1987) Psychophysiologische Charakteristika von Reizkolonpatienten vor und nach Biofeedbackbehandlung. In: Gerber W-D, Miltner W, Mayer K (Hrsg) Verhaltensmedizin: Ergebnisse und Perspektiven interdisziplinärer Forschung. Edition Medizin, VCH, Weinheim, S 195–209

Latimer PR (1983) Colonic psychophysiology: Implications for functional bowel disorders. In: Hölzl R, Whitehead WE (eds) Psychophysiology of the gastrointestinal system. Experimental and clinical aspects. Plenum, New York, pp 263–285

Lederer PCH (1985, unveröffentlicht) Rechnergestützte Auswertung gastrointestinaler Motilitätsparameter: Ösophagus – Magen – Kolon. Habilitationsschrift, Universität Erlangen

Löffler K (1989) Methodenuntersuchungen zur Psychophysiologie gastrointestinaler Reaktionen. Lang, Frankfurt

Myrtek M (1985) Experimentelle Untersuchungen zum allgemeinen psychovegetativen Syndrom: Versuch einer Zusammenfassung. In: Vaitl D, Knapp TW, Birbaumer N (Hrsg) Psychophysiologische Merkmale klinischer Symptome, Bd I: Psychophysiologische Dysfunktionen. Beltz, Weinheim Basel, S 26–43

Pennebaker J (1982) The psychology of physical symptoms. Springer, Berlin Heidelberg New York

Schulz H (1986, unveröffentlicht) Schlafstruktur und Schlafperiodik. Habilitationsschrift, Universität München, S 117–127

Spielberger CD (ed) (1966) Anxiety and behavior. Academic Press, London

Strian F (1987) Psychiatrische Aspekte des Mitralklappenprolaps-Syndroms. In: Nutzinger D, Pfersmann D, Welan T, Zapotoczky H-G (Hrsg) Herzphobie. Klassifikation, Diagnostik und Therapie. Enke, Stuttgart, S 66–74

Weglage J (1989) Verhaltensmedizinische Therapien des Reizdarms. Lang, Frankfurt

Weglage J, Kröger C, Kratzmair M, Hölzl R (1989) Kleie-Diät versus psychophysiologische Behandlung des Reizdarms. MPIP-MS, München

Whitehead WE, Schuster MM (1985) Gastrointestinal Discorders. Behavioral and physiological basis for treatment. Academic Press, New York

Whitehead WE, Winget C, Fedoravicius AS, Wooley S, Blackwell B (1982) Learned illness behavior in patients with irritable bowel syndrome and peptic ulcer. Dig Dis Sci 27 (3):202–208

16. Verhaltenstherapie bei atopischem Ekzem

D. Schwarz, C. M. Höring

1. Einleitung 245
2. Untersuchungsmethode 247
3. Bedingungsanalyse 247
3.1. Biologische Bedingungen 247
3.2. Umweltbedingungen 247
3.3. Lernbedingungen 248
3.4. Programm- und Einstellungsbereich 248
4. Therapie 249
4.1. Beobachtungen 250
4.2. Ergebnisse 250
5. Zusammenfassung 252
Literatur 253

1. Einleitung

Das atopische Ekzem – Syndrome sind u. a. atopische Dermatitis, Neurodermitis, endogenes Ekzem – stellt eine der am häufigsten verbreiteten Hautkrankheiten dar. Es ist durch papelförmige Verdichtungen der Epidermis und im weiteren Verlauf durch größere Herdbildungen mit Verstärkung der Hautfelderung gekennzeichnet. Der mit der Krankheit einhergehende starke Juckreiz führt zu ausgeprägten Kratzreaktionen, die die Störung aufrechterhalten und sekundär die Chronifizierung fördernde Hautveränderungen bewirken. Die Krankheit ist häufig mit anderen Störungen wie Asthma, Rhinokonjunktivitis und allergischen Reaktionen verbunden. Über die Ursache dieser Störung herrscht z. T. noch weitgehende Unklarheit. Gesichert dürfte eine hereditäre Basis sein: Champion u. Parish (1972) fanden bei 70% der Ekzempatienten eine persönliche oder familiäre Vorgeschichte mit atopischen Störungen. Edfords-Lubs (1971) stellte eine Konkordanzrate von 15,4% bei eineiigen und von 4,5% bei zweieiigen Zwillingen fest. Diese Zahlen belegen zwar eine genetische Komponente, weisen aber gleichzeitig auch auf die Abhängigkeit der Störung von anderen Bedingungsfaktoren hin. Als solche Bedingungsfaktoren werden einerseits Umgebungsreize – z. B. Allergene, thermale Reize u. a. – angesehen, andererseits auch emotionale Belastungen.

Guy (1952) beobachtete, daß Patienten auf Hauttests unterschiedlich reagierten, je nach ihrem Ermüdungszustand und ihrer aktuellen emotionalen Stabilität. Rovensky u. Saxl (1964) fanden, daß verstärktes Schwitzen in den licheninfizierten Hautarealen sowohl durch thermale als auch emotionale Stimuli hervorgebracht werden konnte. Jordan u. Whitlock (1972) schlossen aufgrund klinischer Beobachtungen, daß atopische Patienten schneller konditionierte Kratzreaktionen entwickelten und daß diese Reaktionen langsamer zu löschen waren.

Diese Beobachtungen werden durch neuere Befunde von Ader u. Cohen (1975) über die Konditionierbarkeit von Immunreaktionen bestätigt.

Die klinische Beobachtung, daß Krankheitsschübe bei atopischer Dermatitis durch emotionale Belastungen ausgelöst zu sein scheinen, hat bereits im 19. Jahrhundert, vermehrt jedoch seit der Entwicklung der Psychotherapie eine Reihe von Hypothesen über die psychologischen Auslöser dieser Erkrankung entstehen lassen, wobei z. T. sehr spezifische, wenn auch in sich widersprüchliche Annahmen gemacht wurden. Während z. B. Winkler im Jucken und Kratzen eine sexuelle Befriedigung sah, interpretierten Kierland u. Walsch (1950) das gleiche Phänomen als Selbstbestrafung. Auf die Widersprüche in diesen Befunden hat bereits Beermann (1962) hingewiesen, wobei er zu dem Schluß kommt, daß eine spezifische psychologische Ursache der Persönlichkeit nicht mit der atopischen Dermatitis korreliert werden kann. Argumente, nach denen sich bei Patienten mit atopischem Ekzem spezifische Persönlichkeitszüge finden, werden auch durch eine Untersuchung von Rechardt (1970) in Frage gestellt, der Patienten während des akuten Schubs und wieder nach Abklingen der Störung untersuchte. Rechardt kommt zu dem Ergebnis, daß die Untersuchungen, die spezifische Persönlichkeitszüge bei diesen Patienten feststellten, den Einfluß des akutellen Zustands nicht genügend berücksichtigt hatten.

Die unbefriedigenden Ergebnisse über spezifische Belastungs- oder Persönlichkeitsfaktoren bei Patienten mit atopischem Ekzem spiegeln auch verschiedene Therapiestudien wider. Analytische Therapieberichte lassen entweder keine spezifischen Interventionsformen erkennen oder beziehen sich auf eines der erwähnten Konzepte, wie z. B. in der Arbeit von Schönberg u. Carr (1963), die im Rahmen einer Kurzpsychotherapie v. a. Aggressivität thematisierten. Nach einer Untersuchung von Brown u. Bettley (1971) scheinen solche Patienten am ehesten von psychotherapeutischen Maßnahmen profitiert zu haben, bei denen es Hinweise auf eine begleitende emotionale Störung gab. Whitlock kommt zu der Schlußfolgerung: „Man könnte postulieren, daß ein Ekzem im allgemeinen nicht sonderlich von der Psychotherapie profitiert, und das, was man gewöhnlich behandelt, eine begleitende psychologische Störung ist, deren Bestehen die Dermatose verschlimmert oder ihre Besserung hinauszögert". Diese lapidare Schlußfolgerung ist auch heute nicht widerlegt.

Verhaltenstherapeutische Untersuchungen haben sich bisher überwiegend auf die Unterbrechung des circulus vitiosus zwischen Juckreiz und Kratzreaktion gerichtet. In mehreren Untersuchungen (Walton 1960; Watson et al. 1972; Dobes 1977) wurden mit Erfolg operante Methoden eingesetzt, um die Kratzreaktion zu unterbrechen. In diesen Studien wurde v. a. darauf abgezielt, die Zuwendung der sozialen Umgebung auf die Kratzreaktion durch Hinwendung auf andere, mit dem Kratzen inkompatible erwünschte Verhaltensweisen zu verschieben.

In anderen Untersuchungen (Ratliff u. Stein 1968; Bar u. Kuypers 1973) wurde eine Kombination von aversiven und relaxierenden Methoden verwendet. Eine Biofeedbackstudie von Haynes (1979) verwendete mit Erfolg Rückmeldung über den Anspannungszustand des M. frontalis.

Die bisherigen verhaltenstherapeutischen Bemühungen gehen also im wesentlichen davon aus, die Symptomatik durch Eingriff in die Kette zwischen Juckreiz, Kratzen und erneutem Juckreiz zu unterbrechen. Unsere Untersuchungen legten dagegen das Hauptgewicht auf die Annahme, daß die Exazerbation der Symptomatik von individualspezifischen Belastungen abhängig ist und daß eine Verminderung der individuellen Belastung durch ein besseres Coping und durch Vermittlung von streßreduzierenden Methoden zu einer Abschwächung der Symptomatik führen müßte.

Untersucht wurden 10 Patienten, die in den Jahren 1984–1986 wegen eines atopischen Ekzems in der Psychosomatischen Klinik Windach behandelt wurden. In 8 Fällen lautete die Einweisungsdiagnose „Neurodermitis", „Atopiesyndrom" oder „Atopisches Ekzem". In 2 Fällen erfolgte die Einweisung unter den Diagnosen „Funktionelle Blasenstörungen" bzw. „Neurotische Entwicklung". Es handelte sich dabei um 6 Frauen und 4 Männer im Alter zwischen 19 und 45 Jahren, wobei die Mehrzahl der Patienten jünger als 30 Jahre war.

2. Untersuchungsmethode

Bei der Hälfte der Patienten wurde vor der Aufnahme ein Vorgespräch geführt, bei dem die Patienten instruiert wurden, Selbstbeobachtungsdaten über 21 Tage unter häuslichen Bedingungen zu sammeln. Bei allen Patienten erfolgte nach Aufnahme eine gründliche dermatologische und psychopathologische Untersuchung. Außerdem wurden die Beschwerdeliste (BL) nach Zerssen, der FSS („fear-survey-schedule") und in einem Teil der Fälle auch der FPI vorgelegt.

Der Verlauf wurde durch regelmäßige dermatologische Untersuchungen, Fremdratings über die Ausprägung der Hautsymptomatik, Erfassung der Stimmungslage mit Hilfe der Befindlichkeitsskala nach Zerssen und durch täglich ausgefüllte Selbstbeobachtungsbögen erfaßt.

3. Bedingungsanalyse

Ausgehend von der Annahme, daß es sich bei der atopischen Dermatitis um ein multikonditionales Syndrom handelt (Abb. 1), bei dem biologische Faktoren, Umweltfaktoren und psychologische Faktoren einen von Fall zu Fall unterschiedlich gerichteten Einfluß auf die Ausprägung der Störung und die Wahl der Therapiemaßnahmen haben, wurde in jedem Fall eine umfassende Bedingungsanalyse durchgeführt (Schwarz 1966) (Tabelle 1).

3.1. Biologische Bedingungen

Bei 7 Patienten fand sich eine hereditäre Belastung mit atopischen Störungen, wobei in der vorgelegten Tabelle für jeden betroffenen Angehörigen ein Stern steht. Bei fast allen Patienten bestanden entweder anamnestisch oder aktuell neben dem atopischen Ekzem andere atopische Manifestationen, wie Asthma (5mal), Rhinokonjunktivitis (4mal) oder allergische Reaktionen auf unterschiedliche Substanzen (7mal).

Bei 2 Patienten fand sich bei der Aufnahme ein generalisiertes schweres atopisches Ekzem, bei 5 Patienten ausgeprägte ekzematöse Veränderungen an den typischen Lokalisationsstellen, bei 3 Patienten leichte bis mittelgradige ekzematöse Veränderungen unterschiedlicher Lokalisation.

Die IgE-Werte waren bei allen Patienten erhöht (175–11 000, bei einem Normwert von 100).

3.2. Umweltbedingungen

Bei der Hälfte der Patienten waren allergische Reaktionen auf verschiedene Allergene (Pollen, Milben, Milch, Medika-

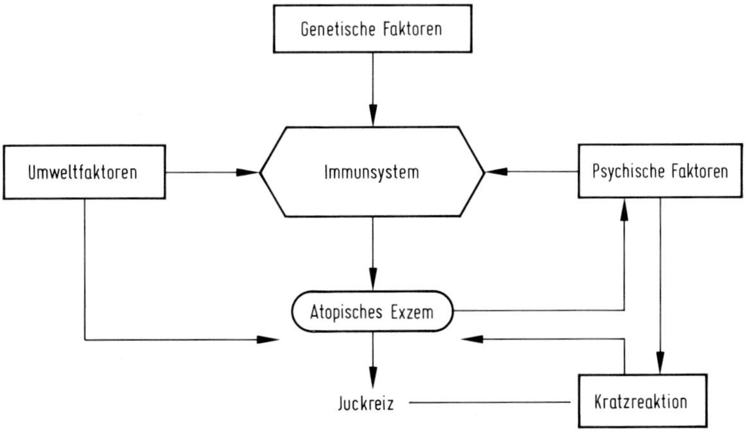

Abb. 1. Bedingungsfaktoren bei atopischem Ekzem

Tabelle 1. Bedingungsfaktoren bei 10 Patienten mit atopischem Ekzem

Patient Nummer	m./w.	Alter	Familiäre Belastung	Atopische Symptomatik	IgE	Umweltfaktoren	Lernbedingungen	Programmbedingungen
1	w.	28	*****	Asthma Rhinokonjunktivitis	4200	Milcheiweiß Medikamente	Soziale Komponente Partnerkonflikt	erlernte Hilflosigkeit somatische Attribute
2	w.	24	***	Asthma	1390		Prüfungen Konflikt mit Eltern	Leistungshaltung somatische Attribute
3	w.	20	****	Asthma Allergien	11200	Wärme körperliche Belastung	Soziale Inkompetenz Leistungsüberforderung Konflikt mit Eltern	Überanpassung
4	m.	45	****	Asthma, Rhinokonjunktivitis Dyshidrosis	470	Hausmilben	Soziale Inkompetenz Leistungsüberforderung Konflikt mit Eltern	Leistungshaltung somatische Attribute
5	w.	22			175		Soziale Inkompetenz Leistungsüberforderung	Leistungshaltung erlernte Hilflosigkeit somatische Attribute
6	w.	32	**	Allergien		Wärme Tierhaare	Soziale Konflikte	erlernte Hilflosigkeit somatische Attribute
7	m.	19		Rhinokonjunktivitis	771	Pollen	Soziale Konflikte Soziale Inkompetenz	Leistungshaltung somatische Attribute
8	w.	25		Allergische Bronchitis	175	Pollen	Prüfungen Konflikt mit Eltern	erlernte Hilflosigkeit somatische Attribute
9	m.	21	******	Asthma	9971	Pollen Hausmilbe Tierhaare	Soziale Inkompetenz	Leistungshaltung
10	m.	18	***				Soziale Konflikte	Überanpassung somatische Attribute

mente, Tierhaare) nachzuweisen. In 3 Fällen konnten thermale Einflüsse als symptomauslösend identifiziert werden.

3.3. Lernbedingungen

Aus der Exploration, der Verhaltensbeobachtung im Vor- und Erstgespräch und den Angaben der Patienten im FSS („fear-survey-schedule") ergaben sich v. a. folgende Problembereiche:

a) Defizite im Bereich der sozialen Kompetenz (7mal),
b) Leistungs- und Versagensängste (5mal),
c) Kommunikationsdefizite und Konflikte mit Beziehungspersonen (7mal),
d) Verlustängste (8mal).

3.4. Programm- und Einstellungsbereich

Bei einigen der von uns erfaßten Patienten konnten typische situationsübergreifende Verhaltensmuster herausgearbeitet werden. Fast allen Patienten war zu Beginn der Behandlung eine somatische Kausalattribution und eine passive Kontrollattribution zu eigen. Das heißt, daß sie ihre Störung im wesentlichen auf physikalische und somatische Ursachen zurückführten und eigene Fähigkeiten zur Einflußnahme niedrig einschätzten. Übergreifende Verhaltensmuster fanden sich außerdem im Sinne einer generellen Hilflosigkeitshaltung (4 Fälle), mangelnder Ausdrucksfähigkeit für Emotionen (5 Fälle) und erhöhtem Leistungsbewußtsein (6 Fälle).

Bezüglich der Bewertung von körperlichen Beschwerden (BL-Bogen), der

Befindlichkeit (BS-Bogen) und der Angst (FSS-Bogen) fanden sich unterschiedliche Verhaltensmuster. Vereinfachend ließen sich 2 Gruppen erkennen:

1) 6 Patienten zeigten insgesamt hohe Werte, sowohl was die Intensität körperlicher Beschwerden betraf, als auch was den Ausprägungsgrad der angegebenen Ängste anging. Diese Patienten zeigten gleichzeitig eine ausgeprägte Instabilität bezüglich ihrer Stimmungslage mit Werten, die innerhalb weniger Tage zwischen Scores von 9–52 schwankten.

2) In einer 2. Gruppe (4 Patienten) fanden sich durchgehend niedrige Scores in allen Skalen. Die Befindlichkeit war meist weniger beeinträchtigt, körperliche Beschwerden wurden niedrig bewertet.

4. Therapie

Die Therapie war weitgehend individualisiert und leitete sich aus der Bedingungsanalyse ab, wobei der Veränderung der somatischen Kausalattribution ein gewisser Vorrang eingeräumt werden mußte, da nur so eine ausreichende Mitwirkung des Patienten an der Therapie erreicht werden kann. Hilfreich in dieser Therapiephase sind neben dem Einsatz der Selbstbeobachtungsbögen, die es dem Patienten erlauben, Zusammenhänge zwischen aktuellen Ereignissen, Gedanken und Emotionen auf der einen Seite, Symptomausprägungen auf der anderen Seite herzustellen, die unmittelbare Rückmeldung der in den ersten Gesprächen sichtbar werdenden Kratzreaktionen und Kratzäquivalente im Zusammenhang mit den angeschnittenen Themen. Die Symptome werden dabei lediglich als Signal gewertet, nicht aber als Grundlage weiterreichender psychologischer Interpretationen. Hilfreich für die therapeutische Rückmeldung ist dabei v. a. die Neigung der Patienten, in ihrer Sprache Beziehungen zwischen ihrem Symptom und seinen Bedingungen anklingen zu lassen. Als typische Äußerungen zitiere ich anhand von Tonbandprotokollen einige Beispiele: „Ich mag es nicht, an der Oberfläche zu bleiben" – „Ich reagiere ganz allergisch, wenn andere mich verplanen" – „Ich komme nicht so richtig in Kontakt, geistig ja, aber das Hautnahe fehlt, ich komme schwer an die Menschen ran" (Höring 1986).

Dieser Prozeß der Rückmeldung sprachlicher und nonverbaler Signale wird im Prinzip über den gesamten Therapieverlauf fortgesetzt.

Parallel und schrittweise von den mehr somatischen Bedingungen bis zu den übergeordneten Verhaltensmustern fortschreitend, werden Therapiemaßnahmen eingesetzt, die auf die einzelnen Bedingungsbereiche Bezug nehmen.

Die Lokaltherapie wird zunächst wie gewohnt mit indifferenten Externa fortgeführt und gegebenenfalls durch Antihistaminika unterstützt. Kortikoidpräparate werden meist schon zu Beginn der Behandlung abgesetzt, nachdem dem Patienten ein ihm verständliches Erklärungsmodell für diese Maßnahme vermittelt wurde. In der Anfangsphase kann es glegentlich auch erforderlich sein, die durch die nächtliche Exazerbation des Juckreizes bedingten Schlafstörungen durch eine geeignete Medikation zu mindern.

Die in der Bedingungsanalyse erarbeiteten Ängste und Defizite werden in einzel- und gruppentherapeutischen Interventionen, z. B. im Rahmen eines Trainings in sozialer Kompetenz oder einem Kommunikationstraining bearbeitet, wobei auf der Basis der Fremd- oder Selbstbeobachtungsdaten in der Einzeltherapie kontinuierliche Zusammenhänge zwischen Belastungssituationen und Symptomatik hergestellt werden, eine Aufgabe, die der Patient auf der Basis seiner wachsenden Selbstbeobachtungsfähigkeit zunehmend selbst übernimmt. In einer Gruppe, die der Verdeutlichung des Zusammenhangs zwischen Körperwahrnehmung, Kognition und Ausdruck dient, lernt der Patient, die kommunikative Funktion seiner Symptomatik und den Mißbrauch dieser Funktion in der zwischenmenschlichen Beziehung zu erkennen.

Möglichst frühzeitig werden Partner bzw. andere wichtige Bezugspersonen, wie Kinder oder Eltern, in die Therapie miteinbezogen, mit dem Ziel, Interaktionsstrategien zu verdeutlichen, Ablösungsprozesse zu fördern und die Verstärkung der Symptomatik durch diese Personen durch Entwicklung alternativer Verhaltensweisen zu ermitteln.

Begleitend zu diesen Maßnahmen wird frühzeitig ein Entspannungstraining nach Jacobson vermittelt, das dem Patienten gestattet, Anspannungen und daraus resultierenden Juckreiz und Kratzen durch Einsatz alternativer Bewältigungsmethoden zu vermindern.

4.1. Beobachtungen

Die fortlaufende Beobachtung während der Therapie stellt letztlich eine Fortführung der anfänglichen Bedingungsanalyse dar.

Durch die regelmäßigen Aufzeichnungen über Ereignisse, Therapiemaßnahmen, Kognitionen, Befindlichkeit und körperliche Reaktionen ergeben sich weitere Hinweise sowohl auf auslösende Bedingungen der Störung als auch auf die Auswirkung der einzelnen therapeutischen Interventionen. Vor allem wird es dadurch möglich, zunächst häufig nur diffus als „Streß“ bewertete Befindlichkeitsschwankungen genauer zu differenzieren und konkrete Lösungsstrategien für die damit zusammenhängenden Probleme zu erarbeiten.

Der in Abb. 2 dargestellte Einzelverlauf zeigt sowohl die vorübergehende Exazerbation der Symptomatik unter Kortisonentzug als auch wiederholbare Befundverschlechterungen im Anschluß an Partnergespräche. Bemerkenswert ist dabei, daß bei diesen Patienten anamnestisch weder Probleme in der Partnerschaft noch im Zusammenhang zwischen partnerschaftlichen Auseinandersetzungen und der Ausprägung der Symptomatik bekannt waren. Erst die Rückmeldung über die beobachteten Zusammenhänge ermöglichen es dem Patienten, die mit seiner Partnerschaft zusammenhängenden Probleme in der Therapie aufzugreifen.

4.2. Ergebnisse

Die Bewertung von Veränderungen, die im Verlaufe einer Therapie auftreten, ist außerordentlich erschwert, wenn es sich um eine Erkrankung handelt, die in ihrem Ausprägungsgrad von sehr vielfältigen Faktoren abhängt und einen schubweisen Verlauf

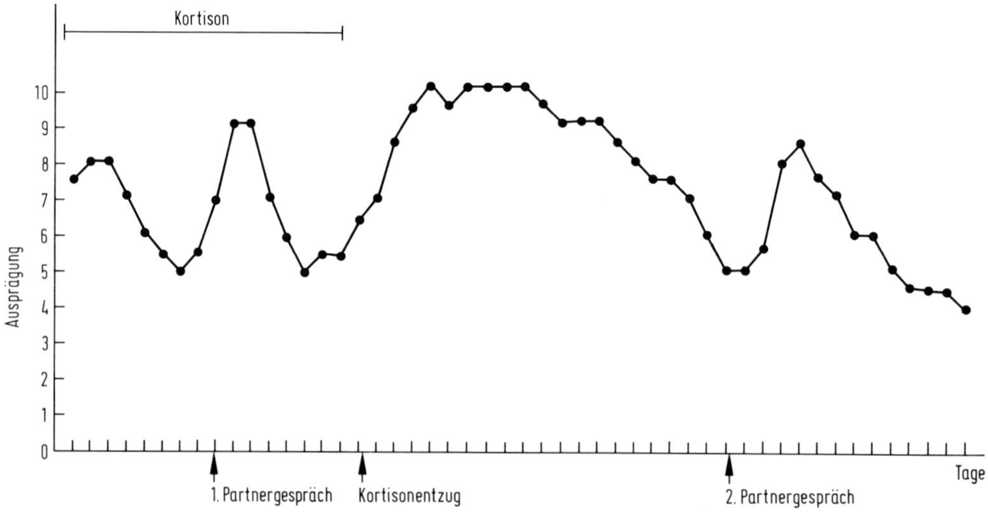

Abb. 2. Symptomausprägung bei einem ausgewählten Patienten während der stationären Behandlung und bei unterschiedlichen Belastungen

zeigt. Bei den im Einzelfall unterschiedlichen und z. T. im Verlauf auch nicht steuerbaren Auslösebedingungen der Störung und aufgrund der relativ geringen Fallzahl sind deshalb derart verallgemeinernde Schlußfolgerungen nicht möglich. Dies gilt um so mehr, als der vorstationäre Verlauf der Erkrankung und der früheren Behandlungen nur sehr vage erfaßt werden kann und die Selbsteinschätzung der Patienten im Verlauf sich hinsichtlich des Bezugsrahmens wandelt. Damit ist gemeint, daß mit Besserung des durchschnittlichen Befindens eine vorübergehende Zunahme der Symptomatik als gravierender bewertet wird, als auf der Basis eines generell stärker ausgeprägten Befunds. Verlaufsdarstellungen über mehrere Jahre, wie in Abb. 3, aus denen auch langfristig ein Zusammenhang zwischen spezifischen Belastungen bzw. Entlastungsfaktoren und Ausprägungsgrad der Symptomatik ersichtlich ist, stellen deshalb eine Ausnahme dar.

Unter diesen Umständen müssen wir uns auf globale Bewertungen durch den Patienten selbst, bzw. soweit es möglich war, auf den durch den Untersucher geschätzten Ausprägungsgrad beschränken, wobei wir als Ausprägungsgrad die Stufen leicht (1), mittel (2), schwer (3) und sehr schwer (4) definiert haben. Die Tabelle 2 zeigt die Ausprägung aufgrund der Angaben von Patient und Therapeut bei Aufnahme/Entlassung und 6 bzw. 12 Monate nach Entlassung. Bei Aufnahme gaben 8 Patienten schwere bis extrem schwere Ausprägung der Symptomatik an, 2 Patienten eine mittelschwere Symptomatik. Diese Angaben entsprachen im wesentlichen auch der Bewertung durch den Untersucher. 6 Patienten verwendeten

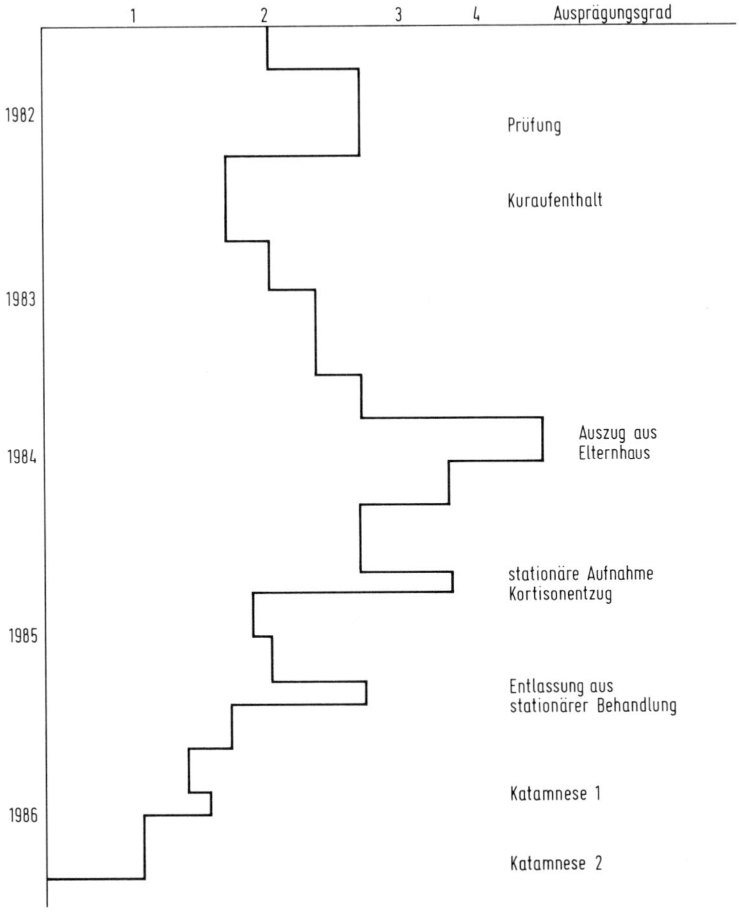

Abb. 3. Langfristiger Krankheitsverlauf in Abhängigkeit von Belastungs- und Entlastungsbedingungen bei einem Patienten

Tabelle 2. Ausprägungsgrad der Symptomatik und Kortikosteroidanwendung bei 10 Patienten mit atopischem Ekzem (Befund/Einschätzung: *1* leicht, *2* mittelschwer, *3* schwer, *4* sehr schwer; Kortikosteroide: *c* bis einmal pro Woche, *cc* regelmäßig)

Patient Nr.	Zustand 2 Jahre vor Aufnahme	Aufnahme		Entlassung		Katamnese 1 (6 Monate)		Katamnese 2 (12 Monate)	
		Patient	Therapeut	Patient	Therapeut	Patient	Therapeut	Patient	Therapeut
1	3–4 cc	4 cc	4	2	2	1	1	1	1
2	3–4 cc	4 cc	3	4	3	2 c	1	1 c	1
3	2–4 cc	3 cc	3	1	1	2	1	2	1
4	1–3 c	2	2	2	1	1			
5	2–4 cc	3 cc	3	2	1			1	1
6	2–3 c	3	3	1	1			1	
7	3–4 c	3 c	3	2	2			1	
8	2–4 cc	4 c	4	2	1	2			
9	2	2	2	1	1			1	1
10	2–3	3	3	2	2				

regelmäßig bzw. in Abständen bis zu einer Woche Kortikoidexterna.

Zum Entlassungszeitpunkt wurden von 3 Patienten leichte Symptome, von 6 eine mittelschwere Ausprägung der Symptomatik und von einem Patienten eine schwere bis sehr schwere Symptomatik angegeben.

Katamnestische Untersuchungen wurden nach 6 und 12 Monaten durchgeführt, wobei objektive Befunderhebungen nur bei insgesamt 5 Patienten möglich waren, in einem Fall auch keine subjektiven Angaben vorlagen. Im Vergleich zum Entlassungszeitpunkt finden sich bei 5 Patienten weitere Verbesserungen des Befunds, bei einem Patienten eine Verschlechterung und bei 2 Patienten ein gleichbleibender Befund. Hier ist die Fremdbewertung meist positiver als die Selbstbewertung. Bemerkenswert ist, daß von den 5 Patienten, die vor der Behandlung Kortisonpräparate benutzten, nur noch einer kortisonhaltige Externa verwendete und diese statt vorher regelmäßig nur noch in einer Häufigkeit von etwa 1mal pro Monat.

5. Zusammenfassung

Die dargestellte Untersuchung kann nicht den Anspruch erheben, allgemeine Rückschlüsse auf die Verhaltenstherapie bei Patienten mit atopischen Ekzemen zu vermitteln. Die geringe Fallzahl, die Mängel der retrospektiven Erfassung des Krankheitsverlaufs vor der stationären Behandlung, der z. T. unterschiedliche Referenzrahmen der verwendeten subjektiven Bewertungen des aktuellen Zustands und der schubweise Verlauf der Erkrankung, ebenso wie die auf die unterschiedlichen Bedingungen des individuellen Falls bezogene Zusammensetzung der therapeutischen Interventionen stellen erhebliche Hindernisse bei der Bewertung der Ergebnisse dar. Im Unterschied zu früheren verhaltenstherapeutischen Untersuchungen haben wir uns bemüht, die verschiedenen auslösenden und aufrechterhaltenden Bedingungen im Einzelfall zu erfassen und darauf aufbauend eine individuelle therapeutische Strategie zu entwickeln. Die bisherigen Ergebnisse lassen erkennen, daß in praktisch allen Fällen eine deutliche Besserung der Symptomatik sowohl bei Abschluß der Therapie als auch zu den Katamnesezeitpunkten bis zu einer Dauer von einem Jahr, zu verzeichnen war. Als objektivster Befund ist zu werten, daß die Anwendung von kortokosteriodhaltigen Externa sich in fast allen Fällen erübrigte. Die Ergebnisse rechtfertigen nach unserer Auffassung den Einsatz verhaltenstherapeutischer Maßnahmen bei Patienten mit lange bestehender atopischer Dermatitis.

Literatur

Ader R, Cohen N (1975) Behaviourally conditioned immunosuppression. Psychosom Med 37:333

Bar LH, Kupers BRM (1973) Behavior therapy in dermatological practice. Br J Dermatol 88:591–598

Beermann H (1962) Aetiology and mechanisms in development of neurodermatitis. In: Nodine JH, Mayer JM (eds) Psychosomatic Medicine, Kimpton, London

Brown DG (1972) Stress in a precipitant of eczema. J Psychosom Res 16:34

Brown DG, Bettley FR (1971) Psychiatric treatment of eczema. Br Med J II:729

Champion RH, Parish WE (1972) Atopic dermatitis. In: Rook HA, Wilkinson DS, Ebling JG (eds) Textbook of Dermatology. Blackwell, Oxford

Dobes RW (1977) Amelioration of psychosomatic dermatosis by reinforced inhibition of scratching. J Behav Ther Exp Psychiatry 8:185–187

Edfors-Lubs DL (1971) Allergy in 7000 twin pairs. Acta Allergol 26:249

Gibbs DN (1965) Reciprocal inhibition therapy of a case of symptomatic erythema. Behav Res Ther 2:261

Haynes SN, Wilson CC, Jaffe PG, Britain BV (1979) Biofeedback treatment of atopic dermatitis. Controlled case studies of 8 cases. Biofeedback Self Regul 4:195–209

Jordan JM, Whitlock FA (1972) Emotions and the skin I. The conditioning of scratch responses in cases of atopic dermatitis. Br J Derm 86:574

Jordan JM, Whitlock FA (1974) Atopic dermatitis, anxiety and conditioned scratch responses. J Psychosom Res 18:297

Kierland RR, Walsh MN (1950) Correlates of the dermatologic and psychiatric approaches to the treatment of neurodermatitis. Med Clin North Am 34:1009

Kuypers BRM (1968) Atopic dermatitis: some observations from a psychological viewpoint. Dermatologica 136:387

Rechard E (1970) An investigation in the psychosomatic aspects of prurigo Besnier. (Monographs from the psychiatric Clinic of the Helsinki University Central Hospital, Helsinki)

Roberts AN, Kewman DG, Macdonald H (1973) Voluntary control of skin temperature. J Abnorm Psychol 82:163

Rovensky J, Saxl O (1964) Differences in the dynamics of sweat secretion in atopic children. J Invest Dermatol 43:171

Sanger MD (1969) The treatment of anxiety and depression in the allergic patient. Ann Allergy 27:506

Savin JA, Paterson WD, Oswald I, Adam K (1975) Further studies of scratching during sleep. Br J Dermatol 93:297

Schoenberg K, Carr AC (1963) An investigation of criteria for brief psychotherapy of neurodermitis. Psychosom Med 25:253

Shorvon HJ, Rock AJ, Wilkinson DS (1950) Psychological treatment in skin disorder. Br Med J II:1300

Turk JL, Katz SI (1973) Dermatological allergy. Clin Allergy 3:619

Walton D (1960) The application of learning theory to the treatment of a case of neurodermitits. In: Eysenck H (ed) Behavior therapy in the neurosis. Pergamon, New York

Watson DL, Tharp RG, Krisberg J (1972) Case study and selfmodification: Suppression of inflammatory scratching while awake and asleep. J Behav Ther Exp Psychiatry 3:213–215

Waxman D (1973) Behavior therapy of psoriasis. Postgrad Med J 49:591

Whitlock FA (1980) Psychophysiologische Aspekte bei Hautkrankheiten. Perimed, Erlangen

Winkler F (1911) Ueber den pruritus cutaneus universalis. Monatsh Prakt Dermatol 52:223

17. Verhaltenstherapeutische Behandlungsansätze bei dystonen Syndromen*

P. Kosarz, D. Schwarz

1. Einleitung 254
2. Bedingungsanalyse 255
3. Therapie 255
4. Blepharospasmus 255
4.1. Phänomenologie 255
4.2. Ätiologie 256
4.3. Therapie 256
5. Schreibkrampf 257
5.1. Phänomenologie 257
5.2. Ätiologie 257
5.3. Therapie 258
6. Torticollis spasmodicus 259
6.1. Phänomenologie 259
6.2. Ätiologie 259
6.3. Therapie 259
7. Zusammenfassung 260
Literatur 260

1. Einleitung

In den letzten Jahren hat sich in der Behandlung nicht eindeutig organisch bedingter motorischer Störungen ein Ansatz durchgesetzt, der sich mit dem Begriff Verhaltensmedizin kennzeichnen läßt. Im folgenden sollen Möglichkeiten und Ergebnisse dieses verhaltensmedizinischen Ansatzes bei der Behandlung einer Untergruppe der motorischen Störungen dargestellt werden, den dystonen Syndromen, speziell den Störungsbildern Blepharospasmus, Schreibkrampf und Torticollis spasmodicus, die von Marsden zur Gruppe der „fokalen Dystonien" zusammengefaßt wurden (Marsden 1976). Nach Mummenthaler (1982) sind dystone Syndrome definiert durch „eine Reihe von Bewegungsstörungen, bei welchen einzelne Muskeln und Muskelgruppen mehr oder weniger langanhaltende, unwillkürliche, tonische Kontraktionen ausführen. Die gestörte Abstimmung von Spannung und Erschlaffung der Agonisten und Antagonisten aufeinander ist ein charakteristisches Merkmal dieser Störungen".

---

* Vorab veröffentlicht in: *Verhaltensmodifikation* 1986, Heft 3.

2. Bedingungsanalyse

Kernstück des verhaltensmedizinischen Ansatzes ist die Bedingungsanalyse, die eine Weiterentwicklung der von Kanfer u. Phillips (1975) entwickelten Verhaltensanalyse darstellt. Während die Verhaltensanalyse sich mehr auf die unmittelbaren funktionalen Zusammenhänge zwischen auslösenden und aufrechterhaltenden Faktoren einerseits und resultierendem Verhalten andererseits bezieht, umfaßt die Bedingungsanalyse den Gesamtbereich der das Verhalten und Befinden beeinflussenden Faktoren (Schwarz 1983).

Mit Hilfe dieses Modells erfolgt eine Analyse des symptomatischen Verhaltens auf 4 Ebenen:

1) Medizinisch-biologische Bedingungen:
Bei der Behandlung dystoner Syndrome ist hier v. a. auf eine organische Mitbeteiligung, differentialdiagnostische Überlegungen und medikamentöse Therapiemöglichkeiten zu achten.

2) Umweltbedingungen:
Dabei handelt es sich um Arbeits- und Wohnbedingungen, familiäre Bedingungen und soziokulturelle Hintergrundbedingungen, insofern sie Ausgestaltung und Aufrechterhaltung der Symptomatik beeinflussen.

3) Lern- und Erfahrungsbedingungen:
Dieser Bereich umfaßt eine präzise Verhaltensanalyse, wie sie von Schulte (1974) und Kanfer u. Goldstein (1977) beschrieben wurde.

4) Programm- und Einstellungsbedingungen:
Unter Programmbedingungen werden solche Bedingungen verstanden, die in unterschiedlichen Situationen zu stereotypen Verhaltensmustern führen. Für die Behandlung dystoner Syndrome ist in diesem Bereich meistens eine organische Kausalattribution problematisch.

Das Bedingungsmodell motorischer Störungen erfordert somit eine mehrdimensionale Analyse: Neben der situationsspezifischen Verhaltensanalyse der Störung müssen die oben genannten Ebenen des medizinisch-biologischen Bereichs, der Umweltbedingungen und der übergeordneten Einstellungen berücksichtigt werden. Erst diese Analyse erlaubt es, individuelle Problembereiche zu identifizieren, deren Interaktionen die jeweilige Störung bedingen und aufrechterhalten.

3. Therapie

Als Ergebnis einer solchen Analyse kann für jeden Patienten ein individuelles komplexes Therapieprogramm entwickelt werden, das neben den bekannten verhaltenstherapeutischen Techniken zur Symptomreduktion sozialtherapeutische Elemente, medizinische und physiotherapeutische Maßnahmen und ergänzende Verfahren enthält. Die direkte Symptombeeinflussung erfolgt mit Hilfe von Biofeedbackmethoden, Entspannungstraining, krankengymnastischen Übungen und medikamentös. Parallel dazu kommen, entsprechend den verschiedenen Problembereichen, die in der Verhaltensanalyse erfaßt werden, Kommunikationstraining, kognitive Umstrukturierung, angstabbauende Verfahren und andere zur Anwendung.

4. Blepharospasmus

4.1. Phänomenologie

Unter Blepharospasmus versteht man klonische und charakteristischerweise auch tonische Kontraktionen des die Augäpfel umschließenden Musculus orbicularis oculi. Das klinische Erscheinungsbild ist uneinheitlich: In manchen Fällen überwiegt ein dauerndes Blinzeln, in anderen kommt es zu wellenförmigen Verkrampfungen vieler Gesichtsmuskeln mit minutenlangem Augenschluß, in wieder anderen Fällen besteht über Tage und Wochen ein gleichförmiger Augenschluß. Im Unterschied zum Fazialistic mit sehr kurzen Kontraktionen ist jedoch immer eine Tendenz zu krampfartiger Dauerkontraktion erkennbar. Der Blepharospasmus ist häufig kombiniert mit anderen fokalen Dystonien, wie Schreibkrampf und Schiefhals. Besonders häufig ist das gemeinsame Auftreten eines Blepharospasmus mit einer verlängerten Muskelkontraktion im Bereich des Mundes und des Unterkiefers. Man spricht dann von einem Meige- oder Bruegel-Syndrom. Auch die Larynx- und Hypopharynxmuskulatur kann mitbeteiligt sein, so daß dann Sprech- und Schluckstörungen auftreten.

4.2. Ätiologie

Ätiologisch kann der Blepharospasmus Teil einer organischen Hirnerkrankung, wie Morbus Parkinson oder Torsionsdystonie, sein. Er tritt auch infolge von Neuroleptikamedikation auf. Beim sog. essentiellen oder idiopathischen Blepharospasmus werden jedoch solche eindeutigen Zusammenhänge mit anderen organischen Erkrankungen nicht gefunden. Die Ätiologie ist unbekannt. Zutreffend wurde von einem diagnostischen „Dilemma" gesprochen (Volow 1980). Die Mehrzahl der Autoren nimmt eine organische Ursache, vermutlich eine Läsion der Basalganglien, an (Marsden 1976; Schenk u. Schmidt 1978). Für eine solche somatische Ätiologie sprechen u. a. das häufige Vorkommen von Haltungstremor, von pathologischem Nasopalpebralreflex sowie eine Beschränkung auf die zweite Lebenshälfte. Selten scheinen auch hereditäre Formen vorzukommen (Nutt u. Hammerstad 1981). Selbst wenn an einer zumindest somatischen Mitbeteiligung kein Zweifel sein kann, so bleibt es trotzdem eine unbestreitbare klinische Tatsache, daß psychosoziale Faktoren in der Auslösung und Aufrechterhaltung eine wesentliche Rolle spielen. So findet sich z. B. am Beginn der Erkrankung nicht selten eine vorübergehende Augenaffektion, wie z. B. eine Konjunktivitis. Nach Abklingen der sensorischen Trigeminusreizung bleibt der reflektorische Blepharospasmus offenbar im Sinne einer klassischen und operanten Konditionierung aufrechterhalten.

4.3. Therapie

Spontane Remissionen sind selten. Die medikamentöse Therapie des Blepharospasmus ist unbefriedigend. Nur in vereinzelten Fällen werden Erfolge mit Anticholinergika (Lang et al. 1982), mit Clonacepam (Merikangas u. Reynolds 1979) und Haloperidol (Tolosa u. Lai 1979) beobachtet.

Auch die Ergebnisse klassischer psychotherapeutischer Behandlungen scheinen dürftig. Faulstich et al. (1985) geben einen guten Überblick über Diagnostik, Ätiologie und Behandlungsversuche. Verhaltenstherapeutische Techniken kamen nur in Einzelfallstudien zur Anwendung (z. B. Rowan u. Sedlacek 1981).

In einer eigenen Arbeit (Crombach u. Kosarz 1983) untersuchten wir die Therapieergebnisse von 14 Klienten, die mit einem verhaltensmedizinischen Ansatz stationär behandelt wurden. Zur Anwendung kamen entsprechend der in der Bedingungsanalyse identifizierten Problembereiche neben kognitiv orientierter Einzeltherapie, Selbstsicherheits- und Kommunikationstraining, Entspannungstraining, Muskelbiofeedbacktraining (Orbicularis-frontalis-Muskel), Gymnastik sowie ein Aufbautraining verlorengegangener Aktivitäten. Bei 4 Patienten versuchten wir eine medikamentöse Unterstützung. Die durchschnittliche Therapiedauer betrug 16 Wochen. Bei Therapieende waren von den 14 behandelten Patienten 5 wesentlich gebessert, 6 gebessert und 3 unverändert. Nach durchschnittlich 27 Monaten waren noch 2 Patienten wesentlich gebessert, 3 gebessert, 5 unverändert und 3 verschlechtert. Von 1 Patienten konnten leider keine Daten erhoben werden (s. Abb. 1).

Unsere katamnestischen Ergebnisse zeigen in Übereinstimmung mit der Literatur, daß es sich beim Blepharospasmus um ein schwer zu beeinflussendes Leiden in der zweiten Lebenshälfte handelt. Unsere Untersuchung hat aber auch eindeutig ergeben, daß ein verhaltensmedizinischer Ansatz in der Lage ist, kurzfristig gut die Hälfte, langfristig gut ein Drittel der Patienten zu verbessern.

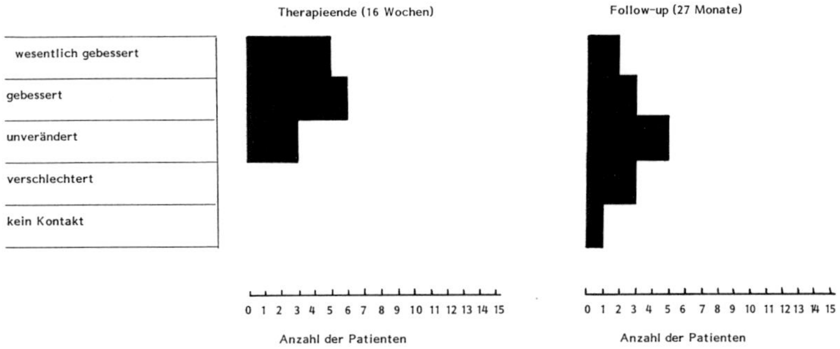

Abb. 1. Blepharospasmus (n = 14)

Als Ergebnis der Literatur und unserer Untersuchung ergeben sich damit folgende Empfehlungen: Unabdingbar ist eine sorgfältige neurologische Untersuchung, die auch auf andere Bewegungsstörungen achtet. Obligatorisch sollte ein Haltungstremor, das Vorliegen des Nasopalpebralreflexes, Frühsymptome eines Morbus Parkinson sowie anamnestisch die Einnahme von Neuroleptika erfaßt werden. Ein Therapieversuch mit Anticholinergika, Clonacepam oder Haloperidol ist gerechtfertigt – auch als Kombinationsbehandlung mit psychologischen Interventionen. Ein Entspannungstraining sollte bei allen Patienten versucht werden, wobei besonders auf Muskellockerung im Gesichtsbereich und Atemkontrolle als Entspannungsverfahren zu achten ist. Ein solches Entspannungstraining sollte durch Muskelbiofeedback im Bereich des M. frontalis und orbicularis oculi unterstützt werden. Die mit Hilfe der Bedingungsanalyse herausgearbeiteten emotionalen Defizite und Konflikte können mit kognitiven Methoden, Rollenspielübungen, Partner- und Gruppentherapie bearbeitet werden. Da es sich meist um ältere Menschen handelt, ist hier jedoch mit besonderer Rigidität zu rechnen.

5. Schreibkrampf

5.1. Phänomenologie

Unter Schreibkrampf werden Schwierigkeiten beim Schreibakt verstanden, die charakterisiert sind durch Muskelverspannungen, Inkoordination und subjektive Beschwerden, wie Müdigkeit, Schwäche, Steifheit oder Schmerzen. Die Schreibgeschwindigkeit ist verlangsamt und der Schreibdruck erhöht. Das Schreiben erfolgt unter häufigem Absetzen, das Schriftbild wird krakelig bis unleserlich. Das Schreibutensil wird oft in einer völlig unnatürlichen Weise gehalten. Art und Ausprägung der Störung sind sehr unterschiedlich. Wenn neben der Schreibtätigkeit auch andere Arbeiten mit der Hand beeinträchtigt sind, wie z. B. Halten einer Gabel, eines Messers oder einer Zahnbürste, so sprechen wir von einem dystonen Schreibkrampf. Sind anstelle des Schreibakts andere berufliche Tätigkeiten betroffen, sprechen wir von einem Beschäftigungskrampf (Typistenkrampf, Pianistenkrampf usw).

5.2. Ätiologie

Die ätiologischen Auffassungen über den Schreib- bzw. Beschäftigungskrampf sind völlig kontrovers. Es werden 3 unterschiedliche ätiologische Modelle vertreten:

Ein Teil der Autoren nimmt eine organische Störung vor allem der Basalganglien an (Sheehy u. Marsden 1982). In anderen Arbeiten wiederum wird eine psychodynamische, konfliktbedingte und funktionale Genese im weitesten Sinn erwogen (Crisp u. Moldofsky 1965; Bindman u. Tibbetts 1977). Lerntheoretisch orientierte Autoren sehen im Schreibkrampf eine konditionierte Reaktion (Liversedge u. Sylvester 1960; Sanavio 1980, 1982).

Für eine deutliche organische Komponente des Schreibkrampfes sprechen der häufig vorhandene Tremor, häufige dystone Haltungsanomalien sowie ein gelegentlich zu beobachtender erhöhter Muskeltonus und reduzierter Armschwung. Außerdem legt die immer wieder beobachtete Kombination mit einer anderen fokalen Dystonie und der gelegentliche Übergang in eine generalisierte Dystonie eine zentralnervöse Genese nahe.

Cottraux et al. (1983) fanden bei ihren 15 Patienten, daß alle Probleme am Arbeitsplatz aufwiesen. Bindman u. Tibbetts (1977) untersuchten 10 Patienten, bei denen sie in 9 Fällen eine zwanghafte Persönlichkeit und einen Konflikt im Zusammenhang mit Schreiben feststellten. Crisp u. Moldofsky (1965) beschreiben ihre Patienten als emotional überkontrolliert, sensitiv, gewissenhaft, angespannt und mit Hemmungen im Bereich des Äußerns von Ärger.

5.3. Therapie

Von welchen ätiologischen Annahmen man auch immer ausgegangen ist, die therapeutischen Ergebnisse waren nur in Einzelfällen voll befriedigend, in der Mehrzahl der Fälle bestenfalls mäßig. Kontrollierte Untersuchungen fehlen gänzlich. An medikamentöser Therapie kann lediglich die Einnahme von Anticholinergika in Einzelfällen zu einer Besserung führen (Lang et al. 1982; Sheehy u. Mardsen 1982). Den von Liversedge u. Sylvester (1960) berichteten guten Erfolgen mit einer aversiven Dekonditionierung hat Beech (1960) widersprochen. Andere verhaltenstherapeutische Maßnahmen umfassen ein reedukatives Schreibprogramm (z. B. Crisp u. Moldofsky 1965), EMG-Biofeedback (z. B. Bindman u. Tibbetts 1977; Furlong 1980), multimodale Verhaltenstherapie einschließlich Selbstsicherheitstraining, systematischer Desensibilisierung, EMG-Feedback (Cottraux et al. 1983) und „Habit-Reversal" (Greenberg u. Marks 1982). Diese Methode besteht darin, daß die einzelnen Krampfbewegungen im Detail analysiert werden und der Patient exakt die entgegengerichteten Bewegungen trainiert.

In einer eigenen Arbeit (Kosarz et al. 1985) konnten die guten Ergebnisse von Cottraux (1983) nicht bestätigt werden. 23 Patienten wurden stationär mit einem verhaltensmedizinischen Ansatz behandelt. Eine Verbesserung der Symptomatik in etwa ⅔ der Fälle bei Therapieende konnte über einen durchschnittlichen Zeitraum von 3 Jahren nicht aufrechterhalten werden; bei fast allen Klienten kam es zu einem vollständigen Rückfall (s. Abb. 2).

Die Diskrepanz könnte sich daraus ergeben, daß das Follow-up in der Arbeit von Cottraux (1983) im Durchschnitt nur 4,3 Monate beträgt. Die Verschlechterung der meisten unserer Klienten setzte erst einige Monate nach der Entlassung ein, in vielen Fällen in Verbindung mit Problemen am Arbeitsplatz.

Damit ergeben sich folgende Empfehlungen: Eine sorgfältige neurologische Untersuchung sollte zwischen einfachem und dystonem Schreibkrampf unterscheiden sowie das Vorliegen von Tremor, erhöhtem

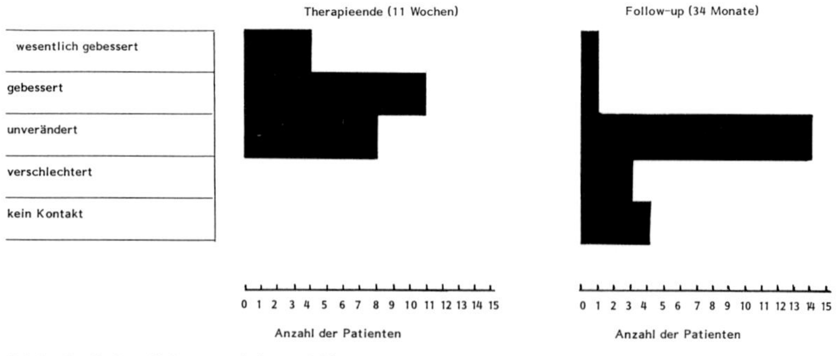

Abb. 2. Schreibkrampf (n = 23)

Muskeltonus im befallenen Arm, herabgesetztem Armschwung und dystone Haltungsanomalien feststellen. Als Methode zur Symptombeeinflussung erscheinen uns derzeit „Habit-Reversal" und Biofeedbacktraining am erfolgversprechendsten. Begleitend kann eine medikamentöse Therapie mit Anticholinergika erfolgen, falls eine neurologische Beteiligung angenommen wird.

Das Ergebnis unserer Arbeit zeigt, daß auf die funktionale Bedeutung der Schreibstörung im Arbeitsbereich und sozialem Umfeld besonders sorgfältig geachtet werden sollte, um die von uns beobachtete hohe Rückfallquote zu reduzieren.

6. Torticollis spasmodicus

6.1. Phänomenologie

Das typische Krankheitsbild des Torticollis spasmodicus ist durch unwillkürliche Kopfdrehungen gekennzeichnet, die um verschiedene Achsen erfolgen können. Die Störung verläuft rezidivierend und kann sowohl anfallsartig als auch subakut auftreten. Die Intensität des Symptoms variiert von kaum merklicher Schrägstellung des Kopfs bis zur extremen Seitwärtsdrehung. Die Betroffenen erleben in der Regel ein unangenehmes bis schmerzhaftes Ziehen in der Nackenmuskulatur. Manchmal kommt als begleitende Symptomatik ein leichter Kopftremor hinzu.

Diagnostisch lassen sich striäre, periphere und psychogene Formen unterscheiden. Als Folge der Erkrankung wird oft über Schwierigkeiten in der praktischen Lebensbewältigung geklagt, beispielsweise bei manuellen Tätigkeiten. Häufiger treten jedoch Selbstwertprobleme auf, da sich die Betroffenen als Folge der Kopfdrehung stigmatisiert und in ihrem Selbstwertgefühl stark beeinträchtigt erleben.

6.2. Ätiologie

Auch unter Ausschluß der nachweislich organisch bedingten Formen besteht hinsichtlich der Ätiologie bis heute eine Kontroverse zwischen Vertretern der organischen Sichtweise und Anhängern einer Psychogenese der Störung. Marsden (1976) ordnet den Torticollis spasmodicus in die Gruppe der fokalen Dystonien mit organischer Genese ein.

Meares (1973) nimmt an, daß erst die Konvergenz von organischen Faktoren, Persönlichkeitsmerkmalen und situativen Bedingungen zur Bildung eines Torticollis führt.

In den psychologisch orientierten Ansätzen werden neben einer auffälligen Charakterstruktur emotionale Symptomauslöser diskutiert. Von psychoanalytischer Seite liegen dazu die ausführlichsten Beiträge von Mitscherlich (1971, 1979) vor.

In den Arbeiten von Meares (1971) und Choppy-Jacolin (1977) finden sich Angaben über erhöhte Neurotizismuswerte als Unterstützung für eine Psychogenese der Störung.

Im Gegensatz dazu konnten Matthew (1978) und Cockburn (1971) bei einem Kontrollgruppenvergleich keine Unterschiede finden. Einen guten Überblick über die Uneinheitlichkeit der Ergebnisse gibt auch Vogel (1984).

6.3. Therapie

Angaben über die spontane Remissionsquote, an welcher Therapieergebnisse gemessen werden müssen, liegen für den Torticollis spasticus nicht vor. Über eine spontane Heilung in einzelnen Fällen wurde jedoch immer wieder berichtet.

Experimentell am besten untersucht sind die verschiedenen Ansätze, die im Rahmen verhaltenstheoretisch begründeter Therapien Anwendung finden.

Cleeland (1973) kombinierte EMG-Feedback und aversive Reize in der Behandlung von 10 Patienten. 19 Monate nach Ende der Therapie konnten noch 6 Patienten über einen dauerhaften Therapieerfolg berichten. Korein u. Brudny (1976) berichten über Therapieergebnisse

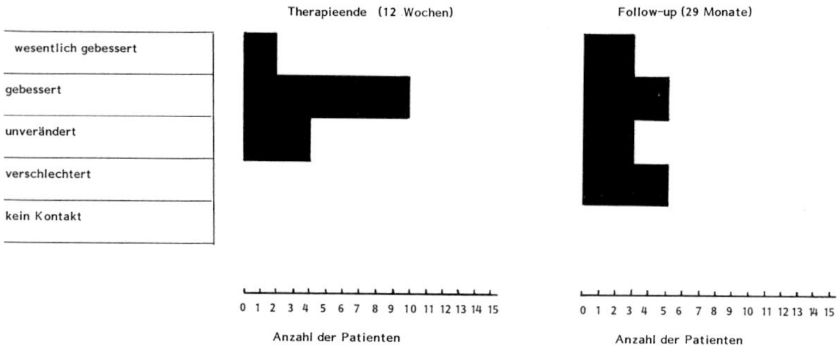

Abb. 3. Torticollis spasmodicus (n = 16)

von 69 Torticollispatienten und geben eine Erfolgsquote von 45% an.

In einer eigenen Arbeit (Kosarz et al. 1985) konnte bei 16 Patienten, die mit einem verhaltensmedizinischen Ansatz behandelt wurden, bei Therapieende in ¾ aller Fälle eine Verbesserung festgestellt werden. Nach durchschnittlich 29 Monaten war diese Rate auf 50% zurückgegangen (s. Abb. 3).

Damit lassen sich folgende Empfehlungen geben: Wiederum sollte eine sorgfältige neurologische Untersuchung sicherstellen, daß rein organisch bedingte Formen ausgeschlossen werden. In der Behandlung des idiopathischen Tortikollis scheinen Biofeedbackmethoden, krankengymnastische Übungen und begleitend dazu psychotherapeutische Verfahren zur Bearbeitung der Problembereiche, wie sie mit Hilfe der Bedingungsanalyse identifiziert werden, sinnvoll zu sein. Auch hierbei kann bei neurologischer Mitbeteiligung eine medikamentöse Unterstützung erfolgen.

7. Zusammenfassung

Die Ergebnisse unserer Arbeiten zeigen, daß zur Behandlung dystoner Syndrome ein verhaltensmedizinischer Ansatz sinnvoll erscheint. Die Vorgehensweise läßt sich wie folgt beschreiben: Zur Anwendung kommt eine Doppelstrategie, die Elemente zur direkten Symptombeeinflussung enthält, wie Biofeedbackmethoden, medikamentöse Unterstützung, Entspannungstraining und krankengymnastische Übungen, die neben einem übenden Effekt v. a. eine die Compliance fördernde Wirkung haben. Die Anwendung solcher Maßnahmen, die dem organischen Krankheitsmodell des Klienten entsprechen, erlaubt dann in zunehmendem Maße den Einsatz psychologischer Interventionen, wie Selbstsicherheitstraining, Partnertherapie, angstabbauende Verfahren und andere verhaltenstherapeutische Techniken.

Literatur

Beech HR (1960) The symptomatic treatment of writer's cramp. In: Eysenck HJ (ed) Behavior therapy and the neurosis. Pergamon, Oxford, pp 349–372

Bindman E, Tibbetts RW (1977) Writer's cramp – a rational approach to treatment? Br J Psychiatry 131:143–148

Choppy-Jacolin M, Ferrey G, Demaria C (1977) A psychometric study of 34 patients afflicted with spasmodic torticollis. Acta Neurol Scand 55:483–492

Cleeland CS (1973) Behavioral technics in the modification of spasmodic torticollis. Neurology 3:1241–1247

Cockburn JJ (1971) Spasmodic torticollis: A psychogenic condition? J Psychosom Res 15:471–477

Cottraux JA, Juenet C, Collet L (1983) The treat-

ment of writer's cramp with multimodal behavior therapy and biofeedback: A study of 15 cases. Br J Psychiatry 142:180–183
Crisp AH, Moldofsky H (1965) A psychosomatic study of writer's cramp. Br J Psychiatry 111:841–858
Crombach G, Kosarz P (1983) Zur Psychosomatik des Blepharospasmus. Eine katamnestische Untersuchung an behandelten Fällen. Verhaltensmodifikation 4:4
Faulstich ME, Carnrike CLM Jr, Williamson DA (1985) Blepharospasm and Meige syndrome: A review of diagnostic, aetiological and treatment approaches. J Psychosom Res 29:89–94
Furlong FW (1980) Behavioral and biofeedback treatment of writer's cramp. Can J Psychiatry 25:44–48
Greenberg D, Marks I (1982) Behavioral psychotherapy of uncommon referrals. Br J Psychiatry 141:148–153
Kanfer FH, Goldstein FW (1977) Möglichkeiten der Verhaltensänderung. Urban & Schwarzenberg, München
Kanfer FH, Philipps AH (1975) Lerntheoretische Grundlagen der Verhaltenstherapie. Kindler, München
Korein J, Brudny J (1976) Integrated EMG-feedback in the management of spasmodic torticollis and focal dystonia: A prospective study of 80 patients. In: Yahr MD (ed) The basal ganglia. Raven, New York
Kosarz P, Crombach G, Schwarz D (1985) Verhaltenstherapie bei ausgewählten motorischen Störungen. In: Laux G, Reimer F (Hrsg) Klinische Psychiatrie, Bd 2. Hippokrates, Stuttgart
Lang AE, Sheehy MP, Marsden CP (1982) Anticholinergics in adult onset focal dystonia. Can J Neurol Sci 9:313–319
Liversedge LA, Sylvester JD (1960) Conditioning techniques in the treatment of writer's cramp. In: Eysenck HJ (ed) Behavior therapy and the neuroses. Pergamon, Oxford, pp 327–348
Marsden CD (1976) The problem of adult onset idiopathic torsion dystonia and other isolated dyskinesias in adult life (including blepharospasm, oromandibular dystonic writer's cramp and torticollis or axial dystonia). Ad Neurol 14:259–276
Matthews WB, Beasley R, Parry-Jones W, Garland G (1978) Spasmodic torticollis: a combined clinical study. J Neurol Neurosurg Psychiatry 41:485–492
Meares R (1971) Features with distinguish groups of spasmodic torticollis. J Psychosom Res 15:1–11
Meares R (1973) Spasmodic torticollis. Austr NZ J Psychiatry 7:3–5
Merikangas JR, Reynolds CF (1979) Blepharospasm: Successful treatment with Clonazepam. Ann Neurol 5:401–402
Mitscherlich M (1971) Zur Psychoanalyse des Torticollis Spasticus. Nervenarzt 42:420–426
Mitscherlich M (1979) The theory and therapy of hyperkineses (torticollis). Psychother Psychosom 32:306–312
Mumenthaler R (1982) Neurologie. Thieme, Stuttgart
Nutt JG, Hammerstad JP (1981) Blepharospasm and oromandibular dystonia (Meige's syndrome) in sisters. Ann Neurol 9:189–191
Rowan G, Sedlacek K (1981) Biofeedback in the treatment of blepharospasm. A case study. Ann J Psychiatry 138:1487–1489
Sanavio E (1980) A wider model of writer's cramp. Behav Anal Modif 4:17–27
Sanavio E (1982) An operant approach to the treatment of writer's cramp. J Behav Ther Exp Psychiatry 13:69–72
Schenck E, Schmidt D (1978) Idiopathischer Blepharospasmus. Arch Psychiatr Nervenkr 226:201–214
Schulte D (1974) Diagnostik in der Verhaltenstherapie. Urban & Schwarzenberg, München
Schwarz D ([4]1983) Verhaltenstherapie und Psychosomatik. In: Uexküll T von (Hrsg) Lehrbuch der psychosomatischen Medizin. Urban & Schwarzenberg, München
Sheehy MP, Marsden CD (1982) Writer's cramp – A focal dystonia. Brain 105:461–470
Tolosa ES, Lai C (1979) Meige disease: Striatal dopamine preponderance. Neurology 29: 1126–1130
Vogel P (1984) Therapieversuche bei Torticollis spasticus. Acta Neurol Scand 11
Volow MR, Cavenar JO, Grosch WN, Shipley RH, Myers M (1980) The diagnostic dilemma of blepharospasm. Am J Psychiatry 137: 620–621

18. Bedarf und Möglichkeiten der Anwendung psychologischer Interventionen bei Dialyse- und Nierentransplantationspatienten

M. Broda, U. Koch, F. A. Muthny

1. Vorbemerkungen 262
2. Krankheitsübergreifende und spezifische Belastungen bei chronischer Krankheit 263
2.1. Spezielle Probleme der chronischen Niereninsuffizienz 263
3. Zum Bedarf an psychotherapeutischer Hilfe 265
4. Besonderheiten für psychotherapeutische Interventionen 266
5. Zielsetzungen psychotherapeutischer Interventionen 268
6. Psychotherapeutische Ansätze bei niereninsuffizienten Patienten 268
7. Konsequenzen für die psychotherapeutische Arbeit mit nierenkranken Patienten 271
8. Schlußbemerkungen 272
Literatur 273

1. Vorbemerkungen

Die Beschäftigung mit den psychischen Problemen in der Folge von chronischer Erkrankung hat in den letzten 10 Jahren nicht nur im Bereich theoretischer Konzeptualisierungen, sondern auch bei der Entwicklung psychotherapeutischer Angebote verstärkte Aufmerksamkeit gefunden. Dies hängt zum einen mit der Erkenntnis zusammen, daß die Fortschritte im medizinisch-technologischen Bereich nicht zwangsläufig von verringerten psychischen Belastungen begleitet wurden. Zum anderen konnte die Einführung kurzer und verhaltensmedizinisch orientierter Therapieverfahren in dem zumeist naturwissenschaftlich orientierten Denkmodell der Somatomedizin neue Aufmerksamkeit gewinnen. Da sich die traditionellen psychodynamischen Therapieansätze aus verschiedenen Gründen nur in Einzelfällen und zurückhaltend der Gruppe der Patienten zuwandten, die primär an einem somatischen Leiden erkrankt waren, entstand ein Versorgungsdefizit, das im Verlauf der letzten Jahre zunehmend von Vertretern der auf Effizienz und Nachvollziehbarkeit ausgerichteten behavioristischen Verfahren besetzt wurde. Wie hoch die Anforderungen psychodynamisch orientierter Therapien an die „psychische Eignung zur Rehabilitation" (Freyberger 1973) sind, wird vom gleichen Autor für die Gruppe der Dialysepatienten wie folgt definiert: „Günstige häusliche Verhältnisse, eine ausreichende Intelligenz, ein ausreichendes emotionales Vermögen zur Kooperation, Frustrationstoleranz gegenüber dem Dialysestreß und ein gewisses Maß an psychischer Stabilität" (Freyberger 1973). Es erscheint nicht weiter verwunderlich, daß bei der Formulierung solcher Voraussetzungen die Interventions- und Erfolgsmöglichkeiten des eigenen psychotherapeutischen Handelns als eher gering eingeschätzt werden müssen.

Da besonders die Verhaltenstherapie ohne die Festsetzung solcher Indikationskriterien auskam, mußten nicht von vornherein bestimmte Patientengruppen ausgeschlossen werden. Als entscheidender Parameter zur Erklärung des wachsenden Einflusses der Verhaltenstherapie in diesem Bereich kann jedoch das Störungs- und Änderungsmodell herangezogen werden, das die Veränderung im Umgang mit den Auswirkungen der Erkrankung und nicht die Analyse von möglichen Ursachen in den Mittelpunkt stellt.

Der folgende Beitrag versucht eine kritische Bestandsaufnahme psychotherapeutischer Ansätze im Bereich der terminal niereninsuffizienten Patienten und stellt Überlegungen für ein verhaltensmedizinisch orientiertes Versorgungsangebot dar.

2. Krankheitsübergreifende und spezifische Belastungen bei chronischer Krankheit

Bevor auf die spezifischen Belastungen von terminaler Niereninsuffizienz eingegangen wird, soll dargestellt werden, welche allgemeinen Charakteristika chronischer Erkrankung identifiziert werden können.

Cohen u. Lazarus (1979) stellen in einer Übersicht die gemeinsamen Hauptbelastungsfaktoren bei physischer chronischer Krankheit dar. Die erlittene Erkrankung und die daraus resultierenden und hier dargestellten Behinderungen verlangen von den Betroffenen erhebliche Anpassungsleistungen und Neuorientierungen, wofür sie nicht selten professionelle Hilfe benötigen.

Folgende Reaktionen und Folgen auf chronische Erkrankungen wurden beobachtet (Beutel 1986):

2.1. Spezielle Probleme der chronischen Niereninsuffizienz

Über diese allgemeinen Belastungsfaktoren hinaus erlebt der chronisch niereninsuffiziente Patient im Laufe seiner Erkrankung eine Reihe spezifischer Auswirkungen. In der Phase zwischen Diagnosemitteilung und erster Dialyse, die unter Umständen mehrere Jahre dauern kann, erlebt der Patient nicht nur eine stetige Abnahme seiner körperlichen und auch geistigen Leistungsfähigkeit, sondern ist zur Vermeidung der Dialysepflichtigkeit einem strengen, von vielen Patienten als aversiv erlebten Diätplan unterworfen. Vor allem der männliche Patient bemerkt auch eine Ver-

Verschiedene Bedrohungen bei physischer Krankheit
(Nach Cohen u. Lazarus 1979, S. 229, Übersetzung des Verfassers)

1) Lebensbedrohung und Todesangst
2) Bedrohung der körperlichen Integrität und des Wohlbefindens (durch Krankheit, diagnostische oder Behandlungsmaßnahmen):
   a) körperliche Versehrtheit oder Behinderung,
   b) irreversible körperliche Veränderungen,
   c) Schmerz, Unwohlsein und weitere negative Krankheits- oder Behandlungssymptome.
3) Bedrohung des Selbstkonzepts und der Zukunftspläne:
   a) notwendige Veränderungen von Selbstbild oder Beliefsystemen,
   b) Ungewißheit des weiteren Krankheitsverlaufs und der eigenen Zukunft,
   c) Gefährdung von Lebenszielen und Wertvorstellungen,
   d) Verlust von Autonomie und Kontrolle.
4) Bedrohung des emotionalen Equilibrismus, d. h.: notwendiges Ertragen von Gefühlen von Angst, Ärger und weiterer aus den Belastungen resultierender Emotionen.
5) Bedrohung in der Erfüllung vertrauter sozialer Rollen und Aktivitäten:
   a) Trennung von Familie, Freunden und anderen Vertretern des sozialen Netzes,
   b) Verlust von wichtigen sozialen Funktionen,
   c) Notwendigkeit, auf andere angewiesen zu sein.
6) Bedrohungen resultierend aus der Erfordernis, sich an die neue physische oder soziale Umgebung anzupassen:
   a) Anpassung an ein Krankenhaussetting,
   b) Probleme im Verständnis medizinischer Terminologie und Besonderheiten,
   c) Notwendigkeit der Entscheidungsfindung in belastenden und fremden Situationen.

Folgen

1) Vorübergehende oder anhaltende Befindlichkeitsstörungen (z. B. Ängste, Depressionen, emotionale Labilität, Reizbarkeit).
2) Veränderte Einstellungen zur eigenen Person (z. B. stark vermindertes Selbstwertgefühl).
3) Belastungen für Partnerschaft und Familie.
4) Deutliche Verminderung sexueller Aktivitäten bzw. gehäuftes Auftreten von sexuellen Störungen.
5) Unbefriedigende Compliance beim Einhalten medizinischer Maßnahmen und Empfehlungen.
6) Häufige Aufgabe von Berufstätigkeit mit Folgen wie Statusverlust, Einkommenseinbußen, Rollenwechsel.
7) Einengung von Freizeitaktivitäten und Reduktion von Sozialkontakten.

schlechterung seiner sexuellen Möglichkeiten und sexuellen Befriedigung. Dies kann zu starken Belastungen innerhalb der Partnerbeziehung führen. „Er erlebt im Zeitraffertempo einen körperlichen und geistigen Alterungsprozeß, der ihn um so mehr beunruhigen muß, je weniger er den Zusammenhang in Begriffen diagnostischer und prognostischer Kategorien erfassen und einordnen kann. Zu diesem Zeitpunkt kann er noch nicht wissen, daß ein Teil dieser Beeinträchtigungen vorübergehender Natur ist.“ (Speidel 1985, S. 239). Das Einsetzen der Fistel oder des Shunts stellt für den Patienten einerseits das Signal für nicht mehr zu umgehende Apparateabhängigkeit dar, kann aber andererseits auch eine Hoffnung auf Beendigung der aufgrund der Urämie bestehenden Probleme beinhalten. An der Dialyse erlebt der Patient eine totale Abhängigkeit von der Maschine und dem medizinischen Personal. Die Behandlung, der er sich in der Regel dreimal in der Woche 4–5 h lang unterziehen muß, stellt auch hohe Anforderungen an seine Kooperations- und seine Interaktionsfähigkeit mit dem medizinischen Personal. Begleitet wird diese Behandlung von der Notwendigkeit diätetischer Restriktionen und v. a. der von den meisten Patienten oft als quälend empfundenen Reduktion der Flüssigkeitszufuhr. Diese Einschränkung führt wiederum zu sozialen Folgeerscheinungen, da die Patienten aufgrund der Trinkmengenrestriktion in der Regel gesellige Kontakte im Bekanntenkreis stark reduzieren. Die durch Blutdruckprobleme und Müdigkeit/Inaktivität gekennzeichnete körperliche Verfassung der Dialysepatienten führt zusätzlich zu sozialer Isolation. Die zeitraubende Behandlung hat auch Auswirkungen auf die Berufstätigkeit – sie trägt neben der Verschlechterung der körperlichen Leistungsfähigkeit zur hohen Berentungsquote und dem damit verbundenen Verlust an sozialem Selbstwert bei.

In der Familie können Konflikte aufgrund veränderter Rollenkonstellationen entstehen (s. auch Muthny et al. 1985; Kaplan et al. 1974), wenn z. B. ein bislang dominanter Familienvater aufgrund seiner Behinderung diese Rolle nicht mehr ausfüllen kann und sich in mehreren Lebensbereichen mit einem untergeordneten, abhängigen Part zufrieden geben muß.

Wenn sich ein Patient für die Behandlungsalternative der Nierentransplantation entschieden hat, so verbindet er damit in hohem Ausmaß die Hoffnung auf Reduzierung oder völliges Verschwinden der mit der Dialyse verbundenen Belastungen. Somit entstehen häufig unrealistische Erwartungen, nicht nur, was den somatischen Ausgang angeht, sondern auch, was die Auswirkungen der Transplantation in seinem persönlichen und sozialen Lebensbereich betrifft.

Diesen Erwartungen stehen Belastungen gegenüber, von denen der Patient oft nichts weiß oder die er sich nicht klarmacht. So muß er vor der Transplantation u. U. erhebliche operative Eingriffe, wie z. B. eine Nephrektomie oder Magenoperation, über sich ergehen lassen. Bis zur Transplantation lebt er in dem Gefühl, ständig verfügbar sein zu müssen. Die eigentliche Transplantation kann von Operationsängsten begleitet sein. Nach der Transplantation können auch aufgrund unrealistischer Erwartungshaltungen erhöhte Anspannungs- und Angstsyndrome durch das verzögerte Einsetzen des Funktionsbeginns der Niere ausgelöst werden. Die häufig auftretenden Abstoßungsreaktionen des körperfremden Gewebes und die damit verbundene überhöhte Verabreichung von Immunsuppresiva stellen weitere Belastungen im postoperativen Verlauf dar.

Die spezifischen Auswirkungen der terminalen Niereninsuffizienz können beim Dialyse- und Transplantationspatienten demnach auf einige zeitliche Abschnitte im Verlauf der Behandlung fokussiert werden. Der Zeitraum zwischen Diagnose und ersten Dialysen erscheint für die meisten Patienten besonders belastend. So berichten 80% der von uns befragten 171 Patienten, daß sie zu Beginn der Dialyse die Belastungen teilweise oder vorwiegend im psychischen Bereich erlebt hatten, 78% artikulieren eine mittlere bis starke Beeinträchtigung und 69% ein stark emotional involviertes Erleben (Broda u. Koch 1986; Koch, in Vorbereitung).

3. Zum Bedarf an psychotherapeutischer Hilfe

Die Frage, wieviele Patienten in welchem Ausmaß auf psychotherapeutische Hilfsangebote angewiesen sind, um mit den Auswirkungen ihrer Erkrankung fertigzuwerden, ist zugleich eine der wichtigsten und am schwierigsten zu beantwortenden. Sie beinhaltet nicht nur das Problem der Bedarfsdefinition, sondern tangiert auch bislang ungelöste Fragestellungen der Indikation. Daß die Auffassungen, welches beobachtete Patientenverhalten ab welchem Ausprägungsgrad interventionsbedürftig sei, einem Wandel unterworfen sind, läßt sich daran ablesen, wie sich die Einstellung gegenüber dem in der psychoanalytischen Terminologie so benannten Abwehrmechanismus der Verleugnung im Laufe der letzten 20 Jahre geändert hat. Von der anfänglich psychopathologischen Klassifikation dieses Mechanismus im Rahmen des psychoanalytischen Neurosenkonzepts gab es, angefangen mit Janis (1958) über Cohen u. Lazarus (1973), Hackett u. Cassem (1974) bis hin zu Krohne u. Rogner (1982), Lazarus (1983) und Surman u. Tolkoff-Rubin (1984) eine Entwicklung, die die schützende Funktion von Verleugnungsmechanismen in den Mittelpunkt stellte.

Ähnlich divergierende Sichtweisen lassen sich beispielsweise bei der Frage der Behandlungsbedürftigkeit von Depression oder Aggressivität finden. Während Kemph (1967, 1971) einer Depressionsbehandlung bei Dialyse- und Nierentransplantationspatienten hohe Priorität einräumt, betonen andere Ansätze eher die Phasenabhängigkeit und die Prozeßentwicklung von Depressionen (Schlebusch u. Levin 1981; Wesner 1981; Dvorak et al. 1985). Während Aggressivität des Patienten im klinischen Alltag immer noch als Ausdruck nicht gelungener Krankheitsverarbeitung angesehen werden dürfte, kann das Erlernen offensiven Aggressivitätsausdrucks sogar schon seit längerem als ein akzeptiertes Ziel psychotherapeutischer Intervention gelten (Kaplan de Nour 1970).

Der beobachtbare Wandel in der Indikation hängt stark mit einem Paradigmenwechsel im theoretischen Konzept zusammen: Hier findet eine Entwicklung weg von starren, sich hauptsächlich an den Einflußfaktoren prämorbider Persönlichkeitsstrukturen orientierenden Ansätzen hin zu einer flexibleren, interaktionistischen Prozeßbetrachtungsweise statt. In einigen eigenen Untersuchungen gingen wir der Frage nach, wie die Einschätzung des Bedarfs von Patienten, von Ärzten und von dem medizinischen Personal gesehen wird. In einer Untersuchung an 94 Dialysepatienten kommen Koch et al. (1985) zu dem Ergebnis, daß die Wünsche nach psychotherapeutischen Angeboten für Dialysepatienten von diesen selbst deutlich artikuliert werden. In einer Gegenüberstellung von den erfahrenen zu den zusätzlich gewünschten Hilfen, verteilt auf die verschiedenen Zeitpunkte der Erkrankung, zeigt es sich, daß Information und Beratung, Gespräche und Psychotherapie sowie soziale Hilfen von den Patienten als defizitär erlebt werden. Medizinische Hilfe und emotionale Zuwendung (meistens vom Partner erhalten) wurden demgegenüber als zufriedenstellend erlebt. Bei den Dialysepatienten artikuliert sich der Hauptbedarf im Zeitraum zwischen der Diagnose und den ersten Dialysen. Dies korrespondiert auch mit den oben berichteten Problemschwerpunkten bei terminaler Niereninsuffizienz. Zwar verbalisieren in der angeführten Untersuchung nur ca. ein Drittel der Patienten direkte Wünsche nach psychosozialen Hilfestellungen; berücksichtigt man jedoch vorhandene Kenntnisdefizite, wie solche Hilfen konkret aussehen können, sowie verbreitete Ängste, sich als psychisch behandlungsbedürftig zu schildern, erscheint diese Zahl relativ hoch.

In einer Untersuchung an 49 Dialyse- und Transplantationszentren, die insgesamt über 4000 Patienten betreuen, kommen Pommer u. Broda (1984, 1985) zu folgenden Ergebnissen: Die Ärzte halten 44% der Dialysepatienten und ein Drittel der transplantierten Patienten für psychotherapeutisch betreuungsbedürftig. Das betreuende Pflegepersonal hält diese Patientengruppe sogar zu einem signifikant höheren Prozentsatz für behandlungsbedürftig: Sie glauben, daß 65% der Dialysepatienten und 36% der transplantierten Patienten einer psychotherapeutischen Hilfe bedürfen. Während die Ärzte die Folgen medizinischer Probleme und Fehlanpassungen an Krankheit und Therapie als Hauptproblembereich nennen, verbalisiert das Pflegepersonal an erster Stelle die auftretenden Familien- und Partnerprobleme. Bei der Frage, wie dieser artikulierte Bedarf in den einzelnen Zentren gedeckt wird, sehen sich die nephrologischen Ärzte zu 75% selbst als primäre Therapeuten (aus Sicht des Pflegepersonals ist dies nur zu 40% der Fall). Das Pflegepersonal selbst sieht sich nur in 13% der Fälle in einer psychotherapeutischen Rolle. Bei der Beurteilung der Bedarfsdeckung und Effizienz ergeben sich deutliche Unterschiede zwischen den Ärzten und dem Pflegepersonal. Während Ärzte zu einem Drittel glauben, daß der Bedarf in der Regel gedeckt würde, kommen nur 8% des Pflegepersonals zu dem gleichen Schluß. So schätzen auch 71,4% der Ärzte den Erfolg ihrer Bemühungen als hilfreich ein, während nur 27,1% der Pflegekräfte den Ärzten dieses Ergebnis bescheinigen.

4. Besonderheiten für psychotherapeutische Interventionen

Die Unterschiede zu einem klassischen psychotherapeutischen Vorgehen bei der Behandlung von niereninsuffizienten Patienten verdeutlicht die folgende Übersicht.

Die Patienten sind kaum mit dem klassischen Psychotherapieklientel vergleichbar. Sie kommen eher aus unteren Schichten, sind deutlich älter und weisen meist nur eine mittelmäßige oder schwache Motivation zu einer psychotherapeutischen Behandlung auf. Ihr körperliches Leiden attribuieren sie somatisch und erwarten demnach die Hilfe am ehesten vom Organmediziner. Eine psychische Problematik rührt meist durch die objektiven Bedingungen der Erkrankung und ihres Verlaufs und weniger von einer neurotischen Fehlentwicklung her. Dies bedeutet, daß sich die psychotherapeutischen Interventionen, im Unterschied zu herkömmlichen Psychotherapien, im verhaltensmedizinischen Kontext nicht an den Ursachen, sondern an der Art und Weise des Umgangs mit den Auswirkungen orientieren. Das Krankheitsverhalten steht im Mittelpunkt als Ausdruck der Bewältigung des Patienten. Dieses Krankheitsverhalten hängt einerseits sicherlich mit Persönlichkeitscharakteristika der Verarbeitung zusammen, andererseits ist es funktional eingebettet in das Dialysesetting. Diese Ausgangsbedingungen haben erhebliche Auswirkungen auf die Art der Therapiemaßnahme, ihre Dauer und ihre Intensität. Aufbau und Stärkung der Therapiemotivation sowie Schaffung einer Beziehung zum Patienten spielen eine größere Rolle als in

Besonderheiten bei der psychologischen Behandlung chronisch Kranker gegenüber traditionellen Psychotherapien (Koch 1986)

- Patienten nicht primär „psychisch gestört“, sondern „normale“ Patienten unter momentan intensiver Belastung;
- begrenzte Motivation zur Inanspruchnahme psychologischer Interventionen;
- meist deutlich älter (hoher Anteil geriatrischer Patienten);
- häufig Multimorbidität, sprachliche und intellektuelle Einschränkungen;
- häufig Begrenztheit der Lebensperspektive;
- häufig Primat somatischer Therapie gegenüber psychologischer Behandlung;
- eher selten im zeitlichen und inhaltlich abgegrenzten Therapiesetting möglich;
- unklare Rollendefinition des Psychotherapeuten.

herkömmlicher Psychotherapie. Die Zugänglichkeit zum Patienten ist wegen des enormen medizinischen Behandlungsumfangs auch schon rein zeitlich erschwert (Surman u. Tolkoff-Rubin 1984). Die Unterordnung unter die medizinische Behandlung macht veränderte psychotherapeutische Vorgehensweisen erforderlich. Begriffe wie „on-site-counselling“ (Bader 1982), also die Führung des Gesprächs während der Blutwäsche beispielsweise, charakterisieren die aus diesem Erfordernis resultierenden Ansätze. Anders als bei dem üblichen psychotherapeutischen Vorgehen muß sich das zeitliche Angebot psychologischer Hilfen am Krankheitsverlauf, am physischen Zustand des Patienten und an den Bedingungen der primär für die Behandlung zuständigen Institution orientieren. Somit stellt sich immer wieder die vielfach nicht leicht zu lösende Aufgabe der Kooperation mit dem Arzt, der traditionell und fachlich gut begründbar einen primären Zuständigkeitsanspruch erhebt, in vielen Fällen aber gerade auch die in seinen Augen schwierigen Patienten in die Zuständigkeit des Psychologen übergibt. Dabei kommt oft das Gefühl auf, daß die Inanspruchnahme psychologischer Kompetenz hauptsächlich dem Ziel dienen soll, sich Gewißheit darüber zu verschaffen, daß auch solche Ansätze bei manchen Patienten zum Scheitern verurteilt sind.

Vergleicht man das praktische Vorgehen verschiedener Therapieschulen in bezug auf chronisch kranke Patienten (Kaplan de Nour 1970; Drees 1976; Baillod u. Moorhead 1976; Abram 1975; Bader 1982; Dvorak et al. 1985), so wird deutlich, daß zumindest im Bereich der stationären medizinischen Versorgung die äußeren Umstände das therapeutische Handeln stärker bestimmen als die theoretische Ausrichtung der Schulen. So werden zur psychischen Stützung der Patienten mit Niereninsuffizienz von allen Therapieschulen supportive psychotherapeutische Vorgehensweisen wie stützende Gespräche und Hilfestellungen bei der Anpassung angewendet. Diese Handlungskonvergenz ergibt sich trotz fortbestehender Unterschiedlichkeiten in der theoretischen Begründung des Vorgehens.

So gehört es inzwischen zum Selbstverständnis unterschiedlicher psychotherapeutischer Ansätze, daß bestehende Verleugnungs- und Abwehrmechanismen beim Nierenpatienten zu akzeptieren sind (Drees 1976; Landsman 1979; Wesner 1981; Surman u. Tolkoff-Rubin 1984; Speidel 1985).

5. Zielsetzungen psychotherapeutischer Interventionen

Versucht man sich Klarheit darüber zu verschaffen, welchen Zielen psychotherapeutische Bemühungen bei chronisch kranken Patienten dienen sollen, deren Situation ja durch weitgehende Irreversibilität ihres körperlichen Zustandes gekennzeichnet ist, so ergibt sich ein eher diffuses Bild. Yorke (1980) formuliert als eine Aufgabe des mit chronisch kranken Patienten arbeitenden Analytikers das Untergraben der Abwehrmechanismen, die dem Patienten eine Attribution seines psychischen Zustands auf körperliche Einschränkungen ermöglichen. Nach Schlebusch u. Levin 1982) dienen psychotherapeutische Bemühungen beim Dialysepatienten eher dem Ziel, ihm bei der ständig neu zu vollziehenden Anpassung an die Realität zu helfen, ihn bei der tiefen Exploration seiner eigenen Unzulänglichkeiten zu unterstützen und ihm zu helfen, mit seinen primitiven Abwehrmechanismen besser umzugehen. Landsman (1979), Surman u. Tolkoff-Rubin (1984) sowie Folkman (1984) sehen in der möglichen Kontrollierbarkeit des Krankheitsgeschehens eine für den Patienten zentrale kognitive Zielvariable. Kaplan De Nour (1970) betont die Stärkung von Unabhängigkeit, die Möglichkeit des Aggressionsausdrucks, die Bearbeitung der Todesdrohung sowie die Zulassung zeitbeschränkter Regression.

Wesner (1981) faßt seinen Ansatz unter dem Zielaspekt zusammen: „Manage his life with minimal discomfort". Als übergeordnete Zielkriterien für den Umgang mit chronischer Krankheit formulieren Moos u. Tsu (1977):

- Zurechtkommen mit Schmerz und körperlicher Einschränkung,
- Zurechtkommen mit dem durch die Behandlungsmethoden verursachten Streß,
- Beziehungsgefüge zum Personal aufbauen,
- emotionale Balance aufbauen,
- befriedigendes Selbstimage aufbauen und Selbstkompetenz erhalten,
- Beziehungen zur Familie und zu Freunden aufrechterhalten,
- sich auf eine unsichere Zukunft vorbereiten.

Ähnlich äußern sich auch Cohen u. Lazarus (1979), indem sie als Ziele formulieren:

- Reduktion bedrohlicher Umgebungskonstellationen und Verbesserung der Erholungsmöglichkeiten,
- Tolerierung oder Anpassung an negative Ereignisse oder Realitäten,
- Aufbau eines positiven Selbstbilds,
- Aufrechterhaltung eines emotionalen Gleichgewichts,
- Aufrechterhaltung befriedigender sozialer Beziehungen.

Auf der Grundlage der hier vorgestellten Zielansprüche, die in der Regel einen Anspruch hoher allgemeiner Gültigkeit haben, soll nun eine Betrachtung der tatsächlich durchgeführten Therapieansätze erfolgen.

6. Psychotherapeutische Ansätze bei niereninsuffizienten Patienten

Zunächst soll hier ein Überblick darüber gegeben werden, welche Konzepte bei Dialysepatienten vorgeschlagen werden, bevor dann eine kurze Darstellung der eigenen verhaltensmedizinisch orientierten Arbeit gegeben wird. Die in der Literatur vorgestellten Konzepte unterscheiden sich im Allgemeinheitsgrad und im Änderungsanspruch. Im Bereich der supportiven Vorgehensweisen wird ein stark am Patienten und dessen Krankheitsverlauf orientiertes Vorgehen vorgeschlagen, wobei bis auf wenige Ausnahmen (Freyberger 1973; Yorke 1980) übereinstimmend festgehalten wird, daß Verfahren, die die Abwehr des Patienten durchbrechen, kontraindiziert sind. So stellt Kaplan De Nour (1970) fest, daß ein überdeutliches Therapieangebot an den

Patienten auch eine Signalwirkung für sein schlechtes Funktionieren beinhalten und dazu führen kann, die funktionierende Abwehr des Patienten zu durchbrechen. Sureman u. Tolkoff-Rubin (1984) halten aufdeckende psychotherapeutische Verfahren für den Patienten als zu bedrohlich, da sie seine Verleugnung in Frage stellen. Drees (1976) hält die Psychoanalyse bei chronisch kranken Patienten für kontraindiziert, da es hier in erster Linie darum ginge, die vorhandene Abwehr zu respektieren. Auch bei suggestiven Entspannungsverfahren formuliert er Bedenken wegen der verschärften regressiven Bindungen an den Therapeuten. Dvorak et al. (1985) stellen ebenfalls in ihrer Literaturübersicht einen breiten Konsens über die Kontraindikation aufdeckender Verfahren fest. Vorgeschlagen werden Konzepte, die eine bessere Beratung und eine Optimierung der Anpassung an die Behandlung implizieren (Baillod u. Moorhead 1976). Nach Abram (1975) stehen der Aufbau einer tragfähigen Beziehung und das Verständnis der Hauptkonflikte des Patienten im Mittelpunk des therapeutischen Vorgehens. Zur Wichtigkeit der therapeutischen Beziehung nehmen auch Kaplan De Nour (1970), Schlebusch u. Levin (1981) sowie Dvorak et al. (1985) unterstützend Stellung.

Zusätzlich zu diesen Ansätzen gibt es eine Reihe erprobter spezifischer Therapieprogramme für nierenkranke Patienten, deren Erfolge auch von eher psychoanalytisch orientierten Autoren betont werden. Drees (1976) spricht von der Ich-stabilisierenden Wirkung von Verhaltenstherapie, und Dvorak et al. (1985) kommen zu dem Schluß: „In bezug auf die Aufrechterhaltung seiner Selbständigkeit (des Patienten, Anmerkung des Verfassers) erscheinen verhaltenstherapeutische Verfahren besonders günstig, da sie die aktive Beteiligung des Patienten mit einem allmählichen Übergang zu Selbstkontrollmethoden fördern" (S. 521).

Hier erscheinen spezifische Angstreduktions- und übende Verfahren besonders erfolgreich zu sein. Di Motto (1981) berichtet über ein Programm zur Vorbereitung auf Punktionsangst; die guten Erfahrungen mit einem solchen Vorgehen werden auch von Franke et al. (1978) bestätigt. Alacron et al. (1982) weisen die signifikante Angstreduktion bei Dialysepatienten im Vergleich zu einer Kontrollgruppe mit dem Verfahren der progressiven Muskelentspannung nach. Die Erfolge von Hypnoseverfahren zur Angstreduktion berichten Surman u. Tolkoff-Rubin (1984), die ihrer Ansicht nach dadurch zustande kommen, daß dem Patienten zu einem verstärkten Gefühl der Kontrollierbarkeit aversiver Gefühle verholfen wird.

Mit einem rational-kognitiven Vorgehen in Anlehnung an Ellis schlägt Fisher (1976) vor, daß die für Ärger, Depression und Angst verantwortlichen, vom Patienten aufgebauten Beliefsysteme aufzudecken und abzubauen sind. Auf die Möglichkeiten der verhaltenstherapeutischen Beeinflussung der Compliance gehen Hart (1979) und Muthny (1986) ein.

Seit 5 Jahren haben wir in einem von der Robert-Bosch-Stiftung finanzierten Projekt Erfahrungen mit psychotherapeutischen Angeboten für Patienten, Partner und Personal gesammelt (s. Übersicht).

Ein besonderer Schwerpunkt der psychologischen Hilfsangebote liegt in der Phase des stationären Aufenthalts nach Transplantation. Als ein Hauptproblem im unmittelbar postoperativen Zeitraum, das einer psychologischen Intervention bedarf, erweist sich v. a. eine starke Angst-Anspannungs-Problematik im Zusammenhang mit der noch ausbleibenden Transplantatfunktion oder im Zusammenhang mit einer Abstoßungsreaktion, deren Ausgang noch unsicher ist. Hier haben sich Entspannungsverfahren und entlastende Gespräche, die sich auf die ganz konkretisierbaren Auswirkungen einer möglichen Abstoßung für die nächsten Wochen und Monate beziehen, sehr bewährt. Probleme mit der Flüssigkeitscompliance waren ebenfalls Gegenstand psychotherapeutischer Interventionen, v. a., weil einige Patienten davon ausgingen, mit der Transplantation dieses Problem ein für alle Mal vergessen zu können und sehr enttäuscht reagierten, wenn diese Einschränkungen für eine gewisse Zeit fortbestehen blieben. Die Frage der Compliance spielte auch gegen Ende des stationären Aufenthalts in der Arbeit mit den Patienten eine übergeord-

Interventionsangebote des Freiburger Nierentransplantationsprojektes (Koch 1986)

Patient	Partner/Familie	Medizinisches Personal
– Krisenintervention	– Paargespräche	– Unterschiedliche Fortbildungsangebote
– Psychologische Vorbereitung auf die Transplantation	– Familiengespräche bei Lebendspende	
– Betreuung auf der Transplantstation		
– Nachbetreuungsangebote (Sprechstunde)		

nete Rolle, um Risiken im Hinblick auf eine evtl. Noncompliance bezüglich der Einnahme der Immunsuppressiva einzuschätzen und mit dem Patienten die adäquate Reaktion auf mögliche Alarmsignale, die den Beginn einer Abstoßungsreaktion anzeigen, zu besprechen.

In einem ersten, 60- bis 90minütigen Gespräch nehmen wir mit dem Dialysepatienten schon vor der Transplantation Kontakt auf. Dieses Gespräch soll zum Kennenlernen und damit zum Abbau von Vorbehalten gegenüber psychologischen Hilfestellungen dienen. Für den Psychologen ergeben sich aus dem Gespräch wichtige Hinweise über bisherige Krisen im Krankheitsverlauf und deren Bewältigung, über den Grad der psychischen Belastetheit und Anspannung und auch über den Informationsgrad und evtl. unrealistische Erwartungen. Außerdem kommen Themenbereiche, wie der Umgang der Familie mit der Erkrankung, die Verarbeitung des Patienten in Sozialkontakten oder in Freizeitaktivitäten, seine Lebensqualität, zur Sprache. In einem ausführlichen Gesprächsabschnitt über die bevorstehende Transplantation kann sich der Psychologe ein Bild von Wissensstand, Motivation, Ängsten und den antizipierten Schwierigkeiten machen.

Dieser erste Kontakt ist für die weitere Arbeit entscheidend wichtig. Nach der Transplantation stellt dann der Psychologe nämlich für den Patienten die einzig bei ihm bekannte Person im Behandlungssetting dar. Dieser Umstand erleichtert es dem Patienten unserer Erfahrung nach sehr, über Ängste und Schwierigkeiten zu sprechen.

Die Betreuung des Patienten während des stationären Aufenthalts ist abhängig von dem postoperativen Verlauf. Bei Patienten, bei denen der verzögerte Funktionsbeginn des Transplantats (eine Phase, die bis zu mehreren Wochen dauern kann, in denen der Erfolg des Eingriffs noch unsicher ist) zu starker Anspannung und Verkrampfung führt, haben wir gute Erfahrungen mit Atementspannungstechniken und Imaginationsentspannung gemacht. Dabei kommt es darauf an, dem Patienten zu vermitteln, daß seine Reaktion für einen problemlosen Verlauf hinderlich sein kann und daß es deswegen ein Ziel ist, immer wieder die ängstliche Anspannung zu unterbinden. Gleichzeitig ist es ein Ziel dieser Phase, dem Patienten das Gefühl des vollkommenen Ausgeliefertseins zu nehmen und ihm Möglichkeiten aktiver Beeinflussung seines Zustands zu geben.

Bei den auftretenden global depressiven Ängsten haben wir gute Erfahrungen mit der stetigen und geduldigen Hinführung auf eine konkrete Ebene gemacht („Was heißt das für Sie im Moment? Was ist dadurch morgen gefährdet? Was verändert sich gegenüber jetzt, wenn Sie wissen, es hat nicht geklappt?"). Bei diesem Vorgehen ist häufig zu beobachten, daß Patienten bewußt wird, daß die globale Angst vor der Abstoßung, konkret bezogen auf ihre einzelnen Lebensbereiche, abnehmen kann. Sie wird oft nur dadurch aufrechterhalten, daß nie genau darüber nachgedacht wird, was es nun wirklich bedeuten würde, das Transplantat zu verlieren.

Dieses konkrete Vorgehen hilft auch bei anderen Problemen mit Schmerzen, mit familiären Reaktionen, Isolationsgefühlen und Schwierigkeiten mit der Betreuung. Der Patient fühlt sich in diesem Setting meist völlig den Ärzten und der Qualität der transplantierten Niere ausgeliefert. Ein wichtiges verhaltensmedizinisches Ziel stellt für uns deswegen die Stärkung der Autonomie und Selbstverantwortlichkeit des Patienten dar. Dies kann auch dadurch erreicht werden, daß wir mit dem Patienten immer konkrete Veränderungen besprechen, auch wenn sie noch so unbedeutend erscheinen. Der Patient soll erfahren, daß er einen Handlungsspielraum hat, in dem er für sein Wohlbefinden wichtige Dinge selbst beeinflussen kann.

Die oben geschilderten Besonderheiten psychotherapeutischer Intervention, resultierend aus den veränderten Rahmenbedingungen, können wir mit unseren Erfahrungen nur bestätigen. Die Gespräche finden in der Regel in Zwei- bis Dreibettzimmern statt, in denen der Bettnachbar oft anwesend ist oder das medizinische Personal gleichzeitig Routinemaßnahmen durchführt. Das Gespräch unterliegt hier vielfältigen Störeinflüssen, die in herkömmlichen Therapiesettings vermieden werden können. Trotzdem wird versucht, auftretende Probleme mit den Patienten in größtmöglicher Offenheit zu besprechen. Auch wenn die Störeinflüsse einen limitierenden Faktor darstellen, kann andererseits beobachtet werden, wie sich das Gesprächsverhalten in den therapeutischen Gesprächen quasi modellhaft auf die Patientenkommunikation in dem betreffenden Zimmer auswirkt. Die Interventionsdauer beträgt in der Regel etwa 20 min, um den Patienten nicht über die Maßen anzustrengen. Nach unserer Erfahrung nimmt mehr als die Hälfte der Patienten oft nach teilweise anfänglicher Skepsis gegenüber „Psyche“ unser Gesprächsangebot dankend an. Es gehört zu unseren Prinzipien, keinem Patienten ein therapeutisches Gespräch „aufzudrängen“, auch wenn vom Personal noch so viele Signale in Richtung Behandlungsbedürftigkeit kommen. Wir versuchen vielmehr, Kontakte mit „unverfänglichen“ Gesprächsthemen zu beginnen und so für die Patienten die Schwelle zur Kontaktaufnahme möglichst niedrig zu halten.

7. Konsequenzen für die psychotherapeutische Arbeit mit nierenkranken Patienten

Versucht man, aus der oben dargestellten Zieldiskussion sowie den Erfahrungen aus der Literatur und der eigenen Arbeit Konsequenzen zu ziehen, so wird folgendes deutlich: Die Vielfältigkeit und Unterschiedlichkeit psychotherapeutischer Zielvorstellungen beim chronisch kranken Patienten kann als Erklärung für die mangelnde Stringenz und die nur in Einzelfällen nachgewiesene Effizienz des psychotherapeutischen Vorgehens dienen.

Eine konkrete Zieldefinition geht nach Turk (1979) mit einer Kenntnis der spezifischen Krankheitseigenschaften einher. Je spezifischer und genauer die Belastungen des Patienten erfaßt und exploriert werden, desto gezielter lassen sich die psychotherapeutischen Interventionen gestalten und desto leichter läßt sich ihre Wirksamkeit überprüfen. So ist für jeden Patienten zu explorieren, an welchem Punkt innerhalb des Prozesses seiner Krankheitsverarbeitung er sich gerade befindet, was für ihn in nächster Zeit auf dem Spiel steht, welche genauen körperlichen und psychischen Belastungen im Moment aus seiner Behandlung resultieren, worin sich dies auf sein Körperbild und psychisches Selbstbild auswirkt.

Ein solches Vorgehen, das aus der Analyse der jeweiligen spezifischen Belastungen für den Patienten ein zielorientiertes psychotherapeutisches Handeln ableitet, ist jedoch nach unseren Erfahrungen unter den bestehenden Bedingungen des medizinischen Versorgungssystems nur in Ausnahmefällen zu realisieren, da mangelnde Stellen, suboptimale Ausbildung sowie Beschränkungen des institutionellen Settings entgegenstehen.

Deswegen kommt unserer Ansicht nach der Psychotherapie im Krankenhaus noch eine bislang nur vereinzelt umgesetzte Aufgabe zu. Es gehört zum Selbstverständnis unserer Arbeitsgruppe, die Zuständigkeit für die ganzheitliche Betreuung des Patienten in den Händen derer zu lassen, die ohnehin tagtäglich in Interaktion mit ihm stehen. Dies bedeutet, daß Psychotherapie mit chronisch niereninsuffizienten Patienten einer Indikationsstellung bedarf, die vorausgesetzt, daß bestehende Ressourcen in dem den Patienten umgebenden medizinischen oder familiären System nicht ausreichen, um mit den entstandenen Problemen zurechtzukommen. Einer Stärkung der Kompetenz der ohnehin schon existierenden Stützungssysteme kommt daher nach unserer Auffassung ein übergeordneter Stellenwert zu. Die Belastungen und Probleme des medizinischen Betreuungspersonals sind vielfach beschrieben worden (Kaplan De Nour 1983; Strauch-Rahäuser 1985). Hier stellt sich dem psychotherapeutisch Tätigen die Aufgabe, für das medizinische Personal Möglichkeiten zur Entlastung und zur Kompetenzerweiterung zu bieten. Nach unseren Erfahrungen in weit über 100 diesbezüglichen Veranstaltungen mit Schwestern, Pflegern und Ärzten erweist sich ein Vorgehen auf mehreren Ebenen als sinnvoll:

- Auf der kognitiven Ebene kann die Vermittlung von psychologischem Wissen hilfreich sein, über ein verstärktes Verständnis von Patientenproblemen den Zugang zum Patienten zu erleichtern.
- Die affektive Ebene bietet die Möglichkeit, die Aspekte des eigenen Erlebens, die daraus resultierenden Gefühle zu reflektieren und damit Entlastung von den verschiedenen Anforderungen des Berufsalltags zu bieten.
- Auf der instrumentellen Ebene soll die Handlungskompetenz durch die Fokussierung auf eigenes Verhalten und dessen mögliche Veränderung gesteigert werden.
- Die interaktionelle Ebene fokussiert auf den kommunikativen Aspekt und schließt den Vorgang sozialen Lernens ebenso mit ein wie die Auffassung, daß Austausch zwischen Menschen (also mit Patienten oder innerhalb des Teams) immer wechselseitige Beeinflussung bedeutet.

Bei der Arbeit mit dem medizinischen Personal haben diese Ebenen gleiche Wertigkeit.

Unsere Erfahrungen sprechen für ein strukturiertes Vorgehen, das fallarbeits- und patientenorientiert die Vermittlung psychologischer Konzepte beinhaltet, die Kompetenz und Schärfung der Interaktionswahrnehmung in Rollenspielen vornimmt und Entlastungsmöglichkeiten durch die Stärkung von offenen Kommunikationsformen im Team bietet.

8. Schlußbemerkungen

Auch wenn die krankheitsübergreifenden Belastungselemente ein gesondertes psychotherapeutisches Vorgehen bei Dialysepatienten nicht rechtfertigen würden, kommt doch den spezifischen Problemstellungen der chronischen Niereninsuffizienz eine große Bedeutung zu. Diese erfordert zu verschiedenen Zeitpunkten der Erkrankung ein unterschiedlich intensives Bereitstellen von psychologischen Hilfen. Diese Hilfen finden nicht nur in einem für Psychotherapie eher ungewöhnlichen Setting statt, sondern konzentrieren sich auch auf die Probleme im Umgang mit den Auswirkungen der Krankheit und nicht auf mögliche zugrundeliegende Ursachen.

Dabei wird nach den eigenen Erfahrungen deutlich, daß sowohl in der psychotherapeutischen Arbeit als auch in der Frage der Zielsetzungen eine bestmögliche Konkretisierung erreicht werden muß, um den Patienten Gefühle der Wirksamkeit eigener Handlung zurückzugeben.

Aus unserer eigenen Arbeit ziehen wir für die Psychotherapie mit nierenkranken Patienten folgende Schlüsse:

1) Schaffung eines präventiven Angebotes schon vor dem möglichen Entstehen der Krise: Aufgrund unserer eigenen Untersuchungen sind Risikopatienten mit psychologischen Anpassungsschwierigkeiten nach der Transplantation auch schon an der Dialyse identifizierbar (Broda et al. 1986). Dies sollte mit Kaplan De Nour (1976), Dvorak et al. (1985) und Koch (1986) dazu führen, ein Angebot an Patienten schon im frühen Krankheitsstadium zu gewährleisten.

2) Vermeidung von Etikettierungsprozessen: Dabei muß darauf geachtet werden, daß der Patient nicht nur mit dem Gefühl eines insuffizienten Funktionierens konfrontiert wird, sondern daß sich das Angebot möglichst spezifisch und konkret gestaltet. Sehr hilfreich dazu ist nach unseren Erfahrungen die personelle Kontinuität im Kontakt mit den Patienten.

3) Spezifische Belastungserfassung: Je genauer die Kenntnis der Patientenbelastungen ist, desto spezifischer und wirksamer kann die Gestaltung der psychotherapeutischen Angebote sein. Umfassende Ansätze, die sich auf die Therapie der Gesamtpersönlichkeit beziehen, vernachlässigen häufig das Selbsthilfepotential des Patienten und seiner sozialen Umgebung.

4) Mediatorenkonzept: In der Regel soll die psychosoziale Versorgung in Händen derer bleiben, die auch die medizinische Versorgung durchführen (s. auch Abram 1969; Levy 1976; Dvorak et al. 1985). Die Rolle des Psychologen im Rahmen einer Dialyse- und Transplantationseinheit besteht hauptsächlich darin, die psychosoziale Kompetenz der anderen Hilfssysteme zu stärken. Er sollte nur dann einzeltherapeutisch eingreifen, wenn besonders schwierige Situationen die Hilfsmöglichkeiten von Ärzten, Personal und Familienangehörigen überfordern.

Unter den obigen Voraussetzungen sehen wir eine wichtige Funktion von Psychologen im Versorgungsfeld chronisch Kranker und halten Angebote entsprechender psychologischer Hilfen über Modellprojekte hinaus auch in der Regelversorgung für unverzichtbar.

Literatur

Abram HS (1969) The psychiatrist, the treatment of renal failure and the prolongation of life: II. Am J Psychiatry 126:157

Abram HS (1975) Psychiatry and medical progress: therapeutic considerations. Int J Psychiatry Med 6:203–211

Alarcon CD, Jenkins CS, Heestand DE, Scott LK, Cantor L (1983) The effectiveness of progressive relaxation in chronic hemodialysis patients. J Chronic Dis 35 (10):797–802

Bader MJ (1982) Renal dialysis: problems and advantages of on-site psychiatric intervention. Psychosomatics 23:4

Baillod RA, Moorhead JF (1976) Therapeutic and social interactions of treatment of renal failure. Proc. 6th Int. Congr. Nephrol, Bd. 6. Karger, Basel, pp 663–670

Broda M, Koch U (1986) Situation von Dialysepatienten im Stadium der Vorbereitung auf die Nierentransplantation. Referat VI. Kongreß: Psychologie in der Medizin. Berlin

Broda M, Muthny FA, Koch U (1986) Psychosocial predictors of adaptation to renal transplantation. Paper presented at the 5th International Conference on Psychonephrology. New York

Cohen F, Lazarus RS (1973) Active coping processes, coping dispositions and recovery from surgery. Psychosom Med 35 (5):375–389

Cohen F, Lazarus RS (1979) Coping with the stresses of illness. In: Stone G, Cohen F, Adler N et al. (eds) Health Psychology. A handbook. Jossey-Bass, San Francisco, pp 217–254

Di Motto JW (1981) Psychological preparation for fistula venipuncture. Dialysis & Transplantation 10:233–236

Drees A (1976) Möglichkeiten und Grenzen einer Psychotherapie bei der Rehabilitation chronisch-organisch Kranker am Beispiel des Nierenpatienten. Niedersächsisches Ärzteblatt 17:564–570

Dvorak M, Balck F, Speidel H (1985) Psychotherapeutische Ansätze bei Dialysepatienten und ihren Partnern. In: Balck F, Koch U, Speidel H (Hrsg) Psychonephrologie. Springer, Berlin Heidelberg New York Tokyo, S 506–527

Fisher S (1976) The renal dialysis client: a rational

counselling approach. Rehabil Couns Bull 19:556–562
Folkman S (1984) Personal control and stress and coping processes: a theoretical analysis. J Personal Soc Psychol 46 (4):839–852
Franke B, Strässle L, Heinze V (1978, unveröffentlicht) Psychosoziale Rehabilitation terminal chronisch Nierenkranker. (Forschungsbericht, Universitätsklinik Freiburg)
Freyberger H (1973) Psychotherapeutische Möglichkeiten und psychosoziale Rehabilitationsprozesse bei chronisch Nierenkranken im Dauerdialyse-Programm. Fortschr Med 91:93–95
Hackett TP, Cassem NH (1974) Development of a quantitative rating scale to assess denial. J Psychosom Res 18:93–100
Hart RR (1979) Utilization of token economy within a chronic dialysis unit. J Consult Clin Psychol 47:646–648
Janis IL (1958) Psychological stress. Psychoanalytic and behavioral studies of surgical patients. Wiley & Sons, New York
Kaplan De Nour A (1970) Psychotherapy with patients on chronic hemodialysis. Br J Psychiatry 116 (531):207–215
Kaplan De Nour A (1983) Staff-patient interaction. In: Levy NB (ed) Psychonephrology 2. Plenum, New York, pp 31–42
Kaplan De Nour A, Fisher G, Mass M, Czaczkes W (1974) Diagnosis and therapy of families of patients on chronic hemodialysis. Ment Health Soc 1:251–256
Kemph JP (1967) Psychotherapy with patients receiving kidney transplant. Am J Psychiatry 124:77–83
Kemph JP (1971) Psychotherapy with donors and recipients of kidney transplants. Sem Psychiatry 3:145–158
Koch U (1986) Verhaltensmedizin im Bereich chronischer Erkrankungen. In: Brengelmann JC, Bühringer G (Hrsg) Therapieforschung für die Praxis 6. IFT-Publikationen, München, S 27–49
Koch U (Hrsg) (1987) Psychische Probleme im Umfeld der Nierentransplantation und Möglichkeiten psychologischer Interventionen. Robert-Bosch-Stiftung, Stuttgart
Koch U, Schönwälder D, Balck F, Speidel H (1985) Der Bedarf an psychologischen und sozialen Hilfen. In: Balck F, Koch U, Speidel H (Hrsg) Psychonephrologie. Springer, Berlin Heidelberg New York Tokyo, S 497–505
Krohne HW, Rogner F (1982) Repression-sensitization as a central construct in coping research. In: Krohne HW, Laux L (eds) Achievement, stress and anxiety. Hemisphere, New York, pp 167–193
Landsman MK (1979) Counseling the patient with chronic renal failure. In: Chyatte SB (ed) Rehabilitation in chronic renal failure. Williams & Wilkins, Baltimore
Lazarus RS (1983) The costs and benefits of denial. In: Breznitz S (ed) The denial of stress. Academic Press, New York, pp 1–30
Levy NB (1976) Coping with maintenance hemodialysis – psychological considerations in the care of patients. In: Massry SG, Sellers AL (eds) Clinical aspects of uremia and hemodialysis. Thomas, Springfield
Moos RH, Tsu VD (1977) The crisis of physical illness: an overview. In: Moos RH (ed) Coping with physical illness. Plenum, New York, pp 3–21
Muthny FA (1986) Verhaltenstherapie bei Compliance-Problemen von Dialyse-Patienten. Verhaltensmodifikation 7/3:133–150
Muthny FA, Broda M, Koch U (1985) Psychosoziale Probleme im Umfeld der Nierentransplantation und psychotherapeutische Betreuung. In: Balck F, Koch U, Speidel H (Hrsg) Psychonephrologie. Springer, Berlin Heidelberg New York Tokyo, S 445–474
Pommer W, Broda M (1984) Daten zum Bedarf an psychosozialer Betreuung für terminal nierenkranke Patienten. Verh Dtsch Ges Inn Med 90:1005–1008
Pommer W, Broda M (1985) Der Stand der psychosozialen Betreuung chronisch Nierenkranker in der Bundesrepublik Deutschland und West-Berlin. Nieren Hochdruckkrankheiten 14/10:462–468
Schlebusch L, Levin A (1982) Psychotherapeutic management of good and poor compliance in patients on hemodialysis. S Afr Med J 61 (3):92–94
Speidel H (1985) Spezifische psychische Belastungsfaktoren in der Dialysesituation. In: Balck F, Koch U, Speidel H (Hrsg) Psychonephrologie. Springer, Berlin Heidelberg New York Tokyo, S 235–246
Strauch-Rahäuser G (1985) Interaktionelle und berufsspezifische Probleme bei Teamangehörigen in Dialyseeinrichtungen. In: Balck F, Koch U, Speidel H (Hrsg) Psychonephrologie. Springer, Berlin Heidelberg New York Tokyo, S 425–437
Surman OS, Tolkoff-Rubin N (1984) Use of hypnosis in patients receiving hemodialysis for end stage renal disease. Gen Hosp Psychiatry 6:31–35
Turk DC (1979) Factors influencing the adaptive process with chronic illness. In: Sarason JG, Spielberger CD (eds) Stress and anxiety, vol 6. Wiley & Sons, New York, pp 291–311
Wesner J (1981) Intervention with the denying patient in dialysis and transplantation. Dialysis Transplantation 10:45–46
Yorke C (1980) Some comments on the psychoanalytic treatment of patients with physical disabilities. Int J Psychoanal 61:187–193

19. Neuropsychologische Therapieansätze bei postgenikulär bedingten Gesichtsfeldausfällen*

J. Zihl, N. Mai

1. Einleitung 275
2. Gesichtsfeldstörungen und ein möglicher Behandlungsansatz 277
3. Diskussion 281
Literatur 282

1. Einleitung

Experimentell orientierte Behandlungsansätze in der Neuropsychologie gehören ohne Zweifel nicht zu den Hauptthemen der Therapieforschung innerhalb der Verhaltensmedizin (vgl. Übersicht bei Miltner et al. 1986). Dies erscheint auf den ersten Blick um so erstaunlicher, wenn man bedenkt, daß die Untersuchung von hirnverletzten Patienten innerhalb der psychologischen Forschung etwa 60 Jahre lang (von ca. 1870 bis 1930) einen herausragenden Platz einnahm und – neben den tierexperimentellen und neuropathologischen Forschungsrichtungen – einen wesentlichen Beitrag zur Methoden- und Konzeptentwicklung in der klinischen Hirnforschung geleistet hat (vgl. Benton 1978). Man muß dabei allerdings berücksichtigen, daß auch innerhalb der klinischen Neuropsychologie die Feststellung und Erfassung von Leistungseinbußen nach Hirnschädigung mit Hilfe von psychologischen Testverfahren im Mittelpunkt stand, während therapieorientierte Studien praktisch fehlen. Hinzu kommt, daß auch die neuropsychologische Diagnostik in der Regel nicht so angelegt ist, daß die Testergebnisse auch Informationen darüber liefern, ob und wie eine diagnostizierte Leistungseinbuße behandelt werden kann, weil die eingesetzten diagnostischen Verfahren wenig oder gar nicht therapiebezogen sind. Dies alles bedeutet natürlich nicht, daß Patienten mit Hirnschädigung nicht behandelt würden. Logopädische, ergotherapeutische und krankengymnastische Verfahren werden täglich eingesetzt, und dies ohne Zweifel z. T. mit Erfolg. Überraschenderweise aber gibt es so gut wie keine Studien zu grundsätzlichen Fragen neuropsychologischer Behandlung, z. B. über den „objektiven" Effekt dieser therapeutischen Vorgehensweisen, d. h. in welchem Ausmaß eine Leistungseinbuße mit Hilfe eines bestimmten Verfahrens beeinflußt werden kann (Therapieeffektivität), ob und inwieweit die Therapie auf das zu behandelnde Defizit abgestimmt ist (sog. Therapiespezifität), in welcher Form ihr Einsatz im allgemeinen wie im Einzelfall am effektivsten ist (z. B. zeitlich verteilte oder massierte Behandlung), und schließlich, welche Auswirkung der Therapieeffekt auf die Behinderung des Patienten im Beruf oder im Privatleben hat (Evaluation). Ähnliches gilt auch für psychologisch orientierte Verfahren, die zwar Methoden zur Bestimmung eines Leistungsprofils vor und nach der Behandlung beinhalten, die anderen Aspekte jedoch weitgehend außer acht lassen (vgl. z. B. Sturm et al. 1983).

* Die Durchführung dieses Forschungsprojekts wurde von der Deutschen Forschungsgemeinschaft finanziell unterstützt. Wir danken Frau G. Gajewski und Frau C. Schmid für die Anfertigung der Bildvorlagen.

Es war W. Poppelreuter, der 1917 in seiner Monographie über Sehstörungen nach Verletzungen des Okzipitallappens die Forderung erhob, daß jeder Patient Anrecht auf eine wirksame, d. h. den Grad seiner Behinderung reduzierende Behandlung hat. Poppelreuter betonte außerdem die Wichtigkeit einer therapieorientierten Diagnostik, die sowohl die spezifischen Auswirkungen einer Hirnschädigung (z. B. im Bereich der Wahrnehmung oder der Motorik) als auch ihre unspezifischen Folgen (z. B. für die Aufmerksamkeit, Motivation, Belastbarkeit) zu erfassen vermag. Erst wenn Art und Schweregrad einer Leistungseinbuße geklärt sind, kann die Behandlung auf die jeweilige Störung abgestimmt werden (vgl. auch Peters 1918).

Es bleibt festzuhalten, daß ein vergleichbarer Ansatz in der Nachfolgezeit nicht wieder versucht wurde. Die Folge ist, daß Therapieforschung in der Neuropsychologie als Forschungszweig mit eigenem Anspruch hinsichtlich Fragestellungen und Methodik praktisch nicht existiert. Dies geht auch daraus hervor, daß der letzte Aufsatz, der sich mit der Behandlung von Leistungseinbußen nach Hirnschädigung in einem Handbuch befaßt, im Jahre 1936 erschien (*Übungstherapie,* Foerster 1936). Das Fehlen einer eigenständigen und in Abstimmung mit den vielfältigen Einbußen und Störungen, wie sie nach umschriebener Hirnschädigung auftreten können, detaillierten Therapieforschung in der Neuropsychologie wird häufig als Zeichen prinzipieller Begrenztheit an Verfügbarkeit und Effektivität spezifischer Behandlungsverfahren in diesem Bereich angesehen, ohne daß es jedoch dafür empirisch belegte Argumente gibt. Die Frage, ob ein Therapieverfahren *grundsätzlich* zu einer Reduzierung der betreffenden Leistungseinbuße führen kann, läßt sich nur mit Hilfe systematischer empirischer Untersuchungen klären. Solche Studien erfordern jedoch eine Reihe von aufwendigen methodischen Schritten und sind an die Einhaltung eines häufig sehr restriktiven Zeitplans gebunden, Forderungen, die sich im klinischen Alltag nicht immer ohne weiteres realisieren lassen.

Am Anfang eines Therapieplans steht die zuverlässige Erfassung der Art und des Grades der Leistungseinbuße(n) einschließlich des Nachweises möglicher Restleistungen. Die Wahl des Therapieverfahrens hängt sodann im wesentlichen davon ab, ob eine – zumindest teilweise – Wiederherstellung der betroffenen Leistung selbst erwartet werden kann *(Restitution),* oder ob diese Leistung durch andere Fähigkeiten ersetzt werden soll *(Substitution).* Im nächsten Schritt gilt es, einen geeigneten Behandlungsansatz zu wählen bzw. zu entwickeln und die zeitliche Organisation der Behandlung zu planen sowie geeignete Zeitpunkte für Verlaufsmessungen festzulegen, die die jeweils angestrebten Therapieziele überprüfen. Die 1. Verlaufskontrolle wird dabei in der Regel so angelegt sein, daß sie eine Entscheidung darüber zuläßt, ob ein gewähltes Verfahren *grundsätzlich* therapeutisch wirksam ist bzw. ob eine Störung (mit Hilfe des gewählten Behandlungsansatzes) prinzipiell beeinflußbar ist oder nicht. Schließlich gilt es den erzielten Therapieeffekt zu evaluieren, d. h. seine Effektivität hinsichtlich der Reduzierung der Behinderung des behandelten Patienten zu überprüfen. Das Ziel jeder Therapie sollte ein „kritisches Minimum" an Leistungszuwachs sein, was gleichzeitig eine – auch für den Patienten selbst erfahrbare – Minderung des Behinderungsgrades bedeuten sollte (vgl. Poppelreuter 1917). Die Zusammenfassung der Ergebnisse und Erfahrungen vieler Einzeltherapien läßt dann auch einen Schluß über die mögliche Wirkungsbreite des gewählten Behandlungsverfahrens zu und erlaubt damit zusätzlich einen auf die jeweilige „Spielart" und das jeweilige Ausmaß der Leistungseinbuße individuell abgestimmten Einsatz des Therapieverfahrens.

Im nachfolgenden wird ein neu entwickelter Therapieansatz exemplarisch dargestellt. Es handelt sich dabei um die Behandlung von homonymen Gesichtsfeldeinbußen, einem primär-sensorischen Defizit, das nach „posteriorer" Hirnschädigung wohl die häufigste Sehstörung darstellt (vgl. Zihl u. von Cramon 1986b).

2. Gesichtsfeldstörungen und ein möglicher Behandlungsansatz

Gesichtsfeldverluste nach postgenikulärer Schädigung zeigen nur in seltenen Fällen eine gute Spontanrückbildung. In einer eigenen Studie an 111 Fällen fanden wir nur 12% mit einer spontanen Verkleinerung des Ausfalls; der mittlere Zuwachs lag dabei im Bereich von etwa 5 Sehwinkelgrad. Diese Spontanrückbildung läßt sich in der Regel innerhalb der ersten 4–6 Wochen beobachten, wobei der Zeitraum, für den eine Spontanrückbildung sicher angegeben werden kann, natürlich vom zeitlichen Raster der Verlaufsmessungen abhängt (Zihl u. von Cramon 1986a).

Aus diesen Beobachtungen wird deutlich, daß die Gesichtsfeldeinschränkung für den allergrößten Teil der betroffenen Patienten eine chronische Behinderung darstellt, es sei denn, es gelingt, mit Hilfe eines Behandlungsverfahrens eine Gesichtsfeldvergrößerung zu erreichen. Hinweise auf eine Rückbildung von Gesichtsfeldverlusten durch systematisches Training finden sich in der experimentellen Hirnforschung. Cowey (1967) und Mohler u. Wurtz (1977) beobachteten bei Affen mit experimentellen Läsionen der primären Sehrinde („area 17" nach Brodmann), daß der resultierende homonyme Gesichtsfeldausfall mit Hilfe eines systematischen Trainings der Entdekkung bzw. der sakkadischen Lokalisation von Lichtreizen schrumpfte. Allerdings wurde in diesen Experimenten nur die Fähigkeit zur Entdeckung bzw. Lokalisierung von Lichtreizen untersucht, nicht aber die Erkennung von Reizen.

Ausgehend von diesen Ergebnissen haben wir die Trainingsmethode von Mohler u. Wurtz übernommen und für Patienten adaptiert. Ausgangspunkt unseres Ansatzes war die Frage, ob Sehleistungen in gestörten bzw. perimetrisch ausgefallenen Gesichtsfeldbereichen *prinzipiell* auch bei Menschen durch Behandlung zurückgewonnen werden können.

Die Untersuchungen zur Klärung dieser Frage wurden in den Jahren 1978–1984 an einer Gruppe von 111 Patienten durchgeführt. Mehr als die Hälfte der Patienten (62,4%) wies vor der Behandlung ein Restgesichtsfeld von weniger als 3 Sehwinkelgrad auf, und nur etwa ein Viertel besaß ein Restgesichtsfeld größer als 5 Sehwinkelgrad (klinische Angaben siehe in Zihl u. von Cramon 1986a). Die Hauptprobleme, über die die Patienten klagten, waren Schwierigkeiten beim Lesen sowie bei der Entdeckung und Erkennung von optischen Reizen, die in der der betroffenen Gesichtsfeldhälfte gegenüberliegenden Außenwelt auftauchen, weil sie nicht „gesehen" werden können. Das Lesen ist vor allem in den Fällen sehr beeinträchtigt, wo das Gesichtsfeld auf der betroffenen Seite weniger als 3 Sehwinkelgrad beträgt und deshalb nicht zu einem ungestörten, normalen Lesen ausreicht: Wörter „verschwinden" im blinden Bereich oder erscheinen wie „abgeschnitten" (sog. hemianopische Lesestörung; vgl. Poppelreuter 1917; Wilbrand 1907; Zihl et al. 1984).

Das Behandlungsverfahren ist an anderer Stelle ausführlich beschrieben (vgl. Zihl 1981) und soll hier nur in seinen wesentlichen Aspekten dargestellt werden. Der Patient wurde aufgefordert, auf ein akustisches Zeichen hin eine sakkadische Augenbewegung vom Fixationspunkt im Zentrum des Perimeters zu einem Lichtpunkt hin auszuführen, der in seinem perimetrisch blinden Gesichtsfeldbereich für 0,1 oder für 1 s geboten wurde. Der Patient wurde zu Beginn jeder Sitzung über den Bereich im Perimeter informiert, in dem später Lichtreize präsentiert wurden; die verwendeten Reizorte (3–4 zwischen 10 und 40 Grad Exzentrizität auf jeweils einem Meridian) wurden ihm jedoch nicht mitgeteilt. Der Patient wurde außerdem instruiert, zum Zeitpunkt des akustischen Signals (der mit dem Beginn der Darbietung des optischen Reizes zusammenfiel) seine ganze Aufmerksamkeit auf den angegebenen Trainingsbereich zu fokussieren und die jeweilige Reizposition möglichst mit *einer* raschen Augenbewegung zu erreichen. In jeder Behandlungssitzung wurden vom Patienten auf diese Art zwischen 80 und 120 okulomotorische Zuwendungsbewegungen ausgeführt. Pro Behandlungstag wurden maximal 4, pro Behandlungswoche mindestens 3 Sitzungen abgehalten.

Der Versuchsplan folgte im wesentlichen einem festgelegten zeitlichen Schema, das in Abb. 1 graphisch dargestellt ist. Die Zeitperioden ohne Behandlung umfaßten zum einen den Zeitraum vom klinisch manifesten Eintreten der Hirnschädigung bis zum Beginn des Trainings, zum anderen die trainingsfreien Intervalle während der Behandlungsperiode. Die Einführung dieser Zeitperioden erlaubte eine Kontrolle über eine mögliche Spontanrückbildung in der Frühphase sowie die Abgrenzung eines möglichen Trainingseffektes in der Zeit der Behandlung. Mögliche Gesichtsfeldverbesserungen ergaben sich aus dem Vergleich der Vor- und Nachmessungen, die neben der perimetrischen Gesichtsfeldbestimmung (Entdeckung von Licht) jeweils entlang der gesamten Gesichtsfeldgrenze auch die Überprüfung anderer Sehleistungen zum Gegenstand hatten (Erkennung sowie Benennung von Farben, Formen und Wörtern bzw. Ziffern, z. T. bei tachistoskopischer Darbietung; vgl. Zihl u. von Cramon 1985). Aufgrund der perimetrischen Meßgenauigkeit (± 0,5 Sehwinkelgrad) wurden 1,5 Sehwinkelgrad als signifikanter Mindestzuwachs akzeptiert (Zihl 1981; Zihl u. von Cramon 1985).

Die erste Frage betrifft – wie oben ausgeführt – die prinzipielle Möglichkeit der Rückbildung eines perimetrisch „blinden“ Gesichtsfeldbereiches. Abb. 2a zeigt das binokuläre Gesichtsfeld eines Patienten vor und nach der Behandlung, bei dem ein Trainingseffekt im Sinne einer Gesichtsfeldvergrößerung beobachtet werden konnte. In diesem wiedergewonnenen Bereich verfügte der Patient nicht nur über Licht-, sondern auch über Farb- und Formwahrnehmung; er konnte Buchstaben und Ziffern, die tachistoskopisch dargeboten wurden, ebenso korrekt lesen wie im korrespondierenden Bereich der intakten Gesichtsfeldhälfte (vgl. dazu auch Zihl u. von Cramon 1985). Die Rückkehr dieser Sehleistungen konnte nicht in allen Fällen beobachtet werden. Einige Patienten verfügten im zurückgekehrten Bereich zwar über (bewußte) Lichtwahrnehmung, d. h. sie konnten im zurückgekehrten Bereich Reize entdecken und lokalisieren; eine Erkennung von Reizparametern wie Farbe, Größe oder Bedeutung war jedoch nicht möglich (sog. homonyme Hemiamblyopie; vgl. Zihl 1981; Zihl u. von Cramon 1985, 1986b).

Das Gesichtsfeld vergrößerte sich jedoch nicht in allen Bereichen, die einem Training unterworfen wurden. Dies bedeutet, daß das Behandlungsverfahren nicht a priori wirksam ist, sondern daß der Behandlungseffekt von Faktoren abhängig ist, die sich nicht direkt aus der Feststellung des Defizits ergeben. Dieses Argument wird durch das Ergebnis in Abb. 2b unterstützt; obwohl die Voraussetzungen für beide Patienten hinsichtlich Alter, Ätiologie, Zeit seit Läsion, Gesichtsfeldbefund (v. a. hinsichtlich Restgesichtsfeld) und Behandlungsumfang nahezu identisch waren, konnte in diesem Fall kein Zuwachs erreicht werden. Dieses Ergebnis ist auch von besonderer Wichtigkeit für die Beurteilung der Effizienz des Verfahrens, die nicht auf der Basis der Gesamthäufigkeit von Patienten mit homonymen Gesichtsfeldausfällen beurteilt wer-

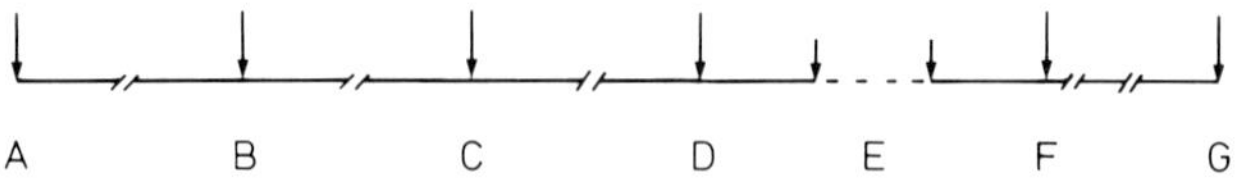

A: Klinisches Auftreten der Hirnschädigung
B: Erste Gesichtsfelduntersuchung (1-4 Wochen)
C: Perimetrische Verlaufskontrolle (mindestens 4 Wochen)
D: Behandlungsbeginn
E: Trainingsfreies Intervall
F: Behandlungsende
G: Verlaufskontrolle (3-6 Monate)

Abb. 1. Schematischer Zeitplan der Gesichtsfeldbehandlung. Die Zeit zwischen klinischem Auftreten der Hirnschädigung und Behandlungsbeginn betrug mindestens 4 Wochen (bei 10% der Gesamtgruppe), in der Regel jedoch 2–3 Monate oder mehr den darf, sondern verständlicherweise nur auf die Gruppe bezogen werden kann, bei der prinzipiell ein Zuwachs zu erwarten ist (vgl. Diskussion). In der von uns behandelten Gruppe von 111 Patienten wurde bei knapp 30% kein signifikanter Gesichtsfeldzuwachs gefunden. In der Gruppe der Patienten mit einem Zuwachs >1,5 Sehwinkelgrad zeigten 54% einen Zuwachs bis zu 5 Grad; 19% wiesen eine Vergrößerung des Gesichtsfeldes zwischen 5,5 und 10 Grad auf und 27% der Patienten einen solchen von mehr als 10 Grad. Interessanterweise zeigte sich, daß in diesem Zusammenhang häufig diskutierte Variablen wie Alter, Zeit seit Läsion und Restgesichtsfeld vor der Behandlung keine signifikanten Einflußgrößen für das Ausmaß des Gesichtsfeldzuwachses darstellten (vgl. Zihl u. von Cramon 1985, 1986a).

Der Gesichtsfeldbereich, der durch Training hinzugewonnen werden konnte, zeigte bei den meisten Patienten normale, d. h. dem entsprechenden Bereich in der intakten Gesichtsfeldhälfte vergleichbare Sehleistungen hinsichtlich der Schwelle für Lichtentdeckung, der Identifizierung von Form und Farbe sowie der Erkennung von Buchstaben und Ziffern. Dies war aufgrund der Untersuchungen von Cowey (1967) und Mohler u. Wurtz (1977) nicht bekannt, da diese Autoren nur die Entdeckungsgrenze für Lichtreize bzw. die okulomotorische Lokalisationsgenauigkeit von Lichtreizen im vorher „blinden" Gesichtsfeldbereich überprüft hatten. Einige Patienten verfügten im restituierten Gesichtsfeldbereich jedoch nur über Lichtwahrnehmung (Zihl 1981; Zihl u. von Cramon 1985).

Der Nachweis der Wirksamkeit des Verfahrens erfolgte über 2 Arten von Kontrollexperimenten.

Zur Überprüfung der zeitlichen Abhängigkeit eines möglichen Zuwachses an Gesichtsfeld vom durchgeführten Training wurden trainingsfreie Intervalle eingeführt. Unter der Voraussage einer auch zu einem relativ späten Zeitpunkt wirksamen Spontanrückbildung könnte man annehmen, daß diese Form der Spontanrückbildung durch eine systematische Stimulation eines nur scheinbar blinden Gesichtsfeldbereiches „angestoßen" wird und dann ohne weitere externe Beeinflussung wirksam ist. In diesem Fall sollte auch in behandlungsfreien Intervallen ein Zuwachs beobachtet werden können. Aus Abb. 3 wird jedoch ersichtlich, daß diese Annahme sehr unwahrscheinlich erscheint. Solche trainingsfreien Intervalle wurden bei insgesamt 49 Patienten durchgeführt, die einen signifikanten Gesichtsfeldzuwachs zeigten. Der Gesichtsfeldzuwachs wurde in allen Fällen tatsächlich nur in Behandlungsperioden beobachtet (Zihl 1981; Zihl u. von Cramon 1985; 1986a).

Die 2. Kontrolle betrifft die Faktoren des Behandlungsverfahrens, die für seine Wirk-

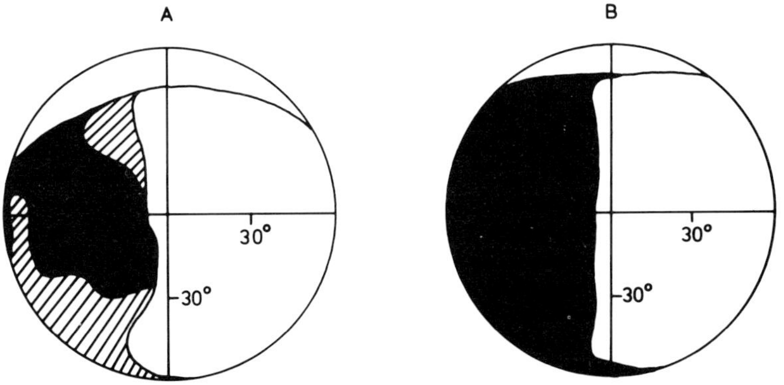

Abb. 2 A, B. Gesichtsfeldzuwachs durch Behandlung *(schraffiert)* und Bereich des persistierenden Ausfalls *(schwarz)*. **A** 56jähriger Patient, der 3 Monate vor Behandlungsbeginn einen rechtsseitigen Posteriorinfarkt erlitten hatte; Behandlungsumfang: 720 Durchgänge (9 Sitzungen); **B** 59jähriger Patient, der 2,5 Monate vor Behandlungsbeginn einen rechtsseitigen Posteriorinfarkt erlitten hatte; Behandlungsumfang: 1620 Durchgänge (18 Sitzungen)

samkeit als kritisch anzusehen sind. Aufgrund der Experimente an Primaten (Cowey 1967; Mohler u. Wurtz 1977) ist klar, daß die Affen „gezwungen" („forced") werden mußten, einen Lichtpunkt zu entdecken bzw. okulomotorisch zu lokalisieren. Das freie Herumblicken oder die Anwesenheit von visuellen Reizen reichte zu einer Rückgewinnung von Sehfunktionen nicht aus. Es war offenbar ein ganz bestimmtes Behandlungsregime erforderlich, bestehend aus einer raum-zeitlichen Kontingenz von Reiz und Verhaltensreaktion, um den Behandlungseffekt zu erreichen. Aus diesem Grunde haben wir bei einigen Patienten die Behandlungsabfolge so aufgebaut, daß auf eine erste Periode der Behandlung unter Standardbedingungen (Anwesenheit des Lichtpunktes und sakkadische Zuwendebewegung zu diesem Reiz) eine zweite Periode folgte, in der kein Lichtpunkt gezeigt wurde. Der Patient wurde natürlich über diese „Manipulation" der Behandlungsbedingungen nicht informiert. Zur Durchführung dieser Kontrolle wurde für den ganzen Behandlungszeitraum eine Darbietungszeit von nur 100 ms gewählt, so daß der Lichtreiz vom Patienten nie gesehen werden konnte. Abb. 4 zeigt das Ergebnis eines solchen Versuchs; es wird klar, daß nur die Kombination Anwesenheit des Lichtpunktes und Ausführung der Sakkade wirksam wird; die Ausführung der Sakkade allein hat keine Veränderung der Gesichtsfeldgrenze zur Folge. Der kritische Faktor für die Wirksamkeit dieses Verfahrens liegt also ebenfalls in der raum-zeitlichen Kontingenz zwischen Lichtreiz und okulomotorischer Zuwendebewegung.

Eine Reihe weiterer Kontrollexperimente wurde durchgeführt, um mögliche Artefaktquellen auszuschließen bzw. ihren Einfluß auf die beobachtete Veränderung der Gesichtsfeldgrenze abschätzen zu können. Als wesentliche Artefaktquellen wurden die Fixation sowie das Antwortkriterium der Patienten bei der Messung des Gesichtsfelds angeführt (vgl. Balliet u. Blood 1985), wobei sich jedoch klare Voraussagen für den Fall machen lassen, daß diese Faktoren tatsächlich einen signifikanten Einfluß auf den beobachteten Gesichtsfeldzuwachs haben sollten. Eine instabile Fixation würde nämlich eine entsprechend große Variabilität der Messungen entlang der gesamten Gesichtsfeldgrenze bewirken, während sich im Falle einer exzentrischen Fixation die gesamte Gesichtsfeldgrenze einschließlich der Position des blinden Flecks in Richtung des Gesichtsfeldausfalls verschieben müßte. Auch eine stetige „Anpassung" des Entdeckungskriteriums bei der perimetrischen Messung sollte zu einer systematischen Verschiebung der Gesichtsfeldgrenze führen, während die Verwendung eines unsystematischen Kriteriums ebenfalls eine hohe Variabilität der perimetrischen Werte zur Folge haben

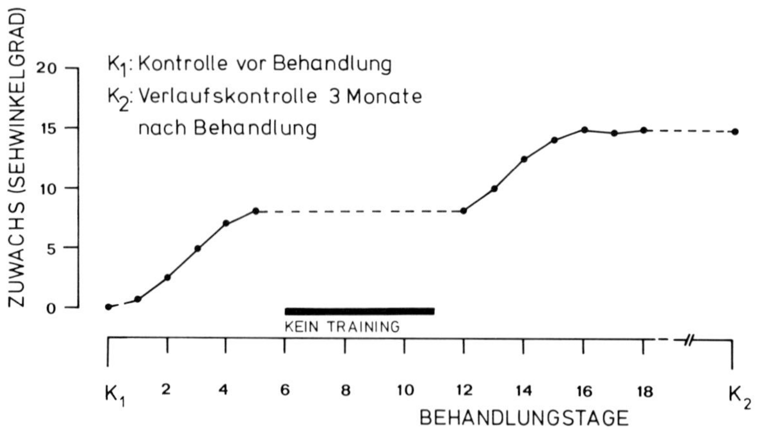

Abb. 3. Auswirkung eines behandlungsfreien Intervalls *(schwarzer Balken)* auf die Gesichtsfelderweiterung. Der Wert bei K_2 zeigt die Stabilität des Behandlungseffekts 3 Monate nach Behandlung

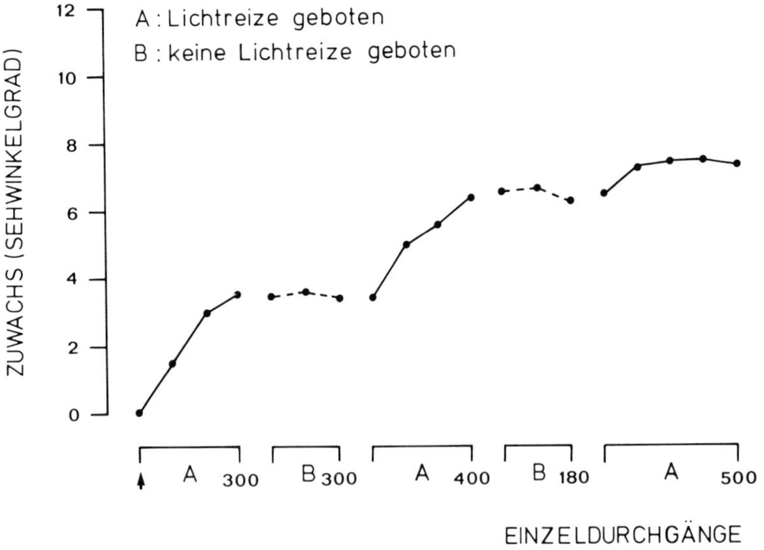

Abb. 4. Abhängigkeit des Trainingseffekts von der Art der Behandlung. Nur bei zeitlicher Koppelung von Lichtreiz *und* sakkadischer Augenbewegung ist das Behandlungsverfahren wirksam *(durchgezogene Linie)*, bei Ausführung der sakkadischen Augenbewegung allein *(unterbrochene Linie)* zeigt sich keine Verbesserung. (Modifiziert nach Zihl 1981)

sollte. Aufgrund der gefundenen Ergebnisse und auf der Basis der durchgeführten Kontrolluntersuchungen können diese Artefaktquellen jedoch als Erklärung für den beobachteten Behandlungseffekt vernachlässigt werden (vgl. Zihl u. von Cramon 1985, 1986c).

Der erreichte Gesichtsfeldzuwachs erwies sich als stabil; Verlaufsmessungen im Zeitraum bis zu 6 Monaten nach Beendigung der Behandlung ergaben keine signifikanten Änderungen der Gesichtsfeldgrenze (Zihl 1981; Zihl u. von Cramon 1985, 1986a; s. auch Abb. 3).

Die Auswirkung der Gesichtsfeldvergrößerung auf die oben beschriebene Sehbehinderung der Patienten war v. a. hinsichtlich der Lesestörung sehr deutlich; dies konnte auch quantitativ nachgewiesen werden (Zihl u. von Cramon 1985).

3. Diskussion

Die gewonnenen Ergebnisse weisen darauf hin, daß eine Behandlung von Gesichtsfeldeinbußen bei Patienten mit postgenikulärer Schädigung prinzipiell möglich ist. Der Behandlungseffekt konnte mit Hilfe entsprechender experimenteller Untersuchungen sichergestellt werden; zusätzlich darf er als überdauernd angesehen werden. Der Zuwachs an Gesichtsfeld reichte wohl in allen Fällen aus, um die durch das zu geringe Restgesichtsfeld bedingte Lesestörung praktisch vollständig aufzuheben; er reichte aber natürlich nicht in allen Fällen zu einer „Normalisierung" des Überblicks und der visuellen Exploration auf der betroffenen Seite. Für solche Fälle müssen alternative Behandlungsverfahren entwickelt werden, um den Gesichtsfeldausfall durch den Erwerb entsprechender Lese- und Explorationsstrategien gewissermaßen zu ersetzen (vgl. Zihl u. von Cramon 1986a; Zihl et al. 1984).

Die Frage, die noch zu beantworten bleibt, ist, wie häufig ein Gesichtsfeldzuwachs erwartet werden kann bzw. welche Faktoren dafür kritisch sind. Wie bereits angeführt, scheinen Alter (zum Zeitpunkt der Schädigung bzw. des Behandlungsbeginns), Zeit seit dem Eintreten der Hirnschädigung und Restfunktion (ausgedrückt als Restgesichtsfeld) keinen signifikanten Einfluß auf den Behandlungseffekt zu haben. Als kritische Variable bleibt daher die Hirnschädigung selbst. Soweit Erkenntnisse vorliegen, kann gesagt werden, daß der „Schweregrad" der Hirnschädigung eine wesentliche Rolle spielen dürfte. In ersten Analysen dieses Faktors auf der Basis computertomographischer Ergebnisse zeigte sich, daß die vollständige Zerstörung der Sehstrahlung bzw. der primären Sehrinde immer zu einem irreversiblen Ausfall im korrespondierenden Teil des Gesichtsfeldes führen. Diese Patienten zeigen – trotz intensiver Behandlung – keinen Therapieeffekt. Eine Hirnschädigung muß jedoch nicht immer ausschließlich irreversibler Natur sein; in manchen Fällen kann ein Teil des betroffenen Gebietes nur eine reversible Schädigung aufweisen. Bei Patienten mit einer solchen Hirnschädigung konnte ein z. T. sehr guter Behandlungseffekt erzielt werden. Die Tatsache, daß praktisch in keinem Fall eine Wiederherstellung des gesamten betroffenen Gesichtsfeldbereichs gelang, weist darauf hin, daß die Hirnschädigung in jedem Fall – wenn auch in unterschiedlichem Ausmaß – irreversible Folgen hat (Zihl u. von Cramon 1985, 1986c). Allerdings muß betont werden, daß eine Abschätzung des Anteils irreversibler bzw. reversibler Hirnschädigung mit den zur Zeit zur Verfügung stehenden Methoden im Einzelfall nicht immer eindeutig möglich ist. Dies stellt jedoch kein prinzipielles Hindernis für die Entscheidung dar, ob ein Patient mit dieser Methode behandelt werden kann oder nicht, weil erste sichere Hinweise für den Behandlungseffekt bereits nach 3–5 Sitzungen (entsprechend 300–400 Einzeldurchgängen) zur Verfügung stehen. Außerdem erwies sich das Verfahren vom Aufwand her als sehr ökonomisch: In den Fällen, in denen ein Gesichtsfeldzuwachs erreicht werden konnte, wurden für die Durchführung der gesamten Behandlung – bei mindestens einer Behandlung täglich – in der Regel nicht mehr als 3–4 Wochen benötigt (Zihl 1981, Zihl u. von Cramon 1985).

Literatur

Balliet R, Blood KMT, Bach-y-Rita P (1985) Visual field rehabilitation in the cortically blind? J Neurol Neurosurg Psychiatry 48:1113–1124

Benton A (1978) The interplay of experimental and clinical approaches in brain lesion research. In: Finger S (ed) Recovery from brain damage. Research and theory. Plenum, New York

Cowey A (1967) Perimetric study of field defects in monkeys after cortical and retinal ablations. Q J Exp Psychol 19:232–254

Foerster O (1936) Übungstherapie. In: Bumke O, Foerster O (Hrsg) Handbuch der Neurologie, Bd 8: Therapie. Springer, Berlin

Miltner W, Birbaumer N, Gerber WD (1986) Verhaltensmedizin. Springer, Berlin Heidelberg New York Tokyo

Mohler CW, Wurtz RH (1977) The role of striate cortex and superior colliculus in visual guidance of saccadic eye movements in monkeys. J Neurophysiol 40:74–94

Peters W (1918) Psychologie und Hirnverletztenfürsorge. J Angew Psychol 14:75–89

Poppelreuter W (1917) Die psychischen Schädigungen durch Kopfschuß im Kriege 1914/16. Bd 1: Die Störungen der niederen und höheren Sehleistungen durch Verletzungen des Okzipitalhirns. Voss, Leipzig

Sturm W, Dahmen W, Hartje W, Willmes K (1983) Ergebnisse eines Trainingsprogramms zur Verbesserung der visuellen Auffassungsschnelligkeit und Konzentrationsfähigkeit bei Hirngeschädigten. Arch Psychiatr Nervenkr 233:9–22

Wilbrand H (1907) Über die makulär-hemianopische Lesestörung und die v. Monakowsche Projektion der Makula auf die Sehsphäre. Klin Monatsbl Augenheilkd 45:1–39

Zihl J (1981) Recovery of visual function in patients with cerebral blindness: effect of specific practice with saccadic localization. Exp Brain Res 44:159–169

Zihl J, Cramon D von (1985) Visual field recovery from scotoma in patients with postgeniculate damage. Brain 108:439–469

Zihl J, Cramon D von (1986a) Recovery of visual field in patients with postgeniculate damage.

In: Poeck K, Freund HJ, Gänshirt H (eds) Neurology. Springer, Berlin Heidelberg New York Tokyo
Zihl J, Cramon D von (1986b) Zerebrale Sehstörungen. Kohlhammer, Stuttgart
Zihl J, Cramon D von (1986c) Visual field rehabilitation in the cortically blind? J Neurol Neurosurg Pychiatry 49:965–966
Zihl J, Krischer C, Meißen R (1984) Die hemianopische Lesestörung und ihre Behandlung. Nervenarzt 55:317–323

20. Kognitiv-behaviorale Risikofaktoren für den Verlauf von Karzinomerkrankungen*

S. M. Levy

1. Einleitung . . . 284
2. Mammakarzinom und Melanom: immunologische und neuroendokrinologische Mechanismen . . . 285
2.1. Mammakarzinom . . . 286
2.1.1. Mammakarzinom und Immunreaktionen . . . 286
2.2. Malignes Melanom . . . 286
2.2.1. Melanom und Hormonsystem . . . 287
2.2.2. Immunbedingte Wachstumshemmung bei Melanom . . . 287
3. Tumorkontrolle und natürliche Zytotoxizität (Abwehrfähigkeit) . . . 288
4. Immunsystem und Neuroendokrinsystem . . . 289
5. Studien des National Cancer Institute und Pittsburgh-Studien (1979–1986) . . . 290
5.1. „Survival"-Studie: Patientinnen mit Mammakarzinom im fortgeschrittenen Stadium . . 290
5.2. Prognostisch relevante Faktoren bei Patientinnen mit Mammakarzinom im frühen Stadium . . . 291
5.3. Hilflosigkeit und Zeitspanne bis zum Wiederauftreten des Tumors bei Mammakarzinom im frühen Stadium . . . 291
5.4. Pilotstudie: Die Überlebensspanne und biologische Vulnerabilität bei Melanompatienten und gesunden Kontrollpersonen . . . 292
5.5. Erhöhung des Funktionsstatus bei Patienten mit Kolonkarzinom und Melanom durch kognitiv-behaviorale Intervention . . . 293
6. Schlußfolgerungen . . . 293
7. Ein Modell psychosozialer Risikofaktoren . . . 293
8. Schlußbemerkungen . . . 297
Literatur . . . 298

1. Einleitung

Immer wieder deuten anekdotenhafte Fallberichte über Krebsrückentwicklungen darauf hin, daß Einstellungen und Verhaltensweisen von Patienten den Krankheitsverlauf möglicherweise beeinflussen.

In Arbeiten zur Thematik „Attribution und Krankheit" wird dabei z. B. folgende Fallgeschichte aus den 50er Jahren im Zusammenhang mit dem zwischenzeitlich als wirkungslos erkannten Medikament Krebiozen[1] angeführt:

Ein Patient mit fortgeschrittenem Lymphosarkom im terminalen Stadium bat seinen Arzt um Behandlung mit dem noch nicht zugelassenen Krebiozen. Nach Beginn der Therapie trat unerwarteterweise eine Besserung ein; der Patient konnte seine Arbeit und seine normalen Aktivitäten wieder aufnehmen. Als jedoch kurze Zeit später Berichte die eindeutige Wirkungslosigkeit dieses Medikaments belegten, erlitt der Patient einen Rückfall in einen terminalen Krankheitszustand. Dieser Umstand sowie die Einschätzung der vorhergehenden Besserung als Plazebo-

* Aus dem Englischen übersetzt von Dipl.-Psych. Friedhelm Köhler, Universität Mannheim

[1] Die angeblichen Indikationen für Krebiozen wurden niemals wissenschaftlich nachgewiesen; 1966 wurde das Medikament durch die US Food and Drug Administration diskreditiert.

effekt, waren dem behandelnden Arzt eine ausreichende Rechtfertigung für die Durchführung einer Plazebobehandlung. Er gab vor, über eine neue, wirksamere und teurere Form des Krebiozen zu verfügen, mit der er nun die Therapie fortführen wollte. Statt dessen verabreichte er jedoch lediglich destilliertes Wasser. Abermals erholte sich der Patient. Etwa 2 Monate später, nach Veröffentlichung eines maßgeblichen Regierungsberichts über die vollkommene Wirkungslosigkeit von Krebiozen, starb der Patient.

Stoll (1979) berichtet über eine Nonne, die an einem Pankreaskarzinom erkrankt war. Diese Diagnose wurde von 3 unabhängigen Stellen histologisch bestätigt.

Nonnen ihres Ordens legten in ihrem Namen Fürbitte durch Gebete ein, worauf sich ihr Zustand bis zur Wiederherstellung der Arbeitsfähigkeit besserte. Nach ihrem Tod, 7,5 Jahre später, stellte man in der Autopsie eine Lungenembolie fest, fand aber kein Anzeichen eines Tumors.

Andererseits existieren Fallberichte über Patienten, deren Tumor gut unter Kontrolle gebracht wurde und die über Jahre hin keinen Krankheitsbefund mehr aufwiesen. Jedoch brach in diesen Fällen nach einem plötzlichen Trauma, z. B. einem Autounfall oder Operationskomplikationen, die gleiche bösartige Krankheit wieder aus (die Gleichartigkeit des Tumors wurde durch Biopsie geprüft und die histologische Identität mit der vorhergehenden Krankheit nachgewiesen).

Ebenso sind bei Karzinompatienten mit vergleichbaren Tumorarten, Krankheitsstadien, zellulärer Histologie und Behandlung häufig unterschiedliche Krankheitsverläufe zu beobachten, was u. a. auch dem Einfluß von Verhaltens- bzw. emotionalen Faktoren zugeschrieben wird.

Dieser Erklärungsansatz weckt einerseits die Hoffnung, durch gezielte Veränderung solcher behavioralen Variablen Einfluß auf biologische Reaktionen und somit auf den Krankheitsverlauf nehmen zu können, muß aber z. Z. noch stark relativiert werden: Selbst der (in Teilbereichen heute bereits erbrachte) Nachweis des Zusammenhangs zwischen bestimmten Verhaltenseigenschaften und dem Krankheitsverlauf ist nicht notwendigerweise als Kausalverbindung zu interpretieren.

Eine endgültige Klärung dieses Problems ist nur durch klinische Studien mit randomisierten Untersuchungsgruppen zu erreichen, in denen Verhaltensmuster variiert werden und deren mögliche Effekte auf den Krankheitsverlauf von denen biologischer Interventionen klar trennbar sind.

Seit 1979 streben Wissenschaftler des National Cancer Instituts (N.C.I.; National Institute of Health) in einem Forschungsprogramm eine methodisch exakte Beantwortung der Frage nach der Interaktion biologischer, behavioraler und emotionaler Faktoren beim Verlauf von Karzinomerkrankungen an.

Im hier vorliegenden Beitrag werden zuerst Belege auf biologischer Ebene für den Zusammenhang zwischen ZNS, Endokrinsystem und immunologischen Faktoren und der Tumorentwicklung zusammengefaßt. Besondere Beachtung finden dabei Forschungen zum Mammakarzinom sowie zum malignen Melanom, da diese beiden Tumorarten am häufigsten von interdisziplinären Teams im Hinblick auf Zusammenhänge zwischen Verhaltensfaktoren und dem Krankheitsverlauf untersucht worden sind.

Darauf folgt ein Überblick der Forschungsarbeiten des N.C.I. der vergangenen 7 Jahre. Im letzten Teil dieses Beitrags wird ein psychosoziales Zusammenhangsmodell, das Verhaltensfaktoren mit Verlauf und Ausgang einer Krebserkrankung verknüpft, dargestellt und diskutiert.

2. Mammakarzinom und Melanom: immunologische und neuroendokrinologische Mechanismen

Für Verlaufsuntersuchungen eignen sich nur Tumorarten, die folgende Kriterien erfüllen:

– Aus methodischen Gründen haben wir unsere Untersuchung auf schmerzlose Tumore begrenzt, die eine relativ hohe Variabilität in ihrem Krankheitsverlauf aufweisen (Exazerbation und Überlebenszeit). Damit schießen wir bösartige Karzinomformen mit schnellem und aggressivem Verlauf aus, da hier ein maßgeblicher Einfluß von Verhaltensfaktoren auf Verlauf und Aussage der Krankheit unwahrscheinlicher ist.

– Auch werden nur solche Tumorarten berücksichtigt, bei denen auch nach Kontrolle von Variablen wie Behandlung, familiäre Belastung und histologischer Befund variable Krankheitsverläufe bei verschiedenen Patienten beobachtet werden konnten. Diese unerklärte Varianz ist ein möglicher Ansatzpunkt zur Untersuchung des möglichen Einflusses psychologischer, sozialer und Verhaltensfaktoren auf den Krankheitsverlauf.

– Des weiteren werden nur hormonal und/oder immunologisch reagible Tumorarten untersucht, da sowohl das Endokrin- wie auch das Immunsystem zentralnervösen Einflüssen unterliegen und somit auch ein Einfluß behavioraler Faktoren auf den Krankheitsverlauf als wahrscheinlich anzunehmen ist.

Das Mammakarzinom und das bösartige Melanom erfüllen diese Einschlußkriterien.

2.1. Mammakarzinom

Man geht davon aus, daß sowohl immunologische als auch hormonale Faktoren das Wachstum von Mammatumoren kontrollieren können. Bei primären Mammatumoren zeigte sich, daß sie eine Immunreaktion auslösen können, die möglicherweise das Tumorwachstum über unterschiedliche Mechanismen verändert (Henderson u. Cannellos 1980; Humphrey et al. 1980).

Gleichermaßen belegen Studien die wichtige Rolle des Hormonspiegels für das Risiko des Auftretens und für den Verlauf des primären Mammakarzinoms, also auch für das Metastasenwachstum und die Spanne der krankheitsfreien Intervalle (Beatson 1986; Lippman 1985; Papatestas et al. 1980). Aufgrund der Beziehungen zwischen dem Immun- und dem zentralnervösen System wird hier allerdings der Schwerpunkt auf die Rolle des Immunsystems im Rahmen der endogenen Tumorkontrolle gelegt.

2.1.1. Mammakarzinom und Immunreaktionen

Die prognostische Bedeutung lymphatischer Infiltrationen des Karzinomgewebes (im Tier- und Humanversuch) war Thema zahlreicher Studien (Lewison 1976; Pross u. Baines 1976; Cochran 1978). Die klinischen und experimentellen Ergebnisse legen trotz ihrer Variabilität nahe, daß zelluläre Immunreaktionen an der Interaktion von Wirtsorganismus und Tumor beteiligt sind und daß sie als organismuseigene Funktion das Tumorwachstum beeinflussen können. Von besonderem Interesse ist hier die Rolle immunologischer Abwehrreaktionen gegen das Mammakarzinom und das Melanom: Mikroskopische Studien zu in situ und invasiven Mammakarzinomen (Nathanson 1977; Moore u. Foote 1949) belegen lymphatische Infiltrationen der primären Tumorzellen. Shimakowara et al. (1982) zeigen eine unzulängliche T-Zellen-Infiltration bei szirrhösen, aber eine ausreichende bei papillotubulären Karzinomen, die auch als prognostisch günstiger bekannt sind.

Gleichermaßen zeigt sich eine signifikante negative Korrelation zwischen der Intensität der T-Zellen-Infiltration und dem klinischen Krankheitsstadium (im Stadium IV konnte nur noch eine praktisch unbedeutende Aktivität der T-Zellen beobachtet werden) und eine signifikant höhere T-Zellen-Infiltration bei Patienten ohne Metastasen in Lymphknoten. Die Autoren warnen vor Kausalinterpretationen dieser korrelativen Zusammenhänge, weisen jedoch gleichzeitig auf die Plausibilität einer solchen Interpretation hin und führen auch tierexperimentelle Belege an, die zeigen, daß bei autochthonen Tumorsystemen einige T-Zellenpopulationen das Wachstum der Tumorzellen hemmen können.

2.2. Malignes Melanom

Ein unverhältnismäßig großer Teil aller spontanen Rückentwicklungen tritt bei Melanomen auf. Dies führte verstärkt zu Versuchen, am Beispiel des Melanoms modellhaft die Reaktionen des Wirtsorganismus und die Mechanismen endogener Tumorkontrolle herauszuarbeiten. Das Melanom, ein maligner Tumor mit

Ursprung im Melanozyt, hat die Fähigkeit zur Metastasenbildung und kann vitale Organe des gesamten Körpers befallen.

Obwohl das Melanom relativ selten ist, wurde in den diesbezüglich untersuchten Ländern ein rapider Anstieg der Inzidenz- und Mortalitätsraten beobachtet. Unabhängig von einer Verbesserung der diagnostischen Möglichkeiten haben sich die Mortalitätsraten bei einem Anstieg von 3–9% pro Jahr in den letzten 15 Jahren verdoppelt (Carey 1982). In den USA und Kanada ist der Zuwachs größer als bei jeder anderen Tumorart, ausgenommen das Lungenkarzinom.

Weiterhin war der Anstieg der Inzidenz und Mortalität bei jüngeren Personen wesentlich stärker als bei solchen über 65 Jahren, das Durchschnittsalter der Personen, die am Melanom sterben, sinkt. Der Verlust an „produktiven" Lebensjahren wiegt darüber hinaus für das Individuum und für die Gesellschaft schwerer, als es die Mortalitätsrate allein aussagt.

Im Grunde ist das maligne Melanom im wesentlichen nur durch Früherkennung und erfolgreiche operative Entfernung des Tumors zu bekämpfen und spricht nicht auf Chemotherapie oder Bestrahlung an. Bei fortgeschrittenem Stadium I sowie bei Stadium II und III fallen die Überlebensraten drastisch ab.

2.2.1. Melanom und Hormonsystem

Der Melanozyt entwickelt sich im embryonalen Stadium aus der Neuralleiste und hat einen gemeinsamen Ursprung mit anderen Geweben, die später Peptidhormone oder hormonähnliche Substanzen wie Gastrin, Glukagon und ACTH produzieren. In diesem Zusammenhang gab es auch Berichte über Läsionen des malignen Melanoms, die selbst Serotonin produzieren (Carey 1982).

Auch geht das melanozytstimulierende Hormon (MSH) aus demselben hypophysären Vorläufermolekül – dem Propriomelanokortinmolekül – hervor wie das ACTH und das β-Endorphin.

Dies macht zentralnervöse Verbindungen zwischen höheren kortikalen Funktionen, hypothalamisch-hypophysärer Hormonsekretion und der Aktivität des Melanozyten plausibel.

2.2.2. Immunbedingte Wachstumshemmung bei Melanom

Spontane Rückentwicklung des Melanoms können mit Infektionen verbunden und durch das Auftreten lymphatischer Infiltrationen innerhalb des Tumorgewebes gekennzeichnet sein (Pross 1986). Folglich scheint das Ausmaß der Tumorprogression nicht nur von der Kinetik der Tumorzellen abzuhängen, sondern ist auch eine Funktion der Immunreaktion des Patienten auf die malignen Zellen. Aus Platzgründen erfolgt hier keine Literaturübersicht zum Themenbereich „Tumorimmunologie bei Melanom".

Unsere früheren Ergebnisse heben die Bedeutung sog. natürlicher Abwehrzellen (NK; „natural killer cells") für die Prognose bei Karzinom hervor. Von daher liegt der Schwerpunkt im folgenden auf Belegen für den Zusammenhang von NK-Aktivität und reduziertem bzw. fortschreitendem Melanomwachstum.

Die häufigste Form des Melanoms, die 60% aller Melanome ausmacht, breitet sich oberflächlich aus und zeigt eine 2phasige Entwicklung: Eine relativ langsame Phase horizontalen Wachstums wird gefolgt von einer schnellen Phase vertikalen Wachstums, wobei die Phase der Metastasenbildung diesem späten vertikalen Wachstum entspricht. Während des horizontalen Wachstums tritt gewöhnlich eine hohe lymphatische Infiltration auf, wogegen im vertikalen Wachstum diese Reaktionen wesentlich schwächer sind.

In-vitro-Studien neueren Datums fanden eine erniedrigte NK-Aktivität bei Melanompatienten im Vergleich zu gesunden Kontrollpersonen. Das Ausmaß der Reduktion korrelierte positiv mit dem Krankheitsstadium.

Kadish et al. (1981) führen aus, daß ein Absinken der NK-Funktion kein Sekundäreffekt einer Suppressorzellaktivität ist und die Reaktion auf Interferon (das normalerweise die NK-Aktivität erhöht) bei Patienten im fortgeschrittenen Krankheitsstadium ebenfalls eingeschränkt ist. Die Zahl der Verbindungen von Effektoren mit Angriffspunkten war zwar normal (sogar bei Patienten mit verhinderter NK-Funktion), es waren jedoch weniger dieser lymphatischen Effektoren aktiv. Die Ergebnisse legen nahe, daß Zellen, die eine Ausbreitung von Tumorzellen hemmen, bei Patienten im forgeschrittenen Stadium zwar vorhanden, jedoch entweder unreif oder inaktiv sind. Andere aktuelle Untersuchungen fanden ebenfalls ungenügende NK-Aktivität bei Patienten im fortgeschrittenen Krankheitsstadium. Hersey et al. (1985) zeigen in einer bedeutenden Studie die differentiellen Veränderungen der NK-Aktivität beim Vergleich von Melanompatienten im Stadium I mit Patienten im (weiter forgeschrittenen) Stadium II.

Im Stadium I war die spezifisch gegen Melanomzellen gerichtete NK-Aktivität 2–4 Wochen nach der Tumorentfernung am höchsten und fiel dann auf ein normales Niveau ab, wobei die postoperative NK-Aktivität positiv mit der Größe des Primärtumors korrelierte. Bei Patienten im fortgeschrittenen Stadium fiel dagegen die NK-Aktivität nach der Tumorentfernung auf ein niedriges Niveau und stand in keinem Verhältnis zur ursprünglichen Tumorgröße. Die Autoren folgern, daß diese postoperativen Gruppenunterschiede bezüglich der NK-Aktivität die unterschiedlichen Reaktionen von Wirtsorganismen zeigen, die zur Tumorausbreitung in regionale Lymphgewebe bei Patienten mit schlechterer Prognose beitragen.

Hanna u. Fidler (1980) und Hanna u. Barton (1981) wiesen in jüngeren Untersuchungen anhand eines In-vivo-Modells definitiv nach, daß NK-Aktivität die Metastasenbildung hemmen kann – eingeschlossen zirkulierende Geschwulstzellenembolien transplantierter Melanomzellen. Diese aktuellen klinischen und experimentellen Belege unterstreichen die Bedeutung der NK-Aktivität für die Kontrolle des Wachstums des malignen Melanoms.

Das Absinken dieser lymphatischen Aktivität bei fortgeschrittener Krankheit kann auf einen Mangel entsprechend empfindlicher Zellen, auf einen Mangel an Antigenität des Gewebes oder auf beides zurückzuführen sein.

Als Ursache für diese mangelnde Hemmung des Tumorwachstums nimmt man an, daß die Antigenstruktur der „durchrutschenden" Zellen modifiziert ist und sie somit der Vernichtung durch sensible Effektorzellen entgehen. Auch wird angenommen, daß im Körper wandernde Tumorzellen ihre Antigenqualität verlieren und folglich nicht mehr als körperfremd identifiziert werden.

3. Tumorkontrolle und natürliche Zytotoxizität (Abwehrfähigkeit)

Tumorzellen sind innerhalb eines immunologischen Milieus sehr anpassungsfähig (z. B. haben sie die Fähigkeit, Antigene in Gegenwart von Antikörpern „abzustreifen"), und es deuten Befunde darauf hin, daß Untergruppen innerhalb heterogener Tumorarten spezifischen zytolytischen Angriffen der T-Zellen ausweichen können. Andererseits sind Wirtszellen im natürlichen Immunsystem fähig, die Mehrzahl solcher heterogenen Tumore zu vernichten, eingeschlossen zirkulierende Geschwulstzellenembolien (Hanna u. Fidler 1980). Solche natürlichen Effektorzellen umfassen die NK und eine phagozytische Zelle, den Makrophagen.

Ein Schwerpunkt unserer Studien befaßte sich mit NK-Aktivitäten und ihrem Einfluß auf das Fortschreiten des Mammakarzinoms oder malignen Melanoms.

NA-Zellen bilden ein Abwehrsystem, in welchem die Effektoren offensichtlich von Natur aus die Fähigkeit haben, neoplastische Zellen zu erkennen und zu töten (Herberman u. Santoni 1984; Herberman u. Holden 1978).

Zur Ausübung ihrer zytolytischen Aktivitäten bedarf die NK-Zelle (anders als die zytotoxischen T-Zellen) keiner antigenen Vorgabe. Verschiedene In-vivo-Modelle legen nahe, daß ein Defekt in der NK-Aktivität mit erhöhter Anfälligkeit für bösartige Geschwulste, speziell für Lymphome, einhergehen kann (Herberman u. Holden 1978), und in einer eigenen Studie (Levy et al. 1985) korrelierte herabgesetzte NK-

Aktivität hoch mit der Ausbreitung des Mammakarzinoms in regionale Lymphknoten.

Ein (aus Tierversuchen gewonnener) weiterer Beleg für die Bedeutung der NK-Aktivität wird in der Korrelation zwischen dem Ausmaß dieser immunologischen Aktivität und dem Wachstum von transplantiertem Tumorgewebe gesehen (Hanna u. Fidler 1980; Herberman u. Ortaldo 1981).

Gleichermaßen korreliert das Auftreten spontaner Mammatumore bei C3H-Mäusen und spontaner Lymphtumore bei AKR-Mäusen mit niedriger NK-Aktivität (Hanna 1986).

In-vitro-Studien zeigten, daß NK-Zellen für ein größeres Spektrum neoplastischer Zellen zytolytisch sind (Leukämie, Karzinom, Sarkom, Melanom; Sklar u. Anisman 1981; Lehman et al. 1984).

In zwei neueren Studien (Strayer et al., unveröffentlicht; Strayer et al. 1984) mit Frauen, die eine familiäre Belastung an Mammakarzinom aufweisen, sowie an anderen Personen mit erhöhter Inzidenz anderer Tumorarten (einschließlich Melanom) zeigte sich eine signifikant verringerte Zytotoxizität der NA-Zellen im Vergleich zu Personen ohne eine solche familiäre Belastung.

Klinische Studien weisen darauf hin, daß bei Patienten mit den unterschiedlichsten Tumorarten (einschließlich Mammakarzinom und Melanom im fortgeschrittenen Stadium) eine niedrigere NK-Aktivität gegen K 562-Zellen auftritt als bei Patienten mit einem lokal begrenzten bösartigen Tumor (Lotzova u. Herberman 1986); hierbei ist anzumerken, daß die Anzahl der NK-Zellen zwar normal, aber deren Abwehrkapazität reduziert war.

4. Immunsystem und Neuroendokrinsystem

Es ist eine relativ gesicherte Tatsache, daß das Nervensystem eine bedeutende Kontrolle über das Immunsystem ausüben kann (Del Rey et al. 1984) und daß die von Monozyten produzierten Proteine den Glukokortikoidblutspiegel und das ACTH über die hypophysär-adrenerge Achse verändern können (Besedovsky et al. 1986; vgl. auch *The Journal of Immunology* (1985) 135/2).

Mögliche Wirkstoffe der zentralvenösen Einwirkung auf das Immunsystem sind Neuropeptide und Hormone, wie z. B. Steroide und Katecholamine. Der Einfluß von Kortikosteroiden auf die NK-Aktivität wurde bereits nachgewiesen: Er erfolgt entweder auf direktem Weg oder indirekt in Form einer Erhöhung von Suppressorzellaktivitäten. Außerdem weisen Lymphozyten Neuropeptidrezeptoren auf (z. B. Metenzephaline) und produzieren hormonähnliche Substanzen (z. B. Lymphokine wie das Interferon).

Blalock (1984) postuliert, daß dem Immun- und dem zentralvenösen System sensorische Funktionen im Organismus zukommen, weil zwischen dem Immun- und dem ZNS-Endokrinsystem gemeinsame Peptidsignale (z. B. das von Lymphozyten und Hypophyse produzierte ACTH), gemeinsame Rezeptoren (z. B. für Neuropeptide sowohl im Endokrin- als auch im Immungewebe) und gemeinsame Funktionen (z. B. haben Produkte der Lymphozyten wie Interferon hormonähnliche Wirkung) nachgewiesen wurden.

Pert et al. (1985) spekulieren hinsichtlich der funktionalen Implikationen der Tatsache, daß ein Netzwerk von Zellen in Gehirn, Drüsen und dem Immunsystem wahrscheinlich über die gleichen biochemischen Stoffe und Rezeptoren kommuniziert, und sie vertreten die Annahme, daß dieses „psychoimmunoendokrine Netzwerk" eine Hauptrolle bei der Regulation der Homöostase der Vertebraten spielt.

5. Studien des National Cancer Institute und Pittsburgh-Studien (1979–1986)

In der Reihe der seit Jahrzehnten veröffentlichten Fallberichte mit Hinweisen auf die Rolle von Einstellungen, Verhaltensweisen und Überzeugungen der Karzinompatienten für den Krankheitsverlauf erregte ein 1979 im JAMA erschienener Bericht (Derogatis et al. 1979) mit der Annahme eines Zusammenhangs zwischen psychologischen Faktoren und dem Überleben von Mammakarzinompatientinnen im fortgeschrittenen Stadium großes öffentliches Aufsehen.

Zu diesem Zeitpunkt entschieden sich meine Mitarbeiter und ich zur systematischen Untersuchung dieser Problemstellung. Im folgenden werden die wichtigsten Studien dieses Projekts dargestellt und am Ende des Kapitels ein Kausalmodell diskutiert, das auf Grundlage dieser und anderer Studien entwickelt wurde.

5.1. „Survival"-Studie: Patientinnen mit Mammakarzinom im fortgeschrittenen Stadium

1979 begann am N.C.I. eine Studie über die Zeitspanne des Überlebens von Mammakarzinompatientinnen im fortgeschrittenen Stadium (N.C.I.-Protokoll #80-C-49).

Die Datenerhebung erfolgte bei 34 Patientinnen mit erstmalig wiederkehrendem Mammakarzinom ohne vorhergehende Chemotherapie (durchschnittliches Alter: 52 Jahre) anhand eines strukturierten Interviews („Symptom-Checklist-90", SCL-90; vgl. Derogatis 1977) und einer Stimmungsskala („Affect Balance Scale", ABS).

Unabhängige Beobachter erstellten Fremdratings auf einer kurzen Verhaltensskala („Global Adjustment to Illness Scale", GAIS; Morrow et al. 1978), deren Validität bezüglich der Messung psychischer Funktionen bei Mammakarzinompatientinnen durch vorhergehende Untersuchungen gesichert war (Morrow et al. 1981), und auch die Interraterreliabilität von 0,83 war sehr zufriedenstellend.

Der Grad körperlicher Behinderung wurde ebenfalls durch Fremdrating („Karnofsky-Skala"; vgl. Karnofsky u. Burchenal 1949) erfaßt. Die Ausprägungen der biologischen Prognosefaktoren, die erwiesenermaßen Einfluß auf die Überlebenszeit haben (Anzahl und Bedrohlichkeit der Metastasenbildungen, Anzahl der positiven Knoten bei der Primärdiagnose, krankheitsfreies Intervall und Alter) wurden aus den Krankenblättern entnommen.

Es erfolgte eine Baselineerhebung sowie eine Messung nach 3 Monaten; die Patientinnen wurden weiterhin bis zum Wiederauftreten der Krankheit beobachtet.

Nach dem Tod von 24 Patientinnen aus der ursprünglichen Stichprobe wurde u. a. der Einfluß psychischer Faktoren auf die Überlebenszeitspanne untersucht: Patientinnen, die kürzer als ein Jahr (ausgehend von der Baselinemessung) überlebten, zeigen signifikant mehr positive Knoten bei der Eingangsdiagnose ($t = 2{,}7$; $p < 0{,}01$), eine längere Verzögerungszeit bis zur 1. Diagnosestellung ($t = 1{,}8$; $p < 0{,}08$), weniger Freude ($t = 1{,}9$; $p < 0{,}07$) und höhere Depressivität ($t = 1{,}7$; $p < 0{,}1$) bei der Baselinemessung als die länger Überlebenden. Patientinnen, die länger als 2 Jahre überlebten, zeigen signifikant mehr positive Affekte ($t = 2{,}3$; $p < 0{,}03$) zur Zeit der Baselinemessung, eine günstigere medizinische Prognose ($t = 2{,}0$; $p < 0{,}05$), mehr Freunde ($t = 3{,}0$; $p < 0{,}009$) und geringere Depressivität ($t = 1{,}8$; $p < 0{,}08$) als die kürzer Überlebenden. Bei der Auswertung anhand eines „Cox's-survival-hazards-Modells" (Kalbfleisch u. Prentice 1980) wurden die krankheitsfreien Intervalle, die Anzahl der Metastasenbildungen, das Alter sowie die Zellhistologie jeweils in die schrittweise Analyse einbezogen und danach auch die mit der Überlebensspanne signifikant korrelierten (Pearson-Korrelations- oder t-Test) psychologischen Faktoren. Das statistisch bedeutsamste Modell, das eine Vorhersage der Überlebensspanne ermöglichte, wurde unter Einbezug der Variablen „krankheitsfreies Intervall", „Freude", „medizinische Prognose" und „Anzahl der von Metastasen befallenen Gebiete" ($x_2 = 23{,}0$; $p < 0{,}0001$) gefunden:

Ein langes krankheitsfreies Intervall, ein höheres Maß ausgedrückter Freude (Baselinemessung: ABS), eine günstigere medizinische Prognose und weniger Metastasenbildungen korrelierten signifikant mit einer längeren Überlebensspanne. Inhaltlich deckt sich die Affektvariable („Freude") vermutlich mit einigen (biologisch relevanten) Faktoren wie „Verspannung", „Vitalität des Patienten" usw. Dennoch ist sie die eigentlich psychologische Komponente dieses komplexen Phänomens. Dieses Ergebnis stimmt mit Daten der Alameda-County-Kohorte (Reynolds u. Kaplan 1986) überein: Wohlbefinden und Fröhlichkeit/Glück können eine geringere Inzidenz- bzw. Mortalitätsrate hormonabhängiger Tumore bei Frauen vorhersagen.

5.2. Prognostisch relevante Faktoren bei Patientinnen mit Mammakarzinom im frühen Stadium

Kürzlich wurden Ergebnisse eines Ende 1981 am N.C.I. begonnenen Projekts (Bestimmung des prognostischen Status bei Mammakarzinompatientinnen im frühen Krankheitsstadium anhand der Aktivität immunologisch wirksamer Zellen, der NK, sowie ausgewählter psychologischer und demographischer Faktoren) veröffentlicht, die hier kurz zusammengefaßt sind: Ein wesentliches Ergebnis zeigt, daß die NK-Aktivität das vorhandene Ausmaß der Tumorausbreitung in den axillaren Lymphknoten voraussagen kann.

Weiterhin wurde der relative Erklärungsanteil der (klinisch und theoretisch abgeleiteten) behavioralen, psychologischen und demographischen Variablen auf die NK-Aktivität zur Zeit der Erstbehandlung durch gestufte multiple Regressionsanalysen untersucht: Diese Variablen wurden gemäß der Größe ihres Beitrags zur Gesamtvarianz in eine Rangfolge gebracht.

Nach Einbezug des Fremdratings (GAIS), des zweiten Teils des strukturierten Interviews (Ausmaß wahrgenommener sozialer Unterstützung, „social support") und der Subskala „Erschöpfung" („fatigue") des „Profile of Mood State" (POMS) in die Gleichung erklärten die übrigen Variablen (einschließlich Verzögerungszeit der 1. Diagnose, Gesamtscore des POMS, Alter und Gesamtindex des SCL-90) nur noch einen geringen Teil zusätzlicher NK-Varianz. Unter Einbezug aller Variablen in die Gleichung ($F\ 3, 41 = 14{,}3$; $p < 0{,}0001$) konnten 52% der Varianz der NK-Aktivität aufgeklärt werden, 51% davon allein durch die ersten 3 Variablen. Patienten, die als gut angepaßt eingestuft wurden, dazu von einer mangelnden sozialen Unterstützung berichteten, und die mit Erschöpfungssymptomen reagierten (Mangel an Spannkraft, Gleichgültigkeit, Apathie usw.), zeigten eine Tendenz zu reduzierter NK-Aktivität, was auch in der Dreimonatserhebung bestätigt werden konnte (Levy et al. im Druck).

5.3. Hilflosigkeit und Zeitspanne bis zum Wiederauftreten des Tumors bei Mammakarzinom im frühen Stadium

Neue tierexperimentelle Studien zu dem Modell der „Hilflosigkeit" legen nahe, daß diese Variable sowohl mit der Verminderung der NK-Aktivität als auch mit dem Tumorwachstum kovariiert. In einer gemeinsamen Studie mit Dr. Martin Seligman (Department of Psychology, University of Pennsylvania) analysierten wir unter Verwendung seiner inhaltsanalytischen Methode (Inhaltsanalyse von wörtlichen Aussagen oder CAVE-Technik; vgl. Peterson u. Seligman, unveröffentlicht) die Interviewaussagen von jeweils 8 bezüglich Behandlungsdauer, Behandlungsgeschichte und ursprünglichem Zustand der Knoten übereinstimmenden Patientinnen mit wieder aufgetretenem Mammakarzinom und Kontrollpersonen aus der N.C.I.-Stichprobe. Es sollte aufgeklärt werden, ob Hilflosigkeitstendenzen eine Vorhersage des Wiederauftretens des Tumors erlauben (wie es das tierexperimentelle Modell der gelernten Hilflosigkeit nahelegt). Tatsächlich ließ sich ein statistischer Zusammenhang von Kausalattributionen in Richtung Hilflosigkeit zum Zeitpunkt des Wiederauftretens nachweisen: Nahezu alle der von uns untersuchten Hilflosigkeitsindizes – z. B. internale Attribution negativer sozialer Ereignisse ($r = 0{,}71$; $p < 0{,}04$) – korrelierten mit schnellerem Wiederauftreten der Krankheit in erwarteter Richtung.

Somit kann die Tendenz zu Resignation und Hilflosigkeit tatsächlich als möglicher Prädiktor bzw. Risikofaktor für ein schnelleres Wiederauftreten interpretiert werden. Jeder Fall von Wiederauftreten oder Tod in den N.C.I.-Stichproben wird weiterhin registriert, um im kommenden Jahr abschließende Analysen durchzuführen.

Zwischenzeitlich wurde der N.C.I.-Forschungsansatz in dem Projekt „Endogene Faktoren bei der Kontrolle des Mammakarzinoms“ (University of Pittsburgh, School of Medicine) um die Anzahl der untersuchten biologischen Parameter (z. B. um verschiedene Hormone wie Katecholamin im Harn, Melatonin, Cortisol und endogene Opiate), wie auch die Messungen lymphozytärer Phänotypen und die funktionalen Analysen der NA-Zellen erweitert. Die psychologischen Meßverfahren für Bewältigungsverhalten (Coping) und soziale Unterstützung wurden ebenfalls differenziert.

Von der angestrebten Stichprobe (122 Paientinnen) liegen bisher 62 Datensätze vor.

5.4. Pilotstudie: Die Überlebensspanne und biologische Vulnerabilität bei Melanompatienten und gesunden Kontrollpersonen

Der oben dargestellte Untersuchungsansatz wurde auch bei einer Stichprobe akuter Melanompatienten und z. Z. gesunder Freiwilliger (N.C.I.-Protokoll #84-C-09) angewendet.

Neben einer Datenerhebung zu Streß und Coping wurde die Messung der biologischen Parameter über die NK-Aktivität hinaus auf die Katecholaminausscheidung im Urin (als einem allgemeinen Streßindikator) ausgeweitet.

Trotz des geringen Umfangs der Pilotstichprobe ($n = 13$) ergaben sich bei den Patienten mit fortgeschrittenem Melanom (Stadium III) hochsignifikante Korrelationen zwischen natürlicher Immunität und den Streßindikatoren. Negativ korrelierte die NK-Aktivität mit den Variablen „Spannung“ (−0,87), „Depressivität“ (−0,61), „Erschöpfung“ (−0,85), Gesamtscore des POMS (−0,64) und genereller Ängstlichkeit (−0,69).

Interessanterweise traten positive Korrelationen zwischen NK-Aktivität und den Variablen Spannkraft (+0,70), seltsames Verhalten (+0,55), aktueller Ärger (+0,60) und generelle Tendenz zu seltsamem Verhalten (+0,74) auf.

Bei der gegebenen Stichprobengröße überraschen solche deutlichen Korrelationen, sind jedoch klinisch durchaus nachvollziehbar. Ein von uns entwickeltes 3faktorielles Regressionsmodell erlaubt eine Vorhersage von längerer bzw. kürzerer Überlebensspanne (Median der Überlebensspanne = 9 Monate): Patienten mit einem niedrigen Wert auf einem (kognitiven) Hilflosigkeitsfaktor und mit geringer depressiver Tendenz sowie mit hoher NK-Aktivität und einem geringen Wert bei einer Messung der insgesamten negativen Gestimmtheit hatten eine tendenziell längere Überlebensspanne.

Diese Regressionsstatistik ist aufgrund der vorläufig geringen Stichprobengröße allerdings nur bedingt interpretierbar. Dennoch ist sie interessant und läßt eine Ausweitung der Forschung auf diesem Gebiet sinnvoll erscheinen.

Aus der Stichprobe der z. Z. gesunden Freiwilligen konnte interessanterweise eine Teilpopulation mit erhöhtem Risiko zu schwererer Krankheit bei der Nachfolgeuntersuchung ausgegrenzt werden (vgl. auch aktuelle japanische Forschungsarbeiten), bei der ein chronisch erniedrigtes NK-Aktivitätsniveau zu allen 3 Baselinemeßzeitpunkten auffiel. Personen mit normaler Funktionsstufe der natürlichen Immunität zeigten eine wesentlich geringere Tendenz zu schwerer Krankheit bei der Nachuntersuchung als Personen mit dauerhaft herabgesetzter NK-Aktivität. Diese gefährdeten Personen waren im Durchschnitt jünger, berichteten über mehr alltäglichen Ärger und weniger Spannkraft und hatten einen niedrigeren Wert auf einer kognitiven Variablen „Leistungsattribution“ (eine aus Seligmans „attributional style questionnaire“ abgeleiteten Skala) als solche mit eher normaler NK-Aktivität. Personen mit geringerer NK-Aktivität zeigten auch eine erhöhte Norepinephrinausscheidung über die 3 Baselinemessungen hinweg, was möglicherweise einen höheren Grad an emotionaler Belastung in dieser Teilstichprobe widerspiegelt. In einer Fortführung des Projekts zur Identifikation und differentiellen Beschreibung einer Risikopopulation mit den oben genannten Indikatoren sollen Gruppen gesunder Personen mit psychiatrischen und Karzinompatienten verglichen werden. Auf dieser Basis wird die Entwicklung von Interventionsstrategien angestrebt, um einen wichtigen Schritt in Richtung des letztendlichen Ziels – der Verbesserung der Lage der Betroffenen – zu tun.

5.5. Erhöhung des Funktionsstatus bei Patienten mit Kolonkarzinom und Melanom durch kognitiv-behaviorale Intervention

In dieser multizentrischen Studie der Universitäten Pittsburgh, Yale und Pennsylvania erfolgte eine randomisierte Zuweisung von 40 Kolonkarzinom- und 20 Melanompatienten zu den Bedingungen „strukturierte kognitiv-behaviorale Intervention" oder „Standardnachsorge". Psychosoziale, funktionale und v. a. immunologische Parameter wurden bei beiden Gruppen im Krankenhaus (Baseline), vor einer der genannten Behandlungsbedingungen (2–3 Wochen nach der Krankenhausentlassung), während der Behandlung (6 Wochen nach Entlassung) und nach der Behandlung (12 Wochen nach Entlassung) bzw. zu vergleichbaren Zeitpunkten bei den Kontrollpersonen erhoben.

Diese Studie ist in erster Linie ein Durchführbarkeitstest für diese Art von Untersuchung und Behandlung.

Wir nehmen an, daß die Patienten der kognitiv-behavioralen Behandlungsgruppe eine bessere immunologische Funktion zeigen und eine höhere funktionale Stufe haben, einschließlich besserer psychosozialer Integration und Lebensqualität.

Als Outcomevariable kommt neben den in dieser Studie hauptsächlich berücksichtigten biologischen Parametern psychosozialen und funktionalen Variablen eine große Bedeutung bei.

6. Schlußfolgerungen

Eine ganz wesentliche Folgerung unserer Studien über den Zusammenhang von Verhalten und Krankheitsverlauf ist, daß wir mit größter Sorgfalt und Kreativität die Stichproben auswählen müssen, die ein erhöhtes Risiko für die von uns ausgewählten biologischen Effekte aufweisen.

Die Ausgangsfrage nach der Natur dieses Zusammenhangs kann also nur mit bestimmten Risikopopulationen und für diese selbst geklärt werden, nämlich Karzinompatienten mit gehemmter Immunfunktion oder andere gefährdete Patienten.

Wir glauben, daß wir in unseren Untersuchungen folgende Risikomerkmale und Personengruppen identifiziert haben:

1) eine biologisch spezifisch vulnerable Subgruppe mit einem bestimmten psychologischen Profil in der Normalpopulation;

2) einen spezifischen Copingstil einer biologisch gefährdeten Gruppe von Karzinompatienten, der in einem Kontext geringer familiärer Unterstützung zum Tragen kommt;

3) einen immunologischen Marker, der prinzipiell den Funktionsstatus der natürlichen Immunität wie auch die Katecholaminausscheidung als endokrinen Risikoindikator enthält.

7. Ein Modell psychosozialer Risikofaktoren

Tabelle 1 faßt die wichtigsten neuen Studien auf diesem Gebiet zusammen: Drei haben psychologische Faktoren zum Thema, die für den Beginn einer Karzinomerkrankung relevant sind, und 9 untersuchen Einflußfaktoren auf Krankheitsprognose und -pro-

Tabelle 1. Psychobiologische Studien zum Zusammenhang von Verhalten und dem Ausgang einer Karzinomerkrankung

Autor	Stichprobenkriterien	Hauptkonstrukte und Richtung des Zusammenhangs mit negativem Outcome	Meßverfahren
1) Shekelle et al. 1981	Alle Todesfälle	Depression, andere psychiatrische Variablen	MMPI
2) Grossarth-Maticek et al. 1982	Alle Karzinomerkrankungen (Inzidenz)	Passive Empfänger sozialer Repressionen	Inhaltsanalyse strukturierter Interviews
3) Reynolds u. Kaplan 1986	Alle Karzinomerkrankungen und Todesfälle	Soziale Isolation	Social Network Index
4) Derogatis et al. 1979	Überleben bei fortgeschrittenem Mammakarzinom	Feindseligkeit, Schuld, negativer Affekt, „Anpassung", positive Einstellung zur Behandlung	SCL-90, ABS, GAIS, strukturiertes Interview
5) Rogentine et al. 1979	Fortschreitendes Melanom	Zurechtkommen mit Krankheit	Adjustment to illness-Rating Scale (1–100)
6) Levy et al. 1981	Überleben bei fortgeschrittenem Mammakarzinom	Feindseligkeit, Schuld, negativer Affekt, „Anpassung"	SCL-90, GAIS
7) Visintainer u. Casey 1984	Fortschreitendes Melanom	Problemverleugnung, Ängstlichkeit, Feindseligkeit, NK-Aktivität	Ways of Coping Checklist, SCL-90
8) Jensen 1984	Prognose bei Mammakarzinom	Repressives/defensives Coping, Hilflosigkeit, somatisch ausgedrückte chronische Spannung, Tagträumen	Marlow-Crowne Social Desirability Scale, MAS (Kurzfassung), Imaginal Process Inventory (J. Singer), Million Behavioral Health Inventory
9) Levy et al. 1985	Prognose bei Mammakarzinom im frühen Stadium	„Anpassung", Gleichgültigkeit, Apathie, soziale Unterstützung	GAIS, POMS, Interviewsubskala
10) Taemoshok et al. 1985	Prognose bei Melanom	Typ C, Jüngere Probanden (kooperativ, unsicher, Unterdrückung negativer Emotionen, mit externer Autorität)	Inhaltsanalyse von Videointerviews, Subskala: nonverbal, Typ C, 17 Skalen (semantisches Differential)
11) Greer et al. 1985	Überleben bei Mammakarzinom im frühen Stadium	Stoizismus, Hilflosigkeit	Kategoriale Ratings von Interviewinhalten (Baseline)
12) Levy et al. 1986	Mammakarzinom im frühen Stadium	„Anpassung", Gleichgültigkeit, Prädiktoren für NK-Aktivität zum Zeitpunkt des Follow-up	GAIS, POMS, Interview, soziale Unterstützung, Apathie

gression. Es sind die jeweils wichtigsten psychosozialen Risikofaktoren sowie deren Operationalisierungen aufgeführt.

Tabelle 1 zeigt, daß in den meisten Studien unterschiedliche Konstrukte mit unterschiedlichen Meßverfahren untersucht wurden.

Zu Beginn unseres Forschungsprogramms 1979 (s. Nr. 6 in Tabelle 1) replizierten wir unter Verwendung der gleichen Meßverfahren die Ergebnisse von Derogatis et al. (s. Nr. 4 in Tabelle 1): Bei Mammakarzinompatientinnen mit vergleichsweise wenig Belastungssymptomen zum Zeitpunkt der Baselinemessung war nach einem Jahr eine erhöhte Mortalitätsrate zu beobachten.

Bei dem Versuch, die Vielzahl der Ergebnisse klinischer, epidemiologischer und tierexperimenteller (Analog)studien zu ordnen und zu interpretieren, lassen sich 3 (möglicherweise untereinander verknüpfte) Faktoren herausarbeiten, die mit erhöhtem Risiko einhergehen: inadäquate soziale Unterstützung, kognitiv verursachte Hilflosigkeit sowie inadäquater Ausdruck negativer Emotionen.

Abbildung 1 faßt diese Faktoren in einem prospektiven Modell zusammen, die im folgenden einzeln besprochen werden und deren Interaktion in dem vorgeschlagenen prospektiven Modell diskutiert wird.

Zu den jeweiligen Risikofaktoren liegen folgende Ergebnisse vor:

1) Die Effekte sozialer Unterstützung bei Karzinompatienten wurden verschiedentlich untersucht, aber nur wenige Studien haben deren positive Auswirkungen auf biologischer Ebene gemessen (Berkman u. Syme 1979; Funch u. Mettlin 1982; Funch u. Marshall 1983), und ein noch geringerer Anteil befaßt sich mit möglichen Mediatoren zwischen sozialer Unterstützung und der Vulnerabilität des Wirtsorganismus. Unsere Untersuchung bei Mammakarzinompatientinnen im frühen Stadium (Levy et al. 1985; 9) in Tabelle 1) weist die wahrgenommene familiäre Unterstützung als eine signifikant bedeutsame Einflußgröße aus: Frauen, die sich über einen Mangel an familiärer Unterstützung beklagen (verminderte Kommunikation mit dem Ehemann, unbefriedigende Ehebeziehung, allgemeine Unzulänglichkeit des Systems familiärer Unterstützung), waren gehäuft in der Gruppe prognostisch ungünstiger Patientinnen vertreten. Diese Variable klärt nahezu 15% der NK-Varianz in unserer Stichprobe auf. In einer großen Populationsstudie zeigten Reynolds u. Kaplan (1986), daß Frauen mit dem höchsten Ausmaß an (objektiv vorhandener sowie subjektiv empfundener) Isolation ein signifikant erhöhtes Inzidenz- (relatives Risiko = 1,7; $p < 0,05$) wie auch Mortalitätsrisiko (relatives Risiko = 2,5; $p < 0,005$) für bzw. bei Karzinomerkrankungen aller Art und ein erhöhtes Mortalitätsrisiko bei hormonal bedingten Tumorarten (relatives Risiko = 4,8; $p < 0,01$) aufweisen (andere Risikofaktoren wurden kontrolliert).

Trotz der methodischen Probleme bei der Untersuchung sozialer Unterstützung gehen wir davon aus, daß diese Variable reliabel und valide erfaßt werden kann, und heben die große Bedeutsamkeit der Güte wahrgenommener sozialer Unterstützung für die Streßanfälligkeit (und somit auch für das Krankheitsrisiko) beim Patienten hervor.

2) Hinsichtlich der (kognitiv erzeugten) Hilflosigkeit belegen unsere früheren

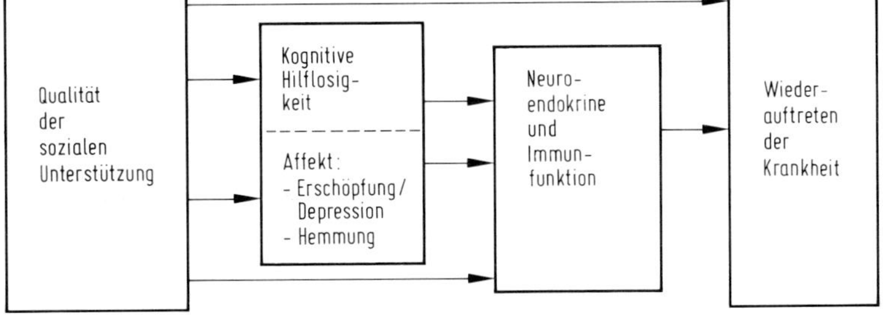

Abb. 1. Prospektives Modell (aufgestellt nach Kontrolle von: Status der Knoten, Behandlung, ER-Status, Erkrankungsstadium, Alter und Adipositas/Gewicht)

Ergebnisse einen Zusammenhang mit dem Ausgang von Krebserkrankungen, und auch tierexperimentelle Studien zeigen einen eindeutigen Bezug von Hilflosigkeit zu Tumorwachstum. Neuere Forschungsergebnisse haben nicht nur plausible biologische Bindeglieder zwischen Hilflosigkeit und Tumorwachstum aufgezeigt, sondern ebenso einen direkten Kausalbezug zwischen einem „depressionsähnlichen" Verhalten und Reaktionen des Tumors. Die in der neueren kognitionspsychologischen Reformulierung der Hypothese erlernter Hilflosigkeit als Funktion von Selbstverbalisationen oder Kausalattributionen verstandene Depressivität ist allerdings selten als eigenständiger Faktor aus klinischen Studien zum Karzinomverlauf hervorgegangen. Dies könnte auf den dritten Faktor im vorgeschlagenen Modell, den inadäquaten oder gestörten Ausdruck negativer Emotionen, zurückzuführen sein.

3) In einem Übersichtsartikel zu diesem Bereich folgern Cox u. MacKay (1982), daß die Unfähigkeit, Emotionen auszudrücken, der sicherste Risikofaktor für ein Fortschreiten der Tumorentwicklung ist. Verschiedentlich auch als Stoizismus (Jensen 1984), Typ C-Verhalten (Temoshok u. Fox 1984) und repressives/defensives Coping (Jensen 1984) bezeichnet, wurde dieser Mangel im Ausdruck negativer Emotionen wiederholt mit einem schlimmeren Krankheitsausgang in Verbindung gebracht.

Hierbei ist die Unterscheidung zwischen dem Fehlen von Belastungs- oder Mißempfindungen und dem fehlenden Ausdruck derartiger Empfindungen unerläßlich. Jensen (1984) berichtet, daß Mammakarzinompatientinnen mit der schlechtesten Prognose zwar wenig emotionale Belastungssymptome mitteilen, sehr wohl aber körperliche Beschwerden und Symptome chronischer Spannung empfinden (z. B. die Schwierigkeit zu entspannen, Schlafstörungen, höhere Werte von Streßhormonen).

In der Primatenforschung konnte eine klare Trennung zwischen offenem emotionalem Mißempfinden bei isolierten Jungtieren und biologischen Indikatoren einer Belastungsreaktion gezeigt werden (Coe u. Levine 1981; Levine et al. 1985).

In unserer früheren Studie zum Mammakarzinom (Levy et al. 1985) war anhand der berichteten Erschöpfungssymptomatik eine direkte prognostische Vorhersage möglich. Zusätzlich waren die Variablen Erschöpfung und Depressivität positiv korreliert (was einen erheblichen Anteil gemeinsamer Varianz zeigt). Es liegt also nahe, daß in diesen Stichproben Überbelastungen („distress") tatsächlich mit schlechterem Krankheitverlauf verknüpft ist (wobei es sich dabei allerdings um eine spezifische Art der Mißempfindung handelt): Sklar u. Anisman (1981) nehmen an, daß bei Ausbleiben einer externen Ausrichtung von Copingverhalten auf das streßproduzierende Umfeld bzw. Unfähigkeit dazu alle homöostatischen Bemühungen intern erfolgen müssen, wodurch der Organismus belastet wird. Wir gehen hier von einem gleichartigen klinischen Phänomen aus: Historisch, entwicklungsmäßig und/oder konstitutionell bedingt, bringt der Risikopatient keine Mißempfindungen zum Ausdruck, obwohl diese für ihn eine Belastung darstellen. Diese negativen Empfindungen können lediglich in Form depressiver bzw. erschöpfungsähnlicher somatischer Symptome ausgedrückt werden, was zu einer doppelten Gefährdung dieser Patienten einerseits aufgrund der krankheitsbedingten Belastungen und andererseits aufgrund der chronischen Unterdrückung der damit zusammenhängenden Mißempfindungen führt.

Die Elemente des prospektiven Modells können auf unterschiedliche Weise miteinander verknüpft sein. Hier wird die Auffassung vertreten, daß ein Hauptfaktor die Qualität der sozialen Unterstützung ist. Wie schon oben dargestellt, gibt es genügend Belege für den positiven Einfluß von (unterschiedlich gemessener) sozialer Unterstützung auf die Überlebensspanne.

Nach unserem Modell könnte (unter Annahme einer Kausalbeziehung) soziale Unterstützung auf kognitiver Ebene dadurch wirken, daß andere Personen Richtlinien bereitstellen sowie als Modell und durch Verstärkung die Anwendung aktiver Copingstrategien in situativen Krisen fördern. Erfolgreiches Coping kann das Selbstwertgefühl steigern und die Attribution eines positiven Ausgangs auf eigene Fähigkeiten begünstigen.

Solch erfolgreiches Coping erleichtert eine raschere Streßreduktion und bewahrt die homöostatisch-regulativen neuroendokrinen und immunologischen Funktionen vor schwerer, chronischer Streßbelastung. Eine derart optimale physiologische Regulation kann ein protektiver Faktor im Hinblick auf den Krankheitsausgang sein.

Der Faktor „soziale Unterstützung" wirkt einerseits über kognitive Mechanismen, die dem Bewältigungs- und Problemlöseverhalten zugrundeliegen, andererseits nimmt er auch indirekt über emotionale Prozesse als Funktion von Kognition und Copingfähigkeit Einfluß. Ein über längere Zeit erfolgloses Coping und/oder depressive Kognitionen können in Anbetracht zusätzlicher Streßmomente Hilflosigkeit und Depression erzeugen. Solche Symptome wiederum hängen mit hormonalen und immunologischen Prozessen, die für den endgültigen Ausgang der Krankheit bedeutsam sind, zusammen. Auch der Ausdruck von Emotionen kann durch soziale Faktoren direkt beeinflußt werden, z. B. durch „Shaping"-Prozesse, ausgehend von Bezugspersonen, die systematisch eine gewohnheitsmäßige Hemmung des Ausdrucks unerwünschter Emotionen bei der betreffenden Person bewirken.

Andererseits könnte optimale soziale Unterstützung den sicheren Rahmen schaffen, der es erlaubt, die krisenbedingten negativen Empfindungen auszudrücken, um dadurch die Bewältigung der Streßreaktion zu unterstützen.

Tatsächlich stellten Lehman et al. (1984) fest, daß während einer schweren Krise eine adäquate soziale Unterstützung die (auch vom Patient positiv bewertete) Möglichkeit zum Ausdruck negativer Empfindungen bietet. Wie in Abb. 1 angedeutet, kann soziale Unterstützung auch durch andere als die hier genannten Mechanismen einen direkten Einfluß auf den Krankheitsausgang nehmen, z. B. durch Erhöhung der Patientencompliance gegenüber den medizinischen Maßnahmen. Ebenso können soziale und psychologische Faktoren das Wiederauftreten der Krankheit auch vermittels anderer biologischer (als der hier genannten neuroendokrinen und immunologischen) Mechanismen beeinflussen.

Neben den oben genannten Zusammenhängen zwischen psychosozialen Variablen und dem Krankheitsverlauf über Faktoren des neuroendokrinen und Immunsystems sind zusätzliche interaktive Effekte denkbar: Kognitive Hilflosigkeit und emotionale Belastungen können die Qualität der sozialen Unterstützung verändern. Der (durch hormonale und/oder immunologische Faktoren repräsentierte) Krankheitszustand kann Einfluß auf Stimmung und Verhalten des Patienten nehmen. Kurz: Eine Verschlechterung des Krankheitszustands kann die Struktur sozialer Unterstützung beeinträchtigen. Inzwischen sind statistische Tests zur Prüfung der Richtung solcher Zusammenhänge verfügbar.

8. Schlußbemerkungen

Es muß betont werden, daß die Hauptdeterminante für den Ausgang einer Karzinomerkrankung in der Biologie des Tumors besteht (Zellhistopathologie und Krankheitsstadium zum Zeitpunkt der Behandlung). Darüber hinaus kommt den verabreichten biologischen Therapeutika eine wesentliche Bedeutung zu.

Andererseits haben wir und andere Forschergruppen bedeutsame Korrelationen zwischen Verhalten und dem Verlauf und Ausgang von Karzinomerkrankungen gefunden.

Das führt zu der grundlegenden Frage, ob eine Änderung von (Risiko)verhalten auch eine Änderung des Krankheitsverlaufs bedingt. Aus tierexperimentellen Arbeiten liegen bestätigende Befunde vor (Justice 1985; Shavit et al. 1984).

Zur endgültigen Klärung bedarf es jedoch nachgewiesener Kausalbeziehungen im Humanbereich.

Sollten also Verhaltensmuster den Krankheitsverlauf und -ausgang tatsächlich beeinflussen (und bisher zeigen die Forschungsergebnisse in diese Richtung), ist dies für Patienten mit bestimmten Tumorarten von großer Bedeutung, weil Verhalten änderbar ist.

Zur Zeit untersuchen wir in verschiedenen Projekten den Einfluß veränderten Verhaltens auf den Krankheitsverlauf bei Karzinompatienten.

Literatur

Abramson L, Seligman M, Teasdale J (1978) Learned helplessness in human: Critique and reformulation. J Abnorm Psychol 87:49–74

Aoki T, Usuda T, Miyakoshi H, Tamura K, Herberman R (unpublished work) Low NK syndrome (LNKS): Clinical and immunologic features

Beatson G (1986) On the treatment of inoperable cases of carcinoma of the mammary: Suggestions for a new method of treatment with illustrative cases. Lancet II:104–107

Berkman L, Syme L (1979) Social networks, host resistance, and mortality: A nin-year follow-up study of Alameda County residents. Am J Epidem 2:186–204

Besedovsky H, Del Rey A, Sorkin E, Dinarello C (1986) Immunoregulatory feedback between Interleucin-1 and glucocorticoid hormones. Science 233:652–654

Blalock J (1984) The immune system as a sensory organ. J Immunol 132:1067–1070

Bodurtha A, Berkelhammer J, Kim Y, Laucius J, Mastrangelo M (1976) A clinical, histologic and immunologic study of a case of metastatic malignant melanoma undergoing spontaneous remission. Cancer 37:735–742

Carey T (1982) Immunologic aspects of melanoma. CRC Critical Reviews in Clinical Laboratory. Sciences 18:141–182

Cochran A (1978) Man, cancer and immunity. Academic Press, New York

Coe C, Levine S (1981) Normal responses to mother-infant separation in nonhuman primates. In: Klein D, Rabkin J (eds) Anxiety: New research and changing concepts. Raven, New York, p 155

Cox T, MacCay C (1982) Psychosocial factors and psychphysiological mechanisms in the etiology and development of cancers. Soc Sci Med 16:381–396

Del Rey A, Besedovsky H, Sorkin E (1984) Endogenous blood levels of corticosterone control the immunologic cell mass and B cell activity in mice. J Immunol 133:572–575

Derogatis L (1977) Administration, scoring, and procedures manual for the SCL-90-R. Clinical Psychometric Research, Baltimore

Derogatis L, Abeloff M, Melisaratos N (1979) Psychological coping mechanisms and survival time in metastatic breast cancer. J Am Med Assoc 242:1504–1509

Funch D, Marshall J (1983): The role of stress, social support, and age in survival from breast cancer. J Psychosom Res 27:177–183

Funch D, Mettlin C (1982) The role of support in relation to recovery from breast surgery. Soc Sci Med 16:91

Greer S, Pettingale K, Morris T, Haybiate J (1985) Mental attitudes to cancer: An additional prognostic factor. Lancet I, 30:750

Grossarth-Maticek R, Kanazir DT, Vetter H, Schmidt P (1982) Psychosomatic factors involved in the process of carcenogenesis: preliminary results of the Yugoslav Prospective Study. Psychother Psychosom 40:191–210

Hanna N (1986) In vivo activities of NK cells against primary and metastatic tumors in experimental animals. In: Lotzova E, Herberman R (eds) Immunobiology of natural killer cells. CRC, Boca Raton/FL

Hanna N, Barton R (1981) Definitive evidence, the natural killer (NK) cells inhibit experimental tumor metastasis in vivo. J Immunol 127:1754–1758

Hanna N, Fidler I (1980) Role of natural killer cells in the destruction of circulating tumor emboli. J Nat Cancer Inst 65:801–809

Henderson D, Cannellos G (1980) Cancer of the breast: The past decade, Part I. N Engl J Med 302:17–30, 78–90

Herberman R, Holden H (1978) Natural cell-mediated immunity. Adv Cancer Res 27:305–377

Herberman R, Ortaldo J (1981) Natural killer cells: Their role in defenses against disease. Science 214:24–30

Herberman R, Santoni A (1984) Regulation of natural killer cell activity. In: Mihich E (ed) Biological responses in cancer, vol 2. Plenum, New York

Hersey P, Edmond J, McCarthy W (1980) Tumor-related changes in natural killer cell activity in melanoma patients: Influence of stage of disease, tumor thickness, and age of patients. Int J Cancer 25:187–194

Humphrey L, Singla O, Volence F (1980) Immunologic responsiveness of the breast cancer patient. Cancer 86:893–898

James L, Mulaik S, Brett J (1982) Causal analysis: Assumptions, models and data. Sage, Beverly Hills

Jensen M (1984) Psychobiological factors in the prognosis and treatment of neoplastic disorders. Ph.D. Dissertation, Yale University, New Haven

Justice A (1985) Review of the effects of stress on cancer in laboratory animals: Importance of time of stress application and type of tumor. Psychol Bull 98:108–138

Kadish A, Doyle A, Steinhauer E, Ghossein N (1981) Natural cytotoxicity and interferon production in human cancer: Deficient natural killer acitivity and normal interferon production in patients with advanced disease. J Immunol 123:1817–1822

Kalbfleisch J, Prentice R (1980) The statistical analysis of failure Aime data. Wiley & Sons, New York

Karnofsky D, Burchenal J (1949) The clinical evaluation of chemotherapeutic agents in cancer. In: MacLead C (ed) Evaluation of chemotherapeutic agents. Columbia Univ Press, New York

Kikuchi K, Ishii Y, Veno H, Koshiba H (1976) Cell-mediated immunity involved in autochthonous tumor rejection in rats. Ann NY Acad Sci 276:188–206

Lehman D, Wortman C, Williams A (1984) Long-term effects of losing a spouse or child in a motor vehicle crash (Vortrag, gehalten auf dem Kongreß der American Psychological Association, Toronto)

Levine G, Johnson D, Gonzales C (1985) Behavioral and hormonal responses to separation in infant Rhesus monkeys and mothers. Behav Neurosci 99:399–410

Levy S (ed) (1982) Biological mediators of behavior and disease: neoplasia. Elsevier Science, New York

Levy S, Herberman R (1986) Natural immunity and disease: the role of behavior as a biological response modifier. (Invited paper presented at the Conference on Behavior Therapy and Medicine, Hamburg, Germany, November 8)

Levy et al. (1986a) Stress, immunological acitivity, and health outcome in normal volunteers and melanoma patients (Paper presented at the 7th Annual Society of Behavioral Medicine Meeting, San Francisco, March 5–8, 1986)

Levy S, Seligman M, Bagley C, Lippman M (1986b) Coping responses and biological outcome in advanced cancer patients. (Paper presented at the American Psychological Association meeting, Washington D.C., August 22–26)

Levy S, Herberman R, Maluish A, Schlien B, Lippman M (1985) Prognostic risk assessment in primary breast cancer by behavioral and immunological parameters. Health Psychol 4:99–113

Levy S, Herberman R, Lippman M, d'Angelo T (in press) Correlation of stress factors with sustained depression of natural killer cell activity and predicted prognosis in patients with breast cancer

Lewison E (1976) Spontaneous regression of breast cancer. Natl Cancer Inst Monograph 44, p 23

Lippman M (1985) Can psychic factors transduced through the endocrine system alter the progression of human neoplasia? In: Levy S (ed) Behavior and cancer. Jossey-Bass, San Francisco

Lotzova E, Herbermann R (eds) (1986) Immunobiology of natural killer cells (vol 1). CRC, Boca Raton/FL

Moore O, Foote F (1949) The relatively favorable prognosis of medullary carcinoma. Cancer 2:635–642

Morrow G, Chiarello R, Derogatis L (1978) A new scale for assessing patients' psychosocial adjustment to medical illness. Psychol Med 8:605–610

Morrow G, Feldstein M, Adler L, Derogatis L, Enelow A, Gates C et al. (1981) Development of brief measures of psychosocial adjustment to medical illness applied to cancer patients. Gen Hosp Psychiatry 3:9–88

Nathanson L (1977) Immunology and immunotherapy of human breast cancer. Cancer Immunol Immunother 2:209–224

Papatestas A, Paneviliwalla D, Pertsemlides D, Mulvihill M, Aufses A (1980) Association between estrogen receptors and weight in women with brest cancer. J Surg Oncol 13:177–180

Pert C, Ruff M, Weber R, Herkendam M (1985) Neuropeptides and their receptors: A psychosomatic network. J Immunol 135:820–826

Peterson C, Seligman M (unpublished work) Causal explanations as a risk factor for depression: Theory and evidence

Pross H (1986) The involvement of natural killer cells in human malignant disease. In: Lotzova E, Herberman R (eds) Immunobiology of natural killer cells. CRC, Boca Raton/FL

Pross H, Baines M (1976) Spontaneous human lymphocyte-mediated cytotoxicity against tumor target cells. I. The effect of malignant disease. Int J Cancer 18:593–604

Reif A, Mitchell M (eds) (1985) Immunity to cancer. Academic Press, New York

Reynolds P, Kaplan G (1986) Serial connections and cancer: A prospective study of Alameda County residents (Vortrag gehalten auf dem Kongreß der Society of Behavioral Medicine, 5.–7. März, San Francisco)

Ragentine G, Kammen D van, Fox B, Docherty J, Rosenblatt J, Boyd S, Bunney W (1979) Psychological factors in the prognosis of malignant melanoma: a prospective study. Psychosom Med 41:647–655

Shavit J, Lewis J, Terman G, Gale R, Liebeskind J (1984) Opioid peptides mediate the suppressive effect of stress on natural killer cell cytotoxicity. Science 223:188–190

Shekelle RB et al. (1981) Psychological depression and 17 year risk of death from cancer. Psychosom Med 43:117–125

Shimakowara I, Imamura M, Yamanaka M, Ishii Y, Kikichi K (1982) Identification of lymphocyte subpopulations im human breast cancer tissue and its significance. Cancer 49:1456–1464

Sklar L, Anisman H (1981) Stress and cancer. Psychol Bull 89:369–406

Steinhauer E, Doyle A, Reed J, Kadish A (1982) Defective natural cytotoxocity in patients with cancer: Normal number of effector cells but decreased recycling capacity in patients with advanced disease. J Immunol 129:2255–2259

Stoll B (1979) Mind and Cancer Prognosis. Wiley & Sons, New York

Strayer D, Carter W, Mayberry S, Pequignot E, Brodsky I (1984) Low natural cytotoxicity of peripheral and mononuclear cells in individuals with high family incidences of cancer. Cancer Res 44:320–324

Strayer D, Carter W, Brodsky I (unpublished work) Familial occurence of breast cancer as associated with reduced natural killer cytotoxicity

Temoshok L, Fox B (1984) Coping styles and other psychosocial factors related to medical status and to prognosis in patients with cutaneous malignant melanoma. In: Fox B, Newberry B (eds) Impact of psychoendocrine systems in cancer and immunity. Hogrefe, New York

Temoshok L, Heller B, Sagebiel R, Blois M, Sweet D, Diclemente R, Gold M (1985) The relationship of psychosocial factors to prognostic indicators in cutaneous melanoma. J Psychosom Res 29:137–155

Visintainer M, Casey R (1984) Adjustment and outcome in melanoma patients. (Paper presented at the American Psychological Meeting, Toronto)

21. Verhaltenstherapie durch Krankenpflegepersonal bei körperlichen Erkrankungen*

H. J. Obermeier

1. Einleitung 301
2. Methoden 303
2.1. Probanden 303
2.2. Instrumente 303
2.3. Vorgehensweise 303
3. Ergebnisse 304
3.1. Probandenmerkmale 304
3.2. Einstellungen zu Verhaltenstherapie 304
3.3. Anwendung und Kenntnisstand über Verhaltenstherapie 304
3.4. Beziehung zwischen Einstellungen und anderen Variablen 304
4. Diskussion 306
Literatur 308

1. Einleitung

Obwohl es sich bei der Verhaltenstherapie um eine allgemein anerkannte und häufig eingesetzte Behandlungsform bei psychischen und verhaltensmedizinischen Problemen handelt (Rimm u. Masters 1979; Barlow 1984), hat sie auf dem Gebiet der Krankenpflege noch keine entsprechende Bedeutung gefunden (LeBow 1976). In der Krankenpflege kann die Verhaltenstherapie vielschichtig eingesetzt werden: zunächst zur Abklärung, bei welchem Patienten, wann und in welcher Form welche Interventionen einzusetzen sind, um den Leidenszustand des Patienten zu verbessern; zweitens kann man Verhaltenstherapie aber auch als grundlegende Strategie zur Evaluierung der Krankenpflege und des Behandlungserfolgs einsetzen. Obwohl eine Reihe von Autoren (Berni u. Fordyce 1977; LeBow 1976; Marks et al. 1974; Pollard et al., im Druck) z. T. bereits vor Jahren den großen möglichen Nutzen und die Praktikabilität von verhaltenstherapeutischen Maßnahmen im Krankenpflegebereich propagierte und trotz der Behauptung vieler Autoren (z. B. Whitney 1966; Loomis u. Horsley 1974; Closurdo 1975; Berni u. Fordyce 1977), daß umfassende Verhaltenstherapien bereits vom Pflegepersonal auf breiter Ebene angewendet werden, gibt es kaum empirische Belege für diese Annahme. So liegen bisher weder statistische Erhebungen größerer Art über die Anwendungshäufigkeit von Verhaltenstherapie durch Pflegepersonal noch über den allgemeinen Wissensstand bezüglich der Methoden bzw. der Einstellung zu Verhaltenstherapien allgemein bei dieser Berufsgruppe vor.

In einer recht groben Literaturübersicht fand LeBow (1976), daß das Pflegepersonal am ehesten mit operanten Techniken, wie positive Verstärkung, Einsatz aversiver Stimuli und Löschung, arbeitete. Andere ver-

* Aus dem Englischen übersetzt von Dipl.-Psych. Elisabeth Schramm, Zentralinstitut für seelische Gesundheit, Mannheim.
Teile des Originalbeitrags wurden auf der 20. Jahresversammlung der Association for Advancement of Behavior Therapy (Chicago, November 1986) vorgetragen.

haltenstherapeutische Techniken wurden nur selten systematisch bzw. konsequent eingesetzt. Vereinzelt wurde in den letzten Jahren auch spezifisch trainiertes Pflegepersonal untersucht, das andere verhaltenstherapeutische Techniken, wie z. B. Gewichtskontrollstrategien (Morgan 1984; Popkess 1981), Desensibilisierungsstrategien (White 1984; McLain 1979), „in-vivo-Exposure" (Allen 1981), Angstmanagement mit „Expositionstherapie" (Brother 1980) und Biofeedback und Entspannungstraining (Nakainski 1982), anwendete.

Aus diesen Beispielen kann man jedoch nicht ohne weiteres auf eine entsprechend allgemeine Verbreitung verhaltenstherapeutischer Ansätze in der Krankenpflege schließen, schon gar nicht auf eine allgemeine Zunahme der Verwendung dieser Methoden. Das derzeitige Mitgliederverzeichnis der interdisziplinären Association for Advancement of Behavior Therapy (1986) führt nur zwei der über 2500 Mitglieder auf, die eine Krankenpflegeausbildung aufweisen. Es hat auch nicht den Anschein, als ob amerikanische Krankenpflegeschulen eine umfassende Ausbildung in Verhaltenstherapie anbieten würden. Auch moderne Krankenpflegelehrbücher behandeln verhaltenstherapeutische Ansätze und Modelle entweder nur recht peripher oder vernachlässigen Grundkonzepte gänzlich. In einem gewissen Gegensatz dazu bietet Großbritannien Verhaltenstherapieausbildung als ein Spezialfach innerhalb der psychiatrischen Krankenpflege an (Marks et al. 1974, 1975; Milne et al. 1985; Milne 1985).

Die gegenwärtig herrschende Einstellung der meisten Krankenschwestern/-pfleger zur Verhaltenstherapie ist unklar. Obwohl vermutet werden kann, daß eine negative Einstellung möglicherweise auf eine mangelnde Integration der Verhaltenstherapie in die tägliche Krankenpflegepraxis zurückzuführen ist (Hauser 1978), gibt es keine Untersuchungen hierüber. Einige Autoren haben über mögliche Erklärungen dieser eher zurückhaltenden Einstellung spekuliert. Marshall et al. (1983) berichten bei der Anwendung eines Verhaltenstherapiemodells über größeren Zusammenhalt und gesteigertes Engagement beim Pflegepersonal. Wenn das Pflegepersonal bei den ihm zugewiesenen Patienten einen verhaltenstherapeutischen Behandlungsansatz durchführt, so scheint sich dies in einem hohen Maß an Berufszufriedenheit, Zusammenhalt und Begeisterung für die Arbeit niederzuschlagen. In ähnlicher Weise berichten Thompson et al. (1980), daß das Pflegepersonal auf einer verhaltenstherapeutisch orientierten Station größere Zufriedenheit bei der Pflege ihrer Patienten empfindet und ihnen humanere Behandlung zukommen läßt als Pflegepersonal einer eher traditionell-psychiatrischen Station mit angeschlossener Kinder- und Jugendlichenstation. In einer Untersuchung von Loy (1969) wurden 65 Personen, die auf einer psychiatrischen Station arbeiteten, nach dem Grad ihrer Akzeptanz, Ablehnung oder Indifferenz gegenüber einem Verhaltenstherapiemodell in Gruppen eingeteilt. Die Gruppe, die als verhaltenstherapieakzeptant eingestuft wurde, hatte ein signifikant positiveres Arbeitsverhältnis zu ihren Supervisoren und meist mehr Berufssicherheit als diejenigen, die das Verhaltenstherapiemodell ablehnten. Zudem fand man heraus, daß das Arbeitsklima und die Ideologie der Institution größeren Einfluß auf eine positive Einstellung zu verhaltenstherapeutischer Behandlung haben (Caine u. Smail 1968) als der individuelle Ausbildungshintergrund.

Um genauere Aussagen über die derzeitige Beziehung zwischen Verhaltenstherapie und Krankenpflege treffen zu können, sind weitere Untersuchungen nötig. Es scheint, als ob amerikanisches Pflegepersonal mit der Verhaltenstherapie relativ wenig vertraut ist, wenn auch die verhältnismäßig dürftige wissenschaftliche Literatur zu diesem Thema nur Spekulationen über diesen Punkt zuläßt. Die vorliegende Untersuchung hatte zum Ziel, die Einstellungen des Pflegepersonals zur Verhaltenstherapie zu erfassen und die Häufigkeit zu bestimmen, mit der diese Methode von dieser Berufsgruppe eingesetzt wird. Darüber hinaus wurden die Faktoren untersucht, die mit positiven Einstellungen und einer häufigeren Anwendung verbunden sind.

2. Methoden

2.1. Probanden

Die Stichprobe für diese Untersuchung umfaßte 400 eingetragene Krankenschwestern/-pfleger, die randomisiert aus dem *Missouri State Board of Nursing Directory for Registered Professional Nurses and Licensed Practical Nurses* des Jahres 1985 gezogen wurden. Um in das Adressenregister aufgenommen zu werden, muß man über einen Mitgliedsstatus oder eine spezialisierte Krankenpflegeausbildung verfügen („associates degree" oder „higher nursing").

2.2. Instrumente

Das Instrument für die Datensammlung war ein von der Autorin entworfener Fragebogen, der aus drei Abschnitten bestand. Der 1. Abschnitt diente zur Sammlung der Strukturdaten hinsichtlich demographischer Information, Ausbildungsgrundlage, derzeitige und frühere Berufserfahrung und Wissensstand über Verhaltenstherapie.

Der 2. Abschnitt, die Anwendungsskala, bestand aus 15 Items, mit denen das Ausmaß der Verwendung verschiedener Verhaltenstechniken festgestellt werden sollte. Jedes Item beschrieb eine bestimmte Technik, und mit der Antwortwahl wurde die Häufigkeit (1 = nie; 5 = sehr oft) der derzeit vom Teilnehmer verwendeten Technik eingestuft.

Der 3. Abschnitt, die Einstellungsskala, bestand aus 14 Items, von denen jedes eine Meinungsaussage enthielt, die entweder die negative oder positive Einstellung zu einigen Aspekten der Verhaltenstherapie wiedergab. Für jedes Item sollten die Teilnehmer eine Antwort auf einer 5-Punkte-Ratingskala (1 = starke Ablehnung; 5 = starke Zustimmung) auswählen, die am ehesten ihrer Meinung entsprach. Positive und negative Einstellungsitems waren gleichermaßen verteilt, um einen systematischen Antwortbias zu vermeiden. Jedem Item war entsprechend seiner positiven oder negativen Valenz ein bestimmter Wert zugewiesen. Höhere Werte bedeuteten positivere Einstellungen. Die Items, die für den Fragebogen ausgewählt wurden, entstanden auf der Grundlage eines Literaturüberblicks (z. B. Bellack u. Hersen 1985) und dem, was von Experten auf dem Gebiet der Verhaltenstherapie dazu vorlag. Obwohl es bezüglich spezifischer Definitionen in der Verhaltenstherapie durchaus Differenzen zwischen den Experten gibt, wurde entschieden, eine eher weite Definition zu verwenden, die neuere kognitive und Selbstkontrollstrategien mit einbezieht. Der einleitende Fragebogen wurde einem Ausschuß von 3 Krankenpflegefakultätsmitgliedern, 3 Psychologen, 3 Teamschwestern/-pflegern und einer Oberschwester vorgelegt, die alle mit verhaltenstherapeutischen Modellen und Interventionen vertraut waren. Der Fragebogen wurde auf Verständlichkeit und Inhaltsvalidität überprüft, Revisionen wurden auf Empfehlungen der Ausschußmitglieder aufgenommen.

2.3. Vorgehensweise

Die Daten wurden innerhalb eines 8wöchigen Zeitraums (von Februar bis April 1986) gesammelt. Der Fragebogen wurde an 400 eingetragene Krankenschwestern/-pfleger verschickt, die mit Hilfe des Adressenregisters des Missouri State Board of Nursing von 1985 ausgesucht wurden. 180 Krankenschwestern/-pfleger antworteten auf den Fragebogen. Allerdings enthielten 26 Fragebögen unvollständige Informationen. Demzufolge wurden die vollständigen Daten von 154 Personen für diese Untersuchung analysiert.

Jedem Fragebogen war ein Begleitbrief beigelegt mit der Anweisung, eine separate, gestempelte Postkarte – mit der Adresse des Teilnehmers auf der einen Seite und der Privatadresse des Untersuchungsleiters auf der anderen Seite – abzuschicken. Ein Freiumschlag mit der Geschäftsanschrift des Untersuchungsleiters war zur Rücksendung des nicht unterzeichneten Fragebogens beigefügt. Die Teilnehmer wurden aufgefordert, die Postkarte zur gleichen Zeit abzuschicken wie den ausgefüllten Fragebogen, um eine bessere Nachuntersuchung zu gewährleisten und um Vertraulichkeit und Anonymität zu wahren (Babbie

1973). Anhand des zurückgesandten Fragebogens war keine Identifikation der Person möglich.

Die Antworten auf die Fragebogenitems wurden jeweils tabellarisch geordnet. Eine Prüfung der inneren Konsistenz wurde für die Anwendungs- und die Einstellungsskala durchgeführt. Für jedes Item wurden Mittelwerte, Standardabweichungen und Ränge berechnet sowie der Gesamtwert für die Anwendungs- und Einstellungsskala. Pearson-Produkt-Moment-Korrelationen wurden berechnet, um die Beziehung zwischen den Einstellungs- und Anwendungswerten zu messen. Unabhängige zweiseitige t-Tests wurden verwendet, um die Unterschiede zwischen den Mittelwerten auf der Einstellungsskala derjenigen zu vergleichen, die Verhaltenstherapie anwendeten/nicht anwendeten, derjenigen, die Kurse in Verhaltenstherapie absolviert hatten/nicht absolviert hatten und derjenigen, die Mitarbeiter bei der Anwendung von Verhaltenstherapie beobachtet hatten/nicht beobachtet hatten. Das Signifikanzniveau betrug 5%.

3. Ergebnisse

3.1. Probandenmerkmale

30 (19,5%) der Krankenschwestern/-pfleger verfügten über ein „associates of arts degree", 66 (42,9%) hatten ein Diplom, und 56 (36,4%) verfügten über ein Bakkalaureat einer Krankenpflegeausbildung. 34 (22%) besaßen einen zweiten Abschluß (z. B. MSN, Ph.D., Ed.D. usw.). Die Verteilung der Personen hinsichtlich der Berufsjahre war folgendermaßen: bis zu 5 Jahren: n = 30 (18,1%); 6–10 Jahre: n = 50 (32,5%); 10–20 Jahre: n = 54 (35,1%); über 20 Jahre: n = 20 (13%). 85 (55,2%) arbeiteten ganztags und 49 (31,8%) halbtags. 80 (51,9%) waren in Kliniken angestellt; die übrigen 64 (49,1%) waren in einer Vielzahl von Einrichtungen (z. B. ambulante Kliniken, Schulen, Privatpraxen usw.) beschäftigt. Folgende Verteilung ergab sich bei der derzeitigen Position: Teamschwester: n = 88 (57,1%); Leitungsposition: n = 19 (12,6%); andere: n = 26 (27,5%).

3.2. Einstellungen zu Verhaltenstherapie

Der Gesamtmittelwert auf der Einstellungsskala betrug 3,10 (SD = 0,37; Rang = 1–5). Die Verteilung der Personen hinsichtlich der Antwortauswahl für jede Einstellungsaussage ist aus Tabelle 1 ersichtlich.

3.3. Anwendung und Kenntnisstand über Verhaltenstherapie

76 (49,4%) der Teilnehmer gaben zusätzliche Ausbildungen oder Training in Verhaltenstherapie an. 87 (56,5%) der Teilnehmer gaben an, Verhaltenstherapie anzuwenden, davon waren 79 (51,3%) mit den damit erzielten Ergebnissen zufrieden. 113 (73%) beobachteten andere bei der Anwendung von Verhaltenstherapie, und 96 (62,3%) bestätigten, daß dadurch eine Verbesserung in der Symptomatik des Patienten eintrat. Nur 8 (5,1%) gaben an, daß sie hauptsächlich verhaltenstherapeutisch orientiert sind, 25 (16,2%) waren unentschieden, und 117 (76%) gaben an, sie seien nicht hauptsächlich verhaltenstherapeutisch orientiert.

3.4. Beziehung zwischen Einstellungen und anderen Variablen

Der für die Beziehung zwischen den Gesamtwerten auf der Anwendungs- und Einstellungsskala berechnete Pearson-Produkt-Moment-Korrelationskoeffizient war positiv und statistisch signifikant ($r = 0,29$; $p < 0,002$).

Die Mittelwerte auf der Einstellungsskala für Personen, die verhaltenstherapeutische Techniken anwendeten bzw. nicht anwendeten, betrugen 3,20 (SD = 0,37;

Tabelle 1. Anzahl der Personen [%] für jeden einzelnen Zustimmungsgrad pro Meinungsaussage. Verhaltenstherapie (VT)

	Starke Zustimmung	Zustimmung	Unentschlossen	Ablehnung	Starke Ablehnung	Keine Antwort
VT ist nur bei bestimmten Problemarten wirksam	62 (40,3)	72 (50,6)	10 (6,5)	1 (0,6)	1 (0,6)	2 (1,3)
VT ist oberflächlich	33 (21,4)	73 (47,4)	34 (22,1)	9 (5,8)	3 (1,9)	2 (1,3)
VT sollte von Pflegepersonal angewendet werden	27 (17,5)	82 (53,2)	31 (20,1)	8 (5,2)	2 (1,3)	4 (2,6)
VT ist mechanisch	11 (7,1)	33 (21,4)	74 (48,1)	28 (18,2)	2 (1,3)	6 (3,9)
VT ist manipulativ	14 (9,1)	33 (21,4)	45 (29,2)	55 (35,7)	3 (1,9)	4 (2,6)
VT ist zeitraubend	9 (5,8)	34 (22,1)	29 (18,8)	71 (46,1)	8 (5,2)	3 (1,9)
VT ist einfach	9 (5,8)	66 (42,9)	45 (29,2)	28 (18,2)	2 (1,3)	4 (2,6)
VT ist klinische Hauptorientierung	1 (0,6)	7 (4,5)	25 (16,2)	77 (50,0)	40 (26,0)	4 (2,6)
VT sollte nur bei bestimmten Patienten angewendet werden	6 (3,0)	39 (25,3)	37 (24,0)	62 (40,3)	7 (4,5)	3 (1,0)
Pflegepersonal kann durch Einsatz von VT Erleichterung erreichen	15 (9,7)	93 (60,4)	35 (22,7)	4 (2,6)	4 (2,6)	3 (1,9)
VT ist genauso wirksam wie andere Therapieformen	9 (5,8)	63 (40,9)	66 (42,9)	8 (5,2)	2 (1,3)	6 (3,9)
VT wird am häufigsten bei schwierigen Bewältigungsproblemen eingesetzt	8 (5,2)	54 (35,1)	51 (33,1)	34 (22,1)	4 (2,6)	3 (1,9)
Wenn ich es könnte, würde ich sie anwenden	13 (8,4)	81 (52,6)	41 (26,6)	11 (7,1)	3 (1,9)	5 (3,2)
Bei meinen Arbeitsbedingungen ist dafür kein Platz	43 (27,9)	65 (42,2)	26 (16,9)	10 (6,5)	5 (3,2)	5 (3,2)

Es bestand eine positive Korrelation ($r = 0{,}29$; $p = 0{,}002$) zwischen Einstellungen zu VT und dem Anwendungsgrad. Positivere Einstellungen wurden bei Krankenschwestern/-pflegern gefunden, die mit anderen zusammenarbeiten, die VT ausüben ($t = 2{,}0$; $p < 0{,}038$) die selbst VT anwenden ($t = 4{,}22$; $p < 0{,}004$) und die an Kursen in VT teilnahmen ($t = 2{,}11$; $p < 0{,}037$).

Rang = 1–5) bzw. 2,89 (SD = 0,23; Rang = 1–5).

Der Unterschied zwischen diesen beiden Mittelwerten war demnach signifikant ($t = 4{,}22$; df: 132; $p < 0{,}001$).

Die Mittelwerte auf der Einstellungsskala für Personen, die andere bei der Ausübung von Verhaltenstherapie beobachteten bzw. nicht beobachteten, betrugen 3,15 (SD = 0,3; Rang = 1–5) bzw. 2,93 (SD = 0,3; Rang = 1–5). Der Unterschied zwischen diesen beiden Mittelwerten war statistisch signifikant ($t = 132$; $p < 0{,}009$).

Die Mittelwerte auf der Einstellungsskala für Personen, die Verhaltenstherapietechniken angewendet haben und die mit den Ergebnissen zufrieden bzw. nicht zufrieden waren, betrugen 3,22 (SD = 0,37; Rang = 1–5) und 2,89 (SD = 0,23). Der Unterschied zwischen diesen beiden Mittelwerten war signifikant ($t = 2{,}66$; df: 80; $p < 0{,}009$).

Die Mittelwerte auf der Einstellungsskala für Personen, die Kurse in Verhaltenstherapie absolvierten bzw. nicht absolvierten, betrugen 3,16 (SD = 0,38; Rang = 1–5)

Tabelle 2. Anzahl [%] der Personen in jeder einzelnen Häufigkeitskategorie pro verhaltenstherapeutischer Technik

Technik	*Ausmaß der Anwendung von VT*					
	Sehr oft	Oft	Manchmal	Selten	Nie	Keine Antwort
Entspannung	17 (11,0)	31 (20,1)	43 (27,9)	18 (11,7)	17 (11,0)	28 (18,2)
Problemlösung	20 (13,0)	36 (23,4)	34 (22,1)	20 (13,0)	16 (10,4)	28 (18,2)
Abgestuftes „Exposure"	3 (1,9)	5 (3,2)	8 (5,2)	26 (16,9)	72 (46,8)	40 (26,0)
Kognitive Therapie	1 (0,6)	3 (1,9)	17 (11,0)	20 (13,0)	69 (44,8)	44 (28,6)
Selbstsicherheitstraining	7 (4,5)	24 (15,6)	37 (24,0)	18 (11,7)	36 (23,4)	32 (20,8)
Bestrafung	5 (3,2)	12 (7,8)	25 (16,2)	21 (13,6)	58 (37,7)	33 (21,4)
Selbstverbalisation	5 (3,2)	12 (7,8)	24 (15,6)	17 (11,0)	60 (39,0)	36 (23,4)
„Kontingenztraining" („contingency management")	2 (1,3)	8 (5,2)	21 (13,6)	28 (18,2)	58 (37,7)	37 (24,0)
Gewichts- und Angewohnheitskontrolle	9 (5,8)	15 (9,7)	32 (20,8)	23 (14,0)	45 (29,2)	30 (19,5)
Response Prävention	2 (1,3)	8 (5,2)	18 (11,7)	21 (13,6)	65 (42,2)	40 (26,0)
Bewältigungsstrategien	11 (7,1)	32 (20,8)	38 (24,7)	14 (9,1)	29 (18,8)	30 (19,5)
Biofeedback	3 (1,9)	8 (5,2)	16 (10,4)	21 (13,6)	68 (44,2)	38 (24,7)
Teilnehmendes Modell („participant modelling")	4 (2,6)	5 (3,2)	31 (20,1)	13 (8,4)	66 (42,9)	35 (22,7)
Selbstkontrollverfahren	8 (5,2)	17 (11,0)	29 (18,8)	19 (12,3)	47 (30,5)	34 (22,1)

bzw. 3,03 (SD = 0,35; Rang = 1–5). Der Unterschied zwischen diesen beiden Mittelwerten war statistisch signifikant (t = 2,11; df: 133; $p < 0,037$).

Der Pearson-Korrelationskoeffizient für die Beziehung zwischen den Gesamtwerten auf der Anwendungsskala und dem Training war statistisch signifikant (t = 0,37; $p < 0,001$).

4. Diskussion

Die Ergebnisse dieser Untersuchung zeigen, daß Krankenschwestern/-pfleger als Gruppe keine bestimmte positive oder negative Einstellung zu Verhaltenstherapie haben. Der Gesamtmittelwert auf der Einstellungsskala betrug 3,10 (SD = 0,37; Rang = 1–5), was im mittleren Bereich liegt. Es gab jedoch Antworten auf einzelne Items, die zeigten, daß die hier untersuchte Gruppe zu bestimmten Aspekten der Verhaltenstherapie differenziertere Einstellungen hatte. Zum Beispiel fanden 90,9% der Teilnehmer, daß Verhaltenstherapie bei bestimmten Problemarten wirksam ist, aber fast 70% der Teilnehmer empfanden sie als „oberflächlich". Nahezu 70% der Teilnehmer fanden, daß Verhaltenstherapie vom Pflegepersonal eingesetzt werden sollte, und ähnlich viele vertraten die Ansicht, daß das Pflegepersonal dadurch eine Änderung der dysfunktionalen Verhaltensmuster des Patienten leichter erreichen könnte. Obwohl 70,1% behaupteten, daß bei ihren derzeitigen Arbeitsbedingungen für Verhaltenstherapie kein Platz sei, sagten 61%, sie würden sie anwenden, wenn sie mehr darüber wüßten (s. Tab. 1).

Unklar ist, warum Krankenschwestern/-pfleger über manche Aspekte der Verhaltenstherapie positiv denken und über andere negativ. Das mangelnde Wissen der Krankenschwestern/-pfleger über die moderne Verhaltenstherapie kann vielleicht eine Erklärung liefern. Im Gegensatz zu den klassischen Stereotypen sahen die Teilnehmer Verhaltenstherapie nicht als „mechanistisch" (M = 3,17; SD = 0,88; Rang = 1–5) oder „manipulativ" (M = 3,01; SD = 1,03; Rang = 1–5) an. Jedoch wurde sie als „oberflächlich" (M = 3,82; SD = 0,88; Rang = 1–5) und „einfach" (M = 3,35; SD = 0,88; Rang = 1–5) bezeichnet. Krankenschwestern/-pfleger sind möglicherweise zu wenig oder gar nicht vertraut mit verhaltenstherapeutischer Literatur, Diagnostik und der angemessenen Auswahl der Techniken und Verfahren. Zum Beispiel kann die Ansicht, daß Verhaltenstherapie oberflächlich und einfach sei, durch die Anwendung von nur ein oder zwei verhaltenstherapeutischen Techniken anstelle eines umfassenden Modells entstanden sein.

Die Ergebnisse dieser Untersuchung unterstützen diese Ansicht. Die meisten Krankenschwestern/-pfleger haben zwar einzelne verhaltenstherapeutische Techniken angewandt, aber keinen umfassenden Verhaltenstherapieansatz. Fast 57% der Teilnehmer haben irgendwann einmal mindestens eine verhaltenstherapeutische Technik in der klinischen Praxis angewandt. Die am häufigsten eingesetzten Techniken sind (s. Tab. 2): progressive Muskelentspannung (60%), Problemlösung (58,8%), Bewältigungsstrategien für Angstmanagement (51,6%) und Selbstsicherheitstraining (44,1%). Da nur 5,1% berichteten, daß Verhaltenstherapie ihre Hauptorientierung sei, ist es unwahrscheinlich, daß ein verhaltenstherapeutisch konzipiertes Modell als Basis für klinische Entscheidungen verwendet wurde.

Einige Faktoren scheinen mit positiven Einstellungen zu Verhaltenstherapie und häufigerer Anwendung in Verbindung zu stehen. Ergebnisse zeigen, daß die Einstellung um so positiver ist, je mehr Verhaltenstherapie angewendet wurde. Die Korrelation zwischen Einstellung und Anwendung betrug $r = 0{,}29$ ($p < 0{,}002$). Die Wahrscheinlichkeit positiver Einstellungen zu Verhaltenstherapie war größer bei Teilnehmern, die anderen bei der Ausübung von Verhaltenstherapie zugeschaut haben, besonders wenn die Anwendung mit einem positiven Ergebnis verbunden war. Diejenigen, die einen Kurs in Verhaltenstherapie absolvierten, hatten positivere Einstellungen und verwendeten diese Methode häufiger.

Diese Ergebnisse legen nahe, daß mehr Ausbildung und Erfahrung mit Verhaltenstherapie zu positiveren Einstellungen und häufigerer Anwendung führen könnten. Das Pflegepersonal hätte dann die Möglichkeit, verschiedene Interventionen zu ergänzen. Mit einem größeren Informationshintergrund ließe sich auf der Grundlage einer behavioralen Diagnostik leichter eine spezifische Behandlung auswählen. 61% der Teilnehmer bestätigten, daß sie mehr Verhaltenstherapie anwenden würden, wenn sie mehr darüber wüßten. Die Meinung, daß Verhaltenstherapie einfach und oberflächlich sei, ist möglicherweise repräsentativ für die Erfahrung des Pflegepersonals, wenn nur die Techniken ohne eine individuelle Verhaltensanalyse angewendet werden. Die Mehrheit berichtete von zumindest gelegentlichem Einsatz, wobei die meisten Teilnehmer nur vereinzelte Techniken angewendet haben. In formalen Grundausbildungskursen könnte das Konzept eines verhaltenstherapeutisch orientierten Modells eingeführt werden, insbesondere auch die behaviorale Diagnostik. Der Umgang des Pflegepersonals mit verschiedenen Patientengruppen könnte wertvolle Erfahrungen für die Anwendung individueller Interventionen vor dem Hintergrund eines spezifischeren und komplexeren Konzepts liefern. Bevor man Schlußfolgerungen aus der vorliegenden Untersuchung zieht, sollten einige Einschränkungen der Studie erwähnt werden. Die Charakteristika der Stichprobe der Krankenschwestern/-pfleger in dieser Untersuchung sind möglicherweise nicht auf alle Krankenschwestern/-pfleger im Staat Missouri oder den Vereinigten Staaten übertragbar. Ein anderes Generalisierungsproblem stellt sich im Zusammenhang mit der Motivation der Freiwilligen zur Teilnahme. Diejenigen, die bereits vorgefaßte Meinungen besitzen, sind eher bereit, auf einen Einstellungsfragebogen zu antworten, und beeinflussen damit die Ergebnisse. Darüber hinaus gibt es möglicherweise eine Diskrepanz zwischen den Angaben der Teilnehmer und der Realität. Auch Antworten im Sinne der sozialen Erwünschtheit sind nicht auszuschließen. Wenn dies der Fall war, könnten die vorliegenden Ergebnisse eine Überschätzung der Anzahl positiver Einstellungen und des Ausmaßes der Anwendung von Verhaltenstherapie darstellen.

Zusammenfassend läßt sich feststellen, daß es keine ausgeprägt positiven oder negativen Einstellungen zur Verhaltenstherapie gab. Positive Einstellungen waren v. a. bei Krankenschwestern/-pflegern zu finden, die einen Verhaltenstherapiekurs mitgemacht hatten, die Verhaltenstherapie häufiger angewendet hatten und dort arbeiteten, wo Verhaltenstherapie häufiger eingesetzt wurde. Die meisten hatten eine oder mehrere verhaltenstherapeutische Techniken angewendet, aber nur für wenige war es ihre klinische Hauptorientierung.

Die Möglichkeit einer stärkeren Annäherung von Krankenpflege und einem verhaltenstherapeutischen Ansatz bei der Gesundheitsversorgung der Patienten ist gegeben. Wie LeBow (1976) betont, könnte die Integration eines verhaltenstherapeutischen Ansatzes das Wissen in beiden Disziplinen stark erweitern. Die Anzahl der Patienten mit einer verhaltenstherapeutischen Behandlung würde sich erhöhen, und Krankenschwestern/-pfleger erhielten die Möglichkeit, einen besseren, d. h. heilungsfördernden Umgang mit Patienten zu entwikkeln. Die vorliegende Untersuchung hat gezeigt, daß nur wenige Krankenschwestern/-pfleger ein formales verhaltenstherapeutisches Modell anwenden. Darüber hinaus würden jedoch viele einen verhaltenstherapeutischen Ansatz benutzen, wenn sie das nötige Training und die Erfahrung hätten sowie das passende Setting gegeben wäre.

Literatur

Allen KW (1981) Behavioral treatment of agoraphobia. Nurs Times 77, 15:268–272

Association for Advancement of Behavior Therapy (1986) Membership Directory, Author. New York

Babbie ER (1973) Survey research methods. Wadsworth, Belmont/CA

Barlow D (1984) Editorial. Behav Ther 1:1–2

Bellack AS, Hersen M (1985) Directory of behavior therapy techniques. Pergamon, New York

Berni R, Fordyce WE ([2]1977) Behavior modification and the nursing process. Mosby, St. Louis

Brooker C (1980) The behavioral management of a complex case. Nurs Times 9:367–369

Caine TM, Smail DJ (1968) Attitudes of psychiatric nurses to their role in treatment. Br J Med Psychol 41:193–197

Closurdo JS (1975) Behavioral modification and the nursing process. Perspect Psychiatr Care 8:25–36

Hauser M (1978) Nurses and behavior modification: resistance, ignorance, or both. J Psychiatr Nurs 16:1979

LeBow M (1976) Applications of behavior modification in nursing practice. In: Hersen M, Eisler RM, Miller PM (eds) Progress in behavior modification (2). Academic Press, New York

Loomis NE, Horsley JA (1974) Interpersonal change: a behavioral approach to nursing practice. McGraw-Hill, New York

Loy D (1969) Personality correlates of acceptance-rejection of behavior modification techniques. Nurs Res 18:154–156

Marks IM, Hallam RS, Philpott R, Connolly JC (1974) Operational research in a new group of clinical nurse specialists. April, 1972 to November, 1974 (Report to D. H. S. S., United Kingdom)

Marks IM, Hallam RS, Philpatt R, Connolly JC (1975) Nurse therapists is behavioral psychotherapy. Br Med J 3:144–148

Marshall BD, Banzett L, Kuehnel T, Moore J (1983) Maintaining nursing staff performance on an intensive behavior therapy unit. Analysis Intervention Developmental Disabilities 3:193–204

McLain R Sj. (1979) Patient's self-concept and weight reduction: use of covert sensitization. Issues Mental Health Nurs 2:1–19

Milne D (1984) The development and evaluation of a structured learning format introduction to behaviour therapy for psychiatric nurses. Br J Clin Psychol 23:175–185

Milne D (1985) An ecological validation of nurse training in behavior therapy. Behav Psychother 13:14–28

Milne D, Burdett C, Conway P (1985) A review

of the in-service training of nurses in behaviour therapy. Behav Psychother 13:120–131
Missouri State Board of Nursing (1985) Directory of registered nurses and licensed practical nurses. University Printing Services, St. Louis
Morgan J (1984) Behavioral treatment of obesity: the occupational health nurse's role. Occup Health Nurs 6:312–314
Nakaniski DA (1982) Behavioral treatment of psychogenic vomiting among children – A review and case example. J Psychosoc Nurs Mental Health Serv 20:17–20
Pollard CA, Merkel WT, Obermeier HJ (in press) Inpatient behavior therapy: the St. Louis University model. J Behav Ther Exp Psychiatry
Popkess SA (1981) Assessment scales for determing the cognitive-behavioral repertoire of the obese subject. West J Nurs Res 3:199–215
Rimm RC, Masters JC (1979) Behavior therapy techniques and empirical findings. Academic Press, New York
Thompson T, Labeck L, Zimmerman R (1980) Nursing staff adjustment as a function of psychiatric treatment modality. J Behav Ther Exp Psychiatry 11:209–214
White PD (1984) A behavioral intervention for death anxiety in nurses. Omega 1:33–42
Whitney LR (1966) Operant learning theory: a framework deserving nursing investigation. Nurs Res 15:229–235

IV. Verhaltenstherapie bei Verhaltensexzessen und Abhängigkeiten

22. Pathologisches Spielen

R. Klepsch, I. Hand, Z. Wlazlo, E. Kaunisto, B. Friedrich

1.	Einleitung	313
2.	Bisherige Behandlungsmodelle pathologischen Spielens	313
3.	Therapiemodell der Hamburger Verhaltenstherapie-Ambulanz	316
3.1.	Grundlagen	316
3.2.	Therapiedurchführung	317
3.2.1.	Erstgespräch	317
3.2.2.	Therapiephase	321
3.2.3.	Nachbehandlungsphase	322
3.3.	Langzeitergebnisse	322
4.	Langzeitkatamnesen im Vergleich	324
Literatur		325

1. Einleitung

Als zwischen 1978 und 1983 die Spielhallen mit „Unterhaltungsautomaten mit Gewinnmöglichkeit" zunahmen und in den Medien gehäuft über „Spielsucht" berichtet wurde, kamen die ersten Patienten mit exzessivem Spielverhalten in unsere Verhaltenstherapieambulanz. Sie waren z. T. von Drogenberatungsstellen an uns verwiesen worden, obwohl in der Ambulanz überwiegend Patienten mit Angsterkrankungen und funktionellen Organstörungen behandelt wurden. Diese Behandlung orientierte sich an einer *Strategie der Verhaltenstherapie* (Hand 1986a), die auf einer initialen Analyse und Modifikation von Motivation zur Veränderung sowie der Analyse der Therapeut-Patient-Interaktion basiert; die einzelnen Interventionen werden aus den intraindividuellen und interaktionellen Bedingungen und Funktionen des Krankheitsverhaltens abgeleitet und beziehen so das soziale Umfeld systematisch in die Therapieplanung und – falls erforderlich – Therapiedurchführung ein (systemisch-strategische Verhaltenstherapie; Hand 1988a).

Aufgrund dieses Konzepts wurde von vornherein nicht versucht, exzessiv spielende Patienten wie stoffgebundene Abhängige (Süchtige) zu behandeln, obwohl stationäre Suchttherapien für Spieler zum damaligen Zeitpunkt in den USA noch überwiegend für erforderlich gehalten wurden (Russo et al. 1984).

Vor der ausführlichen Darstellung des eigenen Therapiemodells werden im folgenden die bisherigen Therapieansätze zusammengefaßt.

2. Bisherige Behandlungsmodelle pathologischen Spielens

In den vergangenen drei Jahrzehnten wurden mehrere Ansätze zur Behandlung pathologischen Spielens veröffentlicht. Nur in Ausnahmefällen sind diese, überwiegend auf kleine Fallzahlen beschränkten, Vorgehensweisen beforscht oder gar durch Katamnesen evaluiert worden. Im folgenden geben wir eine Übersicht der bisher veröffentlichen Behandlungsformen, die nach grundlegenden Behandlungsprinzipien geordnet sind.

Suchtmodell (z. B. Jellinek 1960)
Scodel (1964)
Glen et al. (1975)
Cromer (1978)
Lester (1979)
Taber (1979)
Ramirez et al. (1983)
Russo et al. (1983)
McCormick et al. (1984)
Casson (1968)
Moskowitz (1980)

Psychoanalytische Einzeltherapie
Bergler (1957)
Zadikow (1977)

Individualpsychologie
Aubry (1975)
Paradoxe Interventionen
Victor u. Krug (1967)
Transaktionsanalyse
Ingram (1985)
Eklektizistische Therapie
Fink (1961)

Verhaltenstherapeutische Modelle
1. Klassische Verfahren (Aversionsverfahren, Stimulussättigung)
Barker u. Miller (1968)
Goorney (1968)
Seager (1970)
Cotler (1971)
Koller (1972)
Peck u. Ashcroft (1972)
McConaghy u. Armstrong (1983)

2. Selbstkontrolltechniken
Moran (1970a, b)
Dickerson u. Weeks (1979)
Greenberg u. Rankin (1982)
Harris (1986)

3. Systemisch-strategische Verhaltenstherapie
Hand u. Kaunisto (1984a)

Systemische Ansätze
Boyd u. Bolen (1970)
Teppermann (1985)

Suchtmodell
Das Suchtmodell wurde von den Anonymen Alkoholikern entwickelt und von einem Teil der Suchttherapeuten übernommen. Es geht von der Annahme einer lebenslangen Krankheit aus, die nur durch lebenslange Abstinenz unter Kontrolle gebracht werden kann (Ableitung aus der Behandlung von stoffgebundenen Süchten; z. B. Jellinek 1960).

Um das vorrangige Ziel der Abstinenz zu erreichen, werden überwiegend stationäre Therapieprogramme angeboten, die pädagogische Anteile (Ernährung, Finanzen, Körperertüchtigung) wie auch – meist – gruppenpsychotherapeutische Sitzungen zur Konfliktbewältigung beinhalten (siehe z. B. Russo et al. 1983).

Von Spielern und Angehörigen wird die regelmäßige Teilnahme an Selbsthilfegruppen gefordert und bereits in der stationären Behandlungsphase begonnen.

Als Sonderformen der Suchttherapie, vielleicht auch radikale Konsequenz des biologischen Suchtmodells, seien noch zwei weitere Ansätze erwähnt: Casson (1968) beschreibt kritisch den Fall einer gerichtlich verordneten Leukotomie, und Moskowitz (1980) berichtet über 3 Spieler, die unter Lithiumbehandlung eine Abnahme des „Thrillgefühls" beim Spielen erlebten.

Psychoanalytische Einzeltherapie
Bergler (1957) hat von 200 Überweisungen in einem Zeitraum von 1–1,5 Jahren ungefähr 80 Spieler mit psychoanalytischer Einzeltherapie behandelt. Sechzig verblieben in der Therapie; 45 von diesen Patienten wurden als gebessert eingestuft, und von diesen 45 werden 15 als geheilt eingeschätzt. Berglers Therapie baut auf der Annahme auf, daß der Spieler auf eine infantile Entwicklungsstufe regrediert, in dem Wunsch, z. B. einer drohenden Depression aufgrund nicht mehr zu bewältigender Lebensprobleme zu entfliehen. Grundsätzlich differenziert Bergler die Patienten, die in der Therapie verbleiben in 2 Gruppen: diejenigen Patienten, die das Spielen als Symptom tieferliegender psychologischer Probleme betrachten können und an der Veränderung ihrer gesamten Persönlichkeit interessiert sind, und diejenigen, deren primäres Interesse es ist,

nicht mehr zu spielen. Die Patienten der letztgenannten Gruppe beenden die Behandlung, nachdem sie Symptomfreiheit erreicht haben.

Eine Beschreibung der therapeutischen Hypothesen und des therapeutischen Vorgehens im einzelnen kann bei Bergler (1957) nachgelesen werden.

Individualpsychologischer Ansatz
Aubry (1985) beschreibt Therapiemöglichkeiten nach Adler (1969), der eine spezifische Operationalisierung des „Lebensstils" entwickelte. Dieser ist Oberbegriff für die kognitive Struktur und die mit dieser Struktur interagierenden Gefühle des Individuums. Der Lebensstil entwickelt sich aus den Erziehungserfahrungen. Für den pathologischen Spieler wird angenommen, daß durch Kränkungen in der kindlichen Entwicklung ein so starkes Minderwertigkeitsgefühl angelegt ist, daß er seine Fähigkeiten nicht adäquat in das gesellschaftliche Leben einbringen kann. Vielmehr versucht er, sich seine Überlegenheit durch die – scheinbare – Überwindung der Gesetze der Wahrscheinlichkeit zu beweisen und z. B. die Spielbank zu sprengen. Die Therapie versucht dem Patienten durch eine Analyse des Lebensstils den persönlichen Zweck dieser Fehlwahrnehmungen zu verdeutlichen und ihm zu helfen, ein Gespür für die spezielle persönliche Bedeutung seines Lebensstils zu entwickeln.

Paradoxe Interventionen
Victor u. Krug (1967) berichten über einen Pokerspieler, der mit Hilfe der Verordnung des Spielens erfolgreich behandelt werden konnte: Das Befolgen der Anweisung zum Spielen hätte bedeutet, dem eigenen Selbstkonzept des Sich-nicht-von-außen-kontrollieren-Lassens zuwiderzuhandeln; das Rebellieren gegen den Therapeuten bestand darin, das Symptom aufzugeben. Der Patient beendete das Spielen, es traten dann aber vermehrt Ehekonflikte auf.

Transaktionsanalyse
Nach Berne (1972) braucht der pathologische Spieler die Erlaubnis, nicht mehr verlieren zu müssen. Wenn der Spieler die in der Lebensentwicklung aufgebaute Verliererrolle aufgeben kann, ist er in der Lage, das exzessive Spielen zu beenden oder zu gewinnen.

In der Therapie wird das negative Selbstkonzept herausgearbeitet und dann das Nicht-mehr-verlieren-Müssen verordnet (vgl. auch Ingram 1975).

Eklektizistischer Ansatz
Fink (1961) möchte dem pathologischen Spieler (wie anderen Süchtigen) über Zuwendung, Interesse und Ermutigung vermitteln, daß er wichtig ist und etwas bedeutet, auch ohne exzessiv zu spielen. Der Spieler soll lernen, daß Spielen kein Ersatz für Selbstbewußtsein darstellt und daß materielle Güter nicht mit Überlegenheit gleichgesetzt werden dürfen.

Systemischer Ansatz
Viele Autoren erwähnen die Bedeutung der Angehörigen im Zusammenhang mit dem exzessiven Spielen, aber nur Boyd u. Bolen (1970) und Teppermann (1985) haben Angehörige im Rahmen ihres Therapiekonzepts systematisch einbezogen.

Abgesehen von Bergler (1957) sind die übrigen vorgestellten Modelle hinsichtlich ihrer Effizienz nicht evaluiert.

Verhaltenstherapeutische Modelle
Diese Modelle pathologischen Spielens betrachten Spielabhängigkeit als erlerntes Fehlverhalten, das auch wieder verlernt werden kann. Sie sind weniger pessimistisch bezüglich der Veränderbarkeit des Individuums und beinhalten dementsprechend auch nicht die Annahme einer lebenslangen Erkrankung

Die lerntheoretisch ausgerichteten Behandlungsansätze lassen sich unterteilen in „klassische" Techniken und verfahrensorientierte oder „moderne" funktional-motivationale Vorgehensweisen (s. hier vorgestelltes Behandlungsmodell).

Die „klassischen" Ansätze beinhalten vor allem Aversionstrainings oder Stimulussättigungstechniken (oder auch beides gleichzeitig) sowie Techniken zum Erlernen des „kontrollierten Spielens".

Bei Aversionsverfahren kommen z. B. schmerzhafte elektrische Reize während des Spielens oder beim Betrachten von Abbildungen oder Filmen aus Spielsituationen zur Anwendung: Es soll also eine spezifische „Mono"phobie vor Glücksspielsituationen aufgebaut werden. Danach muß allerdings eine zweite Therapiephase folgen, in der Alternativverhalten zum bisherigen Spielverhalten aufgebaut wird, damit die Meidung der Spielsituation (Abstinenz) beständig bleibt (Barker u. Miller 1968). Bei der Stimulussättigungstechnik praktiziert der Spieler das exzessive Verhalten bis zum Überdruß.

Wenn „kontrolliertes Spielen" als Therapieziel verstanden wird, werden die Angehörigen beauftragt, das Ausgeben eines bestimmten Geldbetrags, der verspielt werden kann, zu überwachen. In einem anderen Setting wird ein Vertrag mit dem Therapeuten über die Höchstmenge des zu verspielenden Geldes festgelegt.

Global zusammengefaßt ergibt sich in den – unterschiedlich gut – kontrollierten Therapieerfolgsevaluationen eine Erfolgsrate (orientiert an dem Kriterium der Abstinenz) von ca. 25%.

3. Therapiemodell der Hamburger Verhaltenstherapie-Ambulanz

3.1. Grundlagen

Die systemisch-strategische Verhaltenstherapie, die in der Anwendung bei pathologischem Spielen viele Parallelen zu Marlatts Modell der Therapie von Abhängigkeitserkrankungen (Marlatt u. Gordon 1985) hat, wurde Ende der 70er Jahre von Hand u. Kaunisto um spielerspezifische Interventionen ergänzt und in einer Pilotstudie bei insgesamt 28 Patienten angewandt (Hand u. Kaunisto 1984a). Anhand des Modells einer „funktionalen Psychopathologie" wurde die Zuordnung exzessiven Spielens zu den zwanghaften „monomanen Verhaltensexzessen" – in klarer Abgrenzung zur Sucht und Depression – inzwischen auch theoretisch begründet (Hand 1988b).

Von einer Klassifizierung krankhaften Spielens und anderer „nicht stoffgebundener Abhängigkeiten" als Sucht wurde jedoch nicht nur aufgrund des eigenen, alternativen Störungsmodells, sondern auch aufgrund prinzipieller psychologischer (Hand u. Kaunisto 1984a; Hand 1986b) und gesellschaftspolitischer (Hand u. Kaunisto 1984b) Vorbehalte Abstand genommen:

1) Bei stoffgebundenen Süchten gilt in der Regel die Abstinenz als primäres und unverzichtbares Therapieziel; jeder „Rückfall" erhält die Bedeutung eines bedrohlichen Versagenserlebnisses.

2) Die Gleichsetzung von stoffgebundenen und nichtstoffgebundenen Süchten verharmlost, daß stoffgebundene Abhängigkeiten zu körperlichen, insbesondere hirnorganischen Veränderungen führen, die die Fähigkeit zur intellektuellen und emotionalen Verarbeitung von Umwelteinflüssen – einschließlich der therapeutischen – beeinträchtigen.

3) Bei nichtstoffgebundenen Abhängigkeiten bleibt die intellektuelle und emotionale Verarbeitungs- und Reaktionsfähigkeit erhalten, wird allenfalls psychisch blockiert und kann durch psychotherapeutische Maßnahmen mobilisiert werden.

4) Die Anwendung des Suchtmodells bei nichtstoffgebundenen Abhängigkeiten beinhaltet die Gefahr, ein destruktives Selbstbild zu vermitteln, zumal mit der Diagnose „Sucht" zwangsläufig die Vorstellung einer lebenslänglichen, stark biologisch bedingten Krankheit verbunden ist, deren unheilbares Opfer das Individuum ist und deren belastende Symptome durch totale Abstinenz lediglich unterdrückt werden können.

Eine Behandlung nach dem „Neurosemodell" beinhaltet demgegenüber eine besondere Betonung der eigenen Verhaltensfreiräume und Entscheidungsfreiheiten – damit allerdings auch der Eigenverantwortlichkeit für das Spielverhalten. Daraus ergibt sich ein ambulantes Therapieangebot, bei dessen Anwendung der Spieler in seiner alltäglichen Versuchungssituation bleiben soll. Die Hauptaufgabe der Therapie besteht darin, die individuellen und (oder) umweltbezogenen Auslöser und die aufrechterhaltenden Bedingungen und Funktionen des Spielverhaltens herauszuarbeiten. Daraufhin wird dann eine indirekte Veränderung des Spielverhaltens über die Veränderung oder Behebung seiner Ursachen angestrebt.

Mit Beginn des Erstkontakts ist der Therapeut bemüht, die z. T. „nicht bewußten Intentionen“ (Hand 1986a) des krankhaften Spielens in der persönlichen wie beruflichen Lebensführung bewußt zu machen und den Patienten damit zu konfrontieren. Das Symptomverhalten „exzessives Spielen“ wird in einem solchen Kontext als Signal für Fehler in der Lebensführung interpretiert. Kann der Spieler diese Sichtweise akzeptieren, so ist ein neuerliches Auftreten der Symptomatik während der Therapie oder nach deren Ende kein entmutigender, das Selbstwertgefühl weiter reduzierender Rückfall (im Sinne eines „Beweises“ für die lebenslange Suchterkrankung), sondern Anlaß zur erneuten Analyse der Fehler in der Lebensführung (vgl. Marlatt u. Gordon 1985).

Die therapeutischen Schwerpunkte werden entsprechend den individuellen Bedürfnissen und Fähigkeiten gesetzt. Sie können sich z. B. auf Kommunikationsfähigkeiten im Rahmen einer problematischen Paarbeziehung, auf den Aufbau sozialer Kompetenzen oder auf das Erlernen von Verarbeitungsmechanismen für private und berufliche Verlustsituationen beziehen. Sobald der Spieler die in der Therapie gelernten veränderten Umgangsweisen mit sich und anderen in seinen Lebensalltag umsetzt und eigenverantwortliches Entscheiden in direkter Konfrontation mit anstehenden Problemen akzeptiert, wird er den Probleme „umspielenden“ Gang an den Automaten in dieser Funktion nicht mehr benötigen: Das krankhafte Spielverhalten wird aus eigener Motivation eingestellt oder auf ein problemloses Freizeitverhalten reduziert.

Dieses Therapiemodell ist bei solchen Spielern anwendbar, die vor Therapiebeginn noch keinen „sozioökonomischen Suizid“ durch hohe Verschuldung begangen haben, d. h. deren Lebensplanung auch im sozioökonomischen Bereich noch möglich ist. Diese Bedingungen waren bei dem weit überwiegenden Anteil der Spieler gegeben, die bei uns Behandlung suchten. Subjektives Leiden – von Patient, Partnerin oder in der Familie – durch das exzessive Spielverhalten korreliert überraschenderweise nicht mit der Höhe der Spielschulden.

Das von uns konzipierte Verständnis und Therapiemodell kann nicht für alle exzessiven Spieler gelten. Exzessives Spielen tritt vermutlich am häufigsten als neurotische Symptombildung auf (vgl. auch Moran 1970a) und kann prinzipiell bei allen psychiatrischen Erkrankungen als Begleitsymptomatik vorkommen; es ist auch nicht auszuschließen, daß es in Sonderfällen am besten „*wie* eine Sucht“ (nicht *als* Sucht) zu behandeln ist – z. B. bei eingetretenem sozioökonomischen Suizid.

Im folgenden soll anhand von einigen exemplarischen Erstgesprächs- und Therapieverläufen (aus einer Gruppe von bisher 220 untersuchten und über 150 behandelten Spielern) das eigene Konzept verdeutlicht werden. Dabei wird die Führung des Erstinterviews mit den Problem-, Motivations- und Beziehungsanalysen wesentlich ausführlicher behandelt als die eigentliche Therapiedurchführung – denn der Effekt von Kurzzeittherapien wird überwiegend in dieser Phase festgelegt.

3.2. Therapiedurchführung

3.2.1. Erstgespräch

Die Weichen für den Therapieverlauf werden im Erstgespräch gestellt (siehe Abb. 1): Das Erstgespräch wird im Sinne des von Hand (1986a) beschriebenen Vorgehens in 4 Hauptphasen unterteilt, die sich im Erstgespräch überschneiden können:

1) Rezeptiv-informative Phase: Der Therapeut motiviert den Patienten, möglichst spontan zu schildern, was ihn bewogen hat, das Erstgespräch zu vereinbaren.

2) Direktiv-explorative Phase: Der Therapeut erfragt „direkt“ und hypothesenbildend bzw. -bezogen weitere Informationen, die zunehmend von dem Thema Spielverhalten wegführen. Dadurch verdichten sich Problemzusammenhänge (Hypothesen). Die dann folgenden Fragen dienen dazu, die Hypothesen zu erhärten, ohne daß diese direkt von den Therapeuten benannt werden.

3) Konfrontative Phase: In Abhängigkeit von der Beziehung zwischen Patient und Therapeut und in Abhängigkeit von der Überzeugungskraft, die in den zutagegeförderten Informationen liegt, formuliert der Patient bzw. der Therapeut eine – initial oft als provokativ empfundene – Arbeitshypothese über ursächliche Zusammenhänge zwischen exzessivem Spielverhalten und Lebensproblemen.

4) Zielorientierte, kooperative Phase: Kann der Patient sich auf die bisher erarbeitete Problemsicht einlassen, werden konkrete Schritte kurz- und mittelfristiger Zielsetzung für Therapie und Lebensplanung vereinbart.

Zu Phase 1:
Gemäß dem Grundsatz von Kanfer: „Join the client, where he is", werden die ersten 5–10 Minuten dem Spielverhalten gewidmet. Es reihen sich in der Regel einige Spielsituationen episodisch aneinander: In der ersten Spontanschilderung wird die fehlende Steuerbarkeit dieser „Sucht" angedeutet; Ursachen für das Spielen werden scheinbar oder tatsächlich nicht gesehen. Dieses Selbstverständnis des Patienten wird vom Therapeuten nicht direkt in Frage gestellt.

Zu Phase 2:
Anfangs wird auch hier noch das Spielverhalten als „Aufhänger" der Gesprächsführung benutzt – von seiten des Therapeuten jedoch zur gezielten Ursachensuche. Konkret wird erfragt:

a) aktuelles Spielverhalten (wann, wo, mit welchem Zeitbedarf; mit welchen Gefühlen vorher, während, danach?);
b) bewußte Auslöser für das Spielverhalten (gibt es Auslösesituationen oder Gefühle, Gedanken oder andere Verhaltensweisen, die bewußt als solche wahrgenommen werden?);
c) Langzeitentwicklung des Spielverhaltens (Seit wann? Seit wann problematisch? Gab es spielfreie oder spielarme Intervalle nach der ersten Eskalation? Welche Ereignisse bzw. Situationen in der Lebensführung sind erinnerbar aus den Zeiten, als das Spielen begann bzw. als spätere Rückfälle auftraten?).

Jede dieser Frageebenen kann Hinweise für individuell bedeutsame Zusammenhänge geben, so daß das Spielverhalten als Frageebene nach und nach verlassen werden kann:

Zur Frageebene a):
Der Patient berichtet z. B., er spiele nur nach der Arbeit und dann bis zur Ermüdung oder zum völligen Geldverlust. Der Therapeut kann mit der Hypothese: „Der Patient hat soziale Hemmungen und ist nicht in der Lage, ein aktives alternatives Freizeitleben aufzubauen" das Spielverhalten als Informationsquelle verlassen; über eine Anamnese der Verarbeitung lebensgeschichtlich relevanter Einschnitte – wie Einschulung, Eintritt in das Berufsleben, sexuelle Entwicklung, Entwicklung enger Zweierbeziehungen, gegenwärtige Sozialkontakte – überprüft er nun seine erste Suchhypothese, daß soziale Hemmungen und deren Konsequenzen die Hauptursache für exzessives Spielen bei diesem Patienten darstellen. Wird diese bestätigt, folgt eine eingehende differentialdiagnostische Abklärung der sozialen Ängste und Defizite.

Zur Frageebene b):
Mitunter können Patienten schon von vornherein bewußte Auslöser für exzessives Spielen benennen. Dann ist zu überprüfen, ob möglicherweise von dem Ausmaß des Spielens abgelenkt wird!

Zur Frageebene c):
Ergeben sich auf den ersten beiden Frageebenen keine ursächlichen Hypothesen, dann kann über die auf Frageebene c) gewonnene biographische Analyse das Spielverhalten als Problemebene verlassen werden. Aus Lebensabschnitten mit exzessivem Spielverhalten ergeben sich häufig wichtige – teilweise „vergessene" – private oder berufliche Verluste, die vom Betroffenen bisher nie mit dem Spielverhalten in Verbindung gesetzt worden waren. Die eigentlich notwendige Gefühls- oder Problemverarbeitung wurde über das exzessive Spielen vermieden. Die im Gespräch

erfolgte Aktualisierung von Verlusten, Enttäuschungen, Trauer, Wut oder Angst können dann zur relevanten Therapieebene führen. Ziel der Gesprächsphase 2 ist, die initial oft vielfältigen Hypothesen zur „Kernhypothese" zu verdichten.

Zu Phase 3:
Die Kernhypothese ist eine notwendige, jedoch nicht eine hinreichende Voraussetzung für eine Therapie. Entscheidend ist der richtige Zeitpunkt der Vermittlung. Er hängt u. a. von der Beziehungsentwicklung im Rahmen des Dialogs ab: Gelingt es, gleichsam „spielerisch" das Interesse des Spielers an der „Ursachenfahndung" zu wecken, wird der Patient sich zunehmend selbst in die Konfrontation mit den möglichen Gründen des exzessiven Spiels wagen (selbstinduzierte Konfrontation). Gelingt dies nicht, so ist die Analyse der Motivation und der therapeutischen Beziehung zu überprüfen, und es ist die Frage zu klären, ob in diesem Falle möglicherweise doch eine „Sucht" vorliegt.

Gelegentlich kommt es zu verärgerten Reaktionen hinsichtlich der vom Therapeuten postulierten Eigenverantwortlichkeit. Dann wird eingehend das Konzept der eigenen Ohnmacht (Opferrolle) gegenüber den „Suchtimpulsen" mit all seinen Vor- und Nachteilen (vgl. dazu auch Marlatt u. Gordon 1985) diskutiert.

Zu Phase 4:
Aus der Kernhypothese leiten Spieler und Therapeut gemeinsam die Therapieplanung ab: Bei der in Phase 3 zuletzt genannten Patientengruppe kann es in Phase 4 nur darum gehen, mit dem Entlastungsgefühl therapeutisch zu arbeiten, das in der Regel aus der Erstgesprächssituation resultiert. Zum erstenmal werden von dem Patienten bisher zurückgehaltene Gedanken, Gefühle, Verhaltensweisen angesprochen. Wird dies als entlastend und nicht als bedrohlich empfunden, erhöht sich die Motivation zu weiteren Therapiegesprächen.

Die Zielsetzungen des Patienten werden auf ihre Umsetzbarkeit im Hinblick auf seine realen Fähigkeiten und Möglichkeiten überprüft, um Enttäuschungen über nicht eingetretene Erfolge bzw. Therapieabbrüche zu vermeiden.

Analyse und Motivation zur Veränderung
Die Motivationsarbeit hat im Erstinterview wie in der Therapiedurchführung bei Spielern eine besonders hohe Bedeutung – was schon daraus ersichtlich wird, daß in den Anfangsjahren unseres Projekts nur 25% der Spieler aus Eigeninitiative die Ambulanz aufsuchten (Klepsch et al. 1987). Es lassen sich durch das Konzept oder die Gesprächstechnik bedingte und „systemische" Motivationsfaktoren bestimmen:

1) Konzeptbedingte Motivationsfaktoren:
In der Regel wird es von den Patienten als „spannend" erlebt, durch die Gesprächsstrategie des Therapeuten neue, teilweise unbewußte Zusammenhänge zwischen dem Spielverhalten und individuellen Problemen zu erkennen. Dabei kann es sich neben bereits angeführten intraindividuellen auch um systemische (Paar und Familie) Funktionalitäten handeln.

Weiterhin wirkt in der Regel motivierend, daß keine Spielabstinenz und keine „Unterwerfung" aufgrund von Schuldgefühlen gefordert wird, also die Verhaltensautonomie des Spielers erhalten bleibt.

Unabhängig von seinem „Wahrheitsgehalt" bietet dieses Konzept daher erst einmal einen wesentlich leichteren Therapieeinstieg als das Suchtmodell. Es erlaubt sogar eine größere Offenheit bei den Angaben über das Spielverhalten selbst, da keine „Sanktionen" erfolgen.

2) Motivationsfaktoren in der Gesprächsführung:
Eine bild- oder metapherreiche „spielerische" Gesprächsführung hat sich gerade bei jüngeren Spielern als gesprächserleichternd und motivierend herausgestellt.

Der Therapeut kann auch eine Herausforderungssituation induzieren, um den Patienten zur Mitarbeit an der eigenen Problemdefinition zu motivieren: Intelligenz und Kreativität des Spielers werden wiederholt betont, als Herausforderung, diese bei der Ursachenfahndung und Problemlösung einzusetzen.

Gelingt diese direkte Provokation der Motivation nicht, dann kann im Sinne einer „Colombo-Kommunikation" modifiziert werden („Ich hätte da so die Idee, aber ich bringe die Informationen noch nicht zusammen ...").

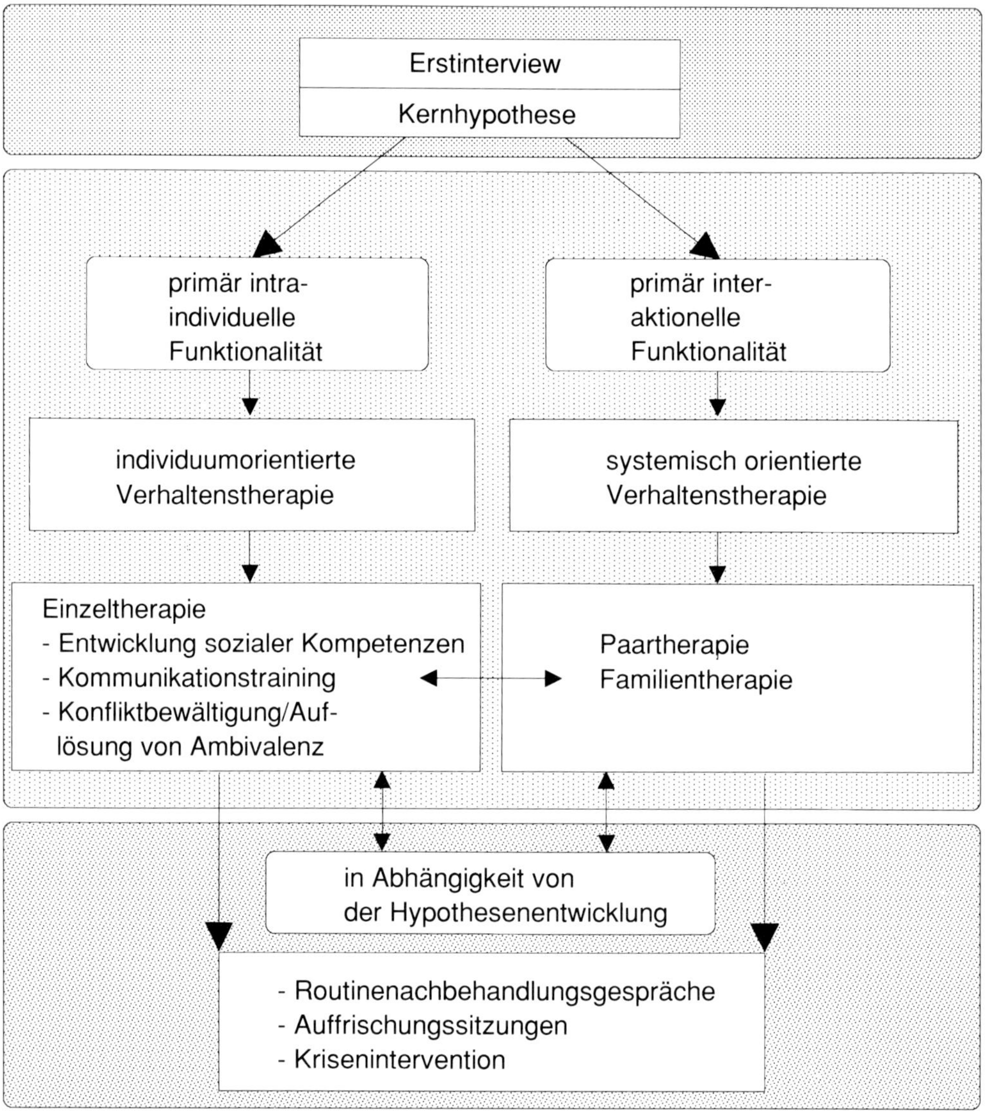

Abb. 1. Therapieverlauf

3) „Systemische" Motivationsfaktoren:
Werden aufgrund primär interaktioneller Funktionalitäten das Erstgespräch und (oder) Therapiesitzungen unter Einbeziehung der Partnerin oder der Familie durchgeführt, so muß oft systemische Motivationsarbeit geleistet werden (praxisbezogene Systematik in Hand 1988a), um zu therapierelevanten Paar- bzw. Familienhypothesen gelangen zu können. Dabei kann im Extremfall der Spieler aus der Therapie entlassen werden und ausschließlich eine Behandlung der Eheproblematik der Eltern erfolgen. Mit Therapiebeginn geht die „Verantwortung" für die Eltern vom Sohn auf die Therapeuten über.

Hat ein Spieler aber schon vor der jetzigen Problematik in der Ehe gespielt und ergeben sich Hinweise für eine primäre intraindividuelle Funktionalität (s. Abb. 1) des Spielverhaltens, die dann sekundär zu Problemen der jetzigen Partnerschaft

I. Selbstdarstellung des Patienten
II. Beschwerden des Patienten
1. Symptombildungen
2. Mikroanalyse der Hauptsymptomatik
3. Weitere Problembereiche
4. Bisherige Behandlung

III. Körperliche und seelische Erkrankungen in der Herkunftsfamilie des Patienten
IV. Sozialisation
V. Jetzige Lebenssituation

VI. Charakteristische Verhaltensweisen des Patienten
1. Verhaltensaktiva
2. Verhaltenspassiva
3. Interaktionsmuster

VII. Hypothesenbildung
1. Problemhierarchie des Patienten
2. Problemhierarchie desTherapeuten
3. Vergleich und Zielsetzung

VIII. Planung der Therapie

Abb. 2. Problemanalysen

geführt haben, so wird eine Einzeltherapie einer evtl. anschließenden Partnertherapie vorgeschaltet.

Die angebotene Therapie wird also flexibel auf die jeweiligen individuellen und systemischen Problemzusammenhänge ausgerichtet.

3.2.2. Therapiephase

In der Therapie wird die Analyse der Motivation des Patienten sowie der Funktion und der Bedingungen seines Spielverhaltens fortgesetzt. Abbildung 2 faßt die inhaltlichen Punkte zusammen, die zu einer verantwortlichen Therapiedurchführung abgeklärt werden müssen (s. Hand 1986a). Wie üblich in der Verhaltenstherapie, endet fast jede Sitzung mit einer Intervention und „Hausaufgabe", die sich aus den in der Sitzung besprochenen Inhalten ableitet und kurzfristig motivationsfördernde Erfolgserlebnisse ermöglichen soll. Gerade letztere sucht der Spieler regelmäßig und meist vergeblich im Glücksspiel. Einzelheiten des individuell spezifischen Vorgehens können im Rahmen dieses Buchbeitrags nicht beschrieben werden.

Besonderheiten im Therapieablauf

Während der Therapien kommt es vor, daß Patienten zum vereinbarten Gesprächstermin vorwurfsvoll oder schuldbewußt Spielrückfälle angeben, die die Frage aufwerfen: „Bin ich nicht doch süchtig?" Meist lassen sich mit wenigen Rückfragen bereits bekannte, manchmal auch neue auslösende oder aufrechterhaltende Bedingungen oder Funktionen ausfindig machen, die zum neuerlichen Spielexzeß geführt haben. Sie werden in den Therapieverlauf mit einbezogen. Der „Rückfall" wird nicht als solcher, sondern als ein „Vorfall" interpretiert. Dadurch wird verhindert, daß der Patient sich in eine das Selbstwertgefühl weiter reduzierende Einstellung hineinsteigert und möglicherweise einen Therapieabbruch vornimmt. Die Angehörigen, die in dieser Situation besorgt bei dem Therapeuten anrufen, bedürfen geduldiger Beratung.

Unterstützung Angehöriger

Sind die Angehörigen nicht in den Therapieprozeß im Rahmen einer Familien- oder Partnertherapie einbezogen, hat es sich als hilfreich erwiesen, bei Einwilligung des Patienten mit ihnen das Therapiekonzept und die Rolle der Angehörigen eingehend durchzusprechen. So können die Angehörigen konzeptunterstützend wirken, indem sie zugleich ihre Außenkontrollfunktionen für den Spieler, aber auch ihre Unterstützung in finanziellen Angelegenheiten abbauen – und ihm statt dessen helfen, eigenverantwortlich mit Lebensentscheidungen umzugehen. Die Angehörigen können sich zudem mit eigenen Problemen an die Therapeuten wenden.

3.2.3. Nachbehandlungsphase

Die Therapie ist in der Regel dann beendet, wenn der Patient mit den ursprünglichen Problemen adäquat umzugehen weiß. Routinemäßig folgen im Abstand von 1, 3 und 6 Monaten Nachuntersuchungen. Sie werden jedoch von Spielern – im Gegensatz zu Patienten mit anderen Problemen – nur unzuverlässig eingehalten. Es werden bei „Vorfällen" auch Kriseninterventionsgespräche durchgeführt. Sollten sich Problembereiche ergeben, die therapeutische Hilfe erforderlich erscheinen lassen, werden Sitzungen zu den jeweils neu aufgetretenen Problembereichen vereinbart.

3.3. Langzeitergebnisse

Bei 28 Spielern, die in den Jahren 1977–1984 behandelt wurden, konnten Nachbefragungen 6 Monate – 6 Jahre nach Therapieende durchgeführt werden. Bei weiteren 84 Spielern, die zwischen 1984 und 1986 behandelt wurden, konnten Nachbefragungen 6 Monate – 2 Jahre nach Therapieende abgeschlossen werden.

Einige der Therapieergebnisse seien hier zusammengefaßt (ausführliche Darstellung in Klepsch et al. 1987; Wlazlo et al. 1987): 23 (82%) der in den Jahren 1977–1984 behandelten Patienten und 56 (67%) der 84 Spieler, die in der Zeit von 1984–1986 behandelt worden sind, beteiligten sich an der Nachbefragung (siehe Abb. 3).

81% in der 1. Studie und 77% in der 2. Studie hatten bis zum Therapiebeginn ausschließlich an „Unterhaltungsautomaten mit Gewinnmöglichkeit" gespielt. Die Altersstruktur der 1. Studie (Pilotstudie) zeigte 16 (57,1%) Patienten im Alter von 18–35 Jahren und 12 (42,9%) Patienten im Alter von 36–65 Jahren.

In der 2. Studie (Projektstudie) lagen 63 (75%) Patienten in dem Altersintervall von 18–35 Jahren und nur 21 (25%) Patienten in dem von 36–65 Jahren. Besonders auffällig ist, daß von den oben genannten 63 Patienten 36 zwischen 18–25 Jahre alt waren. Es handelt sich hierbei überwiegend um Patienten ohne eigenes Einkommen (Arbeitslose, Auszubildende, Studenten).

In der Pilotstudie hatten 3 Patienten keine Schulden bei Therapiebeginn, 7 Patienten bis zu 10 000 DM, 10 bis zu 50 000 DM, 3 bis zu 100 000 DM, 1 Patient über 100 000 DM. Bei 4 Patienten fehlten Angaben.

In der Projektstudie gaben 8 Patienten keine Informationen über die Schuldensumme weiter, 23 Patienten hatten zu Therapiebeginn keine Schulden, 29 Patienten hatten bis zu DM 10 000, 17 bis zu DM 50 000, 5 bis zu DM 100 000 Schulden. Auch in dieser Studie wies nur 1 Patient mehr als DM 100 000 Schulden auf. In beiden Studien waren etwa 50% der Teilnehmer ohne eigenes Einkommen!

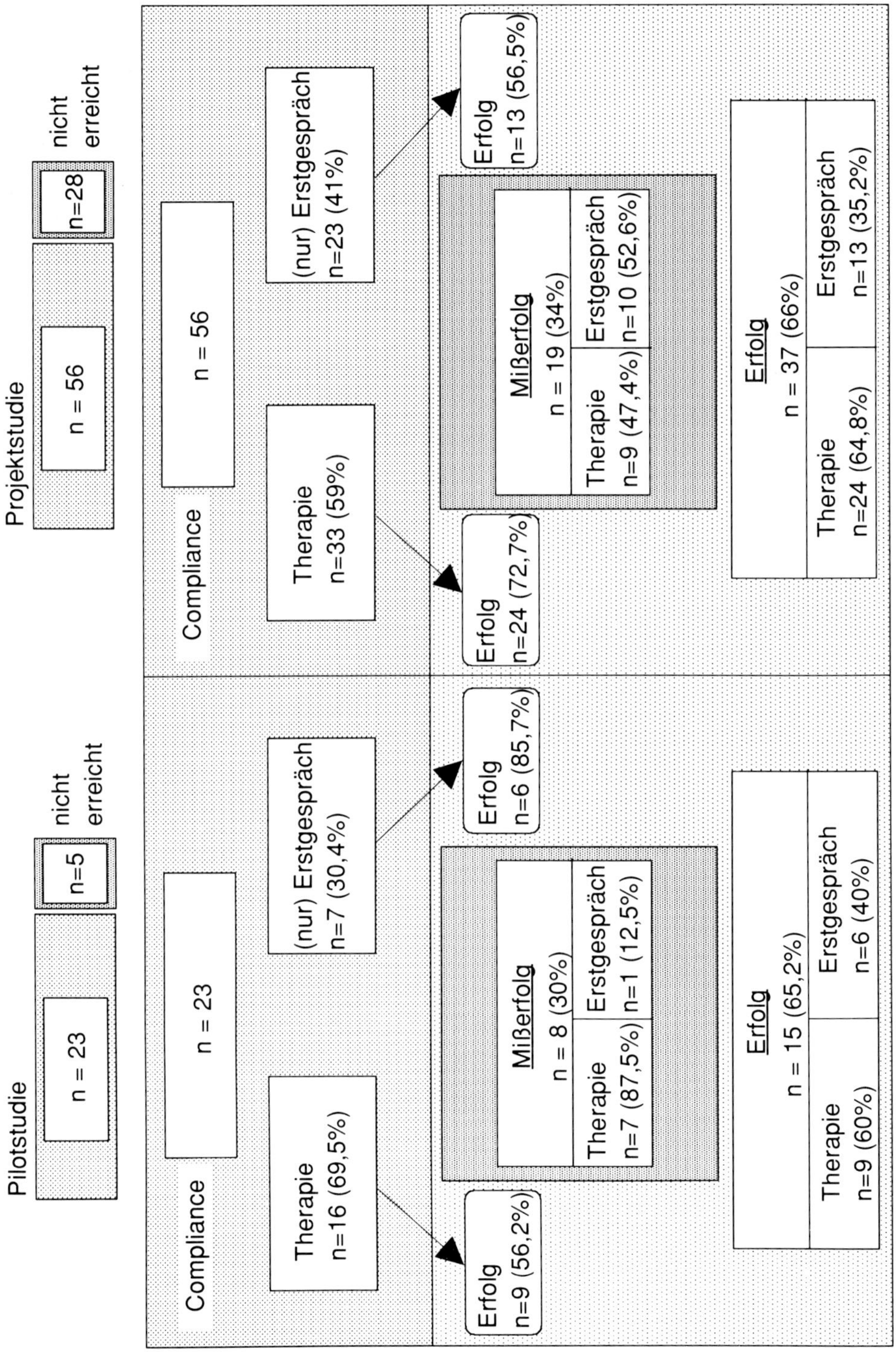

Abb. 3. Ergebnisse des Hamburger Therapiemodells

In beiden Studien wurde eine ambulante Kurzzeittherapie durchgeführt: Mit Ausnahme von 2 Patienten lag die Obergrenze bei 10 Sitzungen, wobei die Sitzungsdauer eine bis eineinhalb Stunden betrug.

Anhand eines komplexen Kriterienkatalogs konnten 15 (65%) der 23 Katamneseteilnehmer der Pilotstudie als erfolgreich eingestuft werden. In der 2. Studie galt dies für 37 Patienten (66%) der 56 Katamneseteilnehmer. Beide Studien zusammen ergeben bei einer Katamnesebeteiligung von etwa 70% eine durchschnittliche „Erfolgsquote" um 65,5% – mit erheblicher Besserung sowohl im Symptomverhalten wie in anderen Lebensbereichen, bezogen auf die nachbefragten Patienten. Nach eigenen Angaben waren von diesen etwa die Hälfte spielabstinent.

In den Ergebnissen dokumentiert sich die besondere Bedeutung des Erstgesprächs in unserem Therapiemodell. Abbildung 3 zeigt, daß in der Pilotstudie 6 (85,7%) von 7 Patienten, die ausschließlich am Erstinterview teilgenommen hatten, als Therapieerfolg eingestuft werden konnten. In der Projektstudie profitierten 13 (57%) von 23 der nachbefragten Patienten vom Erstgespräch. Bezieht man die Erfolgsgruppe auf die Gesamtzahl der Patienten, die ein Erstgespräch und zusätzliche Therapie erhielten (wobei die Nachuntersuchung ablehnende Spieler als Mißerfolg angesehen werden), so haben in der Pilotstudie von 28 Spielern 15 (53,5%) und in der Projektstudie von 84 Patienten 37 (44%) profitiert. Für etwa ein Drittel der Katamneseteilnehmer stellte das Therapieangebot also keine ausreichende Hilfe dar. Unter den schärferen Kriterien mit Bezugnahme auf die Gesamtgruppe profitierten 46,5–56% nicht. (Dieses harte Kriterium wird in Psychotherapieveröffentlichungen jedoch selten angewandt. Wenn überhaupt Nachuntersuchungen veröffentlicht werden, dann beziehen sich die Aussagen meist auf die Katamneseteilnehmer!)

4. Langzeitkatamnesen im Vergleich

Bei der Darstellung bisheriger Therapieansätze (s. Abschnitt 2) wurde deutlich, daß aufgrund der geringen oder nicht benannten Patientenzahlen eine empirische Überprüfung der vorhandenen Therapieansätze unmöglich ist. Einzig eine Studie von Russo et al. (1984) berichtet über die Katamnese von 124 Patienten 1 Jahr nach Ende einer stationären Suchttherapie des Spielens. Das Programm zielt auf völlige Abstinenz und die Wiederherstellung des „sozialen Funktionierens". Von den einbezogenen 124 Patienten wurden in der Nachbefragung 60 (48,3%) erreicht; 33 (55%) von diesen 60 Patienten berichteten, daß sie ein Jahr nach Therapieende spielabstinent leben.

Um die „soziale Funktionsfähigkeit" zu erfassen, wurde für jeden der folgenden Bereiche die subjektive Bewertung (ja/nein) erfragt: „Hat sich in den Bereichen Depressivität, Zufriedenheit in zwischenmenschlichen Beziehungen, finanzieller Status, Berufstätigkeit eine Veränderung im Vergleich zum Therapieanfang ergeben?"

Je nach Frage gaben 61–92% von den 60 befragten Patienten (49–74% der Ausgangsstichprobe von n = 124) in dem einen *oder* anderen der oben benannten Bereiche positive Veränderungen an. (Die Bedeutung solcher Ratings ohne Spielabstinenz bzw. Angaben der Spielintensität für das Alltagsleben der Patienten ist jedoch überhaupt nicht beurteilbar.) Bezogen auf die Gesamtgruppe von 124 therapierten Patienten, ergibt sich eine Erfolgsrate nach dem Hauptkriterium der Abstinenz von 26,6%. Es muß auch betont werden, daß 36 Patienten (60%) eine ambulante Nachbehandlung aufnahmen: 27 von diesen 36 begaben sich in professionelle therapeutische Behandlung, und 9 suchten Selbsthilfegruppen (mindestens 2 Sitzungen) auf. Von diesen 36 Patienten blieben 26 abstinent. Demnach haben nur 7 die Abstinenz ohne Nachbehandlung einhalten können. Es bleibt also die Frage offen, ob die ambulante Nachbehandlung nicht sogar die erfolgsentscheidende Maßnahme war.

Ein direkter Vergleich der Therapieergebnisse des ambulanten Hamburger Modells und des stationären Brecksville-Programms ist nicht möglich, da u. a. keine Vergleiche der jeweils einbezogenen Patientengruppen möglich sind. Gemessen an den Zielen des Brecksville-Programms übersteigt das Ergebnis nicht den Erfolgsbereich von 25–30%, der sich in einem Überblick der bis zum Anfang der 80er Jahre veröffentlichten Therapiestudien zeigte (Hand u. Kaunisto 1984a).

In jedem Fall gibt es eine Gruppe von ca. 25% der pathologischen Spieler, die von einem stationären Behandlungsprogramm mit ambulanter (teilweise professioneller) Nachbehandlung spielabstinent wird und als Therapieerfolg bezeichnet werden kann. Für die verbleibende 74% ist keine Einschätzung möglich.

Nach dem Hamburger Modell profitieren 44–54% der Patienten subjektiv hinreichend, davon wird etwa die Hälfte (ca. 25%) spielabstinent aus eigener Entscheidung; für die verbleibenden 46–56% ist keine sichere Aussage über Erfolg oder Mißerfolg möglich.
Ob sich die beiden – von ihren Modellvoraussetzungen her unterschiedlichen – Therapieangebote ergänzen können, muß in folgenden Forschungsarbeiten zur differentiellen Indikationsstellung für das eine oder andere Behandlungsmodell überprüft werden.

Leider sind alle unsere Bemühungen der vergangenen Jahre, eine vergleichende Forschung zur Effizienz ambulanter Verhaltenstherapie, stationärer „Sucht"therapie und der Selbsthilfegruppen einzuleiten, ergebnislos geblieben. Inzwischen existieren in der Bundesrepublik Deutschland und in den Vereinigten Staaten mehrere Arbeitsgruppen, die ambulante Therapien für Spieler anbieten, die inhaltlich dem hier beschriebenen Modell weitgehend ähnlich zu sein scheinen. Deren Evaluation steht allerdings noch aus.

Literatur

Adler A (1969) The science of living. Anchor books, Garden City

Aubry WE (1975) Altering the gambler's maladaptive life goals. Int J Addict 10:29–33

Barker JS, Miller M (1968) Aversion therapy for compulsive gambling. J Nerv Ment Dis 146:285–302

Bergler E (1957) The psychology of gambling. Hanison, London

Berne E (1972) What do you do after you say hello? The psychology of human destiny. Grove, New York

Boyd WH, Bolen DW (1970) The compulsive gambler and spouse in group psychotherapy. Int J Group Psychother 20:77–90

Casson F (1968) Brain operation for gambler. Lancet I:815

Cotler SB (1971) The use of different behavioral techniques in treating a chase of compulsive gambling. Behav Ther 2:579–584

Cromer G (1978) Gamblers Anonymous in Israel: A participant observation study of a self-help group. Int J Addict 13:1069–1077

Dickerson MG, Weeks D (1979) Controlled gambling as a therapeutic technique for compulsive gamblers. J Behav Ther Exp Psychiatry 10:139–141

Fink HK (1961) Compulsive gambling. Acta Psychother 9:251–261

Glen AM, Custer RL, Burns R (1975) The treatment of compulsive gambling (Paper presented at the Second Annual Conference of Gambling. South Lake Tahoe/NV)

Goorney AB (1968) Treatment of a compulsive horserace gambler by aversion therapy. Br J Psychiatry 114:329–333

Greenberg D, Rankin H (1982) Compulsive gamblers in treatment. Br J Psychiatry 140:364–366

Hand I, Kaunisto E (1984a) Multimodale Verhaltenstherapie bei problematischem Verhalten in Glücksspielsituationen („Spielsucht"). Suchtgefahren 1:1–11

Hand I, Kaunisto E (1984b) Theoretische und empirische Aspekte eines verhaltenstherapeutischen Behandlungsansatzes für „Glücksspieler". Hoheneck, Hamm (Aktuelle Orientierungen: Suchtgefahren, H. 4, S 55–70)

Hand I (1986a) Verhaltenstherapie und kognitive Therapie in der Psychiatrie. In: Kisker KP, Lauter H, Meyer CE (Hrsg.) Psychiatrie der Gegenwart, Bd 1: Neurosen, Psychosomatische Erkrankungen, Störungen, Psychotherapie. Springer, Berlin Heidelberg New York Tokyo

Hand I (1986b) Spielen – Glücksspielen – Krankhaftes Spielen („Spielsucht“) In: Korszak D (Hrsg) Die betäubte Gesellschaft. Fischer, Frankfurt am Main

Hand I (1988a) Obsessive-compulsive patients and their families. In: Falloon I (ed) The handbook of behavioral family therapy. Guilford, New York

Hand I (1988b) Verhaltenstherapie als Kurzzeit-Psychotherapie Prax Psychother Psychosom 33:268–277

Harris JL (1986) A model for treating compulsive gamblers therapy cognitive behavioral approaches. Cogn Res Ther (submitted)

Jellinek EM (1960) The disease concept of alcoholism. Hillhouse, New Brunswick

Ingram R (1985) Transactional script theory applied to the pathological gambler. J Gambling Behav 1/2:89–96

Klepsch R, Hand I, Wlazlo Z, Kaunisto E, Friedrich B (1987) Langzeiteffekte multimodaler Verhaltenstherapie bei krankhaftem Glücksspielen: Retrospektive Katamnese der Hamburger Pilot-Studie. Suchtgefahren 2:137–147

Koller KM (1972) Treatment of poker-machine addicts by aversion therapy. Med J Aust 8:742–745

Lester D (1979) The treatment of compulsive gamblers. In: Lester D (ed) Gambling today. Thomas, Springfield/IL, pp 106–114

Marlatt GA, Gordon JR (1985) Relapse prevention. Guilford, New York

McConaghy M, Armstrong MS (1983) Controlled comparison of aversive therapy and imaginal desensitization in compulsive gambling. Br J Psychiatry 142:366–372

McCormick RA, Russo AM, Ramirez LF, Taber JI (1984) Affective disorders among pathological gamblers seeking treatment. Am J Psychiatry 141:215–218

Moran E (1970a) Pathological gambling. Br J Hosp Med 4:59–70

Moran E (1970b) Varieties of pathological gambling. Br J Psychiatry 116:593–597

Moskowitz JA (1980) Lithium and lady luck. Use of lithium carbonate in compulsive gambling. NY State J Med 5:785–788

Peck DF, Ashcroft JB (1972) The use of stimulus satiation in the modification of habitual gambling. (Proceedings of the 2nd Conference of Behavioral Modification, Kilkenny/Irland)

Ramirez LF, McCormick RA, Russo AM, Taber JI (1983) Patterns of substance abuse in pathological gamblers undergoing treatment. Add Behav 8:425–428

Rankin H (1982) Control rather than abstinence as a goal in the treatment of excessive gambling Behav Res Ther 20:185–187

Russo AM, Raber JI, McCormick RA, Ramirez LF (1983) An established treatment program for pathological gamblers: Initial outcome study results (Paper presented at the 10th annual meeting of the Society for Police and Criminal Psychology, Cincinnati/Ohio, October)

Russo AM, Raber JI, McCormick RA, Ramirez LF (1984) An outcome study of an inpatient treatment program for pathological gamblers. Hosp Comm Psychiatry 35/8:823–827

Scodel A (1964) Inspirational group therapy: A study of gamblers anonymous. Am J Psychother 18:115–125

Seager CP (1970) Treatment of compulsive gamblers using electrical aversion. Br J Psychiatry 117:545–554

Taber JI (1979) The Brecksville inpatient program for pathological gamblers: Current directions (Paper presented to the American Psychological Association, New York/NY)

Teppermann JH (1985) The effectiveness of short-term group therapy upon the pathological gambler and wife. J Gambling Behav 1/2:119–130

Victor RG, Krug CM (1967) Paradoxical intention in the treatment of compulsive gambling. Am J Psychother 21:808–814

Wlazlo Z, Hand I, Klepsch R, Friedrich B, Fischer M (1987) Langzeiteffekte multimodaler Verhaltenstherapie bei krankhaftem Glücksspielen, II: Prospektive Katamnese der Hamburger Projekt-Studie. Suchtgefahren 2:148–181

Zadikow CI (1977) A professional poker player: A psychoanalytically oriented psychodiagnostic evaluation. Dissertation Abstracts Int 39, 1–8:4050–4068

23. Verhaltenstherapeutische Maßnahmen bei Eßstörungen*

T. Paul, C. Jacobi

1.	Einleitung	327
2.	Adipositas	328
2.1.	Verhaltenstherapeutische Maßnahmen zur Gewichtsreduktion	328
2.2.	Bewertung der Adipositastherapie	329
2.3.	Langzeiteffekte	331
2.4.	Schlußfolgerungen	332
3.	Anorexia nervosa	332
3.1.	Verhaltenstherapeutische Maßnahmen	333
3.1.1.	Vorgespräche	333
3.1.2.	Gewichtsnormalisierung	334
3.1.3.	Gewichtsstabilisierung	335
3.2.	Bewertung der Therapie	335
3.3.	Prognose	336
3.4.	Schlußfolgerungen	337
4.	Bulimia nervosa	337
4.1.	Diagnostische Einordnung	337
4.2.	Verhaltenstherapeutische Maßnahmen	338
4.2.1.	Zentrale Ansatzpunkte	338
4.2.2.	Darstellung eines eigenen Therapiekonzepts	340
4.3.	Bewertung der Therapiekonzepte	342
4.4.	Prognose	343
4.5.	Schlußfolgerungen	343
5.	Zusammenfassung	343
Literatur		344

1. Einleitung

Die vorliegende Arbeit beschäftigt sich mit verhaltenstherapeutischen Maßnahmen bei psychogenen Eßstörungen. Auf eine Einbeziehung anderer, z. B. organisch bedingter Eßstörungen, Störungen, die im Rahmen psychotischer Erkrankungen oder spezieller medikamentöser Behandlungen auftreten können, wird hier bewußt verzichtet, zumal verhaltenstherapeutische Maßnahmen in diesen Fällen kaum zur Anwendung kommen.

Während das Hauptaugenmerk der Verhaltenstherapie lange Zeit der Behandlung der Adipositas galt, lag in den letzten Jahren viel Gewicht auf der Behandlung der Anorexia nervosa. In den kommenden Jahren wird sich die Verhaltenstherapie dem noch relativ neurartigen bzw. neu abgegrenzten Krankheitsbild der Bulimia nervosa zuwenden müssen, um effiziente Therapieansätze zu entwickeln und zu evaluieren. Für dieses Krankheitsbild ist zur Zeit ein rapider Anstieg der Häufigkeit zu verzeichnen und auch weiterhin zu erwarten.

Für die Bereiche Adipositas, Anorexia nervosa und Bulimia nervosa sollen im folgenden die am häufigsten Anwendung findenden verhaltenstherapeutischen Maßnahmen beschrieben werden. Dies kann

* Mit Unterstützung der Deutschen Forschungsgemeinschaft.

oftmals nur verallgemeinernd bzw. nur beispielhaft erfolgen. Für ausführliche Darstellungen konkreter praktischer Maßnahmen wird daher auf die entsprechenden Veröffentlichungen verwiesen.

Neben der Beschreibung verhaltenstherapeutischer Grundprinzipien wird für jeden Bereich versucht, eine Bewertung der Therapieerfolge und Prognose zu erstellen, wobei klar wird, daß eine Abgrenzung der Vor- und Nachteile verhaltenstherapeutischer Maßnahmen gegenüber anderen Verfahren im Grunde nicht zu leisten ist. Da hierfür das Vorliegen kontrollierter Therapievergleichsstudien eine unerläßliche Bedingung wäre, diese jedoch z. T. nur mit erheblichen methodischen Mängeln behaftet vorliegen, können die getroffenen Schlußfolgerungen oftmals nur sehr allgemein bleiben und nur punktuell den spezifischen Stellenwert von Verhaltenstherapie aufzeigen.

Der Darstellung verhaltenstherapeutischer Behandlungsmöglichkeiten bei Bulimia nervosa wird schließlich hier deswegen etwas mehr Platz eingeräumt, da diese noch am wenigsten bekannt sein dürften, und nicht zuletzt auch, da wir hierfür ein eigenes Therapieprogramm vorstellen können.

2. Adipositas

Zur Bestimmung des Ausmaßes von Übergewicht existieren verschiedene Indizes, die versuchen den Anteil des Fettgewebes an der körperfettfreien Masse zu schätzen, da direkte Messungen des Fettanteils sehr aufwendig und z. T. kostenintensiv sind.

In der Bundesrepublik Deutschland wird allgemein der Broca-Index verwendet und über die Formel: Normalgewicht (kg) = Körpergröße (cm) minus 100 das Broca-Referenzgewicht berechnet. Gewichtsbereiche über diesem Referenzgewicht werden als Übergewicht eingestuft. Angaben über das wünschenswerte relative Körpergewicht ergeben sich aus Untersuchungen über Zusammenhänge zwischen relativem Körpergewicht und a) Lebenserwartung (Gesamtmortalität), b) Begleiterkrankungen (Gesamtmorbidität) und c) Risikofaktoren.

Da die Ergebnisse zu diesen Untersuchungen nicht übereinstimmend sind und noch diskutiert werden, hat die Deutsche Gesellschaft für Ernährung 1980 folgende vorläufige Empfehlung verabschiedet:

1) „Idealgewichtige“ Erwachsene (Broca minus 15% bei Frauen; minus 10% bei Männern) sollten bestrebt sein, dieses Gewicht zu halten (Prävention des Übergewichts).

2) Übergewicht von mehr als 20–30% nach Broca stellt als solches eine absolute Indikation zur Gewichtsreduktion dar.

3) Auch ein Übergewicht geringeren Grades ist häufig mit dem Auftreten vaskulärer Risikofaktoren assoziiert, da diese erst bei einem relativen Körpergewicht von etwa minus 10% nach Broca am seltensten sind. Darum verpflichtet auch Übergewicht mäßigen Grades dazu, die Risikofaktoren der kardiovaskulären Erkrankungen in regelmäßigen Abständen zu kontrollieren, um diese gegebenenfalls diätetisch zu behandeln.

2.1. Verhaltenstherapeutische Maßnahmen zur Gewichtsreduktion

Verhaltenstherapeutische Maßnahmen bei Übergewicht haben die Zielsetzung, Eßgewohnheiten und Aktivitätsbereitschaft der Patienten so zu verändern, daß sowohl eine Einschränkung der Kalorienzufuhr wie auch ein erhöhter Kalorienverbrauch über ein gesteigertes Aktivitätsniveau erreicht wird.

Man nimmt an, daß physiologische Prädispositionen, spezielle Erfahrungen wie auch generelle Gewohnheitsbildungen im Eßverhalten dazu führen, daß Adipöse über ihren eigentlichen Energiebedarf hinaus Nahrung zu sich nehmen (positive Energiebilanz). Daher versuchen verhaltenstherapeutische Maßnahmen eine grundsätzliche „Lebensstilveränderung“ und unterscheiden sich damit durch die Breite ihres

Ansatzes deutlich von anderen Therapiemethoden wie z. B. speziellen Diäten, Einnahme von appetithemmenden Medikamenten oder chirurgischen Eingriffen.

Zur Erreichung dieser Zielsetzung haben sich Selbstkontrolltechniken als effektivstes Mittel erwiesen, während früher gebräuchliche Methoden wie Aversionstechniken (Foreyt u. Kennedy 1971) oder verdeckte Sensibilisierung (Cautela 1966) kaum noch Anwendung finden.

Einen Überblick über die heute allgemein verwendeten verhaltenstherapeutischen Techniken zur Behandlung der Adipositas gibt Tabelle 1. Dabei wurden beispielhaft zu jedem Bereich einige Maßnahmen skizziert. Detaillierte Beschreibungen der einzelnen Techniken sind in dem Standardwerk von Foreyt (1977) enthalten. Eine ausführliche Anleitung eines verhaltenstherapeutischen Programms mit praktischen Übungen enthält die Arbeit von Hautzinger u. Kaul (1978).

Die meisten standardisierten, verhaltenstherapeutischen Programme basieren auf 4 Schwerpunkten: Protokollführung, Stimuluskontrolltechniken, Veränderungen des Eßverhaltens über Verhaltensregeln und Bekräftigung des veränderten Verhaltens. Obwohl dies sicherlich unverzichtbare Elemente einer verhaltenstherapeutischen Vorgehensweise sind, ist davon auszugehen, daß zu einer effektiven, langfristigen Gewichtsabnahme vielfach eine breitere Vorgehensweise notwendig erscheint (Wilson 1980). Daher bietet es sich an, bestehende Programme um ein Training sozialer Fertigkeiten zur Bewältigung schwieriger Situationen zu erweitern und auch eine Schulung der Wahrnehmung bestimmter Gefühlszustände (wie Depressivität, Angst, Wut etc). zu forcieren, die häufig mit einer erhöhten Nahrungsaufnahme einhergehen.

Da es im wesentlichen auch kognitive Faktoren sind, die die Nahrungsaufnahme mitbedingen (Pudel 1973), finden heute in der Regel verschiedene kognitive Techniken, v. a. Selbstinstruktionstechniken, breitere Anwendung. Dazu gehört auch die Integration des Rückfallanalysemodells nach Marlatt u. Gordon (1979), in dem die Patienten über Rollenspiele und Imagination von schwierigen Situationen zu kognitiven Umstrukturierungen und veränderten Copingmechanismen angeleitet werden.

2.2. Bewertung der Adipositastherapie

Da kaum kontrollierte Therapievergleichsstudien vorliegen und diese erhebliche methodische Probleme aufweisen, ist eine Beurteilung verhaltenstherapeutischer Methoden gegenüber anderen Verfahren nur eingeschränkt möglich. Daher sollen im folgenden nur einige allgemeine Schlußfolgerungen zur Adipositastherapie zusammengefaßt werden, die an einigen Punkten auch den Stellenwert verhaltenstherapeutischer Maßnahmen verdeutlichen.

Albert Stunkard, einer der profiliertesten Wissenschaftler im Bereich der Adipositasforschung, kennzeichnete die Situation der therapeutischen Bemühungen vor 10 Jahren folgendermaßen: „Die meisten Übergewichtigen kommen nicht zur Therapie; von denen, die kommen, scheiden die meisten wieder frühzeitig aus; von denen, die in der Therapie bleiben, nehmen die meisten nur geringfügig an Gewicht ab, und von denen, die an Gewicht abnehmen, nehmen die meisten dies wieder in Kürze zu" (Stunkard 1975).

Obwohl die Behandlungsmaßnahmen in der Zwischenzeit weiter intensiviert wurden, sind heute nach wie vor die Drop-out-Raten zu hoch, die Gewichtsabnahmen nur mittelmäßig und medizinisch häufig unbedeutsam und können langfristig nicht gehalten werden (Stunkard 1986).

Nach einer Durchsicht von mehr als 100 Therapiestudien kommen Wilson u. Brownell (1980) zu folgenden generalisierbaren Schlußfolgerungen, die in ihrer Allgemeingültigkeit auch heute noch fast unverändert übernommen werden können:

- Der erreichte Gewichtsverlust liegt bei durchschnittlich 11 Pfund oder 1–2 Pfund pro Woche.
- Relativ wenige Patienten (vielleicht 25%) nehmen nach Beendigung der Therapie noch weiterhin ab.
- Der durchschnittliche Gewichtsverlust kann in der Regel nicht länger als 1 Jahr lang gehalten werden.
- Es besteht eine große interindividuelle Variabilität bezüglich des Gewichtsverlusts.

Tabelle 1. Verhaltenstherapeutische Maßnahmen zur Gewichtsreduktion

1) Reizkontrolltechniken

a) Einkaufsverhalten
- Einkaufsliste anfertigen.
- Nach dem Essen einkaufen.
- Nicht mehr Geld als für geplante Lebensmittel nötig mitnehmen.

b) Pläne
- Nahrungszufuhr einschränken.
- Mahlzeiten zu festgelegten Zeiten essen.
- Kein Essen annehmen, das von anderen angeboten wird.

c) Aktivitäten
- Lebensmittel aus Sichtweite entfernen.
- Essensplatz einrichten.
- Keine Reste übrig lassen.
- Nach dem Essen sofort vom Tisch aufstehen.

d) Einladungen
- Weniger Alkohol trinken.
- Vorher planen, was man ißt.
- Vorher eine Kleinigkeit essen.

2) Eßverhalten
- Besteck zwischen 2 Bissen niederlegen.
- Sorgfältig kauen vor dem Hinterunterschlucken.
- Immer nur Essen für *eine* Mahlzeit zubereiten.
- Beim Essen nichts anderes tun (lesen, fernsehen etc.).

3) Belohnung
- Protokollbögen als Grundlage für Belohnungen nehmen.
- Bestimmte Belohnungen für bestimmte erreichte Ziele festlegen.
- Familie und Freunde bitten, durch Lob zu unterstützen.

4) Selbstbeobachtung
- Tagebuch/Tagesprotokolle führen, auf denen:
  Zeit und Ort des Essens,
  Art und Menge des Essens,
  Gefühle, Empfindungen etc.
  verzeichnet sind.

5) Ernährungsinformationen
- Kalorienwert und Zusammensetzung von Lebensmitteln lernen.
- Weniger Fett, mehr komplexe Kohlenhydrate essen.

6) Körperliche Aktivität
- Routineaktivität erhöhen.
- Sport treiben und langsam steigern.

7) Kognitives Umstrukturieren
- Keine unrealistischen Ziele setzen.
- Imperative wie „immer" und „nie" vermeiden.
- An Erfolgen und nicht an schwierigen Phasen orientieren.
- Negativen Gedanken rationalere entgegensetzen.

- Prädiktoren für den Abnahmeerfolg lassen sich nicht feststellen.
- Vergleichsstudien von Langzeiteffekten bei Verhaltenstherapie mit anderen Interventionsmöglichkeiten sind nicht verfügbar.
- Verhaltenstherapeutische Maßnahmen erhöhen das psychische Wohlbefinden.
- Nur etwa die Hälfte der vorliegenden Programme verwenden Techniken zur Gewichtsstabilisierung.
- Verhaltenstherapeutische Maßnahmen haben die Drop-out-Raten deutlich gesenkt.

Trotz dieser in vielen Punkten nicht ermutigenden Bilanz scheint die Kosten-Nutzen-Analyse der verhaltenstherapeutischen Maßnahmen gegenüber anderen Interventionen günstiger zu sein (Brownell 1982; Stunkard 1982). Die weit überwiegende Mehrzahl der vorhandenen Programme ist jedoch nur auf Patienten mit leichtem bzw. mittlerem Übergewicht anwendbar. Bei einer durchschnittlichen Therapiedauer von 8–12 Wochen wird in der Regel ein Gewichtsverlust von 4–5 kg erreicht, was v. a. durch die kurze Behandlungsdauer nicht weiter verwunderlich ist. Bei sehr schwergewichtigen Patienten, bei denen allein aus medizinischen Gründen eine drastische Gewichtsabnahme angezeigt ist, sind solche Gewichtsverluste nahezu unbedeutend und auch nicht motivierend. Für solche Patienten müssen verhaltenstherapeutische Programme mit einer deutlich längeren Therapiedauer unter stärkerer Berücksichtigung diätetischer Maßnahmen und körperlicher Ativitätssteigerung entwickelt werden. Die zusätzliche Verwendung spezieller Formuladiäten scheint vielversprechend zu sein (Wadden et al. 1983), wenngleich die Diskussion über den Einsatz der sog. VLC-Diäten („very low calorie diets") noch lange nicht abgeschlossen scheint (Howard 1981).

Für den deutschen Sprachraum liegt bereits ein evaluiertes, interdisziplinäres Therapieprogramm für Patienten mit starkem Übergewicht vor, wobei die bisherigen Erfolge beachtlich sind (Koch et al. 1985).

Allgemeine Richtlinien für die Verabreichung adäquater Diäten und aktivitätssteigernder Maßnahmen sind den „Therapeutischen Richtlinien für professionelle Gewichtskontrollprogramme" zu entnehmen (Weinsier et al. 1984).

2.3. Langzeiteffekte

Obwohl die Erfolge der verhaltenstherapeutischen Programme in bezug auf die Gewichtsabnahme während der Therapie für die leichten und mittelschweren Fälle als zufriedenstellend bezeichnet werden können, sind die Langzeiteffekte allgemein noch unzureichend (Wilson 1983).

Die Entwicklung von Maßnahmen zur Gewichts*stabilisierung* müssen daher in den nächsten Jahren im Vordergrund stehen. Einzelne Maßnahmen von *Wiederholungssitzungen* („booster sessions"), *Einbezug von Familienangehörigen* („social support system") oder *Rückfallprophylaxestrategien,* angelehnt an das Modell von Marlatt (1978), wurden bisher nur vereinzelt eingesetzt, können aber aufgrund der wenigen und z. T. widersprüchlichen Befunde nicht abschließend beurteilt werden (Wilson 1983).

Als Erklärungskonzepte für diese unzureichenden Langzeiteffekte werden heute immer häufiger genetische Faktoren angeführt. Besondere Aufmerksamkeit erregte eine Adoptivstudie von Stunkard et al. (1986), in der nur ein signifikanter Zusammenhang zwischen den Adoptivkindern und ihren biologischen Eltern in bezug auf den Body-Mass-Index festgestellt wurde; zwischen den Adoptiveltern und den Adoptivkindern ließ sich dieser Zusammenhang nicht nachweisen. Durch diese Ergebnisse konnte die Bedeutung genetischer Faktoren für die Festlegung des Körpergewichts unterstrichen werden, wenngleich ebenso dadurch belegt wurde, daß die Vererbung nur *einen* Faktor unter mehreren anderen darstellt (nur 10% der Varianz ließen sich auf den Faktor Vererbung zurückführen!).

Bei einer Gesamtbetrachtung der vorliegenden Studien kommen Foch u. McClearn (1980) zu dem Schluß, daß kein Zweifel mehr darüber besteht, daß genetische Faktoren an der Ausprägung des Körpergewichts beteiligt sind, daß aber über das Zusammenwirken von Erbe und Umwelt während der Entwicklung noch große Unklarheit herrscht.

Ein anderes vieldiskutiertes Konzept zur Erklärung der Mißerfolge in der Adipositastherapie stellt das Konstrukt des „set-point“ dar. Darunter wird ein biologisch programmierter Gewichtsbereich verstanden, der interindividuell stark variieren kann und nicht allein durch die Körpergröße determiniert ist (Nisbett 1972). Der Theorie zufolge wäre jedem Menschen ein individueller Gewichtsbereich sozusagen physiologisch vorgegeben. Wie die Schuhgröße oder Körpergröße würde sich demnach das Gewicht entsprechend einer Normalverteilung verhalten, wobei die Übergewichtigen nur am äußeren rechten Rand der Verteilung angesiedelt wären. Diesem Konstrukt liegt die Beobachtung zugrunde, daß bei willentlicher Verschiebung des Körpergewichts nach oben oder nach unten Gegenregulationsvorgänge aktiviert werden, die zu drastischen Verhaltensauffälligkeiten führen (Keys et al. 1950; Sims 1976; vgl. auch die Erläuterungen in Abschn. 4 zur Bulimia nervosa). Mit Hilfe dieses Konzepts läßt sich auch die oft jahrzehntelange Gewichtsstabilität der meisten Menschen erklären, trotz Zeiten unterschiedlichster Nahrungsaufnahme oder körperlicher Beanspruchung.

Während die Set-point-Theorie für Menschen in einem Normal- und Untergewichtsbereich unserer Ansicht nach ein schlüssiges Erklärungskonzept liefert, ist sein Erklärungswert für die Adipositas unzureichend, da folgende Fragen nicht beantwortet werden können:

1) Welche Mechanismen sind an der Festsetzung des „set-point“ beteiligt?

2) Wann befindet sich eine Person in ihrem individuellen „set-point“? Sind die Verhaltensauffälligkeiten im Eßbereich, wie z. B. die erhöhte „Außenreizabhängigkeit“ oder „hyperphage Reaktion“ (Pudel 1982), von adipösen Patienten wirklich Ausdruck eines Deprivationszustandes, oder ist nicht eher davon auszugehen, daß hier andere Störungen zugrundeliegen?

3) Durch welche „natürlichen“ Faktoren läßt sich der „set-point“ verschieben?

Letztlich spiegelt somit die Theorie vom „set-point“ nur den aktuellen Stand der Forschung zur Adipositastherapie wider – läßt aber die entscheidenden Fragen noch weitgehend offen.

2.4. Schlußfolgerungen

Während die Verhaltenstherapie noch vor 20 Jahren euphorisch glaubte, schlüssige Erklärungskonzepte und Behandlungsstrategien anbieten zu können, ist heute eher eine allgemeine Resignation zu verspüren, da langanhaltende Therapieerfolge nur in den wenigsten Fällen erreicht werden konnten. In den nächsten Jahren werden verstärkte Bemühungen notwendig sein, um differentielle Therapieangebote für unterschiedlich Betroffene zu erarbeiten. Eventuell lassen sich dann auch Prädiktorvariablen für den Therapieerfolg ableiten. Besondere Beachtung wird auch der gewichtsstabilisierenden Phase zukommen müssen, um durch geeignete Kombinationen verschiedener Maßnahmen die erreichten Gewichtsabnahmen auch langfristig zu sichern.

3. Anorexia nervosa

Die derzeitig für die Anorexia nervosa geltenden Diagnosekriterien (DSM-III-R) der American Psychiatric Association (1987) sind im folgenden wiedergegeben. Auf die Abgrenzung und Überschneidung mit der Bulimia nervosa wird in Abschn. 4 kurz eingegangen werden.

A. Refusal to maintain body weight over a minimal normal weight for age and height, e.g., weight loss leading to maintenance of body weight 15% below that expected; or failure to make expected weight gain during period of growth, leading to body weight 15% below that expected.

B. Intense fear of gaining weight or becoming fat, even though underweight.
C. Disturbance in the way in which one's body weight, size, or shape is experienced, e.g., the person claims to „feel fat" even when emaciated, believes that one area of the body is „too fat" even when obviously underweight.
D. In females, absence of at least three consecutive menstrual cycles, when otherwise expected to occur (primary or secondary amenorrhea). (A woman is considered to have amenorrhea if her periods occur only following hormone, e.g., estrogen administration).*

3.1. Verhaltenstherapeutische Maßnahmen

Während der letzten Jahre hat sich im Bereich der Verhaltenstherapie ein allgemeiner Konsens in bezug auf die Behandlung der Anorexia nervosa (AN) herstellen lassen (Garner u. Garfinkel 1985). Als primäres Ziel der therapeutischen Intervention wird die Wiederherstellung eines annähernd normalen Gewichts gesehen, um den Patienten zu befähigen, sich mit den altersgerechten sozialen und interpersonellen Forderungen auseinanderzusetzen. Dabei wird die Behandlung grob in zwei sich überlappende Phasen unterteilt:

1) eine initiale Gewichtswiederherstellung innerhalb einer stationären Aufnahme;
2) eine Langzeittherapie mit dem Ziel der Stabilisierung bzw. Rückfallverhinderung.

Obwohl generell ein ambulantes Vorgehen anzustreben ist, wird eine stationäre Therapie immer dann befürwortet, wenn das Gewicht der Patienten unter 70% des Normalgewichts abgesunken ist (Garfinkel u. Garner 1982; Casper 1982; Morgan et al. 1982). Sprechen nicht andere Kriterien für eine stationäre Aufnahme (z. B. erhöhte Suizidalität, starke Isolation; s. auch Vandereycken 1985), so bietet sich zunächst bei nicht so stark abgemagerten Patienten ein ambulanter Einstieg an, da der Patient in seinem sozialen Umfeld verbleiben kann und auf diese Weise die dort stattfindenden interaktionellen Prozesse, die häufig die Krankheit mitbedingen, gut bearbeitet werden können. Besonders erfolgversprechend scheinen dabei familientherapeutische Ansätze zu sein (Minuchin et al. 1978; Liebman et al. 1983), wobei es in hoch spezialisierten Zentren gelingt, nahezu 80–85% der Patienten ambulant zu behandeln. Zweifellos bedürfen die z. T. außergewöhnlich hohen Erfolgsquoten (s. Minuchin et al. 1978) einer Replikation.

Im folgenden soll in Anlehnung an Brand u. Gensicke (1980; s. Abb. 1) ein erprobtes stationäres Therapiekonzept vorgestellt werden, um daran die Grundprinzipien des verhaltenstherapeutischen Vorgehens bei AN zu verdeutlichen. Auf die Darstellung ambulanter Vorgehensweisen wird hier verzichtet, da sich die initiale Gewichtszunahme in der Regel nur stationär vollziehen läßt. Die therapeutischen Interventionen während der ambulanten Nachbetreuung ähneln in vielen Bereichen (z. B. „Veränderung des gestörten Selbstkonzepts" oder „Aufbau von Alternativverhalten") der Behandlung der Bulimia nervosa und werden in Abschnitt 4 ausführlich beschrieben. Besondere Beachtung fand in den letzten Jahren die Ergänzung der stationären Anorexietherapie und der ambulaten Nachsorgephase durch Methoden der Familientherapie (Köhle u. Simons 1986).

Spezifische Anleitungen einzelner verhaltenstherapeutischer Techniken sind bei Garfinkel et al. (1977) Garner u. Garfinkel (1985), Meermann (1979) sowie Meermann u. Vandereycken (1982) zu finden.

Ein ausgezeichnetes Nachschlagewerk für das konkrete praktische Vorgehen in der Behandlung stellt das Buch von Meermann u. Vandereycken (1987) dar, deren Behandlungskonzept in den wesentlichen Zügen mit dem von Brand u. Gensicke (1980) vergleichbar ist.

3.1.1. Vorgespräche

Bevor die eigentliche Behandlung eingeleitet werden kann, sind in der Regel ausführliche Vorgespräche mit dem Patienten notwendig, da Krankheitseinsicht und Therapiemotivation in den meisten Fällen nicht als gegeben vorausgesetzt werden können.

---

* Zwischenzeitlich ist die deutschsprachige Bearbeitung von DSM-III-R erschienen: Wittchen H-U, Saß H, Zandig M, Koehler K. Beltz-Verlag, Weinheim, 1989 (Anm. d. Hrsg.)

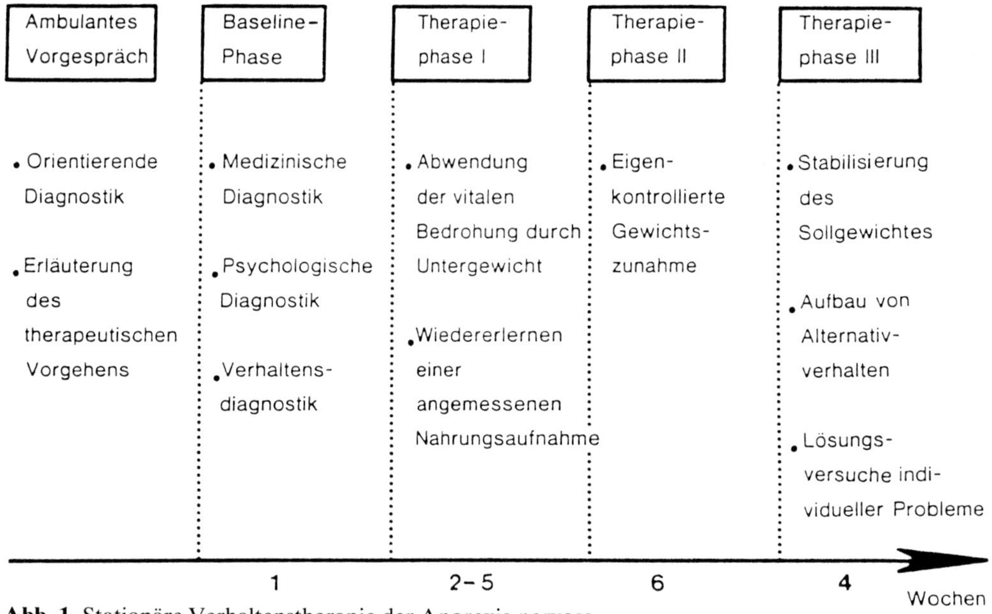

Abb. 1. Stationäre Verhaltenstherapie der Anorexia nervosa

Nach Crisp et al. (1976) lehnen bis zu 30% der Patienten jegliches Behandlungsangebot ab.

Mindestens eine Woche vor der geplanten stationären Aufnahme sollte mit jedem Patienten, seiner Familie und/oder Begleitpersonen, dem Therapeuten und einem/einer Pfleger/in ein Erstgespräch geführt werden. Dabei werden Patient und Angehörige aufgefordert, über ihre Sorgen und Wünsche zu berichten. Gleichzeitig sollte auf den Ernst der Erkrankung hingewiesen und mit der Notwendigkeit der Behandlung konfrontiert werden. Primäres Ziel dieses Gesprächs ist der Aufbau einer vertrauensvollen Beziehung zwischen Patient, Therapeut und Stationspersonal, bei gleichzeitiger Informationsvermittlung über die Krankheit und die therapeutische Vorgehensweise während des Klinikaufenthalts. Hierbei bietet es sich an, auch zu verdeutlichen, daß ein niedriges Gewicht *allein* zu starken Veränderungen physiologischer und psychologischer Art führen kann (Keys et al. 1950). Zu erwähnen sind Hyperaktivität, Depressivität, ständiges Beschäftigen mit Essen, mangelndes sexuelles Bedürfnis, Auftreten von Heißhungerattacken, starke Stimmungsschwankungen, Nervosität und Reizbarkeit (vgl. auch Abschn. 4).

Verneint der Patient Leidensdruck oder Krankheitseinsicht, so sollte nicht versucht werden, durch Überreden eine Einwilligung in die Behandlung zu erreichen, sondern es sollten eher die negativen Effekte der Abmagerung besprochen werden. Erst wenn ein für alle Beteiligten befriedigender Behandlungsvertrag zustandekommt, sollte ein Zeitpunkt für die stationäre Therapie festgelegt und dem Patienten eine Woche Bedenkzeit eingeräumt werden.

3.1.2. Gewichtsnormalisierung

Kommt es zur stationären Aufnahme, so muß der ausgearbeitete Therapieplan für alle Beteiligten verbindlich sein und sollte auch schriftlich fixiert werden. Gelingt dies nicht, so kommt es in der Regel dazu, daß Patienten einzelne Teammitglieder gegeneinander ausspielen.

Die erste Therapiephase wird von Brand und Gensicke (1980) in drei relativ klar abgrenzbare Abschnitte unterteilt (s. Abb. 1), wobei die 1. Woche in der Klinik eine *Beobachtungsphase* beinhaltet, in der ohne gezielte therapeutische Intervention eine möglichst umfassende Diagnostik sowohl medizinischer als auch psychologischer Art durchgeführt wird.

Im *1. Therapieabschnitt* steht die Abwendung der vitalen Bedrohung und das Wiedererlernen der Aufnahme von ausreichenden Nahrungsmengen im Vordergrund. Dabei werden die Patienten für *Gewichtszunahme* und *Nahrungsaufnahme* jeweils über ein Punkteprogramm belohnt, was ihnen ermöglicht, die Punkte dann in entsprechende Verstärker (z. B. Aktivitäten wie lesen, sich unterhalten, Briefe schreiben, fernsehen) einzutauschen. Am Ende des ersten Therapieabschnitts nehmen die Patienten täglich zwischen 2000 und 2500 Kalorien zu sich. Andere Programme legen die entsprechenden Verstärker von Anfang an nur kontigent zur Gewichtszunahme fest (vgl. Halmi 1985).

Im *2. Therapieabschnitt* werden Patienten nur noch über die Gewichtszunahme verstärkt. In diesem Abschnitt kommt der sozialen Verstärkung durch die unmittelbare Umwelt und der Verarbeitung der durch die veränderte Figur gemachten neuen Erfahrungen zentrale Bedeutung zu.

Während in dem Programm von Brand u. Gensicke (1980) nach einem kontingenten Verstärkungsplan gearbeitet wird, müssen die Patienten in anderen therapeutischen Settings anfangs die Verantwortung für die Nahrungsaufnahme vollständig an das Pflegepersonal abtreten und die Mahlzeiten in deren Anwesenheit zu sich nehmen (Russell 1983). Für eine Liberalisierung dieser strikten Vorgehensweisen spricht eine Untersuchung von Touyz et al. (1984), in der ein operantes Verstärkungsprogramm für jede Gewichtszunahme von 1 Pfund mit einem „gelockerten" Programm verglichen wurde, bei dem sich die Patientinnen verpflichteten, 1,5 kg pro Woche zuzunehmen. Bei Einhaltung der Absprache konnten sie sich frei im Haus bewegen, bei Nichteinhaltung mußten sie die nächste Woche im Bett verbringen. Der Vergleich der unterschiedlichen Vorgehensweisen erbrachte keinen Unterschied in der wöchentlichen Gewichtszunahme. Obwohl die Patientinnen nicht zufällig den Gruppen zugeordnet wurden, zeigt das Ergebnis der Untersuchung, daß zumindest für einen Teil der Patienten ein Verzicht auf strenge operante Verstärkungspläne möglich ist.

3.1.3. Gewichtsstabilisierung

Der *3. Therapieabschnitt* hat die selbständige Stabilisierung des Sollgewichts innerhalb einer vorgegebenen Zeiteinheit (ca. 4 Wochen) zum Ziel. Nahrungsaufnahme und Gewicht sollen jetzt in die Eigenkontrolle des Patienten übergeführt werden. Dagegen werden weitere Problembereiche, wie beispielsweise Kontakt- und Berufsprobleme und besonders familiäre Konflikte mit spezifischen Interventionen behandelt.

In diesem Abschnitt – wie auch bei der sich anschließenden ambulanten Weiterbehandlung (2. Phase) zur Prävention von Rückfällen – gleicht die Therapie der AN in vielen Bereichen der abmulanten Behandlung bulimischer Patienten (s. unten).

Von Anbeginn der Therapie soll die Eigenaktivität und Mitverantwortung der Patienten betont und gefördert werden. Die begleitende Kontrolle und Protokollierung liegt bei dem Patienten selbst. Der Patient *muß* das Behandlungsregime akzeptieren und sich darauf einlassen können. Dazu gehört natürlich auch, daß das Programm zu jeder Zeit transparent gemacht wird und der Patient die notwendigen Schritte nachvollziehen kann. Bedenklich erscheinen uns hierbei Maßnahmen, bei denen Nahrungsmittel künstlich ohne Wissen der Patienten angereichert werden, z. B. mit Malto Dextrin, Butter oder Sahne (Jli 1984). Begreift man die anorektische Symptomatik als ein Bestreben des Patienten nach Autonomie und Selbständigkeit bei gleichzeitigem Bestehen von Inkompetenz- und Insuffizienzgefühlen (Bruch 1973), so ist davon auszugehen, daß solche Methoden eher kontraindiziert als hilfreich sind. Außerdem werden die Patienten durch die Anreicherung in der Annahme bestärkt, daß schon geringe Nahrungsmengen zu einer drastischen Gewichtszunahme bei ihnen führen können. Es ist davon auszugehen, daß sich dies nicht förderlich auf die zentrale Angst vor dem Dickwerden auswirkt. Im allgemeinen ist die normale Kliniknahrung für die Patienten ausreichend, und es besteht keine Notwendigkeit, eine „Sondernahrung" anzubieten (Russell 1983).

3.2. Bewertung der Therapie

In einer bewertenden Zusammenfassung von 16 Therapiestudien zur AN konnte Hsu (1980) belegen, daß die 1. Phase der Gewichtszunahme in der Regel relativ leicht und erfolgreich abgeschlossen werden kann, wobei jedoch der erreichte Gewichtsanstieg – ganz gleich welche Therapiemethode angewendet wurde – nicht notwendigerweise eine langfristige Besserung bedeutet. So zeigt sich, daß bei der Mehrzahl der behandelten Anorexien gestörte Eßverhaltensmuster bestehen bleiben und die Patienten z. T. weiterhin Diätmaßnahmen durchführen, Laxantienabusus betreiben sowie Freßanfälle, Erbrechen, Furcht beim Essen und Angst, dick zu werden, auch nach der Behandlung haben. Diese Befunde belegen, daß therapeutische Methoden keineswegs nach Beendigung der 1. Phase beurteilt werden sollten, da ein Gewichtsanstieg allein nicht hinreichend als Erfolgskriterium angesehen werden kann. Zur Bewertung therapeutischer Langzeitwirkung bedarf es systematisch angelegter Therapiestudien mit Follow-up-Erhebungen bis zu einem Zeitraum von mindestens 2 Jahren nach Beendigung der therapeutischen Intervention. Solche aufwendigen und kostenintensiven Untersuchungen liegen bisher kaum vor, und die Ergebnisse der wenigen vorhandenen sind nur beschränkt miteinander vergleichbar (Steinhausen 1979).

Beim Vergleich verschiedener therapeutischer Vorgehensweisen in der Behandlung konnte bisher nicht eine bestimmte Therapieform als die Methode der Wahl herausgefunden werden. Ingesamt scheinen verhaltenstherapeutische Techniken innerhalb kürzerer Zeit zu einer Gewichtszunahme zu führen.

Unabhängig vom spezifischen therapeutischen Setting muß jedoch gewährleistet sein, daß es bei der Therapie um ein planvolles Handeln geht, bei dem der Patient langsam an Gewicht zunehmen kann, um sich an einen Gewichtsanstieg zu gewöhnen, und keine Angst haben muß, daß er zu schnell zunimmt, Kontrolle über das Essen verliert und vielleicht sogar übergewichtig wird. In der Regel sollten die Patienten mindestens 700 Gramm pro Woche zunehmen, aber auf keinen Fall mehr als 3 kg. Manchmal hat es den Anschein, daß sich verschiedene Therapieprogramme damit brüsten, wie schnell eine Gewichtszunahme erreicht werden konnte. Die Patienten essen dann z. T. Nahrungsmengen wie bei Heißhungerattacken, und es ist nicht auszuschließen, daß sich dadurch eine bulimische Symptomatik entwickelt. Eine schnelle Gewichtszunahme gilt heute eher als ein prognostisch ungünstiges Zeichen und scheint medizinisch wie psychologisch kontraindiziert. Vielfach unterwerfen sich die Patienten nur dem Essenszwang und „fressen" sich förmlich aus der Klinik heraus.

Alle Versuche der Patienten, die Behandlung zu behindern (z. B. durch Erbrechen oder Einnahme von Laxantien) sollten sofort angesprochen und mit aller Konsequenz geklärt werden. Gerade ein inkonsequentes Vorgehen oder ein Unterlassen der Konfrontation bei Behinderung der Therapie durch die Patienten kann zu langwierigem schwierigem Tauziehen und letztlich zu einem Mißerfolg führen.

3.3. Prognose

Der Spontanverlauf unbehandelter Patienten muß als ungünstig bezeichnet werden, wobei als grobe Orientierung auch heute noch die Feststellung von Cremerius (1978) gilt: „Ein Drittel bleibt anorektisch und zeigt einen chronischen Verlauf, ein Drittel wir psychisch schwer krank bzw. psychotisch nach Verlust der Anorexiesymptomatik, der Rest zeigt Symptomwandel und Besserung." Der Anteil von Sterbefällen wird mit 3% bis zu 25% beziffert, wobei die unterschiedlichen Angaben z. T. durch unterschiedlich lange Beobachtungszeiträume bedingt sind (Dally 1967; Theander 1983; Halmi et al. 1975).

Der Anteil geheilter oder gebesserter Patienten nach therapeutischer Intervention (ohne Angaben zu Art und Dauer der Therapie sowie der Erfolgskriterien!) wird nach Köhle u. Simons (1986) auf ca. 80% geschätzt. Bei einer Durchsicht von 19 Therapiestudien mit insgesamt 558 Patienten konnten sie bei 17 Studien eine Besserungs- bzw. Heilungsrate von mehr als 70% feststellen, wobei sich die Katamnesezeiträume auf bis zu 11,3 Jahre beliefen. Insgesamt lassen diese Zahlen darauf schließen, daß ein großer Teil der Patienten die bisher entwikkelten Behandlungsprogramme erfolgreich nutzen kann. In den nächsten Jahren wird es im therapeutischen Bereich verstärkt darum gehen für die Gruppe der sehr schwer gestörten Anorektiker mit schlechter Prognose modifizierte Behandlungskonzepte zu entwickeln.

Da auch bei erfolgreich behandelten Anorexien häufig Rückfälle innerhalb eines Jahres auftreten (Hsu 1980), schlägt Russell (1977) die wiederholte stationäre Therapie vor, bis der Patient aus seiner Krankheit „herauswächst".

Zahlreiche Untersuchungen zur Feststellung prognostischer Kriterien für den Therapieerfolg sind bisher durchgeführt worden (s. Übersicht bei Bemis 1978), wobei jedoch kaum ein Befund unwidersprochen blieb, so daß bis heute nahezu keine gesicherten Angaben vorliegen. Am ehesten besteht darüber Übereinkunft, daß eine kurze Krankheitsdauer mit einer günstigen Prognose einhergeht. Dies verweist auf die Wichtigkeit einer frühzeitigen Diagnosestellung und der Einleitung entsprechender therapeutischer Maßnahmen.

3.4. Schlußfolgerungen

Verhaltenstherapeutische Maßnahmen bei AN haben ihre größte Bedeutung im Rahmen stationärer Therapie zur Gewichtsnormalisierung. Hier sind sie – was die Dauer des stationären Aufenthalts zur Gewichtsnormalisierung angeht – anderen Verfahren überlegen. Für eine ambulante Nachbehandlung zur Stabilisierung des Gewichts und zur Rückfallverhinderung existieren dagegen kaum dokumentierte verhaltenstherapeutische Programme oder Hinweise. Dieser Phase dürfte jedoch die größere Bedeutung im Hinblick auf langfristige Therapieerfolge zukommen, sie sollte daher in Zukunft stärker berücksichtigt werden.

Besonders lohnenswert scheint der Ausbau bzw. die Neuentwicklung ambulanter verhaltenstherapeutischer Therapiekonzepte unter besonderer Berücksichtigung der familiären Interaktionsprozesse. In der Regel sollte immer ein ambulantes Vorgehen angestrebt werden, solange nicht eindeutige medizinische, psychosoziale oder psychotherapeutische Gesichtspunkte dagegen sprechen.

4. Bulimia nervosa

4.1. Diagnostische Einordnung

Bulimia nervosa ist zweifellos die „jüngste" der hier erwähnten Eßstörungen. Wenngleich es Anhaltspunkte dafür gibt, daß dieses Störungsbild bzw. bulimische Symptome allgemein schon seit einigen hundert wenn nicht sogar tausend Jahren existieren (Ziolko 1985), ist eine drastische Zunahme des Auftretens erst seit wenigen Jahren zu beobachten. So wurde die Bulimia nervosa auch erst 1980 als eigenständiges Krankheitsbild in das DSM III (American Psychiatric Association) aufgenommen. Es folgte eine heftige Diskussion um die zentralen diagnostischen Bestimmungsstücke (vgl. Fairburn 1984; Russell 1985; Fairburn u. Garner 1986). Da diese sicherlich noch nicht als abgeschlossen betrachtet werden kann, sollen hier als Leitsymptome der Erkrankung kurz diejenigen der inzwischen überarbeiteten diagnostischen Kriterien der American Psychiatric Association (1985; DSM-III-R) wiedergegeben werden:

A. Recurrent episodes of binge eating (rapid consumption of a large amount of food in a discrete period of time).
B. A feeling of lack of control over the eating behavior during the eating binges.
C. The person regularly engages in either self-induced vomiting, use of laxatives or diuretics, strict dieting or fasting, or vigorous exercise in order to prevent weight gain.
D. A minimum average of two binge eating episodes a week for at least three months.
E. Persistent overconcern with body shape and weight.*

---

* Zwischenzeitlich ist die deutschsprachige Bearbeitung von DSM-III-R erschienen: Wittchen H-U, Saß H, Zandig M, Koehler K. Beltz Verlag, Weinheim, 1989 (Anm. d. Hrsg.)

Diese vorgeschlagenen Kriterien enthalten sowohl Elemente der ursprünglichen DSM-III als auch der 1979 von Russell aufgestellten Kriterien und berücksichtigen Forderungen von Fairburn u. Garner (1986).

Die Diagnosestellung „Bulimia nervosa" gilt somit für Patienten mit den zentralen Symptomen Heißhungerattacken, mangelnde Kontrolle beim Essen, Maßnahmen der Gewichtsregulierung und extreme Bedeutsamkeit von Körper und Gewicht *unabhängig* vom aktuellen Gewicht. Entsprechend soll die Diagnose „Anorexia nervosa" nur noch für Patienten ohne *häufig* auftretende bulimische Episoden verwendet werden.

4.2. Verhaltenstherapeutische Maßnahmen

Behandlungsmöglichkeiten bei Bulimia nervosa haben sich innerhalb der letzten Jahre geradezu sprunghaft entwickelt und nehmen inzwischen ein breites Spektrum ein: von Einzel- bis Gruppentherapie, ambulanter bis stationärer Therapie sowie von verhaltenstherapeutischer, psychoanalytischer, familientherapeutischer usw. Therapie bis hin zu Selbsthilfegruppen und pharmakotherapeutischen Behandlungsansätzen. Einen sehr guten Überblick über die verschiedenen Behandlungsmodelle bietet das 1985 von Garner u. Garfinkel herausgegebene *Handbook of psychotherapy for anorexia nervosa and bulimia.* Deutlich ist jedoch, daß bereits die ersten (nichtpharmakologischen) Behandlungsansätze eine klare verhaltenstherapeutische Färbung hatten (Boskind-Lodahl u. White 1978; Linden 1980; Long u. Cordle 1982). Heute weisen selbst die nicht explizit verhaltenstherapeutisch formulierten Konzepte meist einige verhaltenstherapeutische Elemente als zentrale Therapieschwerpunkte auf (Robinson, im Druck; Schlesier-Stropp 1984; Mizes 1985; Gandour 1984).

Da die vorliegenden Konzepte alle innerhalb der letzten Jahre entwickelt wurden und noch relativ jung sind, existieren praktisch kaum kontrollierte Therapieeffizienzstudien. Die Darstellung verhaltenstherapeutischer Interventionsmöglichkeiten bei Bulimia nervosa soll daher beispielhaft an einem eigenen Behandlungskonzept erfolgen. Zwar liegen hierfür auch nur vorläufige Ergebnisse in bezug auf Behandlungserfolge vor, die zentralen Therapieelemente sind jedoch gut vergleichbar mit verhaltenstherapeutischen Konzepten aus England und USA (z. B. Fairburn 1981, 1982; Johnson et al. 1983; Garner u. Bemis 1982).

Unser derzeitiges Behandlungskonzept stellt die Weiterentwicklung eines früheren Konzepts dar, nach dem ursprünglich 16 Patienten ambulant und in Gruppen behandelt wurden. Damit war zwar bei etwa 50% der Patienten eine klare Verbesserung der bulimischen Symptomatik erreicht worden, bei allen Patienten eine Abnahme der Depressivität sowie Erhöhung der Selbstkontrollfähigkeit erzielt worden, Veränderungen in anderen Bereichen waren jedoch ausgeblieben (z. B. Selbstsicherheit, subjektive Bedeutsamkeit des Gewichts). Das ursprüngliche Therapiekonzept mit Ergebnissen ist dargestellt bei Paul u. Jacobi (1986), die Weiterentwicklung des Behandlungskonzepts bei Jacobi u. Paul (in Vorbereitung).

Unseres Erachtens lassen sich 3 allgemeine Bereiche zusammenfassen, wo verhaltenstherapeutische Interventionen bei Bulimia nervosa ansetzen sollten. Auf diese soll vor der Darstellung des Therapieablaufs etwas näher eingegangen werden.

4.2.1. Zentrale Ansatzpunkte

Veränderung der körperlichen bzw. physiologischen Bedingungen für Heißhungerattacken durch den Aufbau eines geregelten Eßverhaltens.

Die Berücksichtigung körperlicher bzw. physiologischer Prozesse scheint uns in der Therapie bulimischer Patienten eine wichtige Rolle zu spielen. Inzwischen liegen eine Vielzahl von Befunden vor, die für eine klare körperliche Mitbedingtheit beim Auftreten von Heißhungerattacken sprechen (zusammenfassend dargestellt bei Garner et al. 1985; Wardle u. Beinart 1981). Einige Autoren sprechen sogar schon von *kausalen* Zusammenhängen zwischen ständigen Diätversuchen und Heißhungerattacken (Polivy u. Herman 1985; Wooley u. Wooley 1985).

Ständige und langanhaltende Diätversuche sowie Gewichtsverluste scheinen auch bei Menschen mit völlig ungestörtem Eßverhalten das Auftreten von Symptomen analog zu bulimischen Verhaltensweisen zu begünstigen. Dies belegt eindrucksvoll eine ältere, als „Minnesota study" bekannt gewordene Arbeit von Keys et al. (1950). Normalgewichtige Männer mußten im Rahmen dieses Experiments ihre tägliche Kalorienzufuhr über einen Zeitraum von 6 Monaten um die Hälfte reduzieren. Neben einem durchschnittlichen Gewichtsverlust von etwa 25% des früheren Körpergewichts traten eine Reihe auffallender Veränderungen ein, die Folge der Mangelernährung sein dürften: Zusätzlich zu dem Auftreten von Heißhungeranfällen und einer ständigen Beschäftigung mit Essen, wurden auch einige psychische, körperliche, kognitive und soziale Veränderungen beobachtet, die charakteristisch für Patienten mit Bulimia nervosa sind (z. B. Depression, Angst, Reizbarkeit, Stimmungsschwankung, Konzentrationsstörung).

Da bei etwa 80% der bulimischen Patienten vor dem erstmaligen Auftreten von Heißhungerattacken eine längerdauernde Diätperiode mit meist größerem Gewichtsverlust beobachtet werden kann (Paul u. Pudel 1985), scheint uns ein Deutlichmachen dieser Zusammenhänge in der Therapie der Bulimia nervosa als ein zentraler Schritt.

Weiterhin wesentlich erscheinen uns Informationen über Befunde im Zusammenhang mit der ursprünglich für die Adipositas formulierten „Set-point-Theorie" (Nisbett 1972). Wenngleich das Konzept des „set-points" einige Fragen offen läßt (s. Abschnitt 2.3.) und auch in der Literatur bereits Kritik erfahren hat (Wardle u. Beinart 1981), liegen dennoch eine Reihe von Befunden vor, die darauf hindeuten, daß das Körpergewicht nicht beliebig veränderbar ist bzw. daß der Körper auf Veränderungen in der Energiezufuhr auch mit entsprechenden metabolischen Veränderungen reagiert (zusammengefaßt bei Garner et al. 1985).

So gibt es Anhaltspunkte dafür, daß ständige Diäten und Gewichtsschwankungen auf dem Hintergrund metabolischer Veränderungen längerfristig sogar zu einem höheren Gewicht führen: "[...] it seems possible that the loss of 5 pounds may virtually ensure the later gain of 6 so that dieting – the major treatment for obesity – may also be a major cause of obesity" (Wooley u. Wooley 1979, S. 73). Diese ursprünglich für übergewichtige Patienten gemachte Beobachtung scheint zunehmend auch Bedeutung für bulimische Patienten zu gewinnen.

Neben einem besseren Verständnis der Funktionalität der Störung geben die physiologischen Informationen auch wichtige Hinweise für therapeutische Folgerungen, insbesondere einen genauen Essensplan mit Einhaltung regelmäßiger Mahlzeiten (s. 4.2.2.: „Therapiephase 2").

Identifikation typischer innerer und äußerer Auslöser für Heißhungerattacken und Aufbau von Alternativverhalten

Neben dem fast alle Patienten kennzeichnenden „dieting-behavior" gibt es für jeden Patienten eine Reihe individuell spezifischer Auslöser für Heißhungerattacken. Diese können sowohl von innen (Gedanken, Gefühle) wie auch von außen (Anblick und Geruch von Speisen) kommen. Anhand der Tagesprotokolle, in denen die Patienten von Beginn der Therapie an täglich Aktivitäten, Ereignisse, Auftreten von Heißhungerattacken und Erbrechen, vorauslaufende und nachfolgende Gedanken, konsumierte Nahrung, Gefühle und Empfindungen bei Heißhungerattacken notieren, können diese spezifischen Auslöser identifiziert werden. Anschließend werden gezielt Alternativmöglichkeiten für die jeweiligen „kritischen" Situationen erarbeitet.

Veränderungen des gestörten Selbstkonzepts mit verzerrter Einstellung zu Nahrung, Körper und Gewicht

Die Bearbeitung der extremen Bedeutsamkeit des Körpergewichts und des Äußeren ist schließlich ein dritter zentraler Ansatzpunkt in der Therapie bulimischer Patienten. Therapieziel soll sein, das Selbstbewußtsein der Patienten in anderen Bereichen so zu stärken, daß Gewicht und Äußeres nicht mehr *die* zentrale Rolle für das Selbstwertgefühl spielen. Dies ist auch vor allem in Hinblick auf die längerfristige Stabilität des im Rahmen der Therapie veränderten Verhaltens bedeutsam; Patienten, die nach Abschluß einer Therapie noch eine deutliche Unzufriedenheit mit ihrem Körper aufweisen, sind am ehesten gefährdet, wieder „rückfällig“ zu werden (Freemann et al. 1985).

4.2.2. Darstellung eines eigenen Therapiekonzepts

Die inhaltliche Vorgehensweise unseres Therapiekonzepts, wie sie im folgenden beschrieben wird, bezieht sich auf eine ambulante Gruppentherapie. Unserer Ansicht nach lassen sich jedoch sowohl die zentralen therapeutischen Ansatzpunkte wie auch die wesentlichen Elemente des inhaltlichen Vorgehens mit geringen Modifikationen auf ein stationäres Setting bzw. eine Einzeltherapie übertragen. Die folgende Tabelle 2 gibt einen Gesamtüberblick über das Therapiekonzept.

Ein uns wesentlich erscheinender Therapiebestandteil, der dem Beginn der Gruppentherapie vorgeschaltet ist, ist ein ausführliches *Vorgespräch* mit jedem Patienten. Dies soll uns einen Eindruck von Art und Schweregrad der Störung und möglicherweise zusätzlich vorhandenen Problemen (z. B. Alkohol-/Drogenmißbrauch) vermitteln, vor allem aber der *Motivationsabklärung* dienen. Dies versuchen wir teilweise aus den Erwartungen an die Therapie, an

Tabelle 2. Verhaltenstherapie bei Bulimia nervosa

Vorgespräch	– Motivationsabklärung – Darstellung des Therapiekonzepts	
I Informationsvermittlung und Verhaltensdiagnostik	*Analyse des problematischen Verhaltens* – Detaillierte Beobachtung und Beschreibung, Häufigkeit, Dauer, Orte des Auftretens, vorauslaufende und nachfolgende Bedingungen (äußere und innere), *„typische“ auslösende Situationen* – Schwarze Liste – Körperschema – Selbstkontrolle – Alternativverhalten Sozialkontakte, Freizeit, Interessen, Vorlieben – Persönlichkeit – Erarbeiten eines individuellen Krankheitsmodells	*Informationsvermittlung* – Allgemeine Informationen – Körperliche Folgeschäden – Laxantien/Diuretika, Appetitzügler – „Set-point-Theorie“ – Befunde zu „restrained eating“ und Auftreten von Heißhungerattacken – Funktionales Modell
II Aufbau eines veränderten Verhaltens	– Aufstellen eines individuellen *Essensplans* – *Aufdecken verzerrter Einstellungen* zu Aussehen, Gewicht, Essen sowie anderen Bereichen – Aufbau von Alternativverhalten – Wahrnehmungs- und Gestaltübungen – Bearbeitung anderer Problembereiche	– Elemente kognitiver Theorien (Beck) – Kognitive Fehler
III Stabilisierung des veränderten Verhaltens und Umgang mit „Rückfällen“	– Ausblenden des Essensplans, freie Bestimmung des Essens – *Analyse von Rückfällen* und Entwicklung von Strategien zur Verhinderung bzw. zum besseren Umgang mit Rückfällen – weitere Bearbeitung anderer Problembereiche	

die Gruppe und die Therapeuten, teilweise aus dem Umgang mit vorherigen Therapieversuchen sowie aus dem Verständnis des Patienten seiner Rolle in bezug auf eine Verhaltensänderung abzulesen. Wir messen den Grad der Motiviertheit schließlich auch an 3 weiteren Voraussetzungen bzw. Therapiebestandteilen:

- einem Einlassen auf eine Verpflichtung, während der Therapie nicht an Gewicht abzunehmen;
- einem Einlassen auf einen Essensplan, der mit dem Patienten in der 2. Therapiephase erarbeitet wird;
- einer Inkaufnahme einer möglicherweise mit der Therapie verbundenen geringfügigen Gewichtszunahme.

Wir versuchen weiterhin, den Patienten im Vorgespräch die von uns gestellten Voraussetzungen und die therapeutische Vorgehensweise soweit wie möglich transparent zu machen und geben ihnen schließlich eine Woche Bedenkzeit, sich für oder gegen eine Teilnahme zu entschließen. Wenn uns auch klar ist, daß durch die zuletzt erwähnten Bedingungen eine Selektion der Patienten stattfinden kann, so halten wir sie jedoch besonders im Hinblick auf die Zusammenhänge zwischen „dieting" und „binging" für unerläßliche Therapiebestandteile. Nach unseren bisherigen Erfahrungen kommt dadurch in keinem Fall eine Selektion in bezug auf den Schweregrad der Störung zustande.

Äußerer Rahmen
Unsere Gruppentherapie ist grob in 3 Phasen unterteilt und dauert 6–9 Monate bei wöchentlich einer 2stündigen Sitzung. Vom zeitlichen Umfang her unterscheidet sie sich nicht von einer Einzeltherapie. Die Gruppen bestehen aus maximal 7 Teilnehmerinnen und werden von 2 Therapeuten geleitet.

Therapiephase 1
Im Rahmen der 1. Therapiephase wird vor allem eine ausführliche verhaltensanalytische Diagnostik erhoben, die schließlich dazu führen soll, daß jeder Patient die Entstehung und insbesondere die Aufrechterhaltung seiner Eßstörung in ihrem funktionalen Zusammenhang mit Auslösern erkennen und verstehen lernt.

Neben der Suche nach alternativen Verhaltensmöglichkeiten nimmt die Informationsvermittlung über das Störungsbild allgemein, über körperliche Folgeschäden sowie über die Befunde der „Set-point-Theorie" und über Konsequenzen von Diätverhalten relativ viel Raum ein.

Therapiephase 2
Die 2. Therapiephase dient vor allem dem Aufbau von Selbstkontrolle des Eßverhaltens. Am Beginn dieses Abschnitts steht die Entwicklung eines individuellen *Essensplans* für jeden Patienten. Die Patienten sollen dabei täglich 3 Haupt- und 2 Zwischenmahlzeiten essen, die mindestens 2000 kcal enthalten und ganz gezielt auch sonst „gemiedene" Nahrungsmittel (aus der sog. „schwarzen" Liste erlaubter und verbotener Nahrungsmittel) beinhalten. Der Plan wird für eine Woche im voraus erstellt, mit genauer Festlegung der Hauptmahlzeiten und der Festlegung verschiedener Alternativen für die Zwischenmahlzeiten. Er wird in der Gruppe jeweils besprochen und soll über die gesamte 2. Therapiephase bestehen bleiben. Die bereits aus der Adipositastherapie bekannten Reizkontrolltechniken werden zur Unterstützung der Einhaltung des Essensplans eingesetzt. Da Essen nun ganz bewußt einen eher „funktionalen" Stellenwert ohne langes Abwägen und Verhandeln bei der Nahrungsauswahl erhalten sollte, wird die gezielte Umsetzung von Verhaltensalternativen zwischen den Mahlzeiten sowie in den als „kritisch" herausgearbeiteten Situationen zunehmend wichtig.

Neben der Bearbeitung verzerrter Einstellungen bezüglich Körper und Gewicht mittels kognitiver Techniken (Garner u. Bemis 1982; Beck 1976) und Gestaltübung (Stevens 1975) sind neue inhaltliche Therapieschwerpunkte das *Bewußtmachen von Kontrolle über die Symptomatik* sowie das Bewußtmachen der Bedeutsamkeit der Störung, indem die Patienten sich die positiven und negativen Konsequenzen eines Wegfalls der bulimischen Symptomatik vorstellen und deutlich machen sollen. Da ein wesentliches Kennzeichen der bulimischen Symptomatik das subjektive Erleben von völligem Kontrollverlust während der Heißhungerattacken ist (Russell 1983), die Patienten sich also der Symptomatik meist hilflos ausgeliefert fühlen, werden oftmals noch vorhandene Möglichkeiten der Kontrolle über die Heißhungerattacken nicht mehr adäquat wahrgenommen oder ganz gezielt aufgegeben. Solange die Patienten jedoch in einem Störungskonzept verharren, das sie jeglicher Verantwortung in bezug auf die Symptomatik enthebt, solange sie einem Konzept des „Kontrollverlusts" ähnlich dem bei Alkoholabhängigen verhaftet sind, das die Heißhungerattacken als mysteriös auf sie einwirkende Kraft beschreibt und nicht als spezifisches Verhalten in spezifischen Situationen, wird unseres Erachtens das entscheidende Therapieziel „Aufbau von Selbstkontrolle" ständig untergraben.

Entsprechend glauben wir auch, daß eine unkritische Übertragung von Behandlungsmodellen aus dem Alkoholismusbereich (z. B. Bachmann u. Röhr 1983) nur Gefühle von hilflosem Ausgeliefertsein fördert und eigenverantwortliche Verhaltensänderungen unmöglich macht.

Aus demselben Grund halten wir auch wissenschaftlich unbegründete Behauptungen aus populärwissenschaftlicher Bulimieliteratur wie: „Bulimarexie ist eine überaus ernstzunehmende Suchterkrankung. Nach den bisherigen Erkenntnissen ist sie nicht heilbar, wohl aber zum Stillstand zu bringen" (Langsdorff 1985, S. 13) für geradezu gefährlich.

Ähnlich wie Heather u. Robertson (1985) es in ihrer Kritik am vorherrschenden Alkoholismuskonzept beschreiben, ist es auch gerade bei bulimischen Patienten entscheidend, daß sie lernen, erzielte Veränderungen im Sinne einer Erhöhung der „self-efficacy" (Bandura 1978) eigener Anstregnung zuzuschreiben und damit neue Kontrollerfahrungen zu machen.

Therapiephase 3

Die 3. Therapiephase dient zum einen dem Ausblenden des Essensplans, d. h. die Patienten sollen dann nicht mehr nach dem wöchentlich aufgestellten Plan, also unter kognitiver Steuerung, ihre Mahlzeiten bestimmen, sondern sich wieder allmählich nach Hunger- und Sättigungsgefühlen richten.

Ein wichtiges Element ist hier schließlich noch die Analyse von „Rückfallsituationen", die in Anlehnung an das kognitiv-verhaltensorientierte Rückfallanalyseschema von Marlatt (1978; s. auch Cummings et al. 1983) vorgenommen wird.

Die 3. Therapiephase dient zum anderen auch dem langsamen generellen Ausstieg aus der Therapie. Die Gruppensitzungen finden nicht mehr wöchentlich statt, sondern – je nach den Bedürfnissen der Gruppe – in 2- bzw. 3wöchigen Abständen, um die Teilnehmer langsam an die Zeit ohne Unterstützung durch die Gruppe zu gewöhnen. Die Gesamttherapiedauer kann sich dadurch auf bis zu 9 Monate erstrekken.

Eine abschließende Evaluation unseres Therapiekonzepts kann zur Zeit aufgrund zu geringer Fallzahlen und fehlender Katamnesezeiträume noch nicht vorgenommen werden.

4.3. Bewertung der Therapiekonzepte

Eine Evaluation der ingesamt existierenden Programme zur Behandlung der Bulimia nervosa ist momentan noch nicht möglich. Wenngleich ein Überwiegen verhaltenstherapeutischer Maßnahmen deutlich wird, reicht das Spektrum therapeutischen Vorgehens von „feministisch/experimentell-verhaltensorientiert" (Boskind-Lodal u. White 1978; Boskind-White u. White 1983), über „eklektisch, verhaltenstherapeutisch-psychodynamisch" (Lacey 1983), „kognitiv-verhaltenstherapeutisch" (Yates u. Sambrailo 1984; Schneider u. Agras 1985), „psychodynamisch" (Weinstein u. Richman 1984) bis hin zu „psychoeducational" (Wolchik et al. 1986).

Die dokumentierten Konzepte sind meist kaum miteinander vergleichbar, da z. T. die Vorgehensweise nicht genau beschrieben ist, z. T. verschiedene psycho- und pharmakotherapeutische Maßnahmen gleichzeitig angewendet werden, die Drop-out-Raten stark variieren sowie oftmals eine operationale Definition der Erfolgs- bzw. Mißerfolgskriterien völlig fehlt. Eine weitere methodische Schwierigkeit liegt darin, daß Katamnesezeiträume – soweit vorhanden – unterschiedlich und kaum ausreichend lang sind. Bis auf 2 Studien (Lacey 1983; Fairburn et al. 1986) sind die Therapieerfolgsquoten – grob abgeschätzt – als eher mäßig zu betrachten (durchschnittlich bei etwa 35%; vgl. auch Jacobi u. Paul, in Vorbereitung). Solange die außergewöhnlich hohen Erfolgsquoten (93% der Patienten symptomfrei) von Lacey nicht repliziert werden können, sollte sein Behandlungskonzept mit Zurückhaltung beurteilt werden. Ein Vergleich verschiedener Gruppentherapieprogramme und eine Diskussion der vielfältigen methodischen Probleme, die die Bulimietherapie allgemein noch kennzeichnen, ist bei Jacobi u. Paul (in Vorbereitung) ausführlicher dargestellt.

4.4. Prognose

Da eine Beurteilung der Effizienz vorliegender Behandlungsprogramme derzeit noch nicht möglich ist, ist auch eine Prognose für behandelte Patienten nicht zu stellen. Um Aussagen zur Prognose unbehandelter Patienten machen zu können, bedürfte es Längsschnittstudien, die unseres Wissens noch nicht vorliegen. Dennoch erscheint uns der anfängliche Pessimismus bei der Beurteilung der Prognose als „eher schlecht" bzw. schlechter als für die Anorexia nervosa (Russell 1979) nicht ganz angebracht und eher auf die Neuartigkeit des Störungsbildes und fehlende Behandlungskonzepte zurückzuführen zu sein.

4.5. Schlußfolgerungen

Für zukünftige Untersuchungen sollte ein erster wichtiger Schritt bei der Beschreibung von Therapieverfahren die exakte Angabe von Definitionskriterien für die Diagnosestellung von Bulimia nervosa sein. Um Aussagen über langfristige Effekte treffen zu können, sind Katamnesezeiträume von mindestens einem Jahr erforderlich. Da auch hier der Phase der Stabilisierung und Rückfallverhinderung große Bedeutung zukommt, wird in Zukunft vermutlich längerfristig angelegten Behandlungsprogrammen (6 Monate) ein größerer Stellenwert als Kurztherapien (10 Wochen) eingeräumt werden.

5. Zusammenfassung

Verhaltenstherapeutische Maßnahmen haben im Rahmen der Behandlung psychogener Eßstörungen wie Anorexia nervosa, Bulimia nervosa und Adipositas einen bedeutsamen Stellenwert.

Die verhaltenstherapeutische Adipositastherapie ist gekennzeichnet durch einen breiteren Ansatz als die reinen Gewichtsreduktionsmaßnahmen und zielt auf eine grundsätzliche Lebensveränderung ab. Im Symptombereich selbst werden vorwiegend Selbstkontrollprogramme mit dem Ziel der Veränderung der Essensgewohnheiten eingesetzt. Auf der Basis von Selbstbeobachtung sollen darüber hinaus aber die das Essen auslösenden Reize besser identifiziert werden, damit in nachfolgenden Lernschritten alternatives Verhalten aufgebaut werden kann. Darüber hinaus finden kognitive Techniken, v. a. in Form von Selbstinstruktionen, wie auch das Training spezifischer sozialer Fertigkeiten heute breitere Anwendung.

Diese psychologischen Maßnahmen sind meist kombiniert mit diätetischen Empfehlungen sowie Aktivitäten zur Erhöhung des Energieumsatzes.

Die Probleme verhaltenstherapeutischer wie auch anderer Maßnahmen der Adipositastherapie liegen im wesentlichen in der langfristigen Stabilisierung der erreichten Erfolge, im Fehlen von Prädiktorvariablen für den Therapieerfolg, in den relativ begrenzten Gewichtsverlusten sowie dem Mangel an differentiellen Therapieangeboten für Patienten mit verschieden starkem Übergewicht.

Im Rahmen der Anorexietherapie nehmen verhaltenstherapeutische Maßnahmen vor allem einen breiten Raum bei den stationären Behandlungsverfahren ein. Der inhaltliche Schwerpunkt liegt hier meist in einer Gewichtsnormalisierung durch operante Verstärkerprogramme, mit Hilfe derer Gewichtszunahmen kontingent verstärkt werden. Während die erste Therapiehälfte vorwiegend durch Fremdkontrolle bestimmt ist, wird diese in der zweiten Therapiehälfte zunehmend in Selbstkontrolle übergeführt. Unterstützend werden hier oft auch familientherapeutische Maßnahmen eingesetzt.

Ein bedeutender Stellenwert kommt der ambulanten Nachbetreuung zu. Obwohl kurzfristige Gewichtszunahmen in der Regel mit verschiedenen Therapiemethoden erreicht werden – verhaltenstherapeutische sind lediglich in bezug auf die Geschwindigkeit der Gewichtszunahme überlegen –, besteht eine Hauptschwierigkeit nach wie vor in der Stabilisierung der erzielten Gewichtswiederherstellung. Hierin liegt eine deutliche Parallele zur Adipositastherapie.

Wenngleich exakte Aussagen nicht möglich sind, dürfte die Prognose unbehandelter Anorexien als relativ schlecht gelten, während vor allem bei frühzeitiger Diagnosestellung und Behandlung für die Mehrzahl der Patienten heute gute Genesungschancen bestehen.

Bei der Bulimia nervosa, dem „jüngsten" Krankheitsbild der hier erwähnten Eßstörungen, basierten die ersten Behandlungsverfahren auf verhaltenstherapeutischen Grundlagen, die heute meist auch in explizit nicht-verhaltenstherapeutische Konzepte integriert werden.

Inhaltliche Schwerpunkte sind Selbstkontrolltechniken zum Aufbau eines geregelten Eßverhaltens sowie Techniken zur kognitiven Umstrukturierung der verzerrten Einstellung bezüglich Körper, Nahrung und Gewicht; wesentlich erscheint uns weiterhin das Betonen von Eigenverantwortlichkeit und das Bewußtmachen von Kontrolle über die Symptomatik.

Die Beurteilung der Effizienz verhaltenstherapeutischer Maßnahmen gegenüber anderen Therapiemethoden ist für alle Eßstörungen gleichermaßen kaum möglich, da kontrollierte Therapievergleichsstudien fehlen und Bemühungen, dennoch Vergleiche anzustellen, mit erheblichen methodischen Problemen behaftet sind. Bei der Adipositastherapie sind die Erfolge der Verhaltenstherapie sehr begrenzt, wie auch bei anderen therapeutischen Maßnahmen. Im Rahmen der stationären Anorexietherapie weist die Verhaltenstherapie einen leichten Vorteil in bezug auf die Geschwindigkeit der Gewichtsnormalisierung auf. Für die Bulimietherapie scheinen verhaltenstherapeutische Programme nach Veröffentlichung der ersten Studien recht vielversprechend zu sein; jedoch gilt hier genau wie für die Adipositas und Anorexie, daß kaum Therapievergleichsstudien vorliegen und vor allem noch keine ausreichend langen Follow-ups existieren, um klarere Aussagen treffen zu können.

Literatur

American Psychiatric Association (1980) Diagnostic and statistical manual of mental disorders, 3rd edn. American Psychiatric Association, DSM-III, Washington

American Psychiatric Association (1987) Diagnostic and statistical manual of mental disorders, 3rd edn. American Psychiatric Association, DSM-III-R, Washington

Bachmann M, Röhr HP (1983) Alkoholismus – Eßsucht – Magersucht. Ein Vergleich. Psychother Med Psychol 33:111–116

Bandura A (1978) Self-efficacy: towards a unifying theory of behavioral change. Adv Behav Res Ther 1:139–161

Beck AT (1976) Cognitive therapy and the emotional disorders. Univ Press, New York

Bemis KM (1978) Current approaches to the etiology and treatment of anorexia nervosa. Psychol Bull 85:593–617

Boskind-Lodahl M, White WCJ (1978) The definition and treatment of bulimarexia in college women: A pilot study. J Am Coll Health Assoc 27:84–97

Boskind-Lodahl M, White WCJ (1983) Bulimarexia: The binge/purge cycle. Norton, New York

Brand J, Gensicke P (1980) Ein verhaltenstherapeutisch-kommunikationstheoretisches Konzept zur stationären Behandlung der Anorexia nervosa. Arch Psychiatr Nervenkr 229: 113–126

Brownell KD (1982) Obesity: Understanding and treating serious, prevalent and refractory disorders. J Consult Clin Psychol 50:820–840

Bruch H (1973) Eating Disorders. Basic Books, New York

Casper RC (1982) Treatment principles in anorexia nervosa. Adolesc Psychiatry 10:431–454

Cautela JR (1966) Treatment of compulsive behavior by covert sensitization. Psychol Rec 16:33–41

Cremerius J (1978) Zur Prognose der Anorexia nervosa (11 sechsundzwanzig- bis neunundzwanzigjährige Katamnesen psychotherapeutisch unbehandelter Fälle). Z Psychosom Med Psychoanal 24:56–59

Crisp AH, Palmer RI, Kalucy RS (1976) How common is anorexia nervosa? A prevalence study. Br J Psychiatry 128:549–554

Cummings C, Gordon JR, Marlatt GA (1983) Relapse: Prevention and prediction. In: Miller WR (ed) The addicitive behaviors. Pergamon, Oxford

Dally PJ (1967) Anorexia nervosa: Long-term follow up and effects of treatment. J Psychosom Res 11:151–155

Deutsche Gesellschaft für Ernährung (1980) Stellungnahme zu den gesundheitlichen Auswirkungen des relativen Körpergewichtes. Ernährungs-Umschau 27:322–323

Fairburn CG (1981) A cognitive-behavioral approach to the management of bulimia. Psychol Med 11:707–711

Fairburn CG (1982) Binge-eating and its management. Br J Psychiatry 141:631–633

Fairburn CG (1984) Bulimia: Its epidemiology and management. In: Stunkard AJ, Stellar E (eds) Eating and its disorders. Raven, New York

Fairburn CG, Garner DM (1986) The diagnosis of bulimia nervosa. Int J Eating Disord 5:403–419

Fairburn CG, Kirk J, O'Connor M, Cooper PJ (1986) A comparison of two psychological treatments for bulimia nervosa. Behav Res Ther 24:629–643

Foch TT, McClearn GE (1980) Genetics, body weight, and obesity. In: Stunkard AJ (ed) Obesity. Saunders, Philadelphia

Foreyt JP, Kennedy WA (1971) Treatment of overweight by aversion therapy. Behav Res Ther 9:29–34

Foreyt JP (ed) (1977) Behavioral treatments of obesity. Pergamon, Oxford

Freeman RJ, Beach B, Davis R, Solyom L (1985) The prediction of relapse in bulimia nervosa. J Psychiatr Res 19:349–353

Gandour MJ (1984) Bulimia: Clinical description, assessment, etiology, and treatment. Int J Eating Disord 3:3–38

Garfinkel PE, Garner DM (1982) Anorexia nervosa: A Multidimensional Perspective. Aronoson, New York

Garfinkel PE, Garner DM, Moldofsky H (1977) The role of behavior modification in the treatment of anorexia nervosa. J Pediatr Psychol 2:113–121

Garner DM, Bemis K (1982) A cognitive behavioral approach to anorexia nervosa. Cog Ther Res 6:1–27

Garner DM, Garfinkel PE (eds) (1985) Handbook of psychotherapy for anorexia nervosa and bulimia. Guilford, New York

Garner DM, Rockert W, Olmstedt MP et al. (1985) Psychoeducational principles in the treatment of bulimia and anorexia nervosa. In: Garner DM, Garfinkel PE (eds) Handbook of psychotherapy for anorexia nervosa and bulimia. Guilford, New York, pp 513–572

Halmi KA (1985) Behavioral management for anorexia nervosa. In: Garner DM, Garfinkel PE (eds) Handbook of psychotherapy for anorexia nervosa and bulimia. Guilford, New York

Halmi KA, Brodland G, Rigas CA (1975) A follow-up study of 79 patients with anorexia nervosa: An evaluation of prognostic factors and diagnostic criteria. In: Wirt RD, Winiokur G, Roff W (eds) Life history research in psychopathology (vol 4). Univ of Minnesota Press, Minneapolis

Hautzinger M, Kaul S (1978) Verhaltenstraining bei Übergewicht. Müller, Salzburg

Heather N, Robertson I (1985) Problem drinking. The new approach. Penguin, Harmondsworth

Howard AN (1981) The historical development, efficacy and safety of very-low-calorie diets. Int J Obes 5:195–208

Hsu LKG (1980) Outcome of anorexia nervosa – a review of the literature (1954–1978). Arch Gen Psychiatry 37:1041–1046

Hsu LKG (1986) The treatment of anorexia nervosa. Am J Psychiatry 143:573–581

Hsu LKG, Crisp AH, Harding B (1979) Outcome of anorexia nervosa. Lancet I:61–65

Ili E (1984) Die Anorexia-nervosa-Patientin und ihre Behandlung aus der Sicht der Diätassistentin. Akt Ernähr 9:35–37

Jacobi C, Paul T (in Vorbereitung) Verhaltenstherapie bei Bulimia nervosa: Weiterentwicklung eines Behandlungskonzepts aufgrund empirischer und theoretischer Gesichtspunkte.

Johnson CM, Connors M, Stuckey M (1983) Short-term group treatment of bulimia – a preliminary report. Int J Eating Disord 2:199–208

Kendell RE, Hall DJ, Haily A et al. (1973) The epidemiology of anorexia nervosa. Psychol Med 3:200–203

Keys A, Brozek J, Hentschel A et al. (1950) The biology of human starvation. Univ of Minnesota Press, Minneapolis

Koch U, Gromus B, Kahlke W (1985) Interdisziplinäre Therapie der Adipositas – Behandlungsmanual –. Schriftenreihe des Bundesministers für Jugend, Familie und Gesundheit, Bd 178. Kohlhammer, Stuttgart

Köhle K, Simons C (1986) Anorexia nervosa. In: Uexküll T von (Hrsg) Lehrbuch der psychosomatischen Medizin. Urban & Schwarzenberg, München

Lacey JH (1983) Bulimia nervosa, binge eating, and psychogenic vomiting: A controlled treatment study and long-term outcome. Br Med J 286:1609–1613

Langsdorff M (1985) Die heimliche Sucht, unheimlich zu essen. Fischer, Frankfurt am Main

Liebman R, Sargent J, Silver M (1983) A family systems orientation to the treatment of anorexia nervosa. J Am Acad Child Psychiatr 22:128–133

Linden W (1980) Multicomponent behavior therapy in a case of compulsive binge-eating followed by vomiting. J Behav Ther Exp Psychiatry 11:297–300

Long CG, Cordle EJ (1982) Psychological treatment of binge eating and self-induced vomiting. Br J Med Psychol 55:139–145

Marlatt GA (1978) Craving for alcohol, loss of control and relapse: a cognitive behavioral analysis. In: Nathan PE, Marlatt GA; Loberg T (eds) Alcoholism. New directions in behavioral research and treatment. Plenum, New York, pp 271–314

Marlatt GA, Gordon JR (1979) Determinants of relapse: Implications for the maintenance of behavior change. In: Davidson P (ed) Behavioral medicine: Changing health life styles. Brunner/Mazel, New York

Meermann R (1979) Verhaltenstherapie bei Anorexia nervosa: eine Literaturübersicht. Psychother Med Psychol 29:184–195

Meermann R, Vandereycken W (1982) Verhaltenstherapie bei Pubertätsmagersucht. In: Meermann R (Hrsg) Anorexia nervosa. Enke, Stuttgart

Meermann R, Vandereycken W (1987) Therapie der Magersucht und Bulimia nervosa. de Gruyter, Berlin

Minuchin S, Rosman B, Baker L (1978) Psychosomatic families. Anorexia nervosa in context: Harvard Univ Press, Cambridge/MA

Mizes JS (1985) Bulimia: A review of its symptomatology and treatment. Adv Behav Res Ther 7:91–142

Morgan HG, Russell GFM (1975) Value of family background and clinical features as predictors of long-term out-come in anorexia nervosa. Psychol Med 5:355–371

Morgan HG, Purgold J, Wolbourne J (1982) Management and outcome in anorexia nervosa: a standardized prognosis study. Br J Psychiatry 143:282–287

Nisbett RE (1972) Eating behavior and obesity in men animals. Adv Psychosom Med 7:173–193

Palazzoli MS (1974) Self-starvation. Aronson, New York

Paul T, Jacobi C (1986) Ein ambulantes verhaltenstherapeutisches Gruppenprogramm bei Bulimia nervosa. Psychother Med Psychol 36:232–239

Paul T, Pudel V (1985) Bulimia nervosa: Suchtartiges Eßverhalten als Folge von Diätabusus? Ernährungsumschau 32:74–79

Polivy J, Herman CP (1985) Dieting and binging. A causal analysis. Am Psychol 40:193–201

Pudel V (1973) Der Einfluß vorgetäuschter Kalorien auf das Sättigungsgefühl Übergewichtiger. Z Exp Angew Psychol 20:653–662

Pudel V (1982) Zur Psychogenese und Therapie der Adipositas. Springer, Berlin Heidelberg New York

Robinson PH (in press) The bulimic disorders. Clin Neuropharm

Russell GFM (1977) Editorial: The present status of anorexia nervosa. Psychol Med 7:363–367

Russell GFM (1979) Bulimia nervosa: An ominous variant of anorexia nervosa. Psychol Med 9:429–448

Russell GFM (1983) Anorexia nervosa and bulimia nervosa. In: Russell GFM, Herson LA (eds) Handbook of Psychiatry 4. The neurosis and personality disorders. Univ Press, Cambridge, pp 285–298

Russell GFM (1985) Bulimia revisited. Int J Eating Disord 4:681–692

Schlesier-Stropp B (1984) Bulimia: A review of the literature. Psychol Bull 95:247–257

Schneider JA, Agras WS (1985) A cognitive behavioral group treatment of bulimia. Br J Psychiatry 146:66–69

Sims EAH (1976) Experimental obesity, dietary-induced thermogenesis, and their clinical implications. Clinics in Endocrinol Metabol 5:377–395

Steinhausen HC (1979) Anorexia nervosa – eine aktuelle Literaturübersicht. Teil 2: Therapie und Verlauf. Z Kinder Jugendpsychiatrie 7:249–271

Stevens JO (1975) Die Kunst der Wahrnehmung. Übungen der Gestalttherapie. Kaiser, München

Stunkard AJ (1975) From explanation to action in psychosomatic medicine: The case of obesity. Psychosom Med 37:195–236

Stunkard AJ (1982) Obesity. In: Bellack AS, Hersen M, Kazdin AE (eds) International handbook of behavior modification and therapy. Plenum, New York, pp 535–573

Stunkard AJ (1986) Regulation of body weight and its implications for the treatment of obesity. In: Carruba MO, Blundell JE (ed) Pharmacology of eating disorders: Theoretical and clinical developments. Raven, New York

Stunkard AJ, Sorensen TIA, Hanis C, Teasdale TW et al. (1986) An adoption study of human obesity. New Engl J Med 314:193–198

Theander S (1983) Long-term prognosis of anorexia nervosa: a preliminay report. In: Darby PC et al. (eds) Anorexia nervosa: Recent developments in research. Liss, New York

Touyz SW, Beaumont PJV, Glaun D et al. (1984) A comparison of lenient and strict operant conditioning programmes in refeeding patients with anorexia nervosa. Br J Psychiatry 144:517–520

Vandereycken W (1985) Outpatient management of anorexia nervosa. Pediatrician 12:118–125

Wadden TA, Stunkard AJ, Brownell KD (1983) Very low calorie diets: Their efficacy, safety, and future. Ann Intern Med 99:675–684

Wardle J, Beinart H (1981) Binge eating: a theoretical review. Br J Clin Psychol 20:97–109

Weinsier RL, Wadden TA, Ritenbaugh C, Harrison GG; Johnson FS, Wilmore JH (1984) Recommended therapeutic guidelines for professional weight control programs. Am J Clin Nutr 40:865–872

Weinstein HM, Richman A (1984) A group treatment of bulimia. J Am Coll Health Ass 32:208–215

Willi J, Grossmann S (1983) Epidemiology of anorexia nervosa in a defined region of Switzerland. Am J Psychiatry 140:564–567

Wilson GT (1980) Behavior modification and the treatment of obesity. In: Stunkard AJ (ed) Obesity. Saunders, Philadelphia

Wilson GT (1983) Behavior therapy and the treatment of obesity. In: Miller WR (ed) The addictive behaviors. Pergamon, Oxford

Wilson GT, Brownell KD (1980) Behavior therapy for obesity: An evaluation of treatment outcome. Ad Behav Res Ther 3:49–86

Wolchik SA, Weiss L, Katzman MA (1986) An empirically validated, short-term psychoeducational group treatment program for bulimia. Int J Eat Disord 5:21–34

Wooley SC, Wooley OW (1979) Obesity and women: I. A closer look at the facts. Women's Studies International Q 2:69–79

Wooley SC, Wooley OW (1985) Intensive outpatient and residential treatment for bulimia. In: Garner DM, Garfinkel PE (eds) Handbook of psychotherapy for anorexia and bulimia. Guilford, New York, pp 391–430

Yates AJ, Sambrailo F (1984) Bulimia nervosa: a descriptive and therapeutic study. Behav Res Ther 22:503–517

Ziolko HU (1985) Bulimie. Fortschr Neurol Psychiatr 53:231–258

24. Stationäre Verhaltenstherapie von Alkoholabhängigkeit*

R. Schneider

1. Verhaltenstherapie 348
2. Zum Therapiebegriff 349
3. Die besonderen Bedingungen einer Fachklinik 349
4. Verhaltenstherapie der Abhängigkeit 351
5. Umsetzung in die Praxis 354
Literatur 357

1. Verhaltenstherapie

Ähnlich spektakulär wie das Erscheinen der Verhaltenstherapie auf der Bühne der Psychotherapie insgesamt war auch ihr Einstand im Bereich der Alkohol-, Medikamenten- und Drogentherapie. Die anfänglichen Hoffnungen auf schnelle Erfolge mittels Aversionsbehandlung oder auf die scheinbare Alternative des kontrollierten Trinkens wurden aber bald relativiert oder verschwanden gar vollständig in der „Mottenkiste" wenig brauchbarer Methoden.

Was jedoch bleibt, ist eine Vielzahl von Anregungen für die therapeutische Praxis, der Anspruch der wissenschaftlichen Durchdringung und Überprüfung des Handelns und eine heilsame Verunsicherung in bezug auf eine Reihe von Mythen und Dogmen, die sich ungeprüft lange Zeit hielten und es teilweise heute noch tun. Dazu gehören beispielsweise „Kontrollverlust", einheitliche psychodynamische Genese, Behandlungsdauer und manche Behandlungsbestandteile.

Der gegen Dogmen aufbegehrende Häretiker genießt nun kaum Sympathie bei denen, die bis dahin meinungsbildend wirkten, und bei denen, für die das Dogma Richtschnur und Halt im täglichen Leben bedeutet. So erging es auch der Verhaltenstherapie im Suchtbereich.

Eine zusätzliche Erschwernis bei dem Bemühen, die positiven Aspekte der Verhaltenstherapie den Betroffenen zugänglich zu machen, waren Mißverständnisse, die von einigen Verhaltenstherapeuten der Anfangsjahre allerdings auch geradezu provoziert wurden. Zu solchen Mißverständnissen gehört die Meinung, Verhaltenstherapie sei mechanistisch, oberflächlich, manipulativ und unzulässig vereinfachend. Tatsächlich weisen diese tendenziös und negativ formulierten Merkmale eher auf Stärken des verhaltenstherapeutischen Ansatzes hin. Verhaltenstherapie ist nämlich sehr genau in der Problemanalyse des Denkens, Fühlens und Handelns, beachtet auch und gerade die vielfältigen verhaltensrelevanten Umgebungsbedingungen, ist für den Klienten transparent, fördert die Übernahme von Selbstverantwortung, ermöglicht auch nichtprivilegierten Klienten (sogenannten „Non-YAVIS-Klienten") die Teilnahme an der Therapie und entmystifiziert die Therapie durch ihren Verzicht auf hochbelastete Theoriegebäude. Das Menschenbild der Verhaltenstherapie – wie ich sie verstehe – ist kein behaviouristisches („Verhalten ist eine Funktion der Umge-

* Überarbeitete Fassung des Beitrags „Verhaltenstherapie in der Fachklinik". In: Schrappe O (1983) Methoden der Behandlung von Alkohol-, Drogen- und Medikamentenabhängigkeit. Schattauer, Stuttgart New York, S 63–74.

bungsbedingungen"), sondern es lehnt sich an die neueren interaktionistischen Persönlichkeitsmodelle (siehe z. B. Bandura 1979; Peroin 1981) an, in denen der Mensch als reflexiv, zukunfts- und zielorientiert handelnd angesehen wird und nach deren Anschauungsweise er seine persönliche Identität in Interaktion mit seiner Umwelt konstruiert.

Ich habe an anderer Stelle (Schneider 1982) auf die Bedeutung dieser Sichtweise für die Konzeptbildung im Bereich der Suchtmittelabhängigkeit hingewiesen. Das daraus abgeleitete Modell der Abhängigkeit soll hier aber nicht wiederholt werden.

Außerdem ist ein theoretisches Modell – so stimmig es auch sein mag – eben nur theoretisch und bleibt es, sofern man nicht Handlungen daraus ableitet, die den Klienten erreichen und ihn in Richtung auf ein Ziel bringen, das seinen Möglichkeiten und Wünschen entspricht.

Beispielsweise wird aus manchen Theorien bisweilen hergeleitet, Therapie müsse den „ganzen" Menschen erfassen. Das leuchtet ein, denn man kann kaum einen seiner Teile von den anderen lösen. Außerdem eignen sich solche wohlklingenden Worte gut zur Polemik gegen problemlösungsorientierte Therapien, da sie scheinbar implizieren, diese Therapieformen machten minderwertiges Stückwerk. Schaut man hin, was konkret therapeutisch getan wird, so findet man im besten Falle wenig, was ganzheitliche Therapien von anderen Therapieformen unterscheidet, im schlechtesten Falle, daß unter dem Deckmäntelchen der „Ganzheitlichkeit" eine genaue Verhaltensanalyse und eine überprüfbare detaillierte Arbeit umgangen wird. Theorien, die das ermöglichen, sind verständlicherweise sehr beliebt, denn sie setzen den Therapeuten auf einen hohen Sockel der Ethik, schützen ihn vor Mißerfolgserlebnissen und verschleiern die engen Grenzen der therapeutischen Einflußmöglichkeiten.

2. Zum Therapiebegriff

Verhaltenstherapeuten betrachten Therapie gewöhnlich als einen zielgerichteten Interaktionsprozeß zwischen (mindestens) 2 Personen, in dessen Verlauf persönliche Änderungsziele gesucht, fortlaufend überprüft und gegebenenfalls revidiert werden. Die Rollenzuweisung in der meist zeitlich und räumlich begrenzten Interaktion ist dadurch gekennzeichnet, daß der eine durch seine Qualifizierung, sein Expertenwissen und seine Erfahrung die Rolle des Therapeuten übernimmt und der andere sich an die Regeln der Situation als „Klient" hält. Die verwendeten Vorgehensweisen oder „Technologien" für die zielbezogene Verhaltensänderung stehen in möglichst enger Verbindung zur empirischen Psychologie und ihren Nachbarwissenschaften. Sie sollen empirisch überprüfbar, lehr- und lernbar sein. Dies mag an dieser Stelle zur Kennzeichnung von „Therapie" genügen.

Wie immer man aber auch Therapie umschreiben mag: Man vergißt nur zu leicht, daß sie nicht in einem sozialen Vakuum stattfindet. Und gerade die Umgebungsbedingungen sind es, die meiner Meinung nach in der stationären Abhängigkeitstherapie einen großen Einfluß auf deren Ergebnisse ausüben. Ein sehr großer Anteil der Erfolge dürfte, unabhängig von der spezifischen Therapie(richtung), allein durch die Umgebungsbedingungen der Fachklinik zu erzielen sein. Darauf möchte ich zuerst eingehen.

3. Die besonderen Bedingungen einer Fachklinik

Die stationäre Behandlung hat eine Reihe von Vorteilen gegenüber anderen Formen der Therapie. Dazu gehören u. a. (s. dazu auch Kanfer et al. 1978):

- kurzfristige Befreiung aus einer aversiven Lebenssituation;
- starke therapeutische Kontrolle über das problematische Verhalten;

- sichere Umgebung beim Aufbau erwünschter Verhaltensweisen;
- Ausschaltung ungünstiger Verstärkungsbedingungen;
- die Möglichkeit, Krisen unmittelbar aufzufangen;
- Möglichkeit zur detaillierten Beobachtung des Klienten;
- Beobachtungs- und Lernmöglichkeiten für den Klienten in einer Gemeinschaft von Gleichen „rund um die Uhr".

Diese Vorteile kommen selbstverständlich nur zum Tragen, wenn sie entsprechend in Handeln umgesetzt werden. In Fachkliniken, die das tun, lassen sich eine Reihe von Gemeinsamkeiten finden, die ich als unspezifisch bezeichnen möchte. Unspezifisch nenne ich diese Faktoren, weil sie unabhängig von der therapeutischen „Schule" der Einrichtung häufig anzutreffen sind, nicht, weil sie unspezifisch wirken. Im Gegenteil, wenn man sie planvoll und gezielt umsetzt, haben sie sogar sehr positive spezifische Effekte.

Ich unterscheide *5 derartige Faktoren*. Sie lassen sich bis hinunter zur Verhaltensebene noch genauer beschreiben. Ich verzichte aus Platzgründen darauf und nenne nur einige Beispiele zu den jeweiligen Oberbegriffen:

1) Lösung aus der gewohnten Umgebung:
- Befreiung von den gewohnten täglichen Aufgaben, so daß man sich mehr auf sich selbst konzentrieren kann;
- sich aufgehoben und beschützt fühlen („Käseglockeneffekt");
- Labiliserung des Familiensystems, so daß die Chancen für eine Änderung steigen;
- in Ruhe aus der Distanz Lebensbilanz und Planung vollziehen können („den Wald vor lauter Bäumen sehen").

2) Hausordnung:
- Beschränkungen des Lebens ohne Alkohol ertragen lernen (sog. „harte" Therapien benutzen dies in übersteigerter Form als Quelle kognitiver Dissonanz: „Wer das alles auf sich genommen hat, was ihm in der Therapie zugemutet wird, der wird es sich überlegen, ob die Mühsal umsonst gewesen sein soll!" Ich halte dieses Vorgehen für unangemessen);
- Gewöhnung an geordneten Tagesablauf und geregelte Mahlzeiten;
- sich einordnen und unterordnen;
- Verantwortung übernehmen, z. B. in Patientenvertretung und Sozialdiensten.

3) Fokussierung auf sich selbst:
- sich selbst wichtig nehmen, weil man wichtig genommen wird;
- sich Zeit für sich selbst nehmen;
- Lebensbilanz ziehen;
- sich selbst als veränderbar erleben;
- den Körper wahrnehmen und sorgfältig behandeln;
- Aufmerksamkeit auf im Alltag eher vernachlässigte Bereiche der Person lenken, vor allem auf Gefühle.

4) Neue Erfahrungen machen:
- Informationen über Suchtmittelabhängigkeit erhalten;
- Beständigkeit und Langeweile ohne Suchtmittel ertragen;
- Gemütsbewegungen ohne Suchtmittel zulassen und durchleben;
- diffuse soziale Ängste als unrealistisch erkennen;
- Mut schöpfen, neue Seiten an sich entdecken und sich etwas zutrauen;
- Fortschritte an sich selbst erleben.

5) Gemeinschaft:
- die Erfahrung machen, als Alkoholiker akzeptiert zu werden;
- Menschen begegnen und Rückmeldungen nicht ausweichen können: Kritik und Toleranz sowohl annehmen als auch geben;
- im Zusammentreffen mit andersdenkenden Menschen werden feste Normen und Gewohnheiten in Frage gestellt.

Daneben gibt es weitere Einflußgrößen, die für die meisten Kliniken aufgrund des Versorgungssystems wirksam sind. Dazu gehören sowohl die Einbettung der Klinik in eine sog. therapeutische Kette als auch die Übernahme der vollen Behandlungskosten durch Leistungsträger, der damit verbundene Rehabilitationsauftrag an die Klinik und die oft nicht gerade durch ein sozialwissenschaftliches Krankheitsmodell geprägten Ausstattungsforderungen an die Klinik seitens der Beleger. Diese Eigenschaften weisen viele deutsche Kliniken auf.

Falsch ist mit Sicherheit die Meinung, daß in Fachkliniken die „besseren" Patienten unterkommen, während in den anderen Institutionen der „Rest" verbleibt. Nachdem viele Bezirkskrankenhäuser inzwischen eigene Suchtentwöhnungsstationen betreiben, werden wohl sogar eher die für diese Stationen weniger geeigneten Patienten weitervermittelt. Ob diese Auswahl im Sinne einer positiven Selektion zu verstehen ist, darf bezweifelt werden. Zumindest unsere Jahresstatistiken zeigen, daß die Klientel unserer Klinik sich nicht von der in Landes- oder Bezirkskrankenhäusern befindlichen unterscheidet.

4. Verhaltenstherapie der Abhängigkeit

Bis hierher wurde das eher allgemein in Fachkliniken Anzutreffende genannt. Was ist nun das Besondere an der Verhaltenstherapie der Alkoholabhängigkeit?

Die *erste Besonderheit* besteht darin, daß Verhaltenstherapie gerade der planmäßigen Beeinflussung der erwähnten äußeren Einflußgrößen Beachtung schenkt. Die Klinikorganisation ist demzufolge keine Aufgabe einer darauf spezialisierten Verwaltung, sondern von eminentem therapeutischen Interesse. Traditionelle Häuser haben dies bereits vor langer Zeit erkannt und sich in diesem Sinne schon verhaltenstherapeutischer Prinzipien in unsystematischer Weise bedient, als die Verhaltenstherapie als Therapierichtung noch nicht existierte. Verhaltenstherapeuten bemühen sich aus ihrer Grundhaltung heraus auch um die Einbeziehung der sonstigen „Umgebungsvariablen": Familie, Arbeit, Freunde und Freizeit.

Eine *zweite Besonderheit* ist die strikte Beachtung empirischer Forschungsergebnisse und der entsprechenden Überprüfung des eigenen Handelns. Das bedeutet z. B., daß man anerkennt, daß es keine einheitliche Alkoholikerpersönlichkeit gibt. Für den Verhaltenstherapeuten gibt es nicht den Alkoholismus, sondern viele „Alkoholismen", denen lediglich die funktionelle Autonomie des Alkoholtrinkens gemeinsam ist. Folglich muß die Therapie über das allgemein verbindliche Ziel der Selbstakzeptanz als Abhängiger hinaus individualisiert werden. Für jeden einzelnen wird im Therapieverlauf ein persönlicher Therapieplan ausgearbeitet. Ein weiteres Beispiel ist die empirisch untermauerte Widerlegung des klassischen „Kontrollverlust"konzepts, das wohl besser durch den Begriff des Kontrollmangels ersetzt wird. Für die Rückfallprophylaxe ist diese Unterscheidung von großer Bedeutung, worauf auch Glatt (1982, unveröffentlicht) und Marlatt (1978) hinweisen.

In der Verhaltenstherapie als problemlösungs- und zielorientierter Therapieform lassen sich aber trotz des Prinzips der Individualität durchaus auch allgemeiner verbindliche Ziele finden (s. Abb. 1), die über die somatische Rehabilitation hinausgehen.

Da Ziele nur dann wirksam sind, wenn sie persönlich wichtig, handlungsspezifisch und prinzipiell erreichbar sind, habe ich auch in der Darstellung die Ichform gewählt, wie sie ein Klient auf sich anwenden könnte.

Die *dritte Besonderheit* der Verhaltenstherapie besteht darin, daß sie solche Ziele expliziert und – so gut es in der Praxis möglich ist – überprüft. Die Diagnostik steht deshalb im Dienste der Therapie und begleitet sie im Sinne einer Verlaufsbeobachtung bis zur Abschlußbefragung. Wie so etwas in die Tat umgesetzt werden kann, damit es auch von wenig gebildeten Klienten bewältigt werden kann, habe ich an anderem Ort ausführlicher geschildert (s. Schneider 1982).

Verhaltenstherapie der Abhängigkeit wird oft gleichgesetzt mit reinem Training beobachtbaren Verhaltens, z. B. in Form von Selbstsicherheitsübungen oder dem Ablehnen von Alkoholangeboten. Tatsächlich ist es lediglich ein *viertes Spezifikum* der Verhaltenstherapeuten, daß sie sich nicht mit dem Fassen von Vorsätzen seitens des Klienten oder dem Analysieren des Verhaltens begnügen, sondern stets fragen: „Woran werden du und ich bemerken, daß sich etwas bei dir verändert hat?" und dann

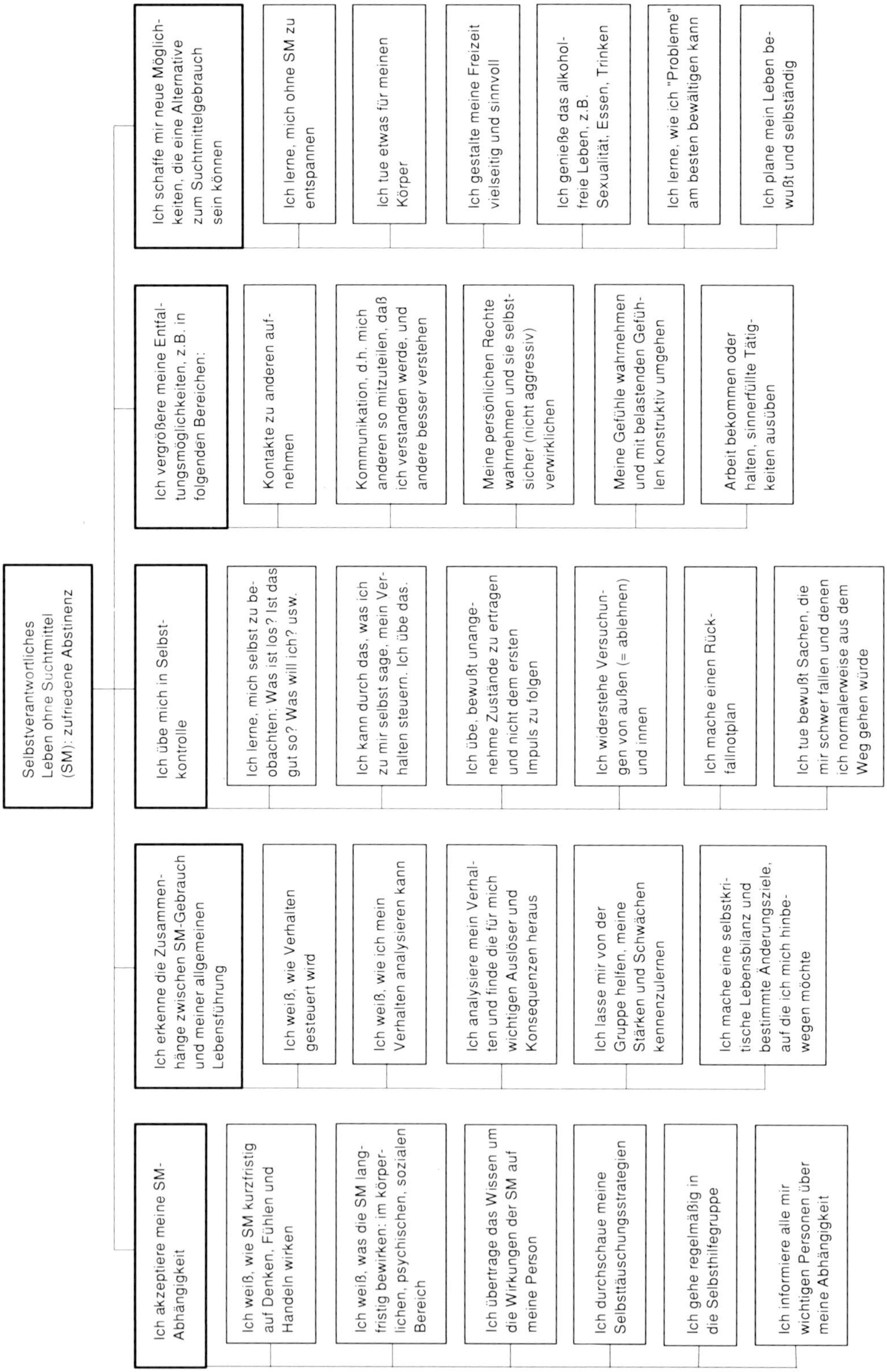

Abb. 1. Ziele in der Verhaltenstherapie der Alkoholabhängigkeit

die betreffenden Verhaltensweisen einüben, sofern die Ausführung dem Klienten ohne Übung schwerfällt. Daß sie darauf großen Wert legen, heißt jedoch nicht, daß sie andere Aspekte des menschlichen Erlebens außer acht lassen. Es ist eine Frage der individuellen Art des Klienten, welcher Zugang am erfolgversprechendsten ist und wo Änderung nötig ist. Dementsprechend wird sich ein gut ausgebildeter Therapeut entscheiden können, ob er die Ebene des Denkens und Bewertens (z. B. Vorgehen nach der rational-emotiven Therapie), des Körpererlebens und der Gefühle oder des offenen Verhaltens – um nur einige Beispiele zu nennen – als Zugangs- oder Änderungsebene wählt. Es scheint außerdem wenig bekannt zu sein, daß auch in der Verhaltenstherapie erlebnisaktivierende Verfahren angewandt werden. Dies geschieht allerdings nicht nach dem Gießkannenprinzip, sondern nur bei entsprechender Indikation. Beispiele dafür sind: mangelhafte Wahrnehmung eigener Gefühle, extremes Vermeidungsverhalten oder Ziellosigkeit.

Eine *fünfte Besonderheit* der Verhaltenstherapie ist die gezielte Beachtung der Lernprinzipien. Dabei gilt besonders das Prinzip der positiven Verstärkung, das auf vorhandenen Stärken aufbaut, das Prinzip der kleinen Schritte, das Prinzip der Kontingenz (zeitlich oder vorstellungsmäßig) und das Prinzip der seltener werdenden Wiederholung. Die Anwendung dieser Lernprinzipien geschieht in der Praxis allerdings nicht distanziert – trocken oder labormäßig. Voraussetzung ist vielmehr eine vertrauensvolle Beziehung zwischen den beteiligten Personen. Für deren Herstellung ist sowohl die Kenntnis der Erwartungen, Werthaltungen und früheren interaktionellen Erfahrungen des Klienten als auch wiederum die der Lernprinzipien hilfreich.

Zusammenfassend möchte ich folgende *12 Prinzipien* nennen, die für unsere Therapie kennzeichnend sind, ohne sie damit aber exklusiv für die Verhaltenstherapie beanspruchen zu wollen:

1) Abhängigkeit:
Individuell ist Abhängigkeit ein Problem der Selbstregulation. Die Therapie hat deren Wiederherstellung zum Ziel. Sie beachtet daher besonders Selbstwahrnehmung, Zielsetzung, Handlung und Bewertung (die 4 Selbstregulationskomponenten).

2) Therapie:
Therapie fördert den Selbstregulationsprozeß, indem sie sich des Problemlösungsparadigmas bedient:

- Allgemeine Orientierung = Erlernen einer rationalen Grundeinstellung ge-gegenüber Problemen; Herstellung einer hilfreichen Therapeut-Patient-Beziehung (therapeutische Koalition). Beziehung (therapeutische Koalition).
- Problem erkennen, akzeptieren und analysieren = Erlernen systematischer Beobachtung und Untersuchung problematischer Situationen, eigener Gedanken, Gefühle und Handlungen.
- Alternativen suchen = Erlernen von kreativen Strategien zum Finden von Lösungen.
- Entscheiden = Erlernen vernünftiger, realitätsbezogener Entscheidungen und Handlungsplanungen.
- Durchführung = Erlernen situationsadäquater Umsetzung der gewählten Lösungsstrategie.
- Bewertung = Erlernen angemessener Selbsteinschätzung und Selbstverstärkung.

3) Die Gruppe:
Die Gruppe ist keine ökonomische Notlösung, sondern ein wichtiges therapeutisches Instrument in der Alkoholismustherapie.

4) Aktivität:
Therapie ist kein passiver Heilungs-, sondern ein aktiver Lernprozeß.

5) Übung:
Therapie heißt nicht nur Durchdenken und Bereden, sondern vor allem Handeln und neue Erfahrungen machen (das kann auch im Üben von Untätigkeit bestehen!).

6) Kleine Schritte:
Große Schritte werden in kleine Schritte unterteilt, die tatsächlich erreicht werden können.

7) Individualität:
Von individuellem Ausgangsniveau zu individuellen, realistischen und spezifischen Zielen.

8) Kooperation:
Die Ziele werden gemeinsam von Therapeut und Patient bestimmt.

9) Positives Denken:
In Lösungen denken und nicht Probleme breittreten. Positives, flexibles Denken, das zu Selbstverstärkung und nicht -bestrafung führt, wird gefördert.

10) Messung:
Der Therapieerfolg wird am konkreten, überprüfbaren Verhalten gemessen, und zwar möglichst vom Patienten selbst.

11) Anwendung der Lernprinzipien:
Vor allem die Anwendung der Lernprinzipien positive Verstärkung, Löschung und Kontingenz ist für die Verhaltensänderung wichtig.

12) Transparenz:
Der Therapieablauf ist für den Patienten transparent, so daß er immer mehr selbstverantwortlich übernehmen kann, bis er „sein eigener Therapeut" ist.

5. Umsetzung in die Praxis

Die genannten Besonderheiten der Verhaltenstherapie werden das Bild der Fachklinik zusätzlich zu den unspezifischen stationären Bedingungen prägen.

Ein Therapieprogramm, wie es zum Beispiel bei Schneider (1982) ausgeführt ist, stellt in der Praxis immer einen Kompromiß dar. Im Sinne von Bandura (1979) läßt sich dieser Kompromiß als Wechselwirkung zwischen 3 Variablen darstellen (s. Abb. 2). Bei Bandura sind dies **P**ersonen-, **U**mgebungs- und **V**erhaltensvariablen, deren Abkürzung ich hier übernehme.

Ich habe in meinem Beitrag bisher Teile der „U-Variable Fachklinik" in ihrer direkten Auswirkung auf Klienten und Teile der „P-Variable Verhaltenstherapeutische Ausrichtung" beschrieben. Eine weitergehende detaillierte Darstellung aller verhaltenstherapeutischen Maßnahmen (V) würde den hier gesetzten Rahmen sprengen. Eine Zusammenfassung in Überschriften hingegen bestärkt nach meiner Erfahrung den Leser nur in seinen eventuellen Vorbehalten, weil er sich darunter etwas gänzlich Unzutreffendes vorstellt. Trotz dieser Bedenken sollen hier zum Abschluß einige Bestandteile eines verhaltenstherapeutischen Programms genannt sein:

– Grundlegende *Informationen* über Entstehungsbedingungen, Verlauf und Folgen der Abhängigkeit, besonders der kognitiven Bewältigungsstrategien (Rationalisierung, Verleugnung, Verharmlosung, Einstellung der Selbstbeobachtung usw.).

– *Die funktionale Verhaltensanalyse* soll den Patienten befähigen, seinen Suchtmittelkonsum als eine Handlung innerhalb eines komplexen sozialen Bedingungsgefüges zu verstehen, die einer fehlgeschlagenen Problemlösung gleicht, welche nun selbst das Problem darstellt. Es wird gezeigt, daß die Beseitigung der „ursächlichen" Probleme und die Aufarbeitung von Verhaltensdefiziten nicht die weitere Gefährdung durch Suchtmittel auflösen kann. Die individuellen Werte und Ziele des Lebens werden selbstkritisch untersucht. Eine Methode dazu kann u. a. die „Lebensbilanz" sein, in der es auch um die Bewältigung von Schuldgefühlen geht.

– *Entspannungstraining* nach Jacobson. Das Ziel ist hier die Minderung des physiologischen Anteils der Emotionen in belastenden Situationen und die Bereitstellung eines „natürlichen" Weges zu körperlicher und seelischer Entspannung und Gelassenheit.

– Aufbau von selbsterzeugtem gedanklichen Widerstand bei Wünschen und Versuchungen bezüglich Suchtmitteln *(Selbstkontrolltechniken).* Aufbau von effektivem

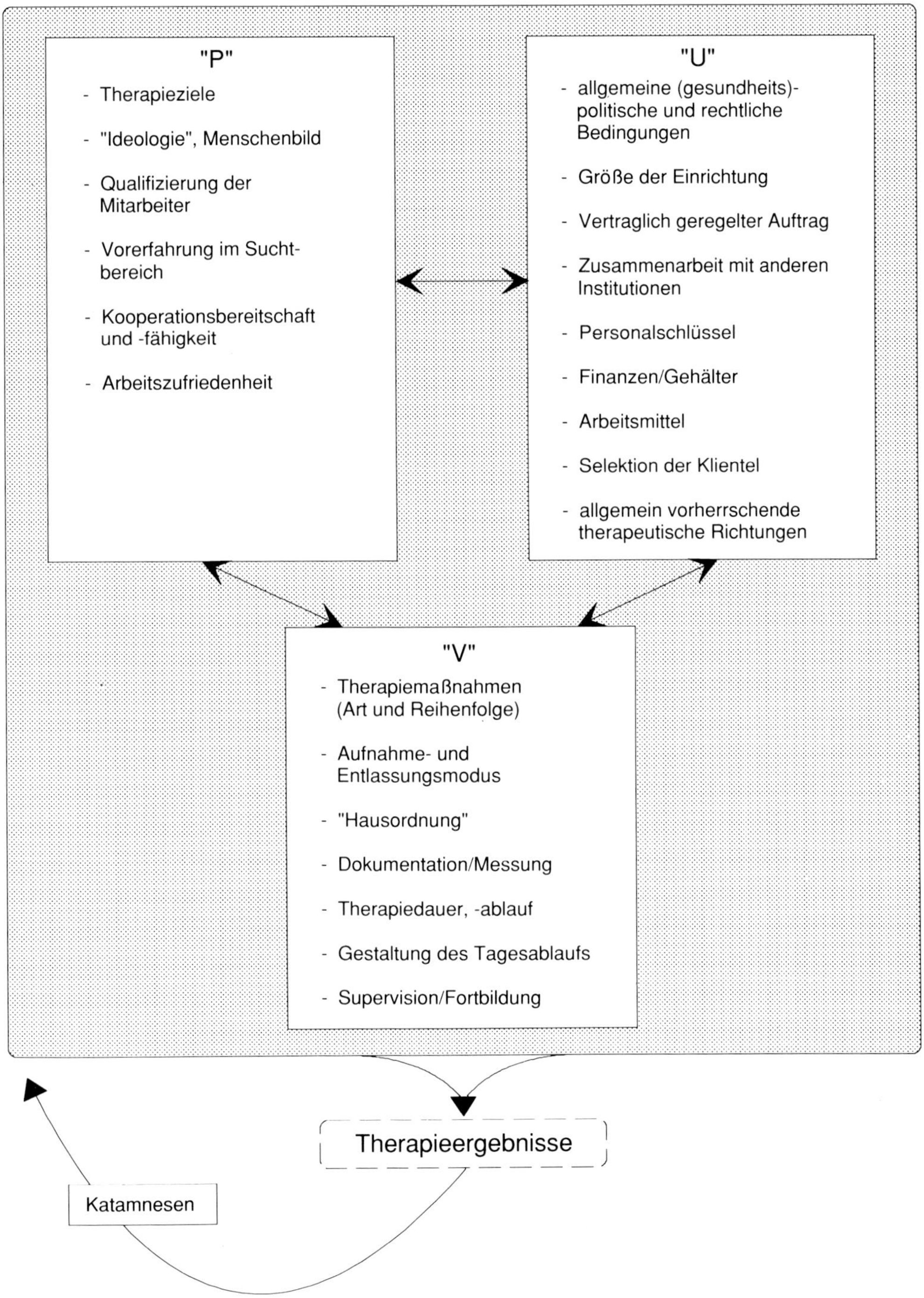

Abb. 2. Die drei Variablen der Verhaltenstherapie im Sinne von Bandura. *P* = Personenvariable, *U* = Umgebungsvariable, *V* = Verhaltensvariable

Verhalten in Situationen, in denen Suchtmittel angeboten bzw. aufgedrängt werden *(Ablehnungstraining)*.

– Ein Kernpunkt aller Therapieangebote besteht in der Ermöglichung und Einübung eines zufrieden-abstinenten Lebens. *Selbstvertrauen, Genußfähigkeit und eine persönliche Antwort auf die Frage nach einem sinnerfüllten Leben* sind dafür wesentliche Bestandteile. Auch die Beschäftigungs- und Sporttherapie sowie Gruppen zu Problemen z. B. im Bereich der Sexualität oder Selbstsicherheit, sind auf dieses Ziel gerichtet. Übungsbereiche in der Gruppentherapie sind häufig Situationen, die Fertigkeiten in Selbstbehauptung, Umgang mit belastenden Gefühlen, Kommunikation und Kontaktverhalten beinhalten.

– Im Rahmen des Belastungstrainings werden *Methoden der kognitiven Umstrukturierung* verwendet. Der Patient soll seine Gefühle als weitgehend steuerbar erleben. Es wird vermittelt, daß unangenehme Gefühle größtenteils durch negative Selbstverbalisationen und unrealistische Erwartungen hervorgerufen werden.

– Anleitung zur *sinnvollen Freizeitgestaltung und Wiederherstellung körperlicher und geistiger Leistungsfähigkeit* in der Sport- und Beschäftigungstherapie.

– Der Bereich der Selbstorganisation wird in kleinen Schritten erarbeitet. Die Maßnahmen gehen von der anfänglichen Tagesplanung bis zur Zukunftsplanung in verschiedenen Lebensbereichen.

– Ein einwöchiges *Realitätstraining* vor Therapieende dient als Entscheidungshilfe, ob die Verhaltensänderungen in der Realität anwendbar sind und stabil bleiben werden. Die Erfahrungen des Realitätstrainings sind eine Grundlage für abschließende Maßnahmen zur *Rückfallprävention*.

Dies sind einige Bestandteile der Therapie. Es sind keine isolierten Einzelstücke, sondern integrierte Bestandteile, deren sinnvolle Einordnung erst durch das dahinterstehende Abhängigkeitsmodell (Schneider 1982) möglich wird. Erst dann wird auch klar, warum häufig gestellte Fragen am Kern der Sache vorbeigehen. Fragen wie: „Reicht denn Verhaltenstherapie aus, um allen Problemen gerecht zu werden? Verzichten Sie denn ganz auf die X-, Y- und Z-Therapie?“ bringen nur zum Ausdruck, daß der problemlösende Therapieansatz im Grunde genommen nicht verstanden worden ist. Die Antwort auf die Frage hieße: „Jein!“. „Ja“ lautet die Antwort, weil Verhaltenstherapie keine bloße Sammlung von Techniken ist, sondern ein methodischer Ansatz, der aus der klinisch-psychologischen Forschung hervorgegangen ist und der sich nicht durch die verwendeten Vorgehensweisen erschöpfend beschreiben läßt, wie dies bei anderen Therapierichtungen teilweise möglich ist. Im Sinne des Problemlösungsansatzes ist eine Vorbedingung die möglichst vollständige Wahrnehmung des Klienten in seinen Lebensvollzügen, wozu vor allem für den Therapeuten die Kenntnis eigener Erlebens- und Wahrnehmungsmuster gehört. Die Auswahl der zur Zielfindung und Lösung der persönlichen Probleme führenden Vorgehensweisen orientiert sich an den oben genannten Prinzipien der Verhaltenstherapie, jedoch bleibt die Nützlichkeit und Wirksamkeit leitend. Je mehr Alternativen ein Therapeut hier zur Verfügung hat, desto besser. So verstanden ist jede Therapie ein jeweils neuer und eigenständiger Problemlösungsprozeß, für den es keine immer gültigen Standardlösungen gibt. Deshalb könnten wir also auch mit Fug und Recht sagen, daß Verhaltenstherapie als solche keiner Erweiterung durch sonstige Therapieformen bedarf.

Das „Ja“ kommt aber nicht aus vollem Herzen. Auch ein „Nein“ auf die obigen Fragen wäre möglich, denn wir verwenden Vorgehensweisen, die innerhalb anderer therapeutischer Ansätze entwickelt wurden.

In der therapeutischen Praxis in einem großen Team ist es oft weder möglich noch wünschenswert, völlig puristisch vorzugehen. Entscheidend für die Integration „schulenfremder“ Vorgehensweisen in die Verhaltenstherapie ist, ob sie nach den Prinzipien der Verhaltenstherapie geprüft und erklärbar sind.

Literatur

Bandura A (1979) Sozial-kognitive Lerntheorie. Klett-Cotta, Stuttgart

Kanfer FH, Mai N, Oberberger H, Brengelmann JC (1978) Planning an institution for behavior therapy: a project report. Behav Anal Modif 2:146–162

Marlatt GA (1978) Alkoholverlangen, Kontrollverlust und Rückfall: eine kognitive Analyse des Verhaltens. Z Suchtforsch 1:19–24 und 2:11–20

Pervin LA (1981) Persönlichkeitspsychologie in Kontroversen. Urban & Schwarzenberg, München

Schneider R (1982) Stationäre Behandlung von Alkoholabhängigen. Röttger, München

25. Ergebnisse stationärer Verhaltenstherapie Alkoholabhängiger, 4 Jahre nach Entlassung*

U. Jung, G. Bühringer

1.	Einleitung	358
2.	Fragestellung	359
3.	Methodik	360
3.1.	Auswahl der Stichprobe	360
3.2.	Datenerhebung	360
3.3.	Kategorisierung des Alkohol- und Medikamentenkonsums	361
3.4.	Datenauswertung	361
4.	Beschreibung der Stichprobe	361
4.1.	Patientenmerkmale	361
4.2.	Behandlungsmerkmale	361
4.3.	Stichprobe der 4-Jahres-Katamnese	362
4.4.	Kontrolluntersuchungen	362
4.4.1.	Validität schriftlicher Patientenangaben	362
4.4.2.	Auswertung der Nichtantworter	363
5.	Ergebnisse	363
5.1.	Vergleich der Katamnesedaten zum Alkohol- und Medikamentenkonsum zwischen planmäßig und unplanmäßig entlassenen Patienten	363
5.1.1.	4-Jahres-Katamnese	363
5.1.2.	Verlauf über 4 Katamneseuntersuchungen	364
5.2.	Vergleich der Katamneseergebnisse mit anderen Untersuchungen	366
5.3.	Umfang3und subjektive Einschätzung des Rückfalls	366
5.3.1.	Alkohol- und Medikamentenkonsum	366
5.3.2.	Bewertung des Rückfalls durchdie Patienten	367
5.4.	Vergleich der Katemnesedaten zu weiteren Lebensbereichen zwischen abstinenten und rückfälligen Patienten	367
6.	Diskussion	370
6.1.	Methodik	371
6.2.	Ergebnisse	372
Literatur		374

1. Einleitung

Gemessen an der Zahl der Betroffenen, an den emotionalen, gesundheitlichen und familiären Auswirkungen der Krankheit sowie an den individuellen und sozialen Kosten, stellt die Alkoholabhängigkeit in der Bundesrepublik Deutschland ein wichtiges gesundheitspolitisches Thema dar. Man geht davon aus, daß heute je nach Kriterium 1,2–1,8 Millionen Personen (2–3% der Bevölkerung) Alkoholmißbrauch betreiben oder abhängig sind (Feuerlein u. Küfner 1986).

Die hohe Zahl von Alkoholabhängigen bzw. das verstärkte Problembewußtsein für diesen Bereich hat in den letzten 20 Jahren zu einem intensiven Ausbau der Forschung und einer deutlichen Verbesserung der therapeutischen Versorgung geführt. Die früheren therapeutischen Angebote, die sich

* Wir möchten uns bei Herrn Prof. Dr. Frederik H. Kanfer für die fachliche Beratung bedanken.

überwiegend an möglichst langer stationärer „Verwahrung" unter idealisierten Lebensbedingungen orientierten, werden mehr und mehr durch wissenschaftlich konzipierte, zeitlich strukturierte und professionell durchgeführte therapeutische Maßnahmen ersetzt (vgl. Bühringer 1983; 1986). Neben experimentellen und quasiexperimentellen Therapiestudien unter Forschungsbedingungen (vorwiegend im angloamerikanischen Raum) hat in jüngster Zeit die Erforschung von therapeutischen Versorgungseinrichtungen in der Bundesrepublik Deutschland ein zunehmendes Interesse gefunden. Dabei geht es u. a. um die Analyse der Klientel, der therapeutischen Maßnahmen sowie um die Überprüfung der langfristigen Ergebnisse (siehe z. B. Küfner et al. 1986; Missel u. Zemlin 1986). Kosten-Nutzen- und Kosten-Effektivitäts-Berechnungen spielen ebenfalls eine verstärkte Rolle (z. B. Bühringer u. Hahlweg 1986). Die Zunahme von Untersuchungen in Praxiseinrichtungen ist wahrscheinlich nicht nur durch ethische und technische Probleme experimenteller Laborstudien begründet. Eine Rolle spielt auch, daß sich viele Wissenschaftler in den letzten Jahren aufgrund der Analyse von Mängeln in den therapeutischen Einrichtungen mit Verbesserungsvorschlägen beschäftigt haben. Ein weiterer Faktor mag in der Bereitschaft einzelner Träger liegen, die Arbeit in ihren Einrichtungen auf wissenschaftlicher Grundlage zu verbessern, um somit den häufig geäußerten Zweifeln an der Effektivität und Effizienz ihrer Arbeit entgegenzutreten.

2. Fragestellung

Für die Untersuchung der Tätigkeit einer 1977 neu eröffneten stationären Fachklinik für Alkoholabhängige wurden in der Anfangszeit der begleitenden Evaluation folgende Fragestellungen formuliert:

- Welche Charakteristika weist die Klientel der Klinik auf (z. B. Personenmerkmale, Abhängigkeitsproblematik)?
- Wie sehen die Behandlungsergebnisse aus (z. B. Dauer, Kosten, Art der Entlassung)?
- Welche langfristigen Ergebnisse werden erreicht und welche Trends zeigen sich bei wiederholten Katamneseerhebungen?

Diese ersten Fragestellungen sind noch weitgehend durch die geringen wissenschaftlichen Kenntnisse über die therapeutische Versorgung von Alkoholabhängigen in der Zeit um etwa 1970/75 gekennzeichnet. Es ging sowohl darum, wichtige statistische Kennziffern zu erfragen, als auch darum, Schlußfolgerungen im Hinblick auf die Verbesserung der Therapiedurchführung und die Bewertung der Ergebnisse zu ermöglichen („process and outcome evaluation"; vgl. Rossi u. Freeman 1982; Posavac u. Carey 1985). Im Laufe der Jahre wurden auf der Basis der ausgewerteten Daten* in einem sukzessiven Prozeß differenziertere Fragestellungen entwickelt, unter anderem:

- Worin unterscheiden sich abstinente und rückfällige Patienten?
- Wie kann der „Rückfall" nach der Behandlung beschrieben werden und wie wird er von den Patienten bewertet?
- Nach welchen Merkmalen können rückfällige Patienten weiter differenziert werden?
- Gibt es Früherkennungszeichen für eine mögliche Rückfallgefährdung, auf die mit geeigneten therapeutischen Maßnahmen reagiert werden kann?

Die in letzter Zeit hinzugekommenen Themen sind auch dadurch beeinflußt worden, daß die ursprüngliche, sehr schematische Einteilung in „abstinent = erfolgreich" sowie „alkoholkonsumierend = erfolgos" aufgrund neuerer Überlegungen und wis-

* Beispielsweise zu Trends bei den Patienten- und Behandlungsmerkmalen (Koester u. Jung 1983), Katamneseverläufen (Jung et al. 1987) und zur Beschreibung der Klinik und der therapeutischen Maßnahmen (Schneider 1982).

senschaftlicher Ergebnisse nicht mehr haltbar ist: Untersuchungen haben z. B. gezeigt (vgl. dazu u. a. Polich et al. 1980; Nathan u. Niaura 1985), daß ein mäßig konsumierender Patient nicht unbedingt in die gleiche Kategorie eingeordnet werden darf wie ein vollständig erfolgloser Patient, was vor Jahren fast ausschließlich der Fall war und auch heute noch in der Praxis weitgehend die Regel ist.

In dieser Arbeit werden folgende Fragestellungen untersucht:

- Wie unterscheiden sich planmäßig und unplanmäßig entlassene Patienten in Hinblick auf die Abstinenzquote zum Zeitpunkt der 4-Jahres-Katamnese bzw. im Katamneseverlauf?
- Wie können die Ergebnisse der 4-Jahres-Katamnese im Vergleich zu anderen Untersuchungsergebnissen bewertet werden?
- Kann die Gruppe der rückfälligen Patienten aufgrund des Konsumverhaltens und dessen Bewertung aufgeschlüsselt werden?
- Zeigen abstinente Patienten auch in anderen Lebensbereichen bessere Ergebnisse?

3. Methodik

3.1. Auswahl der Stichprobe

Für eine Totalerhebung wurden alle im Jahr 1979 entlassenen 504 Patienten einer stationären Fachklinik für Alkoholabhängige ausgewählt*. Ausgeschlossen wurden lediglich 13 Patienten mit der Hauptdiagnose „Medikamentenabhängigkeit", da diese Gruppe für vergleichende Untersuchungen zu klein ist. Die für die Untersuchung verbleibenden 491 Patienten haben alle die Diagnose „Alkoholabhängigkeit" (ICD-Nr. 303).

3.2. Datenerhebung

Folgende Katemnesezeitpunkte wurden festgelegt: 6 Monate, 1 Jahr, 2 Jahre und etwa 4 Jahre nach der Entlassung aus der stationären Behandlung. Die ersten 3 Erhebungen wurden entsprechend dem jeweiligen Entlassungsmonat durchgeführt. Für die letzte Katamnese ergab sich aus technischen Gründen bei einer Schwankung zwischen 46 und 61 Monaten ein durchschnittlicher Katamnesezeitraum von 4 Jahren und 5 Monaten (im folgenden als 4-Jahres-Katamnese bezeichnet).

Die katamnestischen Daten wurden mit einem weitgehend standardisierten Fragebogen erfaßt. Der Bogen enthält 35 Fragen zu 6 Lebensbereichen: Wohnsituation, Einkommen, Arbeitssituation, soziale Beziehungen, Suchtmittelkonsum und gesundheitliche Situation. Um den Einfluß der „sozialen Erwünschtheit" bei den Patientenantworten möglichst gering zu halten, werden neutrale Fragen zur Häufigkeit des Konsums von Alkohol und Medikamenten verwendet. Sprachlich belastete Begriffe wie z. B. abstinent oder rückfällig wurden möglichst vermieden. Der Bogen wurde vor der Untersuchung mehrmals erprobt und im Hinblick auf die Verständlichkeit für die Patienten überprüft.

Die Fragebogen wurden zu den jeweiligen Katamnesezeitpunkten postalisch an alle erreichbaren Patienten versandt. Ging der Bogen nicht innerhalb von 4 Wochen wieder ein, wurde ein zweites Exemplar verschickt. Zur Überprüfung der Validität schriftlicher Patientenantworten sowie zur Erfassung von Informationen über Nichtantworter wurden 2 Kontrolluntersuchungen geplant, für die zufallsverteilte persönliche Interviews in der Wohnung der Patienten vorgesehen waren.

* Wir möchten uns für die langjährige und intensive Unterstützung bei allen Mitarbeitern der Fachklinik Furth im Wald bedanken, insbesondere bei den Leitern, Herrn Dr. med. Norbert Biermann und Herrn Dipl.-Psych. Ralf Schneider.

3.3. Kategorisierung des Alkohol- und Medikamentenkonsums

Für die Einordnung der Patientenantworten zum Alkohol- und Medikamentenkonsum wurden 3 Kategorien vorgesehen: abstinent, abstinent nach Rückfall und rückfällig. Die Kriterien für die Einstufungen wurden im Vergleich zu anderen Studien restriktiv ausgewählt. Als „abstinent" sollten nur die Patienten eingestuft werden, die angegeben hatten, seit der Entlassung keinen Alkohol und keine Medikamente mit Suchtpotential eingenommen zu haben. Zu diesem Medikamenten wurden alle Babiturate, Benzodiazepine, Opiate und Amphetamine gerechnet. Als „abstinent nach Rückfall" sollten die Patienten eingestuft werden, die nach einem Rückfall mit Alkohol oder Medikamenten zum Zeitpunkt der Erhebung wieder seit mindestens 2 Monaten abstinent lebten. Alle restlichen Angaben sollten als Rückfall bewertet werden.

3.4. Datenauswertung

Die Einstufung der Patienten- bzw. Interviewerangaben zum Alkohol- und Medikamentenkonsum erfolgte durch Fachleute unter Verwendung aller vorhandener Antworten zu diesem Themenbereich. Besondere Aufmerksamkeit wurde dem Medikamentenkonsum gewidmet. Die Angaben hierzu wurden zusätzlich durch einen klinischen Toxikologen mit langjähriger Erfahrung in der Behandlung von Alkoholabhängigen beurteilt*. Bei den Einstufungen wurde auch die Einnahme kleinster Mengen von Alkoholika oder entsprechender Medikamente – auch bei einem einmaligen Ereignis – als Rückfall bewertet. Bei widersprüchlichen Angaben wurde die negative Information stärker gewichtet.

4. Beschreibung der Stichprobe

4.1. Patientenmerkmale

Eine ausführliche Beschreibung der 491 Patienten liegt von Koester (1980) und Jung et al. (1987) vor, so daß an dieser Stelle nur einige zentrale Merkmale angegeben werden:

- Das Durchschnittsalter der Patienten lag zur Zeit der Aufnahme in der Fachklinik bei 35,9 Jahren, der Anteil weiblicher Patienten war mit 11% gering.
- 46% der Patienten waren verheiratet, 52% lebten ohne Partner.
- 76% hatten die Hauptschule abgeschlossen, 6% waren ohne Hauptschulabschluß und 18% hatten weiterführende Schulen besucht.
- 53% waren Facharbeiter oder Handwerker, 23% arbeiteten als ungelernte Arbeiter.
- 32% waren arbeitslos, 4% arbeitsunfähig, 45% hatten regelmäßig gearbeitet.
- 57% der Patienten waren länger als 10 Jahre abhängig, die durchschnittliche Abhängigkeitsdauer lag bei 11,4 Jahren.
- 15% waren zusätzlich zur Alkoholabhängigkeit auch von Medikamenten abhängig.

4.2. Behandlungsmerkmale

In die Fachklinik werden alle Patienten aufgenommen, die von Beratungsstellen bzw. anderen Einrichtungen in die Klinik eingewiesen werden. Ausschlußkriterien sind lediglich Opiatabhängigkeit, starker hirnorganischer Abbau, Psychosen und akute Suizidalität. Die Klinik führt keine zusätzliche Selektion der Patienten in Hinblick auf eine möglicherweise günstige Prognose durch.

Der Therapie liegt ein in den Rahmenbedingungen weitgehend standardisiertes verhaltenstherapeutisches Programm zugrun-

---

* Wir möchten uns bei Herrn Dr. med. Max Daunderer für seine Mitarbeit herzlich bedanken.

de (vgl. Kap. 24), das aber Wert auf die Berücksichtigung individueller Unterschiede bei den Patienten legt. Die planmäßige Behandlungsdauer beträgt 17 Wochen; der Personalschlüssel liegt bei 1 : 7,5 (nur psychotherapeutisches Personal) bzw. 1 : 3,5 (einschließlich Ärzte und Pflegekräfte) mit einem hohen Anteil von Diplompsychologen. Eine ausführliche Beschreibung des Behandlungsprogramms und der Rahmenbedingungen der Klinik findet sich bei Schneider (1982).

380 Patienten oder 77% der gesamten Stichprobe hatten die Therapie planmäßig beendet, 111 unplanmäßig: davon beendeten 52 die Therapie aus unterschiedlichen Gründen von sich aus, 36 wurden von der Klinik wegen Rückfall, 21 weitere wegen anderer Gründe vorzeitig entlassen, 2 wurden in andere Einrichtungen verlegt. Für die gesamte Stichprobe betrug die durchschnittliche Verweildauer 17,7 Wochen. Der Wert für die planmäßig entlassenen Patienten liegt bei 19,8 Wochen*, der für unplanmäßig entlassene 10,3 Wochen. Bei einem Pflegesatz von DM 100,– pro Tag lagen die Behandlungskosten für einen planmäßig entlassenen Patienten bei DM 13 900,–.

4.3. Stichprobe der 4-Jahres-Katamnese

An 94 (19%) der 491 Patienten wurde der Katamnesebogen nicht verschickt; entweder weil der Klinikaufenthalt kürzer als 4 Wochen war (wurde als erfolglose Behandlung angesehen; n = 31) oder weil die Patienten die Mitarbeit bei früheren Katamnesen schon verweigert hatten (n = 2), unbekannt verzogen (n = 48) oder verstorben waren (n = 13). Somit konnte der Fragebogen an 397 Patienten versandt werden. Dabei ergab sich eine Rücklaufquote von 71%, 280 Patienten schickten den Bogen ausgefüllt zurück. Von den verbleibenden 117 Patienten waren 8 unbekannt verzogen, 22 verstorben, 14 verweigerten aktiv die Mitarbeit und 73 antworteten trotz mehrfacher Aufforderung nicht. Von 19 dieser 73 Nichtantworter wurden die Daten im Rahmen von Kontrollinterviews erhoben, so daß insgesamt katamnestische Daten von 299 (61%) der Gesamtstichprobe (n = 491) vorliegen.

Entsprechend den Katamnesestandards der Deutschen Gesellschaft für Suchtforschung und Suchttherapie (1985) wurde die Stichprobe der 280 Antworter in allen zentralen Variablen auf Unterschiede zur Gesamtstichprobe (n = 491) überprüft. Dabei ergab sich nur bei dem Merkmal „Entlassungsgrund" ein signifikanter Unterschied: 89% der Antworter wurden planmäßig entlassen gegenüber 77% der Gesamtstichprobe. Dieser auch in anderen Untersuchungen festgestellte Unterschied erlaubt es nicht, die Ergebnisse der Behandlung, die bei den Antwortern festgestellt werden, auf die Gesamtstichprobe zu übertragen. Vielmehr ist es notwendig, die Nichtantworter bei der Berechnung der Ergebnisse in geeigneter Form zu berücksichtigen.

4.4. Kontrolluntersuchungen

4.4.1. Validität schriftlicher Patientenangaben

Für diese Kontrolluntersuchung wurden 20% der 280 Antworter zufällig ausgewählt und von erfahrenen Interviewern zusätzlich befragt (Diplompsychologen, die nicht der Klinik angehörten). Das Interview erfolgte nach Rücksendung des Fragebogens und nach kurzfristiger telefonischer oder schriftlicher Anmeldung in der Wohnung des Patienten. Als Grund für das Interview wurde angegeben, daß man zusätzliche Informationen benötige; 53 der 56 ausgewählten Patienten stimmten einer Befragung zu.

Bei 48 Patienten (91%) der Befragten stimmten die Daten aus postalischer und persönlicher Befragung überein und führten bei der Abstinenzbeurteilung zu gleichen Einstufungen. Damit kann die Zuverlässigkeit der schriftlichen Angaben als hoch angesehen werden. Koester et al. (1981) kommen bei anderen Patienten der Fachklinik bzw. John (1979) bei anderen

* Die gegenüber der Konzeption um etwa 3 Wochen längere Behandlungsdauer der planmäßig entlassenen Patienten im Jahr 1979 ist durch besondere Umstände in der Aufbauzeit der Klinik begründet.

Alkoholabhängigen zu einem vergleichbaren Ergebnis.

4.4.2. Auswertung der Nichtantworter

Für diese Studie wrude ein Drittel der 73 Nichtantworter ebenfalls zufällig ausgewählt und nach kurzfristiger vorheriger Ankündigung in der Wohnung aufgesucht. Bei 19 der 25 ausgewählten Patienten konnte ein Interview durchgeführt werden. Die 6 nicht erreichten Patienten wurden als rückfällig eingestuft. Die Interviews ergaben, daß 92% der Nichtantworter als rückfällig einzuschätzen sind. Weitere Angaben zu den genannten Kontrolluntersuchungen sowie eine genaue Darstellung der Ergebnisse finden sich bei Jung et al. (1987).

5. Ergebnisse

5.1. Vergleich der Katamnesedaten zum Alkohol- und Medikamentenkonsum zwischen planmäßig und unplanmäßig entlassenen Patienten

5.1.1. 4-Jahres-Katamnese

Zunächst zu den Ergebnissen für die gesamte Stichprobe: Von den 280 Patienten, die den Fragebogen schriftlich beantwortet haben, wurden 50% als abstinent, 20% als abstinent nach Rückfall und 30% als rückfällig eingestuft (Tabelle 1, Spalte 1). Für die 73 Nichtbeantworter wurde die Verteilung entsprechend den Ergebnissen der stichprobenhaften Kontrolluntersuchung berechnet: 92% wurden als rückfällig eingestuft. Alle unbekannt verzogenen, alle verstorbenen und alle Patienten, die die Mitarbeit verweigerten, wurden ebenfalls als rückfällig eingestuft (Spalten 3–5). Dies gilt auch für die nichtbefragten 31 Patienten, die weniger als 4 Wochen in der Klinik gewesen waren (Spalte 6).

Bei einer derart konservativen Schätzung ergibt sich unter Berücksichtigung der gesamten Stichprobe (Spalten 1–6) ein Anteil von 41% abstinenten und 59% rückfälligen Patienten (Spalte 8). Diese Berechnung entspricht Berechnungsform 4 der Katamnesestandards (Deutsche Gesellschaft für Suchtforschung und Suchttherapie, 1985). Werden bei der Berechnung die Patienten mit unbekanntem Status (Spalten 3–6) nicht berücksichtigt, so ergeben sich folgende Werte: 57% abstinente gegenüber 43% rückfällige Patienten (Spalte 7).

In Tabelle 2 sind die Einstufungen für alle planmäßig entlassenen Patienten (n = 380; 77% von 491) bei der 4-Jahres-Katamnese dargestellt. Die Abstinenzergebnisse für diese Gruppe liegen etwa 5 Prozentpunkte höher als die für alle entlassenen Patienten (vgl. Tabelle 1).

Die positivere Situation der planmäßig entlassenen Patienten wird deutlicher, wenn man sie mit den unplanmäßig entlas-

Tabelle 1. Abstinenzeinstufungen 4 Jahre nach Entlassung (planmäßig und unplanmäßig entlassene Patienten; n = 491)

	Katamnesebogen zurück	Nicht-geantwortet[a]	Unbekannt: Unbekannt verzogen	Unbekannt: Verstorben	Unbekannt: Verweigert	Unbekannt: Klinikaufenthalt < 28 Tage	Gesamt	Gesamt
	1	2	3	4	5	6	7 (1–2)	8 (1–6)
Abstinent	141 (50%)	3 (4%)					144 (41%)	144 (29%)
Abstinent nach Rückfall	55 (20%)	3 (4%)					58 (16%)	58 (12%)
rückfällig	84 (30%)	67 (92%)	56 (100%)	35 (100%)	16 (100%)	31 (100%)	151 (43%)	289 (59%)
Gesamt	280 (100%)	73 (100%)	56 (100%)	35 (100%)	16 (100%)	31 (100%)	353 (100%)	491 (100%)

[a] Entsprechend den Ergebnissen der Kontrolluntersuchung.

Tabelle 2. Abstinenzeinstufungen 4 Jahre nach Entlassung (planmäßig entlassene Patienten; n = 380)

	Katamnese-bogen zurück 1	Nicht-geant-wortet[a] 2	Unbekannt Unbekannt verzogen 3	Unbekannt Verstorben 4	Unbekannt Verweigert 5	Gesamt 6(1–2)	Gesamt 7(1–5)
Abstinent	134 (54%)	3 (5%)				137 (44%)	137 (36%)
Abstinent nach Rückfall	49 (20%)	3 (5%)				52 (17%)	52 (14%)
Rückfällig	67 (27%)	52 (90%)	35 (100%)	26 (100%)	11 (100%)	119 (39%)	191 (50%)
Gesamt	250 (100%)[b]	58 (100%)	35 (100%)	26 (100%)	11 (100%)	308 (100%)	380 (100%)

[a] Entsprechend den Ergebnissen der Kontrolluntersuchung.
[b] Durch Rundungen der Prozentwerte auf ganze Zahlen ergeben sich manchmal von 100 abweichende Prozentsummen.

senen vergleicht (Tabelle 3). Nur 11% dieser Gruppe sind abstinent oder abstinent nach Rückfall. In Abb. 1 sind aus Tabelle 2 und 3 die prozentualen Anteile der Kategorien „abstinent" und „abstinent nach Rückfall", „rückfällig" und „unbekannt" beider Patientengruppen gegenübergestellt. Als „unbekannt" gelten hier alle Patienten mit unklarem Status. Bei Einbeziehung der Kategorie „unbekannt" hat ein planmäßig entlassener Patient eine Chance von 50%, nach 4 Jahren abstinent zu sein. Die Wahrscheinlichkeit für einen nicht planmäßig entlassenen Patienten liegt bei 12% oder etwa einem Viertel. Dabei ist anzunehmen, daß bei den unplanmäßig entlassenen Patienten in der Kategorie „unbekannt" überwiegend Rückfälle verborgen sind, während dies für die entsprechende Kategorie bei den planmäßigen entlassenen Patienten nicht in dem Maße gilt. Vernachlässigt man die Kategorie „unbekannt" bei beiden Gruppen, so sind die Unterschiede im Anteil abstinenter Patienten immer noch signifikant: 62% bei planmäßiger gegenüber 29% bei unplanmäßiger Entlassung.

5.1.2. Verlauf über 4 Katamneseuntersuchungen

Abbildung 2 zeigt die Veränderungen der Abstinenzquote über 4 Katamneseuntersuchungen 6 Monate, 1 Jahr, 2 Jahre und etwa 4 Jahre nach Behandlungsende, getrennt für die planmäßig und unplanmäßig entlassenen Patienten. Die Ergebnisse zu den ersten 3 Katamnesezeitpunkten wurden entsprechend der konservativen Berechnungsweise vorgenommen, die bereits für die 4-Jahres-Katamnese erläutert wurde. Ausführliche Angaben zu den ersten 3 Katamnesen sind in Jung et al. (1987) enthalten. In den 4 Jahren nach Therapiebeendigung vollzogen sich in den beiden Patientengruppen sehr unterschiedliche Veränderungen. Der Anteil abstinent lebender Patienten verringerte sich in der Gruppe der planmäßig Entlassenen von 66% nach 6 Monaten auf 50% nach 4 Jahren (Rückgang: 24%); in der Gruppe unplanmäßig Entlassener weitaus stärker: Nach 6 Monaten waren 28% der Gruppe als abstinent eingestuft worden, während es nach 4 Jah-

Tabelle 3. Abstinenzeinstufungen 4 Jahre nach Entlassung (unplanmäßig entlassene Patienten; n = 111)

	Katamnese-bogen zurück 1	Nicht-geant-wortet[a] 2	Unbekannt Unbekannt verzogen 3	Unbekannt Verstorben 4	Unbekannt Verweigert 5	Unbekannt Klinikaufent-halt < 28 Tage 6	Gesamt 7(1–2)	Gesamt 8(1–6)
Abstinent	7 (23%)						7 (13%)	7 (6%)
Abstinent nach Rückfall	6 (20%)						6 (11%)	6 (5%)
Rückfällig	17 (57%)	15 (100%)	21 (100%)	9 (100%)	5 (100%)	31 (100%)	42 (76%)	98 (88%)
Gesamt	30 (100%)	15 (100%)	21 (100%)	9 (100%)	5 (100%)	31 (100%)	55 (100%)	111 (100%)

[a] Entsprechend den Ergebnissen der Kontrolluntersuchung.

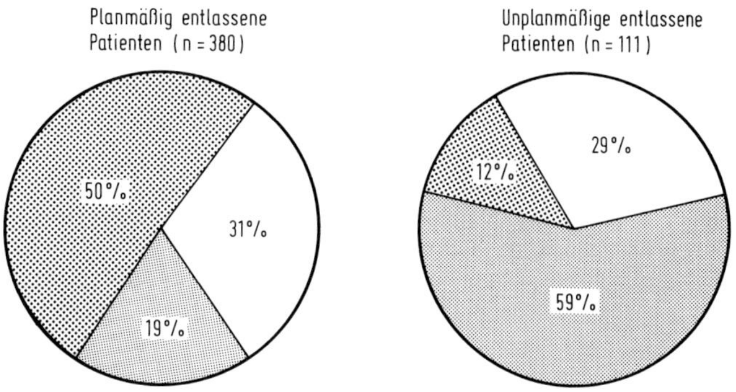

Abb. 1. Vergleich der Ergebnisse bei der 4-Jahres-Katamnese zwischen planmäßig und unplanmäßig entlassenen Patienten (n = 491). ▨ abstinent und abstinent nach Rückfall, □ rückfällig, ▨ unbekannt

a

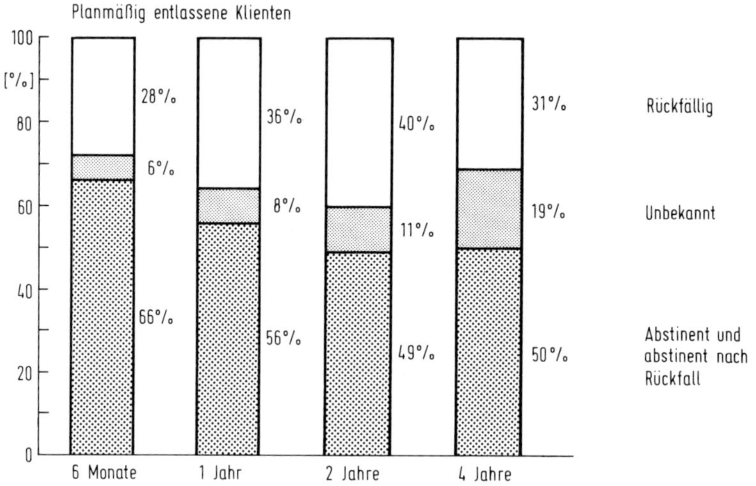

b

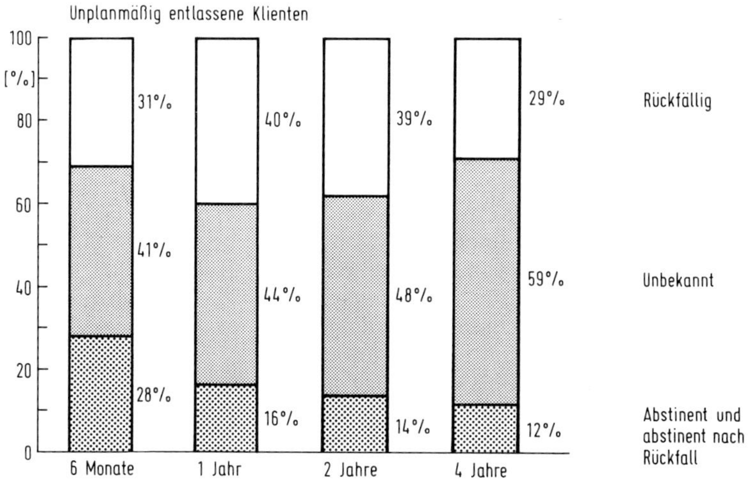

Abb. 2 a, b. Abstinenzeinstufungen im Verlauf von 4 Jahren, bezogen auf **a** planmäßig (n = 380) und **b** unplanmäßig (n = 111) entlassene Patienten ren nur noch 12% waren (Rückgang: 57%). Gleichzeitig vergrößerten sich die Anteile der Patienten mit unbekanntem Status deutlich. Die Verringerung der Anteile Rückfälliger zwischen 2 und 4 Jahren nach Entlassung ist möglicherweise ein Artefakt, da in dieser Zeit der Anteil von Patienten mit unbekanntem Status besonders stark ansteigt.

5.2. Vergleich der Katamneseergebnisse mit anderen Untersuchungen

Die Anzahl der Studien, die sich über einen 4jährigen Katamnesezeitraum erstrecken, ist gering (vgl. die Übersicht von Hoellen u. Hoellen 1985). Die bekannteste Arbeit der letzten Jahre, der „Rand-Report" (Polich et al. 1980), kommt zu folgenden Ergebnissen: 4 Jahre nach Therapie lebten 153 alkoholabhängige Patienten (20% der gesamten Stichprobe; n = 758) seit mindestens 6 Monaten abstinent. Der Alkoholkonsum von weiteren 99 Patienten (13%) wurde als unproblematisch eingestuft. 296 Patienten (39%) waren rückfällig und 113 (15%) verstorben, von den restlichen 97 Patienten (23%) lagen keine Daten vor.

Olson et al. (1981) berichten von einem Therapieexperiment, bei dem 137 alkoholabhängige Patienten 4 verschiedene therapeutischen Vorgehensweisen zugeordnet wurden, die sich durchschnittlich über etwas mehr als einen Monat erstreckten. Katamnestische Daten wurden 4 Jahre nach der Behandlung telefonisch erhoben. Danach hatten insgesamt 41 Patienten während der gesamten Zeit ganz abstinent gelebt (30% der gesamten Stichprobe). Die günstigsten Ergebnisse wies dabei die Verhaltenstherapiegruppe (n = 31) mit einem Anteil von 35% abstinent lebender Patienten auf.

Pettinati et al. (1982) untersuchten 225 Patienten, die sich zu einer 4wöchigen Therapie in einem Krankenhaus begeben hatten. In die Stichprobe für die Untersuchung (und damit die Berechnungsgrundlage für die Ergebnisse) wurden nur die Patienten einbezogen, die zumindest 10 Tage in der Klinik waren und bereit waren, an der Untersuchung teilzunehmen. Die Patienten wurden jährlich befragt. Der Anteil der während der einzelnen Jahre abstinent lebenden Patienten erhöhte sich von 28% im 1. Jahr nach der Therapie auf 46% im 4. Jahr. Allerdings wurde fast die Hälfte (46%) der Patienten bei den 4 Erhebungen unterschiedlich eingestuft, nur 29% der Patienten lebten während des gesamten Vierjahreszeitraums ganz oder fast ganz abstinent.

Vergleiche der Ergebnisse der angeführten Studien mit der vorliegenden Studie sind kaum möglich, da die Unterschiede zwischen den verschiedenen Stichproben (Auswahlkriterien, Patienten- und Therapievariablen, Therapiedauer) und in der jeweiligen Untersuchungsmethode (insbesondere Art der Datenerhebung und Abstinenzkriterien) ganz beträchtlich sind. Sieht man davon ab und entnimmt den vorliegenden Vierjahresstudien die am ehesten vergleichbaren Daten, so ist das Ergebnis unserer Untersuchung mit einem Anteil von 41% abstinent oder nach Rückfall abstinent lebender Patienten günstig gegenüber 29% ganz oder fast ganz abstinent lebender Patienten bei Pettinati et al. (1982), 30% ganz abstinenter Patienten bei Olson (1981) und 33% seit mindestens 6 Monaten abstinenter Patienten sowie Patienten mit unproblematischem Alkoholkonsum bei Polich et al. (1980). Dazu kommt, daß die Kriterien für die Abstinenzeinstufung in unserer Untersuchung vergleichsweise streng waren (z. B. Rückfälle wegen Medikamentenkonsum) und keine positive Patientenselektion vorgenommen wurde.

5.3. Umfang und subjektive Einschätzung des Rückfalls

Informationen zur Rückfälligkeit liegen von insgesamt 101 Patienten zum Zeitpunkt der 4-Jahres-Katamnese vor. Dabei handelt es sich um 84 Personen, die den Fragebogen beantworteten, und um 17 Personen, die im Rahmen der Kontrolluntersuchung an Nichtantwortern befragt wurden.

5.3.1. Alkohol- und Medikamentenkonsum

Am häufigsten wurden Patienten durch Alkoholkonsum rückfällig: 76% gegenüber nur 9% durch Medikamentenkonsum; die

Tabelle 4. Derzeitiger Umgang mit Alkohol bei den Patienten, die wegen Alkoholkonsum im Katamnesezeitraum als rückfällig eingestuft wurden (4-Jahres-Katamnese; n = 92; davon machten 5 Personen keine Angaben)

Derzeit kein Alkoholkonsum	Soziales Trinken (nicht täglich, kein übermäßiges Trinken[a]	(Fast) täglicher Alkoholkonsum, kein übermäßiges Trinken	Nur gelegentliches, dann aber übermäßiges Trinken	Häufiges oder ständiges übermäßiges Trinken	Gesamt
5 (6%)	30 (35%)	29 (33%)	15 (17%)	8 (9%)	87 (100%)

[a] Nicht mehr als 1 l Bier oder 0,5 l Wein je Konsumtag.

restlichen 15% konsumierten beides. Tabelle 4 enthält die Daten zum aktuellen Trinkverhalten: 41% gaben an, nicht täglich und ohne Rausch zu trinken, 33% trinken oft, aber nicht „übermäßig“, und 26% trinken mit unterschiedlicher Häufigkeit „übermäßig“. Durchschnittlich wurden etwa 13 Tage mit Alkoholkonsum im Laufe des letzten Monats genannt, an fast 4 dieser Tage waren die Patienten nach eigenen Angaben „betrunken“.

5.3.2. Bewertung des Rückfalls durch die Patienten

Die Hälfte der Patienten, die durch Alkoholkonsum rückfällig wurden (n = 92), war der Meinung, derzeit kein Alkoholproblem zu haben bzw. stuften dieses als unbedeutend ein. Die andere Hälfte sah den Alkoholkonsum als mittelmäßiges bzw. ernstes Problem an (Tabelle 5). Die entsprechenden Werte für Patienten, die durch Medikamentenkonsum rückfällig wurden (n = 24), betrugen 55% bzw. 45% (15 Patienten wurden durch den Konsum beider Stoffe rückfällig).

5.4. Vergleich der Katamnesedaten zu weiteren Lebensbereichen zwischen abstinenten und rückfälligen Patienten

Im folgenden werden Angaben zu weiteren Lebensbereichen der abstinent oder nach Rückfall abstinent lebenden Patienten (n = 198, davon 2 aus Kontrollinterviews) mit denjenigen der rückfälligen Patienten (n = 101, davon 17 aus Kontrollinterviews) verglichen. Die Daten beziehen sich auf die 4-Jahres-Katamnese. Es soll überprüft werden, ob der Therapieerfolg hinsichtlich des Suchtmittelgebrauchs auch mit einer günstigeren Lebenssituation verbunden ist. Die vorliegenden Daten (Tabelle 6) stützen weitgehend diese Annahme, in den meisten Variablen ergeben sich für die abstinenten Patienten signifikant günstigere Werte. Zu den wesentlichen Unterschieden gehören:

- die geringere Arbeitslosigkeit unter den Abstinenten;
- die günstigere soziale Situation, die dadurch gekennzeichnet ist, daß mehr Abstinente eine Person benennen können, mit der sie über wichtige Probleme

Tabelle 5. Bewertung der Rückfallproblematik durch Patienten, die wegen Alkoholkonsum (n = 92) bzw. Medikamentenkonsum (n = 24) als rückfällig eingestuft wurden (n = 101; 15 Patienten wurden durch Alkohol *und* Medikamente rückfällig)

	Überhaupt kein Problem	Unbedeutendes Problem	Mittelmäßiges Problem	Ernstes Problem	Gesamt
Einstufung der Alkoholproblematik	15 (17%)	29 (33%)	19 (22%)	24 (28%)	87 (100%)[a]
Einstufung der Medikamentenproblematik	9 (45%)	2 (10%)	4 (20%)	5 (25%)	20 (100%)[b]

[a] Keine Angabe: n = 5.
[b] Keine Angabe: n = 4.

Tabelle 6. Vergleiche der Daten von abstinenten und rückfälligen Patienten zu verschiedenen Lebensbereichen zum Zeitpunkt der 4-Jahres-Katamnese (n = 299)

	Abstinente (n = 198)	Rückfällige (n = 101)	χ^2-Test bzw. t-Test[b]
1. Wohnsituation:			
– Allein lebend	19%	21%	n. s.
– Wohnsitzwechsel im letzten Jahr	0,22	0,36	n. s.
– Mit anderen Personen zusammenlebend als vor der Therapie	65%	59%	n. s.
– Zufriedenheit[a]	1,94	2,61	***
2. Arbeitssituation:			
– Arbeitslos	9%	32%	***
– Lebensunterhalt durch:			
– Arbeit	81%	55%	
– Rente/Pension	5%	16%	
– Arbeitslosenunterstützung	5%	21%	
– Sonstiges	9%	9%	***
– Verbesserte Arbeitssituation gegenüber der Zeit vor der Therapie	65%	36%	***
– Arbeitszufriedenheit[a]	2,26	3,19	***
– Zufriedenheit mit finanzieller Situation[a]	2,60	3,33	***
3. Soziale Situation:			
– Person für persönliche Gespräche	94%	81%	**
– Veränderung der Zahl der Freunde gegenüber vor der Therapie:			
– jetzt mehr	37%	21%	
– unverändert	39%	48%	
– jetzt weniger	24%	31%	*
– Zufriedenheit mit Beziehungen[a]	2,10	2,94	***
– (Ehe)partner	69%	62%	n. s.
– Partnerschaft seit Therapie verbessert	89%	40%	***
– Zufriedenheit mit Partnerschaft[a]	1,66	2,67	***
4. Freizeit:			
– Während Therapie erlernte Aktivitäten fortgeführt	62%	47%	*
– Aktivitätsgrad[a]	2,29	3,35	***
5. Selbsthilfegruppen:			
– „Im letzten Jahr öfter besucht"	36%	37%	n. s.
– Zahl der Besuche im letzten Monat	1,15	0,69	*

[a] Einstufung auf 6-Punkte-Skalen: 1 = sehr zufrieden, 6 = sehr unzufrieden.
[b] * $p \leq 5\%$; ** $p \leq 1\%$; *** $p \leq 1‰$.

sprechen können, und dadurch, daß sich die Zahl der Freunde seit der Zeit vor dem Klinikaufenthalt bei einem höheren Anteil abstinenter Patienten erhöht hat;
– die höhere Zufriedenheit der abstinenten Patienten in allen Lebensbereichen.

In einigen Variablen ergeben sich keine signifikanten Unterschiede: So leben z. B. nicht mehr Rückfällige alleine als Abstinente, und die Abstinenten haben auch nicht signifikant häufiger einen (Ehe)partner. Den Daten ist zu entnehmen, daß nicht alle abstinenten Patienten unter optimalen Bedingungen leben. So lebt fast jeder fünfte Abstinente alleine, 9% sind arbeitslos, 6% kennen niemanden, mit dem sie über persönliche Probleme sprechen können, und 31% haben keinen Partner. Aber auch erhebliche Anteile der Rückfälligen weisen in wesentlichen Variablen günstige Werte auf: So leben fast 80% der Rückfälligen mit anderen zusammen, 55% verdienen ihren Lebensunterhalt durch eigene Arbeit, bei 40% hat sich die Partnerschaft seit dem Klinikaufenthalt verbessert.

Tabelle 7. Korrelationen zwischen Abstinenzeinstufungen und Zufriedenheitsangaben zum Zeitpunkt der 4-Jahres-Katamnese (n = 299; r_{pbis} punktbiseriale Korrelation)

	Abstinenz-einstufung	Freizeit-aktivitäten	Arbeits-situation	Beziehungen zu Freunden u. Bekannten	Wohnen	Finanzielle Situation
	r_{pbis}	Produkt-Moment-Korrelationen				
Partnerschaft	0,37	0,46	0,42	0,60	0,57	0,42
Freizeitaktivitäten	0,37	–	0,44	0,54	0,38	0,37
Arbeitssituation	0,36		–	0,54	0,50	0,71
Beziehung zu Freunden und Bekannten	0,34			–	0,45	0,42
Wohnen	0,26				–	0,52
Finanzielle Situation	0,25					–

Insgesamt ergeben sich die deutlichsten Unterschiede zwischen abstinenten und rückfälligen Patienten bei den Zufriedenheitseinstufungen zu den verschiedenen Lebensbereichen, auf die deshalb im folgenden nochmals eingegangen wird. (Bei dem auf das Freizeitverhalten bezogenen Rating wurde im Fragebogen nach dem Aktivitätsgrad in diesem Bereich gefragt, der Einfachheit halber wird diese Beurteilung hier jedoch auch als Zufriedenheitseinstufung bezeichnet.) Tabelle 7 enthält die Interkorrelationen der Zufriedenheitseinstufungen und die punktbiserialen Korrelationen zwischen diesen und den Abstinenzeinstufungen. Letztere liegen zwischen r = 0,37 für Partnerschaft und Freizeitaktivitäten und r = 0,25 für die Zufriedenheit mit der finanziellen Situation. Etwas höher fallen die Interkorrelationen zwischen den Zufriedenheitseinstufungen aus, die im wesentlichen die zu erwartenden Zusammenhänge wiedergeben. So ergibt sich der höchste Koeffizient für den Zusammenhang zwischen Arbeitssituation und finanzieller Situation (r = 0,71). Die Korrelation zwischen Partnerschaft und den anderen sozialen Beziehungen beträgt r = 0,60, diejenige zwischen Partnerschaft und Wohnen r = 0,57. Geringere Werte ergeben sich erwartungsgemäß für die Beziehungen zwischen Freizeitaktivitäten und Wohnen (r = 0,38) bzw. der finanziellen Situation (r = 0,37).

Abbildung 3 zeigt die auf alle abstinenten und auf alle rückfälligen Patienten bezogenen Anteile der gruppierten Zufriedenheitseinstufungen. In allen 6 Lebensbereichen sind die Anteile der sehr zufriedenen Patienten bei den Abstinenten mit 56–89% wesentlich höher als bei den rückfälligen Patienten (29–60%). Entsprechend gibt es nur wenige abstinente Patienten mit geringer Zufriedenheit (zwischen 3 und 9%), während zwischen 12 und 35% der rückfälligen Patienten angaben, unzufrieden zu sein. In der mittleren Kategorie überwiegen die Anteile der rückfälligen Patienten. 19% der Rückfälligen bezeichnen sich in 5 oder 6 der 6 Bereiche als sehr zufrieden und weitere 24% in 3 oder 4 Bereichen.

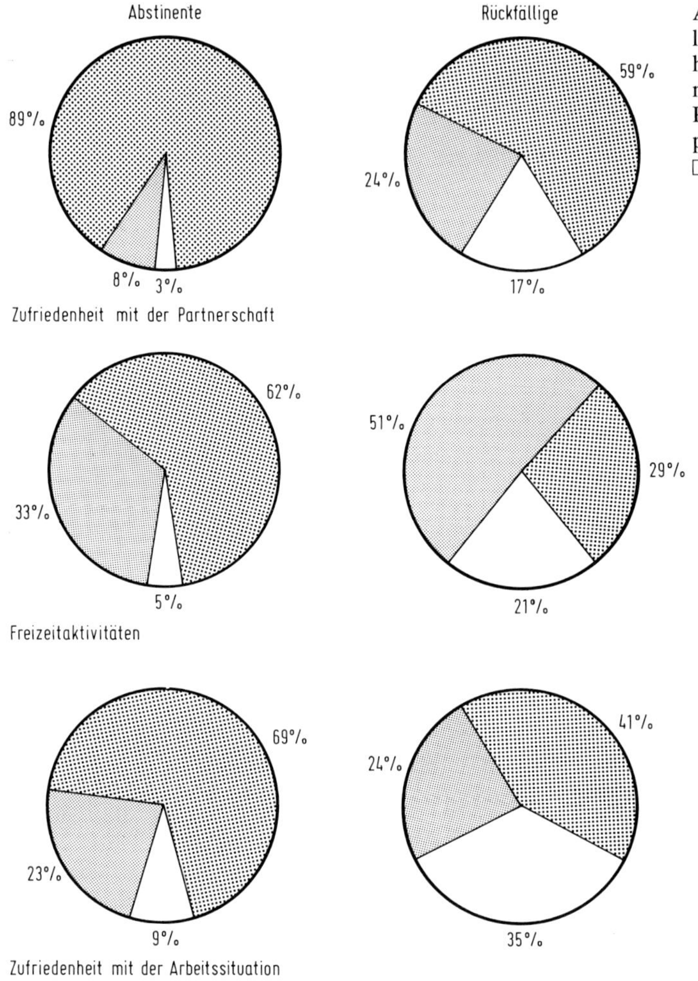

Abb. 3. Anteile geringer, mittlerer und hoher Zufriedenheitsratings, bezogen auf abstinente (n = 198) und rückfällige Patienten (n = 101) zum Zeitpunkt des 4-Jahres-Katamnese. □ gering, ▨ mittel, ▩ hoch

6. Diskussion

Die statistische Analyse und inhaltliche Bewertung therapeutischer Maßnahmen bei Abhängigen ist mit erheblichen Schwierigkeiten verbunden. Dazu gehört u. a. die aus der allgemeinen Psychotherapieforschung bekannte Problematik bei der Bestimmung von Therapieeffekten, speziell für unseren Bereich die Auswahl des Kriteriums für „Therapieerfolg". Hier besteht auch annäherungsweise keine Einigkeit bei Praktikern und Wissenschaftlern. Es ist anzunehmen, daß sich ein Teil der Varianz in den Ergebnissen verschiedener Studien dadurch ergibt, daß unterschiedliche Kriterien für Therapieerfolg verwendet wurden. Eine Lösung dieses Problems ist nicht in Sicht; reduzieren kann man es derzeit nur dadurch, daß in den jeweiligen Untersuchungen die methodische Vorgehensweise sowie die Operationalisierungen bei der Erhebung und Bewertung der Ergebnisse möglichst ausführlich dokumentiert werden (vgl. auch Katamnesestandards der Deutschen Gesellschaft für Suchtforschung und Therapie 1985). Aus diesem Grund soll vor einer Diskussion der

zu Abb. 3.

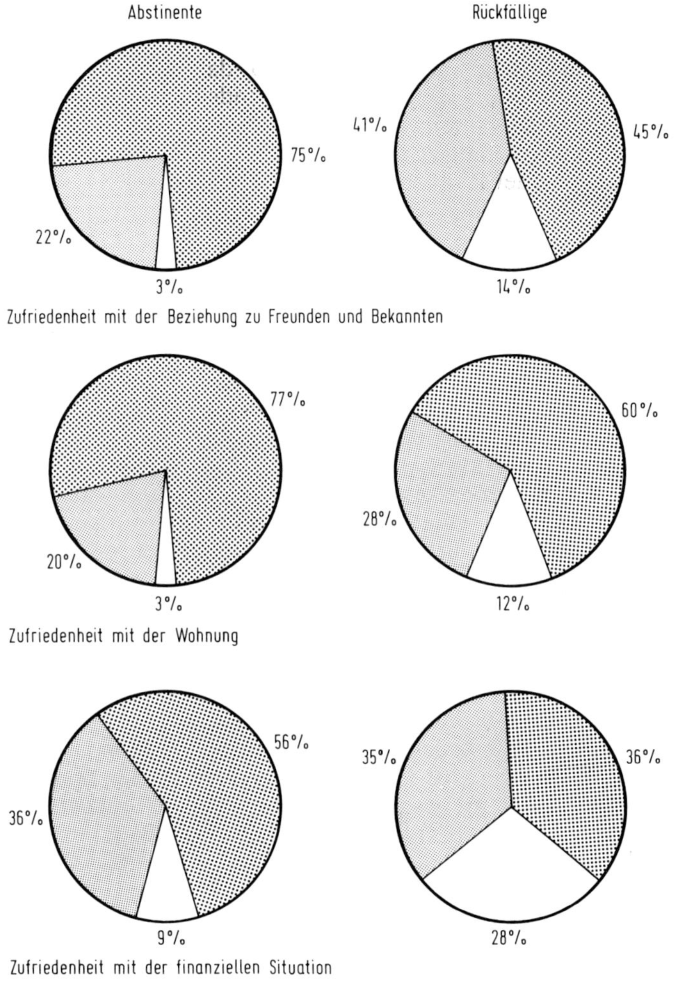

Ergebnisse zunächst auf methodische Punkte eingegangen werden.

6.1. Methodik

Bei der Bewertung der Ergebnisse sind folgende Probleme in der methodischen Anlage der Studie zu beachten:

1) Die Untersuchung ist nicht als experimentelle Studie mit einer zufallsverteilten Zuordnung von Patienten zu Interventionsformen bzw. zu einer Kontrollgruppe angelegt. Bei der Analyse einer Versorgungseinrichtung ist dies aus ethischen und praktischen Gründen nicht möglich, da man Bewerber für eine Therapie zwar zufallsverteilt zu Gruppen zuordnen kann, aber nicht 4–5 Jahre unbehandelt lassen kann.

Das gewählte Vorgehen bedeutet, daß Veränderungen nach Ende der Therapie nicht ausschließlich auf therapeutische Effekte zurückgeführt werden können. Zur Reduzierung des Dilemmas werden hilfsweise die Ergebnisse von planmäßig und unplanmäßig entlassenen Patienten verglichen, um zu prüfen, inwieweit ein „mehr an Therapie" einen höheren Effekt hat. Erschwert wird dieser Vergleich aber dadurch, daß sich die beiden Patientengruppen möglicherweise in wichtigen Personenmerkmalen unterscheiden, so daß diese zumindest einen mitbestimmenden Einfluß auf die Unterschiede in den Therapieergebnissen haben (für eine ausführliche Darstellung der Probleme siehe u. a. John 1985).

2) Die Informationsgewinnung in der Studie erfolgte überwiegend über eine Datenquelle, nämlich die schriftliche Befragung der Patienten selbst. Dadurch entstehen 3 mögliche Fehlerquellen: fehlerhaftes Verstehen der Fragen sowie bewußte bzw. unbewußte Verfälschungen. Bewußte Verfälschungen sind insbesondere bei rückfälligen Patienten eine Gefahr. Das Risiko des fehlerhaften Verstehens wurde in unserer Untersuchung dadurch reduziert, daß der Fragebogen vorher mehrmals in Probeläufen untersucht wurde und daß die Kontrolluntersuchung bei einer zufallsausgewählten Stichprobe eine sehr hohe Übereinstimmung mit den Fragebogendaten ergab, auch bei rückfälligen Patienten. Da dieses Ergebnis auch in anderen Untersuchungen gefunden wurde, wird die Gefahr bewußter Verfälschungen als gering angesehen. Leider konnte eine Befragung Angehöriger nicht realisiert werden. Dadurch hätte zusätzlich zur Interviewbeurteilung die Sicherheit erhöht werden können, daß die Patientenangaben auch unbewußt nicht verfälscht sind.

3) Bei langen Katamnesezeiträumen (in unserer Untersuchung etwa 2,5 Jahre zwischen der 3. und letzten Katamnese) besteht die Gefahr von Falschantworten aufgrund zunehmender Gedächtnislücken. Zwar wird diese Gefahr bei mehrjährigen Alkoholikern, die sich ständig mit ihrer Problematik gewollt oder ungewollt befassen, als gering angesehen, doch wäre auch hier eine Angehörigenbefragung hilfreich gewesen.

4) Bei der Operationalisierung der Kategorie „abstinent nach Rückfall“ wäre es besser gewesen, statt eines konstanten Abstinenzzeitraums vor dem jeweiligen Katamnesezeitpunkt (mindestens 2 Monate) einen Zeitraum zu wählen, der relativ zum jeweiligen Erhebungszeitraum zunimmt. Zwar hat ein konstanter Zeitraum methodische Vorteile, doch führt er dazu, daß mit zunehmendem Abstand zum Therapieende das Kriterium „abstinent nach Rückfall“ weicher wird. In zukünftigen Untersuchungen soll das Rückfallverhalten so erfaßt werden, daß nachträgliche Kategorisierungen mit unterschiedlichen Zeiträumen möglich werden.

Neben den methodischen Problemen der Studie soll auf die Anstrengungen hingewiesen werden, die Wahrscheinlichkeit falsch-positiver Ergebnisse möglichst gering zu halten, auch auf die Gefahr hin, daß mit hoher Wahrscheinlichkeit Patienten falsch-negativ (rückfällig) eingestuft wurden. Zu diesen Maßnahmen gehören die sehr strengen Kriterien für die Kategorisierung als abstinent, die Regelungen für die Einstufung von Patienten mit widersprüchlichen Angaben, die konsequente Gleichsetzung von Medikamenten und Alkohol bei der Einstufung von rückfälligen Patienten. Weiterhin wurden alle Interviews sowie alle Bewertungen der Ergebnisse von Fachleuten außerhalb der Klinik durchgeführt, z. T. mehrfach beim gleichen Patienten. Weiterhin wurde eine Kontrolluntersuchung bei Nichtantwortern gemacht, um Informationen über diese Personengruppe zu erhalten. In früheren Untersuchungen wurde diese Personengruppe entweder als rückfällig eingestuft (was die Ergebnisse verschlechterte) oder aus der Stichprobe herausgenommen (was die Ergebnisse verbesserte). Die Daten zeigen, daß die konservative Einschätzung als rückfällig eher richtig war: Weniger als 10% der Nichtantworter sind abstinent. Zum Zeitpunkt der 6-Monats-Katamnese liegt der Wert noch bei 36% (Koester et al. 1982).

6.2. Ergebnisse

Bei der inhaltlichen Diskussion soll zunächst auf die Ergebnisse der 4-Jahres-Katamnese eingegangen werden. Die Daten werden als erfreulich eingeschätzt, wenn man berücksichtigt, daß bei den planmäßig entlassenen Patienten – unter Einbeziehung der gesamten Stichprobe, auch der Patienten mit unbekanntem Status – immerhin 50% abstinent bzw. abstinent nach Rückfall sind. Erfreulich ist auch, daß der Anteil dieser Gruppe trotz des langen Katamnesezeitraums eher gering gesunken ist (von 66% nach 6 Monaten auf 50% nach über 4 Jahren). Betrachtet man die Ergebnisse von planmäßig und unplanmäßig entlassenen Patienten, so zeigt sich ein deutlicher Unterschied: die Wahrscheinlichkeit, nach mehr als 4 Jahren abstinent bzw. abstinent nach Rückfall zu sein, ist je nach Berechnungsform 2- bis 4mal höher als diejenige der unplanmäßig entlassenen Patienten. Warum dieser Effekt besteht, muß aufgrund dieser Untersuchung offen bleiben. Es kann an Unterschieden zwischen den Patientengruppen liegen, an dem Faktor „Therapiemenge" (10,3 Wochen gegenüber 19,8 Wochen) oder daran, daß die soziale Umgebung auf unplanmäßig entlassene Patienten negativ reagiert. Weitere Analysen zur Differenzierung möglicher Patientenunterschiede bzw. Unterschiede in der Therapiedauer bei den Abbrechern können hier zusätzliche Informationen liefern. Auf jeden Fall machen die Daten wie bei Drogenabhängigen (vgl. De Jong u. Henrich 1978, S. 299) deutlich, daß ein möglicher Ansatzpunkt zur Verbesserung langfristiger Therapieergebnisse in der Früherkennung und gezielten Behandlung abbruchgefährdeter Patienten liegt, um die Abbruchquote weiter zu reduzieren.

Neben einer Bewertung der Therapieergebnisse in Relation zu den Daten von Therapieabbrechern können auch Untersuchungsergebnisse anderer Studien zum Vergleich herangezogen werden. Problematisch sind dabei die geringe Anzahl von Untersuchungen mit einem 4jährigen Katamnesezeitraum sowie die bereits oben diskutierten Probleme, die eine Vergleichbarkeit sehr erschweren. Vernachlässigt man diese Einzelheiten und zieht aus den verschiedenen Untersuchungen die Daten heran, die noch am ehesten in Hinblick auf methodisches Vorgehen und Kategorisierung der Ergebnisse vergleichbar sind, so sind die Werte der von uns untersuchten Klinik positiv einzuschätzen, da sie durchgängig um ein Drittel besser liegen. Bei diesen Unterschieden ist zusätzlich zu beachten, daß in unserer Untersuchung vergleichsweise strenge Kriterien für Abstinenz verwendet wurden und eine positive Patientenselektion nicht vorgenommen wurde.

Der Vergleich mit ausländischen Studien zeigt zwar eine bessere Effektivität der Behandlungsergebnisse, offen bleibt jedoch die Frage nach der höheren Effizienz unter Einbeziehung von Kostengesichtspunkten. Die Dauer in amerikanischen Behandlungseinrichtungen ist durchgängig erheblich kürzer, teilweise liegt sie bei 4–6 Wochen. Erst eine Kosten-Effektivitäts-Studie könnte zeigen, ob die Effizienz trotz der höheren Kosten in der von uns untersuchten Klinik vergleichbar ist.

Die 3. Fragestellung bezieht sich auf weitere Differenzierungsmöglichkeiten in der Gruppe der rückfälligen Patienten. Traditionell wird diese Gruppe, insbesondere aufgrund des Einflusses von Abstinenzbewegungen, als homogen im Sinne eines therapeutischen Mißerfolgs dargestellt. Daß dies nicht der Fall ist, belegt eine Vielzahl von Untersuchungen zu diesem Thema (vgl. zur Einführung Polich et al. 1980; Nathan u. Niaura 1985). Auch in unserer Studie zeigt sich ein differenziertes Bild, wenn man die Häufigkeit des Alkoholkonsums sowie die Bewertung dieses Verhaltens durch die Patienten analysiert. Nach den Daten zum Trinkverhalten können 3 Gruppen bei den Rückfälligen differenziert werden: knapp 50%, die als unproblematische soziale Trinker eingestuft werden können (kein täglicher Konsum, geringe Alkoholkonsummenge, kein Rauschtrinken); eine Mittelgruppe, die bei fast täglichem Alkoholkonsum noch ohne übermäßiges Trinken auskommt und eine Restgruppe von etwa 25%, die als rückfällig im traditionellen Sinn bezeichnet werden kann. Auch die Daten zur Bewertung des Konsums durch die Patienten erlauben eine Dreiteilung: Etwa 50% geben kein Problem bzw. ein unbedeutendes Problem an, etwa 20% sehen in ihrem Konsum ein mittelmäßiges Problem und 30% ein ernstes Problem.

Auch wenn die Daten zum Rückfall ein Indiz dafür sind, daß zumindest ein Teil dieser Patienten nicht im Simme von „rückfällig = erfolglos" eingestuft werden darf, sind aufgrund der jetzigen Ergebnisse noch keine quantifizierbaren Aussagen zur

Gruppe der Konsumenten mit einer positiven Einstufung möglich. Die Ergebnisse regen aber zu weiteren Datenanalysen bzw. Datenerhebungen an: Zunächst muß geprüft werden, inwieweit Konsummenge und Problemeinschätzung des Konsums übereinstimmen, so daß sich hier eine stabile Gruppe ergibt. Darüber hinaus muß untersucht werden, inwieweit Zusammenhänge zwischen der Zugehörigkeit zu einer Untergruppe bei den rückfälligen Patienten und anderen Patienten- bzw. Therapiemerkmalen bestehen. Zum Beispiel wäre es möglich, daß die rückfälligen Patienten mit unproblematischem Alkoholkonsum bereits zu Beginn der Therapie spezifische Merkmale aufweisen (z. B. geringe Alkoholproblematik in der Vergangenheit) oder daß sie sich in den Behandlungsergebnissen unterscheiden (z. B. überwiegend Patienten mit planmäßiger Entlassung). Neben der Analyse der vorhandenen Daten es es zusätzlich notwendig, in weiteren Untersuchungen das Konsumverhalten und dessen Auswirkungen auf der körperlichen, psychischen und sozialen Ebene genauer zu erfassen. Da die Angaben von Konsummengen durch rückfällige Patienten häufig fragwürdig sind, müssen hierzu auch Angehörige befragt werden. Trotz der genannten Einschränkungen zur Aussagekraft der Ergebnisse kann aber festgehalten werden, daß eine pauschale Zuordnung alkoholkonsumierender Patienten in die Kategorie „rückfällig = erfolglos" in zukünftigen Untersuchungen keinen Platz mehr hat.

Die letzte Fragestellung befaßt sich damit, ob die abstinenten Patienten auch in anderen Lebensbereichen bessere Ergebnisse erreichen als die Rückfälligen. Der Vergleich der Daten zu diesen beiden Patientengruppen zeigt, daß Abstinenz im allgemeinen mit günstigeren Daten in den verschiedenen Lebensbereichen verbunden ist. Insbesondere ist hier der geringere Anteil Arbeitsloser unter den Abstinenten zu nennen, ferner die Zufriedenheitseinstufungen für die verschiedenen Lebensbereiche, bei denen sich für die Abstinenten durchgängig signifikant günstigere Werte ergaben. Andererseits sind die berechneten Korrelationen zwischen den Zufriedenheitseinstufungen und der Abstinenzeinstufung eher gering. Dies kann daran liegen, daß die therapeutischen Maßnahmen zuwenig in den anderen Lebensbereichen bewirken bzw. aufgrund der Rahmenbedingungen grundsätzlich nur wenig bewirken können (z. B. Beschaffung von Arbeitsplätzen). Es kann aber auch daran liegen, und dies zeigt ja bereits die Analyse der Daten zum Alkoholkonsum bei rückfälligen Patienten, daß nicht alle Rückfälligen gleichermaßen unter negativen Bedingungen leben. Betrachtet man die Verteilung der Zufriedenheitseinstufungen, so ist zu erkennen, daß es auch unter den Rückfälligen in allen 6 Bereichen erhebliche Anteile von sehr zufriedenen Patienten gibt. Allerdings ist noch die Stabilität dieser positiven Werte über längere Zeiträume zu prüfen.

Zusammenfassend brachte die Untersuchung zwei wichtige Ergebnisse. 1) sind die Daten für abstinente Patienten positiv zu beurteilen, sowohl die absoluten Werte als auch die Stabilität über mehr als 4 Jahre. 2) zeigt sich, daß „rückfällige" Patienten nicht automatisch als erfolglos eingestuft werden dürfen, sondern unter Berücksichtigung ihres Konsumverhaltens und ihrer sozialen Situation eine wesentlich differenziertere Beurteilung erfordern.

Literatur

Bühringer G (1983) Argumente zur Neuorientierung der Therapiedauer bei Abhängigen. Suchtgefahren 29/2:202–210

Bühringer G (1986) Therapie in der Suchtkrankenhilfe seit 1970 – Zwischenbilanz und Perspektiven. In: Ministerium für Soziales und Familie (Hrsg) Drogenkonferenz '86. 8. Fachtagung der Landesregierung. Ministerium für Soziales und Familie, Mainz

Bühringer C, Hahlweg K (1986) Kosten-Nutzen-Aspekte psychologischer Behandlung. Psychol Rundschau 37:1–19

Deutsche Gesellschaft für Suchtforschung und Suchttherapie (1985) Standards für die Durchführung von Katamnesen bei Abhängigen. Lambertus, Freiburg

Feuerlein W, Küfner H (1986) Alcohol and alcohol problems research. 11. Federal Republic of Germany. Br J Addict 81:613–619

Hoellen B, Hoellen B (1985) Neuere Ergebnisse der Alkoholismustherapie: Ein Überblick. Suchtgefahren 31/4:402–413

John U (1979) Zwei Methoden der Therapieerfolgskontrolle bei Alkoholkranken: empirische Ergebnisse. Suchtgefahren 25/2:65–78

John U (1985) Rehabilitation Alkoholabhängiger. Ansätze und Grenzen sozialwissenschaftlicher Untersuchungen. Lambertus, Freiburg

Jong R de, Henrich G (1978) Ergebnisse eines stationären Programms zur Behandlung jugendlicher Drogenabhängiger: Katamnesen nach einem bzw. zwei Jahren. In: Jong R de, Bühringer G (Hrsg) Ein verhaltenstherapeutisches Stufenprogramm zur stationären Behandlung von Drogenabhängigen. Röttger, München

Jung U, Koester W, Schneider R, Bühringer G, Mai N (1987) Katamnesen bei behandelten Alkoholabhängigen mit wiederholten Meßzeitpunkten über 4 Jahre. In: Kleiner D (Hrsg) Langzeitverläufe bei Suchtkrankheiten. Springer, Berlin Heidelberg New York Tokyo

Koester W (1980) Statistik 1979 der Fachklinik Furth im Wald über die Behandlung von Alkohol- und Medikamentenabhängigen. IFT-Berichte 16. IFT Institut für Therapieforschung, München

Koester W, Jung U (1983) Jahresstatistik 1977 bis 1982 der Fachklinik Furth im Wald für die Behandlung von Alkohol- und Medikamentenabhängigen. IFT-Berichte 30. IFT Institut für Therapieforschung, München

Koester W, Schneider R, Hachmann E, Mai N (1981) Dokumentation und Evaluation der stationären Behandlung von Alkohol- und Medikamentenabhängigen nach einer verhaltenstherapeutischen Programmbeschreibung des Dokumentationssystems und Ergebnisse. Suchtgefahren 27/4:193–206

Koester W, Schneider R, Hachmann E, Mai N (1982) Ergebnisse des stationären verhaltenstherapeutischen Programms zur Behandlung von Alkohol- und Medikamentenabhängigen; Katamnesen nach einem Jahr. In: Schneider R (Hrsg) Stationäre Behandlung von Alkoholabhängigen. Röttger, München

Küfner H, Feuerlein W, Flohrschütz T (1986) Die stationäre Behandlung von Alkoholabhängigen: Merkmale von Patienten und Behandlungseinrichtungen, katamnestische Ergebnisse. Suchtgefahren 32/1:1–86

Missel P, Zemlin U (1986) Individualisierung in der stationären Therapie Abhängigkeitskranker: Zur Inplementierung eines innovativen Behandlungskonzepts. Suchtgefahren 32/4:234–242

Nathan PE, Niaura RS (1985) Behavioral assessment and treatment of alcoholism. In: Mendelson JH, Mello NK (eds) The diagnosis and treatment of alcoholism. McGraw-Hill, New York, pp 391–455

Olson RP, Ganley R, Devine VT, Dorsey GC (1981) Long-term effects of behavioral versus insight – oriented therapy with inpatient alcoholics. J Consult Clin Psychol 49:866–877

Pettinati HU, Sugerman AA, Didonato N, Maurer H (1982) The natural history of alcoholism over four years after treatment. J Stud Alcohol 43:201–215

Polich JM, Armor DJ, Braiker HB (1980) Patterns of alcoholism over four years. J Stud Alcohol 43:397–416

Posavac EJ, Carey RG (1985) Program evaluation. Methods and case studies. Prentice Hall, Englewood Cliffs

Rossi RH, Freeman HE (1982) Evaluation: a systematic approach. Sage, Beverly Hills

Schneider R (Hrsg) (1982) Stationäre Behandlung von Alkoholabhängigen. Röttger, München

26. Entwicklung von Drogenmißbrauch und Drogenhilfe (Therapien) in der Bundesrepublik Deutschland

B. G. Thamm

1. Suchtprobleme der Nachkriegszeit . . . 376
2. Entwicklung der Drogenszene . . . 377
3. Entwicklung der Helferszene . . . 378
4. Entmedizinierung und Remedizinierung der Drogenhilfe . . . 379
4.1. Von der Abstinenz zur Neuorientierung . . . 380
4.2. Veränderungen bei den Drogenverbrauchern . . . 380
4.3. AIDS-Durchseuchung der BTM-Szene . . . 381
5. Stoffungebundene Süchte – neue Orientierung der Drogenhilfe? . . . 382
Literatur . . . 384

1. Suchtprobleme der Nachkriegszeit

Mit dem Ende des 2. Weltkriegs 1945 fing die Drogenproblematik im Nachkriegsdeutschland wieder an. Im November 1948 berichtete die Polizei:

> Seit dem Kriege ist die Zahl der Rauschgiftsüchtigen beträchtlich gewachsen. Wie aus den kriminalpolizeilichen Akten hervorgeht, sind etwa 80 Prozent der Süchtigen der letzten Jahre durch Krankheit und Verwundung dem Rauschgift verfallen, die übrigen durch ihren Beruf (Ärzte, Pflegepersonal!!), durch geistige Überarbeitung, durch Sensationslust und Verführung (Deutsche Hauptstelle gegen die Suchtgefahren 1948).

Aber nicht nur die Polizeidienststellen, auch die Nervenkliniken hatten zunehmend mit Suchtkranken zu tun (Dobroschke 1955). Schon 1947 hatte die Medikamentensucht, 1948 die Alkoholsucht einen ersten Höhepunkt erreicht.

Von den Suchtmitteln her gesehen, herrschte bis 1948 die Morphingruppe vor. 1949 rückte vorübergehend das Phanodorm in den Vordergrund, das in den nächsten Jahren vom Polamidon abgelöst wurde (Stengel u. Autkowski 1955).[1] Anfang der 50er Jahre wurde ein Hang zur Polytoxikomanie beobachtet: „Es entstand der Typus des Suchtkranken, der schließlich Morphium, Dolantin, Polamidon, Eukodal, Pervitin und Phanodorm in wildem Durcheinander kombiniert“ (Dobroschke 1955).

Mitte der 50er Jahre waren in der Bundesrepublik Deutschland schon rund 5500 Opiatabhängige (Schmidtobreick u. Thamm 1980) bekannt, vorwiegend Angehörige der Medizinalberufe (Ärzte, ärztliches Hilfspersonal, Arztfrauen und in ärztlichen Haushalten beschäftigte Dienstmädchen).

Die Behandlung der Suchtmittelmißbraucher und -abhängigen nahmen ausschließlich die Mediziner wahr. Nach einer ärztlichen Begutachtung wurden die Süchti-

---

[1] Bei Kriegsende 1945 fanden die Amerikaner bei der Durchsuchung der Forschungsstätten in Hoechst auch das Versuchspräparat „Amidon“ vor, das sie dann im Zuge der „Patent- und Vorschriftenenteignung“ der deutschen Industrie zur wirtschaftlichen Ausnutzung der übrigen Welt zur Verfügung stellten. Schon 1945 kam es dann im Ausland in den Handel, so in den USA als „Methadone/Psychoptone/Dolophine“, in England als „Miadone/Heptalgine“, in Dänemark als „Butalgin“, in Belgien als „Betalgin“, in Österreich als „Heptadon“ usw. Diese lawinenartige Ausbreitung nach dem 2. Weltkrieg führte Ende der 40er/Anfang der 50er Jahre zu einem – heute vergessenen – „Heer“ von „Polamidonisten“.

gen einer psychiatrischen Behandlung zugeführt, wurden klinisch entgiftet. Das Dogma des damaligen „scholastischen Heilkundesystems" (Bschor 1987) hieß *Abstinenz*. Scheinbar bewährte sich dieses „psychiatrische Zwangssystem". Anfang der 60er Jahre gab es „so gut wie keine Betäubungsmittelmißbraucher" mehr (Bschor 1987), bzw. sie wurden nicht mehr auffällig.

Die Suchtprobleme der Nachkriegszeit sind heute fast vergessen. Die 1. Drogenwelle, die immerhin rund 10 Jahre (Mitte/Ende der 40er bis Mitte/Ende der 50er Jahre) lief, ist zur Drogengeschichte geworden.

Wenn heute, 1988, von Drogenproblemen in der Bundesrepublik Deutschland gesprochen wird, dann wird der Anfang dieser (zweiten) Drogenwelle auf Mitte/Ende der 60er Jahre datiert.

Nachstehend soll diese nun schon 20 Jahre andauernde Drogenwelle skizziert werden, zusammen mit der Entwicklung der Drogenhilfe (Beratung und Therapie), die parallel dazu verlief.

2. Entwicklung der Drogenszene

Ab Mitte der 60er Jahre wurde Westeuropa und damit auch die Bundesrepublik Deutschland von sog. Drogenwellen, ausgehend von den USA, „überrollt". Sehr vereinfacht wird heute von stoffspezifischen Zeitwellen gesprochen:

- 60er Jahre: Cannabis und „harte" Halluzinogene,
- 70er Jahre: Betäubungsmittel (Tinktur, Heroin),
- 80er Jahre: Aufputschmittel (Kokain, Amphetamine),
- 90er Jahre: synthetische Drogen und Designerdrogen?

Diese Drogenwellen brachten Änderungen des Schwarzmarkts und der Struktur der Szene mit sich.

1965/66–1972/73: Erste Angebote von Cannabis (fast ausschließlich Haschisch) und Halluzinogenen (insbesondere LSD). Der vorgegebene Leitsatz des LSD-Apologeten Timothy Leary: „Turn on, tune in, drop out" leitete die Ideologiephase der „Bewußtseinserweiterung" (Psychedelismus) ein. Das marktbeherrschende Betäubungsmittel war die sog. Berliner Tinktur (Morphinbase mit Essigsäure aufgekocht).

1972/73–1975/76: Der Betäubungsmittelmarkt wurde schleichend von „Tinktur" auf Heroin umgestellt. Diese Umstellung brachte neue Händler- und Verteilerstrukturen, mehr Drogentote und die Dezentralisierung der Szene (City → Rand-/Außenbezirke, Stadt → Land, Subkultur → Freizeit-/Schulbereich) mit sich.

1975/76–1986/87: In der 2. Hälfte der 70er Jahre wurden Westeuropa/Bundesrepublik Deutschland auf Kokain „angetestet". Es folgte der Aufbau des Kokainmarkts, seit Mitte der 80er Jahre der Ausbau. 1986 wurde zum ersten Mal in der Drogengeschichte der Bundesrepublik Deutschland mehr Kokain als Heroin sichergestellt.

1983/84 bis heute: Beginn der AIDS-Durchseuchung der Fixerszene, insbesondere durch Spritzen (Zufuhr HIV-infizierten Blutes) und Prostitution (als Beschaffungsdelinquenz).

1985/86 bis heute: Das Drogenangebot des Schwarzmarkts wird schleichend durch sog. synthetische Drogen ergänzt, beispielsweise MDA, MDMA, 2-CB, DOB, PCP und Abkömmlinge. Zusätzlich wird Europa von neuen Drogen in den USA bedroht, beispielsweise Kokainbilligvarianten („Crack") und sog. Designerdrogen (chemisch manipulierte Betäubungsmittel).

Nach rund 20 Jahren werden heute für die Bundesrepublik Deutschland

- ca. 200 000 bis über 2 Mio. Cannabisverbraucher,
- ca. 40 000 bis über 80 000 Heroinverbraucher und
- ca. 5000–10 000 Kokainverbraucher geschätzt. Der tatsächliche Jahresbedarf dieser Zielgruppen wird auf ca. 200 bis weit über 600 t Cannabis/Haschisch (Sicherstellungsmenge 1986: 2,2 t) und ca. 6 bis über 10 t Heroin (Sicherstellungsmenge 1986: 154,6 kg) geschätzt. Für Kokain (Sicherstellungsmenge 1986: 180 kg) läßt sich hier kein Wert angeben.

3. Entwicklung der Helferszene

Erste Reaktionen auf die Mitte der 60er Jahre entstandene und sich zunehmend vergrößernde Drogenszene sind verschiedene *Selbsthilfegruppen.*

Ende der 60er bis Anfang der 70er Jahre: „Blütezeit" der Selbsthilfe der *direkt* Betroffenen (Drogenabhängige). Impulsgebend waren die Ende der 50er bis Mitte der 60er Jahre in den USA entstandenen Bewegungen „Synanon" (1958), „Day Top" (1964), „Odyssee House" (1967) und „Phoenix House" (1967) und die von England ausgegangene „Release"-Bewegung (London 1967).

Es bildet sich eine Laienhilfe der *indirekt* Betroffenen (Eltern). Elternkreise drogengefährdeter und -abhängiger Jugendlicher (Bonn 1969 u. a.) entstehen (Thamm 1979).

Anfang der 70er bis Mitte der 70er Jahre: Zunehmende Professionalisierung der oft aus der Jugendarbeit und Alkoholberatung kommenden Helferszene. Entwicklung der „therapeutischen Kette" (Kontakt/„Teestube", Beratung, Entgiftung, Wohngemeinschaft/Langzeittherapie).

Mitte der 70er bis Ende der 70er Jahre: Weiterentwicklung zum „Therapienetz"; gestuftes Versorgungssystem durch Verbundwesenarbeit. Beginn einer Heroin-(BTM)-Spezialisierung und damit Ausblendung anderer Drogenverbrauchergruppen, z. B. Schnüffelstoffmißbraucher. Die allgemeine Jugendberatung ist auf die Vermittlung und Behandlung der BTM-Mißbraucher eingeengt worden. Die eigene sog. Drogenarbeit wurde, vornehmlich von den nichtärztlichen Helfern, „mystifiziert".

Ende der 70er bis Mitte der 80er Jahre: Der Pragmatismus leitet die „Entmystifizierung" der Drogenhilfe ein. Die Verwaltung des Problems leitet die „Bürokratisierung" der psychosozialen Dienstleistungen ein. Es beginnt eine Phase der „Zuständigkeiten", z. B. Beauftragte für Drogenfragen, Drogenkontaktlehrer. Bund und Länder schaffen als Zuwendungsgeber engere drogenpolitische Rahmenbedingungen. Die Mittelknappheit führt zu Kürzungen im Sozialbereich. Nach fast 20 Jahren Drogenhilfe wird in diesem Bereich nur noch wenig experimentiert, Modellvorhaben sind die Ausnahme.

Zur Zeit gibt es in der Bundesrepublik Deutschland ca. *600 ambulante* Beratungs- und Behandlungsstellen für Suchtkranke – davon sind 570 Mitglieder der Deutschen Hauptstelle gegen die Suchtgefahren (DHS) –, die jährlich rund 100 000 bis über 120 000 Klienten beraten. Mehr als die Hälfte davon sind jedoch dem Kreis der Alkohol- und Medikamentenmißbraucher zuzurechnen. Den 40 000 bis über 80 000 BTM-Mißbrauchern stehen rund 2000 Therapieplätze zur Verfügung, davon 1539 Plätze durch 60 Mitglieder, therapeutische Wohngemeinschaften und Fachkliniken der DHS (Deutsche Hauptstelle gegen die Suchtgefahren 1987).

4. Entmedizinierung und Remedizinierung der Drogenhilfe

In der Suchtkrankenhilfe der Nachkriegsgeschichte erfolgte ein Wechsel vom ärztlichen zum nichtärztlichen Heilkundesystem.

Das *Primat* der Versorgung Süchtiger lag in der Bundesrepublik Deutschland bis Ende der 60er/Anfang der 70er Jahre bei der Medizin, insbesondere der Psychiatrie. Die Versorgung der Suchtkranken regelten die Unterbringungsgesetze der Länder. Ende der 60er Jahre wurde die Medizin nun mit einem neuen Typus des Drogenabhängigen konfrontiert, der mit dem „klassischen Morphinisten" der 40er und 50er Jahre nicht mehr vergleichbar war.

Der neue „Fixer" war in der Regel jung, er bewegte sich in einem drogenorientierten, subkulturellen Milieu, verstand seinen Drogenkonsum bzw. -mißbrauch als *Protest* gegen eine etablierte Gesellschaft („Zerschlagt mit dem joint in der Hand die Wohlstandsgesellschaft"). Der neue Typus des BTM-Mißbrauchers paßte nicht mehr als Suchtpatient in die Arztpraxis. In den Entgiftungskliniken paßte er ebenfalls nicht mehr in das psychiatrische Patientengut.

Anfang der 70er Jahre ging die Medizin gegenüber den neuen Süchtigen auf Distanz. Parallel zu dieser Entwicklung vollzog sich der Aufbau eines psychosozialen Heilkundesystems. Insbesondere stießen die nichtärztlichen Helferberufe: Sozialarbeiter (vormals Fürsorger), Sozialpädagogen und Psychologen in die Drogenberatung und -behandlung vor. Sie verstanden sich nicht als ärztliches Hilfspersonal. Sie verstanden sich als „Drogenarbeiter", die mit einem gesamtgesellschaftlichen Problem zu tun hatten. Die Wissenschaft bestätigte diesen Ansatz. So stellten die Schweizer Mediziner Kielholz und Ladewig 1972 ihr „Erklärungsmodell zur Entstehung süchtigen Verhaltens" als Trias vor (Abb. 1).

Anfang der 70er bis Anfang der 80er Jahre: Mit der „Entmedizinierung" der Drogenarbeit wurde zugleich die nun nichtärztliche Drogenhilfe „mystifiziert". Erfahrungswissen lag bei den psychosozialen Berufen, was die Suchtkrankenarbeit betraf, kaum vor. Man lernte durch den Umgang mit den drogengefährdeten und -abhängigen Klienten („learning by doing"). Die „Drogenfachleute ohne Wissen" grenzten sich von anderen Helferberufen ab. Die neue, v. a. die von jungen Menschen geleistete Drogenarbeit, grenzte aber auch andere Berufsfelder regelrecht aus. Es waren die Berufe, deren öffentliche Arbeitsaufträge in der „Repression" lagen, beispielsweise Polizei und Justiz, aber eben auch die Psychiatrie. Diese *Autoritätskonflikte* spiegelten den Selbstfindungsprozeß der nichtärztlichen Helfergeneration in den 70er Jahren wider.

Ende der 70er bis Mitte der 80er Jahre: Das zunehmende Erfahrungswissen der Praktiker führte zur Professionalisierung der sozial helfenden Berufe in der Drogenarbeit. Dadurch wurde die (längst überfällige) „Entmystifizierung" der Drogenarbeit eingeleitet.

Der nun vorherrschende Pragmatismus führte zu einem erweiterten Erklärungsmodell zur Entstehung der Süchte. Die Entwicklung des Drogen*marktes* einbeziehend, insbesondere die politisch-wirtschaftlichen Aspekte berücksichtigend, stellte der Norweger Kolstad 1982 sein „Suchtentstehungsviereck" (Thamm 1984) vor (Abb. 2).

Zwar stellt bis zum heutigen Tage die Drogenberatung *kein geschlossenes Berufsbild* dar, dafür kann sie relativ präzise durch *Tätigkeitsmerkmale* beschrieben werden. Die „Öffnung der Drogenarbeit" für alle Berufsfelder leitete die „Remedizinierung" der Drogenhilfe ein. Verschiedene Gründe haben zu dieser Entwicklung geführt; sie werden im folgenden beschrieben.

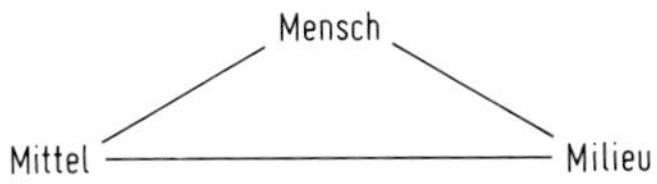

Abb. 1. Suchtentstehungstrias. (Nach Kielholz u. Ladewig 1973)

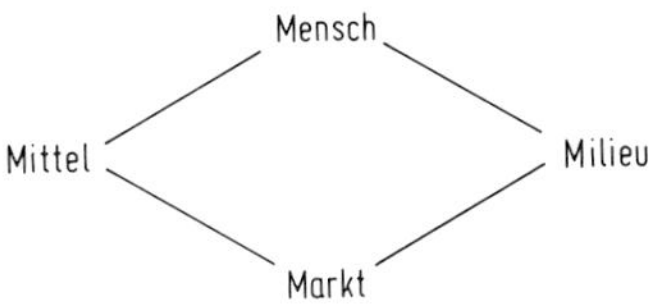

Abb. 2. Suchtentstehungsviereck. (Nach Kolstad 1982)

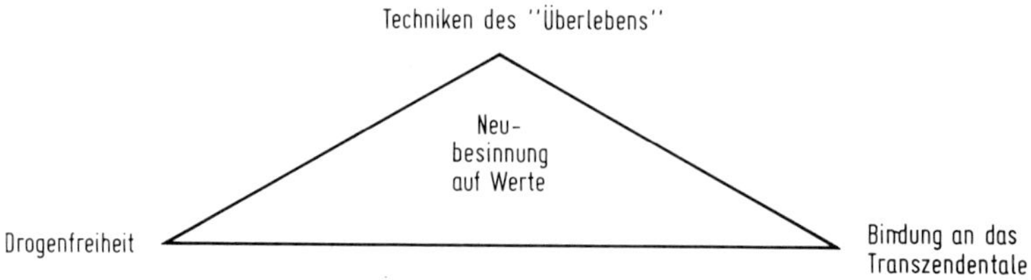

Abb. 3. Orientierungsarbeit. (Nach Thamm 1979)

4.1. Von der Abstinenz zur Neuorientierung

Die „erste" nichtärztliche Helfergeneration ging Ende der 60er/Anfang der 70er Jahre von der *Fiktion* der *Problemlösung* aus. Dieser omnipotente Lösungsanspruch relativierte sich in den 70er Jahren. Die Helfer lernten, *mit* dem gesamtgesellschaftlichen Problem des Drogenmißbrauchs zu leben, leben zu müssen.

Die eng gefaßte Rehabilitationsarbeit (Primat der Drogenabstinenz) wurde Ende der 70er Jahre zunehmend als „Prozeß der psychischen Neuorientierung" (Thamm 1984) begriffen. Die Orientierungsarbeit beinhaltete insbesondere die ethische Komponente der Sinn- und Wertevermittlung (Abb. 3).

Diese „Erweiterung" der Rehabilitationsarbeit stellte auch eine Aufforderung an andere Berufsfelder dar, sich an dieser psychischen Neuorientierung der Drogenmißbraucher zu beteiligen:

> Dieser Prozeß muß fortgesetzt werden, damit Werte auch wieder mit in die Drogentherapie einbezogen werden können. Damit Drogentherapie auch wirklich den Kompromiß zwischen Individuum und Gesellschaft leisten kann, damit die Drogenfachleute der 70er Jahre nicht zu den „Spezialisten der Ratlosigkeit" der 80er Jahre werden (Thamm 1979).

Mitte der 80er Jahre sind nun die *Grenzen des Machbaren in der therapeutischen Arbeit* erreicht. Es gibt *keine* „standardisierte" Therapie, die bei allen rehabilitationswilligen Drogenmißbrauchern „universell" anwendbar wäre.[2]

[2] Erst auf dem 7. wissenschaftlichen Symposium der DHS im April 1987 in Tutzing (Thema: Therapieverläufe bei Drogenabhängigen) bilanzierten Wissenschaftler ihre Arbeiten und kamen mehrheitlich zu dem Schluß: Es kann *keine* Lehrmeinung (Hünnekens 1989) geben.

Mehr denn je sind *alle* an der Drogenhilfe beteiligten Berufsfelder aufgerufen, sich an der Minimierung des Drogenproblems zu beteiligen, so durch vollstationäre, teilstationäre und teilambulante und vollambulante Hilfen mit Langzeit- aber auch (wieder in der Diskussion) Kurzzeitcharakter. Beispielsweise in:

- Selbsthilfe-/Lebensgemeinschaften,
- therapeutischen Wohngemeinschaften,
- Fachkliniken für Suchtkranke,
- außerstationärer, gruppenunterstützter Arbeit.

Seit Mitte der 80er Jahre wird auch wieder, vor dem Hintergrund der HIV-Infektion (Aids), die (ergänzende) Hilfe von Substitutionsprogrammen (Methadon) diskutiert.

Insbesondere hier sind wieder die Mediziner in der Verantwortung.

4.2. Veränderungen bei den Drogenverbrauchern

In den letzten 20 Jahren haben sich gravierende Einstellungsänderungen im Konsumverhalten und im Drogenverbrauch ergeben. Die protestierende Drogensubkultur der 60er Jahre hat sich zum illegalen Drogenalltag der 80er Jahre entwickelt.

Die Praktiker der Drogenhilfe sprechen heute von sog. *Drogengenerationen:*

- *1. Drogengeneration* (Subkultur der 60er Jahre): Drogenkonsum (auch Mißbrauch) als Provokation und Protesthaltung gegen die Gesellschaft. Politisch und hedonistisch motivierter Konsum.
- *2. Drogengeneration* (kriminelles Milieu der 70er Jahre): als „Kinder vom Bahn-

hof Zoo" (Christiane F. 1978) bekanntgewordene BTM-Mißbraucher, die als Fixer vornehmlich auf Opiate (Heroin) festgelegt waren.

- *3. Drogengeneration* (Privatsphäre in den 80er Jahren): risikofreudige *Polytoxikomane,* die darauf bedacht sind, in der Öffentlichkeit *nicht* aufzufallen. Die Drogenabhängigen sind zunehmend „angepaßt".

Die psychosozialen Helfer haben mit diesem „neuen" Typus ähnliche Schwierigkeiten wie die Mediziner Ende der 60er Jahre mit dem Fixer als „neuem" Typus des Opiatabhängigen. Allein das ausgeprägte polytoxikomane Verhalten bringt eine Anzahl medizinischer Probleme mit sich. Beispielsweise sind die BTM-Entgiftungen, die sich in der Regel nicht mehr nur auf Heroin beschränken, schwieriger geworden.

Die heutige Drogengeneration, die drogenfreie Zeiten nur noch aus den Erzählungen der Eltern kennt, hat auch andere Einstellungen zur Droge. Einstellungen, die durch ein „psychosoziales Dienstleistungssystem der Drogenhilfe" allein nicht zu revidieren sind. Das psychosoziale Heilkundesystem bedarf der (erneuten) Ergänzung des medizinischen Heilkundesystems. Heute insbesondere auf dem Hintergrund der HIV-Infektion.

4.3. Aids-Durchseuchung der BTM-Szene

Mitte der 80er Jahre ging die bundesdeutsche Opiat-Heroinszene in die „Phase der Konsolidierung". Etwa zur gleichen Zeit, 1984/85, erfuhr sie durch die *HIV-Infektion* eine gravierende Problemverschärfung. Bereits wenige Jahre später, 1987, wird der Grad der sog. *Aids-Durchseuchung* der Heroinszene auf bis zu 50% geschätzt. Nimmt man die niedrigste offizielle Schätzung des Bundesministeriums für Jugend, Familie und Gesundheit zur BTM-Szene (40 000), bedeutet dies, daß 20 000 BTM-Heroinfixer HIV-positiv sind.[3]

Die Infektion in der Szene lief und läuft (vermutlich) hauptsächlich über das sog. *„needle-sharing":* Viele Drogenabhängige geben, nachdem sie sich ihren „Schuß gesetzt" haben, die aufgezogene Spritze (*mit* dem eigenen HIV-infizierten *Blut*) an den/die mitspritzenden Fixerbekannten ab (Arbeitskreis für kommunale Drogenpolitik 1987). Aber auch die *Prostitution* vornehmlich weiblicher Drogenabhängiger, hier als *Beschaffungsdelinquenz,* stellt eine Gefahr für HIV-Infektionen dar, insbesondere für nichtsüchtige, heterosexuelle „Kunden", die über HIV-infizierte drogenabhängige Prostituierte zur Aids-Gefahr ihres eigenen sozialen Nahfeldes werden.

Auf dem Hintergrund der Aids-Durchseuchung werden von Medizinern und psychosozialen Drogenhelfern als Gegenmaßnahmen beispielsweise diskutiert:

- der „saubere" Spritzenverkauf (Abgabe) in der Szene,
- die Abgabe des Substituts Methadon.

Durch die HIV-Infektion wird der Drogenabhängige zum „Mehrfachbehinderten". Mehr denn je ist in dieser Situation wieder der medizinische Heilkundige gefragt.
Die gravierenden Änderungen in der Drogenhelferszene beziehungsweise der Hilfsangebote, die die Aids-Durchseuchung mit sich bringt, sind noch gar nicht absehbar. Prognosen für die 90er Jahre können zur Zeit nur spekulativer Natur sein.

Der in 15 Jahren erarbeitete Erfahrungs- und Kenntnisstand der Drogenarbeit muß möglicherweise modifiziert werden. Die Therapieziele müssen vielleicht neu definiert werden. Die Frage nach der Freiwilligkeit/Unfreiwilligkeit des Klienten muß neu überdacht werden; der zentrale Begriff in der Drogenarbeit, die Motivation des Klienten, bekommt durch die Aids-Bedrohung neue Inhalte. Nur Entgiftung und Entwöhnung reichen für einen Aidsinfizierten Süchtigen nicht mehr aus. Die Leistungsträger (KV und RV als Kostenträ-

[3] Pressestelle Ordinariat Würzburg 01. 04. 1987: „Aufgrund von Untersuchungen an verstorbenen und inhaftierten Fixern stellte er [der Berliner Rechtsmediziner Prof. Bschor] die Berechnung auf, von den rund 40 bis 50 Tausend Drogenkonsumenten in der Bundesrepublik und Westberlin seien etwa 20 000 Aids-infiziert. Man dürfte vermuten, daß bald die gesamte Drogenszene durchseucht sei."

ger der Therapie) müssen die Aids-Erkrankung ihrer süchtigen Versicherten in das Rehabilitationsgeschehen miteinbeziehen. Aids berührt auch den „Grenzbereich des zeitlich absehbaren Todes", der neue ethische Fragen in der Rehabilitationsarbeit aufwirft, bis hin zur „passiven Sterbehilfe". Zusammenfassend kann festgestellt werden, daß insbesondere die folgenden 3 Faktoren die Remedizinierung Mitte der 80er Jahre eingeleitet haben:

- Die „Grenzen des therapeutisch Machbaren in der Drogenhilfe" sind erreicht;
- der Umgang mit der „neuen" Drogengeneration (angepaßte, risikofreudige Polytoxikomane) ist sehr schwierig geworden;
- Aids-Durchseuchung der spritzenden BTM-Szene.

Parallel zu dieser Entwicklung haben sich Teile der psychosozialen Helferszene einer „neuen" Problemgruppe zugewandt, den Abhängigen der sog. *neuen Süchte,* der *nichtstoff*gebundenen Süchte.

5. Stoffungebundene Süchte – neue Orientierung der Drogenhilfe?

Während Mitte der 80er Jahre die „klassische Sucht- bzw. Drogenkrankenarbeit" in der Bundesrepublik Deutschland vor *Identitätsproblemen* steht, sind zwei dazu parallel verlaufende Trends mehr als bemerkenswert:

1) Einige Drogenfachleute beobachten seit dieser Zeit eine *Stagnation* im Bereich der Alkoholabhängigkeit und einen leichten *Rückgang* im Bereich der Opiate (Schmidtobreick 1986). Die Folge ist eine Art „Drogenentwarnung", kritisiert von der Demoskopin Noelle-Neumann (1987):

> Es ist, als ob Entwarnung gegeben wird, und in Wirklichkeit geht der Fliegerangriff weiter. Dieses Bild aus dem zweiten Weltkrieg beschreibt den Eindruck, wenn man heute das Thema „Drogengefahr in der Bundesrepublik" mit Mitteln der Demoskopie untersucht.

Es scheint so, daß die *wirkliche Größenordnung* des Drogenproblems der *Öffentlichkeit vorenthalten* wird.

2) Dafür wird seit wenigen Jahren, etwa mit dem Beginn der Aids-Durchseuchung der BTM-Szene (= stoff*gebundene* Süchte), ein *rasanter Anstieg* im Bereich der stoff*un*gebundenen Süchte gemeldet.

Dabei ist bemerkenswert, daß in den fast 20 Jahren Suchtforschung und praktischer Suchtkrankenhilfe im Nachkriegsdeutschland, bis Anfang der 80er Jahre, die stoffungebundenen Süchte *ohne Berücksichtigung* geblieben sind (Thamm 1987). Zwar wurden sie schon Anfang der 70er Jahre in der einschlägigen Literatur als *süchtige Triebentartungen* (Kielholz u. Ladewig 1972) aufgeführt, als Großgruppe der „neuen" Süchte wurden sie jedoch *nicht* zusammengefaßt.

Anfang der 80er Jahre wurde über (im Ergebnis recht strittige) Arbeiten zum Thema „pathologisches Glücksspiel" (Meyer 1983, 1984a, b) der unpräzise Begriff der *nicht*stoffgebundenen Süchte (= stoff*un*gebundene Süchte, „neue" Süchte) geprägt, in Abgrenzung zu den klassischen, den stoffgebundenen Süchten. Diese Differenzierung läßt sich wie folgt darstellen:

In der wohl schwierigsten Situation der deutschen Nachkriegsdrogenproblematik ist nun das Phänomen zu beobachten, daß einerseits im Bereich der stoffgebundenen Süchte *Entwarnung* (= Stagnation bis Rückgang) gegeben wird; parallel dazu wird andererseits vor den stoff*un*gebundenen Süchten *gewarnt.*

Interessanterweise warnen insbesondere die nichtärztlichen Drogenhelfer vor den „neuen Süchten". So berichtete beispielsweise der Deutsche Caritasverband von einem rasanten Anstieg der *Spielsüchtigen.* Während in den katholischen Beratungsstellen 1983 nur 150 Spieler um Hilfe nachgesucht hätten, seien es 1985 schon etwa 1000 gewesen (Thamm 1987). Für 1987 wer-

Abhängigkeit (Süchte)	
stoff*gebunden*	stoff*un*gebunden
1) Illegale Drogen	1) Gestörtes Eßverhalten
– Cannabis	– Fettsucht
– Halluzinogene	– Latente Fettsucht
– Betäubungsmittel (Heroin/Opiate)	– Eß-/Brechsucht
– Kokain/Aufputschmittel	– Magersucht
– Synthetische Drogen	2) Fernsehsucht
2) Legale Drogen	3) Spielsucht
– Schnüffelstoffe	4) Arbeitssucht
– Alkohol	5) Geltungssucht/Habsucht/Machtsucht
– Medikamente	6) Kaufsucht
– Tabak/Nikotin	8) Andere Verhaltensstörungen

den schon 20 000–300 000 „Glücksspielabhängige" geschätzt (Katholische Nachrichtenagentur 1987). Meyer (1984) vermutet gar eine halbe Million, deren Spielleidenschaft „schon krankhafte Züge" angenommen hat. Sie sollen sich unter gut 7 Millionen (!), die regelmäßig an „Geldspielautomaten mit Gewinnmöglichkeiten" stehen, bewegen (Spiegel 1987).

Wird das (ebenfalls umstrittene) Zahlenmaterial über die Abhängigen anderer stoffungebundener Süchte, beispielsweise der Eßgestörten, hinzuaddiert, dann bekommt das Problem der „neuen Süchte" eine Größenordnung, die 1–über 10% der Gesamtbevölkerung der Bundesrepublik Deutschland betrifft. Diese *Problemdimensionen scheinen jedoch mehr als unwahrscheinlich zu sein.*

Wohl bildet nach der ständigen Rechtsprechung des Bundessozialgerichts (BSG) die „Sucht selbst einen regelwidrigen Körper- und Geisteszustand, der sich im Verlust der Selbstkontrolle und in der krankhaften *Abhängigkeit vom Suchtmittel,* im Nicht-mehr-aufhören-Können" (Krasney 1980) äußert. Jedoch läßt sich nicht jede Fehlverhaltensweise bzw. Verhaltensstörung unter dem Begriff Sucht subsumieren.

In der Bundesrepublik Deutschland hat eine intensivere wissenschaftliche Untersuchung der stoffungebundenen Süchte, insbesondere der (massenmedienwirksamen) Spielsucht, erst vor wenigen Jahren eingesetzt. So wird beispielsweise an der Universitätsklinik Hamburg-Eppendorf (Hand u. Kannisto 1984a, b, vgl. Kap. 22) und am Max-Planck-Institut für Psychiatrie in München (Bühringer et al. 1985; Brengelmann 1987; Brengelmann und v. Quast 1987) zum Thema gearbeitet.

Da das Auftreten der „neuen Süchte" doch sehr an den Anfang der Nachkriegsdrogenproblematik erinnert:

- wenig Erfahrungswissen der Helfer; dementsprechende „Mystifizierung" der Arbeit;
- fehlende Begriffsdefinitionen;
- rascher Aufbau von Selbsthilfegruppen (oft mit Hilfe professioneller Suchtkrankenberater und Therapeuten);
- ungeklärte rechtliche Situationen, z. B.: Krankheitsanerkennung im Sinne der Reichsversicherungsordnung (RVO); Übernahme der Behandlungskosten durch zuständige Leistungsträger;

bleibt zu wünschen, daß die Ergebnisse dieser Suchtforschung *wissenschaftliche Klärung* bringen, den Drogenberatern und Therapeuten *Orientierung* geben.

Da sich größere Teile der nichtärztlichen Helferszene schon dieser *Verhaltensgestörten* angenommen haben, sich um die Anerkennung der „neuen Suchtkranken" bemühen, ist – gerade auf dem Hintergrund der gravierenden Drogen- und Aids-Problematik – die Orientierungshilfe notwendig.

Stellt man auf die 90er Jahre ab, ist sie im Sinne einer „Beratungs- und Behandlungshygiene" dringend erforderlich.

Literatur

Arbeitskreis für kommunale Drogenpolitik/Verein für akzeptierende Drogenarbeit e.V. (Hrsg) (1987) AIDS – Prophylaxe für Drogenkonsumenten in Bremen. Eine Dokumentation. Verein für akzeptierende Drogenarbeit, Bremen

Brengelmann JC (1987) Spiel, Freiheit und Abhängigkeit. Suchtreport 1/5:3–11

Brengelmann JC, Quast C von (1987) Spielen, Risikoverlust und Kontrolle. Lang, Frankfurt am Main

Bschor F (1987) Schritte zum Fernziel Evaluierung (Referat auf der Studientagung „Sucht und Helferszene“ der Katholischen Sozialethischen Arbeitsstelle (KSA), Mainz, am 31. März)

Bühringer G, Kunkel K, Reye I (1985) Erste Ergebnisse zur Frequentierung von Unterhaltungsautomaten mit Gewinnmöglichkeiten. Suchtgefahren 31/3:221–235

Christiane F (1978) Wir Kinder vom Bahnhof Zoo. Gruner & Jahr, Hamburg

Deutsche Hauptstelle gegen die Suchtgefahren (Hrsg) (1948) Informationsdienst der Deutschen Hauptstelle gegen die Suchtgefahren 1:5–6

Deutsche Hauptstelle gegen die Suchtgefahren (Hrsg) (1987) Jahrbuch zur Frage der Suchtgefahren. Neuland-Verlagsges, Hamburg

Dobroschke C (1955) Das Suchtproblem der Nachkriegszeit. Eine klinische Statistik. Dtsch Med Wochenschr 80:1184–1185

Hand I, Kaunisto E (1984a) Multimodale Verhaltenstherapie bei problematischem Verhalten in Glücksspielsituationen („Spielsucht“). Suchtgefahren 30/1:1–11

Hand I, Kaunisto E (1984b) Theoretische und empirische Aspekte eines verhaltenstherapeutischen Ansatzes für „Glücksspieler“. In: Katholische Sozialethische Arbeitsstelle (Hrsg) Sogenannte neue Süchte. Hoheneck, Hamm, S 55–70

Hünnekens H (1989) Stellungnahmen aus der abschließenden Podiumsdiskussion (Kann es eine Lehrmeinung geben?). In: Feuerlein W, Bühringer G, Wille R (Hrsg) Therapieverläufe bei Drogenabhängigen. Springer, Berlin Heidelberg New York Tokyo, S 337–338

Katholische Nachrichtenagentur (KNA) (1987) Meldung am 17. 3.

Kielholz P, Ladewig D (1973) Die Abhängigkeit von Drogen. DTV, München

Kirchdorfer AM (oJ) Spiellust und Kontrolle – ein Kommentar. In: Kirchdorfer AM (Hrsg) Zur Psychologie von Spiellust und Kontrolle – Das Spielverhalten. Bayerischer Monatsspiegel, München, S 65–73

Krasney OE (1980) Sozialrechtliche Vorschriften bei der Betreuung Suchtkranker. Nicol, Kassel

Meyer G (1983) Geldspielautomaten mit Gewinnmöglichkeit als Objekte pathologischen Glücksspiels. Suchtgefahren 29/3:246–254

Meyer G (1984a) Geldspielautomaten mit Gewinnmöglichkeit – Objekte pathologischen Glücksspiels, 3. Aufl. Studienverlag Brockmeyer, Bochum (Bochumer pädagogische und psychologische Studien Nr. 10)

Meyer G (1984b) Pathologisches Glücksspiel. In: Katholische Sozialethische Arbeitsstelle (Hrsg) Sogenannte neue Süchte. Hoheneck, Hamm, S 29–38

Noelle-Neumann E (1987) Drogengefahr als Thema von Umfragen. Sucht und Demoskopie. Suchtreport 1:23–28

Schmidtobreick B (1986) Psychosoziale Hilfen auf Krankenschein – Zur Finanzierung ambulanter Behandlung Suchtkranker durch Krankenkassen (Referat auf der „Freiburger Sozialtherapiewoche 1986“ des Deutschen Caritasverbandes; Tonaufzeichnung)

Schmidtobreick B, Thamm BG (1980) Sind wir auf dem Weg zu einer Gesellschaft von Süchtigen? Ein Überblick über Tendenzen und Entwicklungen auf der gegenwärtigen Drogenszene. Herder Korrespondenz 34:23–28

Spiegel (1987) Kriminalität: Oma mit Juhu. 41/12:98–100

Stengel V, Autkowski L (1955) Die Entwicklung der Rausch- und Schlafmittelsuchten nach dem Kriege. In: Jahrbuch der Akademie für Staatsmedizin Düsseldorf. Hofbauer, Düsseldorf

Thamm BG (1979) Psychosoziale Beratung für Drogenmißbraucher. Wendepunkt nach 10 Jahren? DHS-Informationsdienst 32:1–24

Thamm BG (1984) Markt kontra Prävention. Wirtschaftliche Aspekte des Drogenmißbrauchs. Prävention 7:108–111

Thamm BG (1987a) Helferszene wohin? Beobachtungen seit Mitte der sechziger Jahre (Referat auf der Studientagung „Sucht und Helferszene“ der Katholischen Sozialethischen Arbeitsstelle, KSA, Mainz, am 31. März)

Thamm BG (1987b) Wie neu sind die „neuen Süchte“? In: Katholische Sozialethische Arbeitsstelle (Hrsg.) Hilfe zur Selbsthilfe Suchtkranker und Suchtgefährdeter. Hoheneck, Hamm

27. Warum und wie werden Drogenabhängige rückfällig?*

H. C. Vollmer, R. Ferstl

1.	Einführung	385
2.	Theorien des Rückfalls	386
2.1.	Operante Konditionierung	386
2.2.	Klassische Konditionierung	386
2.3.	Entwicklung eines Rückfalls	386
2.4.	Abstinenzverletzungseffekt	387
2.5.	Empirische Studien	387
3.	Fragestellungen der Studie	387
4.	Methode	388
4.1.	Stichprobe	388
4.2.	Datenerhebung	388
4.3.	Auswertung	388
5.	Ergebnisse	388
5.1.	Dauer der Drogenfreiheit und Einstiegsdroge	388
5.2.	Reizbedingungen	389
5.2.1.	Vorausgehende Reizbedingungen	389
5.2.2.	Nachfolgende Reizbedingungen	390
5.3.	Aufrechterhaltung bzw. Beendigung des Rückfalls	391
5.4.	Rückfallentwicklung und Rationalisierungen	392
5.5.	Fallbeispiele	392
6.	Diskussion	393
6.1.	Anteile der operanten und klassischen Konditionierung	393
6.2.	Rückfall als unbewußter Prozeß	394
6.3.	Aufrechterhaltung einmal rückfälligen Verhaltens	396
6.4.	Methodische Probleme	396
Literatur		397

1. Einführung

Die Anzahl der Drogenabhängigen wird in der BRD auf ungefähr 60 000 geschätzt. Jedes Jahr beginnen schätzungsweise 4000 Drogenabhängige eine Entwöhnungsbehandlung, und ein noch größerer Anteil versucht von sich aus in Selbstkontrolle, den Konsum von Drogen einzustellen. Die Rückfallquote nach einer Therapie liegt bei ungefähr 60% (Bühringer 1981).

Über die Anzahl der Drogenabhängigen, die nach Verbüßung einer Haftstrafe den Versuch unternehmen, drogenfrei zu leben, liegen leider keine Erhebungen vor. Ebenso unbekannt ist die Anzahl der Abhängigen, die ohne professionelle Hilfe ihren Drogenkonsum einstellen und nach einigen Wochen oder Monaten wieder rückfällig werden. Die Spontanremission wird bei Opiatabhängigen auf 10% geschätzt. Es ist daher zu vermuten, daß jedes Jahr ungefähr 6000 Drogenabhängige ohne professionelle Hilfe ihren Drogenkonsum beenden. Der Anteil derjenigen Drogenabhängigen, die einen erfolglosen Selbstkontrollversuch unternehmen, wird wesentlich höher liegen.

* Diese Studie wurde finanziell von der Stiftung Volkswagenwerk unterstützt.

Gemeinsam ist den Drogenabhängigen, die wieder rückfällig werden, daß sie zu irgendeinem Zeitpunkt, sei es zu Beginn oder während der Entwöhnungsbehandlung, bei der Entlassung aus einer Justizvollzugsanstalt (JVA) oder nach einer ambulanten Entgiftung, den Vorsatz bzw. die Motivation hatten, drogenfrei zu leben. Trotz der zwar unterschiedlich stark ausgeprägten Motivation zur Abstinenz gelingt es der Mehrzahl der Abhängigen nicht, über einen längeren Zeitraum drogenfrei zu bleiben.

Im folgenden werden verschiedene verhaltenstheoretische Erklärungsmodelle zum Rückfall vorgestellt und anschließend auf der Grundlage empirischer Daten diskutiert.

2. Theorien des Rückfalls

Die Verhaltenstherapie baut zu einem großen Teil auf den Prinzipien der operanten und der klassischen Konditionierung auf. Im folgenden sollen die bisher zum Rückfall aus verhaltenstherapeutischer Sicht diskutierten Hypothesen kurz dargestellt werden.

2.1. Operante Konditionierung

Nach dem Prinzip der operanten Konditionierung (Skinner 1938) wird die Auftretenswahrscheinlichkeit eines Verhaltens dann besonders hoch, wenn eine positive bzw. angenehme Konsequenz zu erwarten ist oder wenn durch das Verhalten ein unangenehmer Zustand reduziert oder beseitigt werden kann. Der Einfluß der Konsequenzen ist um so stärker, je schneller sie auf das Verhalten folgen und je weniger alternative Verhaltensmöglichkeiten zur Erreichung ähnlicher Konsequenzen zur Verfügung stehen. Auf die Applikation von Heroin erfolgt in wenigen Sekunden ein intensives Rauscherlebnis, und unangenehme Gefühlszustände wie z. B. Einsamkeit und Depression werden kurzfristig reduziert. Wenn keine alternativen Verhaltensweisen zur Veränderung der unangenehmen Gefühle zur Verfügung stehen und wenn die negativen Konsequenzen (z. B. Selbstvorwürfe, Ablehnung durch andere Personen) erst Stunden später erfolgen, dann wird der Heroinkonsum aufrechterhalten. Bei einem entgifteten Drogenabhängigen, der sich einsam und depressiv fühlt, ist die Rückfallwahrscheinlichkeit aufgrund der Erwartung positiver und der Reduktion negativer Konsequenzen erhöht, insbesondere dann, wenn keine alternativen Strategien zur Bewältigung der Lebenssituation zur Verfügung stehen.

2.2. Klassische Konditionierung

Nach dem Prinzip der klassischen Konditionierung (Pawlow 1927, zit. nach Hilgard u. Bower 1970) kann ein bisher neutraler Reiz durch zeitliche und räumliche Paarung mit einem Reiz, der physiologische und emotionale Reaktionen auslöst, die Eigenschaft erhalten, ähnliche Reaktionen auszulösen. Schon der Anblick einer Spritze führt bei einem Drogenabhängigen zu einer erhöhten Herzfrequenz, erhöhter Transpiration, beschleunigter Respiration, motorischer Unruhe etc. Diese Reaktionen können subjektiv als Verlangen oder Gier nach Drogen empfunden werden. Unter bestimmten Bedingungen kann das Verlangen so stark ausgeprägt sein, daß der Betreffende seinen Vorsatz, opiatfrei zu leben, trotz starker Motivation zur Abstinenz nicht mehr einhalten kann.

2.3. Entwicklung eines Rückfalls

Verhaltensweisen und Bedingungen, die dem Drogenkonsum vorhergehen, besitzen für den Abhängigen eine starke Anziehungskraft, die sich nach dem Prinzip der klassischen Konditionierung gebildet hat. So kann jeder Schritt, der in Richtung Rückfall geht, wie der Besuch von alten Drogenfreunden, angenehm sein, obwohl der entgiftete Abhängige den Vorsatz hat, drogenfrei zu leben.

Die Verhaltensweisen, die in Richtung Rückfall führen, sind dem zur Abstinenz motivierten Abhängigen nicht bewußt; seine Rückfallschritte begründet er gegenüber sich selbst und anderen Personen mit einleuchtenden Argumenten, die häufig erst nachträglich als vorgeschobene Gründe (Rationalisierungen) erkannt werden (Marlatt u. Gordon 1985).

2.4. Abstinenzverletzungseffekt

Nach den Ergebnissen verschiedener Katamnesen ist es einigen Abhängigen möglich, den Konsum von Drogen nach einem einzigen Rückfall ohne fremde Hilfe wieder einzustellen (z. B. Koester et al. 1982; DeJong u. Henrich 1978). Der Mehrheit der Abhängigen scheint dies aber nicht zu gelingen. Nach einem ersten Rückfall befindet sich der Abhängige in einer Konfliktsituation, da er sein Ziel der totalen Abstinenz verletzt hat. Zusätzlich eintretende Schuldgefühle und der Eindruck des persönlichen Versagens führen zu einer Belastungssituation, die der Abhängige durch den weiteren Konsum von Drogen erneut reduziert (Marlatt u. Gordon 1985). Neben diesem Abstinenzverletzungseffekt kann außerdem die angenehme Wirkung der Droge nach dem ersten Rückfall die Fortführung des Drogenkonsums aufrechterhalten (vgl. Abschn. 2.1.: „Operante Konditionierung").

2.5. Empirische Studien

Die dargestellten Theorien ergänzen sich gegenseitig und verdeutlichen, daß das Rückfallgeschehen ein mehrdimensionaler Prozeß ist. Einerseits durch die Komplexität des Rückfallgeschehens, andererseits durch die Schwierigkeit, Rückfälle direkt zu beobachten, gibt es nur relativ wenige empirische Studien zum Rückfallprozeß bei Abhängigen. In Laboruntersuchungen mit Alkoholikern wurde der Einfluß der operanten und der klassischen Konditionierung auf den Alkoholkonsum nachgewiesen (Ludwig et al. 1978; Bigelow et al. 1974).

McAuliffe (1982) interviewte 60 Drogenabhängige auf der Straße mit dem Ergebnis, daß der häufigste Rückfallgrund der „Wunsch nach dem euphorischen Effekt der Droge" war. Weitere Gründe waren der „Einfluß von Freunden", „Verlangen nach Drogen" und „Unzufriedenheit". Der Rückfall als Folge klassisch konditionierter Entzugssymptome wurde nur von einem einzigen Abhängigen berichtet.

Auch in Behandlungseinrichtungen interviewte Abhängige geben sehr selten Verlangen bzw. Lust auf die Droge als Rückfallursache an. Die häufigsten Rückfallgründe sind „unangenehme Gefühlszustände", „zwischenmenschliche Konflikte" und „sozialer Druck", wie z. B. das Angebot von Drogen durch Freunde.

Empirische Studien zur Rückfallentwicklung und zum Abstinenzverletzungseffekt sind derzeit nicht bekannt.

3. Fragestellungen der Studie

In der folgenden Studie sollen empirische Belege für die oben genannten Theorien der Verhaltenstherapie gesammelt werden, um zu prüfen, inwiefern sich die dargestellten Erklärungsmodelle zur Beschreibung des Rückfallprozesses bei Opiatabhängigen eignen. Folgende Fragen sollen beantwortete werden:

1) Lassen sich die Rückfälle nach dem Prinzip der operanten und/oder klassischen Konditionierung erklären?

2) Gibt es bei Opiatabhängigen typische Stationen der Rückfallentwicklung, und welche Rationalisierungen werden gegeben?

3) Gibt es Hinweise für den Abstinenzverletzungseffekt bzw. welche andere Faktoren haben einen Einfluß auf die Fortführung des Drogenkonsums?

Außerdem sollten in dieser Studie Erfahrungen in der Datenerhebung über Rückfallprozesse gesammelt werden, um Vorschläge zur Verbesserung der Interviewtechnik für eine weitere Studie abzuleiten.

4. Methode

4.1. Stichprobe

An der Befragung haben 46 Patienten teilgenommen, die sich in einer stationären Entwöhnungsbehandlung befanden. Alle Patienten waren opiatabhängig (DSM III: 304.03). Die Patienten waren im Durchschnitt 24 Jahre alt, sie nahmen im Durchschnitt seit 6 Jahren harte Drogen und seit 9 Jahren weiche Drogen (Haschisch, Alkohol). Die Teilnahme an der Befragung war freiwillig. Vier Patienten konnten ihre Rückfälle nicht mehr erinnern, zwei haben eine Teilnahme an dem Interview abgelehnt.

4.2. Datenerhebung

Mit den Patienten wurde ein ca. 90minütiges Interview über eine ausgewählte, gut zu erinnernde Rückfallsituation durchgeführt. Voraussetzung für die Auswahl der Rückfallsituation war, daß der Patient damals den Wunsch hatte, den Konsum harter Drogen ganz einzustellen. Das Interview orientierte sich an dem Vorgehen der Verhaltensanalyse (Schulte 1976). Gegenstand des Interviews waren u. a.: vorausgehende und nachfolgende Reizbedingungen des Rückfalls, Reihenfolge der konsumierten Drogen, soziale Kontakte, Freizeitverhalten, berufliche Situation in dem Zeitraum von 4 Wochen vor dem Rückfall. Nach Durchführung des Interviews schätzten die Patienten auf einer 9stufigen Skala ein, inwieweit bestimmte Situationen (z. B. Depression, Schmerzen, finanzielle Schwierigkeiten) einen Einfluß auf den Rückfall hatten.

Die Befragung wurde vor Beginn der therapeutischen Intervention „Rückfallprävention/Ablehnungstraining" (Vollmer 1982) durchgeführt, d. h. die Patienten waren zu dem Zeitpunkt der Befragung noch nicht mit den hier dargestellten Rückfallmodellen vertraut. Dadurch sollte der Einfluß des therapeutischen Paradigmas auf die Ergebnisse der Befragung, soweit wie möglich, gering gehalten werden.

Nach einer Zwischenauswertung wurden bei den letzten 13 Patienten die Interviewinhalte ergänzt, indem u. a. den davor von den Patienten nicht beachteten Prozessen im Rückfallgeschehen mehr Bedeutung beigemessen wurde (wie z. B.: Ab wann und in welcher Situation wurde der Rückfall als unmittelbar bevorstehend erlebt? Wie wurden Verhaltensweisen in Richtung Rückfall, als dem Patienten dies noch nicht bewußt war, begründet?).

4.3. Auswertung

Die Berichte der Patienten wurden nach bestimmten inhaltlichen Kategorien (z. B. Schuldgefühle nach dem 1. Rückfall: ja/nein) ausgezählt. Die Kategorien wurden auf Grundlage der obigen Fragestellungen und nach einer ersten Sichtung der Antworten gebildet. Von den Auslösereinschätzungen wurden Mittelwerte berechnet und anschließend eine Rangreihe der Auslöser gebildet.

5. Ergebnisse

5.1. Dauer der Drogenfreiheit und Einstiegsdroge

Die meisten Patienten konnten die zuletzt erlebte Rückfallsituation am besten erinnern. Im Durchschnitt lag der berichtete Rückfall 2 Jahre zurück. Auch bei länger zurückliegenden Situationen konnten die Patienten in der Regel Einzelheiten des Rückfalls detailliert beschreiben.

- 18 Patienten berichteten einen Rückfall nach (vorzeitiger) Beendigung einer Entwöhnungsbehandlung von durchschnittlich 7monatiger Dauer;
- 14 Patienten nach einem Aufenthalt von durchschnittlich 10monatiger Dauer in einer JVA;
- 14 Patienten hatten von sich aus den Konsum von harten Drogen für durchschnittlich 37 Monate eingestellt, bevor sie wieder rückfällig wurden.

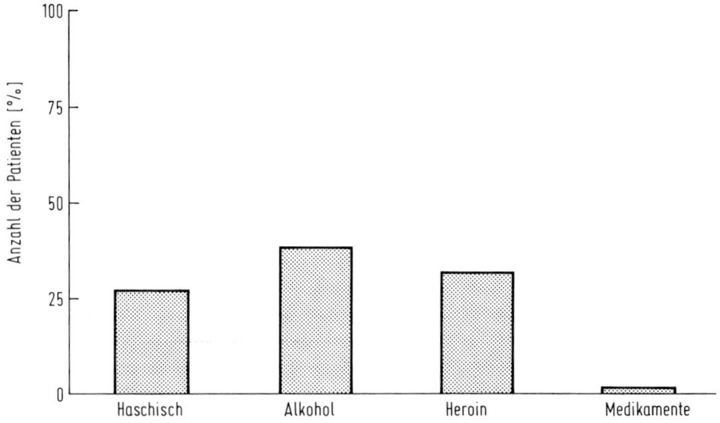

Abb. 1. Erstdroge für den Rückfall von Heroinabhängigen (n = 46)

Nach einer Entwöhnungsbehandlung lebten die Patienten im Durchschnitt 19 Monate, nach der Entlassung aus der JVA 4 Monate frei von harten Drogen. Während der Entwöhnungsbehandlung haben 2 Patienten gelegentlich Haschisch geraucht, in der JVA haben 3 Patienten Haschisch und 1 Patient sehr selten Herion zu sich genommen. Die restlichen Patienten lebten im Zeitraum der Inhaftierung oder der Behandlung ganz drogenfrei.

Die meisten Patienten konsumierten übermäßig Alkohol, bevor sie wieder mit Opiaten begannen (Abb. 1). Relativ hoch (30%) ist der Anteil der Patienten, die sofort wieder mit Heroin begonnen haben, d. h. ohne vorher andere Drogen zu sich zu nehmen. Bezüglich der Reihenfolge der Drogen unterscheiden sich die 3 Gruppen (Rückfall nach einer Entwöhnungsbehandlung, nach einem JVA-Aufenthalt oder nach einer drogenfreien Phase in Selbstkontrolle) nicht voneinander.

5.2. Reizbedingungen

5.2.1. Vorausgehende Reizbedingungen

Bei den externen Bedingungen, die vor dem Rückfall liegen, ist am auffälligsten der Bereich soziale Kontakte. Bis auf 2 Ausnahmen haben die Patienten keinen persönlichen Kontakt zu Personen, die keine illegalen Drogen nehmen (Abb. 2).

Die Mehrzahl der Patienten hat, bevor es zum Rückfall kommt, keinen festen Partner. Hauptbezugspersonen sind für über die Hälfte der Patienten andere Drogenabhän-

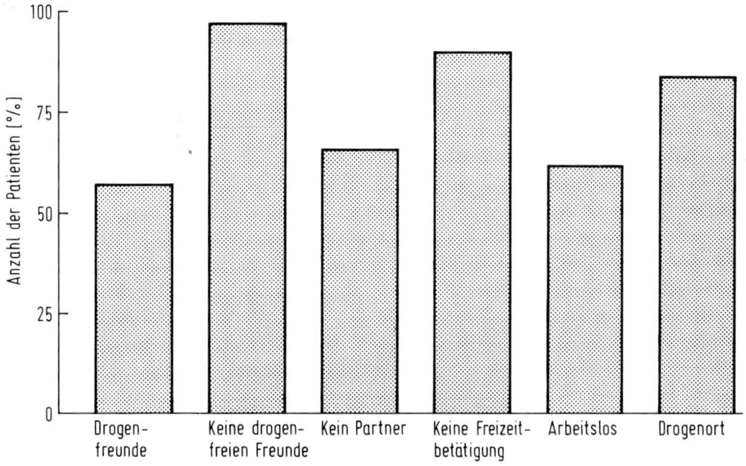

Abb. 2. Externe vorausgehende Bedingungen im Zeitraum von 4 Wochen vor einem Opiatrückfall (n = 46)

gige. Ein Drittel der Patienten hat überhaupt keine sozialen Kontakte in den Wochen vor dem Rückfall. Eine aktive Gestaltung der Freizeit (z. B. Sport, Kinobesuch) fand nur bei 4 Patienten in den Wochen vor dem Rückfall statt. Die meisten Patienten sind zum Zeitpunkt des Rückfalls arbeitslos; 83% der Patienten werden in der Stadt rückfällig, in der sie früher Drogen genommen haben. Die durchschnittliche Aufenthaltsdauer am Drogenort, bevor es zum Rückfall kommt, ist bei den Patienten, die aus einer Therapie kommen, und denen, die aus einer JVA kommen, gleich lang; sie beträgt im Durchschnitt 4 Wochen. Bei den Patienten aus einer Entwöhnungsbehandlung ist aber der Anteil derjenigen höher, die in einer fremden Stadt rückfällig werden.

Ungefähr ¾ der Patienten beschreiben ihre Stimmung in den Wochen vor dem Rückfall als unangenehm bzw. negativ (Abb. 3).

Am häufigsten werden als Auslöser für den Rückfall Beziehungsprobleme genannt, meistens in Verbindung mit der Unfähigkeit zu einer direkten und offenen Kommunikation und dem Fehlen von Bezugspersonen, mit denen Partnerkonflikte besprochen werden können. An zweiter Stelle der von Patienten genannten Auslöser für den Rückfall steht „alleine sein" bzw. „Gefühl der Einsamkeit"; an dritter Stelle werden Belastungen genannt, z. B. durch Schwierigkeiten bei der Arbeitsbeschaffung oder durch justitiellen Druck. Die Berichte zum Verlangen als Auslöser sind selten. Wenn Verlangen berichtet wird, dann als Folge des Anblicks von Drogenabhängigen bzw. von Drogen und der Gespräche über Drogen.

Eine andere Rangreihe als bei den von Patienten genannten Rückfallgründen ergibt sich bei den Einschätzungen ausgewählter Auslöser (Abb. 4). Am häufigsten genannt und zusätzlich am stärksten nach Auslöserintensität eingestuft werden: Kontakte zu Drogenpersonen, Lust auf die Droge, Drogengedanken und Besuch von Drogenorten. Mit einigem Abstand folgen an 5.–7. Stelle schließlich: Einsamkeit, Partnerschwierigkeiten und Langeweile. Der Konsum von Haschisch hat nach Meinung der Patienten nur einen sehr geringen Einfluß auf den Rückfall mit harten Drogen.

5.2.2. *Nachfolgende Reizbedingungen*

Auf einen Rückfall folgen in der Regel mehrere Konsequenzen. Bei knapp über einem Drittel der Patienten überwiegt nach dem Rückfall das kurzfristige Vergessen von Problemen (C-), wie Partnerkonflikte, Frustration bei der Arbeitssuche, und sie schalten in erster Linie einfach ab (Abb. 5). Von einem weiteren Drittel der Patienten werden vorwiegend positive Konsequenzen (C+) nach dem Rückfall erinnert, wie Zufriedenheit, Optimismus, Überlegenheit

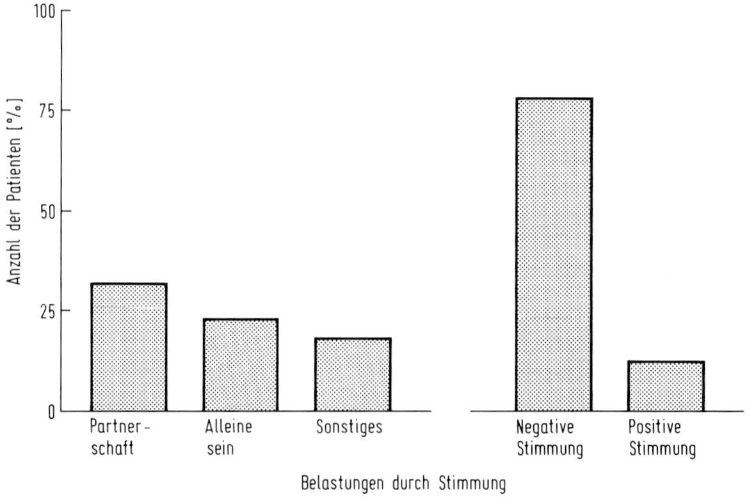

Abb. 3. Interne vorausgehende Bedingungen im Zeitraum von 4 Wochen vor einem Opiatrückfall (n = 46)

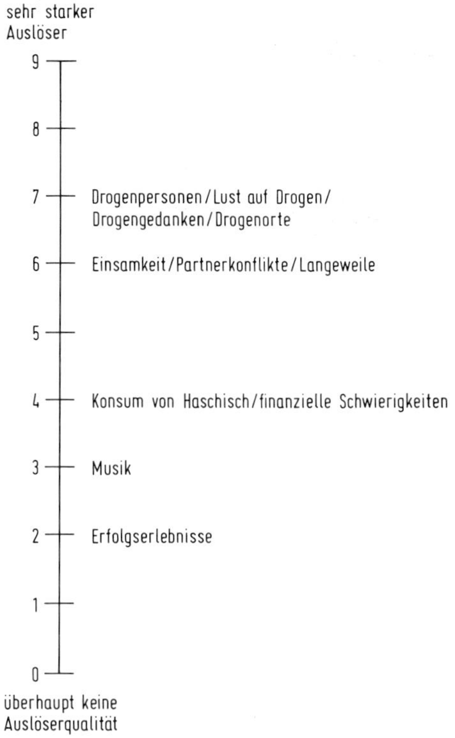

Abb. 4. Einschätzung der Auslöserqualität durch die Patienten (n = 46)

und Selbstsicherheit. Nur 6 Patienten nennen vorwiegend negative Folgen (C−) des Rückfalls, wie Vorwürfe von Bezugspersonen, depressive Verstimmungen und unangenehme Körpergefühle. Bei 4 Patienten sind angenehme und unangenehme Folgen nach dem Rückfall gleich stark vertreten.

Über ein Drittel der Patienten berichten, daß sie nach dem Rückfall Schuldgefühle gegenüber sich selbst und/oder auch gegenüber anderen Personen hatten.

Auch bei den nachfolgenden Reizbedingungen gibt es keine Unterschiede zwischen den Rückfällen nach einer Entwöhnungsbehandlung, einer Inhaftierung oder einer drogenfreien Phase in Selbstkontrolle.

5.3. Aufrechterhaltung bzw. Beendigung des Rückfalls

Nur 3 Patienten glauben, daß Schuldgefühle zur Fortführung des Drogenkonsums geführt haben. 8 Patienten sehen die Fortsetzung des Rückfalls als Folge der angenehmen Wirkung des Heroins und des dadurch gesteigerten Verlangens.

Da die Ergebnisse zur Aufrechterhaltung des Drogenkonsums unergiebig waren, wurden nach einer Zwischenauswertung zusätzliche Fragestellungen aufgenommen, und die Interviewinhalte wurden überarbeitet. Die folgenden Angaben beziehen sich daher auf eine Untergruppe von 13 Patienten. Neben den Schuldgefühlen (3 Nennungen) und der angenehmen Wirkung (6 Nennungen) als Auslöser für die Fortführung des Drogenkonsums nach dem Rückfall

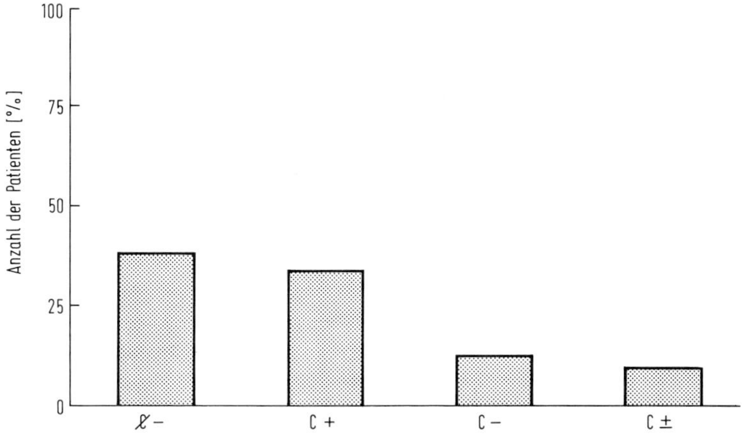

Abb. 5. Konsequenzen des Opiatrückfalls (n = 46). *ℭ*− vorwiegend Reduzierung negativer Konsequenzen; *C*+ positive Konsequenzen überwiegen; *C*− negative Konsequenzen überwiegen; *C*± positive und negative Konsequenzen gleich stark vertreten

werden als weitere Faktoren genannt: Eindruck, den Konsum unter Kontrolle zu haben (n = 6), Kontakt zu und Zusammengehörigkeitsgefühl mit Drogenfreunden (n = 5) und das Fehlen alternativer Verhaltensweisen (n = 3; z. B.: „Was soll ich in meiner Freizeit machen?") Der Eindruck, den Drogenkonsum unter Kontrolle zu haben, ist abhängig vom Konsummuster zu Beginn des Rückfalls. Patienten, die anfangs 1- bis 2mal pro Woche und nicht sofort täglich Heroin nehmen, glauben, den Konsum unter Kontrolle zu haben und auch wieder zu beenden, obwohl nach den Ergebnissen der Explorationen eher situative Bedingungen, wie Verfügbarkeit der Drogen einen Einfluß auf das Konsummuster haben.

5.4. Rückfallentwicklung und Rationalisierungen

Den meisten Patienten (11 von 13) war einen Tag vor dem Rückfall nicht bewußt, daß sie wieder harte Drogen nehmen würden. Der Zeitraum, in dem der Rückfall als unmittelbar bevorstehend erlebt wird, reicht von einer Woche bis wenige Minuten vor dem Konsum. Typische Situationen, in denen der kommende Rückfall kurz vor dem Konsum bewußt wird, sind: Anblick eines Drogenabhängigen, der Drogen genommen hat, Anblick von Drogen und Drogenutensilien, Gespräche mit Drogenfreunden über die tatsächliche Verfügbarkeit von Drogen.

Vorentscheidungen in Richtung Rückfall treten wesentlich früher auf und sind bei den Patienten individuell sehr unterschiedlich. Häufiger vorkommende frühe Weichenstellungen in Richtung Rückfall sind: Fahrt zum alten Drogenort, Kontaktaufnahme zu Drogenbekannten, Abbruch einer Therapie, Besuch von Drogenlokalen, exzessives Arbeitsverhalten. Beispiele für entsprechende Erklärungen der Klienten sind:

a) *Rückkehr zum Drogenort:* Freundin ist ortsgebunden; Kontakt zu Angehörigen ist besser möglich; eine Arbeit zu finden ist leichter.

b) *Kontakte zu alten Drogenfreunden:* Persönliche Kontake kann man nicht abbrechen; gemeinsame Erlebnisse besprechen (die nichts mit Drogen zu tun haben); persönliche Sachen abholen, die der Drogenfreund aufgehoben hat.

c) *Therapieabbruch:* Auch ohne eine Therapie ein drogenfreies Leben zu schaffen; die Therapie ist uneffektiv; Kontakt zur Partnerin ist wichtiger als Therapie.

d) *Besuch von Drogenlokalen:* Die Stimmung und Musik ist dort besser; es gibt keine anderen interessanten Lokale.

e) *Exzessives Arbeiten* (d. h. keine Freizeit): Schulden sollen schnell getilgt werden.

5.5. Fallbeispiele

Fall 1:

Patient A hat einen 11monatigen Psychiatrieaufenthalt beendet und ist fest entschlossen, keine harten Drogen mehr zu nehmen. Von seiner Freundin erfährt er, daß diese während seines Psychiatrieaufenthalts und der davorliegenden Inhaftierung sexuelle Beziehungen zu anderen Männern hatte. Der Patient ist enttäuscht von seiner Freundin. Gespräche über seine Betroffenheit und über die Beziehung zu ihr lehnt er ab. Er ist gleichzeitig belastet durch die Suche nach einer Arbeit. Er fährt nach Berlin, um einen Freund, den er in einem psychiatrischen Landeskrankenhaus kennengelernt hat, zu besuchen. Der Freund ist nicht anwesend, aber dessen Freundin teilt ihm mit, daß er in wenigen Stunden aus Amsterdam zurückkommen wird. In diesem Moment denkt A erstmalig daran, Heroin zu nehmen, da er vermutet, daß sein Freund aus Amsterdam Drogen mitbringen wird. In Erwartung des Heroins empfindet er euphorische Gefühle. Er wartet auf seinen Freund und nimmt mit ihm zusammen Heroin. Neben der Verdrängung der belastenden Probleme durch das Heroin treten Schuldgefühle gegenüber seiner Freundin auf. Der Heroinkonsum wird sofort täglich fortgeführt.

Der Patient war durch die Beziehung und die Arbeitssuche überfordert, ihm fehlten zum Drogenkonsum alternative Bewältigungsstrategien. Der kommende Rückfall wurde ihm erst bewußt, als er von der Amsterdamfahrt seines Freundes hörte. Der erste unbewußte Schritt zum Rückfall geschah durch die Ablehnung einer Beziehungsklärung. Eine weitere Vorentscheidung in Richtung Rückfall trat durch die Fahrt nach Berlin ein. Als der Patient von der Amsterdamfahrt seines Freundes hörte, wurde durch die Vorstellung, daß er in Kürze Drogen zur Verfügung hat, das Verlangen so stark, daß er nicht mehr in der Lage war, die kritische Situation drogenfrei zu bewältigen.

Fall 2:
Patient B hat in einer 9monatigen Entwöhnungsbehandlung sehr gut mitgearbeitet. Von Therapeuten und anderen Patienten wurde er als „motivierter" Patient eingestuft, der ein drogenfreies Leben schaffen wird. Er wollte nach Therapieende vollkommen abstinent leben (d. h. kein Alkohol, kein Haschisch, keine Medikamente). Er wird in eine teilstationäre Nachsorgeeinrichtung aufgenommen. Zwei Wochen später lernt er eine Frau kenne, die gelegentlich Haschisch raucht. Drei Wochen später raucht er selbst gelegentlich Haschisch. Die teilstationäre Nachsorgeeinrichtung verläßt er vorzeitig, da er sich zu stark kontrolliert vorkommt und da er eine Wohnung in der Nähe seines Arbeitsplatzes gefunden hat (!). Er arbeitet exzessiv, um seine Schulden möglichst bald zu tilgen (!). Mit sich selbst ist er unzufrieden, da er wieder mit dem Haschischkonsum begonnen hat. Außerdem fühlt er sich bezüglich seines Freizeit- und Sozialverhaltens als Versager, da er die während der Therapie sich selbst gesteckten Ziele nicht erreicht hat. Drei Monate nach Therapieende fährt er an seinen alten Drogenort, um dort eine Freundin zu besuchen (!), die überhaupt keine Drogen nimmt. Am Ort angekommen, besucht er zuerst die Drogenszene (eine Straße, in der Drogen gehandelt werden). Hier tritt erstmals der Gedanke auf, wieder Heroin zu nehmen. Drei Stunden später besorgt er sich Heroin für 2 Tage. Danach nimmt er 2 Tage kein Heroin und besucht seine alte Freundin, die sich ihm gegenüber ablehnend verhält. Zur „Bewältigung" seiner Probleme nimmt er täglich Heroin. Das Opiat zeigt aber nicht die erwartete Wirkung, die Versagensgefühle nehmen zu. Es kommt zu einem Suizidversuch mit Heroin. Der Patient wird inhaftiert. Nach 15monatiger Haft beginnt er eine neue Entwöhnungsbehandlung.

Die unbewußten Vorentscheidungen zum Rückfall mit harten Drogen beginnen mit dem Konsum von Haschisch und der Aufrechterhaltung des Kontakts zu einer Haschischkonsumentin. Bei diesem Patienten war weiterhin zentral, daß er sich während der Therapie zu hohe Ziele gesteckt hatte, deren Nichterreichung zu Versagensgefühlen führten. Erstaunlicherweise wurde auch diesem Patienten trotz der für außenstehende Drogenexperten eindeutigen und auch in der Therapie besprochenen Rückfallschritte (Haschischkonsum, exzessives Arbeiten, Besuch der Drogenszene etc.) erst kurz vorher der kommende Rückfall mit harten Drogen bewußt. Offensichtlich fehlten ihm die nötigen „Warnsignale", um den Rückfallweg zu verlassen.

6. Diskussion

Wie die Ergebnisse zeigen, sind Rückfälle nicht durch eine einzige Theorie zu erklären. Dementsprechend sind auch innerhalb einer Therapierichtung, wie z. B. der Verhaltenstherapie, nach dem derzeitigen Wissensstand mehrere theoretische Modelle notwendig, um der Komplexität des Rückfallgeschehens gerecht zu werden.

6.1. Anteile der operanten und klassischen Konditionierung

Die von den Patienten beschriebenen Konsequenzen lassen einen Einfluß der operanten Konditionierung auf den Rückfall als sehr wahrscheinlich erscheinen. Zwar berichtet nur ⅓ der Patienten eine Reduzierung unangenehmer Konsequenzen (negative Verstärkung), die genannten Auslöser erlauben aber die Hypothese, daß der Anteil der Patienten, bei denen der Rückfall in Erwartung der Reduzierung unangenehmer Konsequenzen geschieht (z. B. „Bewältigung" von Problemen, abschalten), wesentlich höher ist. Unter Einbeziehung der Ergebnisse zu den vorausgehenden Reizbedingungen dürfte der Anteil der Patienten, bei denen die negative Verstärkung einen Einfluß hat, bei wenigstens 70% liegen. Neben der Verdrängung von Problemen und Belastungen führt die Erwartung positiver Konsequenzen, wie die des Rauscherlebnisses, des Gefühls der Selbstsicherheit und des Eindrucks der Überlegenheit, zum Rückfall.

Nach dem Prinzip der operanten Konditionierung gibt es typische Auslöser und Konsequenzen beim Opiatrückfall. Von zentraler Bedeutung ist bei den meisten

Drogenabhängigen der Bereich sozialer Beziehungen. Die Einsamkeit des abstinent lebenden Drogenabhängigen, vorwiegend bedingt durch fehlende soziale Kontakte, wird am häufigsten als Rückfallgrund beschrieben. Aber auch bei bestehenden Kontakten, z. B. zur Familie oder zum Partner, entstehen Gefühle der Einsamkeit, die hier nicht durch eine mangelnde Kontaktfähigkeit bzw. -bereitschaft zu drogenfreien Personen gekennzeichnet ist, sondern durch die Unfähigkeit zur offenen und direkten Kommunikation.

Ein entscheidender Schritt in Richtung Rückfall ist die Kontaktaufnahme zu anderen Drogenabhängigen. Die Reduzierung von Einsamkeit und Langeweile und der Wunsch, mit Personen ähnlicher Weltanschauung und gleichem Erfahrungshintergrund zusammenzusein, sind dabei vorrangige Motive. Die Kontaktaufnahme zu der alten Drogenclique führt aufgrund der gemeinsamen Erlebnisse zu dem Gefühl der Geborgenheit, das durch Angehörige oder andere drogenfreie Personen nicht vermittelt werden kann.

Nach den Berichten der meisten Patienten ist der Anblick von Drogenabhängigen, die Drogen genommen haben, ein wichtiger Auslöser für ein starkes Verlangen nach Drogen. Das plötzliche Einsetzen des Verlangens und die Intensität der geschilderten gefühlsmäßigen Reaktionen auf den Anblick von Drogenpersonen lassen es als sehr wahrscheinlich erscheinen, daß diese Reaktionen klassisch konditioniert sind. Auseinander gehen die Berichte über das subjektive Erleben der Reaktion. Während einige Patienten Euphorie und Glücksgefühle schildern, berichten andere unangenehme Gefühle, die eher an Entzugserscheinungen erinnern. Der gemeinsame Effekt dieser Reaktionen ist aber, daß die Patienten unter bestimmten situativen Bedingungen (z. B. Verfügbarkeit von Drogen) und unter bestimmten persönlichen Gegebenheiten (z. B. Belastungssituationen) auch trotz starker Abstinenzmotivation nicht mehr in der Lage sind, drogenfrei zu bleiben. Dies entspricht der von Keller (1972) formulierten Hypothese für die Alkoholabhängigkeit, daß der Kontrollverlust auch ohne die vorherige Einnahme von Alkohol unter bestimmten, für den Patienten meistens unbekannten Reizbedingungen eintreten kann. Die wichtigsten konditionierten Auslöser sind nach dieser Studie bei Drogenabhängigen: der Anblick von Drogenabhängigen, die unter Drogeneinfluß stehen; der Anblick von Drogen und Drogenutensilien (z. B. Spritzen) und bestimmten Drogenorten. Klassisch konditionierte Auslöser, bei denen Verlangen nicht in geringem Ausmaße auftritt, werden von den Patienten nicht berichtet. Bestimmte Musik, Gespräche über Drogen, bestimmte Kleidung, die nach therapeutischen Erfahrungen Auslöserqualität besitzen, werden von den Drogenabhängigen selten angegeben. Wahrscheinlich reicht bei diesen Auslösern die Intensität der entsprechenden Reaktionen nicht aus, um bewußt wahrgenommen zu werden. Dennoch beeinflussen sie unserer Meinung nach das Verhalten durch eine langsame Annäherung an rückfallerleichternde Bedingungen.

6.2. Rückfall als unbewußter Prozeß

Nach den Ergebnissen dieser Studie ist es unwahrscheinlich, daß Patienten zufällig in eine kritische Rückfallsituation kommen, sondern sie bewegen sich in Richtung Rückfall, ohne dies selbst wahrzunehmen. Noch wenige Stunden vor dem Rückfall sind die meisten Patienten fest davon überzeugt, daß sie keine Opiate mehr nehmen werden. Ähnliche Erfahrungen liegen bei der Behandlung Abhängiger vor, wenn Patienten gegen Ende der Therapie über ihre Zukunftsplanung sprechen, die z. T. schon erste Rückfallschritte enthält. Die Rückfallschritte werden häufig so gut begründet, daß sie weder vom Patienten noch vom Therapeuten als „vorgeschobene Gründe" (Rationalisierungen) erkannt werden. Die Rationalisierungen lassen sich aus lerntheoretischer Sicht durch die Vermeidung von Schuldgefühlen erklären. Bei Abhängigen, denen die Rückfallschritte bewußt werden, treten die Schuldgefühle nicht erst nach dem Konsum der Droge ein, sondern schon vorher. Das Vorschieben anderer Gründe führt zur Vermeidung dieser Schuldgefühle und auch zur Vermeidung potentieller Vorwürfe drogenfreier Bezugspersonen. Nach den Prinzipien der operanten Konditionierung handelt es sich bei Rationalisierungen um ein Vermeidungsverhalten, das über negative Verstärkung aufrechterhalten wird (Skinner 1953).

Die Schritte in Richtung Rückfall lassen sich im Sinne einer Verhaltensverkettung („chaining“) erklären (Abb. 6). Jede Reaktion (R) wird dabei potentiell zum Auslöser (S^D) für die nächste Reaktion in Richtung Rückfall. Die Reaktionen werden verstärkt durch positive Konsequenzen (C+ oder ℭ−), die teilweise den Konsequenzen des Drogenkonsums entsprechen. So wird durch den Besuch eines Szenelokals die Einsamkeit reduziert (ℭ−; in Abb. 6: C_2), die Kontaktaufnahme zu der Drogenclique führt zu einem Gefühl der Geborgenheit (C+; in Abb. 6: C_{n-2}). Die Durchführung aller Reaktionsschritte wird als angenehm erlebt, da mit ihnen die Erwartung positiver Konsequenzen verbunden ist. Dem Abhängigen ist nicht bewußt, daß er sich durch seine Verhaltensweisen in Richtung Rückfall bewegt.

Gleichzeitig sind die Reaktionen (R) nach dem Prinzip der klassischen Konditionierung Auslöser (CS) für das Verlangen nach Drogen (CR). Verlangen nach Drogen wird in der Regel erst kurz vor dem Rückfall bewußt wahrgenommen. Die Wahrnehmung des physiologisch meßbaren Verlangens (Ludwig et al. 1978) ist wahrscheinlich nicht nur von der Intensität der physiologischen Reaktion abhängig, sondern auch von anderen Faktoren, wie z. B. von Wahrnehmungsfiltern, Einstellungen, situativen Bedingungen. Welche Variablen in welchem Ausmaß Einfluß auf die Wahrnehmung des Verlangens nach Drogen haben, ist unbekannt, läßt sich aber durch kontrollierte experimentelle Studien testen (Marlatt u. Rohsenow 1980).

Nach dem hier vorgestellten Modell auf Grundlage der Theorien von Skinner, Paw-

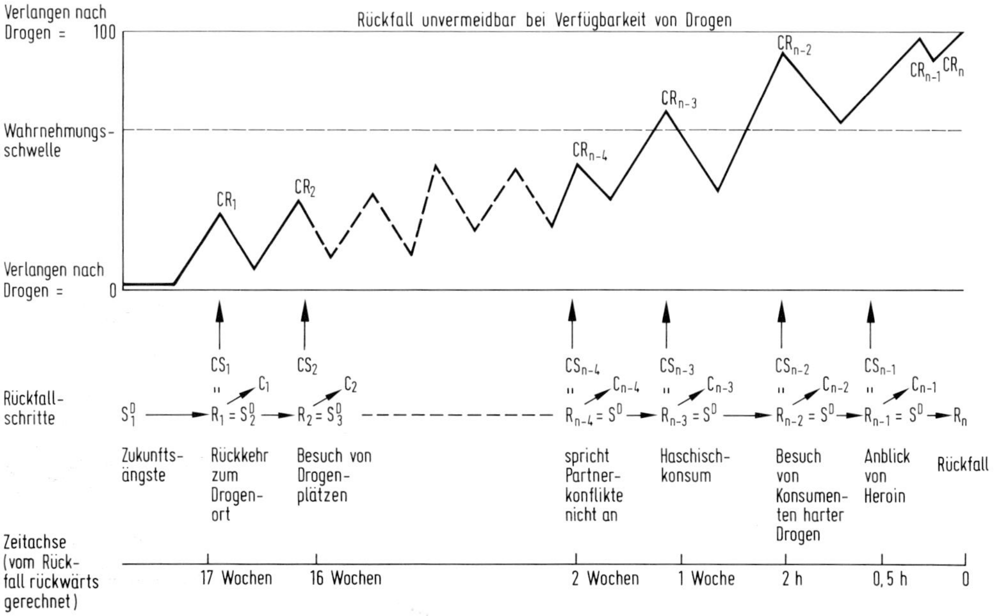

Abb. 6. Rückfallprozeß bei zur Abstinenz motivierten Abhängigen, ausschnittweise dargestellt an einem Fallbeispiel. *R* Reaktion/Verhalten; *C* Konsequenz (positive sowie negative); S^D Auslöser; *CS* klassisch konditionierter Auslöser (für das Verlangen); *CR* klassisch konditionierte Reaktion (Verlangen). Jede Reaktion in Richtung Rückfall kann Auslöser für die nächste Reaktion in Richtung Rückfall und Auslöser für eine Zunahme des Verlangens sein. Die Reaktionen werden verstärkt durch positive Konsequenzen, z.B. Reduzierung von Zukunftsängsten (C_1), Reduzierung der Angst, den Partner zu verlieren (C_{n-4}), Geborgenheit (C_{n-2}). Eine Zunahme des Verlangens nach Drogen wird unterhalb der Wahrnehmungsschwelle nicht bewußt, kann aber durch Orientierungsreaktionen nachgewiesen werden

low, Marlatt u. Gordon und anderen Lerntheoretikern, der Ergebnisse dieser Studie und therapeutischer Erfahrungen sind Rückfälle als Folge einer Summe von Auslösern, Reaktionen, situativen Bedingungen und Lebensumständen zu sehen, die dem Abhängigen größtenteils nicht bewußt sind. Da nicht jeder Abhängige, der Kontakt zu Drogenpersonen aufnimmt, in seinen alten Drogenort zieht oder mit seiner Lebensituation unzufrieden ist, rückfällig wird, ist das Erkennen von Rückfallschritten und Rationalisierungen und somit auch die Vorhersage von Rückfällen kaum möglich. Dies erlaubt aber nicht die Schlußfolgerung, daß Rückfälle vom Zufall abhängen oder unvermeidbar sind, sondern daß ein verbesserter Wissensstand auf empirischer Basis angestrebt werden sollte. Solange Kriterien zur frühzeitigen Identifizierung von Rückfallschritten und Rationalisierungen fehlen, sind Rückfälle eine Tatsache, mit der sich Abhängige, Therapeuten, Juristen und andere Betroffene abfinden müssen. Von zentraler Bedeutung sind daher nicht nur die Faktoren, die zum Rückfall führen, sondern auch diejenigen, die einen Einfluß auf die (Nicht)fortführung des Drogenkonsums nach dem Rückfall haben.

6.3. Aufrechterhaltung einmal rückfälligen Verhaltens

Die Berichte der Patienten zur Aufrechterhaltung des Drogenkonsums waren wenig ergiebig. Die meisten Patienten konnten sich die Fortführung des Rückfalls nicht erklären und reagierten auf Fragen zu diesem Themenbereich überrascht, als ob eine Beendigung des Rückfalls gar nicht denkbar sei. Es gab kein Hinweise zum Abstinenzverletzungseffekt. Zwar berichteten über ⅓ der Patienten Schuldgefühle nach dem Rückfall, aber nur 3 Patienten gaben an, daß die Schuldgefühle einen Einfluß auf die Fortführung des Konsums haben. Man könnte dieses Ergebnis als eine Bestätigung der Kontrollverlusthypothese nach Jellinek interpretieren, indem der erste Konsum von Opiaten zwangsläufig zur Fortführung des Rückfalls führt. Dazu ist aber ein Vergleich mit drogenfrei lebenden Abhängigen notwendig, und es sind damit noch nicht die Wirkmechanismen gefunden, die den Kontrollverlust beeinflussen. Nach den Ergebnissen dieser Studie sind gesteigertes Verlangen durch die positiven Konsequenzen des Erstkonsums, fehlende Alternativen zum Aufhören, positive Konsequenzen der situativen Bedingungen, Schuldgefühle und der Eindruck, den Konsum unter Kontrolle zu haben, Variablen, die den Abhängigen zur Aufrechterhaltung des Drogenkonsums veranlassen. Die Einbeziehung anderer Forschungsmethoden ist notwendig, um die Wirkvariablen des Kontrollverlusts oder der Aufrechterhaltung des Drogenkonsums zu identifiziern.

6.4. Methodische Probleme

Die Erhebungsmethode und der Zeitpunkt der Erhebung scheinen einen Einfluß auf die Ergebnisse zu haben. Einschätzskalen und offene Fragen zu Rückfallgründen führen zu unterschiedlichen Ergebnissen. Der Befragungszeitpunkt, z. B. vor oder nach der Vermittlung theoretischer Inhalte zum Rückfall oder vor oder nach einer Entgiftung, hat ebenso einen Einfluß auf die Ergebnisse.

Eine Befragung von Abhängigen auf der Straße (McAuliffe 1982) ergab andere Ergebnisse als diese Studie und veranlaßte die Autoren zu der Feststellung, daß die klassische Konditionierung keinen Einfluß auf den Rückfall hat. Patienten, die mit Methadon behandelt werden, nennen wiederum andere Auslöser als Patienten drogenfreier Therapieprogramme (Cummings et al. 1980). Bei der Befragung von unter Drogen stehenden Abhängigen versus drogenfreien Abhängigen sind unterschiedliche Ergebnisse nach der Theorie des „zustandsabhängigen Lernens" zu erwarten. Danach reproduziert eine Person in einem bestimmten Zustand (z. B. Gefühlszustand, Drogeneinfluß) besser jene Inhalte, die sie in einem gleichen oder ähnlichen Zustand gelernt hat. Nach dieser Theorie kann ein drogenfreier Abhängiger validere Informationen über den Rückfallbeginn geben, und ein unter Drogen stehender Abhängiger kann die Aufrechterhaltung des Rückfalls besser erinnern. Unterschiedliche Ergebnisse je nach Erhebungsmethode, nach Wissensstand des Patienten, nach dem Gefühls- und Drogenzustand des Patienten bedeuten, daß eine einzige Erhebungsmethode zur Widerlegung einer Theorie oder Hypothese nicht ausreicht. Der Stellenwert von Rückfallanalysen liegt daher nicht in der Testung, sondern in der Generierung von Hypothesen und Theorien.

Literatur

Bigelow G, Liebson I, Griffiths R (1974) Alcoholic drinking suppression by a behavioral timeout procedure. Behav Res Therapy 12:107–115

Bühringer G (1981) Probleme und Möglichkeiten der Therapie bei Drogenabhängigen. In: Vögler G (Hrsg) Rausch und Realität. Drogen im Kulturvergleich, Bd 2. Rautenstrauch-Joest-Museum, Köln, S 702–708

Cummings C, Gordon JR, Marlatt GA (1980) Relapse: prevention and prediction. In: Miller WR (ed) The addictive behaviors. Pergamon, Oxford, pp 291–321

DeJong R, Henrich G (1978) Ergebnisse eines stationären Programms zur Behandlung jugendlicher Drogenabhängiger: Katamnesen nach einem bzw. zwei Jahren. In: DeJong R, Bühringer G (Hrsg) Ein verhaltenstherapeutisches Stufenprogramm zur stationären Behandlung von Drogenabhängigen. Röttger, München, S 281–310

Hilgard ER, Bower GH (1970) Theorien des Lernens I. Klett, Stuttgart

Keller M (1972) On the loss-of-control phenomenon in alcoholism. Br J Addict 67:153–166

Koester W, Schneider R, Hachmann E, Mai N (1982) Ergebnisse des stationären verhaltenstherapeutischen Programms zur Behandlung von Alkohol- und Medikamentenabhängigen: Katamnesen nach einem Jahr. In: Schneider R (Hrsg) Stationäre Behandlung von Alkoholabhängigen. Röttger, München, S 215–243

Ludwig A, Wikler A, Stark L (1978) The first drink: psychobiological aspects of craving. Arch Gen Psychiatry 35:370–373

Marlatt GA, Gordon JR (1985) Relapse Prevention. Guilford, New York

Marlatt GA, Rohsenow DR (1980) Cognitive processes in alcohol use: Expectancy and the balanced placebo design. In: Mello NK (ed) Advances in substance abuse, vol 1. JAI, Greenwich

McAuliffe WE (1982) A test of Wikler's theory of relapse: the frequency of relapse due to conditioned withdrawal sickness. Int J Addict 17:19–33

Schulte D (1976) Diagnostik in der Verhaltenstherapie. Urban & Scharzenberg, München

Skinner BF (1938) The behavior of organisms: An experimental analysis. Appleton-Century-Crofts, New York

Skinner BF (1953) Science and human behavior. Free Press, New York

Vollmer H (1982) Verhaltenstherapeutische Standardmethoden für die Behandlung junger Alkoholabhängiger. In: Vollmer H, Kraemer S (Hrsg) Ambulante Behandlung junger Alkoholabhängiger. Röttger, München, S 109–196